Dirk M. Elston / Tammie Ferringer
Christine J. Ko / Steven Peckham / Whitney A. High / David J. DiCaudo / Sunita Bhuta

皮肤病理学（第 3 版）

THIRD EDITION **Dermatopathology**

主编 〔美〕 迪尔克 · M. 埃尔斯顿
塔米 · 弗雷格

主审 陈洪铎

主译 张建中 周 城

天津出版传媒集团
天津科技翻译出版有限公司

著作权合同登记号：图字：02-2019-259

图书在版编目（CIP）数据

皮肤病理学 / （美）迪尔克·M.埃尔斯顿（Dirk M. Elston），（美）塔米·弗雷格（Tammie Ferringer）主编；张建中，周城主译. —天津：天津科技翻译出版有限公司，2022.4

书名原文：Dermatopathology

ISBN 978-7-5433-4151-7

Ⅰ.皮… Ⅱ.①迪… ②塔… ③张… ④周… Ⅲ.①皮肤病学-病理学 Ⅳ.①R751.02

中国版本图书馆 CIP 数据核字（2021）第 200901 号

ELSEVIER

Elsevier（Singapore）Pte Ltd.

3 Killiney Road, #08-01 Winsland House 1, Singapore 239519

Tel: （65）6349-0200；Fax（65）6733-1817

授权单位：Elsevier（Singapore）Pte Ltd.
出　　版：天津科技翻译出版有限公司
出 版 人：刘子媛
地　　址：天津市南开区白堤路 244 号
邮政编码：300192
电　　话：（022）87894896
传　　真：（022）87893237
网　　址：www.tsttpc.com
印　　刷：天津海顺印业包装有限公司分公司
发　　行：全国新华书店
版本记录：889mm×1194mm　16 开本　33.5 印张　650 千字
2022 年 4 月第 1 版　2022 年 4 月第 1 次印刷
定价：358.00 元

（如发现印装问题，可与出版社调换）

译校者名单

主　　审　陈洪铎　中国医科大学附属第一医院
主　　译　张建中　北京大学人民医院
　　　　　周　城　北京大学人民医院
主译助理　陈　曦　首都医科大学附属北京同仁医院
译 校 者　(按姓氏汉语拼音排序)
常建民　北京医院
陈　曦　首都医科大学附属北京同仁医院
陈　雪　北京大学人民医院
成文静　空军军医大学西京医院
丁晓岚　北京大学人民医院
杜　娟　北京大学人民医院
杜旭峰　无锡市人民医院
高天文　空军军医大学西京医院
高兴华　中国医科大学附属第一医院
胡　坚　北京大学人民医院
胡宇晴　北京大学人民医院
纪　超　福建医科大学附属第一医院
金　江　北京大学人民医院
晋红中　北京协和医院
李　博　北京医院
李　曼　北京大学人民医院
李厚敏　北京大学人民医院
李若瑜　北京大学第一医院
李文海　北京大学人民医院
李翔倩　北京大学人民医院
刘　萍　北京大学人民医院
刘　琬　北京医院
刘小扬　北京大学人民医院
刘业强　上海市皮肤病医院/同济大学附属皮肤病医院
刘跃华　北京协和医院

陆前进　中国医学科学院皮肤病医院
罗　颖　南方医科大学皮肤病医院
门月华　北京大学第三医院
彭　芬　首都医科大学附属北京朝阳医院
任发亮　重庆医科大学附属儿童医院
涂　平　北京大学第一医院
王　涛　北京协和医院
王文明　北京协和医院
王雨馨　北京大学人民医院
温广东　北京大学人民医院
吴　琼　上海交通大学医学院附属仁济医院
伍洲炜　上海市第一人民医院
徐教生　首都医科大学附属北京儿童医院
徐前喜　北京大学人民医院
徐子刚　首都医科大学附属北京儿童医院
薛汝增　南方医科大学皮肤病医院
于　聪　北京大学人民医院
于　艳　吉林大学第一医院
袁云雁　北京大学人民医院
张　静　中南大学湘雅二医院
张　悦　中国医科大学附属盛京医院
张春雷　北京大学第三医院
张建中　北京大学人民医院
张舒煜　厦门大学附属第一医院
赵　琰　北京大学人民医院
郑　松　中国医科大学附属第一医院
周　城　北京大学人民医院
周　英　中南大学湘雅二医院

编者名单

Sunita Bhuta, MD
Chief, Head and Neck Pathology
Professor, Pathology and Laboratory Medicine
Director, Transmission Electron Microscopy Laboratory
David Geffen School of Medicine, UCLA
Los Angeles, CA, USA

David J. DiCaudo, MD
Chair, Dermatopathology Division
Associate Professor, Dermatology and Laboratory Medicine/Pathology
Department of Dermatology
Mayo Clinic College of Medicine
Scottsdale, AZ, USA

Dirk M. Elston, MD
Professor and Chairman
Department of Dermatology and Dermatologic Surgery
Medical University of South Carolina
Charleston, SC, USA

Tammie Ferringer, MD
Section Head and Fellowship Director of Dermatopathology
Departments of Dermatology and Laboratory Medicine
Geisinger Medical Center
Danville, PA, USA

Whitney A. High, MD, JD, MEng
Professor, Dermatology and Pathology
Director, Dermatopathology Laboratory (Dermatology)
University of Colorado School of Medicine
Denver, CO, USA

Christine J. Ko, MD
Professor of Dermatology and Pathology
Departments of Dermatology and Pathology
Yale University
New Haven, CT, USA

Steven Peckham, MD
Pathologist/Dermatopathologist
Precision Pathology Services
San Antonio, TX, USA

With contributions by Patricia Malerich, MD; Lindsay Sewell, MD; Nektarios Lountzis, MD; David Adams, MD; Martie Jewell, MD; Chad Thomas, MD; Sasha Kramer, MD; Eric Hossler, MD; Morgan Wilson, MD; Puja Puri, MD; Michael Conroy, MD; Seth Forman, MD, and Carly Elston.

Monkey pox slides courtesy of Erik Stratman, MD.

Chancroid and granuloma inguinale slides courtesy of Brooke Army Medical Center teaching file.

Lucio phenomenon slide courtesy of David M. Scollard, MD.

Kimura disease slide courtesy of Jim Fitzpatrick, MD.

Peppered moth image courtesy of David Tomlinson, Professor Emeritus Faculty of Life Sciences, University of Manchester.

Sparganum proliferum images courtesy of Richard Bernert, MD.

中文版前言

由 Dirk M. Elston 教授和 Tammie Ferringer 教授主编的《皮肤病理学》是美国的皮肤病理教科书，得到了许多美国皮肤科医生的赞誉。我们于 2017 年将其第 2 版翻译成中文，由于本书图文并茂、内容翔实、语言风格言简意赅又新颖趣味，一经出版便受到国内皮肤科医生，特别是对皮肤病理感兴趣的年轻医生们的欢迎。

本书的第 3 版于 2019 年在美国出版，我们拿到书后即着手组织并完成了翻译。现在我们将它呈现给各位同道，相信对于读者们来说一定会“开卷有益”。

第 3 版首先延续了本书一贯的特点，即：①图文并茂，文字精练，容易理解和记忆，便于查阅；②图片质量高，一是染色好，二是拍摄得好，绝大部分图片中关键的病理改变还用文字和箭头进行了标识，便于读者学习；③在讲解疾病过程中，有纵向和横向的鉴别诊断，还有一些原著作者的经验总结，有助于读者在学习中比较、归类、总结和回顾，提高学习效率；④语言生动，把枯燥的病理学表现变得妙趣横生，对于某些病理表现的比喻令人忍俊不禁，相信读者读到这些地方一定会印象深刻。同时，第 3 版的内容也更加丰富，在上一版的基础上，充实了部分疾病的内容，增加了 60 种疾病和 40 余组图片，图片达到 850 余幅。此外，为了使年轻医生更好地掌握皮肤病和皮肤病理英文术语，本版在翻译时，在译文中保留了疾病的英文名称以及各种病理表现的英文名称。

随着医学的发展，皮肤科细分的亚专业也越来越多，可能有一些医生认为病理是专门从事皮肤病理工作的医生才需要精进的方向。然而，一位好的皮肤科医生应当“内外兼修”，通过学习疾病的病理表现，一定可以找到一些临床问题的答案，对提升临床水平大有裨益。国内外的皮肤病理著作很多，但我们相信这本书不仅会成为皮肤病理医生的案头必备，还会成为一本广大皮肤科医生学习皮肤病理学的重要工具书。

参加本书翻译、审阅的专家和医生有 54 人，本书是大家集体劳动的结晶。翻译人员绝大部分是上版译者，同时也加入了一些新的人员，其中多位医生如郑松、纪超、张悦、张静、薛汝增、于艳、刘业强、周城、罗颖、吴琼、伍洲炜、杜旭峰、任发亮等还曾经在美国阿克曼皮肤病理研究所或南卡罗来纳医科大学访学，跟随原著作者 Elston 教授学习皮肤病理学，掌握了 Elston 教授病理思维的精髓。为了将原著作者对皮肤病的临床表现、病理特征的理解原汁原味地呈现给大家，译者们付出了大量的心血。天津科技翻译出版有限公司为保证本书的质量做出了重要贡献，陈曦博士在翻译过程中做了大量细致的初稿审校、沟通联络的工作，在此一并感谢。

由于我们水平有限，译者较多，每个人翻译风格存在一定差异，错误和疏漏之处在所难免，希望读者不吝指出，以便在再版时修正。

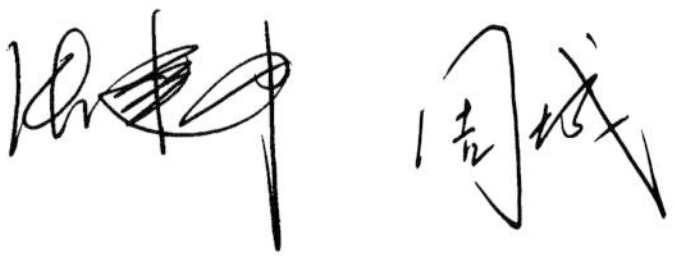

2021 年 9 月北京

前 言

本书旨在以轻松易懂的方式为读者讲解皮肤病理学的基本知识。对于学习皮肤病理学的读者,我们希望这本书能让您的学习过程更加轻松。对于临床医生,我们希望这本书能成为您最喜欢且经常查阅的参考书之一。

Dirk M. Elston

致　谢

我衷心感谢我的同事以及以下单位的住院医师和培训医师：南卡罗来纳医科大学、阿克曼皮肤病理研究所、罗伯伍德强生医学院、西奈山医院、岩壁医学中心、中国医科大学、中南大学、北京大学、杰辛格医疗中心、布鲁克陆军医疗中心、威尔福特医疗中心。如果没有他们的支持，这本书不可能完成。我还要感谢我最初的皮肤病理学老师，他们是 Dean Pearson、Tim Berger、Jim Graham、George Lupton 和 Wilma Bergfeld。

John Metcalf 和 John Maize 被公认为真正的绅士和学者，特别感谢在项目上的合作，他们使我在阿克曼研究所度过了愉快的时光。Ed Heilman：你是典型的绅士。Mike Kramer：你的慷慨精神和正确行事的承诺总是受到赞赏。Pat Heller：你是纽约最美好的一切汇集到一个人身上的代表。Jakki Hopkins：没有你，我不可能在 AAD 那几年中坚持下来。Raj Singh：你的职业道德和对教育的投入是我们所有人的榜样。Jisun Cha 和 Eun Ji Kwon：新泽西充满活力的二人组。Ying Guo：优雅且才华横溢。Joan Mones：热衷于 DO 教学。阿克曼研究所的核心团队成员：Elaine Waldo、Elen Blochin、Sau Wong、Jonathan Truong、Geffie Figueroa 和 Amy Spizuoco。Mark Jacobsen 和 Paul Chu 在切斯特港总是慷慨地提供资源。

我要感谢所有对研究项目和讨论做出贡献的人们，特别是 Viktoryia Kazlouskaya、Alexandra Flamm、Cheng Zhou、Amira Elbendary、Manuel Valdebran、Kruti Parikh、Nathan Cleaver、Filamer Kabigting、Khanh Thieu、Jeffrey Shackelton、Mara Dacso、John R. Griffin、Erick Jacobson-Dunlop、Qiang Xie、Dave Hall、Mary Mcgonagle、Tatyana Groysman、Steve Hammond、Jennifer Lambe、Kalpana Reddy、Sean Stephenson、Elgida Volpicelli、Karen Wu、Munir Idriss、Shengli Chen、Caihong Sun、Liping Zhao、Sherihan Allam、Yanping Bai、Lubna Rizwan、Xiaoqin Wang、Nausheen Yaqoob、Mebratu Ketema Tabor、Raissa Couto、Ying Zhou、Xueling Mei、Lei Zhang、Ying Sun、Shijun Shan、Johanna Sales、Chao Ji、Zhancai Zheng、Yue Zhang、Seniz Ergin、Ruzeng Xue、Shaoshan Cui、Jing Zhang、Kara Melissa Torres、Sarah Velasquez、Yan Yu、Christian Andres、Ciara Maguire、Philip Muller、Carlos Morais、Marc Bodendorf 和 Anja Miesel。

还要感谢 Elsevier 的编辑和出版团队，没有他们的帮助，本书不可能完成。

Dirk M. Elston

献　词

献给我的妻子也是我最好的朋友 Kathy，献给我的两个孩子 Carly 和 Nate，他们让我无比骄傲，也献给所有学习皮肤病理的学生们，无论老少，他们让教学变得其乐无穷。

Dirk M. Elston

献给我的女儿 Emily，她弥补了我生命中未曾洞悉的空缺；献给我的丈夫 Jim 和母亲 Judy，感谢他们的耐心、理解和支持；献给我的父亲 Elzie。若没有 Dirk M. Elston 的教导和指引，这一切都无法实现，在一起工作的住院医师和研究员的好奇心和热情也是我编撰本书的动力，在此一并感谢。

Tammie Ferringer

献给 Peter、Dylan 和 Owen。

Christine J. Ko

献给我生命中年长和年少的女性们……

Whitney A. High

献给我的父母 James 和 Hilda，感谢他们一直鼓励我努力拼搏。

Steven Peckham

献给我的妻子 Valerie，我们的孩子 Matthew 和 Gianna，以及所有过去和现在我有幸教导过的皮肤病理学住院医师。

David J. DiCaudo

目 录

基础知识：诊断术语、皮肤解剖及特殊染色

第1章

Tammie Ferringer, Christine J. Ko

专业词汇表

棘层松解(acantholysis)

• 表皮细胞间黏附消失。

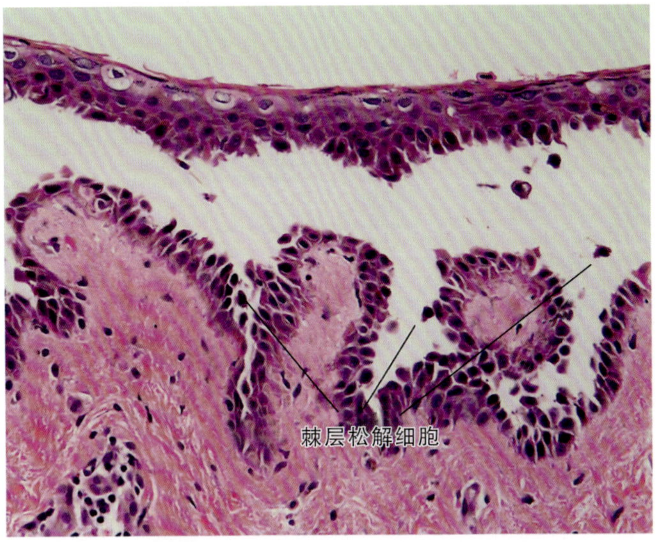

图 1-1　棘层松解，寻常型天疱疮。

棘层肥厚(acanthosis)

• 表皮厚度增加。

• 规则(所有表皮突向下延伸至同一水平)或不规则(表皮突向下延伸至真皮乳头层的不同水平)。

间变(anaplasia)

• 细胞核呈非典型性(大小、形状及染色异常)及多形性(核形态不一)改变。

凋亡(apoptosis)

• "细胞程序性死亡"。

• 红染的死亡角质形成细胞，伴有核固缩。

• 尽管该名词常用于描述任何坏死或角化不良的角质形成细胞，但主要特指生理性程序化细胞死亡或类似病理过程引起的细胞死亡。

分支状(arborizing)

• 通常指表皮突或脉管系统的分支。

星状体(asteroid body)

• 孢子丝菌病中嗜酸性物质的聚集。

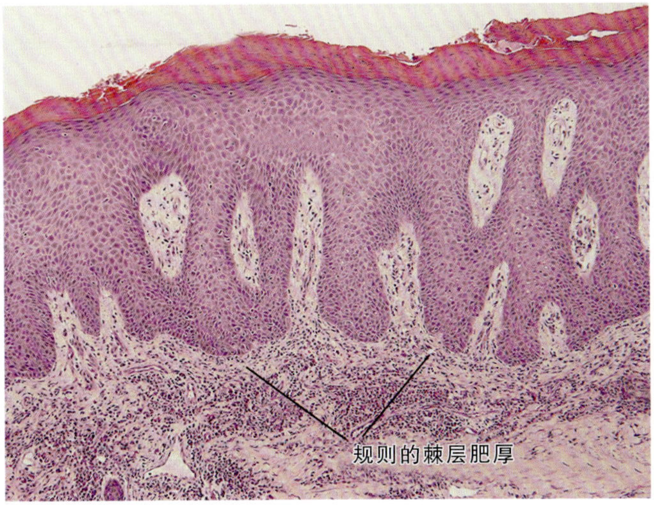

图 1-2　棘层肥厚，银屑病。

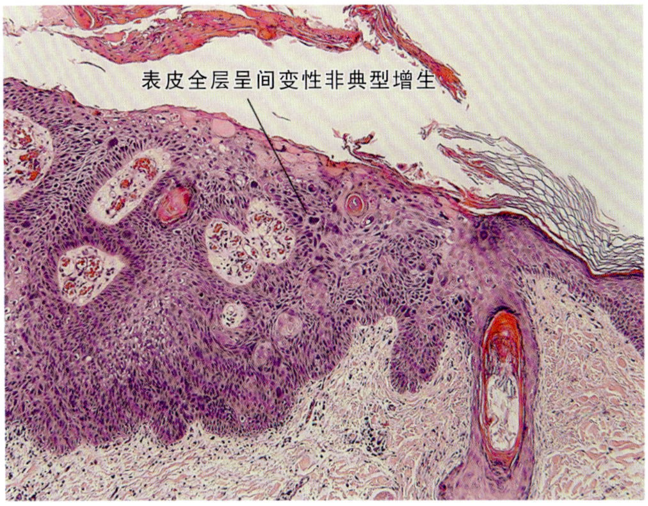

图 1-3　间变，鲍恩病。

• 也用于描述结节病、铍中毒或其他肉芽肿性疾病中巨细胞胞质内的星状包涵体。

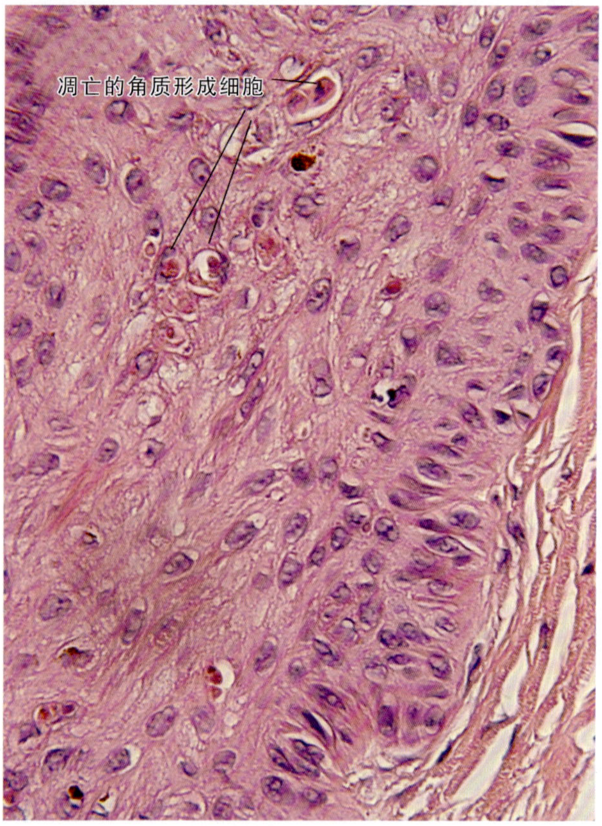

图 1–4 凋亡，退行期毛囊外毛根鞘。

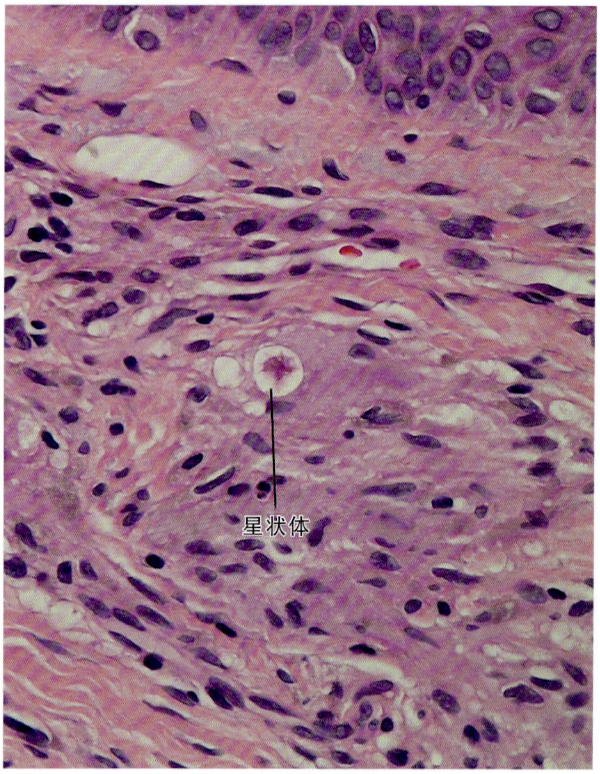

图 1–5 星状体，结节病。

萎缩(atrophy)

• 表皮变薄。

气球样变性(ballooning degeneration)

• 表皮细胞内水肿、细胞间黏附破坏。

毛虫样小体(caterpillar body)

• 表皮内淡粉色线状基底膜物质，见于迟发性皮肤卟啉病。

• 为变性的Ⅳ型胶原。

Civatte 小体/胶样小体(Civatte/colloid bodies)

• 角质形成细胞坏死后残存的粉红色球形小体。

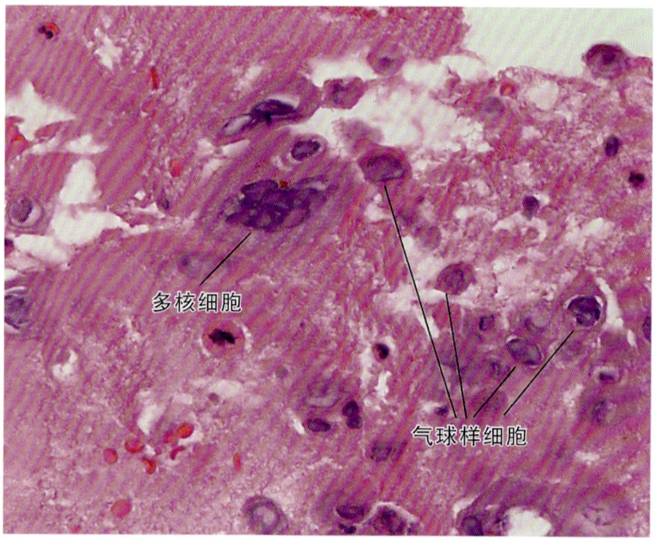

图 1–6 气球样变性，单纯疱疹。

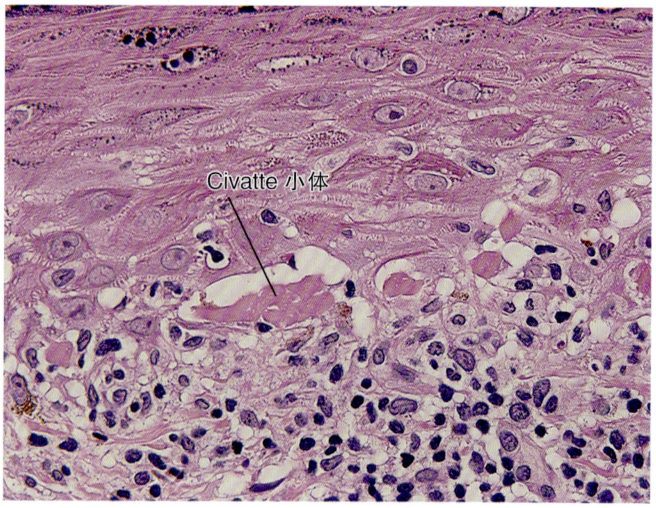

图 1–7 Civatte 小体，扁平苔藓。

胶原内陷(collagen entrapment)

• 胶原纤维束被组织细胞/梭形细胞包绕（胶原球）。

鸡眼样板(cornoid lamellae)

• 角化不全柱呈 45°角斜插入表皮角质层，其下颗粒层变薄或消失，并见角化不良细胞。

圆体/谷粒/角化不良（corps ronds/grains/dyskeratosis)

• 圆体：核圆，核周为晕状苍白至粉红色角化不良的胞质。
• 谷粒：胞核扁平，呈深蓝色，周边少量胞质。
• 角化不良：单个细胞的异常角化。

Cowdry A 小体(Cowdry A body)

• 也称 Lipschutz 小体。
• 疱疹病毒感染中，胞核内粉红色包涵体。

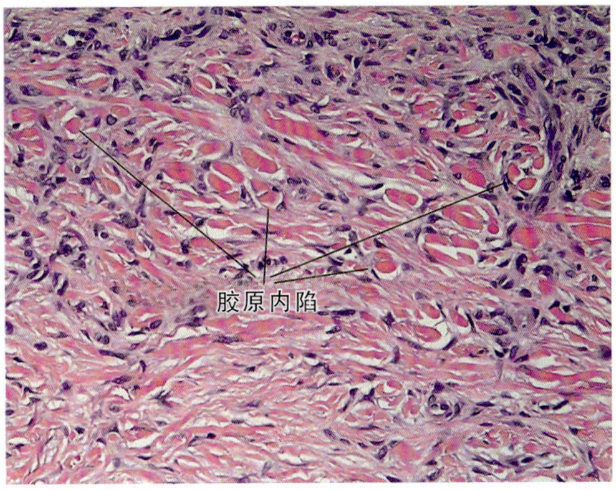

图 1-8 胶原内陷，皮肤纤维瘤。

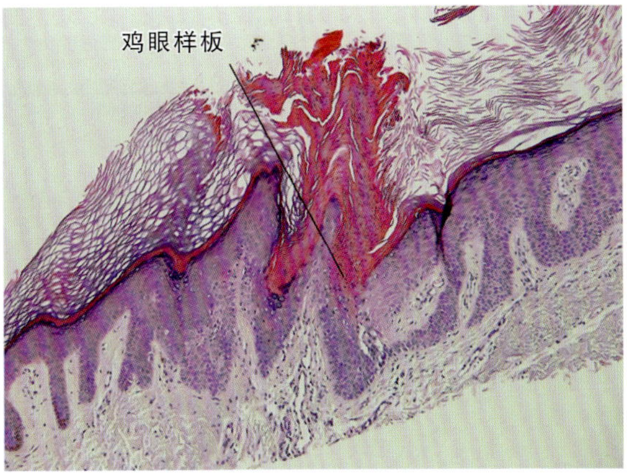

图 1-9 鸡眼样板，汗孔角化症。

Cowdry B 小体(Cowdry B body)

• 腺病毒及脊髓灰质炎病毒感染中，胞核内粉红色包涵体。

痂(crust)

• 角质层内的浆液及炎症细胞或细胞碎片。

Donovan 小体(Donovan body)

• 腹股沟肉芽肿中胞质内聚集的细菌。

Dutcher 小体(Dutcher body)

• 浆细胞胞质内粉红色的免疫球蛋白团块，可嵌入胞核，像在核内一样。

表皮突变平(effacement)

• 正常表皮突消失。

嗜酸性海绵水肿(eosinophilic spongiosis)

• 表皮海绵水肿伴嗜酸性粒细胞浸润。

表皮松解性角化过度(epidermolytic hyperkeratosis)

• 粗糙、不规则增厚的颗粒层，伴细胞膜破裂。
• 与角蛋白-1、角蛋白-10 突变有关。

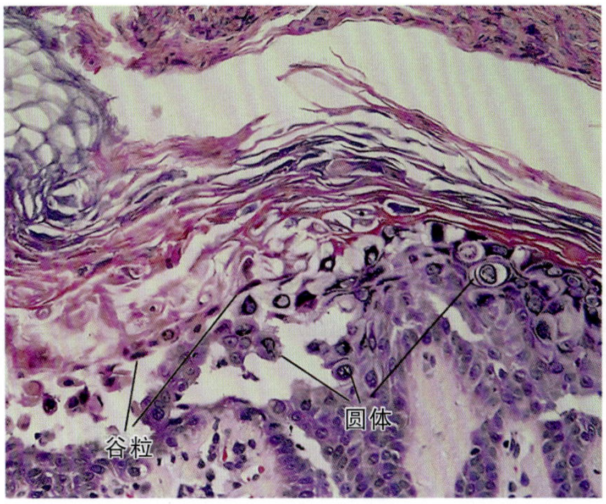

图 1-10 圆体/谷粒，Darier 病。

亲表皮现象(epidermotropism)

• 淋巴细胞外移至表皮内，但无明显海绵水肿，常用于描述蕈样肉芽肿。

糜烂(erosion)

• 表皮部分缺损。

炎细胞外渗(exocytosis)

• 淋巴细胞外溢至表皮内，伴有海绵水肿，常用于描述海绵水肿性皮炎。

垂花饰样改变(festooning)

• 真皮乳头保持波浪样模式(常用于描述迟发性皮肤卟啉症)。

火焰征(flame figure)

• 嗜酸性粒细胞主要碱性蛋白黏附于胶原纤维束的现象。

泡沫细胞(foam cell)

• 富含脂质的组织细胞。

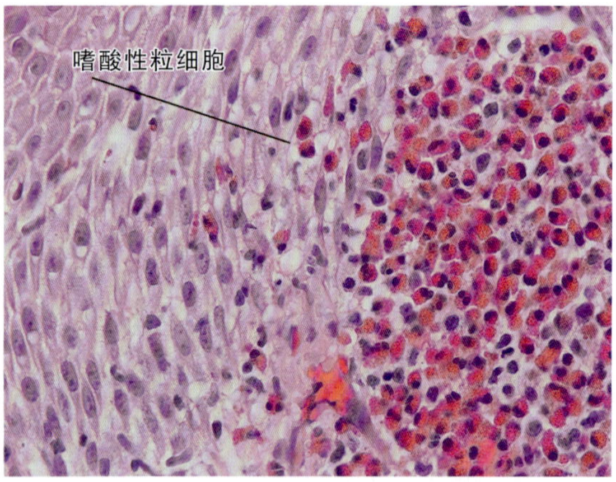

图 1-11 嗜酸性海绵水肿，色素失禁症。

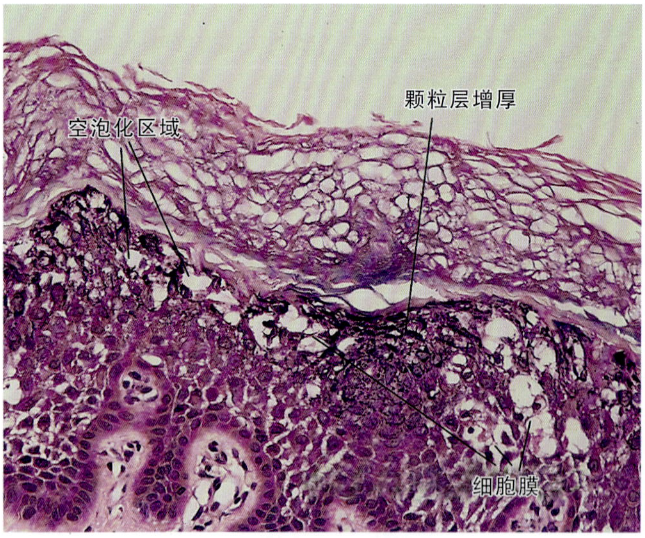

图 1-12 表皮松解性角化过度。

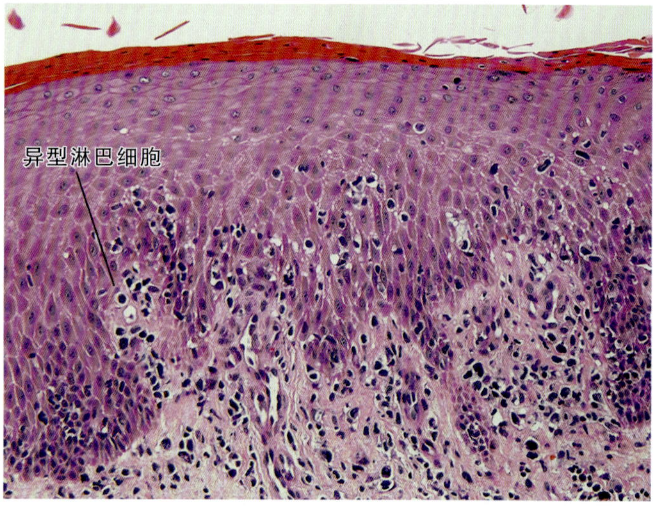

图 1-13 亲表皮现象，蕈样肉芽肿。

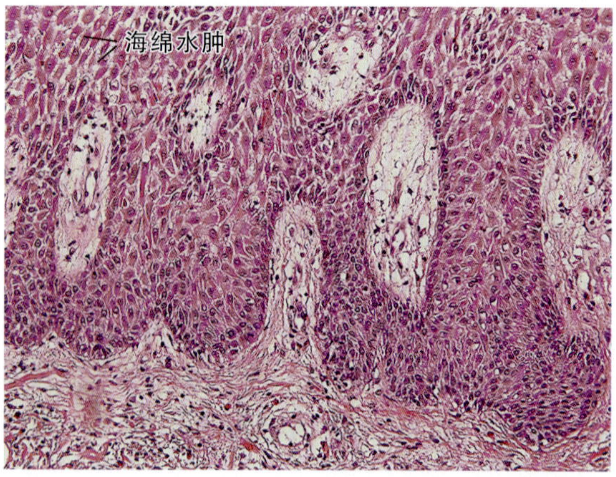

图 1-14 淋巴细胞外渗，亚急性海绵水肿性皮炎。

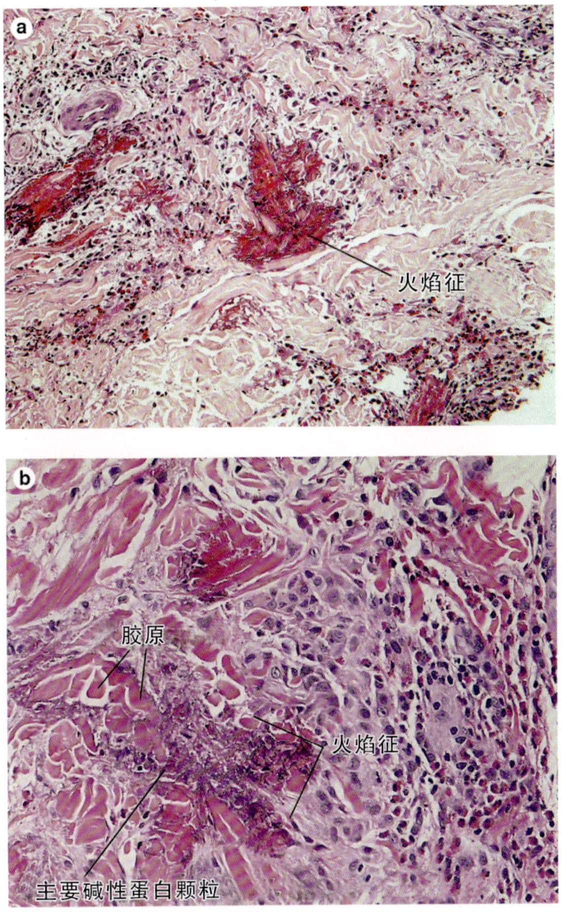

图 1-15　火焰征，Wells 综合征(嗜酸性蜂窝织炎)。

毛囊黏蛋白沉积(follicular mucinosis)

• 由于黏蛋白沉积导致毛鞘结构改变。

肉芽肿改变(granulomatous)

• 由肉芽肿构成(组织细胞聚集)。

境界带(grenz zone)

• 表皮下或毛囊周围未被累及的真皮区域(无浸润带)。

Guarnieri 小体(Guarnieri body)

• 天花中的嗜酸性包涵体。

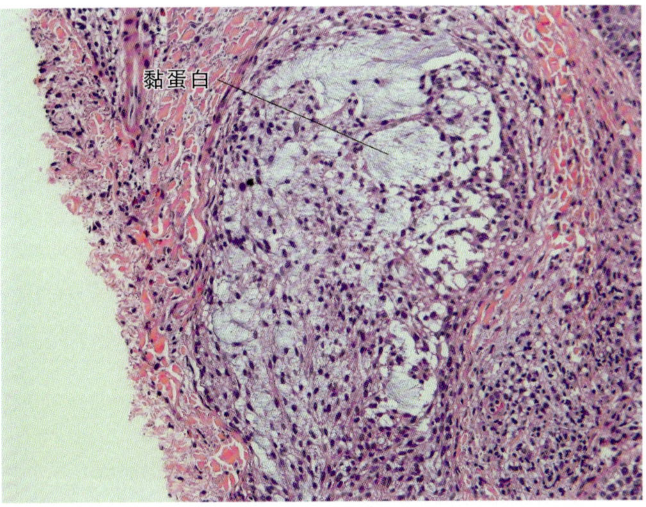

图 1-17　毛囊黏蛋白沉积，黏液性脱发。

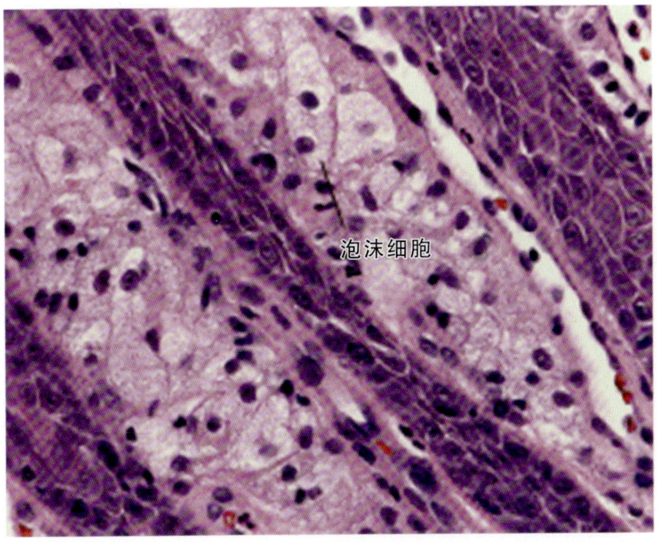

图 1-16　泡沫细胞，疣状黄瘤。

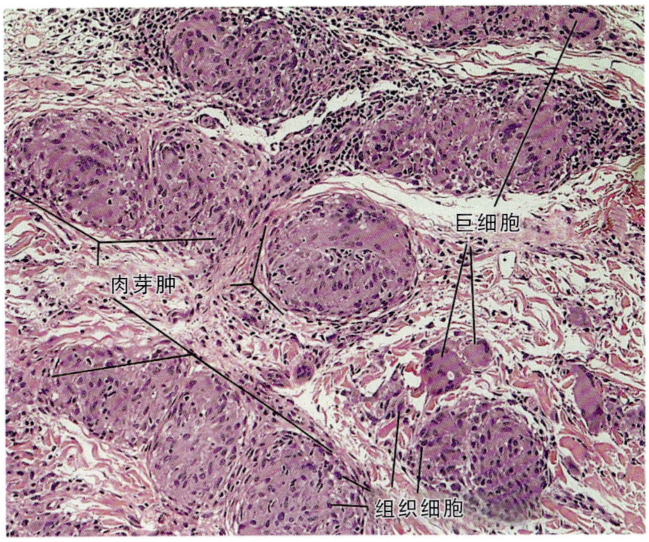

图 1-18　肉芽肿，结节病。

Henderson-Paterson 小体(Henderson-Paterson body)

• 传染性软疣中胞质内椭圆形粉红色包涵体。

颗粒层增厚/颗粒层变薄(hypergranulosis/hypogranulosis)

• 颗粒层厚度增加/颗粒层厚度减少。

色素沉着/色素减退(hyperpigmentation/hypopigmentation)

• 黑色素增多/黑色素减少。

界面(interface)

• 通常指真表皮交界处的改变。

Kamino 小体(Kamino body)

• Spitz 痣中,表皮内暗粉色至双染的基底膜带物质。

核碎裂(karyorrhexis)

• 中性粒细胞的碎片(白细胞碎裂)。(如果中性粒细胞像蚂蚁一样,有分节的身体,核碎裂就像肢解的蚂蚁和散乱的蚂蚁头)。

挖空细胞(koilocytes)

• 角质形成细胞胞质空泡化,胞核皱缩呈“葡萄干”样。

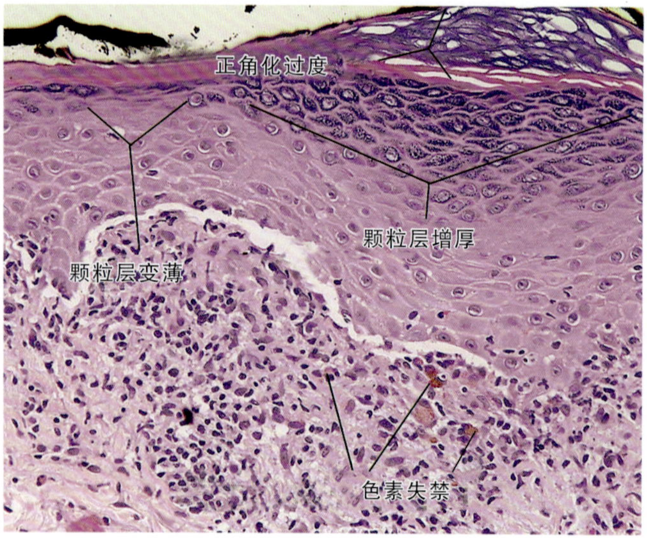

图 1-19 颗粒层增厚及变薄,扁平苔藓。

Leishman-Donovan 小体(Leishman-Donovan body)

• 利什曼病中胞质内聚集的无鞭毛体。

雀斑样痣样表皮增生 (lentiginous epidermal hyperplasia)

• 表皮突球状延伸。

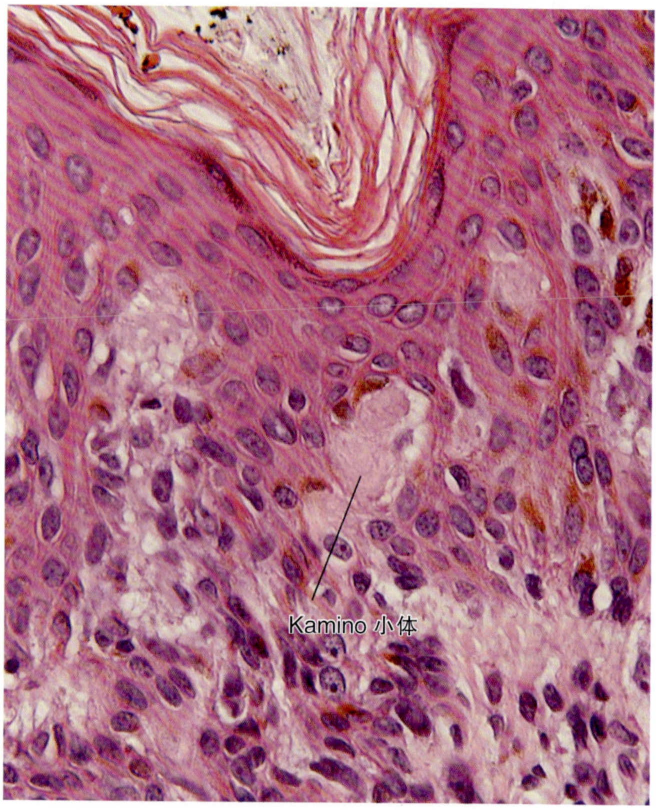

图 1-20 Kamino 小体,Spitz 痣。

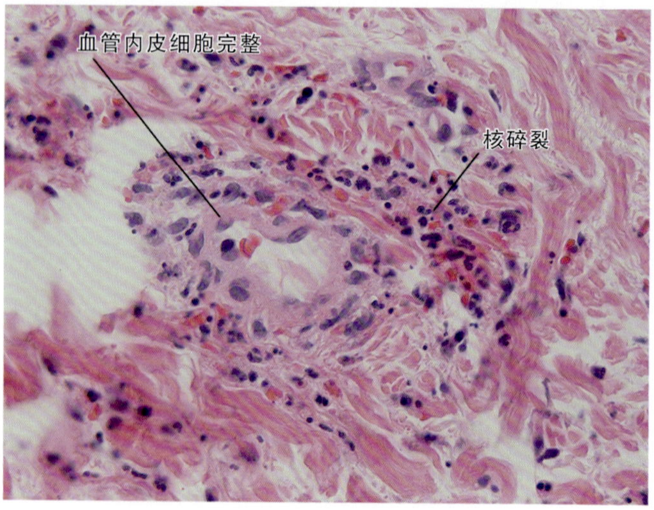

图 1-21 核碎裂,白细胞碎裂性血管炎。

雀斑样痣样黑色素细胞生长模式(lentiginous melanocytic growth pattern)

- 黑色素细胞主要沿真表皮交界处增生。

白细胞碎裂(leukocytoclasia)

- 中性粒细胞的碎片，即核碎裂。

苔藓样皮炎(lichenoid dermatitis)

- 界面皮炎伴基底层破坏及 Civatte 小体形成（图 1-7 和图 1-19）。

苔藓样浸润(lichenoid infiltrate)

- 真表皮交界处通常以淋巴细胞为主的带状浸润。

Medlar 小体(Medlar body)

- 棕色圆形结构，像叠放在一起的铜钱。
- 有分隔，像十字面包。

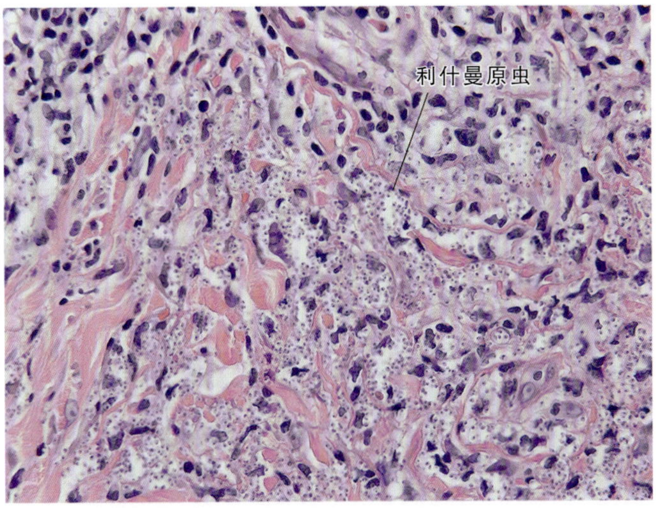

图 1-22　Leishman-Donovan 小体，利什曼病。

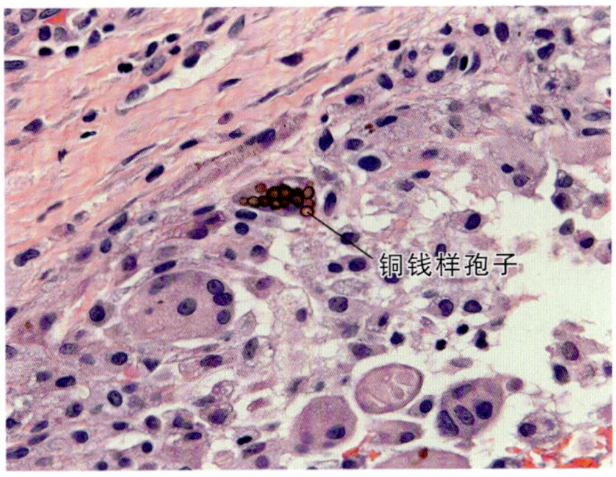

图 1-23　Medlar 小体，着色芽生菌病。

异染性(metachromasia)

- 染色后呈现与染料本身不同的颜色(如肥大细胞颗粒甲苯胺蓝染色后呈紫色)。

Michaelis-Gutman 小体 (Michaelis-Gutman body)

- 细胞内或细胞外钙化的同心圆样层状结构，见于软化斑。

Munro 微脓肿(Munro microabscess)

- 角质层内中性粒细胞聚集，常见于银屑病。

渐进性坏死(necrobiosis)

- 淡染的结构不清的变性胶原。

Negri 小体(Negri body)

- 狂犬病毒感染患者神经元中的包涵体。

正角化过度(orthokeratosis)

- 角质层增厚，无细胞核残留。

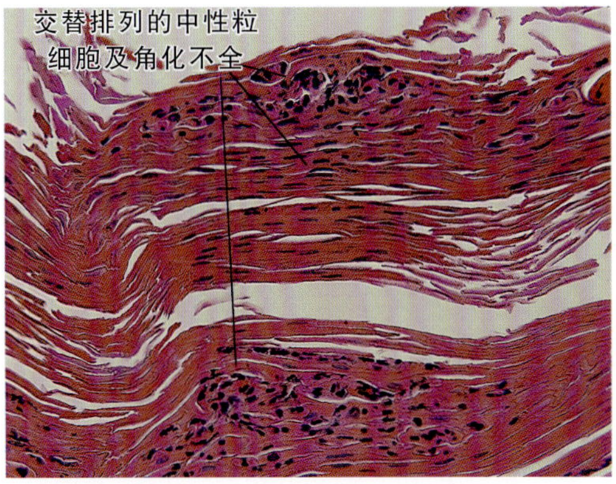

图 1-24　Munro 微脓肿，银屑病。

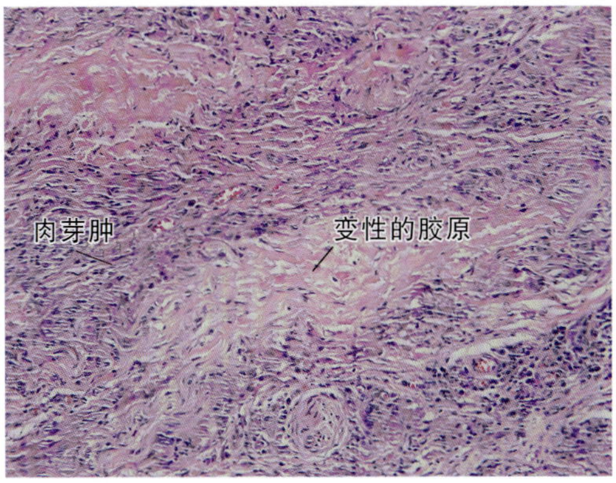

图 1-25　渐进性坏死，类脂质渐进性坏死。

Paget 样细胞(Pagetoid cell)

• 表皮内大而胞质丰富的细胞。

Paget 样扩散(Pagetoid scatter)

• 表皮内非典型细胞呈散弹样分布。

栅栏状排列(palisading)

• 外周呈栅栏状排列。

乳头间质体(papillary mesenchymal body)

• 类似于正常毛乳头中,富间质细胞的漩涡状结构(见于毛母细胞瘤及毛发上皮瘤)。

乳头瘤样增生(papillomatosis)

• 外生性指状突起。

角化不全(parakeratosis)

• 角质层内有残留的细胞核。

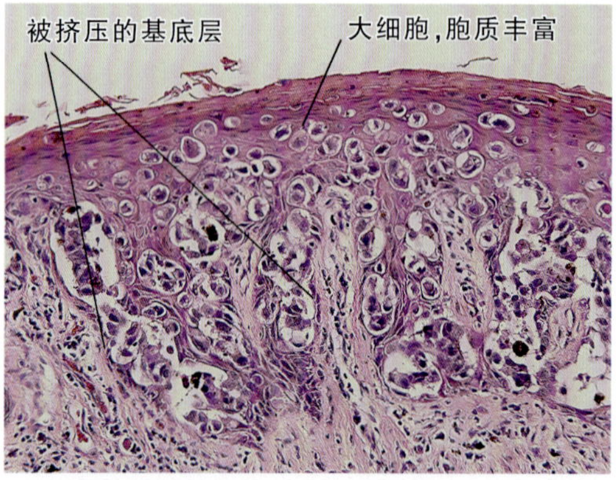

图 1–26 Paget 样细胞及 Paget 样扩散,Paget 病。

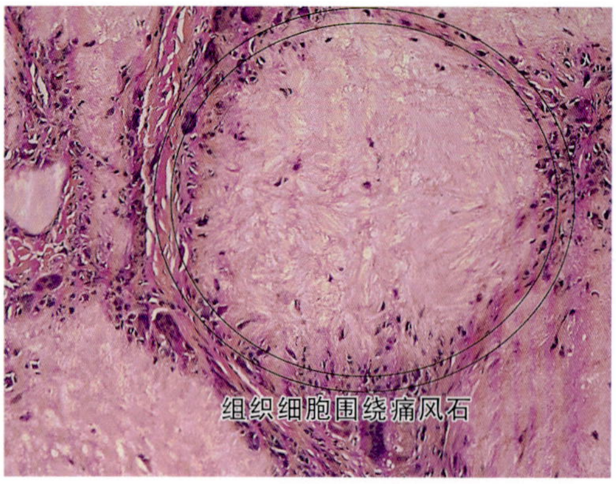

图 1–27 栅栏状排列,痛风。

色素失禁(pigment incontinence)

• 黑色素颗粒被真皮巨噬细胞吞噬或游离于真皮内。

多形性(pleomorphism)

• 细胞核大小及形状不一。

砂粒体(psammoma body)

• 细胞外层片状钙化结构,见于脑膜瘤、乳头状甲状腺癌、卵巢癌。

假上皮瘤样增生(pseudoepitheliomatous hyperplasia,PEH)

• 附属器上皮及表皮棘层高度增生,类似鳞状细胞癌。

• 常伴弹力纤维内陷。

假性角囊肿(pseudohorn cyst)

• 内含角质的囊腔样结构,因切片时角质层反折于表皮中所致(类似于角囊肿,但与外界相通)。

网状变性(reticular degeneration)

• 表皮破坏,残留胞膜呈网状结构。

网状结构(reticulated)

• 条索交织呈网状结构。

Russell 小体(Russell body)

• 浆细胞胞质内免疫球蛋白聚集而成的粉红色小体,见于鼻硬结病及其他伴有大量浆细胞浸润的疾病。

Schaumann 小体(Schaumann body)

• 结节病中板层状钙化结构。

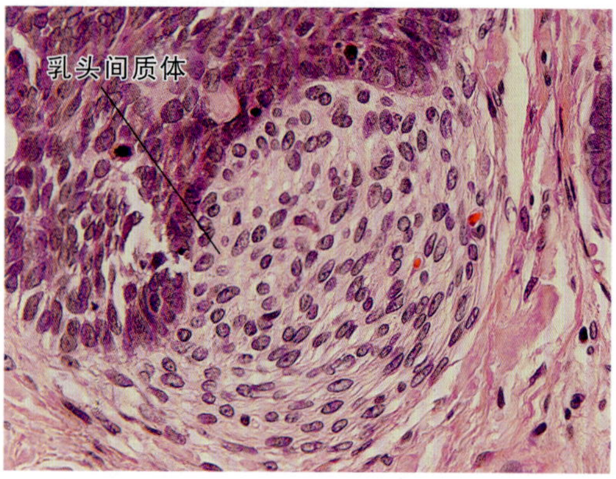

图 1–28 乳头间质体,毛发上皮瘤。

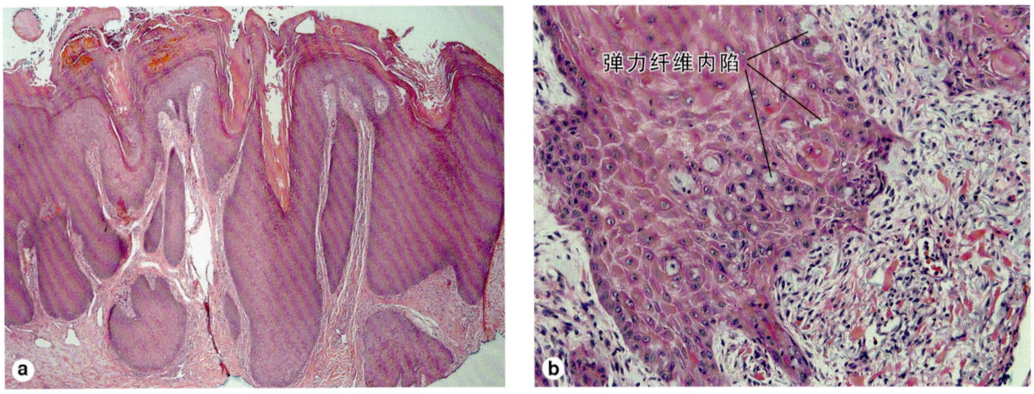

图 1-29 (a)假上皮瘤样增生，外伤后汗管鳞状化生。(b)假上皮瘤样增生中弹力纤维内陷。

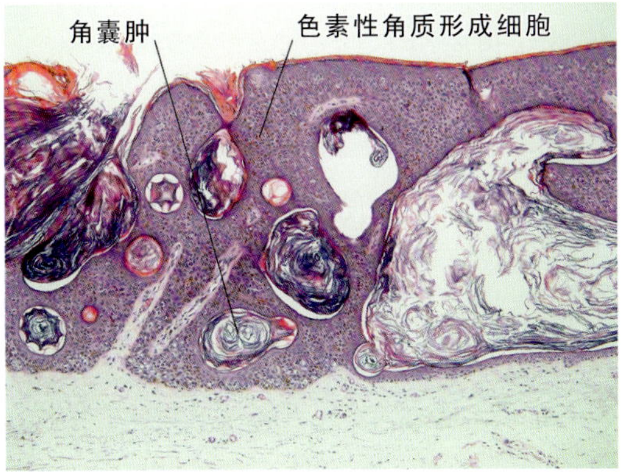

图 1-30 假性角囊肿，脂溢性角化症。

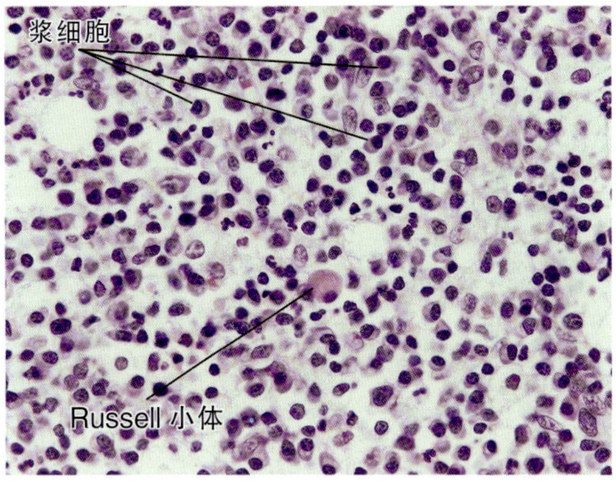

图 1-32 Russell 小体，鼻硬结病。

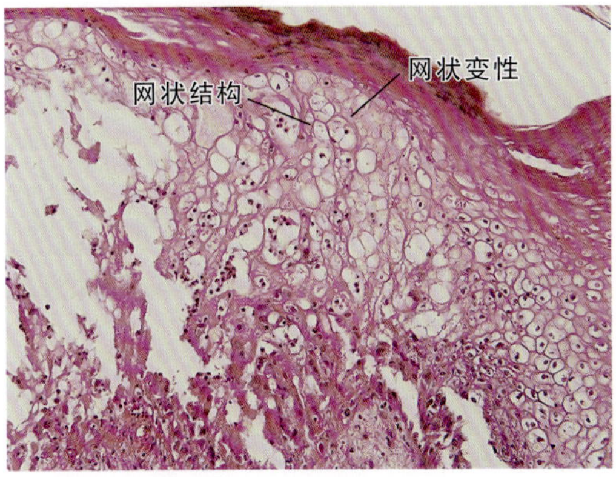

图 1-31 网状变性，天花。

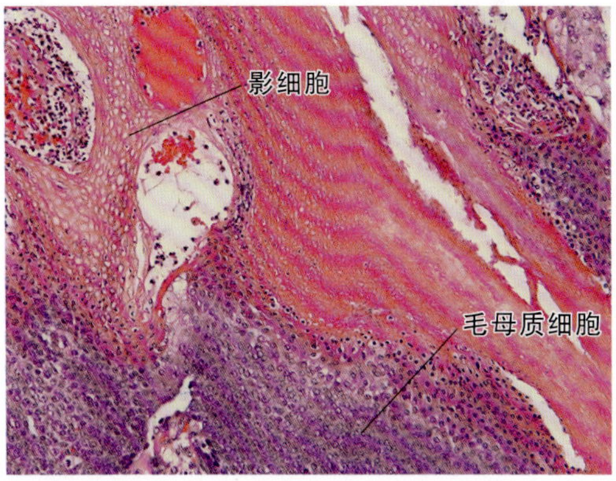

图 1-33 影细胞，毛母质瘤。

影细胞(shadow cell)

- 细胞内残存的胞核轮廓隐约可见。

Kogoj 海绵状脓疱(spongiform pustule of Kogoj)

- 棘层内中性粒细胞聚集，伴周边海绵水肿，主要见于银屑病。

海绵水肿(spongiosis)

- 表皮细胞间水肿，细胞间桥被拉长(图 1-14)。

鳞状化生(squamotization/squamatization)

- 基底层立方形/柱状细胞被多角形、粉红色鳞状细胞取代。

鳞状涡(squamous eddies)

- 鳞状细胞环状涡轮样排列。

席纹状(storiform)

- 车轮状或疏松涡轮状模式。

空泡样变性(vacuolar change)

- 基底层空泡形成。

Verocay 小体(Verocay body)

- 栅栏状双层细胞核围绕粉红色胞质样物质形成的结构,见于神经鞘瘤。

绒毛(villus)

- 真皮乳头突起伸入空腔中,由一层表皮细胞覆盖。

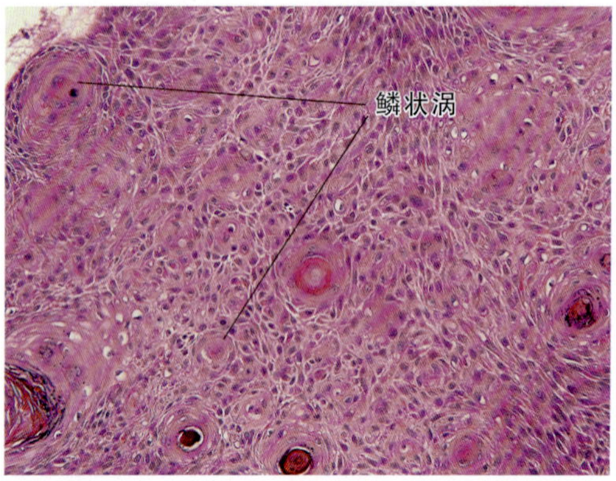

图 1-34 鳞状涡,激惹性脂溢性角化。

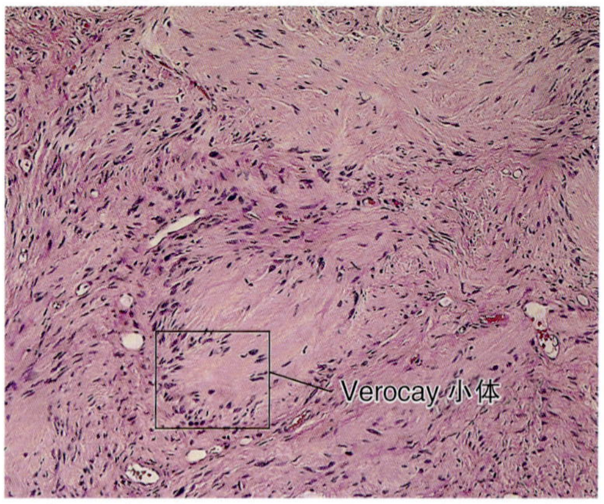

图 1-35 Verocay 小体,神经鞘瘤。

正常皮肤解剖

头皮(scalp skin)

主要特征

- 有大量毛囊深至脂膜层。
- 伴随皮脂腺和立毛肌。

面部皮肤(facial skin)

主要特征

- 表皮较薄。
- 网篮状角质层。
- 真皮内大量毛囊及皮脂腺。
- 常见蠕形螨。
- 眼睑及耳部皮肤有许多毳毛毛囊。
- 眼睑部位皮肤在真皮上部可见到骨骼肌束。
- 眼睑结膜面无角质层和毛囊,可见杯状细胞。

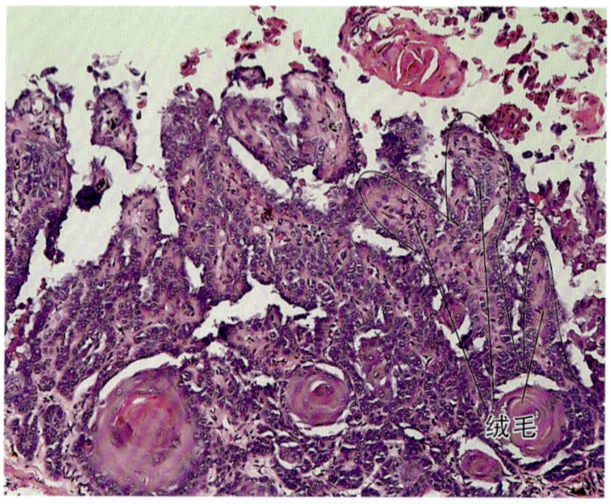

图 1-36 绒毛,疣状角化不良瘤。

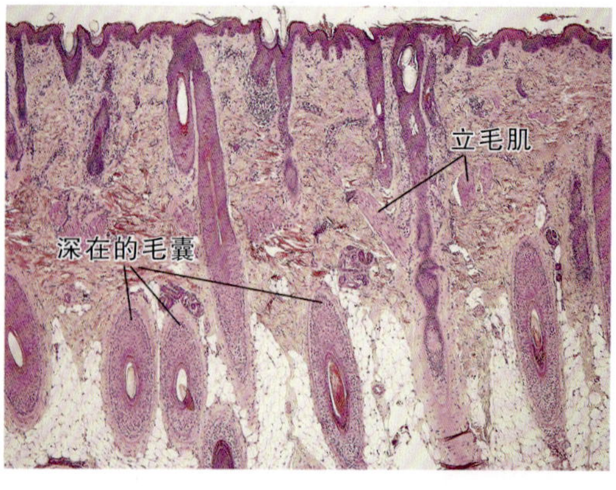

图 1-37 正常头皮,毛囊深达脂膜层。

躯干部皮肤(skin of the trunk)

主要特征

- 真皮厚，特别是背部更厚。
- 有散在毛囊及皮脂腺。
- 皮下脂肪可向上延伸并包裹附属器。

乳晕皮肤(areolar skin)

主要特征

- 表皮轻度棘层肥厚，基底层色素增多。
- 有时表皮中央内陷，下方为毛囊及皮脂腺。
- 真皮中下部可见平滑肌束。
- 真皮网状层可见顶泌汗腺。

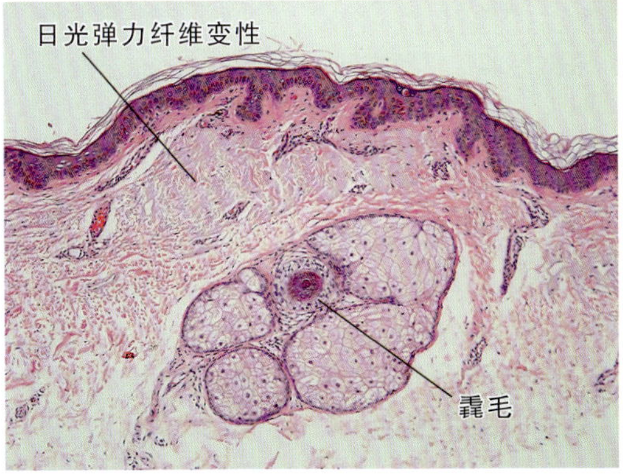

图 1-38　光损伤的面部皮肤。

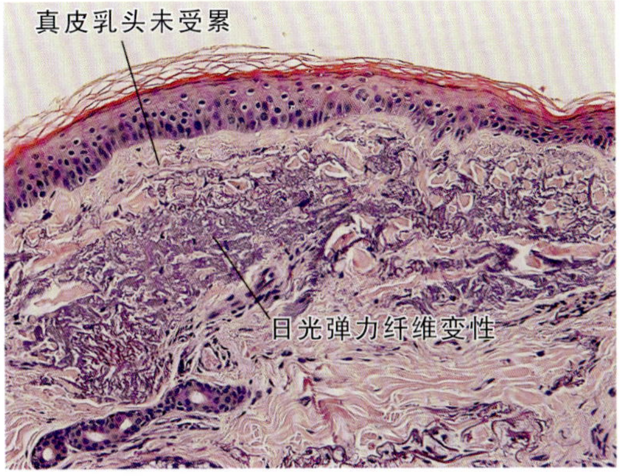

图 1-39　光损伤的皮肤。日光弹力纤维变性不累及真皮乳头。

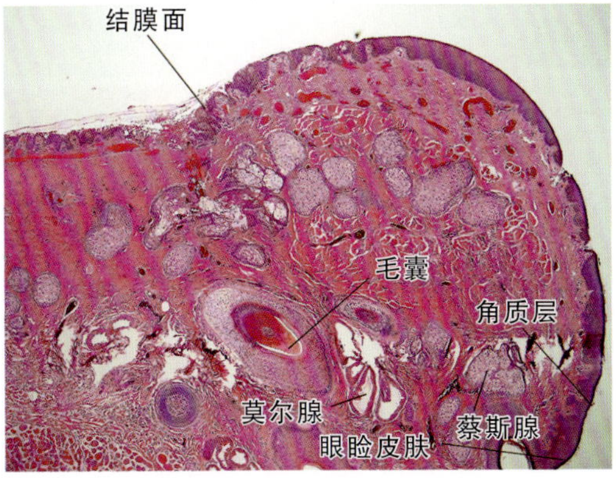

图 1-40　眼睑。

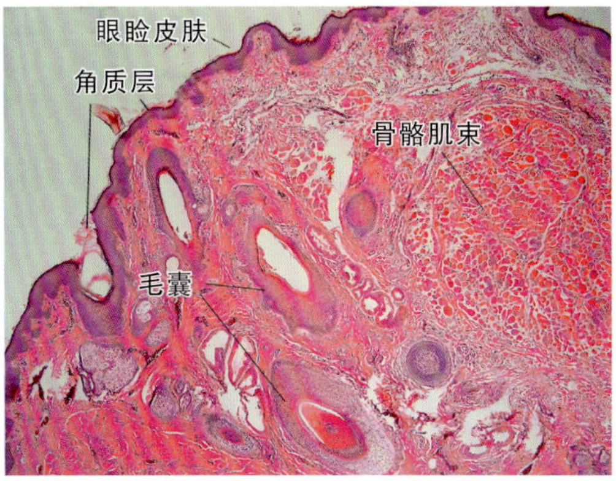

图 1-41　眼睑。

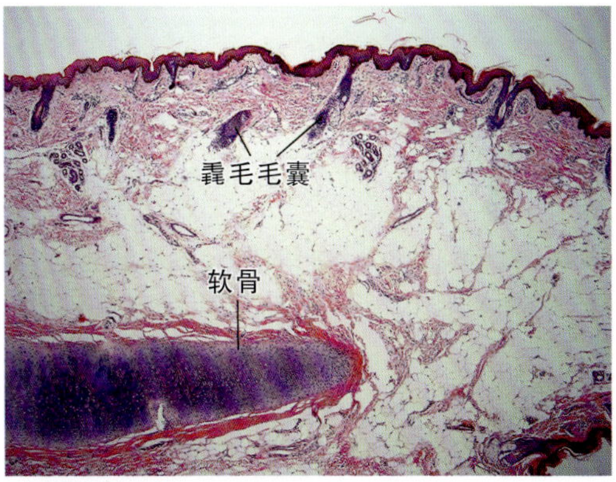

图 1-42　耳。

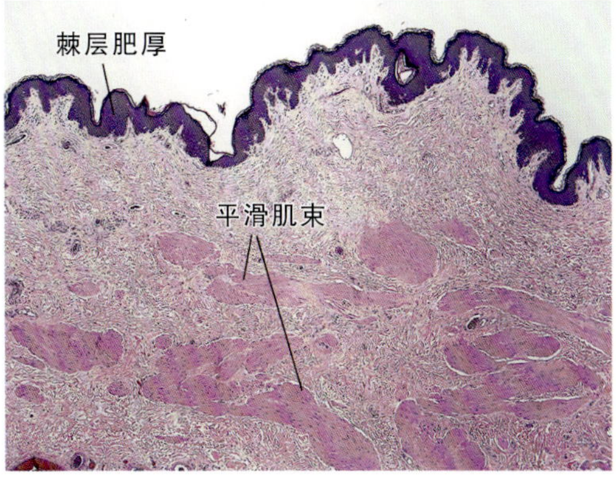

图 1-43　乳晕皮肤，平滑肌束。

肢端皮肤(acral skin)

主要特征

- 角质层致密、红染。
- 伸侧皮肤轻度乳头瘤样改变。

掌跖皮肤(volar skin)

主要特征

- 角质层角化过度、致密、红染,其下为透明层。
- 无毛囊或皮脂腺。
- 小汗腺较多。
- 可见 Meissner 小体及 Pacini 小体。

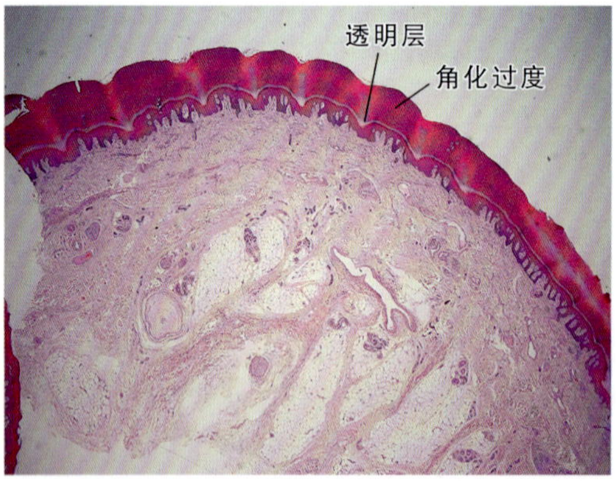

图 1-44 掌跖皮肤,角质层明显增厚,深层见 Pacini 小体。

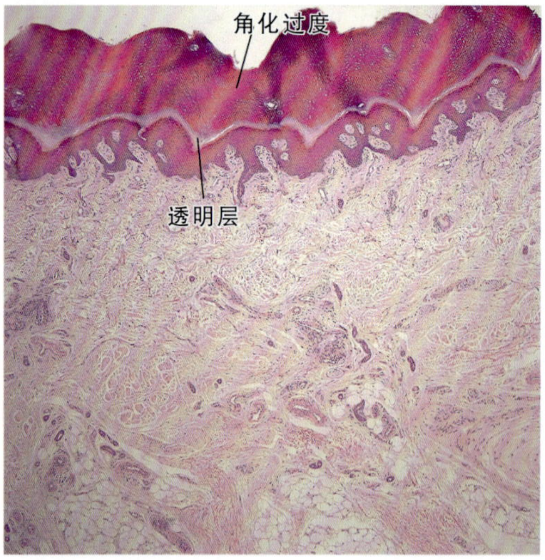

图 1-45 掌跖皮肤,透明层。

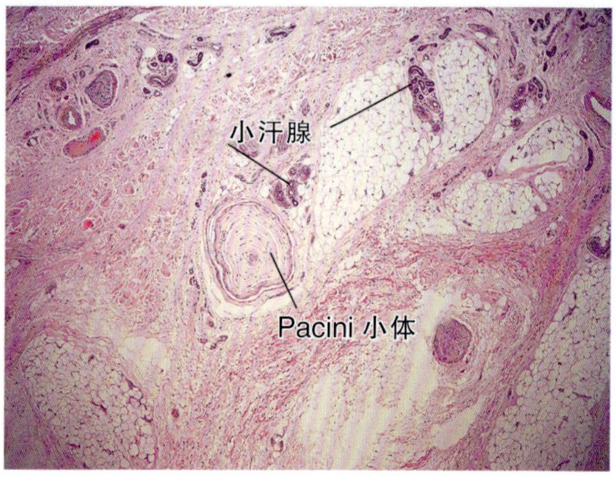

图 1-46 掌跖皮肤,小汗腺及 Pacini 小体。

黏膜(mucosa)

主要特征

- 无颗粒层。
- 角质形成细胞大而淡染(内含糖原)。
- 黏膜下层血管扩张。
- 可见平滑肌束。

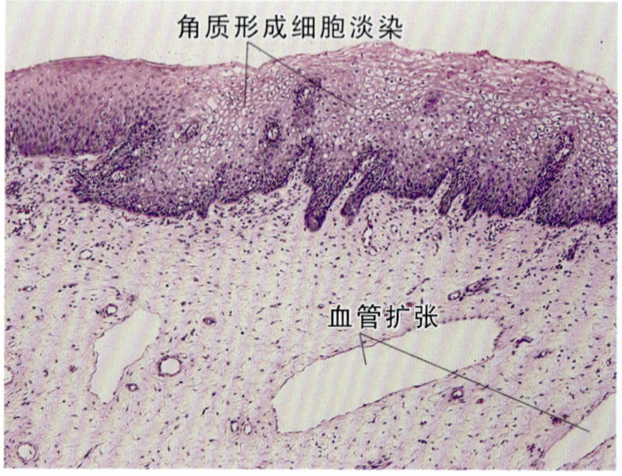

图 1-47 黏膜。

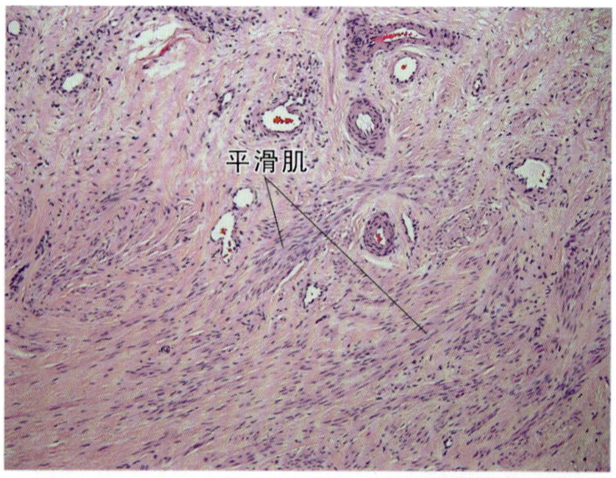

图 1-48 黏膜下层平滑肌。

鼻甲(nasal turbinate)

主要特征

- 伴纤维间隔和血管窦的可膨胀组织。
- 黏膜腺。

胎儿皮肤(fetal skin)

主要特征

- 星状或梭形成纤维细胞(间质)。
- 密集的细胞。

毛发解剖(hair anatomy)

漏斗部(infundibulum)

主要特征

- 指表皮至皮脂腺导管接入处。
- 表皮内部分=长毛。
- 角化模式同正常表皮，存在颗粒层(透明角质颗粒)。

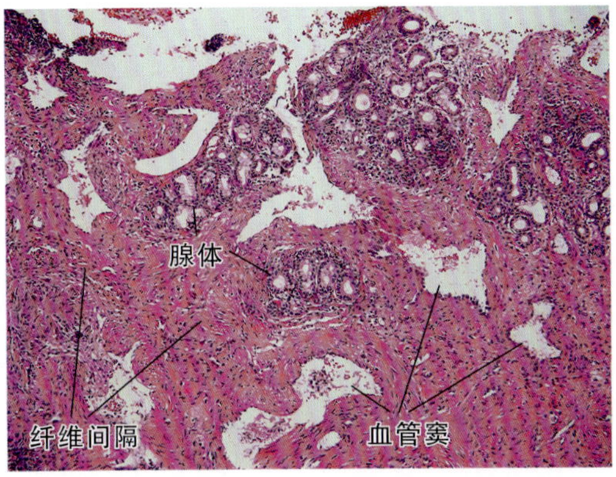

图 1-49 鼻甲黏膜：可膨胀组织及黏膜腺。

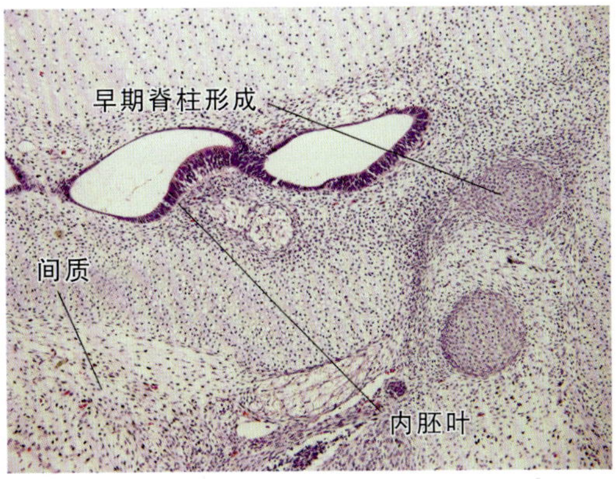

图 1-50 胎儿间充质。

峡部(isthmus)

主要特征

- 上至皮脂腺导管接入毛囊处，下至立毛肌附着处(隆凸)。
- 有角蛋白形成但无颗粒层，即毛鞘角化。
- 内毛根鞘在毛囊峡部消失，外毛根鞘则形成内层波纹状、粉红色致密的角化层；外毛根鞘外周呈栅栏状。

柄部(stem)

主要特征

- 上至立毛肌附着部(隆凸)，下至 Adamson 边缘。
- 只见于生长期毛囊。

Adamson 边缘(Adamson fringe)

- 在此点上方毛发开始角化。
- 皮肤癣菌只能感染 Adamson 边缘以上角化的毛发。
- 在 Adamson 边缘以上，内毛根鞘的 Huxley 层不再含有毛发透明颗粒。
- 毛发在 Adamson 边缘以上趋于与内根鞘分离。
  - 此段内毛根鞘融合，呈蓝灰色，无毛发透明颗粒。
  - 外毛根鞘由粉红色细胞组成，外周呈栅栏状。

毛球部(bulb)

主要特征

- 见于生长期毛囊，在柄部之下。
- 上界为 Adamson 边缘，下界为毛囊基底部。

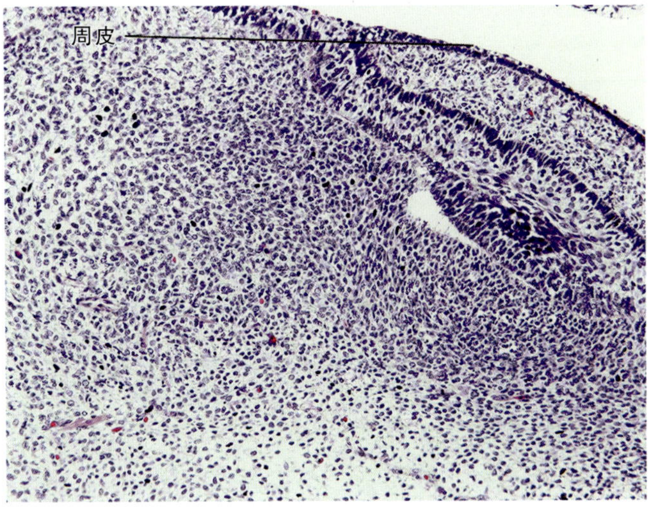

图 1-51 胎儿周皮。

- 毛球分为 3 个区域：基质区（matrix）、基质上区（supramatrix）及角质生成区（keratogenous zone）。
  - 基质区：从毛囊基底部至临界线（critical line）（毛球及毛乳头最宽点）。
  - 基质上区：从临界线至 B 边缘（B-fringe）（外根鞘在此变为多层，Henle 层不再含毛发透明颗粒）。
  - 角质生成区：从 B 边缘至 Adamson 边缘。
- 毛囊可分以下数层：
  - 纤维性毛根鞘
  - 透明基底膜带
  - 外毛根鞘
  - 内毛根鞘
    - Henle 层
    - Huxley 层
    - 内根鞘小皮
  - 毛干
    - 毛小皮
    - 毛皮质
    - 毛髓质

生长期毛囊有柄部和毛球，可产生毛干，而休止期毛囊无毛囊下段。纵切面很容易识别休止期毛囊，其毛发呈棒状，周边的毛鞘角蛋白呈火焰喷射状。

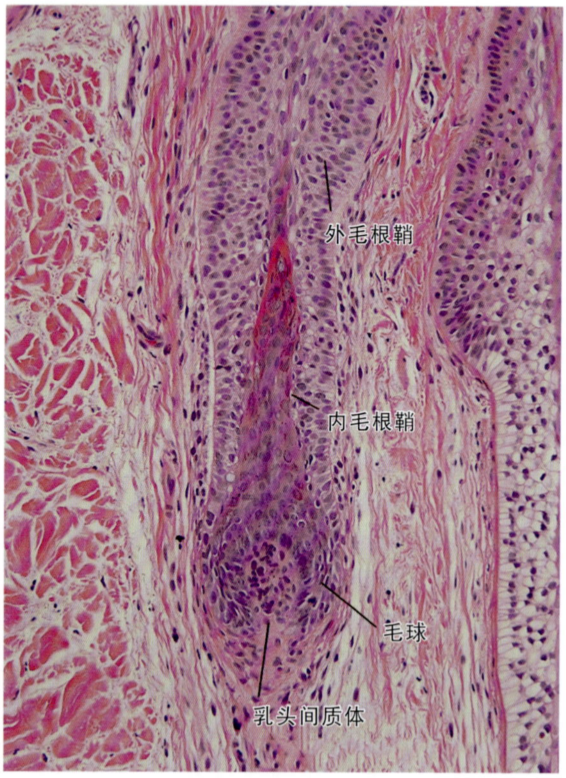

图 1-52 毛发，纵切面。

甲的解剖（nail anatomy）

主要特征

- 甲板。
- 甲床：为甲半月远端至甲真皮带（onychodermal band）近端之间的区域。
- 甲轮廓：近端甲皱襞、侧甲襞、远端甲皱襞。
- 甲鞘："甲小皮"（又称甲上皮，eponychium）、甲下皮、底角角质层、甲床角质层。

甲小皮（cuticle）

- "可见的"甲小皮（甲上皮）为厚的角化物，在近端甲皱襞的边缘，固着于甲板。
- "真正的"甲小皮在"可视"部分之下，是近端甲皱襞腹侧的延续。
- 真正的甲小皮通常不可见，但有时可看到其角化物质"碎片"，平行于近端甲皱襞。

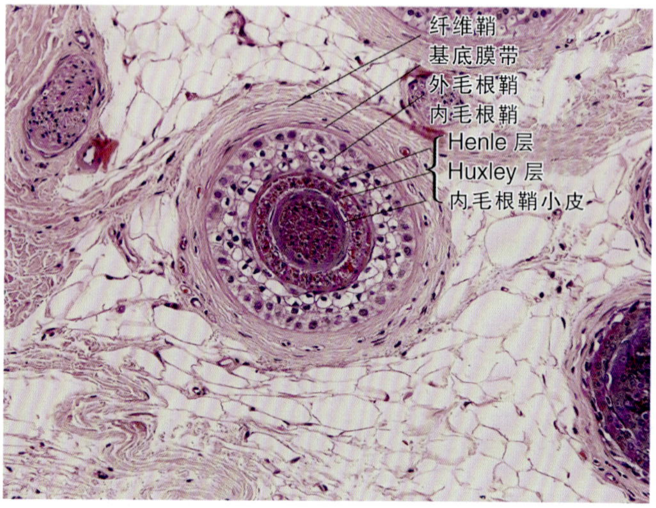

图 1-53 毛发，横切面。

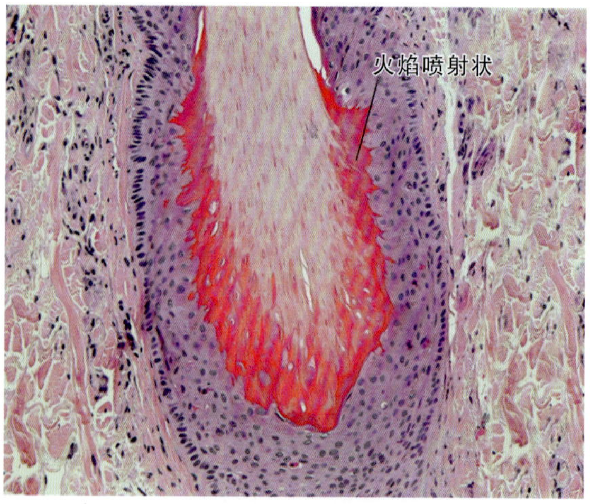

图 1-54 休止期毛发。

甲下皮(hyponychium)

- 甲板腹侧的空隙、上皮及角化物质。

底角角质(solehorn)

- 为甲下白色至无色的角质物，从甲真皮带下远端甲床至甲板游离面末端的下方。

甲母质(nail matrix)

- 近端生成甲板表面；远端生成腹侧甲板。

甲半月(lunula)

- 为甲母质可见部分。
- 锚定部分(间叶组织)。

甲的角化类型

甲角化(onychokeratinization)(**无颗粒层**)

- 甲板硬角蛋白。

甲鞘角化(onycholemmal keratinization)

- 近端甲皱襞腹侧(有颗粒层)、甲床上皮(甲小皮、甲床角质层、底角角质层)(无颗粒层)。

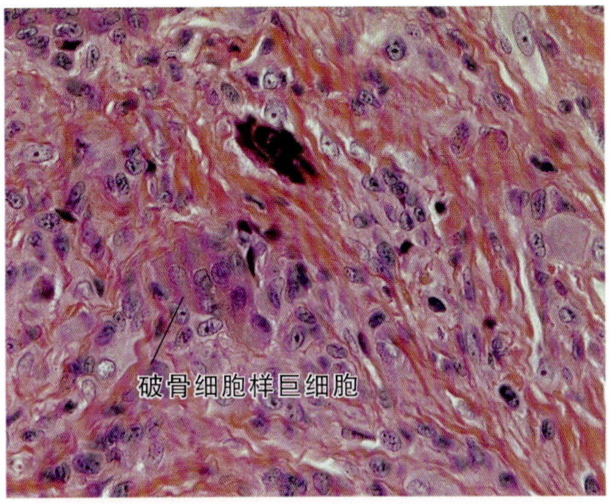

图 1-55 破骨细胞样巨细胞。

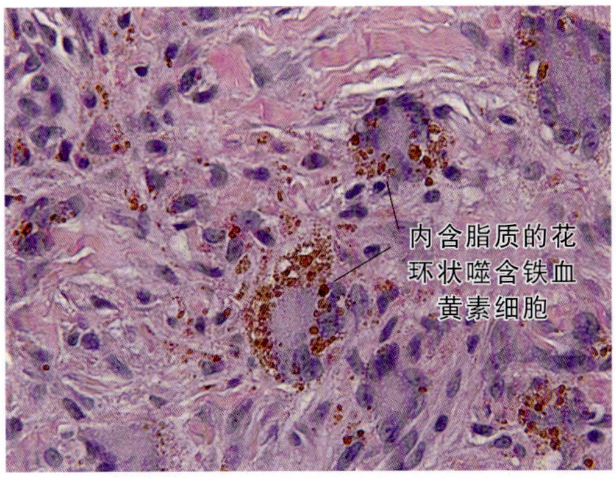

图 1-56 脂质化环状噬含铁血黄素细胞(吞噬了含铁血黄素的 Touton 巨细胞)，见于皮肤纤维瘤。

表皮样角化(epidermoid keratinization)

- 近端甲皱襞背侧、侧甲襞、甲下皮。

炎症细胞类型

真皮树突状细胞(dermal dendrocyte)

主要特征

- 真皮内巨噬细胞。
- 大部分ⅩⅢa 因子阳性，部分 S100 阳性。
- 可发挥抗原呈递作用。

巨细胞(giant cell)

主要特征

- 具有多个胞核，通常胞质丰富。

类型

- 异物巨细胞：胞核排列杂乱无章。
- 朗格汉斯细胞：胞核呈马蹄状排列。
- 破骨细胞样巨细胞：胞核排列杂乱且偏心分布，胞质深粉红色，边缘扇形，与毗邻组织相嵌合。
- Touton 巨细胞：胞核呈花环状排列，周围是泡沫状胞质。
- 环状噬含铁血黄素细胞：吞噬了含铁血黄素的 Touton 巨细胞(为皮肤纤维瘤中纤维组织细胞瘤的特征表现)。

组织细胞(histiocyte)

主要特征

- 上皮样细胞，中央为圆形/椭圆形胞核，周边为丰富胞质。
- 多数源于常驻于组织中的单核细胞。
- 功能包括吞噬及抗原呈递。
- 倾向聚集于组织内，但不影响结缔组织。

朗格汉斯细胞(langerhans cell)

主要特征

- 表皮及真皮内树突状细胞。
- CD1a、S100、花生凝集素、朗格汉斯蛋白均为阳性。
- 典型核为偏侧核，可呈肾形。
- 起源于骨髓，其功能是向 T 细胞呈递抗原。
- 内含 Birbeck 颗粒，在电镜下呈网球拍样或卵圆形小体。

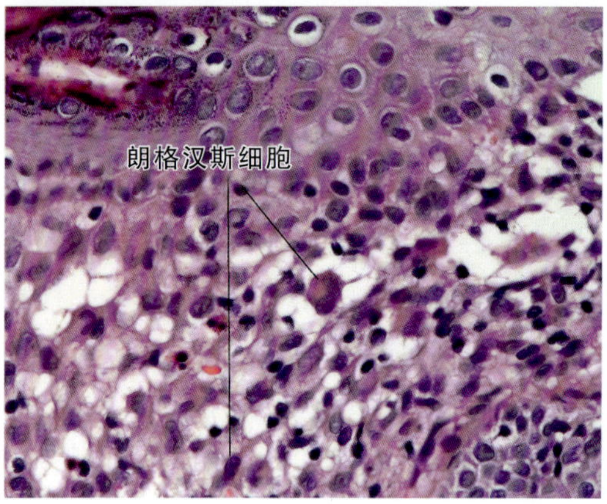

图 1-57 朗格汉斯细胞组织细胞增生症。

淋巴细胞(lymphocyte)

主要特征

- 具有圆形、深染核,通常无明显细胞质。
- B 淋巴细胞产生抗体,是体液免疫的重要细胞。
- NK 细胞是固有免疫的组成部分。
- T 淋巴细胞在胸腺中成熟,在细胞介导的免疫中发挥重要作用。
- Th1 细胞产生 IL-1、IL-2、IL-12 以及 IFN-γ,在细胞免疫和激活巨噬细胞方面有重要作用。
- Th2 细胞产生 IL-4、IL-5 和 IL-10, 是体液免疫的重要细胞。

肥大细胞(mast cell)

主要特征

- “煎鸡蛋”样外观:中心圆核,外周围绕椭圆形、淡蓝色胞质。
- 内含肝素、组胺、胰蛋白酶、羧肽酶、白三烯组成的异染颗粒。
- 在速发型超敏反应中起重要作用。

中性粒细胞(neutrophil)

主要特征

- 急性感染时的主要细胞。
- 多分叶状细胞核。

嗜酸性粒细胞(eosinophil)

主要特征

- IL-5 可诱导嗜酸性粒细胞的产生。
- 为双分叶核, 颗粒状胞质中包含主要嗜碱性蛋白、嗜酸性阳离子蛋白、过氧化氢酶和其他蛋白。

浆细胞(plasma cell)

主要特征

- 偏心核似“钟表脸”。
- 核周有浅色空晕,为粗面内质网部分(据 Hopf 描述)。
- 粉色胞质。

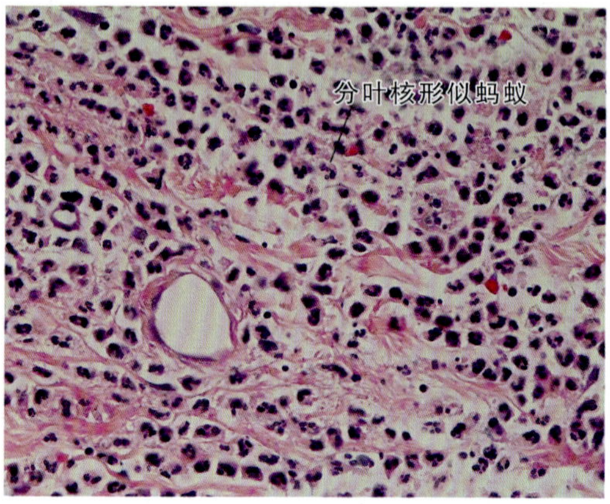

图 1-59 Sweet 综合征中的中性粒细胞。

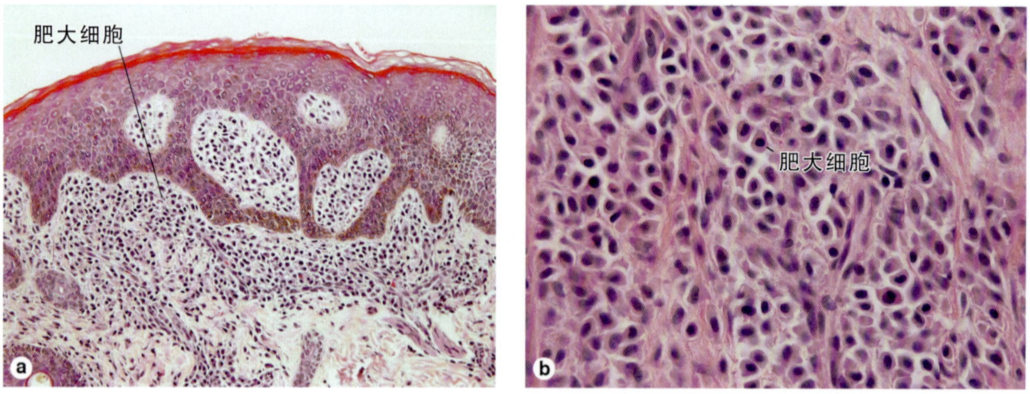

图 1-58 肥大细胞瘤。

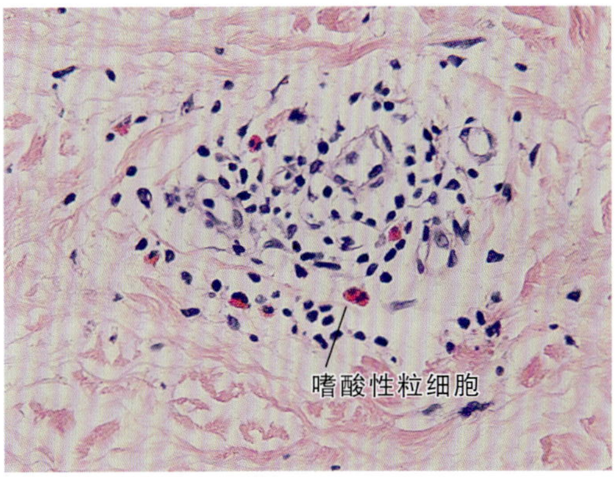

图 1-60 真皮超敏反应中的嗜酸性粒细胞。

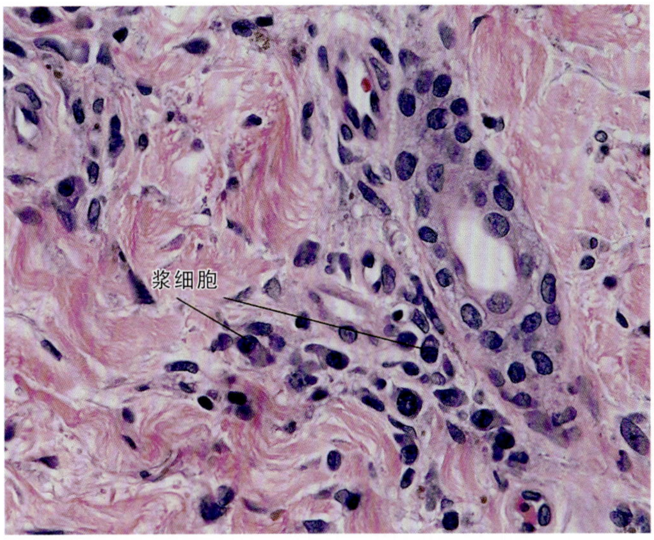

图 1-61 浆细胞。

组织化学染色

不同物质对于不同染料的亲和力不同,因此可运用组织化学特殊染色来鉴别各种细胞类型、黏多糖、肌肉、脂质、铁、黑色素、钙、弹性蛋白、胶原蛋白、淀粉样蛋白和感染的微生物。苏木精和伊红(H&E)染色是常规染色方法,光镜下细胞核呈蓝色,胞质呈粉色。

结缔组织染色

Masson 三色染色(Masson trichrome stain)

- 区分胶原(蓝绿色)和平滑肌(红色)。
- 例如:瘢痕与平滑肌瘤。

缺点:很早期的胶原可染成红色。

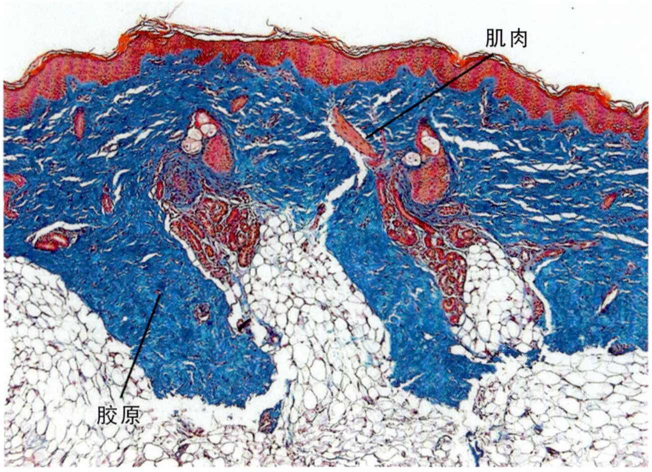

图 1-62 正常皮肤的 Masson 三色染色。

Verhoeff-Van Gieson 染色

- 弹力纤维染成黑色。
- 例如:瘢痕中弹力纤维缺失或减少,真皮中层弹力纤维溶解,斑状萎缩,皮肤松弛症。
- 例如:弹力纤维假黄瘤中的扭曲纤维。

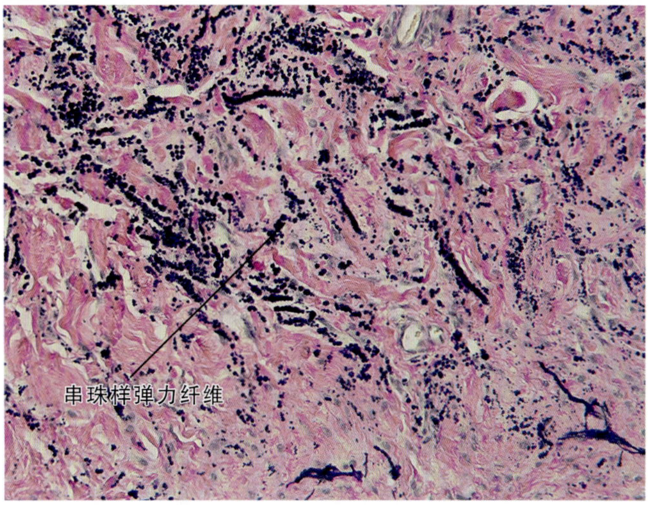

图 1-63 背部弹力纤维瘤中串珠样弹力纤维 (Verhoeff-Van Gieson 染色)。

肥大细胞染色

甲苯胺蓝染色(toluidine blue)

- 肥大细胞具有异染颗粒 (即该染料是蓝色的,但是颗粒却染成紫红色)。
- 也可染黏蛋白(参见下文)。

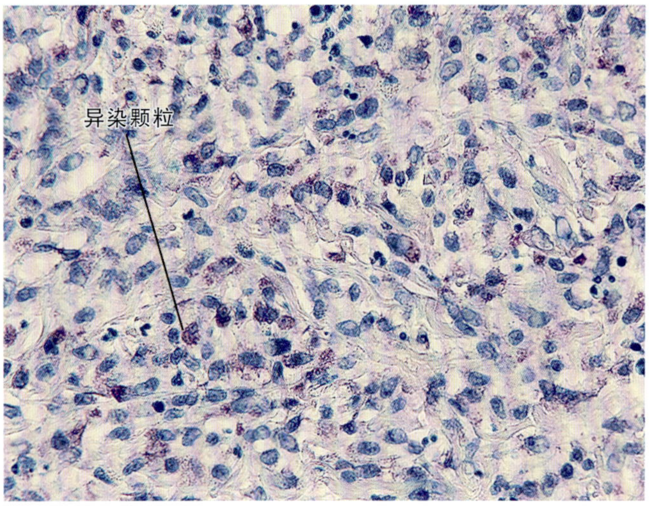

图 1-64 色素性荨麻疹中肥大细胞异染颗粒(甲苯胺蓝)。

Giemsa 染色

- 肥大细胞颗粒异染色(图 1-82)。
- 可使多种微生物及髓系细胞染色(参见下文)。

Leder 染色(ASD 萘酚氯乙酸酯酶,naphthol ASD chloroacetate esterase)

- 肥大细胞胞质红染(不依赖于颗粒)。
- 也可用于髓系细胞染色(如皮肤白血病)。

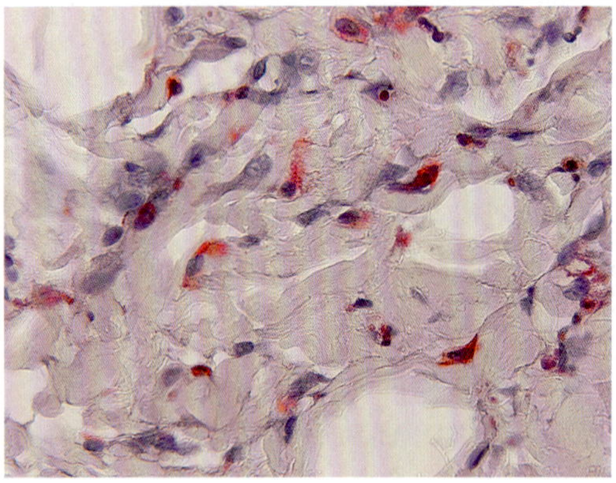

图 1-65 色素性荨麻疹中的肥大细胞(Leder 染色)。

碳水化合物染色

过碘酸-希夫染色(periodic acid-Schiff,PAS)

- 糖原、中性黏多糖(如基底膜)和真菌可染成红色。
  - ○ 糖原可被淀粉酶水解,如果切片在染色前暴露于淀粉酶中则不能被 PAS 染成红色。
  - 可用于透明细胞棘皮瘤和毛根鞘瘤。
  - ○ 真菌和基底膜中的中性黏多糖不被淀粉酶水解,在暴露于淀粉酶后仍可被 PAS 染成红色。
  - 可应用于体癣、花斑癣、念珠菌病、红斑狼疮中增厚的基底膜、卟啉症中增厚的血管壁等的染色。
- 酸性黏多糖,如透明质酸等不能被 PAS 染色。

阿辛蓝染色(alcian blue)

- 可将酸性黏多糖染成蓝色。

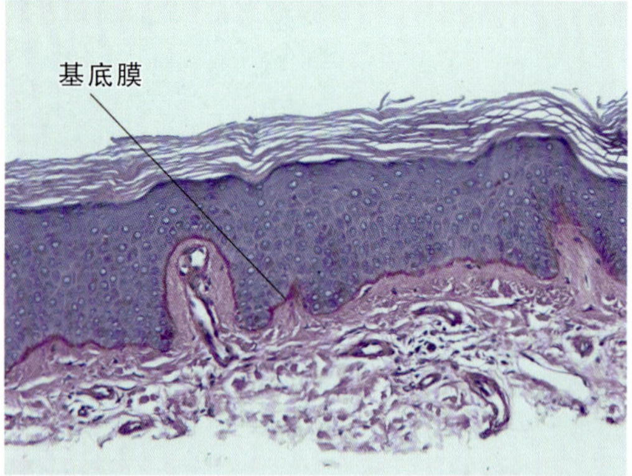

图 1-66 PAS 染色阳性的基底膜。

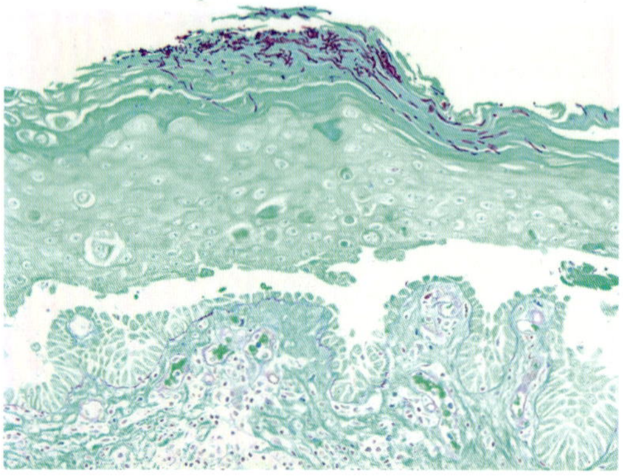

图 1-67 花斑癣的角质层内可见 PAS 染色阳性的真菌 (PAS 复染呈浅绿色)。

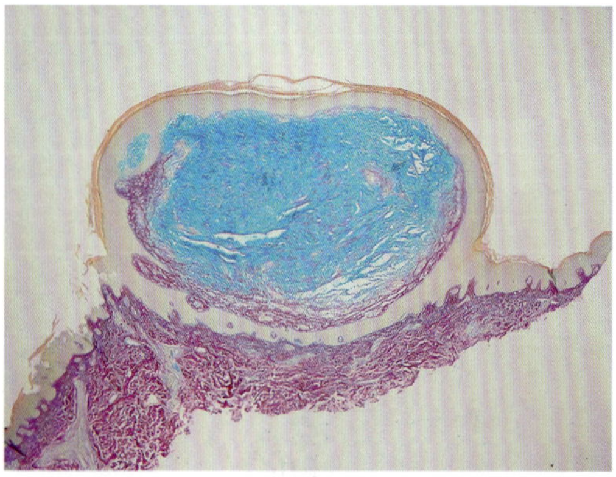

图 1-68 胶体铁染色的局灶性黏蛋白病。

- 在正常皮肤中，多数黏蛋白是硫酸化的酸性黏多糖（肝素、软骨素、硫酸皮肤素）。在大多数皮肤黏蛋白增加的病理状态下，黏蛋白主要是非硫酸化透明质酸。
    - 非硫酸化的酸性黏多糖（透明质酸）与阿辛蓝在 pH 值 2.5 时发生染色反应，但在 pH 值 0.5 时则不能发生反应。
    - 例如：毛囊黏蛋白病、环状肉芽肿、黏液样囊肿、红斑狼疮中的真皮黏蛋白沉积。
    - 硫酸化的酸性黏多糖在 pH 值 2.5 和 pH 值 0.5 时都可与阿辛蓝染料发生染色反应。
    - 阿辛蓝单独应用，或和透明质酸酶联用可将透明质酸与其他黏多糖区分开来。

胶体铁染色（colloidal iron）

- 蓝色表示有酸性黏多糖。
- 与阿辛蓝染色一样，透明质酸消化酶可与胶体铁联合使用，可以区别透明质酸和其他黏液物质。

甲苯胺蓝染色（toluidine blue）

- 与阿辛蓝染透明质酸的染色模式相似，但有异染性（紫红色）。
- 技术上比阿辛蓝染色更加复杂，使用较少。
- 异染肥大细胞（参见上文）。

黏蛋白胭脂红染色（mucicarmine）

- 酸性黏多糖可染成粉红色至红色。
- 新型隐球菌的黏液性荚膜可染成粉红色至红色。

淀粉样物质

刚果红染色（Congo red）

- 淀粉样物质可染成砖红色，偏振光下呈“苹果绿”色双折光。

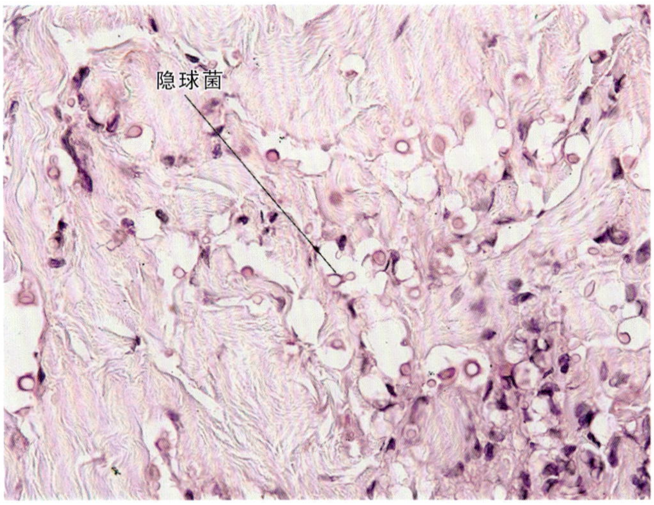

图 1–69　黏蛋白胭脂红染色示新型隐球菌的粉色荚膜。

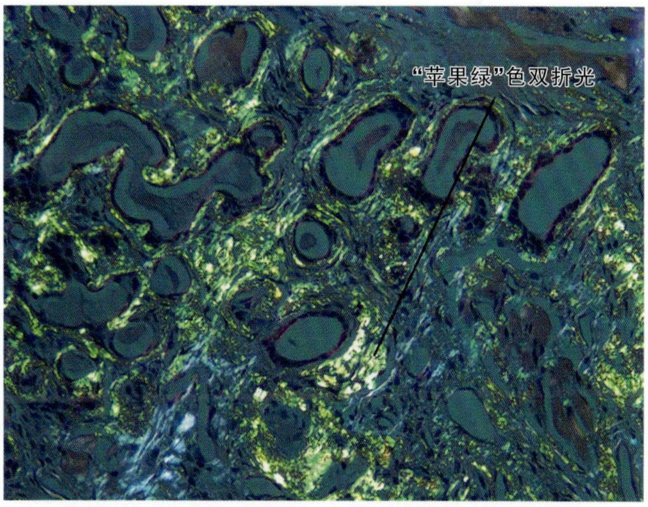

图 1–71　偏振光下刚果红染色的唾液腺中淀粉样物质。

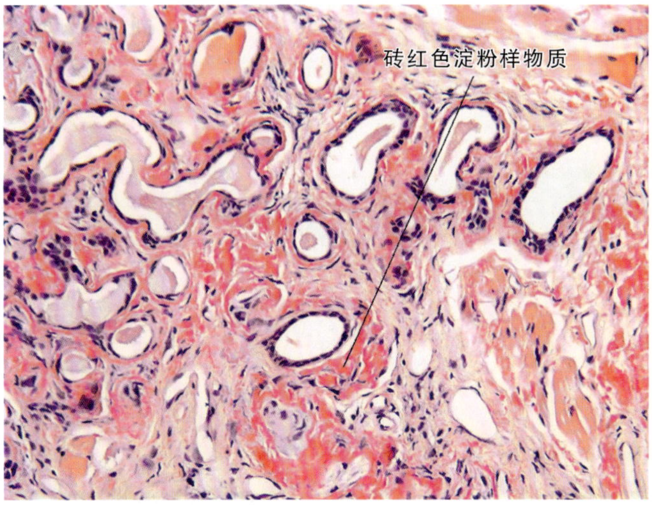

图 1–70　光学显微镜下，刚果红染色的唾液腺中淀粉样物质。

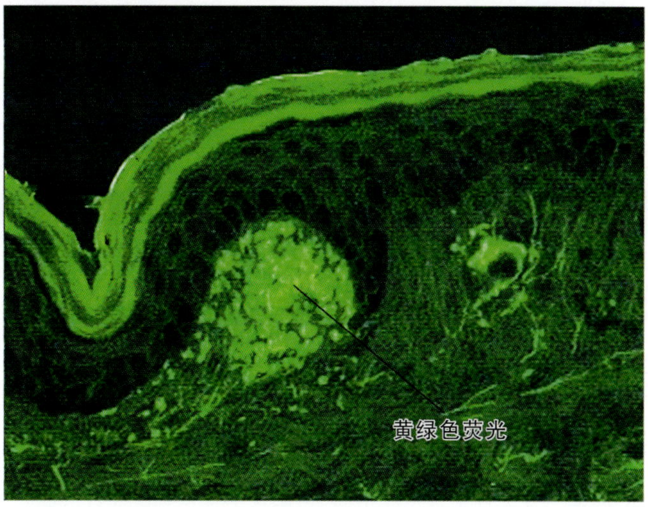

图 1–72　苔藓样皮肤淀粉样变硫黄素 T 染色。

硫黄素T染色(thioflavin T)

- 荧光显微镜下淀粉样物质染成黄色至黄绿色。

结晶紫染色(crystal violet)

- 淀粉样蛋白异染成紫红色。

铁

普鲁士蓝染色(Prussian blue, Perls stain)

- 三价铁离子与之反应,呈现深蓝色。
- 用于区分黑色素和含铁血黄素。
- 例如:在色素性紫癜性皮肤病中的含铁血黄素。
- 完整红细胞中的铁不着色。

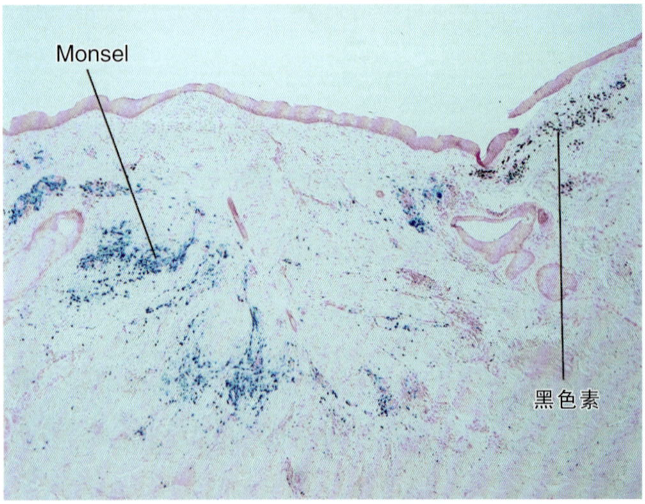

图 1-73 Perls 染色下可见 Monsel(碱式硫酸铁)文身后的蓝色铁沉积。

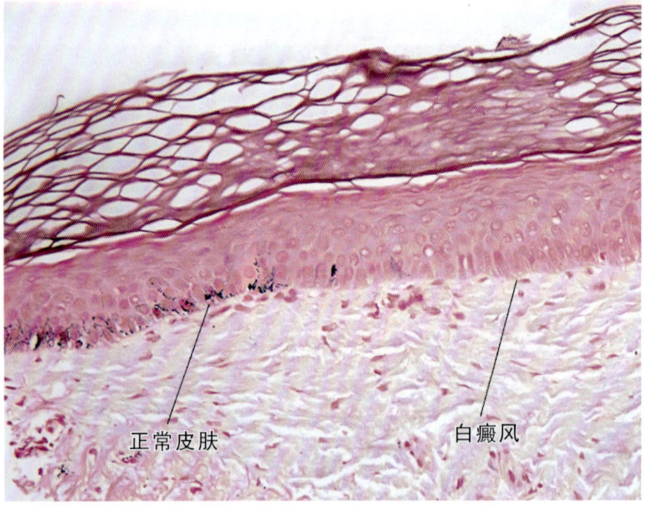

图 1-74 与邻近正常皮肤不同,白癜风中黑色素缺失(Fontana-Masson 染色)。

黑色素

Fontana-Masson 染色

- 属于一种银染色,黑色素染成黑色。

钙

Von Kossa 染色

- 属于一种银染色,将钙盐染成黑色。
- 例如:弹力纤维假黄瘤、皮肤钙质沉着症、钙化防御。

茜素红染色(Alizarin red)

- 钙离子与之直接结合呈橙红色。

脂类

油红O染色(oil red O)

- 此染色需要新鲜冰冻组织,因常规处理会去除脂质。

苏丹黑染色(Sudan black)

- 需要新鲜组织。

四氧化锇染色(osmium tetroxide)

- 需要新鲜组织。

细菌

Brown-Hopps 染色

- Brown-Brenn 技术的改进。
- 革兰阳性菌染成蓝色,革兰阴性菌染成红色。

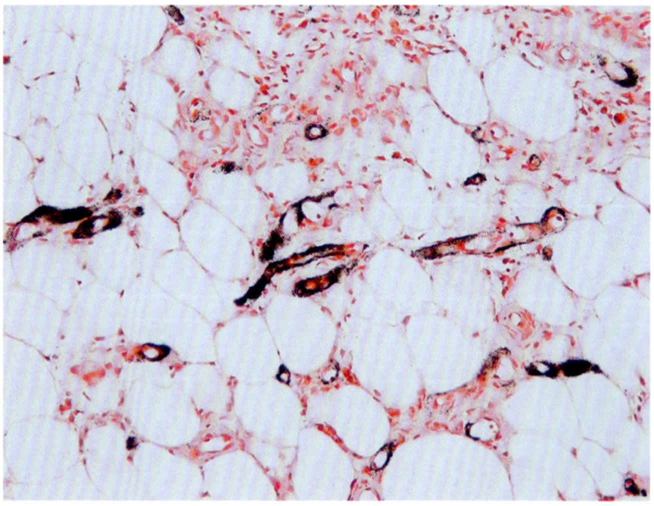

图 1-75 钙化防御中可见皮下脂肪的小血管壁钙沉积(Von Kossa 染色)。

真菌

PAS 染色

- 真菌 PAS 染色呈阳性且耐淀粉酶(参见上文)。

GMS 染色(Grocott 六胺银染色，Grocott's methenamine silver)

- 真菌胞壁染成灰黑色。
- 也可以用于诺卡菌和放线菌染色。

分枝杆菌

齐尼抗酸染色、菲特抗酸染色、Kinyoun 抗酸染色(Ziehl-Neelsen acid-fast stain；Fite acid-fast stain；Kinyoun's acid-fast stain)

- 分枝杆菌可染成鲜红色。
- 菲特抗酸染色法特别适用于"部分抗酸"微生物，如麻风杆菌、非典型分枝杆菌和诺卡菌。菲特抗酸染色因为在染色和脱色前使用了花生油，所以可以保留颜色。

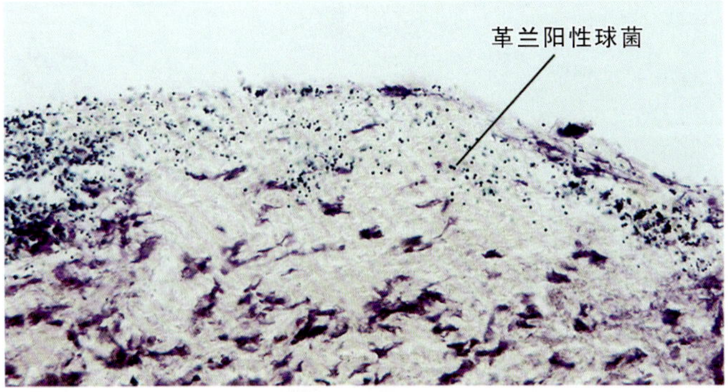

图 1-76　溃疡面可见革兰阳性球菌。

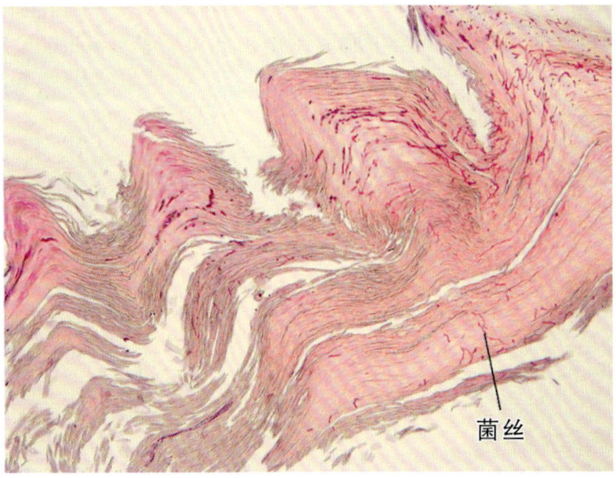

图 1-77　甲癣可见到 PAS 阳性的菌丝。

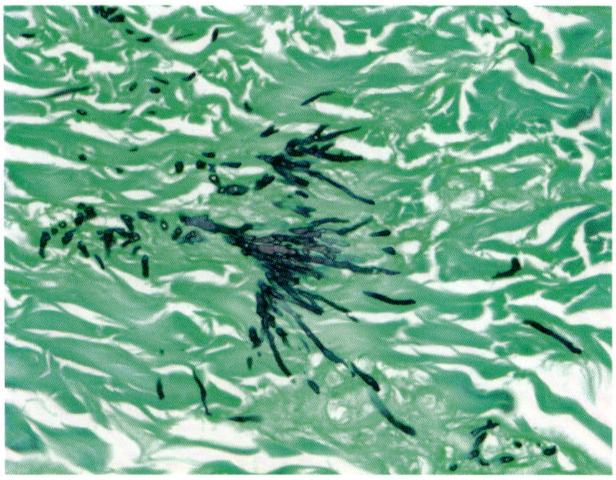

图 1-78　GMS 染色显示的曲霉菌。

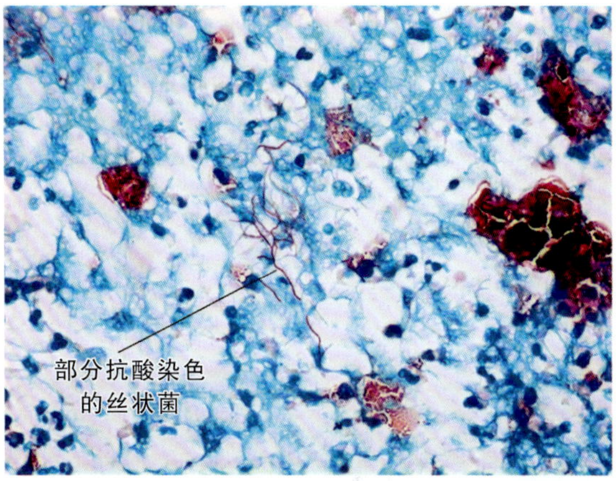

图 1-79　菲特抗酸染色显示的诺卡菌。

金胺-罗丹明染色(auramine-rhodamine)

- 这种染色需要用荧光显微镜观察。
- 分枝杆菌荧光呈红黄色。

螺旋体

Warthin-Starry 染色(技术上比其他方法更难，所以有时称为"worthless Starry"，即"没有价值的 Starry 染色法")

Dieterle Steiner 染色(改良 Dieterle 染色)

- 螺旋体银染呈黑色。
- 例如：莱姆病(血管周围和真皮乳头)、梅毒(表皮下层)。
- 也可染色军团菌、巴尔通体和腹股沟肉芽肿的 Donovan 小体。

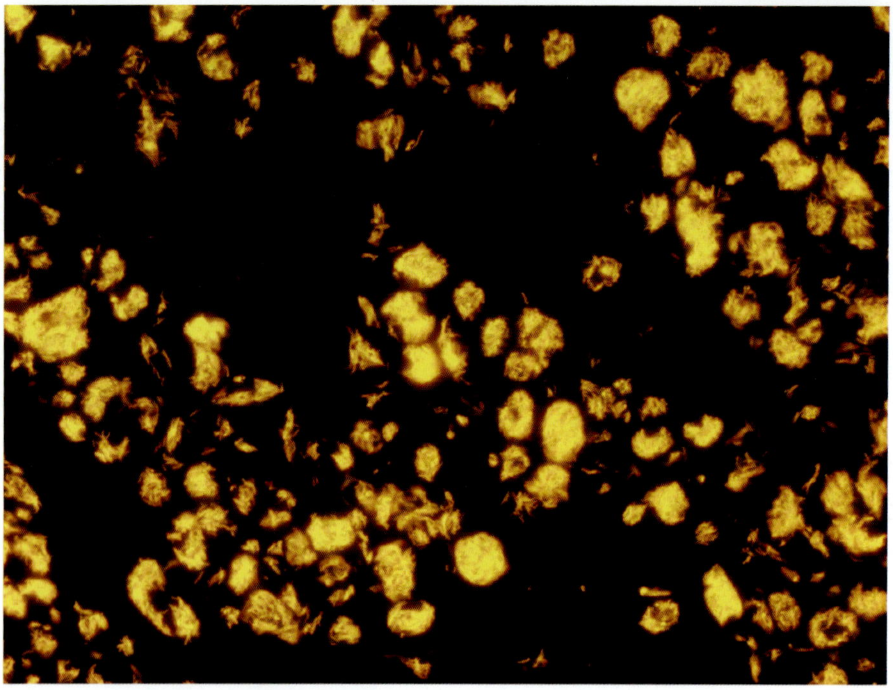

图 1–80 荧光显微镜下金胺–罗丹明染色的分枝杆菌(麻风球)。

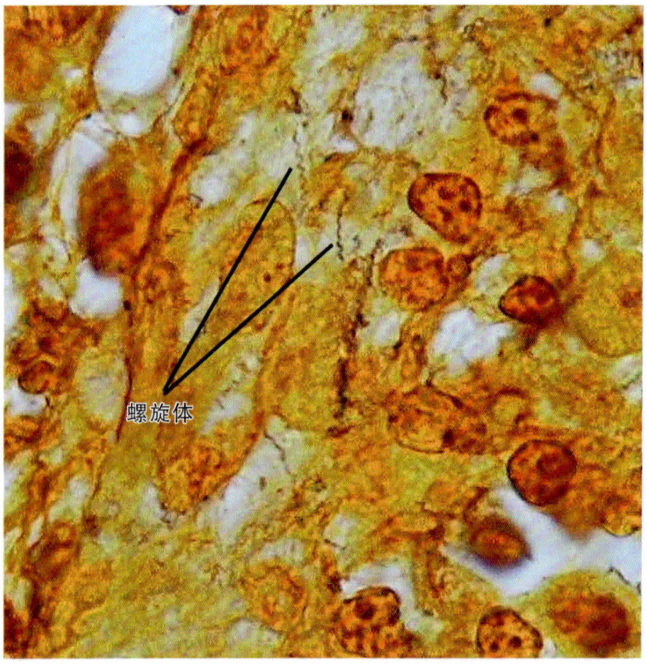

图 1–81 Steiner 染色下的螺旋体。

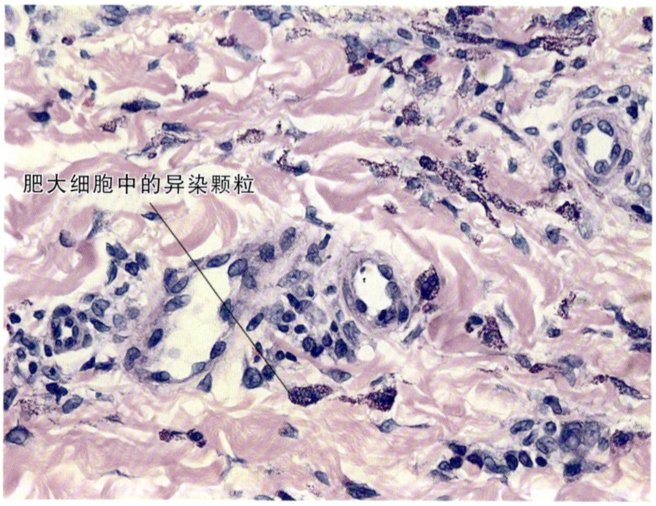

图 1–82 色素性荨麻疹中肥大细胞内异染颗粒(Giemsa 染色)。

其他“特殊”染色

Giemsa 染色

- Giemsa 染色有许多用途，可将髓系细胞和肥大细胞的颗粒染成紫蓝色。
- Giemsa 染色可染多种微生物，包括细菌、利什曼原虫和组织胞质菌属。

免疫组织化学染色

对于已经固定和石蜡包埋的组织来说，免疫组织化学技术是对组织化学染色的补充。耦联过氧化酶的抗体可以结合特异性抗原。利用过氧化酶的酶化学反应，如二氨基联苯胺方法(DAB)，固定在组织中的酶-抗体-抗原复合体呈现出稳定棕褐色产物。也可选择性使用 3-氨基-9-乙基咔唑(AEC)，呈现红色产物，但不容易长期保存。

在皮肤病理学领域，免疫组化标记抗体可用于鉴别癌、黑色素瘤、肉瘤、神经肿瘤和淋巴瘤。由于肿瘤常出现抗原异常表达，因此推荐使用一系列抗体标记而非单一抗体标记，并且需要对照或用内对照来评估染色的可靠性。

上皮细胞标志物

AE1/AE3

- 大、小分子量角蛋白单克隆抗体的混合物。
- 在表皮和皮肤附属器上皮表达。
- 可染所有上皮性肿瘤(鳞状细胞癌和皮肤附属器肿瘤)，通常间叶肿瘤、黑色素细胞和造血系统肿瘤为阴性。
- 也可用于上皮样肉瘤、滑膜肉瘤和间皮瘤染色。

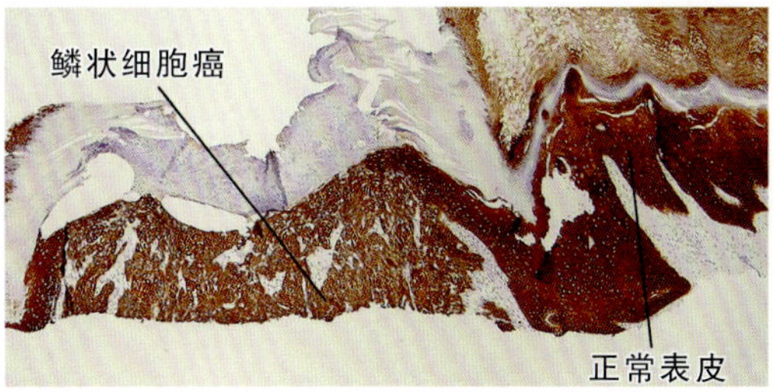

图 1-83　AE1/AE3 阳性的鳞状细胞癌。

CK 多克隆角蛋白(CK polyclonal keratin；泛角蛋白，pankeratin)

- 一种多克隆抗体混合物，敏感性远超 AE1/AE3。

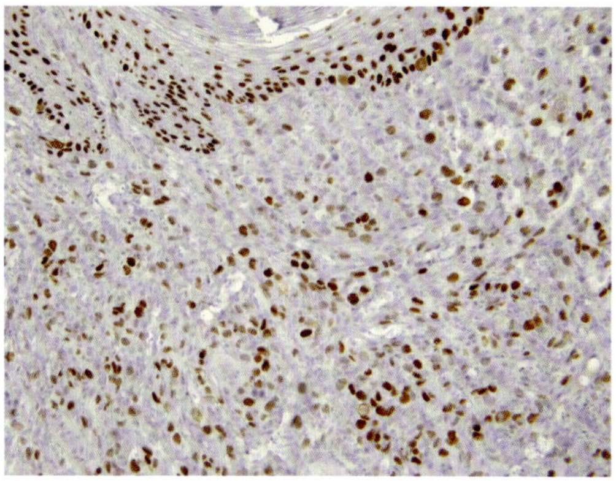

图 1-84　梭形细胞鳞状细胞癌 p63 染色。

p63/p40

- 表皮的基底膜细胞、棘细胞、皮脂腺的生发细胞及汗腺的肌上皮细胞表达。
- 因 p63 在皮肤转移癌表达阴性，因此有助于与原发的皮肤附属器肿瘤(p63 阳性)进行鉴别。
- 可用于鉴别皮肤梭形细胞鳞状细胞癌与其他梭形细胞肿瘤。

p40

- 识别 p63 的部分区域。
- 可用于鉴别皮肤梭形细胞鳞状细胞癌与其他梭形细胞肿瘤。

CAM5.2

- CAM5.2 是小分子量角蛋白抗体，用于检测大多数腺组织肿瘤，表皮或复层鳞状上皮无表达。
- 用于标记 Paget 病和乳房外 Paget 病。

CK7

- 用于确定转移癌的起源。
- 通常为非胃肠道腺癌的标志物(表 1-1)。
- 用于标记 Paget 病和乳房外 Paget 病。

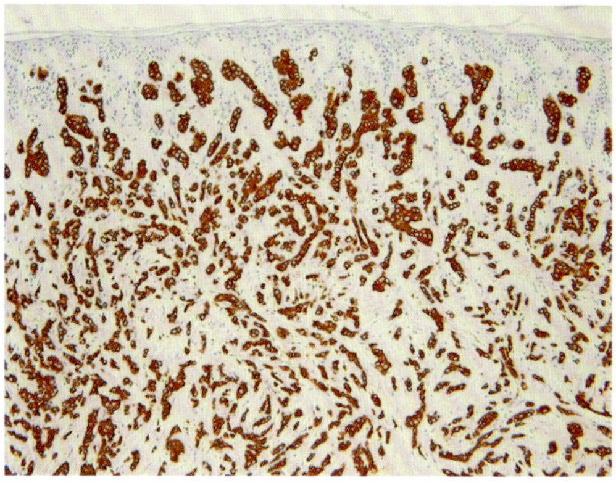

图 1-85　转移性乳腺癌 CK7 染色。

表 1-1 未知来源的转移癌

	CK20-	CK20+
CK7+	乳腺癌、肺癌、间皮瘤	膀胱癌、胰腺
CK7-	肝癌、前列腺癌、肾癌、神经内分泌癌和肺鳞状细胞癌	结肠癌

CK20

• 用于标记 Merkel 细胞癌（主要在细胞核旁表达），鉴别转移性肺燕麦细胞癌（CK20 通常阴性）。

• 用于确定转移癌的来源（表 1-1）。

• 也是胃肠道腺癌的标志物。

• 可在结缔组织增生性毛发上皮瘤中标记出稀疏的 Merkel 细胞，但基底细胞癌阴性。

Ber-EP4

• 表达于大多数上皮细胞中，但发生鳞状分化的细胞不表达。

• 基底细胞癌呈阳性，鳞状细胞癌呈阴性。

上皮膜抗原（epithelial membrane antigen, EMA）

• 正常的皮脂腺和汗腺染色阳性。

• 皮脂腺癌、Paget 病和乳房外 Paget 病均呈阳性。

• 鳞状细胞癌呈阳性，但基底细胞癌呈阴性。

癌胚抗原（carcinoembryonic antigen, CEA）

• 汗腺染色为阳性。

• 汗腺肿瘤、Paget 病、乳腺外 Paget 病以及大多数腺癌均可呈阳性反应。

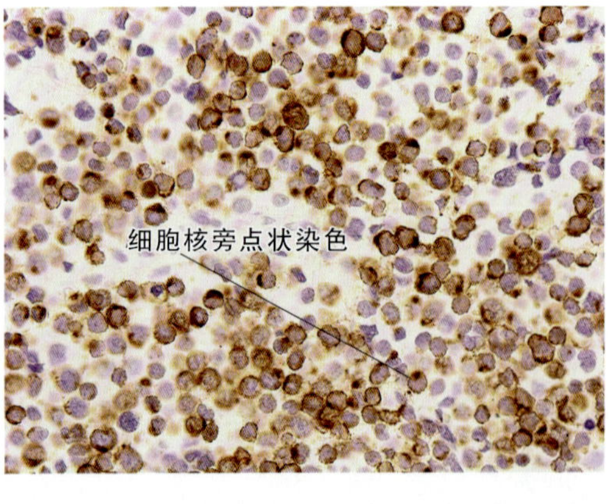

图 1-86 Merkel 细胞癌 CK20 染色可见细胞核旁的点状染色。

脂肪分化相关蛋白（adipophilin）

• 在皮脂腺及黄瘤样皮损的脂滴中表达。

• 有助于皮脂腺癌与鳞状细胞癌和基底细胞癌的鉴别。

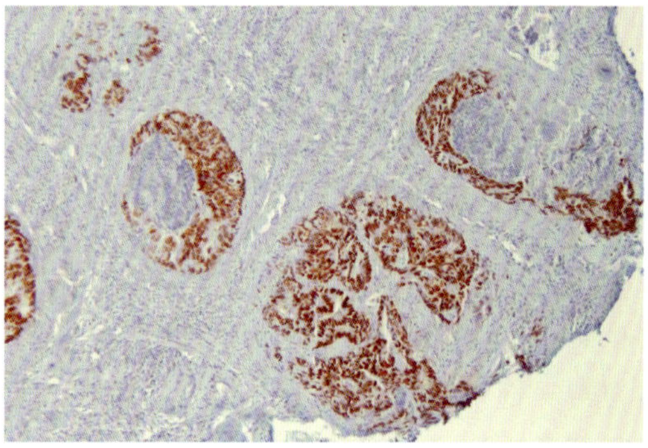

图 1-87 转移性结肠癌 CDX2 染色。

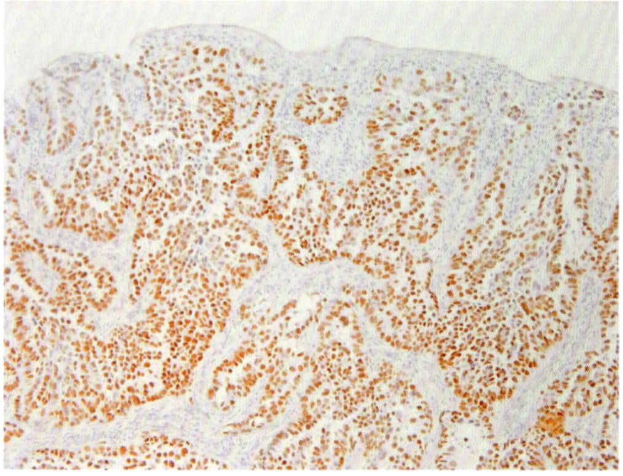

图 1-88 肺腺癌皮肤转移 TTF-1 染色。

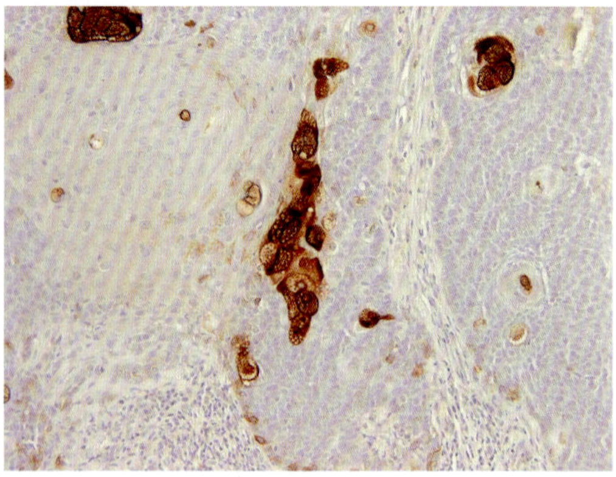

图 1-89 皮脂腺上皮瘤 EMA 呈阳性。

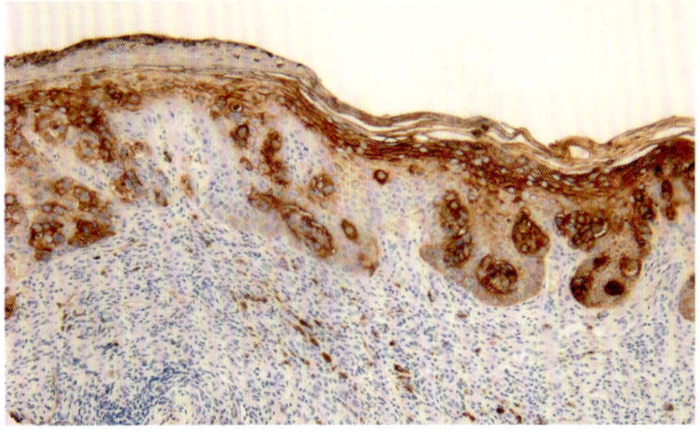

图 1-90 Paget 病中 CEA 阳性的 Paget 细胞。

器官特异性标志物

CDX2

- 小肠腺癌的标志物。
- 可用于诊断结肠腺癌的皮肤转移癌，以及合并结直肠肿瘤的乳房外 Paget 病。

PAX-8

- 对于肾细胞癌皮肤转移癌具有高度敏感性及特异性，其他皮肤透明细胞肿瘤阴性。
- 在甲状腺及上皮性卵巢肿瘤中也呈阳性。

甲状腺转录因子（TTF-1）

- 可用于小的蓝色细胞肿瘤的鉴别诊断。
- 转移性小细胞肺癌呈阳性，而 Merkel 细胞癌呈阴性。

间叶标志物

结蛋白（desmin，表 1-2）

- 骨骼肌和大多数平滑肌呈阳性，血管平滑肌呈阴性。
- 肌上皮细胞呈阴性，成肌纤维细胞呈局灶性或弱阳性。

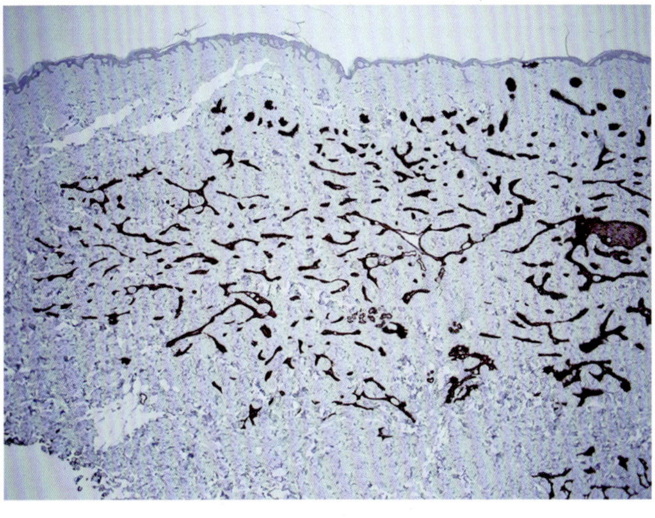

图 1-91 浸润性基底细胞癌 Ber-EP4 染色。

表 1-2 肌肉标志物

	平滑肌	骨骼肌	成肌纤维细胞	肌上皮细胞
结蛋白	+，血管平滑肌除外	+	-/+	-
SMA	+	-	+	+

SMA，平滑肌肌动蛋白。

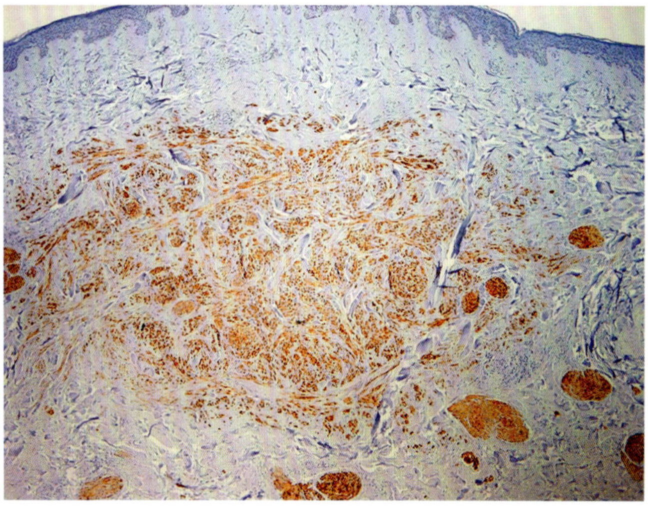

图 1-92 毛发平滑肌瘤结蛋白阳性。

平滑肌肌动蛋白（smooth muscle actin，SMA，表 1-2）

- 平滑肌（包括血管平滑肌）呈阳性。
- 成肌纤维细胞及肌上皮细胞呈阳性。
- 骨骼肌呈阴性。

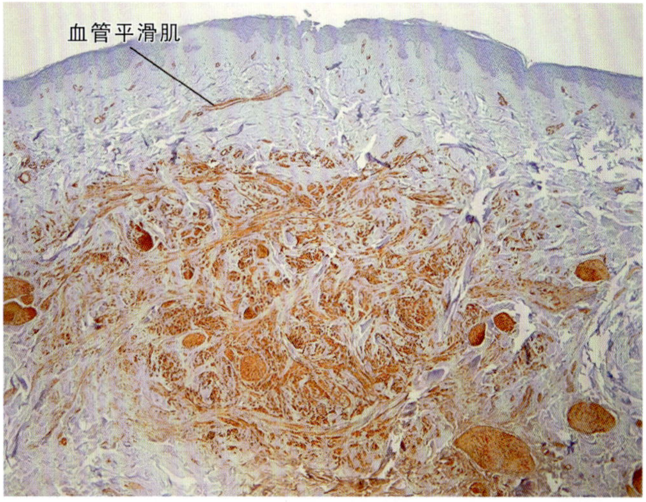

图 1-93 毛发平滑肌瘤 SMA 染色。肿瘤周边正常的血管平滑肌呈阳性，可对比图 1-92，血管平滑肌结蛋白呈阴性。

CD34

• 血管内皮细胞和造血祖细胞的标志物。

• 隆突性皮肤纤维肉瘤呈阳性，而皮肤纤维瘤呈阴性。

• 梭形细胞脂肪瘤、硬化性纤维瘤、孤立性纤维瘤、浅表肢端纤维黏液瘤、多形性纤维瘤、多形性透明变性血管扩张性肿瘤呈阳性。

• 硬斑病时 CD34 染色减少。

• 肾源性系统性纤维化 CD34 染色增加。

• 正常毛囊周围结缔组织呈阳性。

• 通常情况下，毛发上皮瘤的基质呈阳性，但基底细胞癌则呈阴性。

• 在有外毛根鞘分化的肿瘤中呈阳性，如毛鞘瘤。

XIIIa 因子

• 真皮树突状细胞呈阳性。

• 皮肤纤维瘤呈阳性，而隆突性皮肤纤维肉瘤呈阴性。

• 面部纤维性丘疹呈阳性。

CD31

• 帮助确诊血管源性肿瘤。

• 标记血管比 CD34 更具特异性。

D2-40（平足蛋白，podoplanin）

• 淋巴管内皮细胞标志物。

• 有助于检测肿瘤对淋巴管、血管的侵袭。

• 转移癌 D2-40 表达阴性，有助于与原发性皮肤附属器肿瘤鉴别。

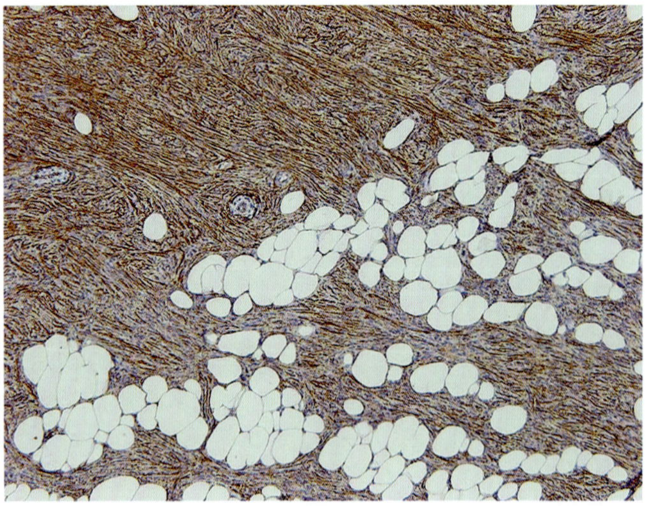

图 1-94 隆突性皮肤纤维肉瘤 CD34 阳性。

ERG

• 血管内皮细胞核染色。

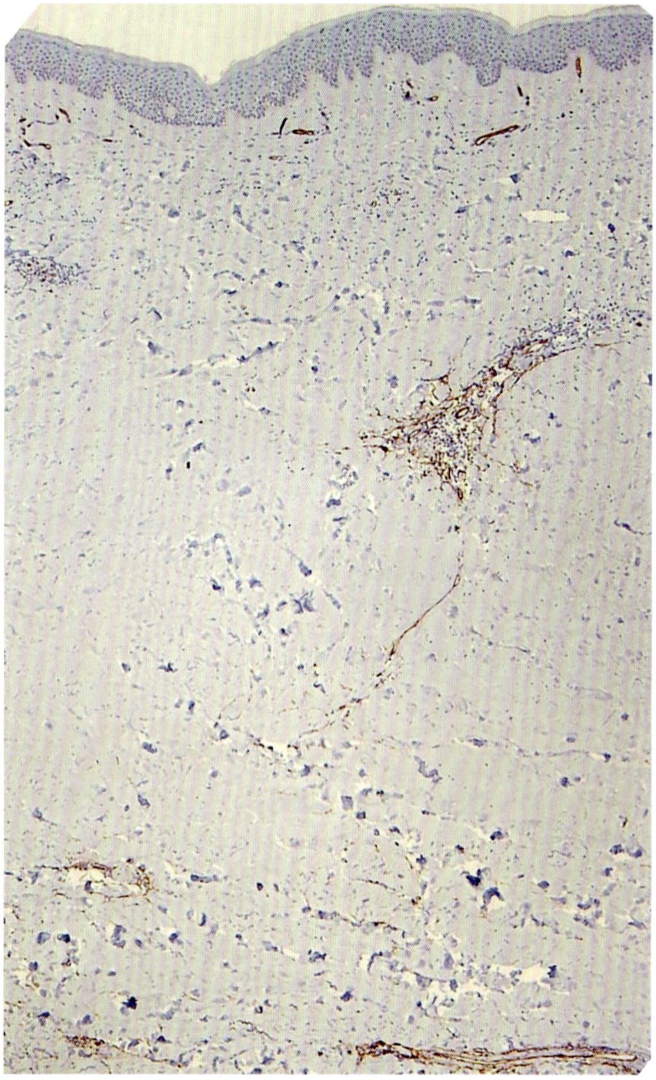

图 1-95 硬斑病的真皮中 CD34 表达降低。

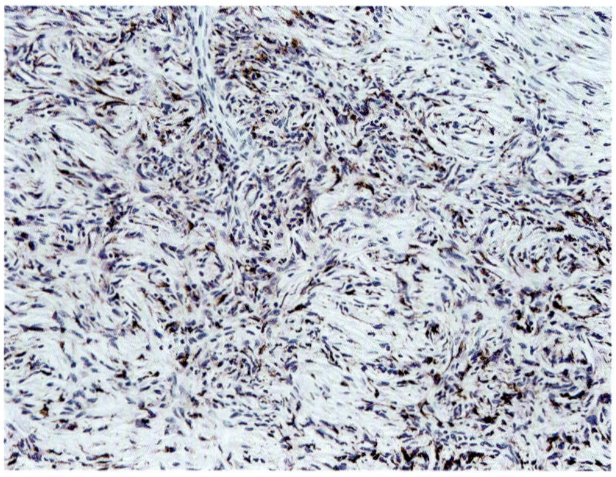

图 1-96 皮肤纤维瘤XIIIa 因子染色。

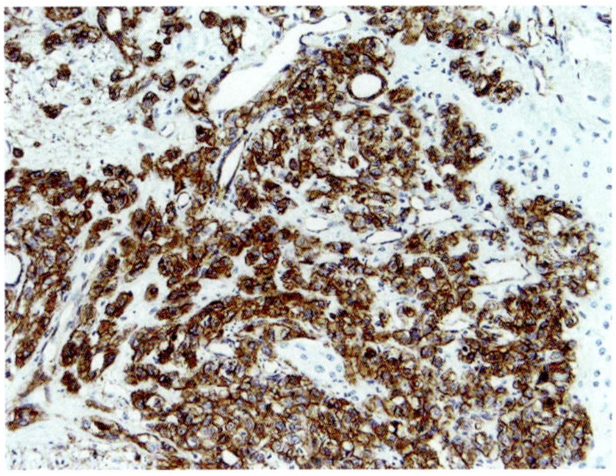

图 1-97　血管肉瘤 CD31 阳性。

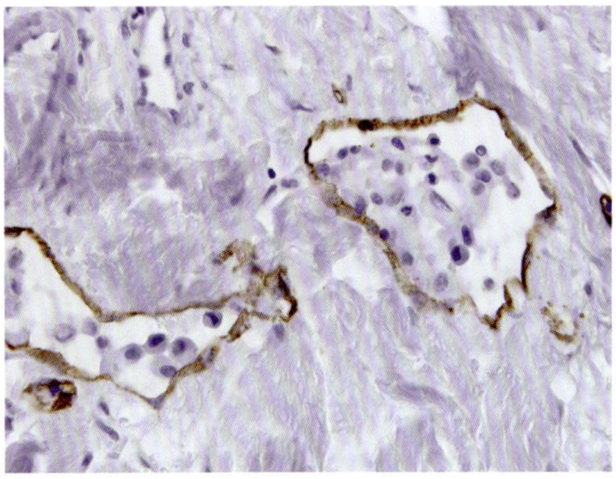

图 1-98　D2-40 染色可显示淋巴管内侵袭性黑色素瘤。

GLUT1（葡萄糖转运体，glucose transporter）

• 在具有血-组织屏障功能的内皮细胞中表达，如胎盘。

• 婴幼儿血管瘤[先天性血管瘤除外，包括快速消退型先天性血管瘤（RICH）和非快速消退型先天性血管瘤（NICH）]呈阳性反应，血管畸形呈阴性。

• 神经束膜细胞及神经束膜瘤也可呈阳性。

波形蛋白（vimentin）

• 间叶细胞、内皮细胞、成纤维细胞、黑色素细胞、淋巴细胞、巨噬细胞染色阳性，但角质形成细胞或其他上皮细胞为阴性。

• 肉瘤的通用标记。

• 除了罕见的梭形细胞癌，绝大部分癌为阴性。

神经外胚层标志物

S100

• 神经嵴来源细胞和部分间叶细胞为阳性。

• 黑色素细胞、朗格汉斯细胞、汗腺、神经、施万细胞、肌上皮细胞、脂肪、肌肉和软骨细胞染色阳性。

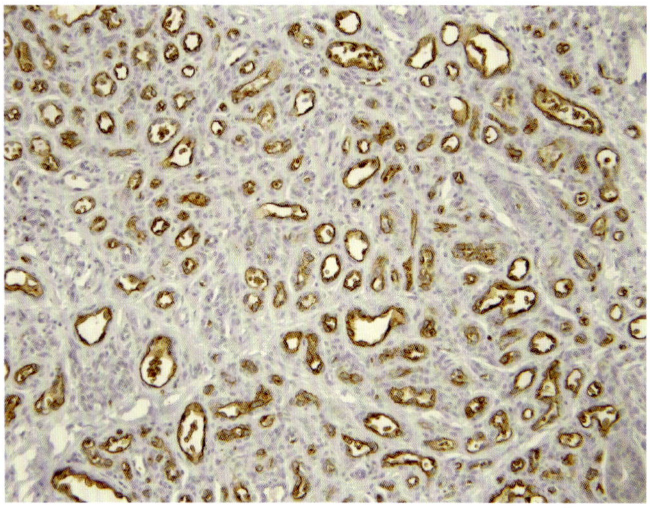

图 1-99　婴幼儿血管瘤中 GLUT1 染色。

• 可用于梭形细胞肿瘤的鉴别诊断。

• 例如：结缔组织增生性黑色素瘤、朗格汉斯组织细胞增生症、颗粒细胞瘤、Rosai-Dorfman 病的鉴别诊断。

S100A6（钙周期蛋白，calcyclin）

• S100A6 是 S100 蛋白超家族的成员之一。

• 用于黑色素细胞、施万细胞、朗格汉斯细胞和真皮树突状细胞染色，因此表达于色素痣中，特别是具有 C 型施万细胞样特征的痣。S100A6 还表达于某些神经和纤维组织细胞肿瘤。

• 细胞性神经鞘黏液瘤 S100A6 呈阳性，而 S100 却呈阴性。

• 大多数非典型纤维黄色瘤为阳性，但无特异性。同时还可用于其他皮肤梭形细胞肿瘤的鉴别诊断。

• Spitz 痣染色明显且弥散，但 Spitz 痣样黑色素瘤仅在真皮中有较弱或斑片状染色。

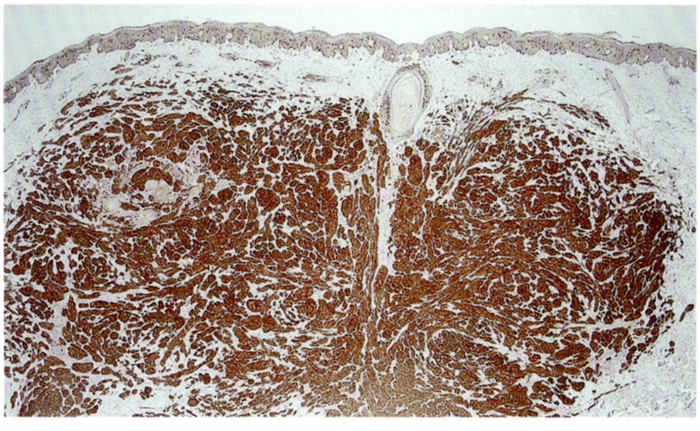

图 1-100　颗粒细胞瘤 S100 染色。

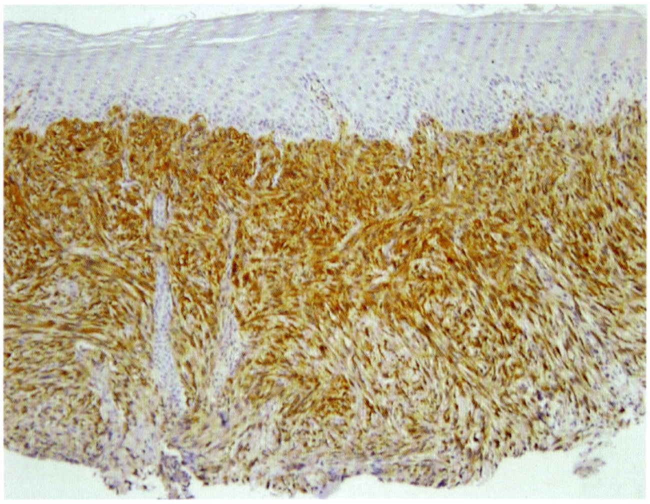

图 1-101 非典型纤维黄色瘤 S100A6 染色。

HMB-45

• 前黑色素体的标志物。

• 随着黑色素细胞逐渐下降到真皮，HMB-45 染色变为阴性，说明前黑色素体已消失。因此，HMB-45 可作为黑色素细胞正常成熟的标志。

• 大多数良性色素痣的真皮深部成分染色阴性，但蓝痣呈均一阳性。

• 结缔组织增生性黑色素瘤呈阴性。

Melan-A 和 Mart-1

• 两个不同抗体染色相同表位。

• 用于标记黑色素细胞性病灶。

• 结缔组织增生性黑色素瘤呈阴性。

p75（神经生长因子受体）

• 早期神经嵴的标志物。

• 表达于 C 型（梭形）黑色素细胞和施万细胞。

• p75 是梭形细胞和结缔组织增生性黑色素瘤的敏感标志物。

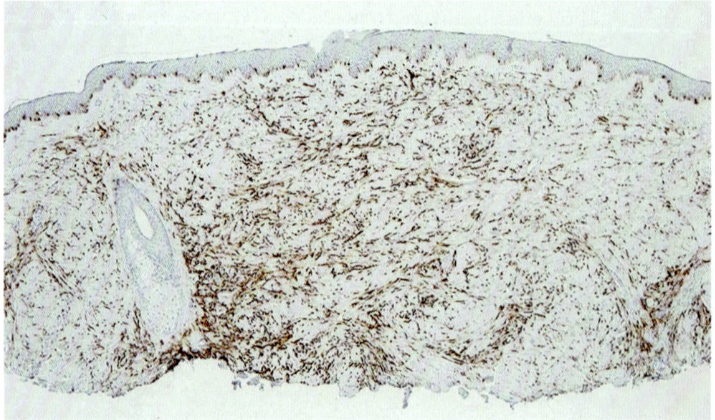

图 1-102 蓝痣，HMB-45 阳性。

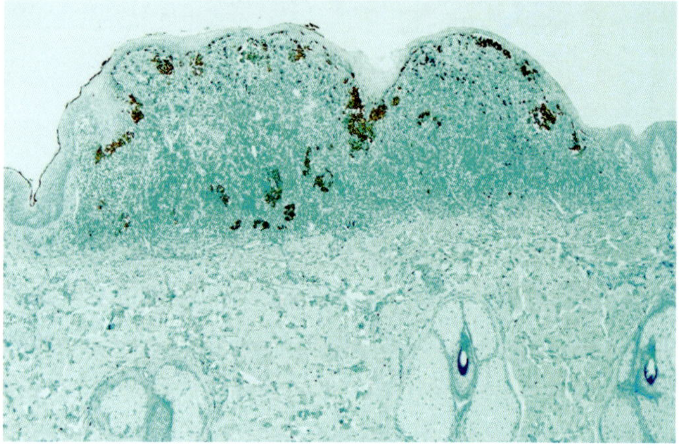

图 1-103 晕痣，Mart-1 染色显示隐藏在浸润淋巴细胞中模糊的痣细胞。

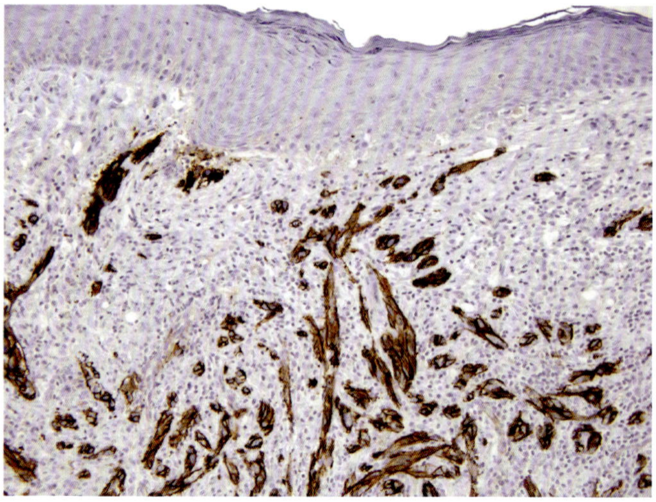

图 1-104 结缔组织增生性黑色素瘤的 p75 染色。

小眼畸形相关转录因子（microphthalmia-associated transcription factor，MITF）

• 对于黑色素细胞的发育和生存至关重要。

• 黑色素细胞胞核着色。

• 细胞性神经鞘黏液瘤呈阳性。

SOX-10

• 施万细胞和黑色素细胞的细胞核标志物。

• SOX-10 为黑色素瘤的敏感标志物，包括经典型、梭形细胞型和结缔组织增生型等。

神经内分泌标志物

神经元特异性烯醇化酶（NSE）

• 表达于神经内分泌细胞、神经元及其来源的肿瘤。

• 其他细胞亦可表达 NSE，因此，NSE 有时被称为“非特异性烯醇化酶”。

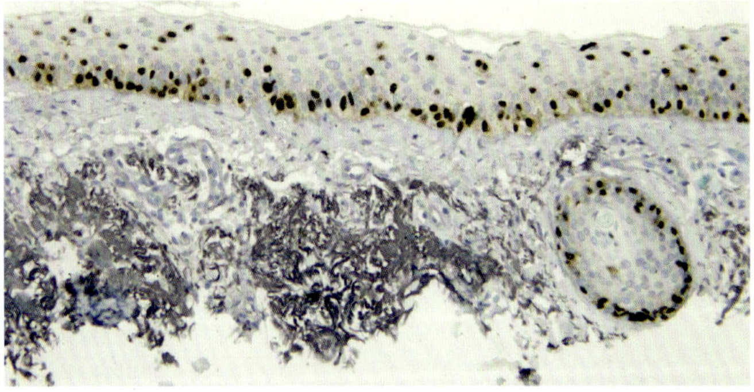

图 1-105　原位黑色素瘤中 MITF 在黑色素细胞核表达。

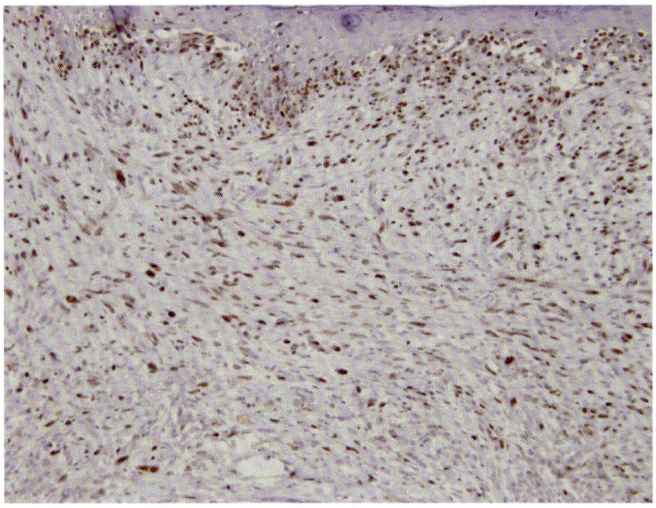

图 1-106　结缔组织增生性黑色素瘤 SOX-10 染色，可见黑色素细胞核呈阳性反应。

嗜铬粒素（chromogranin）

- Merkel 细胞癌呈阳性。

突触素（synaptophysin）

- Merkel 细胞癌呈阳性。

造血细胞标志物

CD1a

- 朗格汉斯细胞的标志物。
- 例如：朗格汉斯细胞组织细胞增生症为阳性。

CD3

- 总 T 细胞标志物。
- T 细胞淋巴瘤呈阳性，B 细胞淋巴瘤呈阴性。

CD4

- 辅助性 T 细胞的标志物。

CD5

- 与 CD3 相同，为总 T 细胞的标志物，但在皮肤 T 细胞淋巴瘤（CTCL）中常见 CD5 缺失。
- 套细胞淋巴瘤和慢性淋巴细胞白血病皮肤浸润呈阳性。

CD7

- 未成熟的 T 淋巴细胞抗原。
- 抗原在 T 细胞淋巴瘤中常缺失。

CD8

- 细胞毒性/抑制性 T 细胞的标志物。

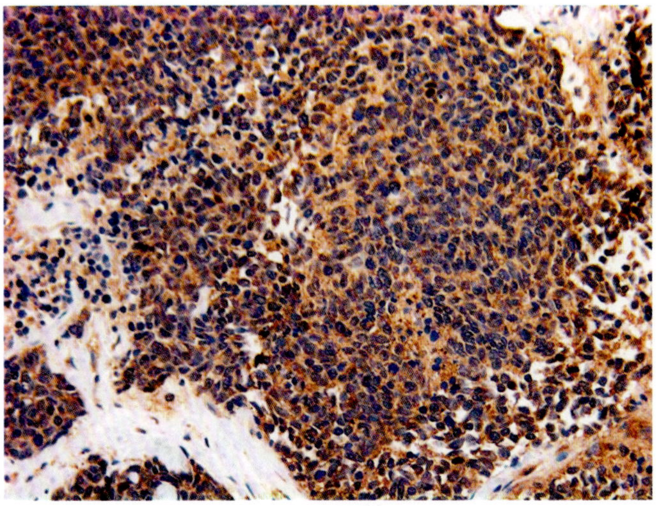

图 1-107　Merkel 细胞癌 NSE 染色。

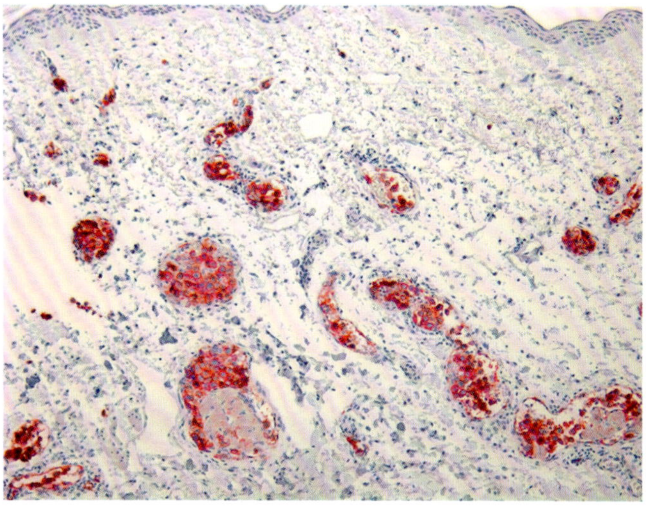

图 1-108　血管内淋巴瘤 CD20 阳性细胞，用 3-氨基-9-乙基咔唑（AEC）作为显色的酶，产物为红色。

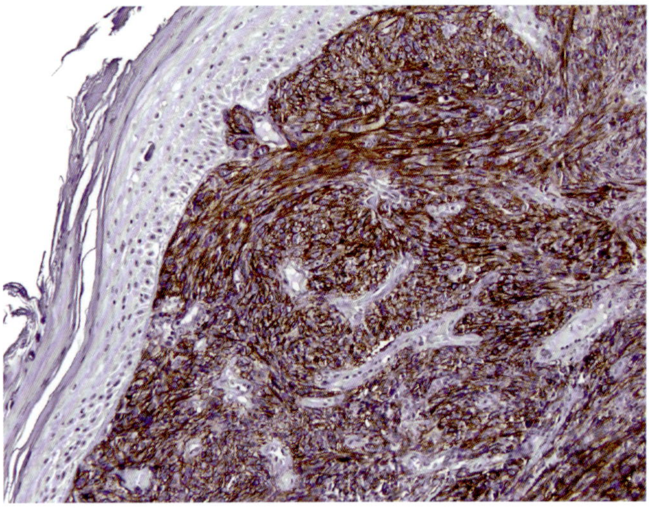

图 1-109 非典型纤维黄色瘤 CD10 染色。

CD10(CALLA)

• 急性淋巴母细胞白血病共同抗原(common acute lymphoblastic leukemia antigen,CALLA),是 B 细胞分化的早期标志物。

• 有助于 B 淋巴细胞增生性疾病的鉴别诊断（表 1-3)。

表 1-3 皮肤 B 淋巴细胞增生性疾病

	BCL-2	CD10	BCL-6	MUM-1
假性 B 细胞淋巴瘤中反应性生发中心	-	+	+	-
PCMZL	+	-	-	-[a]
PCFCL	-[b]	-[c]	+[d]	-
2° CFL	+	+	+	-
PCLBCL-leg	+	-	+/-	+

PCMZL,Primary cutaneous marginal zone lymphoma,原发性皮肤边缘区淋巴瘤；

PCFCL,primary cutaneous follicle center lymphoma, 原发性皮肤滤泡中心淋巴瘤；

2° CFL,secondary cutaneous follicular lymphoma, 继发性皮肤滤泡性淋巴瘤；

PCLBCL-leg,primary cutaneous large B-cell lymphoma,leg type,原发性皮肤大 B 细胞淋巴瘤,腿型。

注:阳性是指除反应性生发中心以外的所有恶性细胞反应。背景中正常 T 细胞也可被 BCL-2 染色。

[a] PCMZL 中浆细胞 MUM-1 阳性,但肿瘤性 B 细胞阴性。

[b] 仅有 10%~20% 的 PCFCL 病例 BCL-2 阳性。

[c] 多数 PCFCL 组织学上呈弥散模式,CD10 阴性,但少数病例组织学上有滤泡形成,CD10 阳性。

[d] BCL6 阳性的恶性细胞在滤泡外。

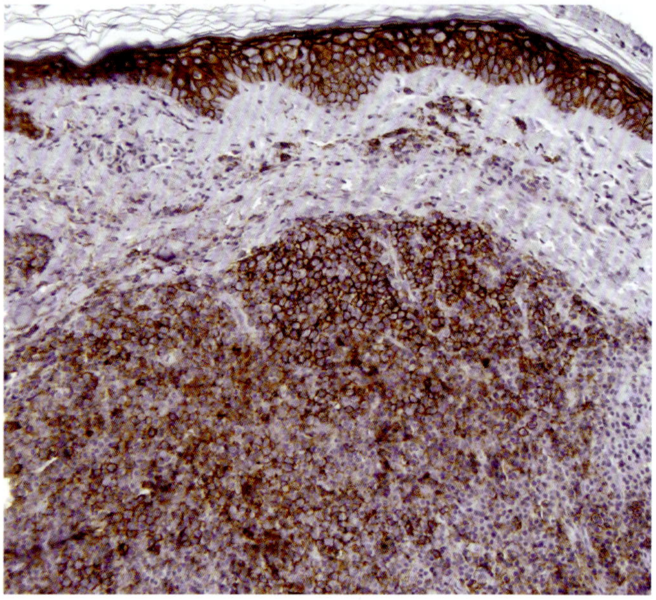

图 1-110 浆细胞瘤 CD138 染色。

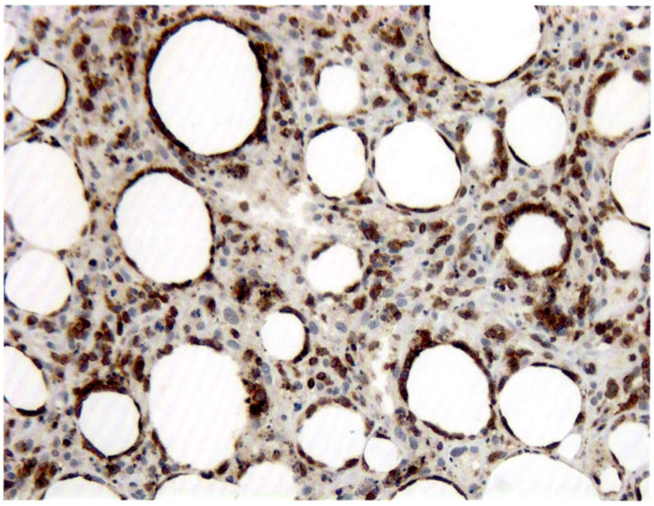

图 1-111 皮下 T 细胞淋巴瘤,CD3 阳性的淋巴细胞。

• 附属器周围间叶细胞、毛母细胞瘤基质、基底细胞癌上皮细胞也可阳性。

• 尽管在大多数非典型纤维黄色瘤中表达,但在其他肿瘤中也常见,可用于皮肤梭形细胞肿瘤的鉴别诊断。

• 肾细胞癌的标志物,但其他皮肤透明细胞病变,如气球状细胞痣、透明细胞汗腺瘤、皮脂腺肿瘤也可呈阳性。

CD20

• B 细胞抗原(通常浆细胞不表达)。

• B 细胞淋巴瘤染色呈阳性,T 细胞淋巴瘤呈阴性。

• CD20 是利妥昔单抗的靶点，该分子缺失与利妥昔单抗耐药相关。

CD21

- 滤泡树突状细胞的标志物。
- 淋巴瘤中残余滤泡的染色。
- 染色模式与 CD23 相似。

CD30(Ki-1,BERH2)

- 最初用于霍奇金病中的 Reed-Sternberg 细胞染色。
- 间变性大细胞淋巴瘤和淋巴瘤样丘疹病中活化的淋巴细胞染色呈阳性。
- 疥疮结节和慢性蜱叮咬中也可见较多 CD30 阳性细胞。

CD43(Leu-22)

- 总 T 细胞标志物。
- 与 B 细胞标志物 CD20 同时异常表达时，高度提示 B 细胞淋巴瘤。

CD45Ra(LCA)

- 白细胞共同抗原(leukocyte common antigen,LCA)是淋巴造血细胞分化的通用标志物。
- 除成熟红细胞及巨核细胞外，LCA 表达于所有造血细胞及其前体细胞。

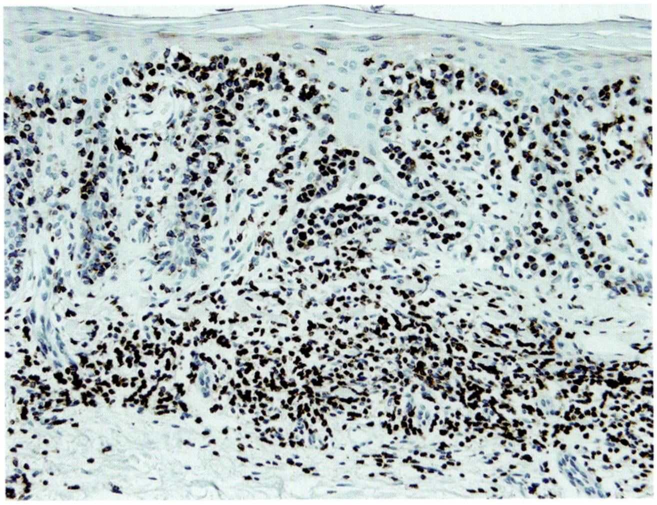

图 1-112　蕈样肉芽肿，CD4 阳性的亲表皮细胞。

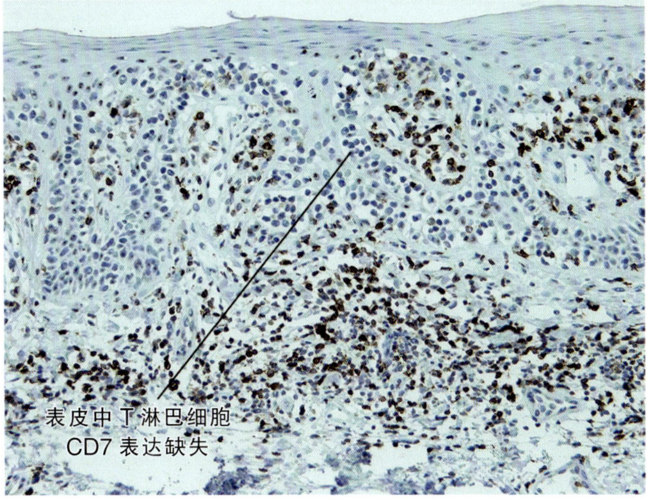

图 1-114　蕈样肉芽肿，亲表皮性 T 细胞 CD7 表达缺失(与图 1-112 比较)。

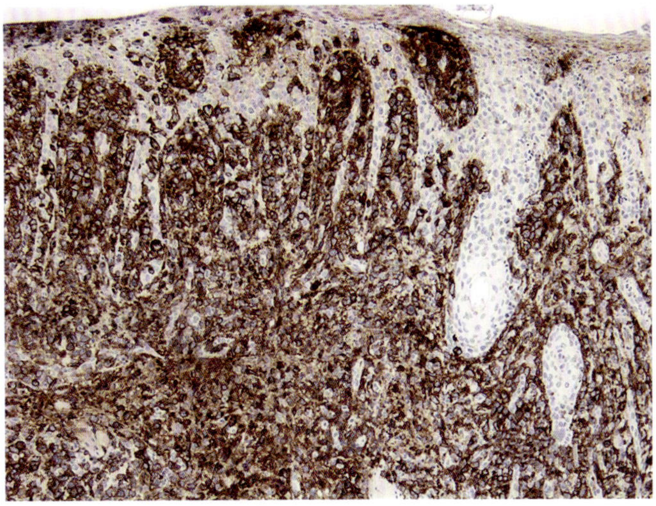

图 1-113　间变性大细胞淋巴瘤 CD30 阳性。

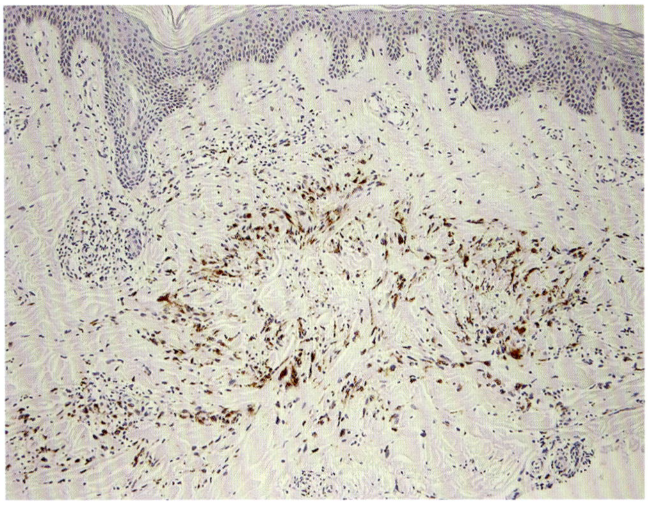

图 1-115　环状肉芽肿中 CD68 阳性的组织细胞。

CD45Ro(UCHL-1)

• 成熟 T 细胞。

CD56

• NK 细胞和 T 细胞亚群的标志物。

• 母细胞性浆细胞样树突状细胞肿瘤阳性(以往称作母细胞性 NK/T 细胞淋巴瘤或 CD4+/CD56+血液皮肤肿瘤)。

CD68(KP-1)

• 几乎所有的单核/巨噬细胞呈阳性。

CD79a

• 浆细胞和 B 细胞标志物。

CD117(c-Kit)

• 表达于肥大细胞和黑色素细胞。

• 色素痣和原发性黑色素瘤的真皮成分表达减少。

• 通常情况下转移性皮肤黑色素瘤无表达。

CD123

• 浆细胞样树突状细胞标志物。

• 红斑狼疮中可见到群集阳性细胞。

• 母细胞性浆细胞样树突状细胞肿瘤呈阳性。

CD138(多配体聚糖-1,syndecan-1)

• 浆细胞标志物。

CD163

• 单核细胞和巨噬细胞呈阳性。

Langerin(CD207)

• 朗格汉斯细胞中 Birbeck 颗粒的标志物。

髓过氧化物酶(myeloperoxidase)

• 它为中性粒细胞中颗粒的主要成分。

• 急性髓细胞性白血病标志物。

ALK-1

• 有 t(2,5)染色体易位的间变性淋巴瘤激酶。

• 在大多数系统性间变性大细胞淋巴瘤中呈阳性,在原发性皮肤间变性大细胞淋巴瘤中呈阴性。

• 少数系统性间变性大细胞淋巴瘤患者的 ALK-1 呈阴性,提示预后较差。

κ/λ(kappa/lambda)

• 通常 κ、λ 的比例为 2:1。

• 若这个比率有 10 倍的偏差,表明有克隆性 B 细胞增殖。

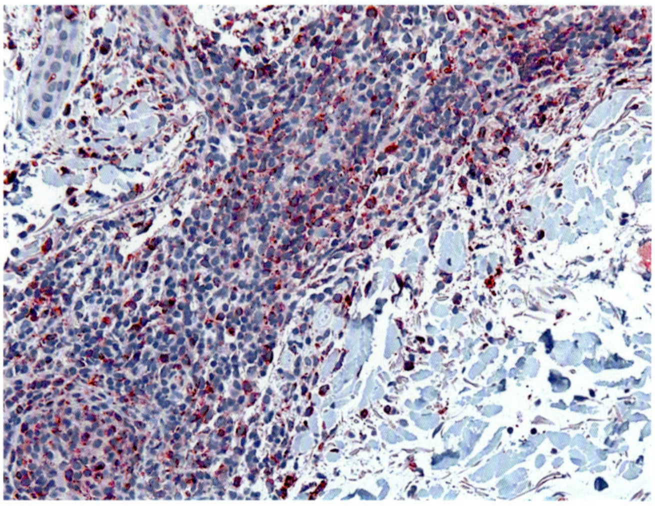

图 1-116 皮肤白血病髓过氧化物酶染色阳性,用 3-氨基-9-乙基咔唑(AEC)作为显色的酶,产物呈红色。

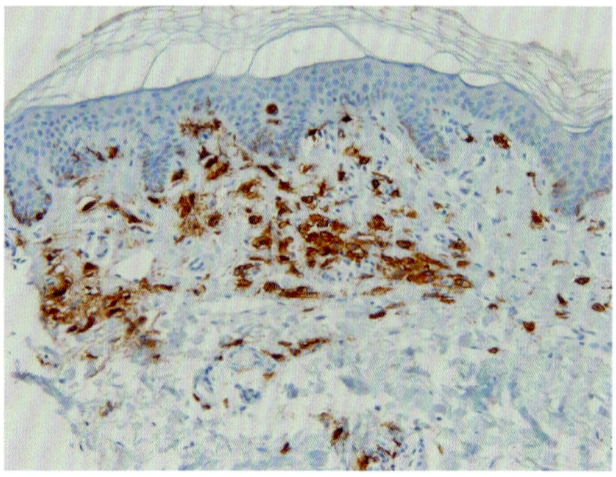

图 1-117 色素性荨麻疹 CD117 染色。

BCL-2

• BCL-2 为抑制细胞凋亡的原癌基因。

• 有助于 B 淋巴细胞增生性疾病的鉴别诊断(见表 1-3)。

• 大多数基底细胞癌可见弥漫性 BCL-2 染色,而毛发上皮瘤只在肿瘤巢的最外层上皮细胞层有染色。

多发性骨髓瘤原癌基因-1 (multiple myeloma oncogene-1,MUM-1)

• 可表达于浆细胞、活化的 T 细胞以及生发中心的细胞亚群。

• 用于鉴别原发性皮肤弥漫性大 B 细胞淋巴瘤(腿型)和弥漫性滤泡中心性淋巴瘤(见表 1-3)。

BetaF1(βF-1)

• 标记 αβ T 细胞。

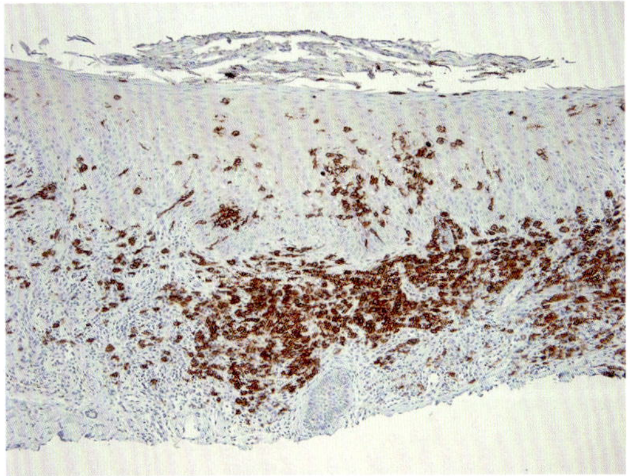

图 1-118 朗格汉斯细胞组织细胞增生症 CD1a 染色。

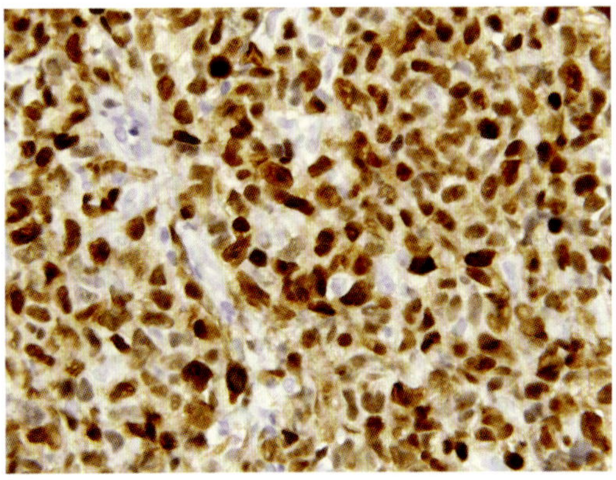

图 1-119 弥漫性大 B 细胞淋巴瘤(腿型),MUM-1 染色。

表 1-4 梭形细胞肿瘤

	AE1/AE3 及 p63	CD10	S100/SOX-10	结蛋白
鳞状细胞癌	+	-/+	-	-
非典型纤维黄色瘤	-	+	-	-
恶性黑色素瘤	-	-/+	+	-
平滑肌肉瘤	-	-/+	-	+

增殖标志物

Mib-1(Ki-67)

- 核增殖标志物。
- 无细胞特异性。
- 表达于细胞周期的所有活跃阶段(G1、M、G2 和 S)。
- 阳性黑色素细胞的数目和模式有助于黑色素细胞病变的诊断。

表 1-5 小蓝细胞肿瘤

	S100	突触素	LCA	TTF-1	CK20
淋巴瘤	-	-	+	-/+	-
Merkel 细胞癌	-/+	+	-	-	+
恶性黑色素瘤	+	-	-	-	-
转移性小细胞肺癌	-	+/-	-	+	-

表 1-6 表皮内散弹样分布的肿瘤(Paget 样扩散)

	CK7	CEA	S100
Paget 病	+	+	-
鲍恩病	-/+	-	-
恶性黑色素瘤	-	-	+

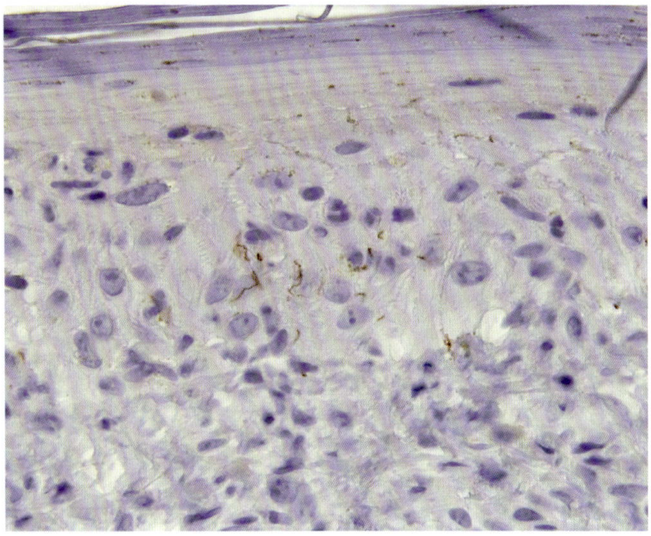

图 1-120 用免疫组织化学染色鉴定梅毒中的梅毒螺旋体。

pHH3

- 有丝分裂的标志物,只标记处于细胞周期 M 期的细胞。
- 有助于鉴别核分裂象和细胞凋亡或核深染。

感染性疾病的标志物

针对病毒、细菌、真菌和寄生虫抗原的特异性免疫组织化学抗体可用于检测和鉴定多种感染性疾病的病原体,包括 HHV8、HSV、VZV、CMV、EBV、巴尔通体、立克次体、螺旋体、疏螺旋体、曲霉菌、利什曼原虫等。

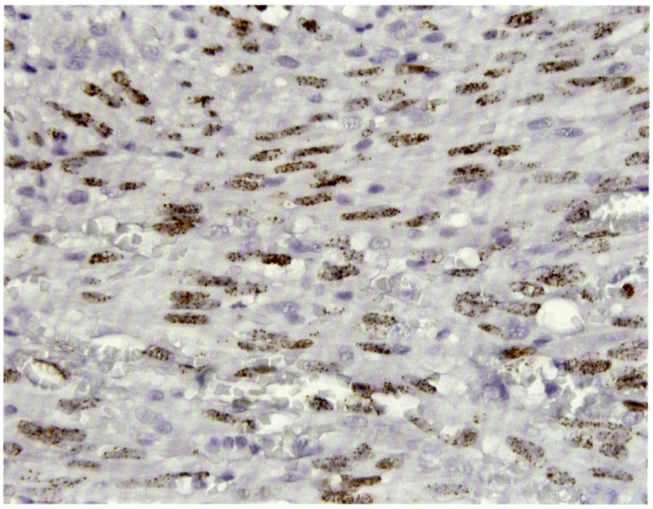

图 1-121 用免疫组织化学染色鉴定卡波西肉瘤中的 HHV8。

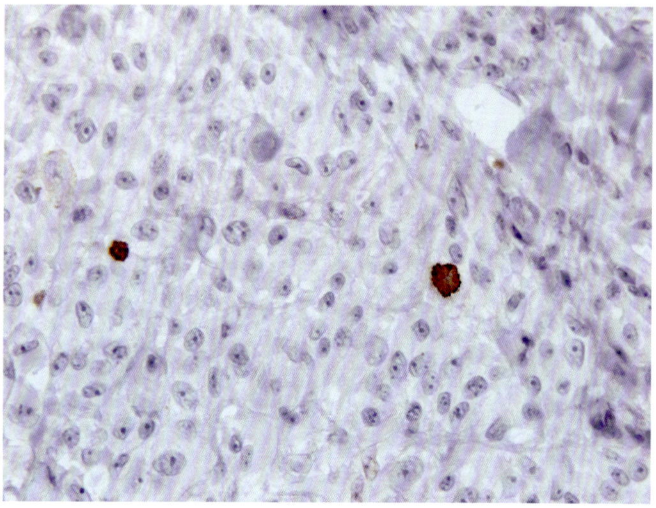

图 1-124 恶性黑色素瘤中 pHH3 阳性的核分裂象。

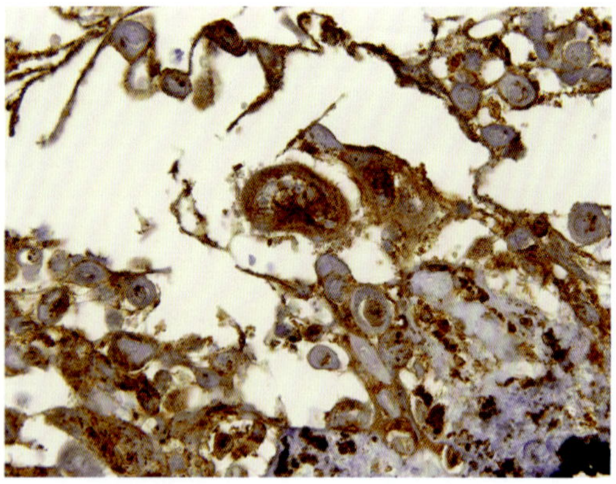

图 1-122 用免疫组织化学染色鉴定多核巨细胞中的 VZV 病毒。

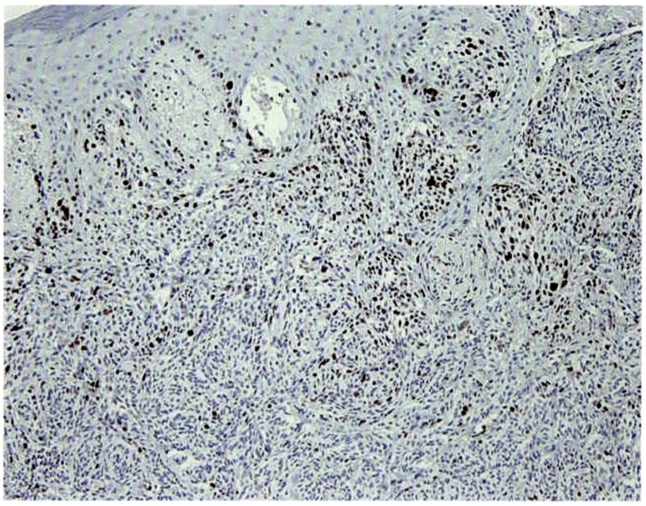

图 1-123 恶性黑色素瘤 Mib-1 阳性。背景上阳性反应的淋巴细胞需用细胞学或双染技术与 Mib-1 阳性的黑色素细胞区分。

标本运送介质

常规切片

大多数情况下建议使用 10%甲醛缓冲液作为固定液。固定的时间长短取决于样本大小:每毫米厚度需 1~2 小时。

电子显微镜

进行电子显微镜检查时,戊二醛是较好的固定液。

免疫荧光

进行免疫荧光检测时, 对于非快速冷冻的组织,首选 Michel 培养基(硫酸铵)。也可用生理盐水。

(金江 译　薛汝增 张建中 审校)

推荐阅读

Feller JK, Mahalingam M. c-myc and cutaneous vascular neoplasms. Am J Dermatopathol 2013;35(3):364–9.

Ferringer T. Immunohistochemistry in dermatopathology. Arch Pathol Lab Med 2015;139(1):83–105.

Fuertes L, Santonja C, Kutzner H, et al. Immunohistochemistry in dermatopathology: a review of the most commonly used antibodies (part I). Actas Dermosifiliogr 2013;104(2):99–127.

Fuertes L, Santonja C, Kutzner H, et al. Immunohistochemistry in dermatopathology: a review of the most commonly used antibodies (part II). Actas Dermosifiliogr 2013;104(3):181–203.

Kandalaft PL, Gown AM. Practical Applications in Immunohistochemistry: Carcinomas of Unknown Primary

Site. Arch Pathol Lab Med 2016;140(6):508–23.

Molina-Ruiz AM, Cerroni L, Kutzner H, et al. Immunohistochemistry in the diagnosis of cutaneous bacterial infections. Am J Dermatopathol 2015;37(3):179–93.

Molina-Ruiz AM, Santonja C, Rütten A, et al. Immunohistochemistry in the diagnosis of cutaneous viral infections–part I. Cutaneous viral infections by herpesviruses and papillomaviruses. Am J Dermatopathol 2015;37(1):1–14.

Molina-Ruiz AM, Santonja C, Rütten A, et al. Immunohistochemistry in the diagnosis of cutaneous viral infections- part II: cutaneous viral infections by parvoviruses, poxviruses, paramyxoviridae, picornaviridae, retroviruses and filoviruses. Am J Dermatopathol 2015;37(2):93–106.

Naert KA, Trotter MJ. Utilization and utility of immunohistochemistry in dermatopathology. Am J Dermatopathol 2013;35(1):74–7.

Papalas JA, Kulbacki E, Wang E. Anaplastic lymphoma kinase (ALK1) immunohistochemistry in diagnostic dermatopathology; an update. Am J Dermatopathol 2013;35(4):403–8.

Weissinger SE, Keil P, Silvers DN, et al. A diagnostic algorithm to distinguish desmoplastic from spindle cell melanoma. Mod Pathol 2014;27(4):524–34.

第2章 表皮良性肿瘤与囊肿

Dirk M. Elston

良性棘皮瘤(benign acanthomas)

棘皮瘤是以表皮膨胀为特点的良性皮肤肿瘤。组成棘皮瘤的细胞克隆可以替代或压缩先前存在的表皮。与炎症性疾病中的反应性棘层肥厚不同,棘皮瘤内新生组织常导致表皮突结构消失。

脂溢性角化症(seborrheic keratoses)

脂溢性角化症是由小的多边形角质形成细胞构成的棘皮瘤,与末端汗管角质形成细胞(表皮内小汗腺导管组成细胞)大小相当。这种细胞通常小于周围的表皮细胞,并且通常带有色素。脂溢性角化症的组织学亚型包括棘层肥厚型、角化过度型、网状型、克隆型。任何一种亚型又可以是色素性、激惹性(细胞细长并且有鳞状涡形成)或炎症性的(通常是淋巴细胞样炎症)。黑棘皮瘤是脂溢性角化症的一种独特亚型,由小角质形成细胞和树突状黑色素细胞组成。

脂溢性角化形成一种特征性的疏松板层状 "碎麦片"角质层。受激惹或发生炎症的脂溢性角化例外。后者产生的是致密、明亮、嗜酸性的角化不全的角质层,而不是特征性的疏松板层状角质层。而邻近的未受影响的脂溢性角化区域仍然具有特征性的疏松板层状角质层,并且在致密角质层上方经常看到残留的疏松板层状角质层。黑棘皮瘤即使没有被激惹或发生炎症,角质层也会形成致密的、明显嗜酸性的角化不全。

脂溢性角化症可表达 BCL-2,这是一种抑制程序性细胞死亡(凋亡)的标志物。此外,编码成纤维细胞生长因子受体 3(一种酪氨酸激酶受体)的基因在脂溢性角化症中常发生活化点突变。

棘层肥厚型脂溢性角化症(acanthotic seborrheic keratosis)

主要特征

- 广泛的片状分布的小多边形角质形成细胞,其间可见角囊肿。
- 疏松的层状"碎麦片"或"洋葱皮"样角蛋白。
- 大部分细胞内含色素颗粒。

棘层肥厚型脂溢性角化由广泛的片状角质形成细胞和其内的角囊肿或假性角囊肿构成。角囊肿完全被包裹在棘皮瘤中,但假性角囊肿开口于表皮。与其他类型的脂溢性角化症类似,棘层肥厚型脂溢性角化症可以被激惹或发生炎症。

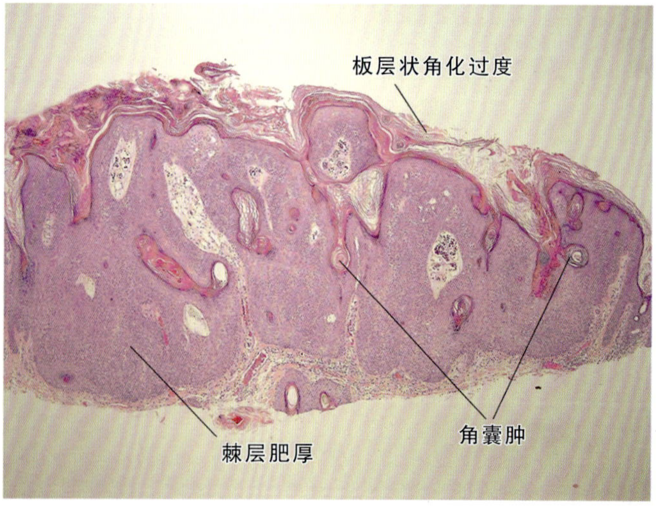

图 2-1 棘层肥厚型脂溢性角化症。

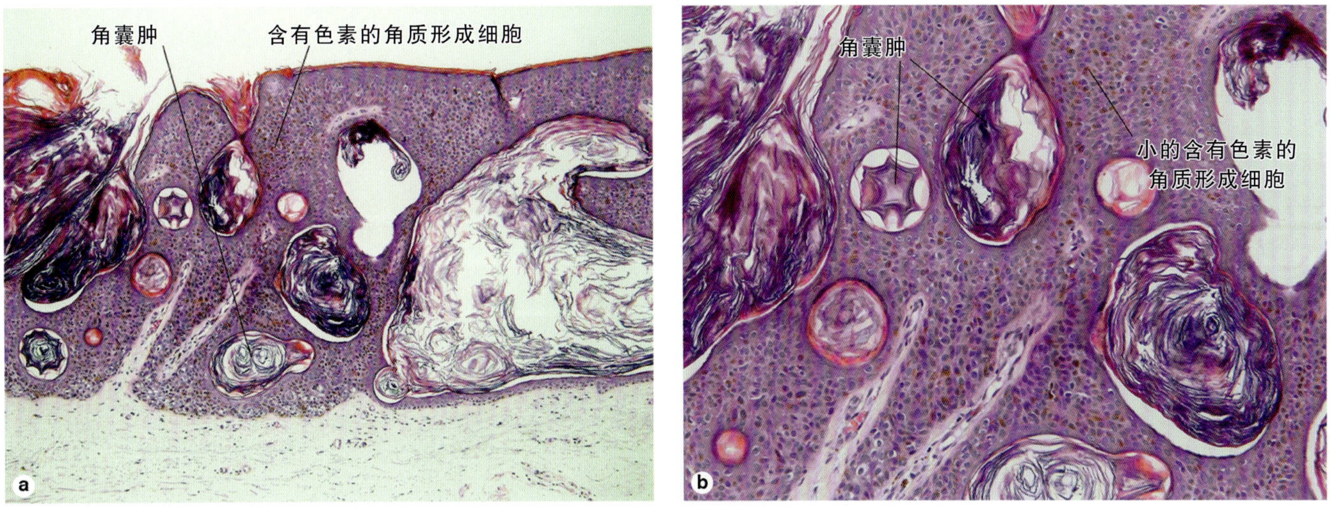

图 2–2　色素性棘层肥厚型脂溢性角化症。

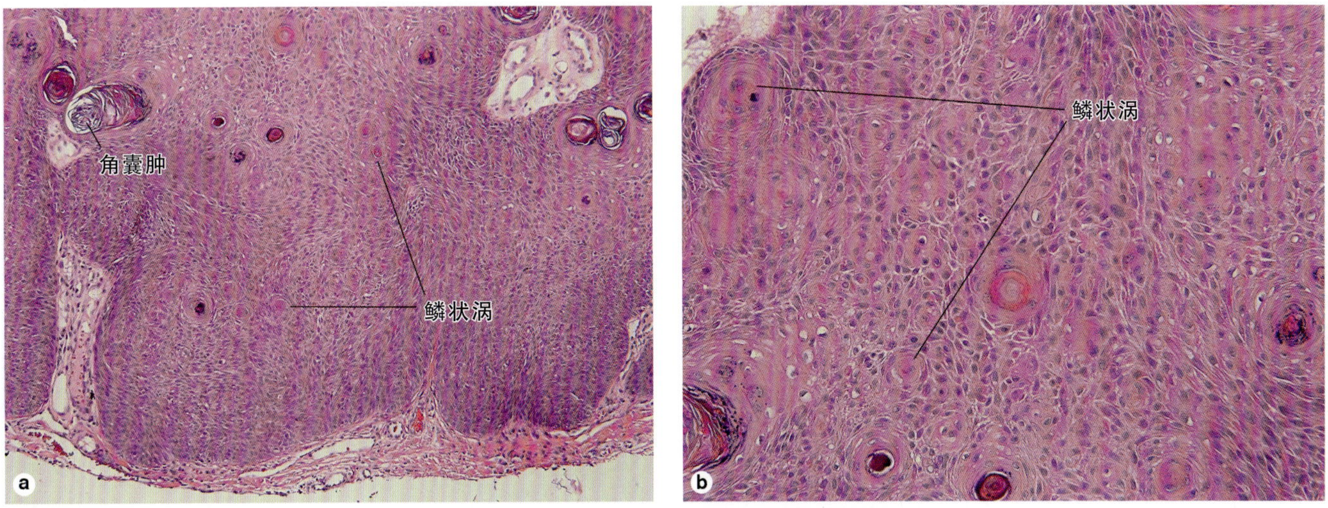

图 2–3　激惹性棘层肥厚型脂溢性角化症。

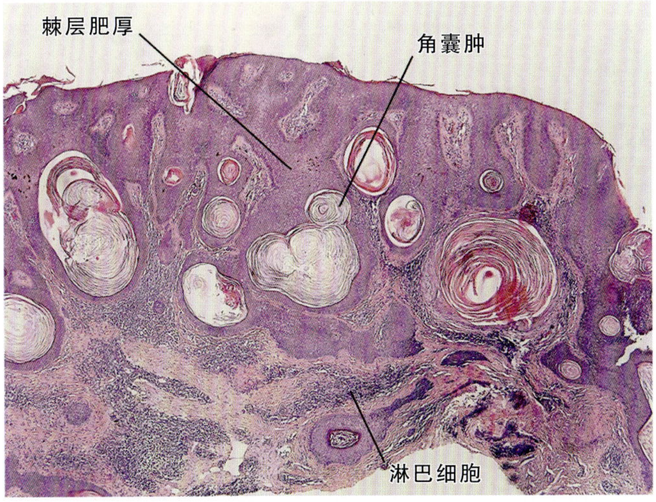

图 2–4　炎症性棘层肥厚型脂溢性角化症。

角化过度型脂溢性角化症（hyperkeratotic seborrheic keratosis）

主要特征

- 高耸的疏松板层状“碎麦片”角蛋白。
- 乳头瘤样增生：“山峰”和“山谷”形成“教堂塔尖”样外观。

高耸的角质层明显比表皮厚。如同其他类型的脂溢性角化症，角蛋白呈松散板层状“碎麦片”外观，皮损被激惹或发生炎症时除外。其特征是乳头瘤样增生，但程度不一。角囊肿不明显或没有。

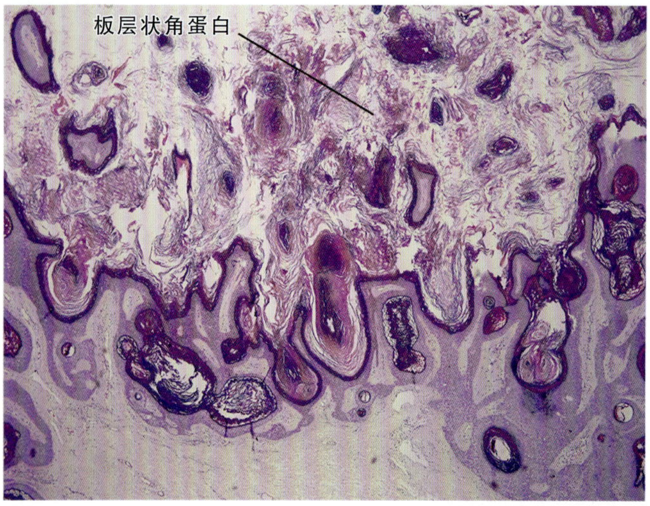

图 2-5 角化过度型脂溢性角化症。

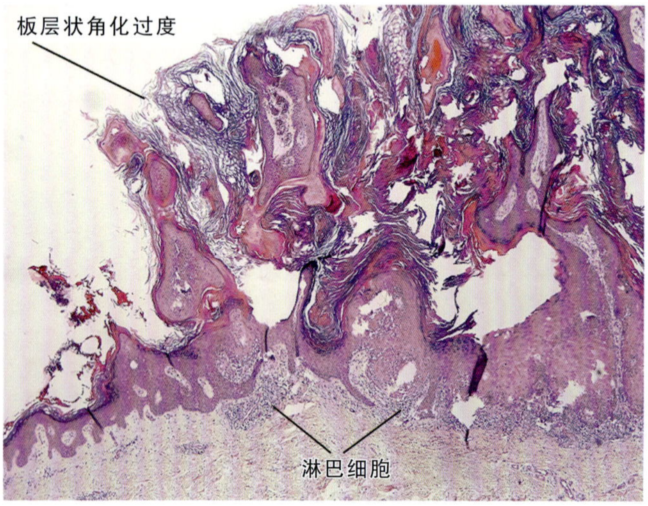

图 2-6 炎症性角化过度型脂溢性角化症。

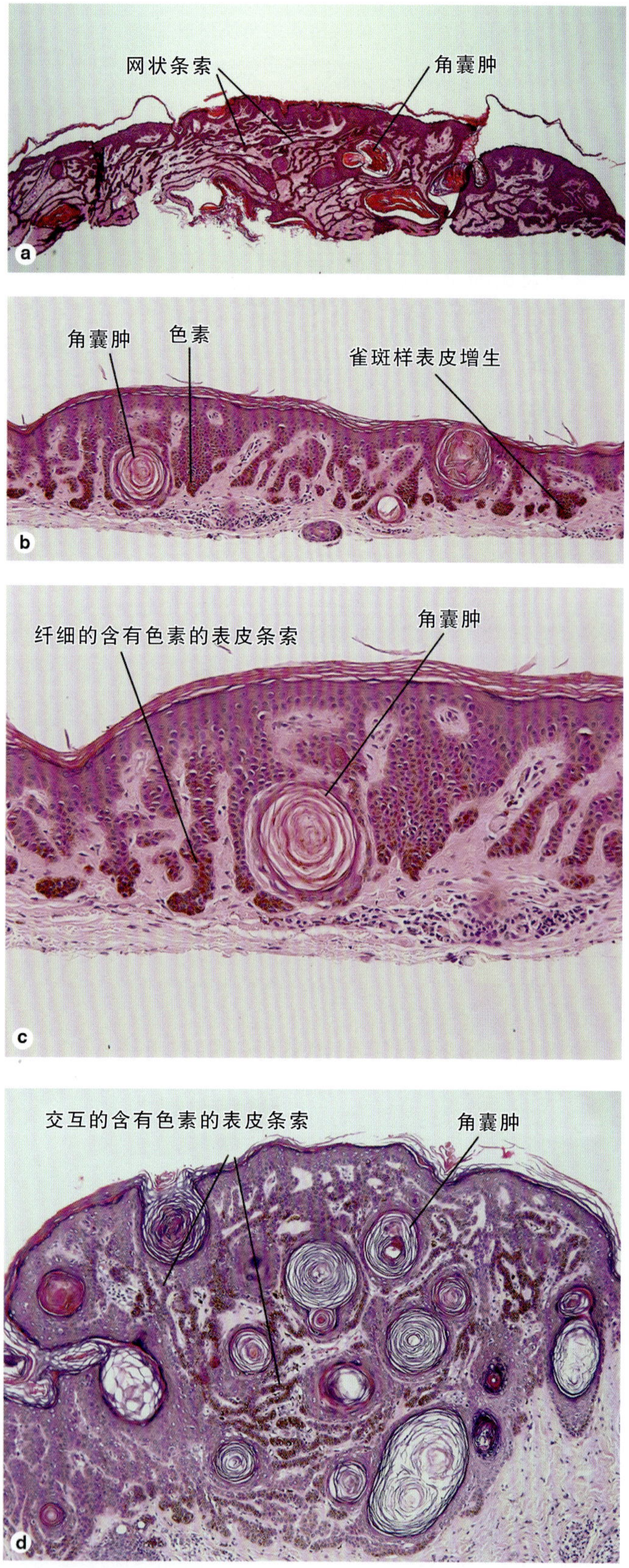

图 2-7 网状型脂溢性角化症(关于 Dowling-Degos 病的鉴别诊断,参见图 12-15;关于日光性雀斑样痣的鉴别诊断,参见图 6-1)。

网状型脂溢性角化症 (reticulated seborrheic keratosis;腺样型脂溢性角化症,adenoid seborrheic keratosis)

主要特征

- 含有色素的纤细表皮细胞条索互相交织并向下延伸。
- 网状(花边样)表皮结构,可有少许角囊肿。

由纤细的相互交错的条索状表皮构成,多数为两层细胞厚度。这些条索常含色素颗粒。

鉴别诊断

日光性雀斑样痣(solar lentigo)

主要特征

• 也表现为含有色素的纤细的表皮细胞条索向下延伸并互相交织。

• 表皮细胞条索较网状型脂溢性角化症的短并且更呈球状。

• 无角囊肿。

克隆型脂溢性角化症(clonal seborrheic keratosis)

主要特征

• 表皮内可见由小的角质形成细胞构成的克隆岛。

• 细胞核淡染均一。

• 克隆巢内无导管分化。

克隆型脂溢性角化症可见成巢的角质形成细胞，细胞核均一淡染。细胞巢嵌入表皮里。有时细胞巢太大，正常表皮被压缩为分隔大细胞巢的条索。通常无角囊肿。细胞巢内可以有色素；可以有鳞状涡(激惹性脂溢性角化症)或淋巴细胞浸润(炎症性脂溢性角化症)，或两者都有。与鲍恩病不同的是，细胞均一，无异型性。与单纯性汗腺棘皮瘤不同的是，细胞巢内没有导管。

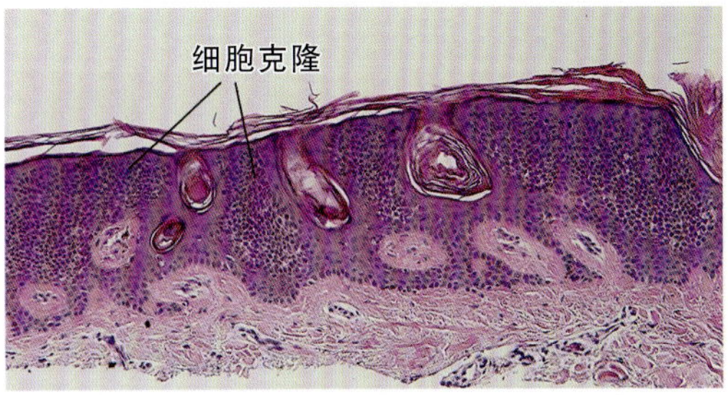

图 2-8 克隆型脂溢性角化症。

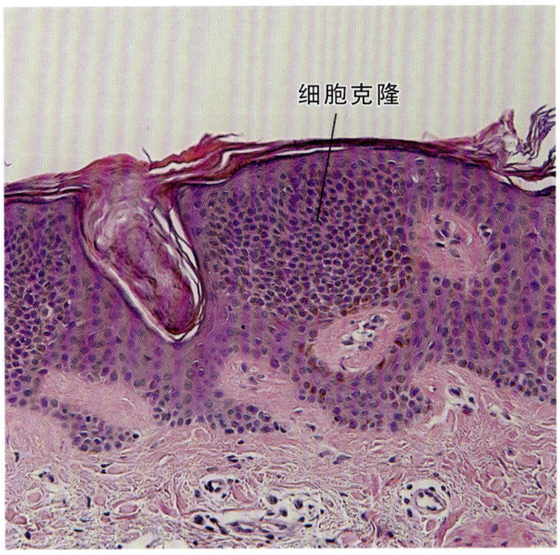

图 2-9 色素性克隆型脂溢性角化症。

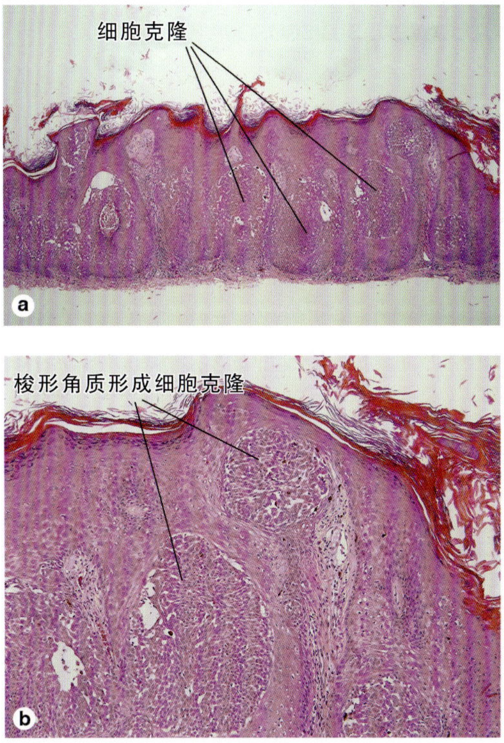

图 2-10 激惹性克隆型脂溢性角化症。

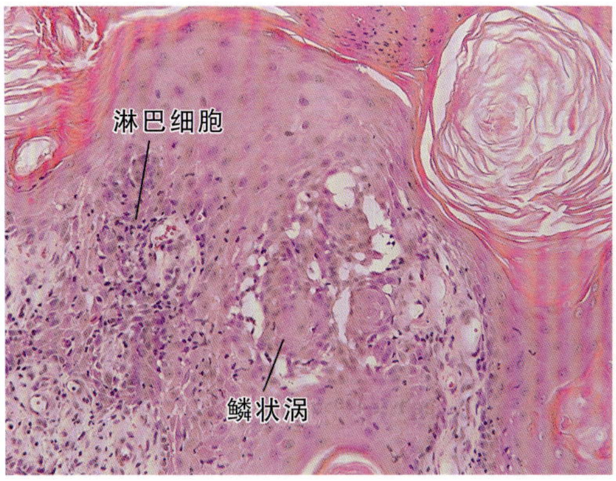

图 2-11 激惹性和炎症性克隆型脂溢性角化症。

鉴别诊断

单纯性汗腺棘皮瘤

主要特征

• 有与克隆型脂溢性角化症相似的小的角质形成细胞组成的细胞团块。

• 在细胞团内可见导管。

鲍恩病(Bowen's disease)

主要特征

- 表皮内可见异型角质形成细胞构成的细胞团。
- 可见间变或玻璃样细胞,呈嗜酸性。
- 局部可见呈散弹样分布的细胞。
- 细胞巢内散在凋亡的角质形成细胞。
- 细胞克隆上方的角质层较为致密,可见角化不全。
- 相邻皮肤可见较典型的鲍恩病改变。

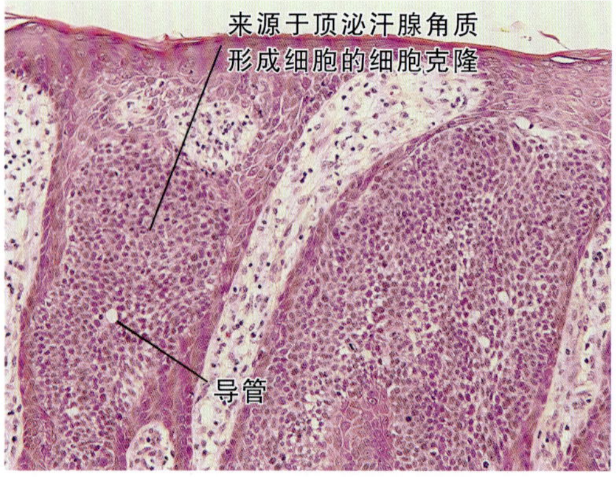

图 2-12 单纯性汗腺棘皮瘤。

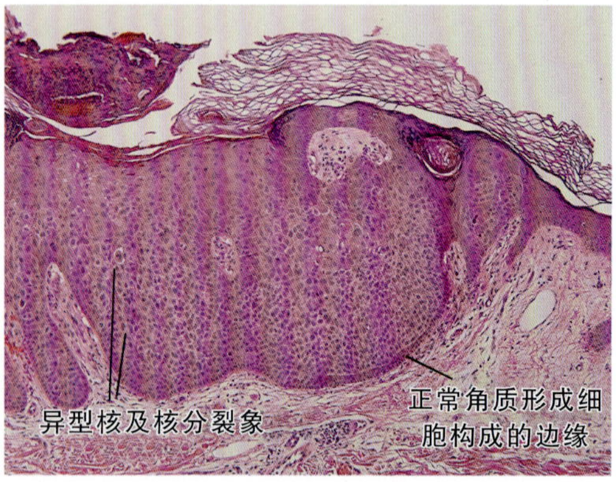

图 2-13 克隆型鲍恩病。

色素性脂溢性角化症(pigmented seborrheic keratosis)

主要特征

- 角质形成细胞内含有色素。
- 可以是棘层肥厚型、角化过度型、网状型或克隆型。
- 当为克隆型时,色素局限在克隆岛内。

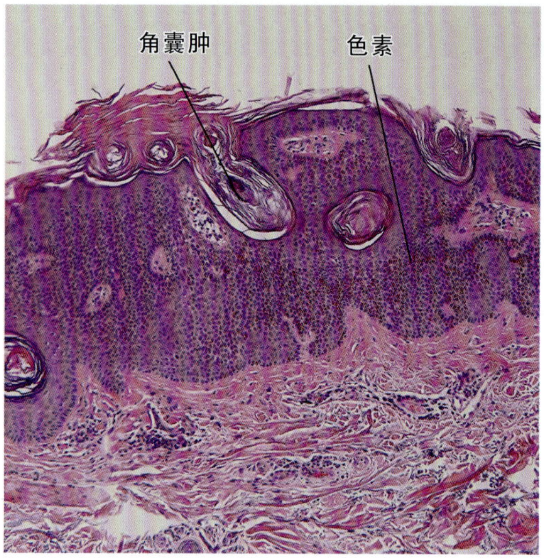

图 2-14 色素性脂溢性角化症。

激惹性脂溢性角化症(irritated seborrheic keratosis)

主要特征

- 鳞状涡。
- 梭形角质形成细胞。
- 常见角囊肿。
- 角蛋白常致密,嗜酸性并伴角化不全。
- 在某些区域,角蛋白常保持疏松的板层状结构。

激惹性脂溢性角化症以表皮内的鳞状涡和梭形角质形成细胞为特点。肿瘤的某些部位依然会形成特征性的疏松的板层状"碎麦片"样的角蛋白,常可见到由疏松的板层状角蛋白组成的角囊肿。在有些区域内,角蛋白致密、嗜酸性,并且有角化不全。致密的嗜酸性角蛋白上方可见一疏松板层状角蛋白带。这种现象出现在皮损被激惹前,激惹后则会被推至上方。

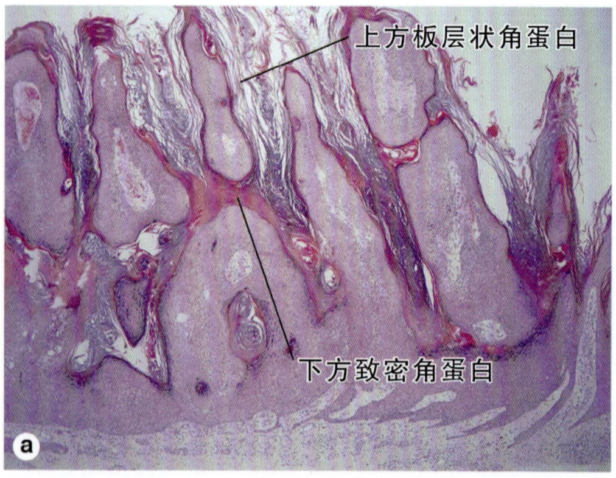

图 2-15 具有明显鳞状涡的激惹性脂溢性角化症。(待续)

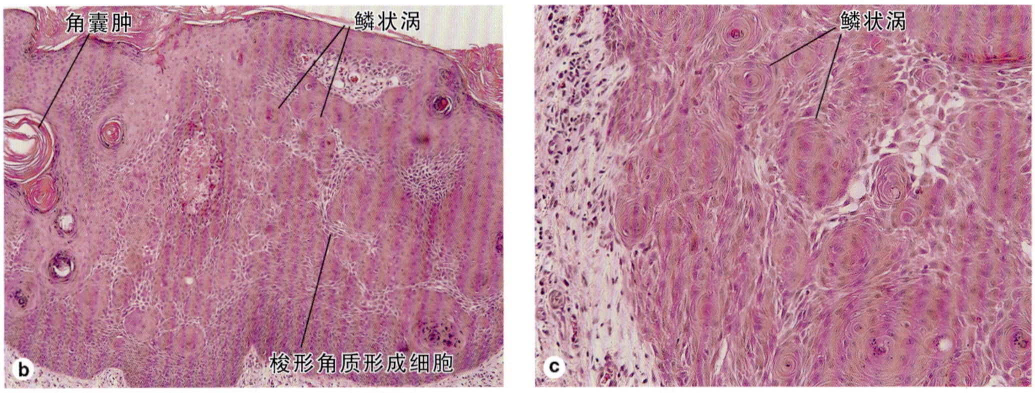

图 2–15（续）

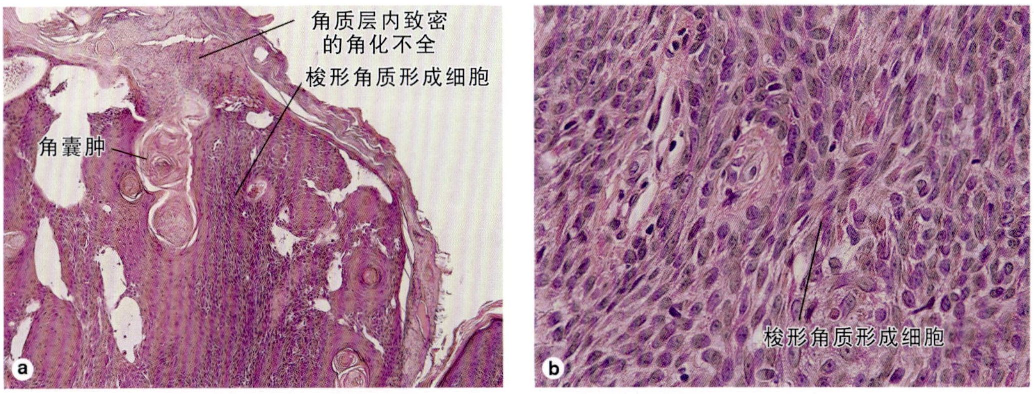

图 2–16　具有明显梭形角质形成细胞的激惹性脂溢性角化症。

炎症性脂溢性角化症（inflamed seborrheic keratosis）

主要特征

- 淋巴细胞浸润和海绵水肿。
- 在皮损区域内，角质层变得致密，呈嗜酸性，并可见角化不全。
- 在其他区域通常可见残留的疏松的板层状角蛋白。
- 常见角囊肿。
- 可见苔藓样界面皮炎。
- 其上可覆有痂。

炎症性脂溢性角化症以淋巴细胞浸润和表皮内海绵水肿或者苔藓样界面皮炎为特点，肿瘤的某些部位仍有疏松板层状“碎麦片”的角蛋白，并常见由其组成的角囊肿。如同激惹性脂溢性角化症，致密的嗜酸性角蛋白上方可见一疏松板层状角蛋白带。若为克隆型，海绵水肿和淋巴细胞浸润特征性地局限在克隆岛内。

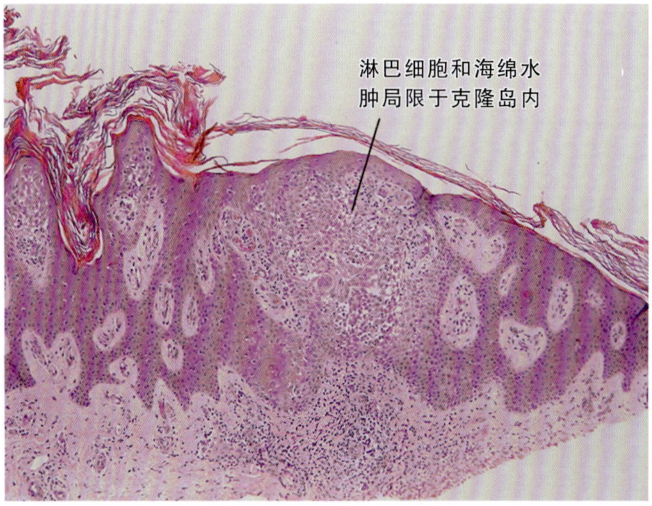

图 2–17　具有淋巴细胞和海绵水肿的炎症性脂溢性角化症。

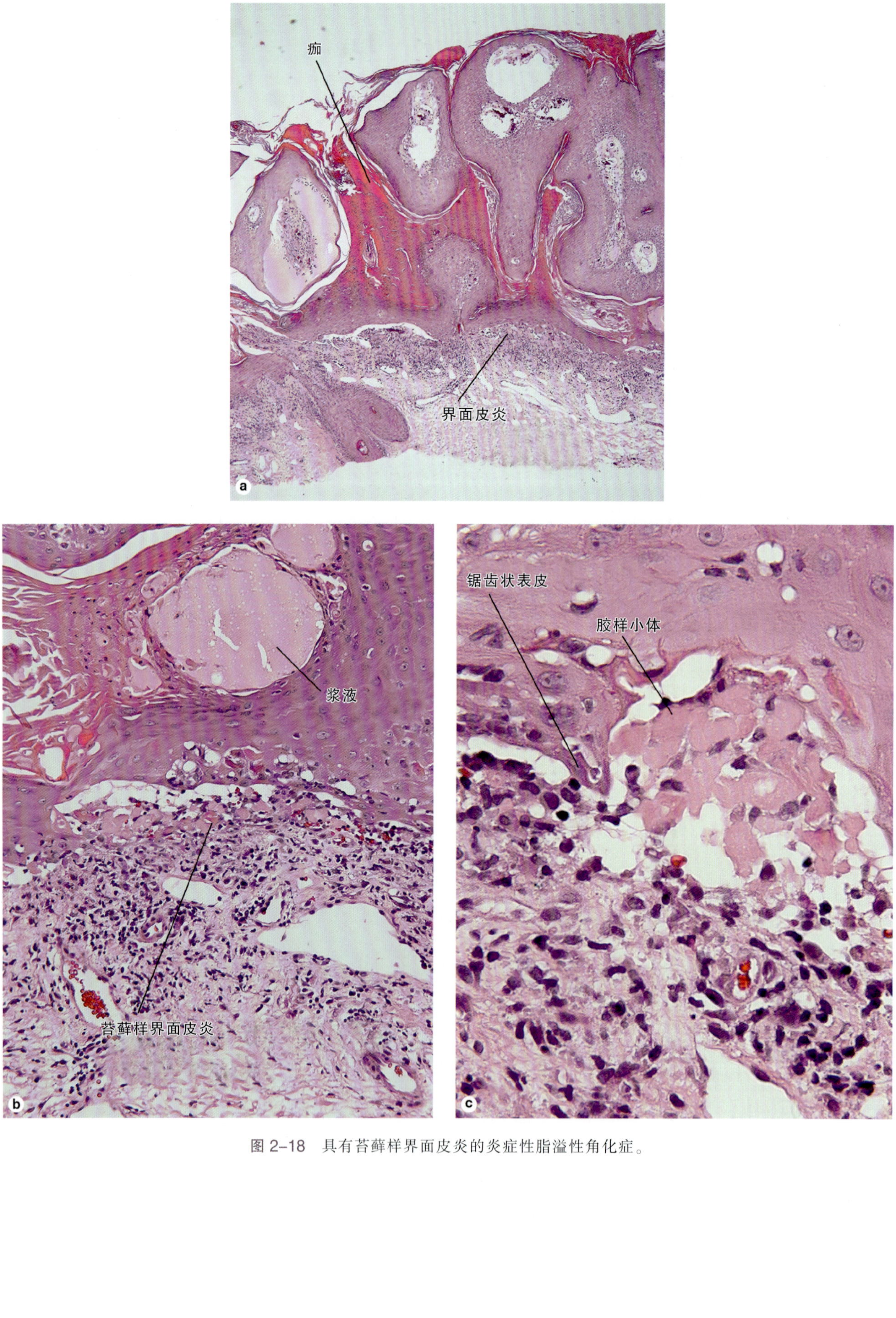

图 2-18 具有苔藓样界面皮炎的炎症性脂溢性角化症。

黑棘皮瘤(melanoacanthoma)

主要特征

• 棘皮瘤由小的角质形成细胞与带色素的树突状黑色素细胞组成。

• 大部分黑色素位于树突状细胞内。

• 上方的角质层大部分较致密,呈嗜酸性,并有角化不全。

皮肤黑棘皮瘤是脂溢性角化症的一个亚型,肿瘤由小立方形的角质形成细胞和带色素的树突状黑色素细胞组成。大部分黑色素包含在黑色素细胞的树突里,角质形成细胞内的色素极少。与大部分脂溢性角化症不同,本病通常无角囊肿和疏松的板层状角质。相反,上方的角质层常常致密,呈嗜酸性,伴角化不全。皮肤黑棘皮瘤可为克隆型。口腔黑棘皮瘤则是反应性增生,与脂溢性角化症无关。

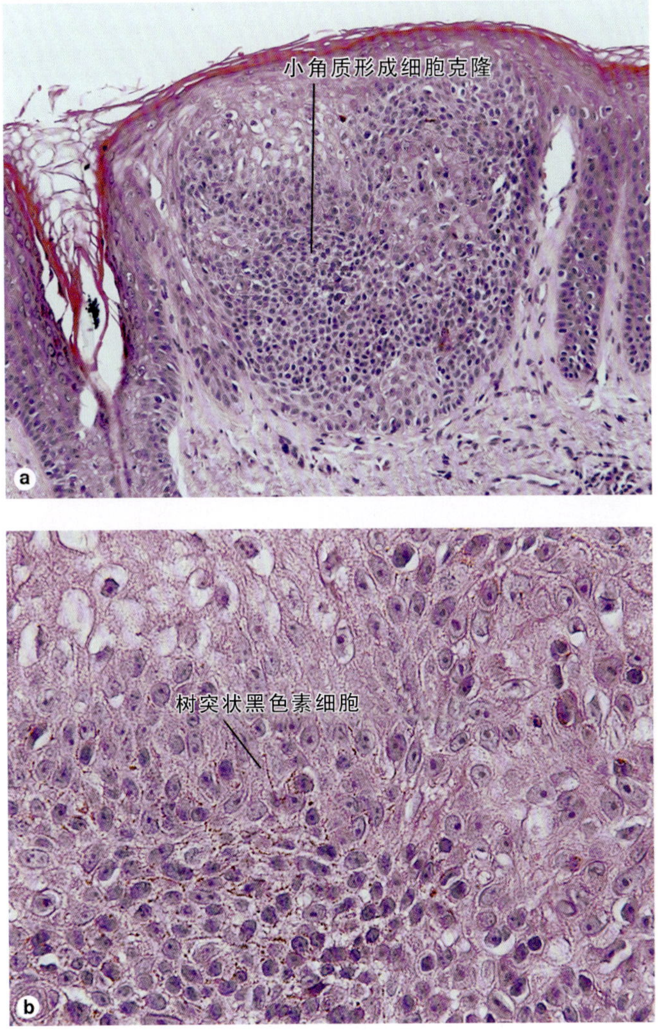

图 2–19　黑棘皮瘤。

透明细胞棘皮瘤(clear cell acanthoma;苍白细胞棘皮瘤,pale cell acanthoma)

主要特征

• 散在分布的棘皮瘤上覆角化不全细胞。

• 正常表皮与棘层内的透明/苍白细胞之间边界清晰。

• 散在的中性粒细胞。

透明细胞棘皮瘤表现为边界清晰的棘层肥厚性区域,伴有大量胞质淡染的透明细胞。表面有薄层角化不全的痂屑。角化不全的角质层与周围正常角质层间边界清晰,正常表皮与透明细胞组成的棘皮瘤之间同样边界清晰,中性粒细胞散布其间。棘皮瘤细胞缺乏磷酸化酶,导致大量糖原堆积。

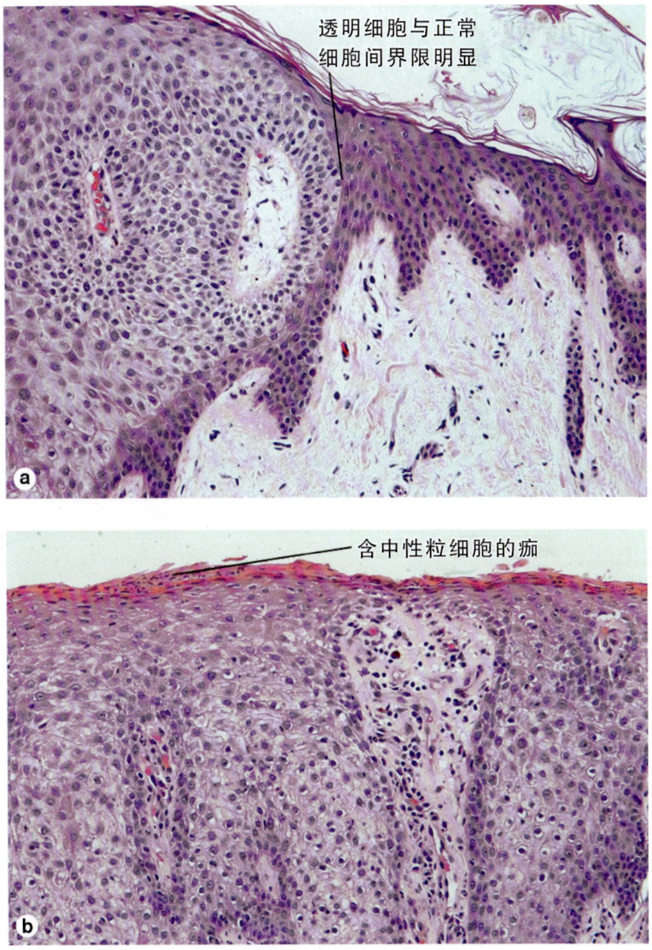

图 2–20　透明细胞棘皮瘤。

大细胞棘皮瘤(large cell acanthoma)

主要特征

• 散在分布,构成棘皮瘤的细胞胞核较大。

• 上方常伴层状角化过度。

• 可见色素。

表皮突可以是球形或致密的盘状棘层肥厚。肿瘤细胞胞核大，体积通常相当于周围正常角质形成细胞核的2倍。

大细胞棘皮瘤为一组异质性疾病。最常见的表现为轻度角化过度性色素斑，似日光性雀斑样痣。其他多表现为红斑样。多数为日光性雀斑样痣的组织变异型，其他为鲍恩病的组织变异型。一些病变的细胞为非整倍体，但没有表现出非整倍体细胞代表性的组织学特征，因此，许多临床医生更愿意通过冷冻疗法去除剩余的病变。

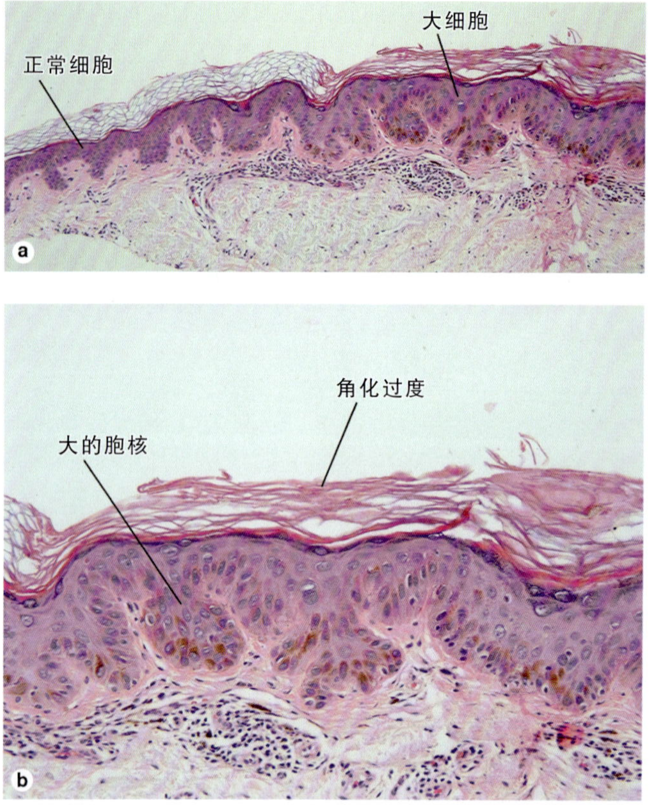

图 2-21　大细胞棘皮瘤。

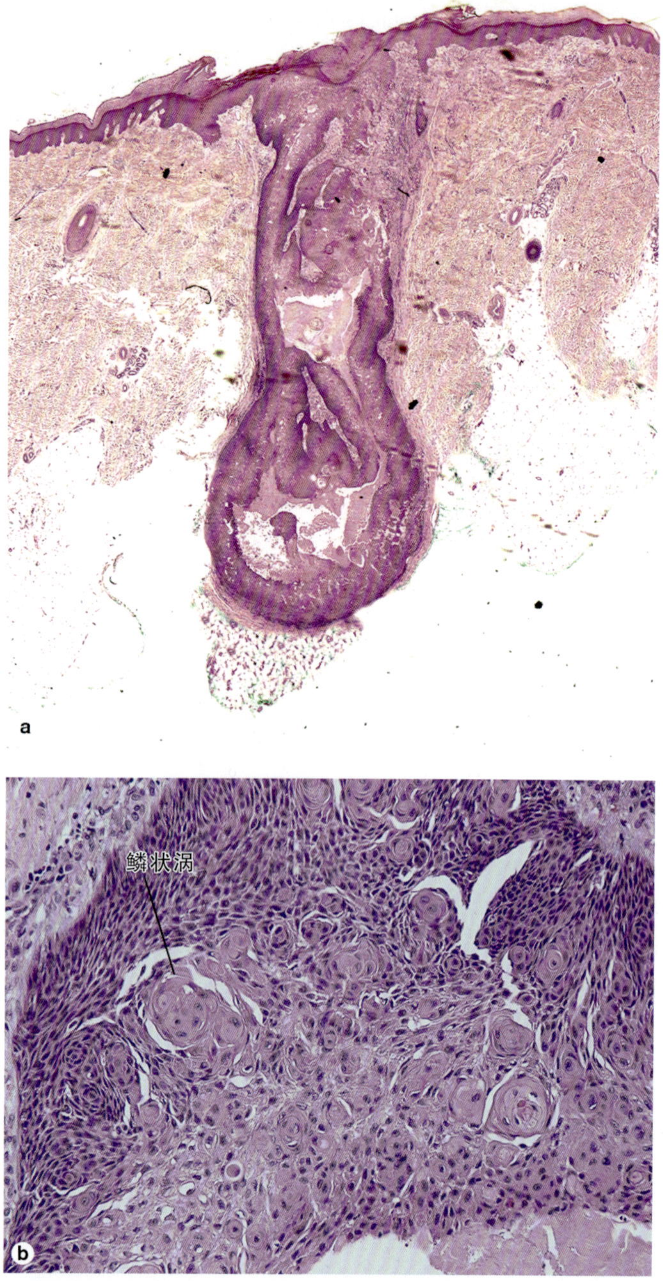

图 2-22　倒转性毛囊角化病。

倒转性毛囊角化病（inverted follicular keratosis，IFK）

主要特征

- 内生性病变，类似扩大的毛囊。
- 可见鳞状涡。

上皮柱外形规整，无锯齿状浸润生长。

真正的IFK是良性毛囊增生，与人乳头瘤病毒感染无关。多发性皮损可能与Cowden综合征有关。毛囊疣有时可出现鳞状涡，与IFK类似。

疣状角化不良瘤（warty dyskeratoma）

主要特征

- 内生性生长。
- 棘层松解性角化不良。
- 上方可有角化不全痂。

角化不良细胞有两种形式。其中圆形、浅粉或红染的角化不良细胞称圆体，核周有宽的明显的晕；另一种扁平的嗜碱性角化不良细胞称谷粒。两者可同时出现。有些病灶呈漏斗状，有些类似扩大的毛囊。

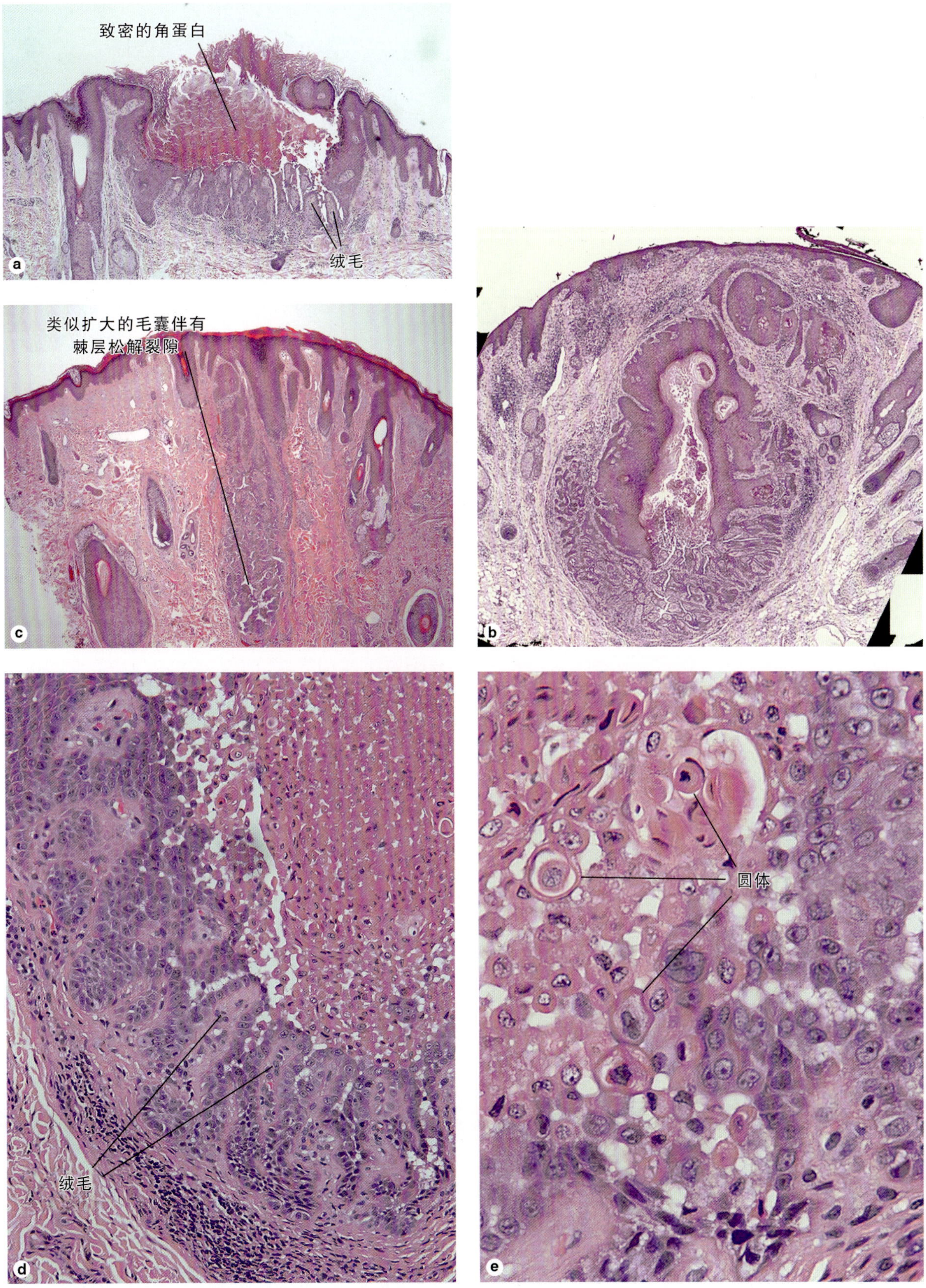

图 2–23　疣状角化不良瘤。

棘层松解性棘皮瘤(acantholytic acanthoma)

主要特征

- 瘤体由淡染的角质形成细胞组成。
- 棘层松解。

病理表现与 Hailey-Hailey 病的“倒塌样砖墙”相似。

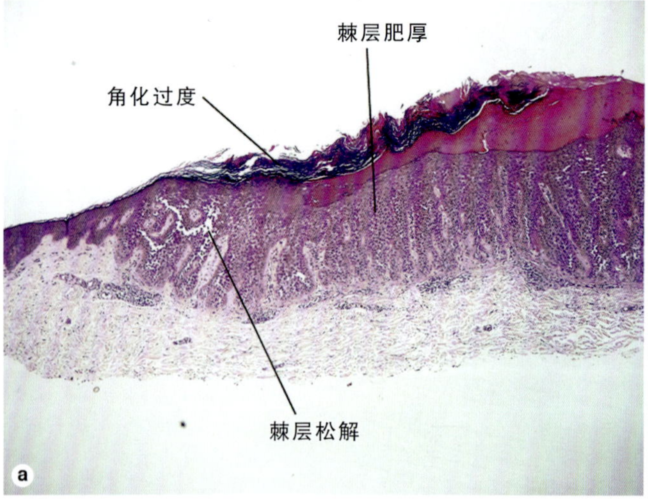

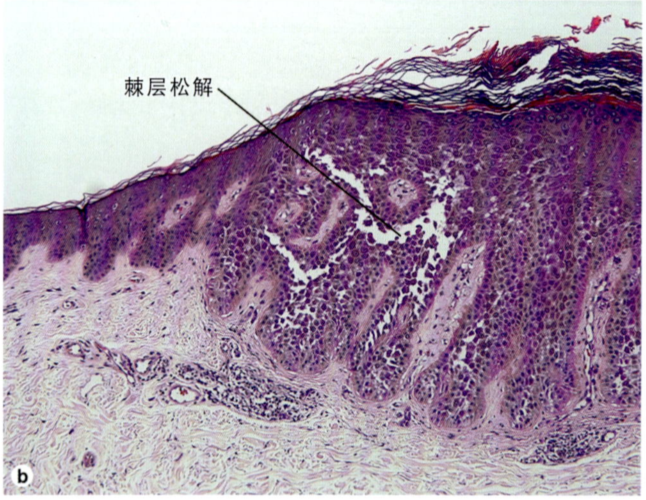

图 2-24 棘层松解性棘皮瘤。

表皮松解性棘皮瘤(epidermolytic acanthoma)

主要特征

- 瘤体常呈漏斗状。
- 表皮松解性角化过度(EHK)。

表皮松解性棘皮瘤的特征是 EHK。颗粒层较厚,含有形状不规则的透明角质颗粒,胞质边界不清。临床上,皮损呈彼此孤立、散在的棘皮瘤,似脂溢性角化症。

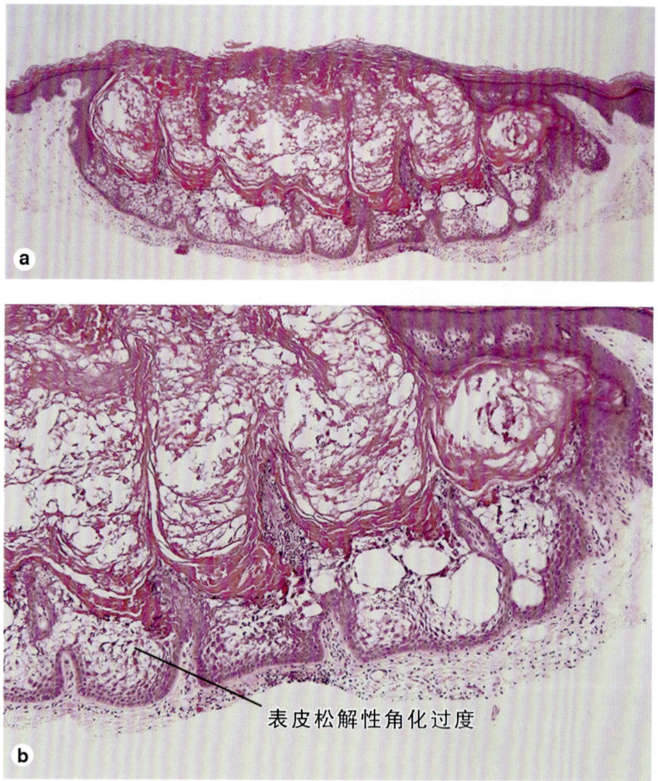

图 2-25 表皮松解性棘皮瘤。

表皮痣(epidermal nevi)

主要特征

- 散在分布的棘皮瘤或角化过度。

表皮痣通常出生时就有,也可生后不久发生。线状表皮痣沿 Blaschko 线分布,可能是受精后体细胞突变、X 染色体莱昂化作用或杂合性缺失导致的嵌合现象的表现。多发性表皮痣患者易伴发眼、中枢神经和骨骼肌肉发育异常。

普通表皮痣(common epidermal nevus)

主要特征

- 似脂溢性角化症。

炎性线状疣状表皮痣(inflammatory linear verrucous epidermal nevus,ILVEN)

主要特征

- 不同程度的棘层肥厚。
- 角质层正角化与角化不全交替。
- 角化不全区无颗粒层。
- 正角化下方有颗粒层。

临床表现为红斑样皮损,故命名为“炎性”线状疣状表皮痣。正角化和角化不全在水平方向交替出现。

鉴别诊断

Blaschkoid 表皮松解性角化过度(Blaschkoid epidermolytic hyperkeratosis,EHK)

主要特征

- 临床表现与表皮痣相似。
- 组织学表现为 EHK。
- 存在嵌合性角蛋白 1 和 10 的突变。
- 突变可遗传,导致下一代发生泛发的 EHK,称为表皮松解性鱼鳞病(大疱性先天性鱼鳞病样红皮病)。

皮损可广泛而散在,可累及身体的各个部位,说明突变发生在胚胎期,原肠胚形成之前。在这种情况下,受影响的细胞系更容易导致多个器官组织受累,包括生殖腺。

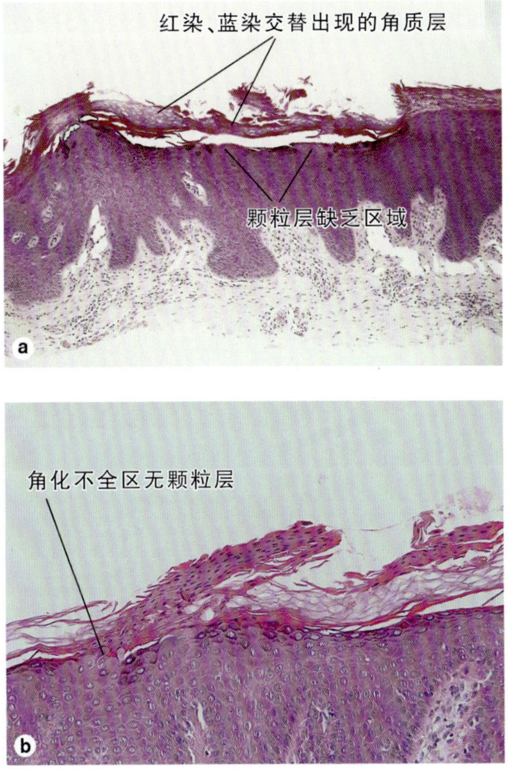

图 2–26　ILVEN。

囊肿(cyst)

表皮样囊肿(epidermoid cyst;表皮包涵性囊肿,epidermal inclusion cyst;漏斗部囊肿,infundibular cyst)

主要特征

- 囊肿内衬似表皮,但无附属器结构。
- 囊肿内充满松散层片状"洋葱皮"样角蛋白。

表皮样囊肿通常开口于皮肤表面,肉眼可见一小孔,在组织学上可以见到这种结构。囊肿早期可呈网嵴状。随着囊肿内压力的增加,内衬被拉伸,网嵴状模式消失。囊肿破裂可导致中性粒细胞、组织细胞和异物巨细胞浸润。巨细胞内可见扁平点状角蛋白。

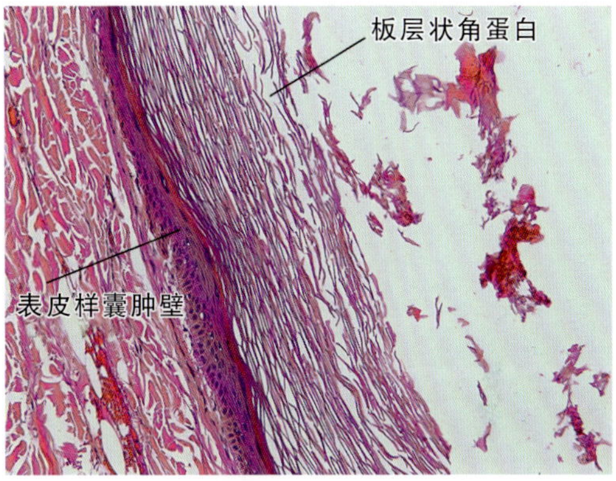

图 2–27　表皮样囊肿。

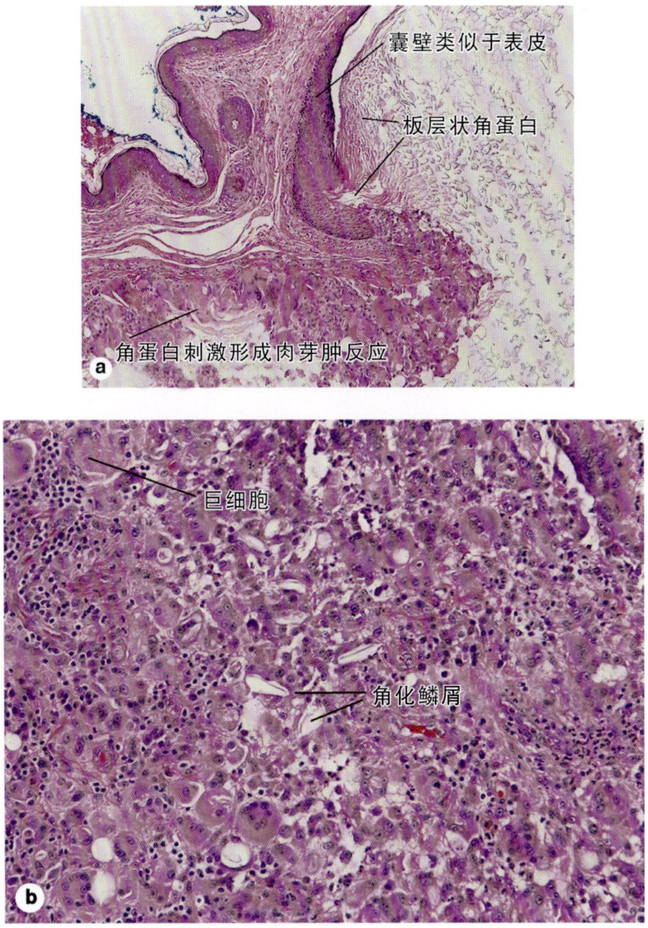

图 2–28　破裂的和炎性表皮样囊肿。

向毛母质分化的表皮样囊肿(epidermoid cyst with pilomatrical differentiation)

主要特征

- 可见毛母质瘤样影细胞。
- 与 Gardner 综合征相关。

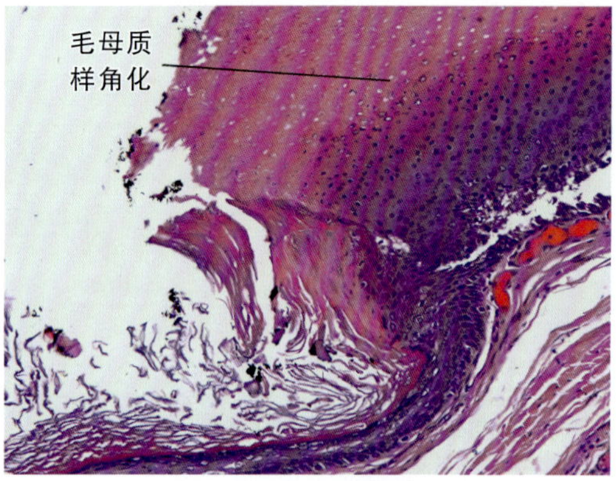

图 2-29 向毛母质分化的表皮样囊肿。

毳毛囊肿(vellus hair cyst)

主要特征

- 囊壁类似表皮样囊肿的囊壁。
- 囊肿内可见大量毳毛。
- 通常多发,表现为“发疹性”。

发疹性毳毛囊肿可合并脂囊瘤,单发性囊肿可同时具有二者的表现。已有报道发疹性毳毛囊肿与肾衰竭和 Lowe 综合征(Fanconi 型肾衰竭、智力低下和眼异常)相关。

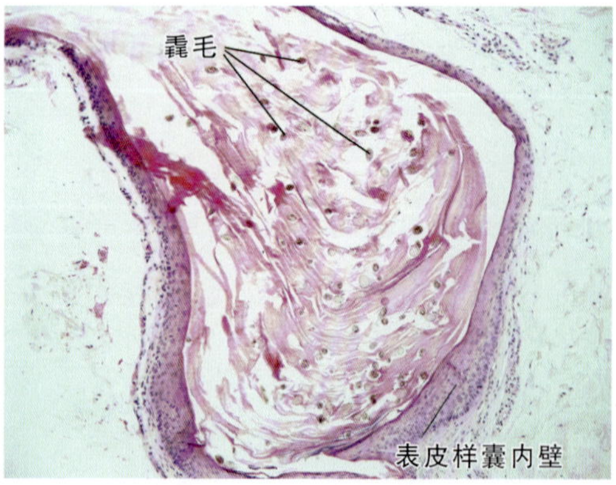

图 2-30 毳毛囊肿。

皮样囊肿(dermoid cyst)

主要特征

- 囊壁与表皮样囊肿的囊壁相似。
- 囊壁内可见附属器结构。

囊壁内的附属器结构包括终末毛囊、皮脂腺、小汗腺和大汗腺。囊肿内容物中通常可见毛干。典型的囊肿内含有层片状角蛋白,有一些皮样囊肿的内衬与脂囊瘤相似,表现为鲜红色“鲨鱼齿”样。皮样囊肿发生于胚胎融合面,可能与潜在的颅骨缺损相关。

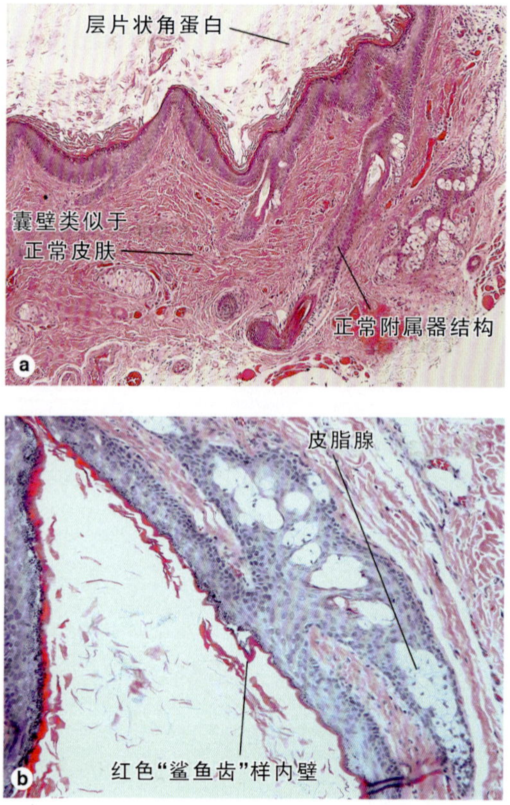

图 2-31 皮样囊肿。

毛发囊肿(pilar cyst;外毛根鞘囊肿,trichilemmal cyst;毛囊峡部退行期囊肿,isthmus catagen cyst)

主要特征

- 囊壁细胞骤然角化,无颗粒层。
- 内容物为深嗜酸性的致密角蛋白。
- 常见灶状钙化。
- 常位于头皮。
- 通常多发。

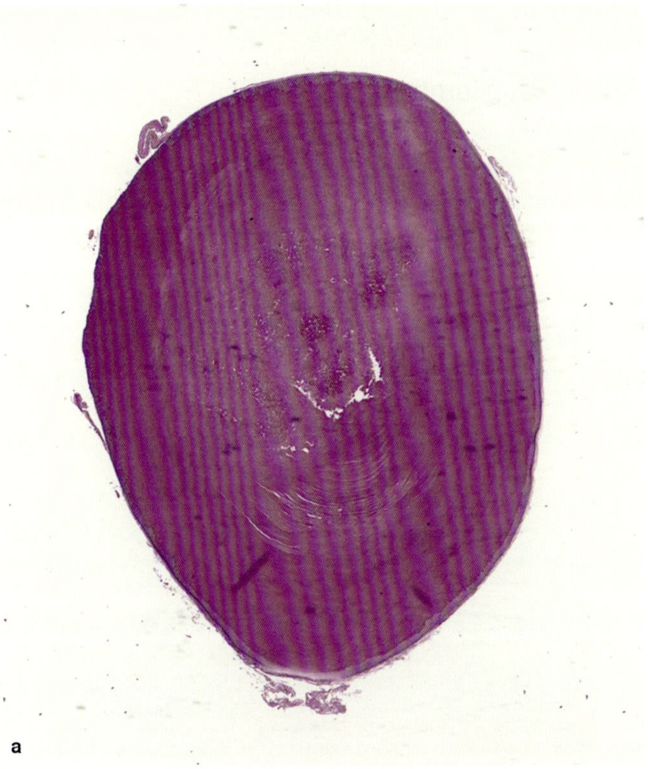

a

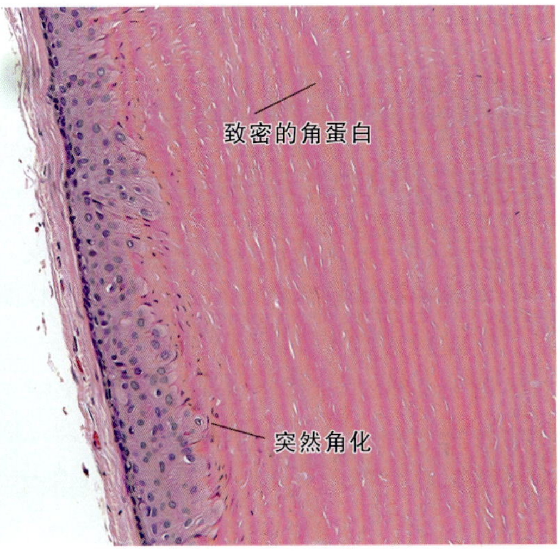

b

图 2-32　毛发囊肿。

毛发囊肿的突然角化类似于外毛根鞘的角化(毛膜)。当囊肿在手术过程中被“脱壳”后,可残留一层单层的立方上皮,类似于汗囊瘤(图 2-34)。

增生性毛发囊肿(proliferating pilar cyst)

主要特征

- 卷或卷轴样。
- 可在囊肿内形成新的小囊肿。
- 外毛根鞘角化。

由于上皮增生,囊壁内扣、卷曲性生长,形成小梁样或卷轴样的外观(“卷或卷轴”样)。若肿瘤发生于头皮之外的部位,近期生长快速,大小超过 5cm,呈浸润性生长,组织学细胞异型性显著并且有丝分裂活跃,应怀疑外毛根鞘癌。

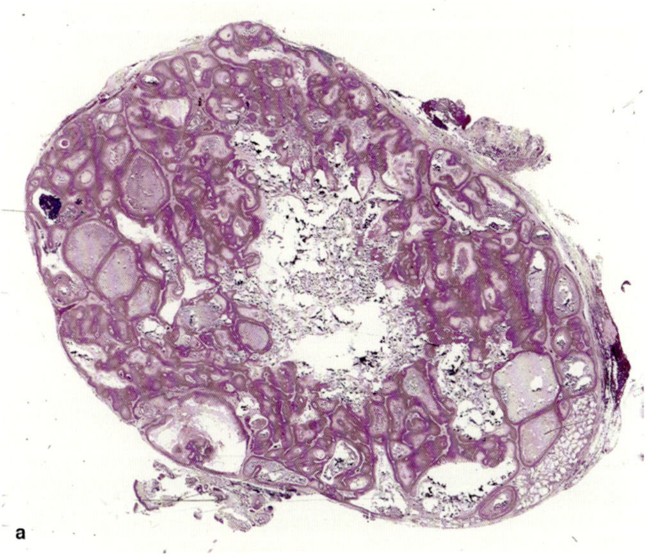

a

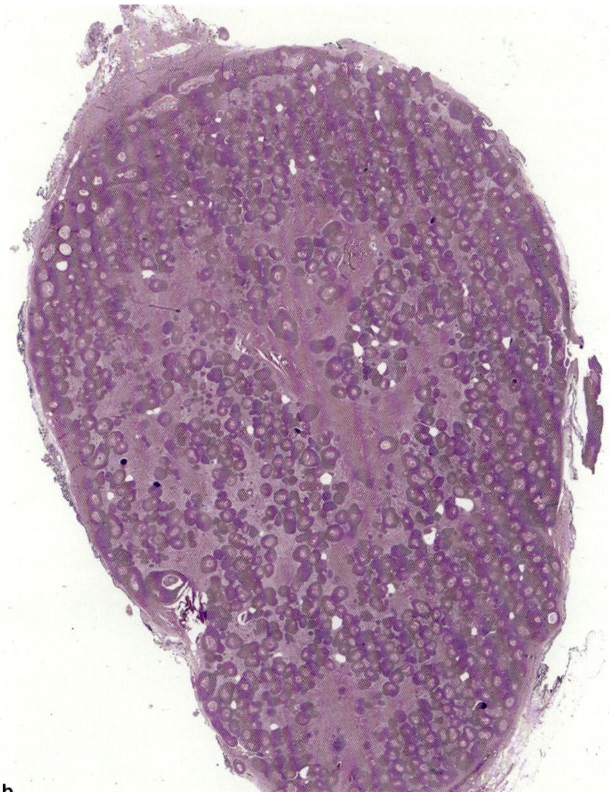

b

图 2-33　增生性毛发囊肿。(待续)

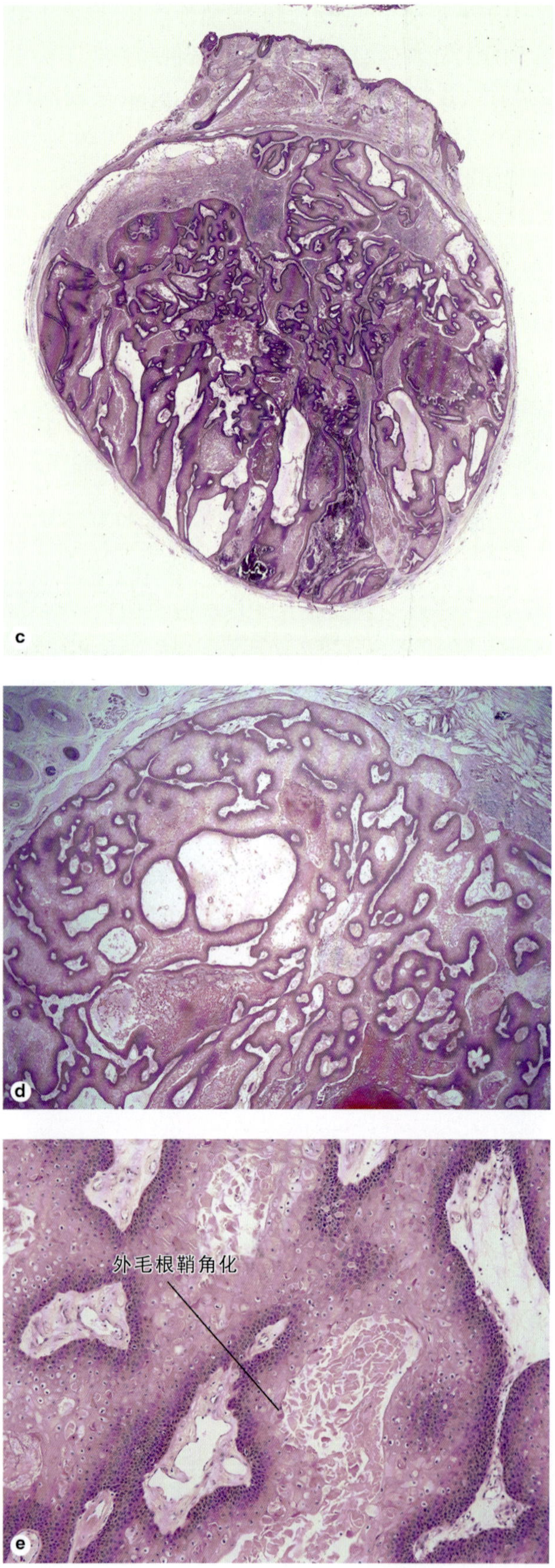

图 2–33(续)

鉴别诊断

毛母质瘤(pilomatricoma)

主要特征

- 卷或卷轴样。
- 影细胞角化,参见第 68 页。

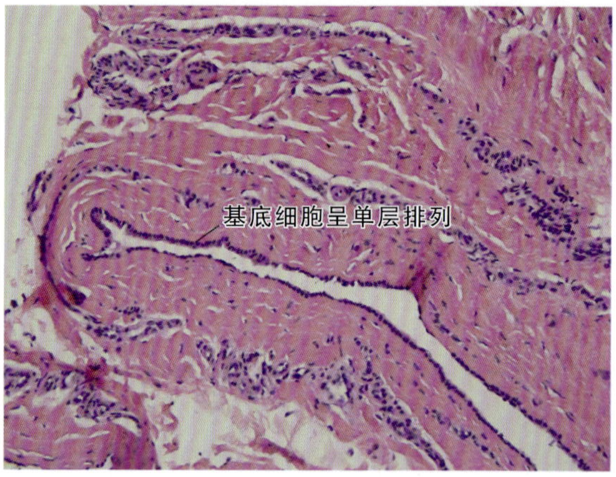

图 2–34 毛发囊肿“脱壳”后留下的基底层。

鳃裂囊肿(branchial cleft cyst)

主要特征

- 囊肿内衬上皮样或假复层柱状上皮。
- 囊肿周围被带有生发中心的淋巴样组织包围。
- 囊肿通常无内容物。

鳃裂囊肿常发生于颈侧、胸锁乳突肌前缘,可能为胚胎发育过程中第二鳃裂闭合受阻导致。系统发育学认为腮器可能与腮裂有关,此推断可解释该病的典型发病部位在颈侧。鳃裂囊肿是先天性颈部肿块最常见的原因,2%~3%为双侧发病。

尽管经典的理论认为从胚胎学角度来讲,鳃裂囊肿和支气管源性囊肿完全不同,但二者在分布和组织学上存在重叠。一般情况下,鳃裂囊肿更常发生在颈侧部,表现为淋巴滤泡和复层鳞状上皮。可见到平滑肌,但很少见。

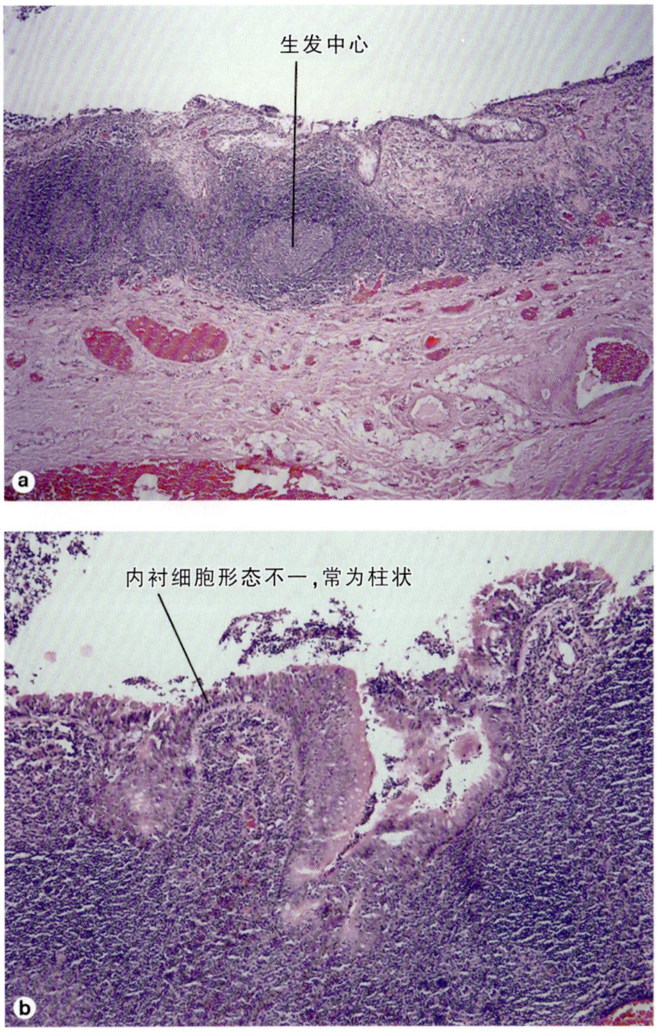

图 2–35　鳃裂囊肿。

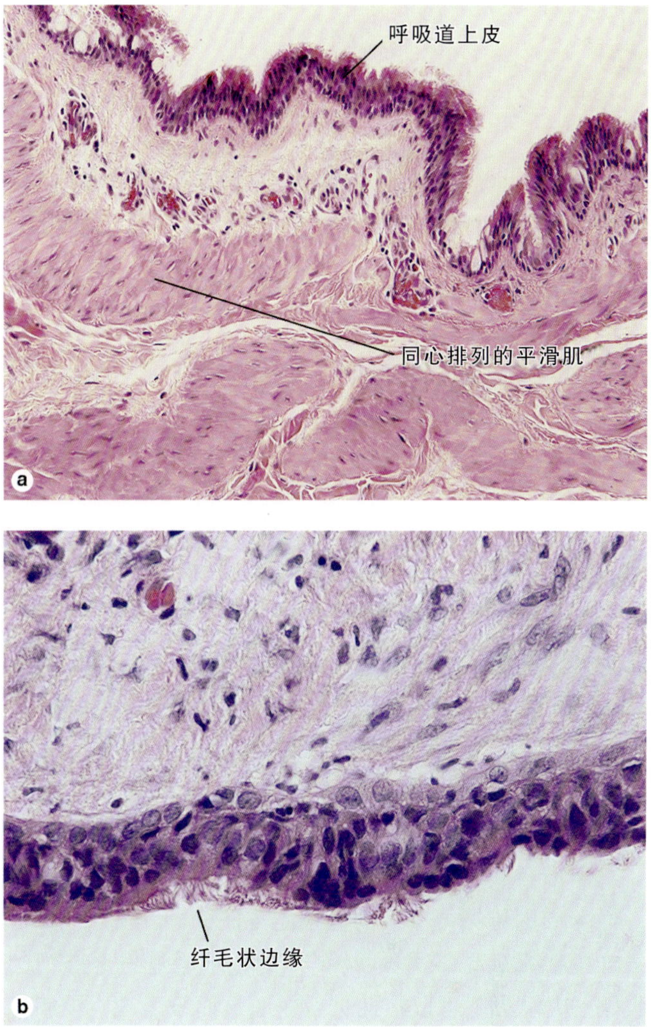

图 2–36　支气管源性囊肿。

支气管源性囊肿(bronchogenic cyst)

主要特征

- 囊壁内衬纤毛状假复层柱状上皮。
- 可见杯状细胞。
- 囊肿周围可见平滑肌。
- 可见软骨。

典型的支气管源性囊肿为中线性病变，位于胸骨切迹上方，可能起源于残留的原始前肠。尽管支气管源性囊肿通常发生在胸腔内，但皮肤损害一般发生在儿童期颈部。

与鳃裂囊肿相比，支气管源性囊肿通常无淋巴滤泡。典型表现为假复层呼吸道纤毛上皮、杯状细胞、同心排列的平滑肌和软骨。

脂囊瘤(steatocystoma；单纯皮脂腺导管囊肿，simple sebaceous duct cyst)

主要特征

- 波浪状、嗜酸染色的“鲨鱼齿”样角质层。
- 囊壁可见皮脂腺。
- 油性内容物，常含有毳毛。

脂囊瘤好发于胸部，多发，常具有遗传性。临床表现似结节囊肿性痤疮。皮损常孤立，散在分布。囊肿内衬与皮脂腺导管相似。囊壁内常见皮脂腺，但可能不明显。有些切片上看不到皮脂腺，仍可以根据波浪状嗜酸性角质层进行诊断。

皮样囊肿可能偶尔表现为相同的波浪状角质层，但囊壁内可见到终毛毛囊，并可见到小汗腺或大汗腺。脂囊瘤皮损标本在做病理切片过程中，易排出皮脂而变塌陷，而皮样囊肿因含有角蛋白不易塌陷。

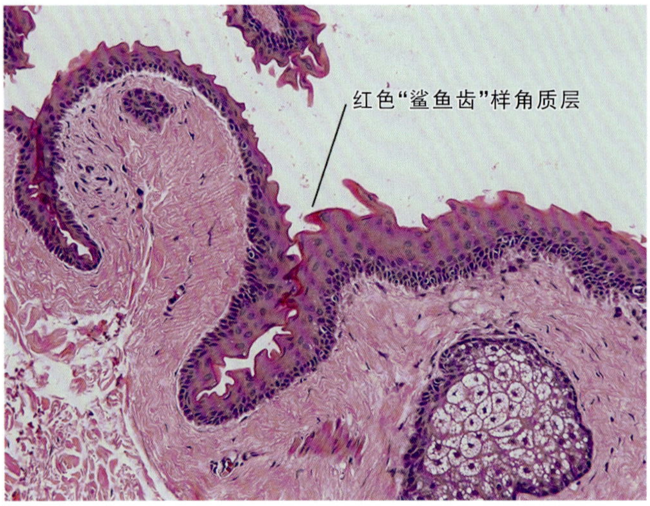

图 2-37 脂囊瘤。

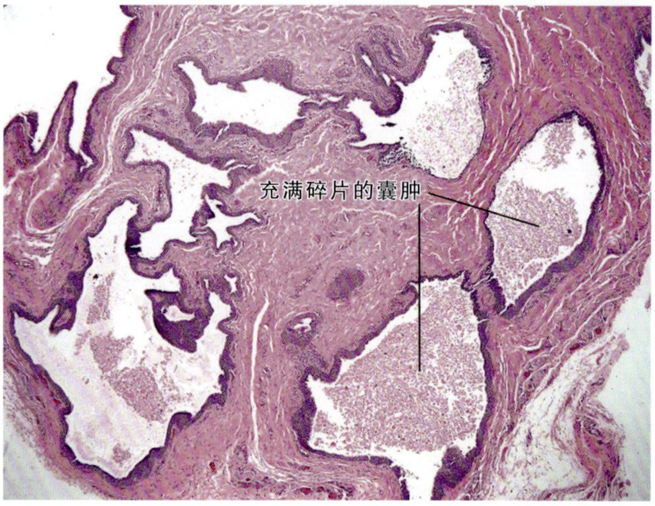

图 2-38 中线囊肿。

中线囊肿(median raphe cyst)

主要特征

- 沿肛门、生殖器中线分布。
- 囊肿内充满碎片。
- 内衬表现多样。
- 周围可见特征性的生殖器皮肤。

中线囊肿见于男性，特征性的位于尿道口至肛门的腹侧。中线囊肿可以在性交后变明显而被发现。该病可能由于胚胎期尿道皱襞的融合不全、尿道旁 Littre 腺异位，或中线闭锁后尿道上皮的隔离所致。

囊肿内通常充满无定形碎片，周围的皮肤具有生殖器皮肤特征：纤细的胶原、排列杂乱的平滑肌、许多小神经和血管。与支气管源性囊肿周围的平滑肌不同，生殖器皮肤的平滑肌排列杂乱。囊肿壁内衬表现多样，可为纤毛状、立方形细胞状，有些区域可见到断头分泌。

皮肤纤毛性囊肿(cutaneous ciliated cyst)

主要特征

- 与中线囊肿相似。
- 生殖器处皮肤少见。

典型的纤毛囊肿好发于女性下肢，与米勒管残余有关，偶尔也见于男性。囊肿内通常充满碎片，但外观与中线囊肿难以区别。可以根据发病部位、患者性别以及囊肿周围皮肤特征对两者加以鉴别。纤毛囊肿多发于下肢，周围皮肤与外阴皮肤的表现不同。

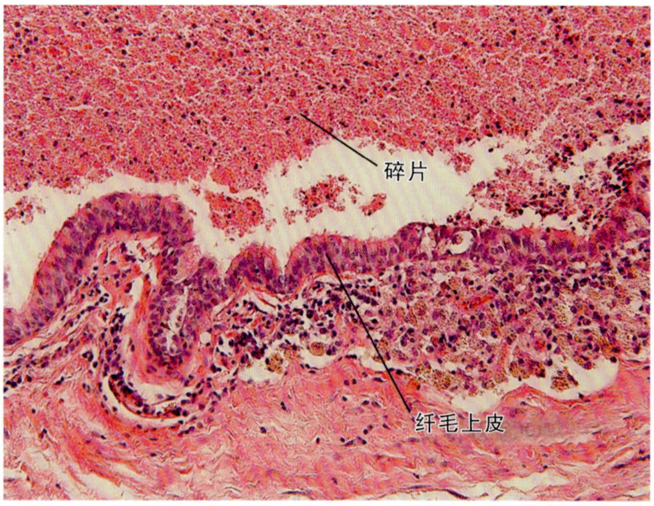

图 2-39 皮肤纤毛性囊肿。

甲状舌骨导管囊肿(thyroglossal duct cyst)

主要特征

- 常见于颈中线。
- 内衬通常为呼吸道样上皮。
- 也可能为鳞状上皮。
- 周围可见甲状腺滤泡和淋巴细胞的聚集。

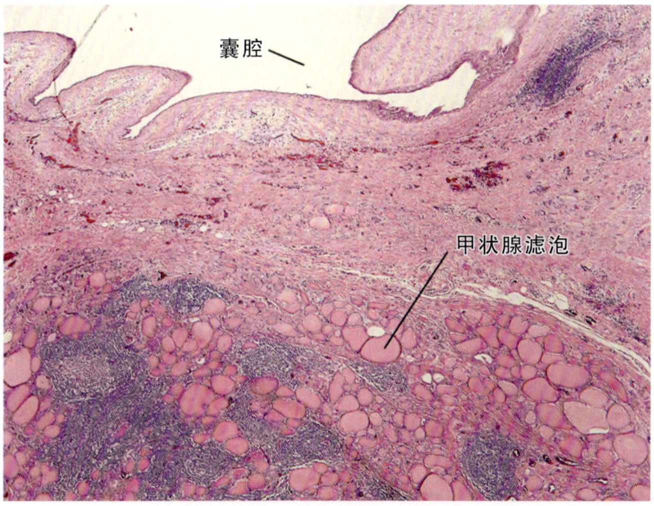

图 2–40　甲状舌骨导管囊肿。

（赵琰 译　张悦 张建中 审校）

推荐阅读

Abbas O, Wieland CN, Goldberg LJ. Solitary epidermolytic acanthoma: a clinical and histopathological study. J Eur Acad Dermatol Venereol 2011;25(2):175–80.

Argenyi ZB, Huston BM, Argenyi EE, et al. Large-cell acanthoma of the skin. A study by image analysis cytometry and immunohistochemistry. Am J Dermatopathol 1994;16(2):140–4.

Cho S, Chang SE, Choi JH, et al. Clinical and histologic features of 64 cases of steatocystoma multiplex. J Dermatol 2002;29(3):152–6.

Folpe AL, Reisenauer AK, Mentzel T, et al. Proliferating trichilemmal tumors: clinicopathologic evaluation is a guide to biologic behavior. J Cutan Pathol 2003;30(8):492–8.

Fornatora ML, Reich RF, Haber S, et al. Oral melanoacanthoma: a report of 10 cases, review of the literature, and immunohistochemical analysis for HMB-45 reactivity. Am J Dermatopathol 2003;25(1):12–15.

Goldenberg A, Lee RA, Cohen PR. Acantholytic dyskeratotic acanthoma: case report and review of the literature. Dermatol Pract Concept 2014;4(3):25–30.

Jaworsky C, Murphy GF. Cystic tumors of the neck. J Dermatol Surg Oncol 1989;15(1):21–6.

Kim SH, Choi JH, Sung KJ, et al. Acantholytic acanthoma. J Dermatol 2000;27(2):127–8.

Lyons G, Chamberlain AJ, Kelly JW. Dermoscopic features of clear cell acanthoma: five new cases and a review of existing published cases. Australas J Dermatol 2015;56(3):206–11.

Mehregan DR, Hamzavi F, Brown K. Large cell acanthoma. Int J Dermatol 2003;42(1):36–9.

Romaní J, Barnadas MA, Miralles J, et al. Median raphe cyst of the penis with ciliated cells. J Cutan Pathol 1995;22(4):378–81.

Santos LD, Mendelsohn G. Perineal cutaneous ciliated cyst in a male. Pathology 2004;36(4):369–70.

Sharma R, Verma P, Yadav P, et al. Proliferating trichilemmal tumor of scalp: benign or malignant, a dilemma. J Cutan Aesthet Surg 2012;5(3):213–15.

Vidaurri-de la Cruz H, Tamayo-Sánchez L, Durán-McKinster C, et al. Epidermal nevus syndromes: clinical findings in 35 patients. Pediatr Dermatol 2004;21(4):432–9.

第3章 表皮恶性肿瘤

Dirk M. Elston

日光性角化病(actinic keratosis)

主要特征

- 表皮角质形成细胞增多、排列紊乱，有异型性。
- 始于基底层。
- 通常伴日光性弹力纤维变性。

通常在毛囊漏斗部周围可见异型角质形成细胞。在二维切片中，异型角质形成细胞见于良性毛囊上皮周围，形成一条肩样带。异型细胞上面的角质层可正常，亦可见“恶性角质”。恶性角质即致密的嗜酸性角质层，伴有深染的砖块样角化不全。由左至右，明亮的嗜酸性角质区与起源于附属器结构的苍白的嗜碱性板层状角蛋白交替出现(旗帜征)。常见异型角质形成细胞形成基底部增宽的芽蕾，由表皮向下延伸。芽蕾可多种多样，有时难以与浅表侵袭性鳞状细胞癌进行区分。

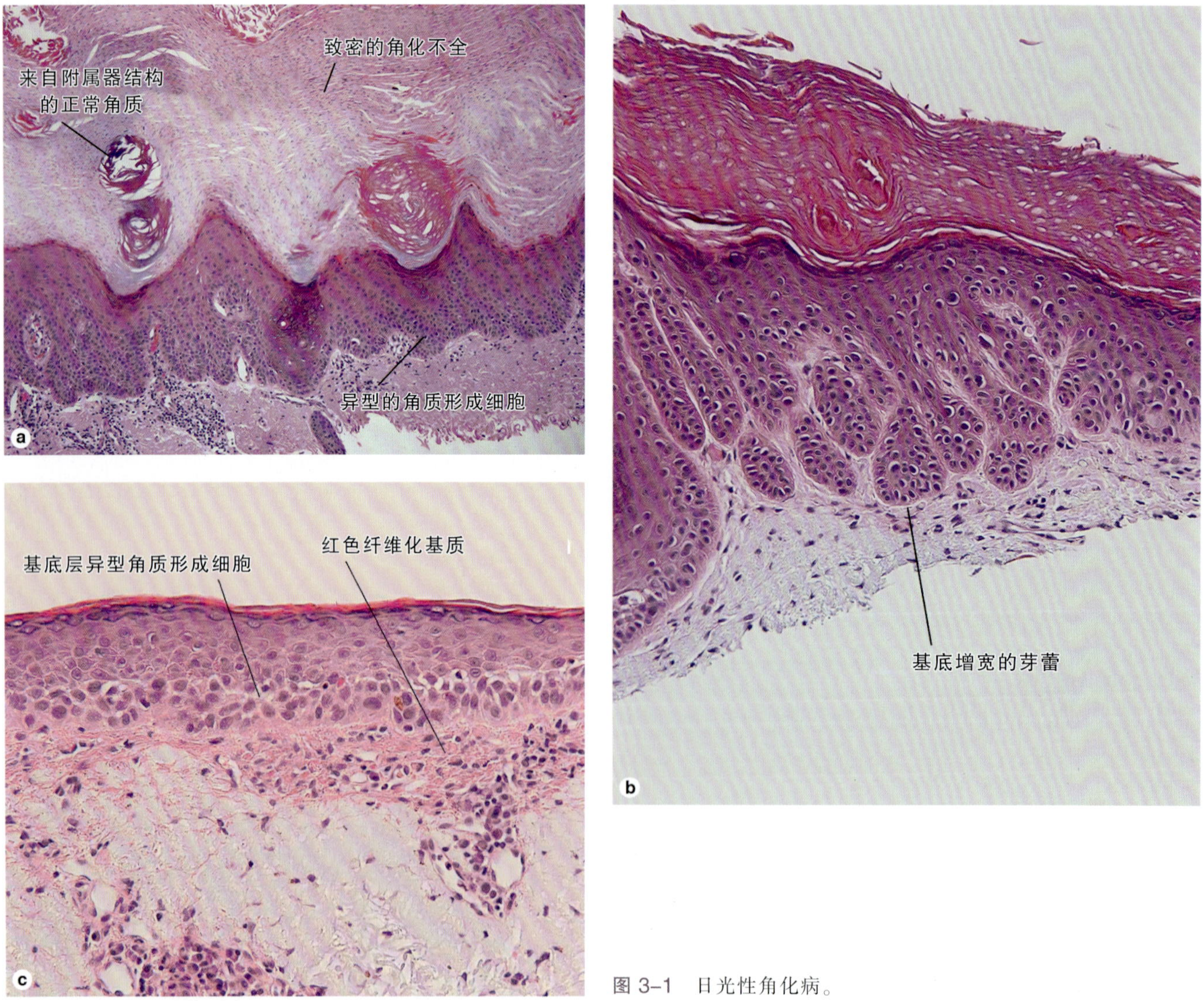

图 3-1　日光性角化病。

棘层松解型日光性角化病(acantholytic actinic keratosis)

主要特征

- 表皮角质形成细胞增多、排列紊乱,有异型性。
- 异型区域棘层松解。
- 异型区域可上覆“恶性角质”。
- 表皮芽蕾可多种多样。

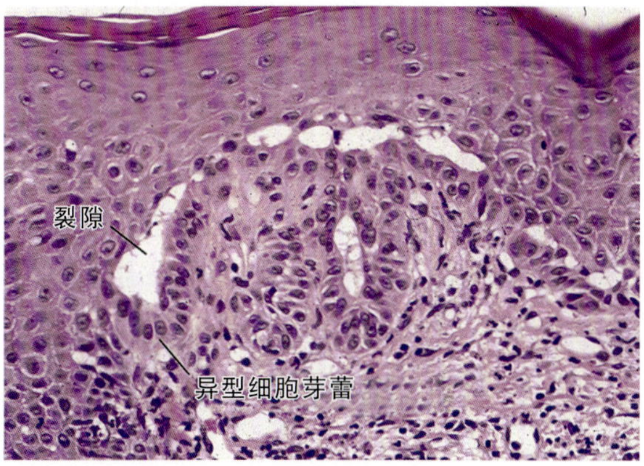

图 3-2　棘层松解型日光性角化病。

苔藓样日光性角化病(lichenoid actinic keratosis)

主要特征

- 表皮角质形成细胞增多、排列紊乱,有异型性。
- 苔藓样界面皮炎。
- 异型区域可上覆“恶性角质”。

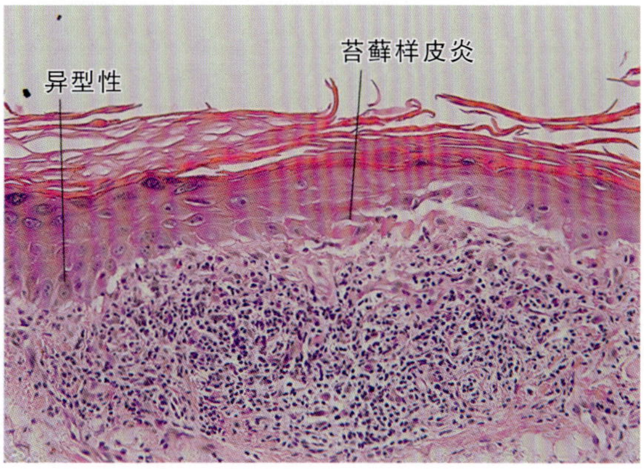

图 3-3　苔藓样日光性角化病。

肥厚型日光性角化病(hypertrophic actinic keratosis)

主要特征

- 表皮角质形成细胞增多、排列紊乱,有异型性。

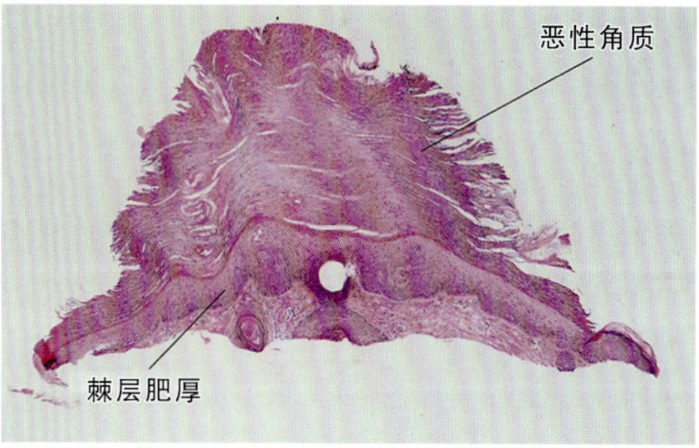

图 3-4　肥厚型日光性角化病。

- 异型区域上覆明显“恶性角质”。
- 棘层肥厚,常伴有形态多样的表皮芽蕾。
- 红色纤维化基质常向下取代日光性弹力纤维变性。

鲍恩样日光性角化病(Bowenoid actinic keratosis)

主要特征

- 局灶性角质形成细胞全层异型。

与鲍恩病不同,鲍恩样日光性角化病不会出现间变细胞核、克隆巢、异型细胞在表皮内散弹式分布或毛囊全层受累。

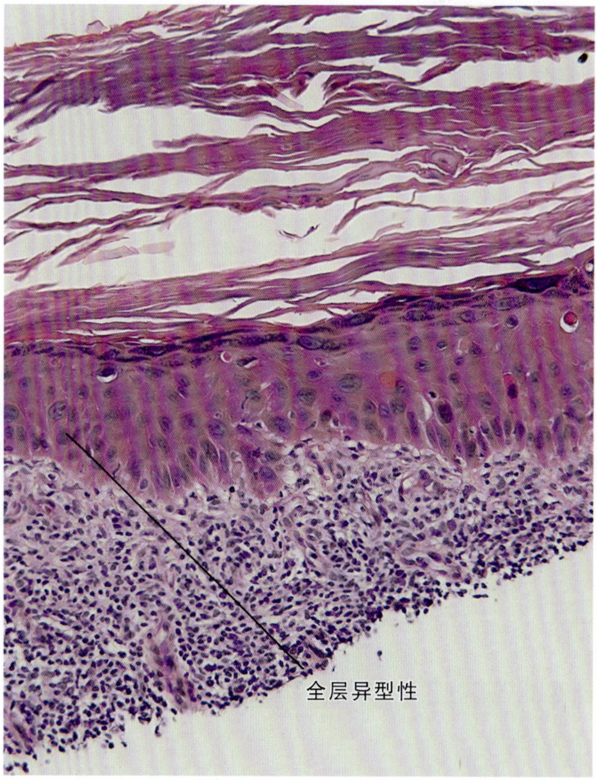

图 3-5　鲍恩样日光性角化病。

鲍恩病(Bowen disease)

主要特征

• 表皮全层异型，正常成熟细胞缺失（风吹模式，wind-blown pattern）。

• 通常出现“恶性角质”。

• 异型细胞在表皮内散弹式或巢式分布。

• 通常毛囊全层受累。

鲍恩病是原位鳞状细胞癌的一种类型。恶性细胞可能起源于毛囊上皮，然后迁移进入表皮，呈散弹式或巢式分布。随着时间的推移，恶性细胞逐渐累及表皮全层，活检标本中最常见此期表现。鲍恩病与鲍恩样日光性角化病相似，但鲍恩病的细胞间变更重，核/质比更高，散弹式或巢式分布区域可持续存在。有时鲍恩病没有间变细胞，而以透明细胞或含有丰富嗜酸性玻璃样胞质的细胞代之。鲍恩病倾向于累及毛囊全层，至少部分毛囊如此。有些病例显示多个毛囊全层受累，而其上方表皮可能相对正常。

鉴别诊断

1.Paget 病。

2.黑色素瘤。

3.表皮内汗孔癌。

4.皮脂腺癌。

鲍恩病中的恶性角质形成细胞可角化，并成为角质层的一部分。相对而言，Paget 病或黑色素瘤的恶性细胞通常散于完整的角质层之中。鲍恩病含有糖原，故过碘酸-希夫(PAS)阳性且对淀粉酶敏感，而 Paget 病含有唾液黏蛋白，PAS 阳性，耐淀粉酶。鲍恩病癌胚抗原(CEA)阴性，而 Paget 病 CEA 阳性。导管和向皮脂腺分化可区分汗孔癌和皮脂腺癌。

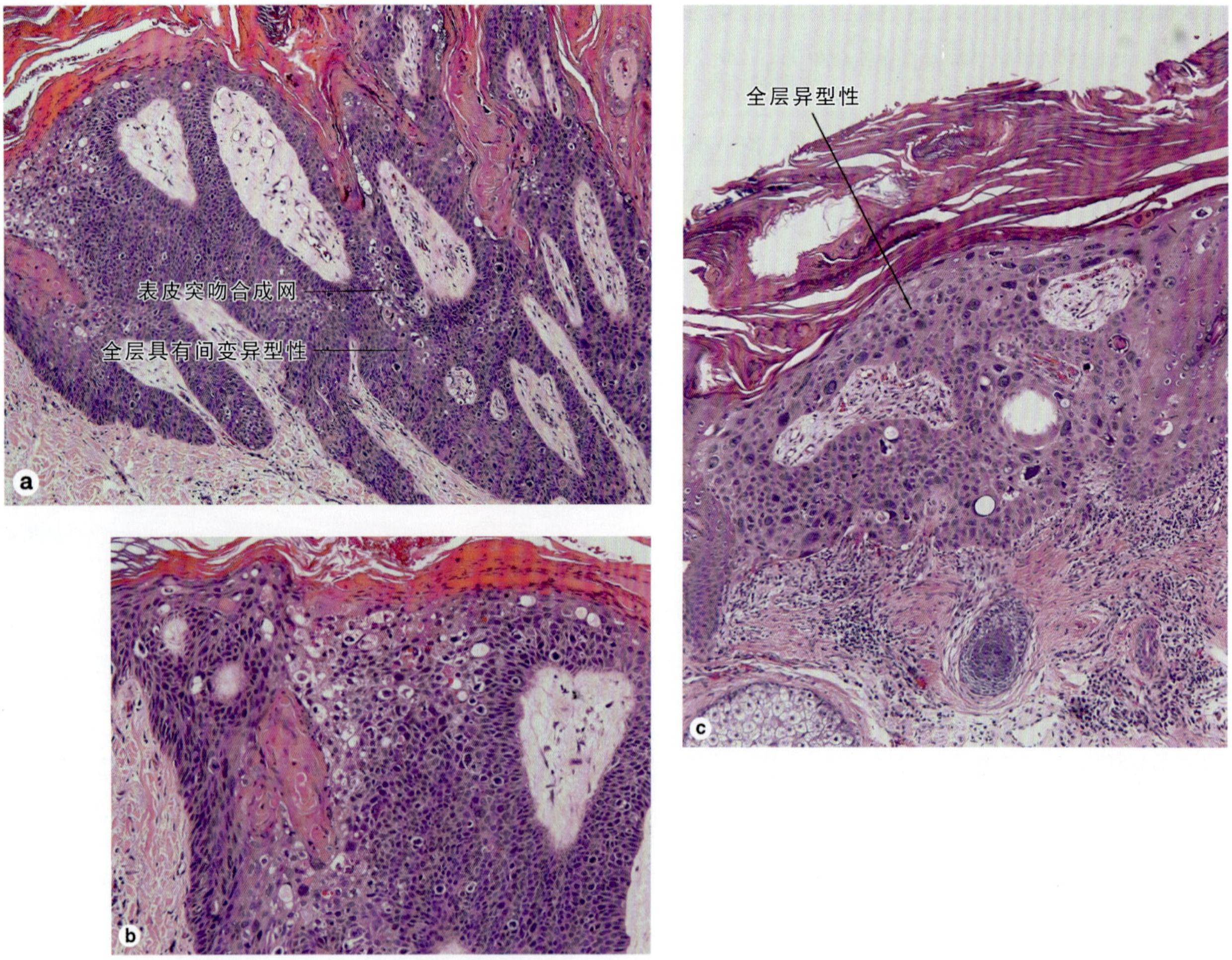

图 3-6 鲍恩病。

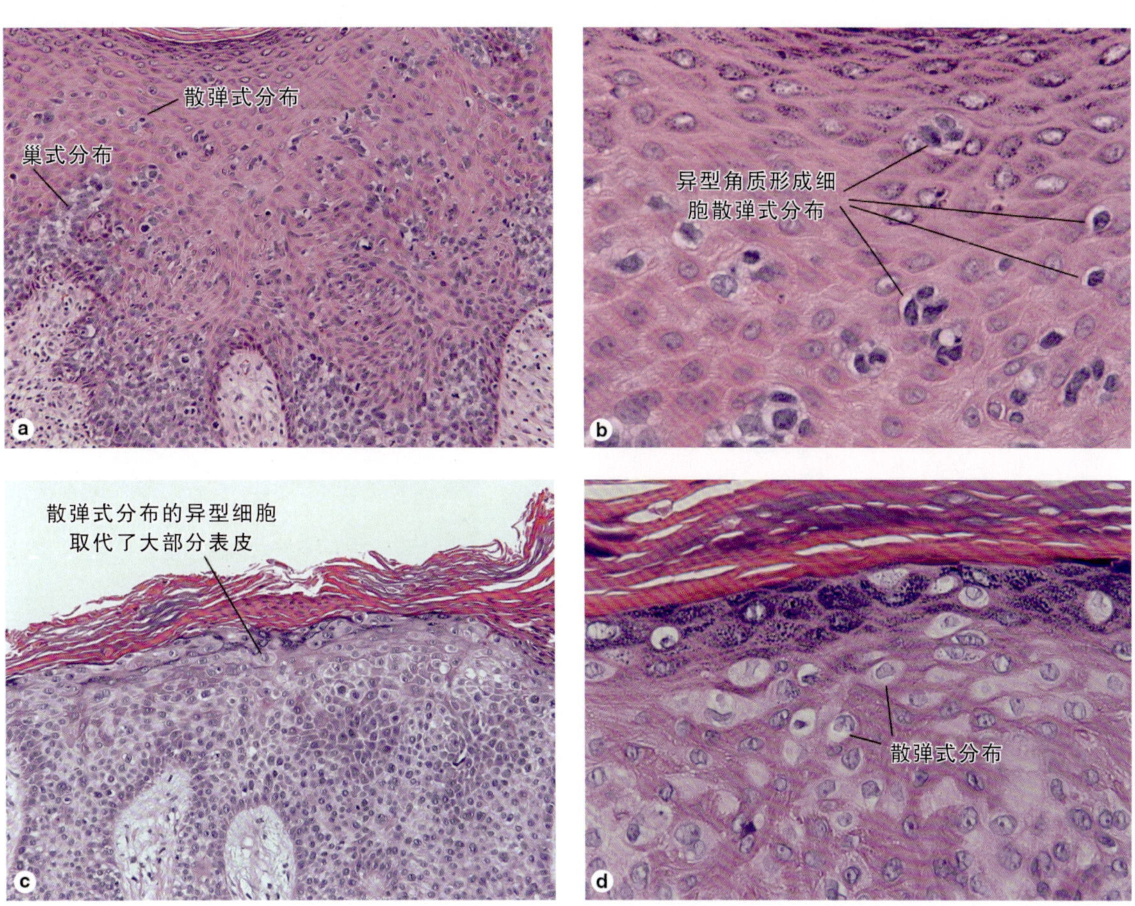

图 3-7 鲍恩病：异型细胞散弹式分布。

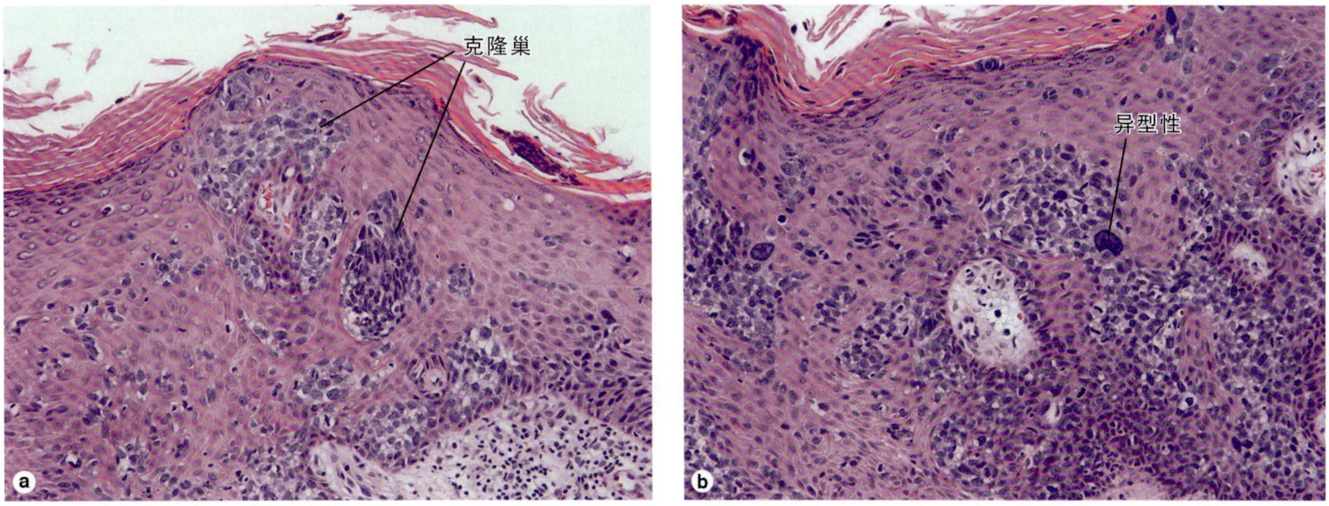

图 3-8 鲍恩病：异型细胞的克隆巢。（待续）

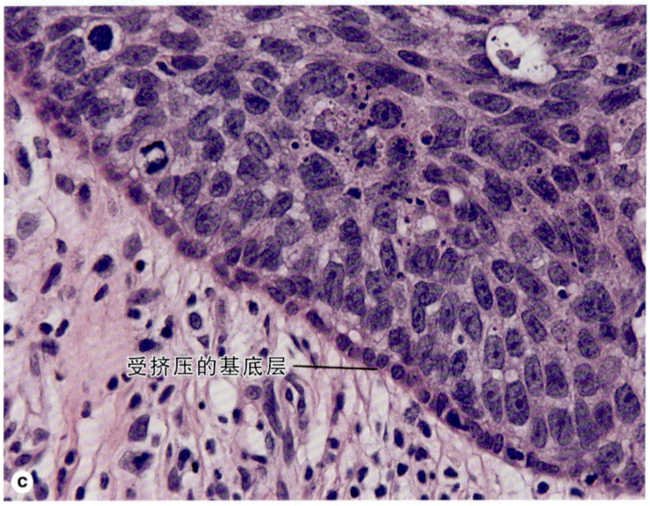

图 3–8(续)

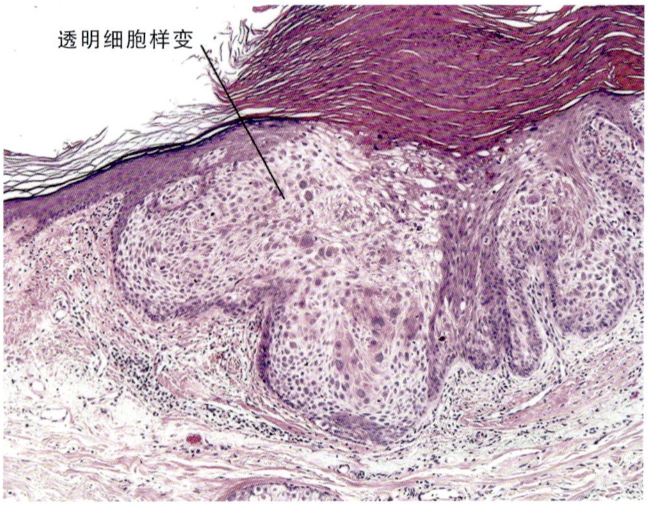

图 3–9 鲍恩病的透明细胞样变。

鳞状细胞癌(squamous cell carcinoma)

主要特征

- 异型细胞侵入真皮。
- 可伴有棘层松解。
- 可伴有结缔组织增生。

高分化的侵袭性鳞状细胞癌在染色特征上与其上表皮十分相似，可出现角化。在肿瘤周围常见假上皮瘤样增生。如果皮损被抠挖过，其上可出现结节性痒疹的改变。因此需充分活检，以避免误诊。

淋巴细胞结节样浸润是伴有结缔组织增生的鳞状细胞癌的一条重要线索。免疫组化可用于确认基质中的异型鳞状细胞。

中分化鳞状细胞癌细胞核/质比更高，但仍有角化。低分化鳞状细胞癌细胞呈梭形或间变。通常需要角蛋白免疫组化来帮助确诊低分化鳞状细胞癌。

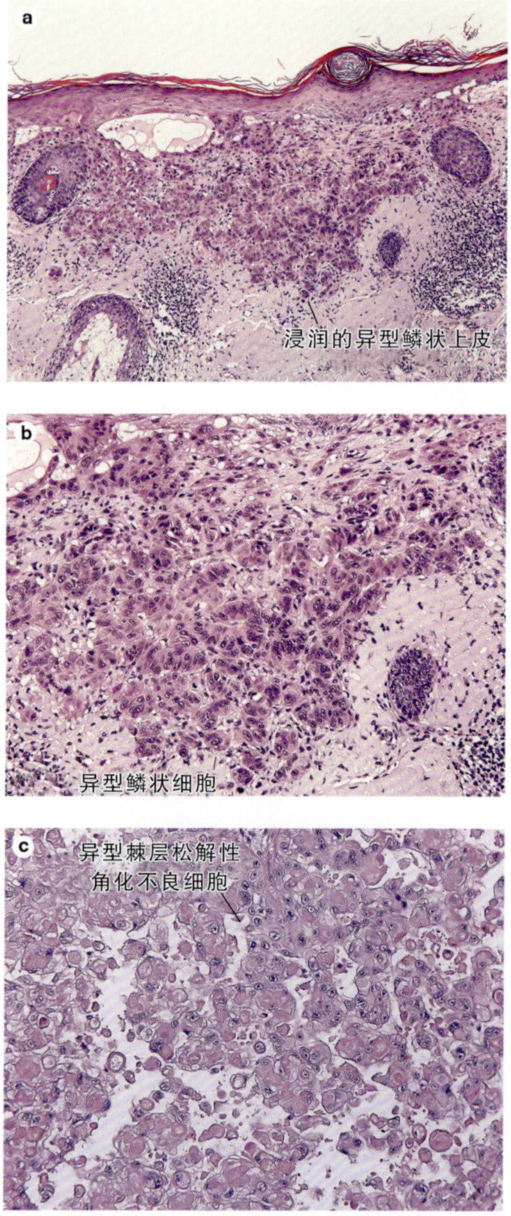

图 3–10 (a,b)高分化侵袭性鳞状细胞癌。(c)棘层松解型鳞状细胞癌。(d,e)伴有结缔组织增生的鳞状细胞癌(H&E 和角蛋白 903 免疫组化染色)。(待续)

疣状癌(verrucous carcinoma)

主要特征

- 高分化的玻璃样鳞状上皮。
- 边界钝圆。

多数侵袭性鳞状细胞癌边界为锯齿状，但是疣状癌边界钝圆，肿瘤细胞高分化，胞质呈嗜酸性玻璃样变。疣状癌像推土机一样缓慢侵入下方组织。

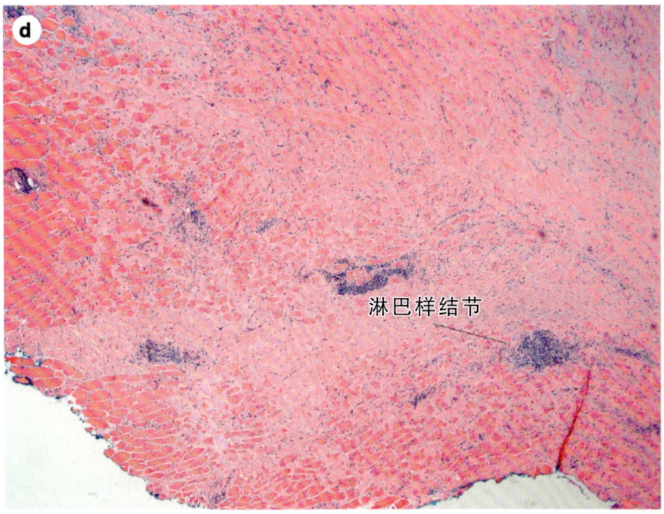

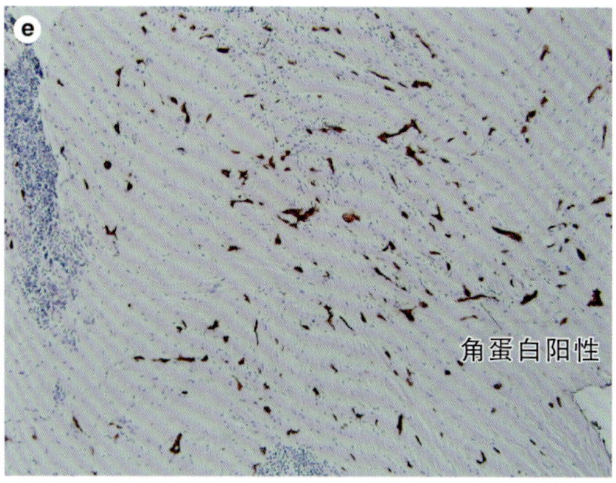

图 3-10(续)

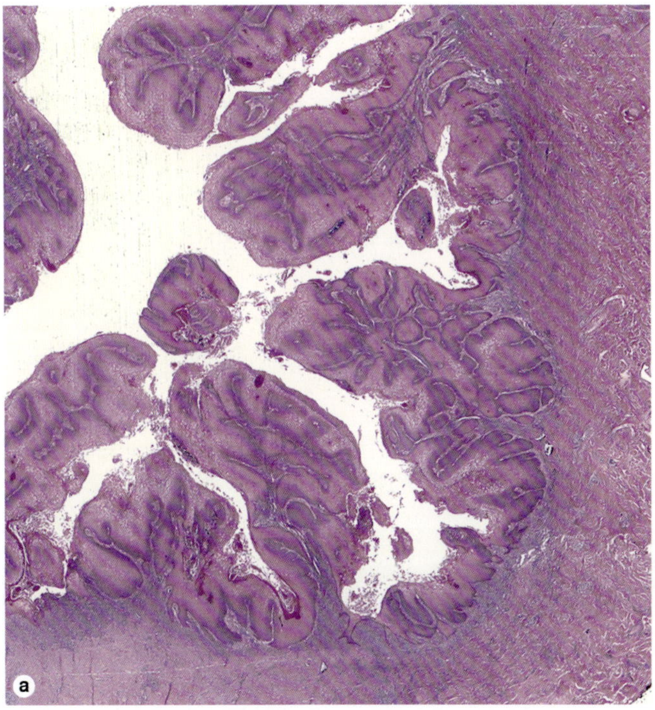

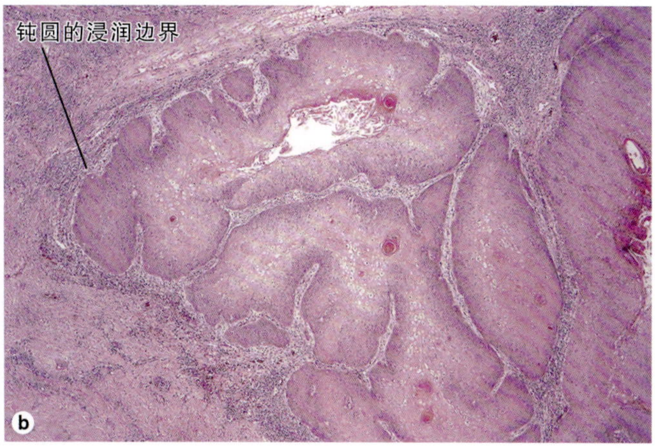

图 3-11 疣状癌。

梭形鳞状细胞癌（spindled squamous cell carcinoma）

主要特征

- 毗连表皮的异型梭形细胞。

鉴别诊断

梭形鳞状细胞癌与其他梭形细胞肿瘤十分相似。镜下可见异型梭形细胞肿瘤紧贴表皮，需进行鉴别诊断的肿瘤包括(简记为 SLAM)：

- 鳞状细胞癌(Squamous cell carcinoma)(角蛋白阳性)。
- 平滑肌肉瘤 (Leiomyosarcoma)(平滑肌肌动蛋白和结蛋白阳性)。
- 非典型纤维黄色瘤 (Atypical fibroxanthoma)(排除性诊断)。
- 黑色素瘤(Melanoma)(S100 阳性)。

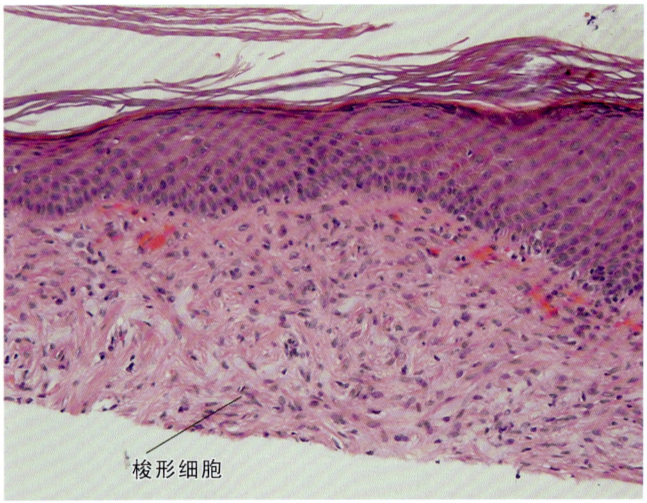

图 3-12 梭形鳞状细胞癌。

角化棘皮瘤(keratoacanthoma)

主要特征

- 生长速度快，可自行消退。
- 活检后通常暴发性生长。
- 很多学者将本病视为一种可消退的侵袭性鳞状细胞癌。
- 充满角蛋白的火山口。
- 玻璃样红染的角质形成细胞侵袭性增殖。
- 常见中性粒细胞微脓疡。
- 肿瘤周围常见嗜酸性粒细胞浸润。
- 增殖的鳞状细胞外周常见被包绕的弹力纤维。
- 早期皮损中央的毛囊存在明显的颗粒层增厚和假上皮瘤样增生。
- 无棘层松解。

角化棘皮瘤生长迅速，随后自行消退。但有时角化棘皮瘤与高分化侵袭性鳞状细胞癌很难区分，鳞状细胞癌从来不会自行消退。二者都可向神经周围延伸。活检后发现暴发性生长更支持角化棘皮瘤的诊断。相对而言，有棘层松解则提示鳞状细胞癌可能性大。角化棘皮瘤常见中性粒细胞微脓疡、嗜酸性粒细胞和被包绕的弹力纤维，而鳞状细胞癌罕见。

在早期角化棘皮瘤皮损中央的毛囊可出现假上皮瘤样增生和颗粒层增厚，但在鳞状细胞癌中仅见于外周。角化棘皮瘤的明确特征是它具备终末分化的能力，是一个肿瘤自身角质化死亡的过程。

表 3-1 角化棘皮瘤和鳞状细胞癌特征对比

特征	角化棘皮瘤	鳞状细胞癌
表皮假上皮瘤样增生和颗粒层增厚	皮损中央	皮损外周
细胞类型	淡粉色玻璃样变的大细胞	常见淡粉色玻璃样变的大细胞
真皮内浸润	常见嗜酸性粒细胞	常见浆细胞
腺体受累	将外分泌腺推向下方	可侵入外分泌腺
被包绕的弹力纤维	常见	罕见
棘层松解	无	常见
侵袭神经周围	是	是
中性粒细胞微脓疡	常见	罕见
生长	暴发性	缓慢
终末分化	是	否

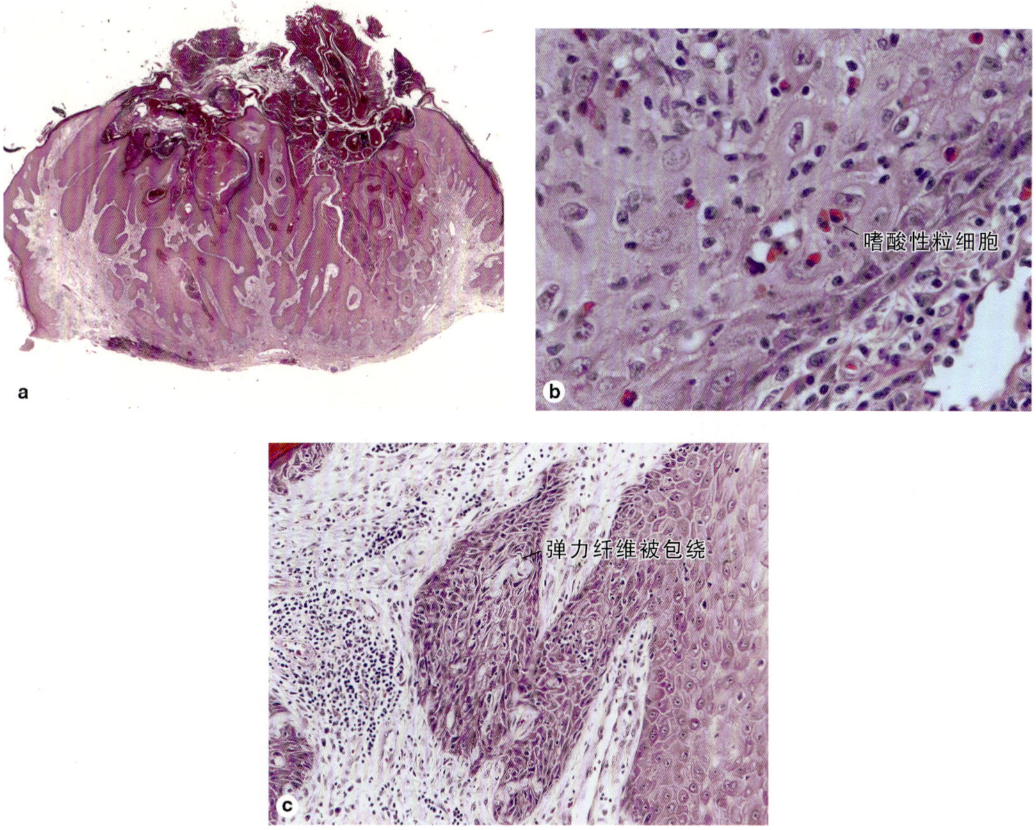

图 3–13　角化棘皮瘤。

退化期角化棘皮瘤(regressing keratoacanthoma)

主要特征

- 火山口样,常为扇形轮廓。
- 火山口内充满角蛋白。
- 增殖的上皮退化为类似于表皮样囊肿的薄壁。
- 退化的上皮周围可见瘢痕改变。

退化期角化棘皮瘤的最突出特征是扇形火山口内部的大量角蛋白,与外围的薄壁上皮不成比例。

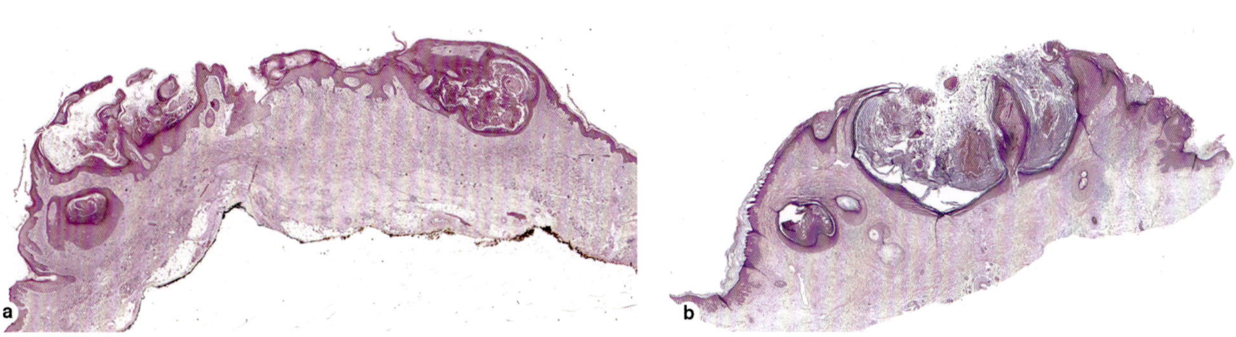

图 3–14　退化期角化棘皮瘤。

基底细胞癌(basal cell carcinoma, BCC)

主要特征

- 蓝色细胞团块。
- 外周细胞栅栏状排列。
- 核/质比高。
- 收缩间隙。
- 纤维黏液样基质。

浅表多灶性 BCC(superficial multifocal BCC)

主要特征

- 多灶性蓝色芽蕾。
- 明显的纤维黏液样基质向下取代日光性弹力纤维变性。
- 常见收缩间隙。

浅表多灶性 BCC 生长模式类似于从表皮垂下的花环,在二维切面中,表现为多灶性蓝色芽蕾。因为芽蕾之间相隔较远,肿瘤边缘的评估主要依赖于周围的基质。肿瘤基质向下取代真皮网状层和日光性弹力纤维变性。边缘见肿瘤基质视为阳性。

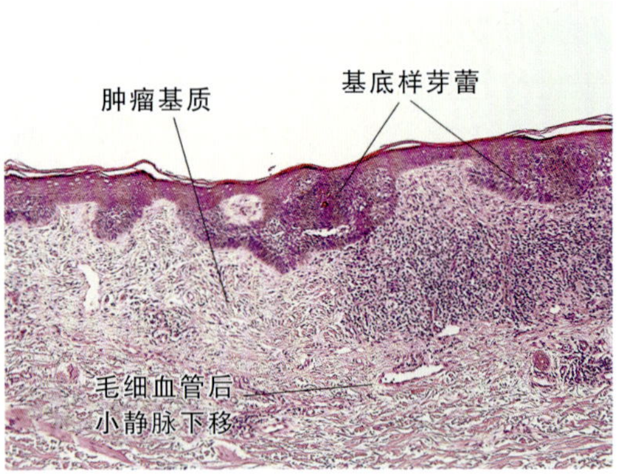

图 3–15 浅表多灶性 BCC。

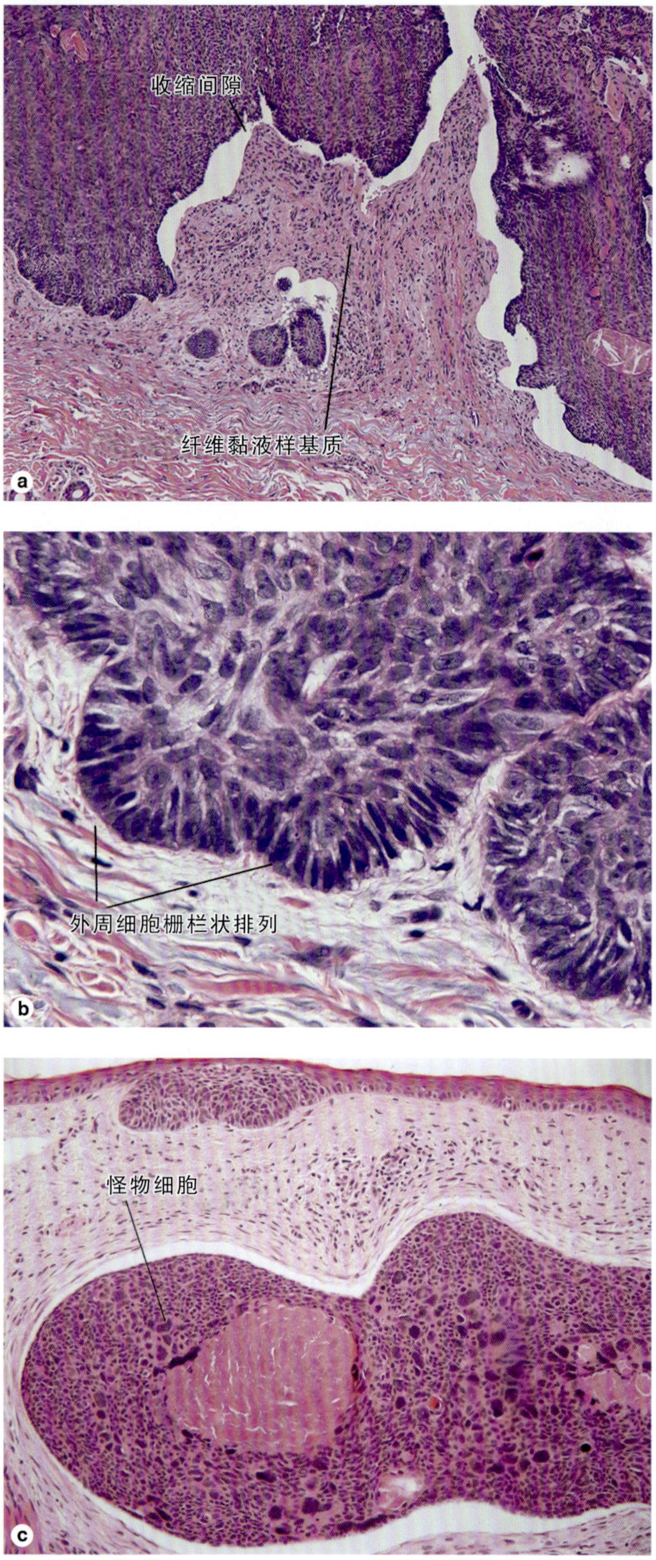

图 3–16 结节性 BCC(图 3–16c 所示为结节性 BCC,可见怪物细胞)。

结节性 BCC(nodular BCC)

主要特征

- 结节性蓝色细胞团块。
- 外周细胞栅栏状排列。
- 收缩间隙。
- 明显的纤维黏液样基质。

可见染色质丰富的"怪物细胞",但不影响预后。

小结节性 BCC(micronodular BCC)

主要特征

- 蓝色细胞团块较小。
- 外周细胞栅栏状排列。
- 局灶性收缩间隙。
- 单个细胞团块周围可见明显纤维黏液样基质,但细胞团块之间为正常真皮。

小结节性 BCC 的特征为向真皮呈侵袭性蠕虫样生长,在横切面中表现为小结节。因为在肿瘤团块之间存在粗大的真皮胶原束,在临床上肿瘤边界不清,不易刮除。

应该注意的是,许多普通的 BCC 呈现小的指样突起,横切面上好像小圆球,但是在细胞团块之间仅有肿瘤基质,没有粗大的胶原束,这类肿瘤不能定义为小结节性 BCC。

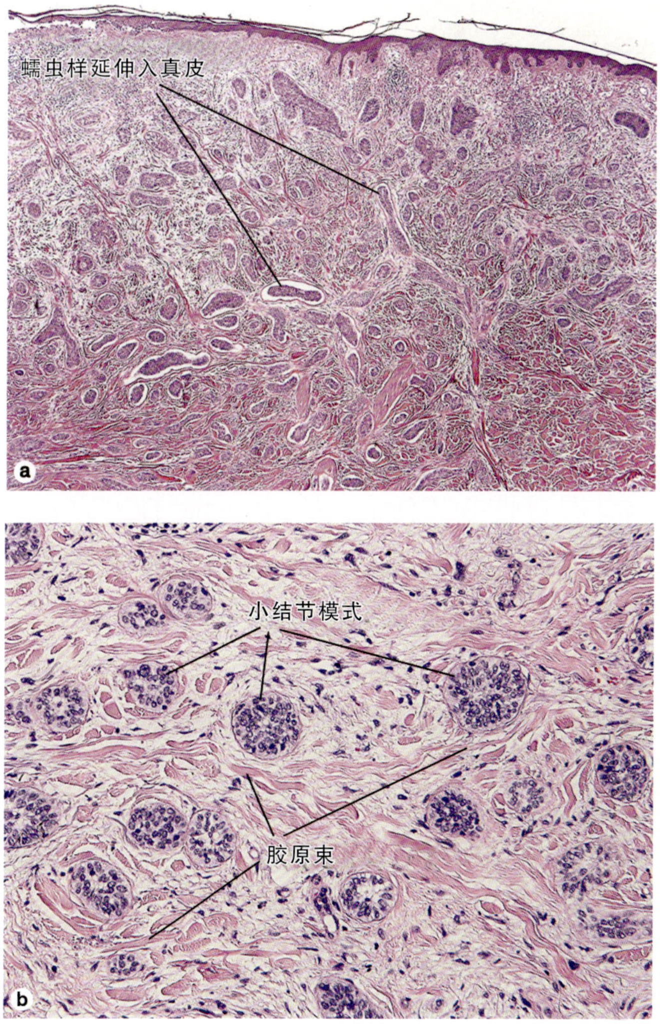

图 3–17　小结节性 BCC。

硬斑病样 BCC(morpheaform BCC)

主要特征

- 通常仅有两层细胞的基底样细胞浸润条索。
- 硬化性基质。
- 局部可见蝌蚪样细胞团块,伴小的角囊肿。

硬斑病样 BCC 临床上呈瘢痕样皮损,并逐渐扩大,常累及神经周围。在被确诊时,肿瘤通常已浸润很深。粉红色的硬化性基质内几乎不含黏蛋白,乍一看类似于瘢痕,但是组织结构并非瘢痕。在瘢痕组织中,胶原与表皮平行,血管与表皮垂直,而肿瘤基质的走行是随意的。浅表皮损活检时,偶见蝌蚪样肿瘤团块,伴有小的角囊肿,呈“佩斯利领带”样外观(“paisley-tie” appearance)。

鉴别诊断

1.硬斑病样 BCC(患者年龄更大,呈瘢痕样皮损)。

2.微囊肿附属器癌(上唇、面中部或颏部坚实斑块)。

3.结缔组织增生性毛发上皮瘤(青年女性面颊部发生的“甜甜圈”样中央凹陷的坚实皮损)。

4.汗管瘤(下睑小丘疹或泛发发疹型丘疹)。

5.发疹型汗管瘤(胸背部或阴茎,常见于Ⅵ型皮肤)。

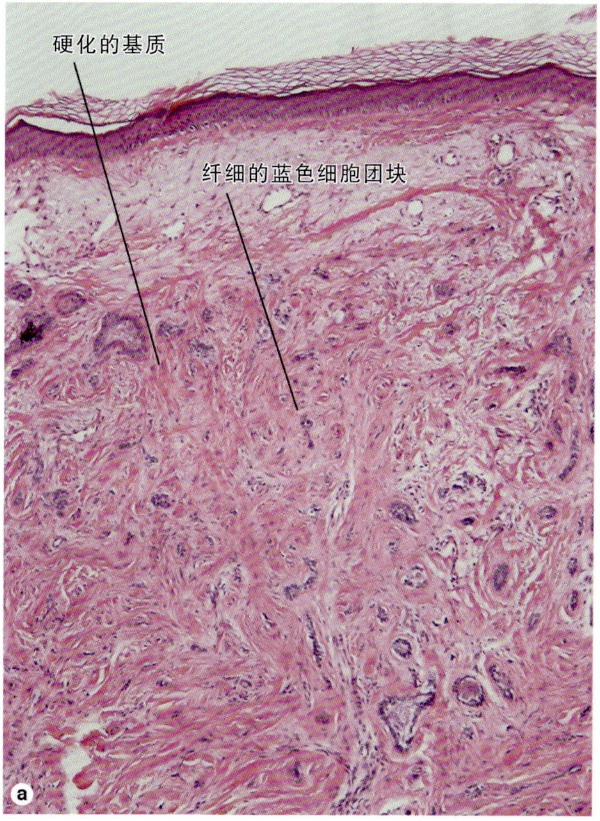

图 3–18　硬斑病样 BCC。(待续)

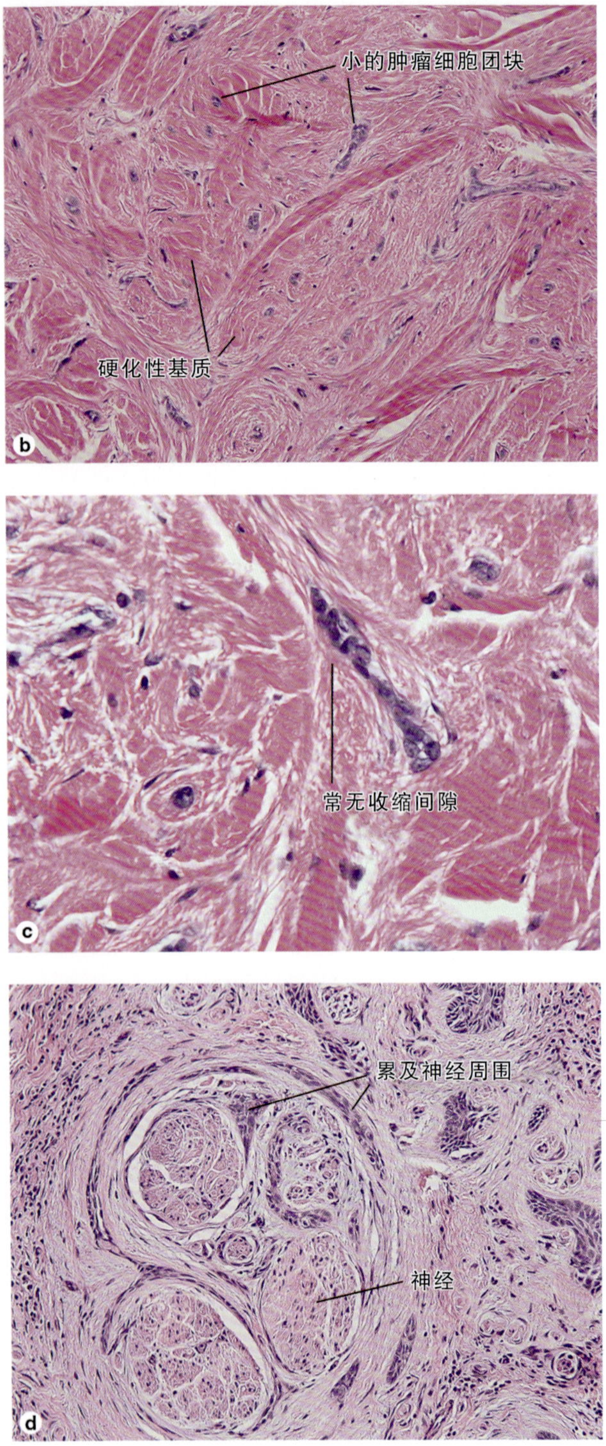

图 3-18(续)

浸润性 BCC(infiltrative BCC)

主要特征

- 钉子样生长模式。
- 基质内富含成纤维细胞,黏蛋白较少。
- 常见鳞状细胞分化区域。
- 常累及神经周围。

乍一看,浸润性 BCC 的富含成纤维细胞的基质类似于毛发上皮瘤的基质。仔细看,毛发上皮瘤没有钉子样的细胞团块。钉子样的东西容易伤人,这一经验或许有助于我们记忆钉子样细胞团块符合这类 BCC 的侵袭性特征。浸润性 BCC 无乳头间质体。

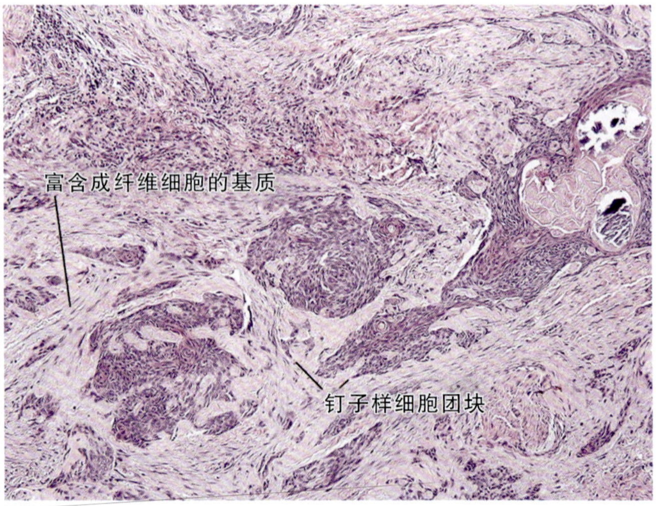

图 3-19 浸润性 BCC。

漏斗部囊性 BCC(infundibulocystic BCC)

主要特征

- 粉色放射状条索,蓝色芽蕾。
- 角囊肿。
- 纤维黏液样基质。

漏斗部囊性 BCC 向毛囊漏斗部分化,特征为粉色的鳞状上皮条索,条索顶端为蓝色基底样芽蕾,伴有角囊肿。本病与基底样毛囊错构瘤十分相似,二者在临床上容易区分。

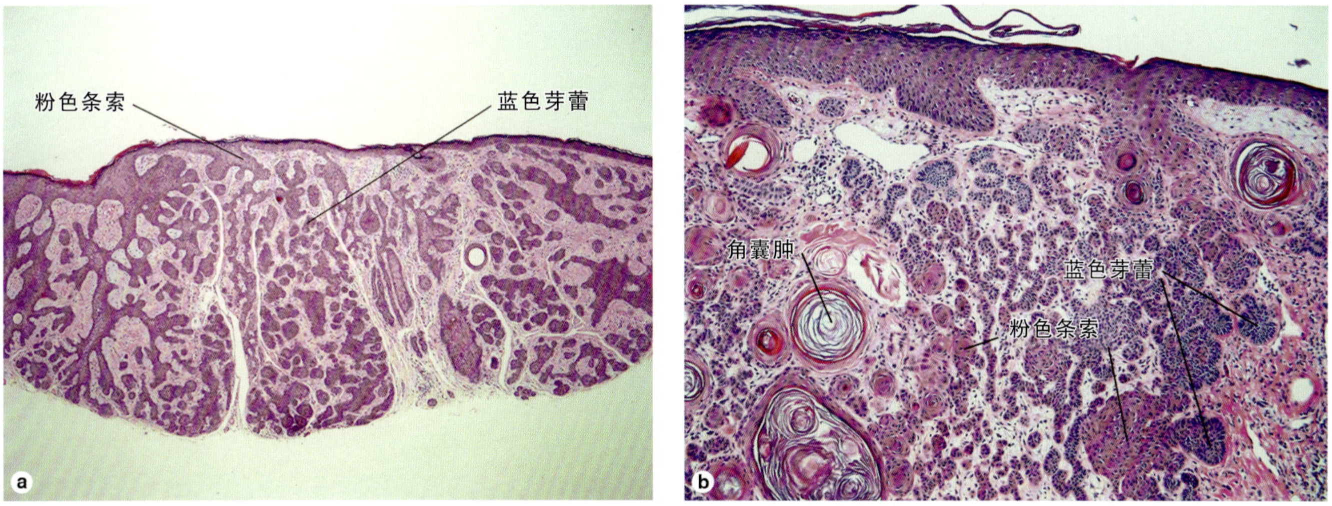

图 3-20 漏斗部囊性 BCC。

Pinkus 纤维上皮瘤(fibroepithelioma of Pinkus)

主要特征

- 相互交织的粉色条索,蓝色芽蕾。
- 条索内常见外分泌腺导管。
- 丰富的纤维黏液样基质。

Pinkus 纤维上皮瘤由相互交织的粉色上皮条索构成,被包绕于纤维黏液样基质中。条索内常见导管,条索的顶端和周边可见蓝色基底样芽蕾。

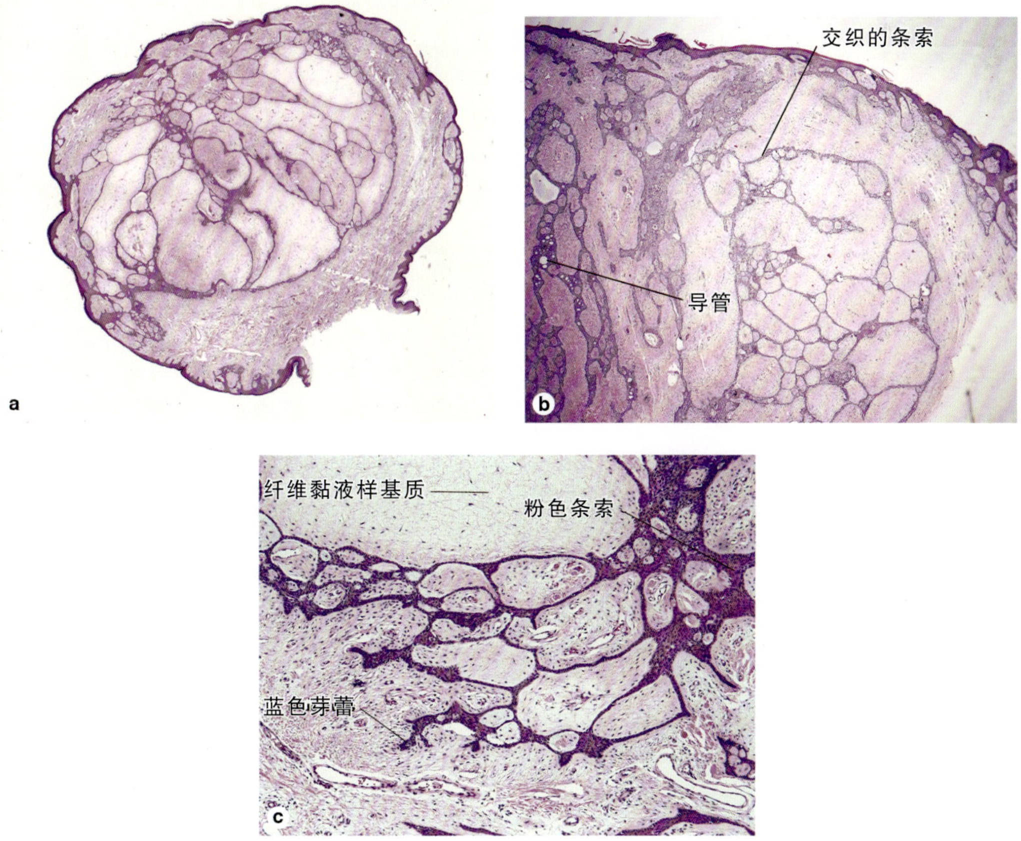

图 3-21 Pinkus 纤维上皮瘤。

腺样 BCC(adenoid BCC)

主要特征

- 腺样模式分布的蓝色细胞团块(在团块中间有透明裂隙)。
- 外周细胞栅栏状排列。
- 纤维黏液样基质。
- 收缩间隙。

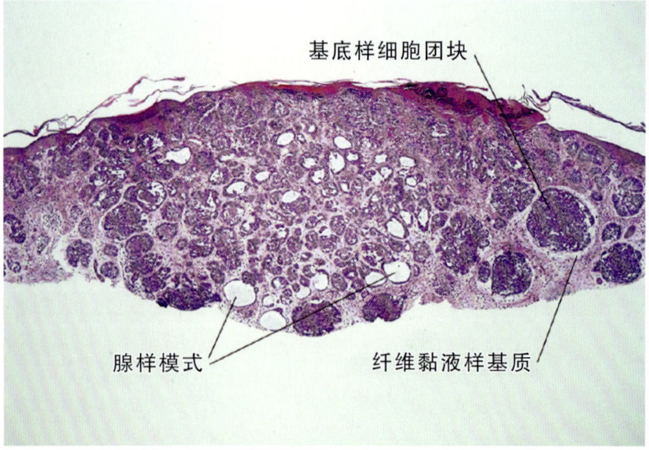

图 3-22　腺样 BCC。

Paget 病(Paget disease)

主要特征

- 表皮内大细胞增殖,胞质丰富、双染。
- 肿瘤细胞散弹样分布或在表皮内巢式分布。
- 异型细胞挤压基底层。
- 异型细胞可进入完整的角质层。
- CK7 阳性。
- CEA 阳性。
- S100 阴性。
- PAS 阳性,耐淀粉酶(唾液黏蛋白)。

乳房 Paget 病由导管内癌向上方表皮延伸所致。乳房外 Paget 病可能是腺癌向上方表皮的延伸，但原发性更常见,可能来源于多能干细胞或沿乳线分布的乳腺样腺体。唾液黏蛋白染色 PAS 阳性,耐淀粉酶,pH 值较高时阿辛蓝和甲苯胺蓝呈阳性,但 pH 值较低时呈阴性。

鉴别诊断

1.黑色素瘤(S100 阳性,HMB-45 阳性,从不挤压基底层,肿瘤细胞可进入角质层)。

2.鲍恩病(角蛋白阳性,CEA 阴性,肿瘤细胞很少进入完整的角质层)。

3.表皮内汗孔癌(与顶端汗管的角质形成细胞相关,表现为局灶性导管分化,毗邻皮肤可发生良性单纯性汗腺棘皮瘤)。

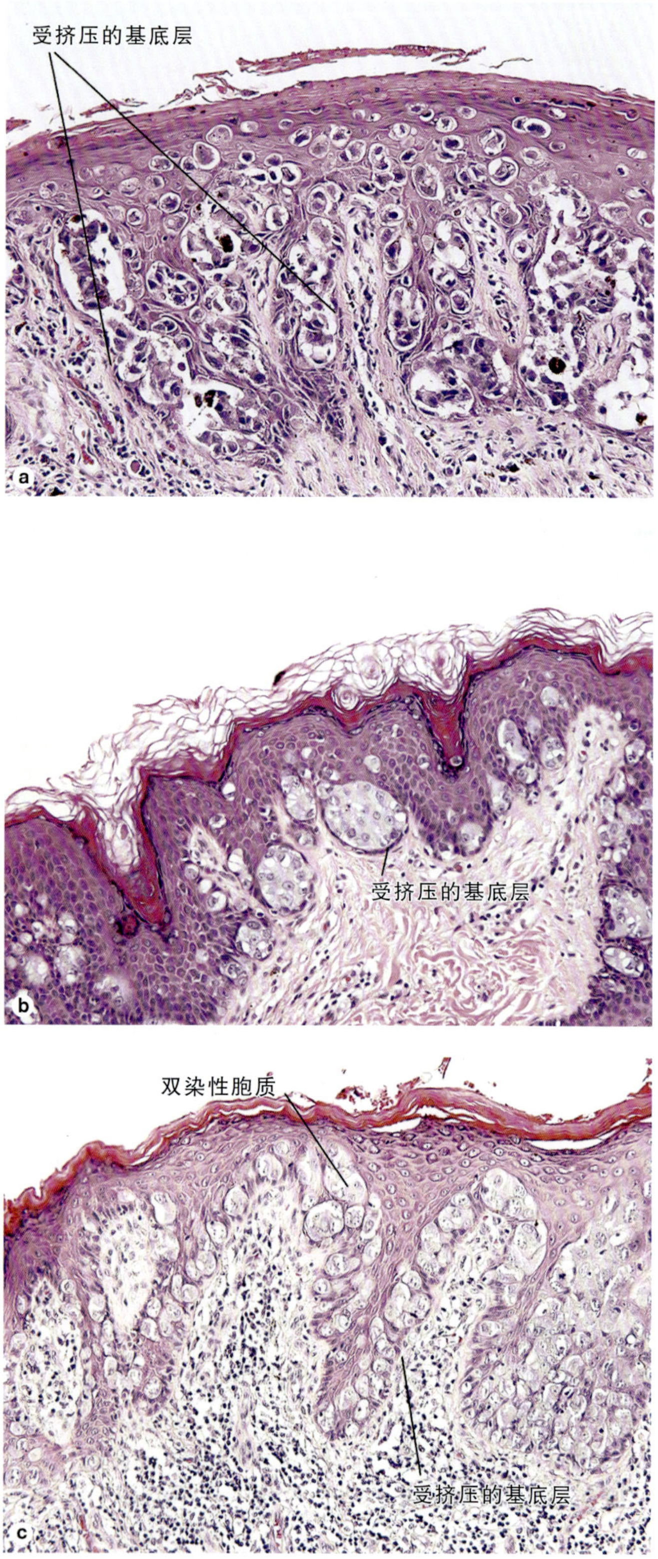

图 3-23　乳房外 Paget 病。(待续)

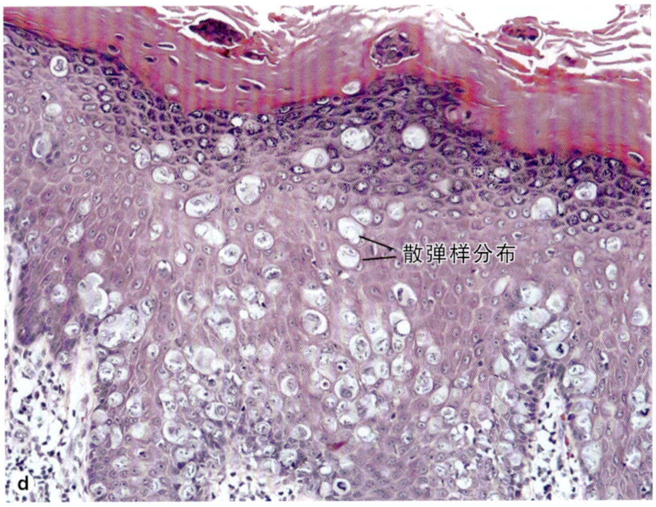

图 3–23(续)

淋巴上皮瘤样癌(lymphoepithelioma-like carcinoma)

主要特征

- 低倍镜下类似淋巴瘤或生发中心。
- 中央可见角蛋白阳性的异型上皮细胞。
- 周围淋巴细胞围绕。

尽管肿瘤细胞有间变性,但预后通常良好。鼻咽部淋巴上皮瘤可有类似表现,应注意排除转移癌。皮肤的淋巴上皮瘤样癌 EB 病毒阴性, 而鼻咽部损害 EB 病毒阳性。

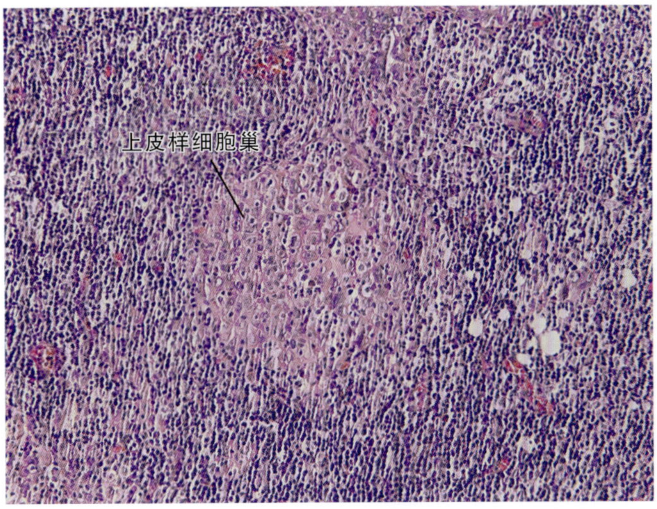

图 3–24 淋巴上皮瘤样癌。

(陈雪 译 张悦 杜娟 审校)

推荐阅读

Cuevas Gonzalez JC, Gaitan Cepeda LA, Borges Yanez SA, et al. p53 and p16 in oral epithelial dysplasia and oral squamous cell carcinoma: a study of 208 cases. Indian J Pathol Microbiol 2016;59(2):153–8.

Kallam AR, Satyanarayana MA, Aryasomayajula S, et al. Basal cell carcinoma developing from trichoepithelioma: review of three cases. J Clin Diagn Res 2016;10(3):PD17–19.

Mengjun B, Zheng-Qiang W, Tasleem MM. Extramammary Paget's disease of the perianal region: a review of the literature emphasizing management. Dermatol Surg 2013;39(1 Pt 1):69–75.

Pe'er J. Pathology of eyelid tumors. Indian J Ophthalmol 2016;64(3):177–90.

Rudolph R, Zelac DE. Squamous cell carcinoma of the skin. Plast Reconstr Surg 2004;114(6):82e–94.

Suarez MJ, Rivera-Michlig R, Dubovy S, et al. Clinicopathological features of ophthalmic neoplasms arising in the setting of xeroderma pigmentosum. Ocul Oncol Pathol 2015;2(2):112–21.

第4章 毛发和皮脂腺肿瘤

Dirk M. Elston

毛发肿瘤(pilar neoplasms)

毛发肿瘤可以向正常毛囊的不同结构进行分化(或与这些结构相似)。毛发肿瘤根据它们的分化方向或相似的结构来命名。在阅读本章之前,请先回顾本书第1章中关于毛发解剖结构的描述。染色呈蓝色的毛发肿瘤向毛囊下段的结构分化;红色的毛发肿瘤向毛囊峡部和漏斗部分化;而透明细胞肿瘤则是向具有糖原化特征的外毛根鞘分化。

毛母质瘤(pilomatricoma;Malherbe钙化上皮瘤,calcifying epithelioma of Malherbe)

主要特征

- 低倍镜下为大的球状结构,内有小梁(结构与增殖性毛发囊肿相似)。
- 类似于毛基质的嗜碱性细胞和其角化形成影细胞(鬼影细胞)。
- 钙化常见。
- 钙化灶周边可见巨细胞肉芽肿。
- 常见骨形成。
- 多发性毛母质瘤与强直性肌营养不良有关。

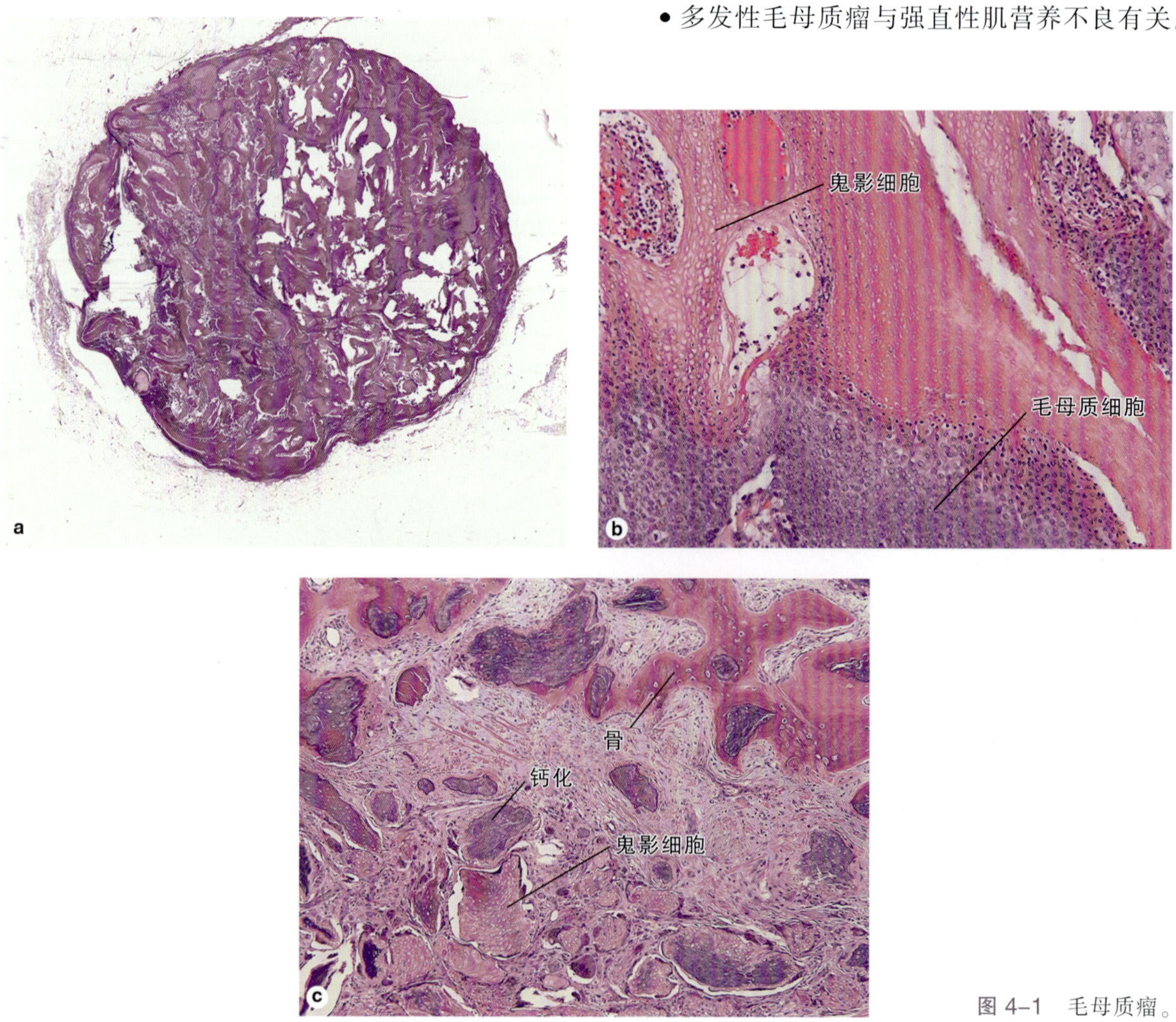

图4–1 毛母质瘤。

毛母质癌(pilomatrical carcinoma)

主要特征

- 少见。
- 可继发于长期存在的毛母质瘤。
- 体积大。
- 浸润性边缘。
- 可见细胞异型性、核分裂象及坏死。

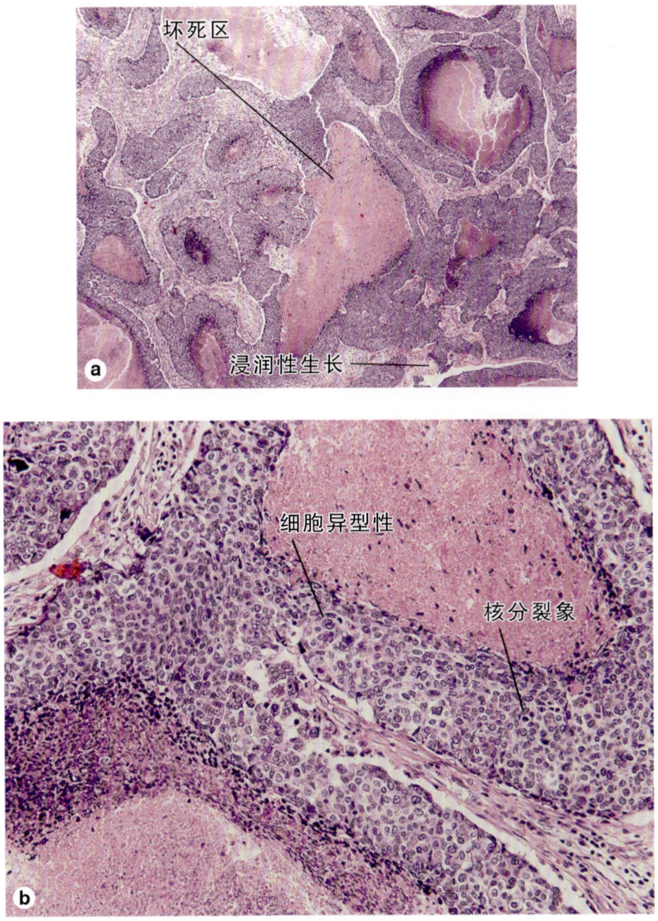

图 4–2　毛母质癌。

毛母细胞瘤(trichoblastoma)

主要特征

- 由基底样细胞组成的染色偏蓝色的毛囊肿瘤。
- 细胞形态与基底细胞癌类似。
- 基质成分类似正常毛囊的结缔组织鞘，胶原呈同心圆分布，并含大量成纤维细胞。
- 基质中可见乳头间质体结构。
- 肿瘤团块内可见黏蛋白，但基质中无黏蛋白。
- 无收缩间隙。

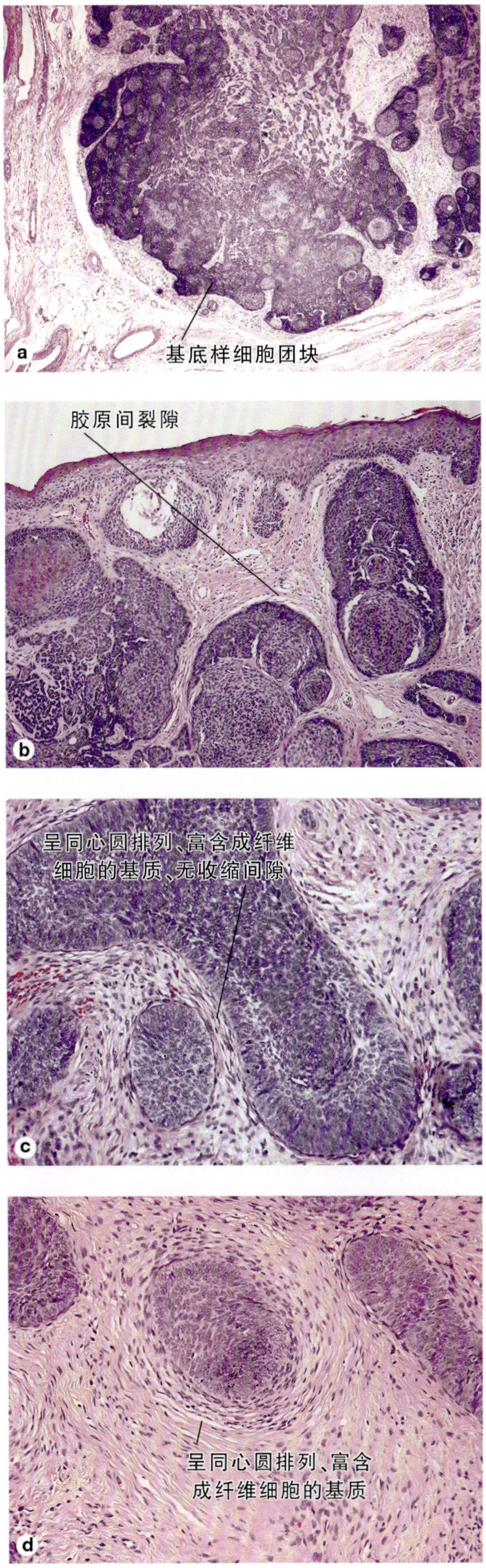

图 4–3　毛母细胞瘤。

良性的毛母细胞瘤是大的基底样毛囊性肿瘤。毛母细胞瘤的肿瘤团块与基底细胞癌类似，但基质却类似毛囊的正常纤维鞘。毛发上皮瘤和淋巴腺瘤是两种特殊的良性毛母细胞瘤。毛胚细胞瘤是一种向毛芽分化的毛母细胞瘤。良性的毛母细胞瘤对应的最常见的恶性肿瘤是基底细胞癌。一些毛母细胞癌是继发于长期存在的毛母细胞瘤，其侵袭性强并可转移。

毛发上皮瘤(trichoepithelioma)

主要特征

- 毛母细胞瘤的特殊类型。
- 基底样细胞组成的染色偏蓝色肿瘤。
- 低倍镜扫视可见指样突起和筛状(瑞士奶酪样)结节。
- 肿瘤细胞与基底细胞癌相似。
- 基质与毛囊周围正常的纤维鞘相似，含同心圆排列的胶原和很多成纤维细胞(与其他毛母细胞瘤相同)。
- 乳头间质体通常显著。
- 筛状肿瘤团块内可见黏蛋白，但基质中无黏蛋白。
- 无收缩间隙。

毛发上皮瘤常表现为鼻唇沟部位多发的小丘疹。多发者为常染色体显性遗传。每个丘疹由基底样细胞团块、富含成纤维细胞和乳头间质体的基质组成。角囊肿和钙化常见。肿瘤基质内可见胶原纤维间存在小裂隙，但肿瘤上皮和基质之间没有裂隙。乳头间质体由饱满的间叶细胞组成，类似于毛乳头。

提示

- 多发性毛发上皮瘤(腺样囊性上皮瘤)为常染色体显性遗传。
- Brooke-Spiegler 综合征：多发性毛发上皮瘤和圆柱瘤。
- Rombo 综合征：粟丘疹，少毛症，毛发上皮瘤，基底细胞癌，皮肤萎缩，伴发绀的血管扩张。

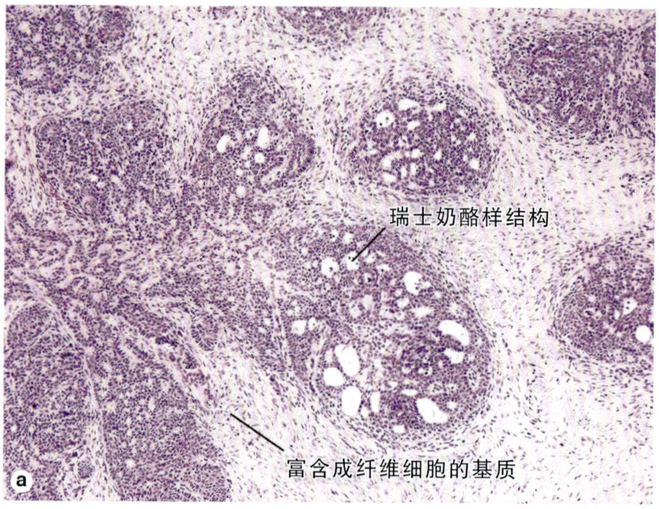

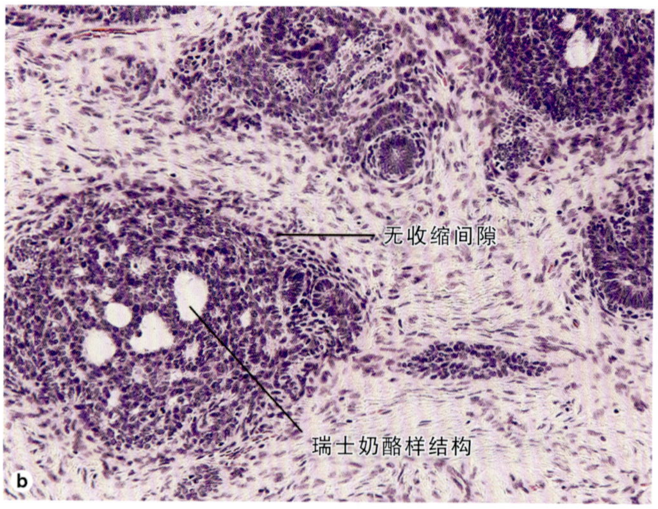

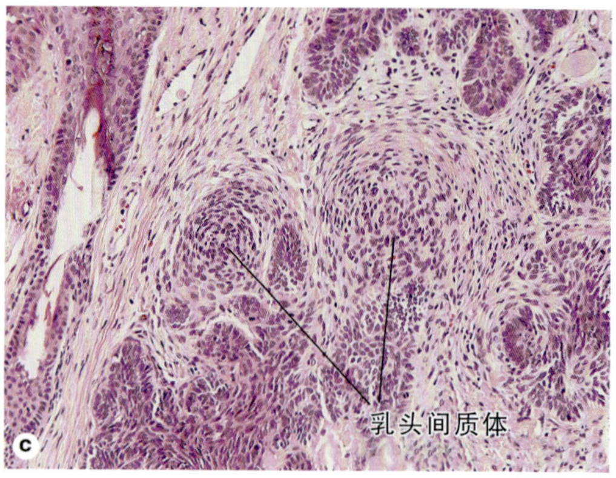

图 4-4 毛发上皮瘤。(待续)

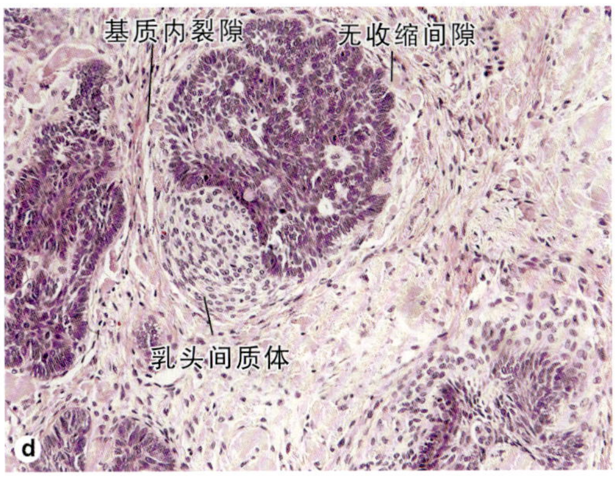

图 4-4(续)

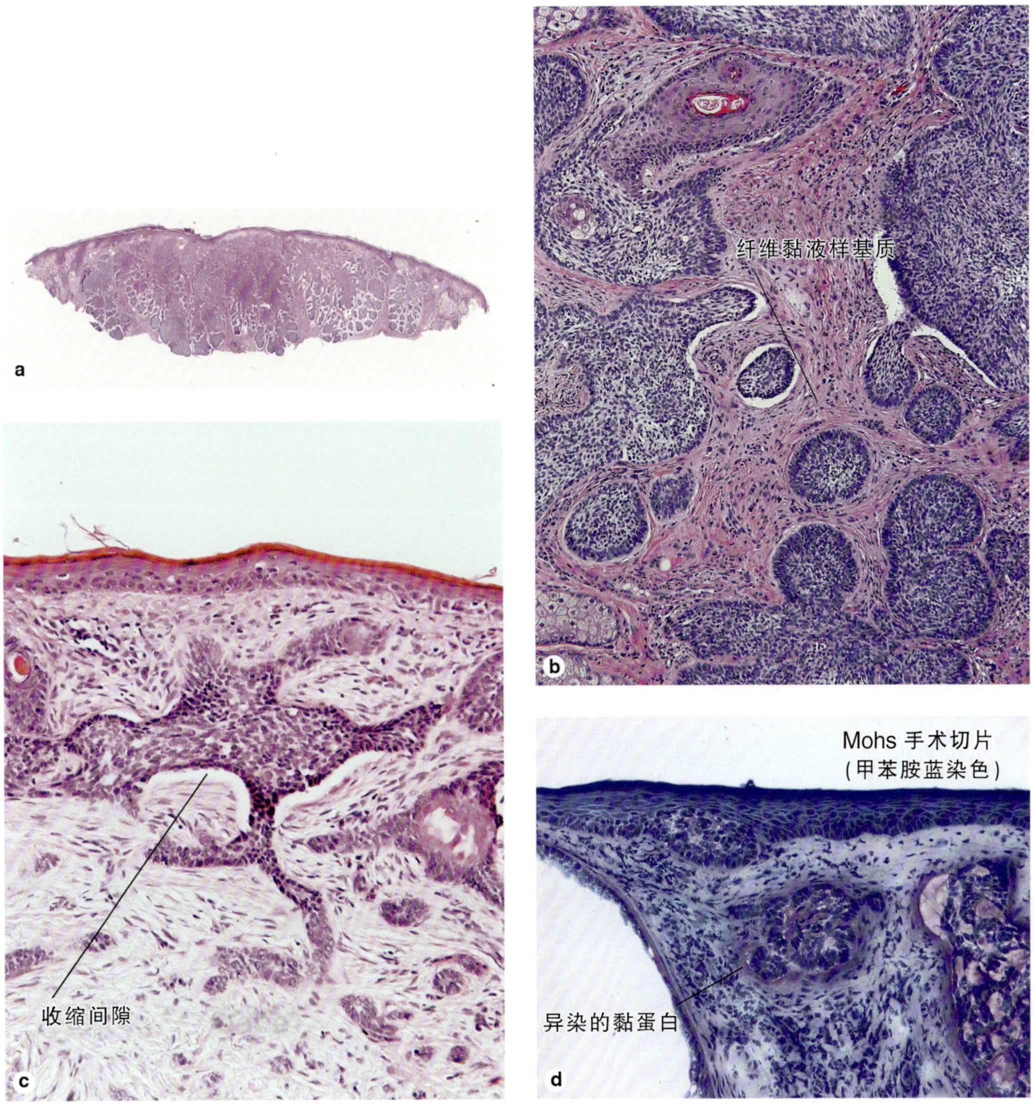

图 4-5　基底细胞癌(作为对比)。

表 4-1 毛发上皮瘤与基底细胞癌特征比较

特征	毛发上皮瘤	基底细胞癌
基底样细胞	是	是
周边栅栏状排列	是	是
指样和筛状结构	是	有时
基质	同心圆，富含成纤维细胞	黏液样
黏蛋白	仅见于肿瘤团块内，基质中无	基质中有异染黏蛋白
乳头间质体	常见	少见
角囊肿	常见	少见
钙化	常见	少见
裂隙	基质内胶原纤维间	肿瘤上皮与基质间
CD34 染色	基质内呈强阳性	+/−
BCL-2 染色	肿瘤团块周边	强阳性，弥漫性
CK20+Merkel 细胞	肿瘤团块内可见	肿瘤细胞团块中无

结缔组织增生性毛发上皮瘤(desmoplastic trichoepithelioma)

主要特征

- 见于年轻女性面颊部，为坚实的“甜甜圈”样环状损害。
- 中心凹陷。
- “佩斯利领带”样模式(蝌蚪状团块)。
- 红染的结缔组织增生性基质。
- 钙化常见。
- 角囊肿常见。
- 裂隙仅见于基质中。

提示

“佩斯利领带”样肿瘤

- 结缔组织增生性毛发上皮瘤：年轻女性面颊部的“甜甜圈”样环形肿瘤。
- 微囊性附属器癌：上唇、面颊中部或颏部的坚实斑块。
- 硬斑病样基底细胞癌：老年患者瘢痕样损害。
- 发疹性汗管瘤：胸部、背部或阴茎部位，常见于Ⅵ型皮肤。
- 汗管瘤：下眼睑小丘疹，在亚洲女性和唐氏综合征患者中常见。

表 4-2 结缔组织增生性毛发上皮瘤与硬斑病样基底细胞癌特征比较

特征	结缔组织增生性毛发上皮瘤	硬斑病样基底细胞癌
“佩斯利领带”样模式	有	有时，浅表
基质	偏红染色，硬化性	偏红染色，硬化性
角囊肿	常见	偶见
钙化	常见	少见
裂隙	基质内胶原纤维间	肿瘤上皮与基质间
中心凹陷	有	无
年龄	年轻	年老
临床表现	坚实的“甜甜圈”样环状损害	瘢痕样

表 4-3 结缔组织增生性毛发上皮瘤与微囊性附属器癌特征比较

特征	结缔组织增生性毛发上皮瘤	微囊性附属器癌
“佩斯利领带”样模式	有	有
基质	偏红染色，硬化性	常为偏红染色，硬化性
角囊肿	常见	常见
钙化	常见	少见
淋巴样细胞聚集	少见	特征性改变
沿神经浸润	无	有
临床表现	坚实的“甜甜圈”样环状损害	上唇、面颊部或颏部斑块
中央凹陷	特征性改变	无

表 4-4 结缔组织增生性毛发上皮瘤与汗管瘤特征比较

特征	结缔组织增生性毛发上皮瘤	汗管瘤
“佩斯利领带”样模式	有	有
基质	偏红染色，硬化性	偏红染色，硬化性
角囊肿	常见	可见
钙化	常见	少见
中央凹陷	特征性改变	无
形状	宽大	小而圆
临床表现	坚实的“甜甜圈”样环状损害	小丘疹

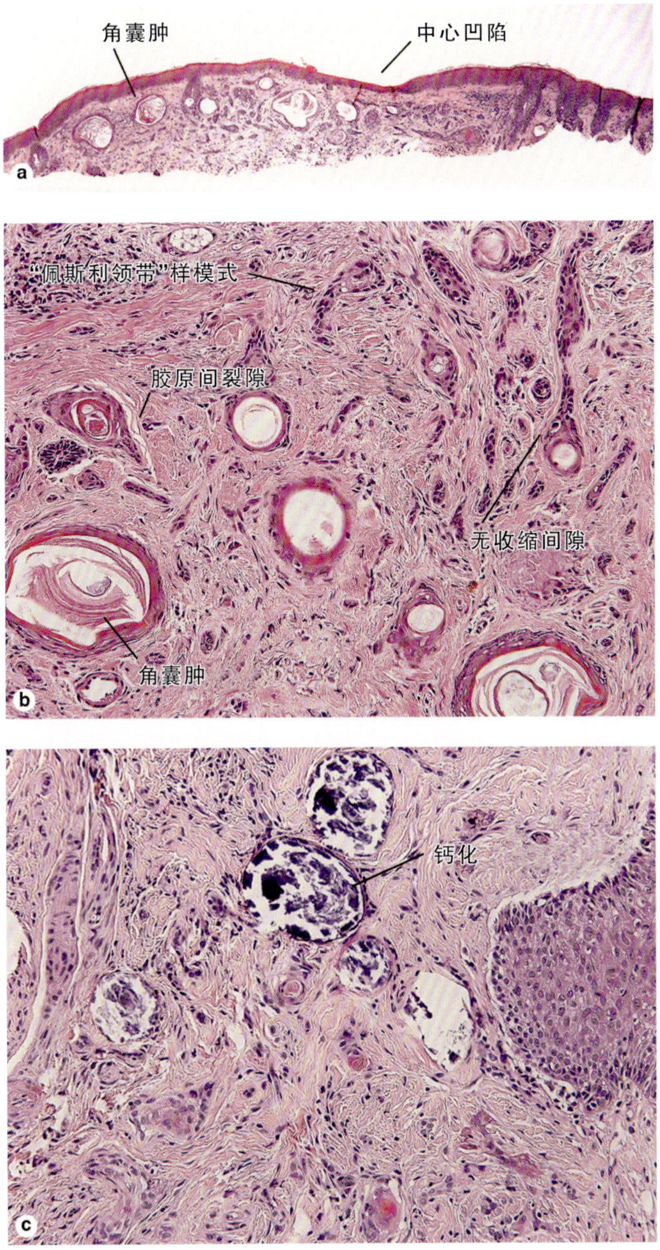

图 4-6 结缔组织增生性毛发上皮瘤。

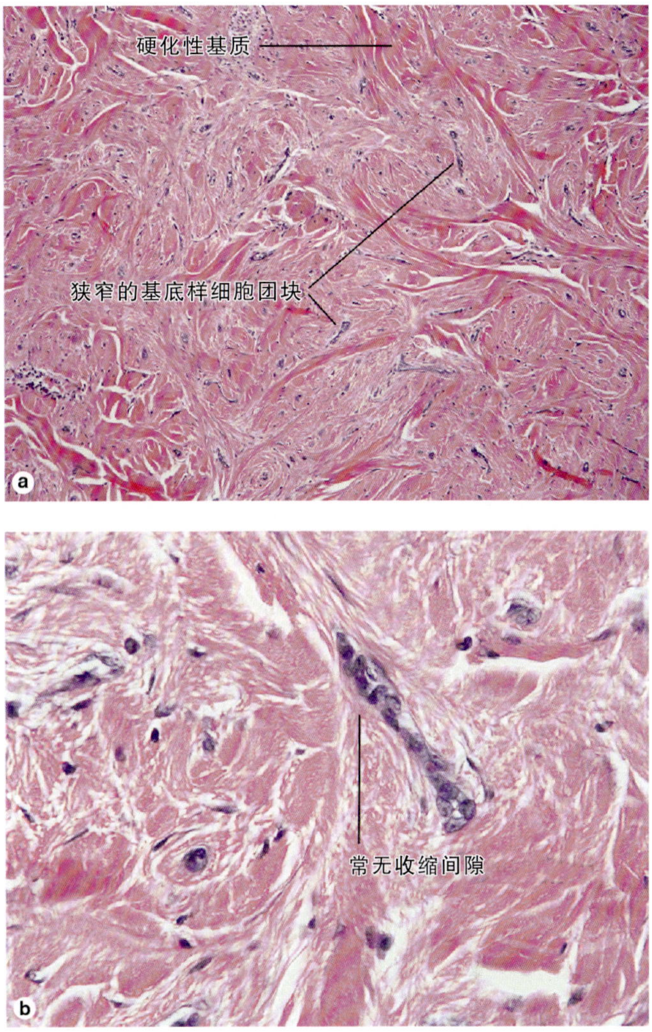

图 4-7 硬斑病样基底细胞癌(作为对比)。

淋巴腺瘤(lymphadenoma;釉质样毛母细胞瘤,adamantinoid tricoblastoma)

主要特征

- 肿瘤团块外周为 1~2 层基底样细胞。
- 每个肿瘤团块中心由透明细胞或炎症细胞组成。

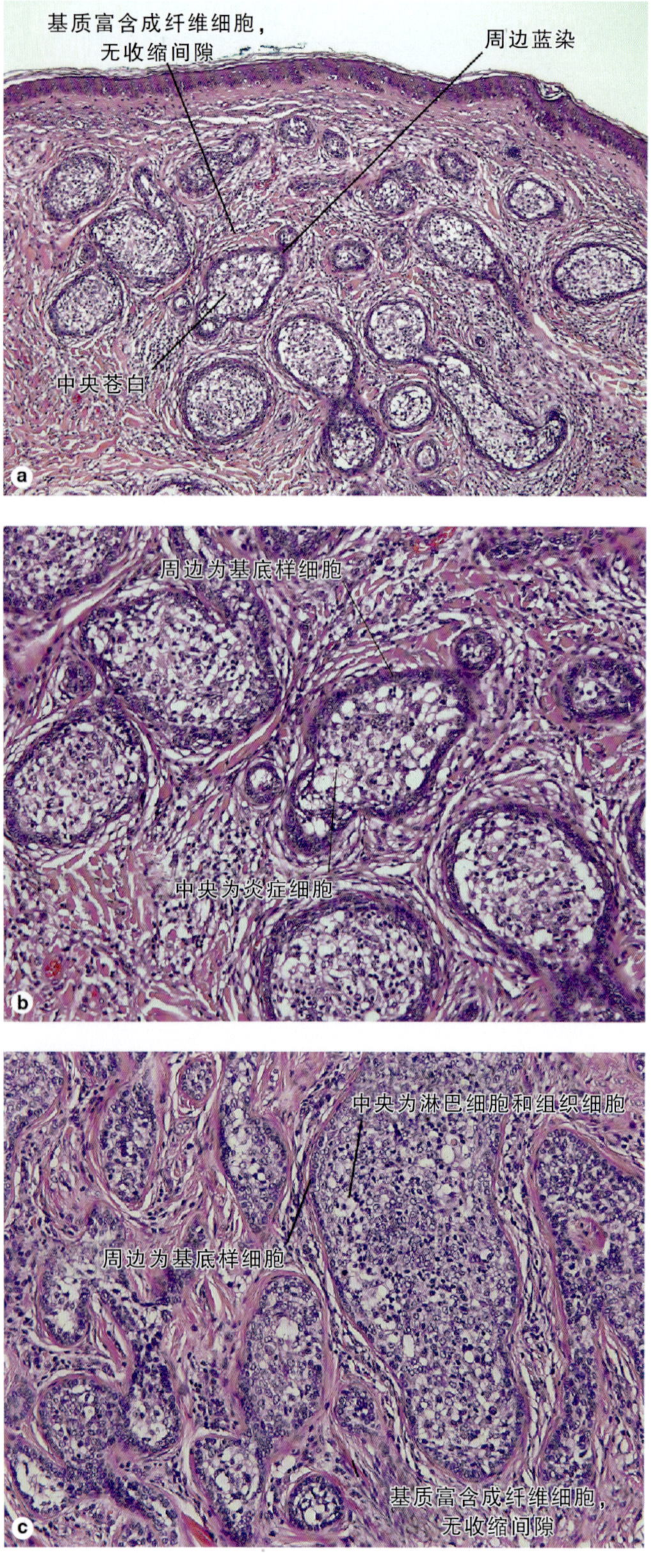

图 4–8 淋巴腺瘤。

纤维毛囊瘤(fibrofolliculoma)

主要特征

- 纤维性粉红色球状结构或纤维黏液性双染色球状结构。
- 上皮细胞条索从毛囊样结构中心向四周放射分布。
- 无毛发纤维。

纤维毛囊瘤中，上皮细胞条索分化程度较低，不能形成毛发纤维。无毛球或内、外毛根鞘结构。细胞条索可交织排列。当纤维毛囊瘤在切片上未显现上皮细胞条索时，即为毛盘瘤。

提示

Birt–Hogg–Dubé 综合征

- 多发性纤维毛囊瘤、“毛盘瘤”和“皮赘”(三种不同的表现可能是纤维毛囊瘤从不同角度切片导致的)。
- 肾嫌色细胞癌(chromophobe renal carcinoma)、肾嗜酸细胞腺瘤(renal oncocytoma)和自发性气胸。

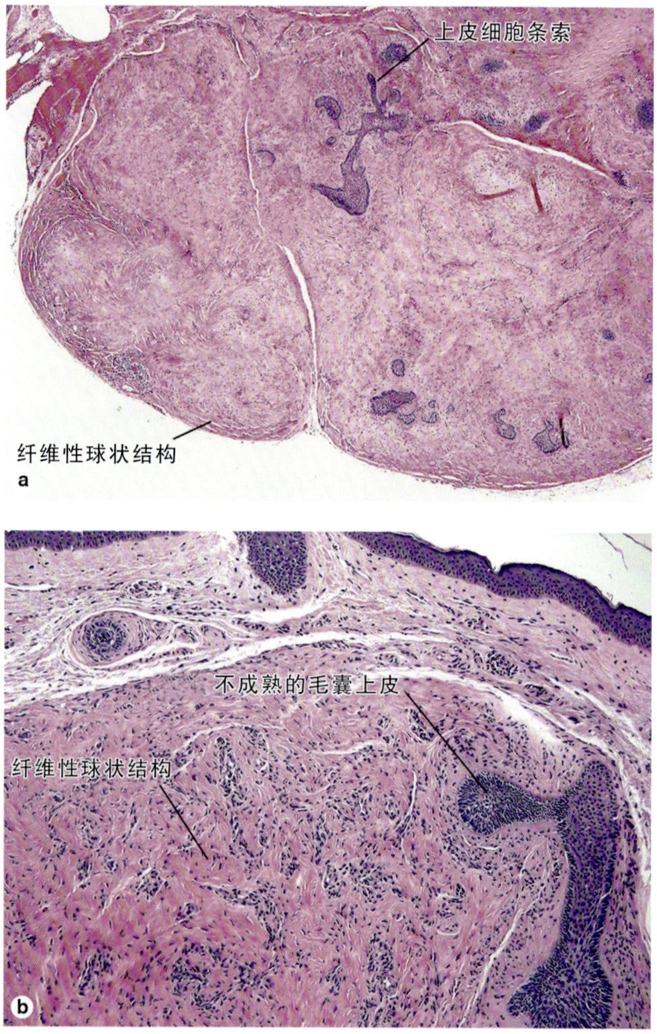

图 4–9 纤维毛囊瘤。

毛囊瘤(trichofolliculoma)

主要特征

- 大量小毛囊汇入中心大毛囊的漏斗部(母毛囊和子毛囊)。
- 每个小毛囊均有毛球和毛根鞘,产生毛发纤维。
- 中心毛囊漏斗部含有大量小毛干。
- 临床上,有一簇毛发从中心毛孔中穿出。

毛囊瘤表现为微小毛囊向中心的漏斗部汇集(完全分化成熟并可产生毛干的微小毛囊组成的指状外观)。部分病例包裹于嗜酸性纤维性的球状基质中。

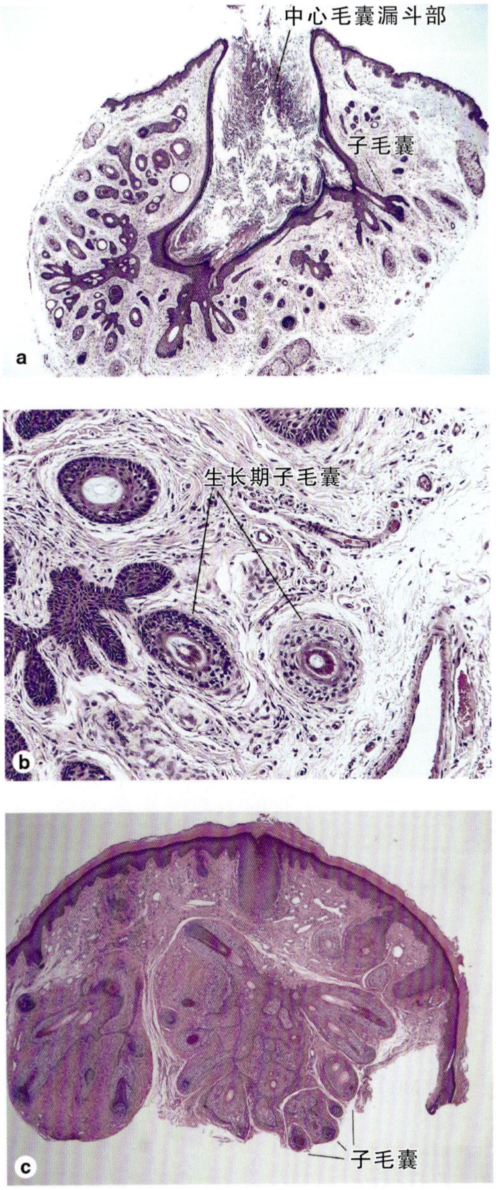

图 4–10　毛囊瘤。

毛发腺瘤(trichoadenoma)

主要特征

- 真皮内多发红染“甜甜圈”样环状结构,每个环状结构均类似毛囊漏斗部。
- 常两两成对,类似眼镜或烤燕麦片。

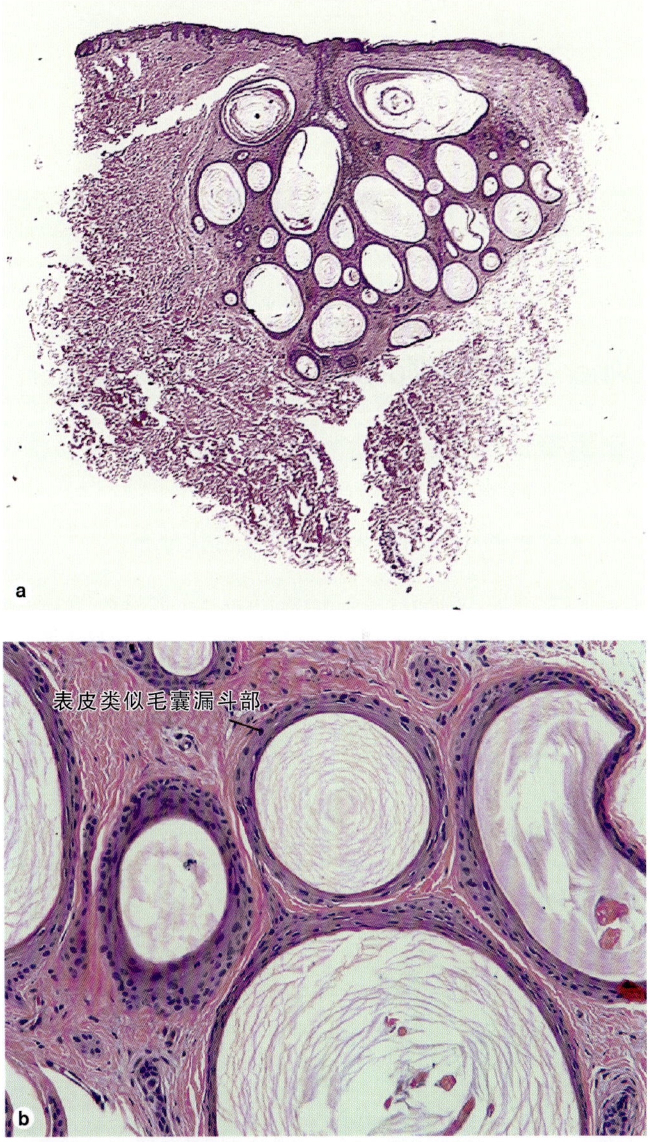

图 4–11　毛囊腺瘤。

基底细胞样毛囊错构瘤(basaloid follicular hamartoma)

主要特征

- 组织学上与漏斗囊性基底细胞癌相似。
- 常多发,呈常染色体显性遗传。
- 有时沿 Blaschko 线呈节段性分布。

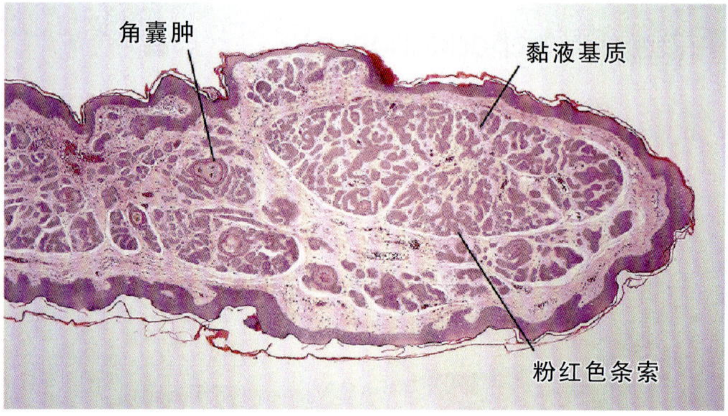

图 4-12 基底细胞样毛囊错构瘤。

鉴别诊断

漏斗囊性基底细胞癌在组织病理上可与该病表现完全一样，两者需从临床上进行鉴别。

Winer 扩张孔(dilated pore of Winer)

主要特征

- 类似于一个扩张的毛囊漏斗部。
- 红色的小型指样表皮突呈放射状分布。

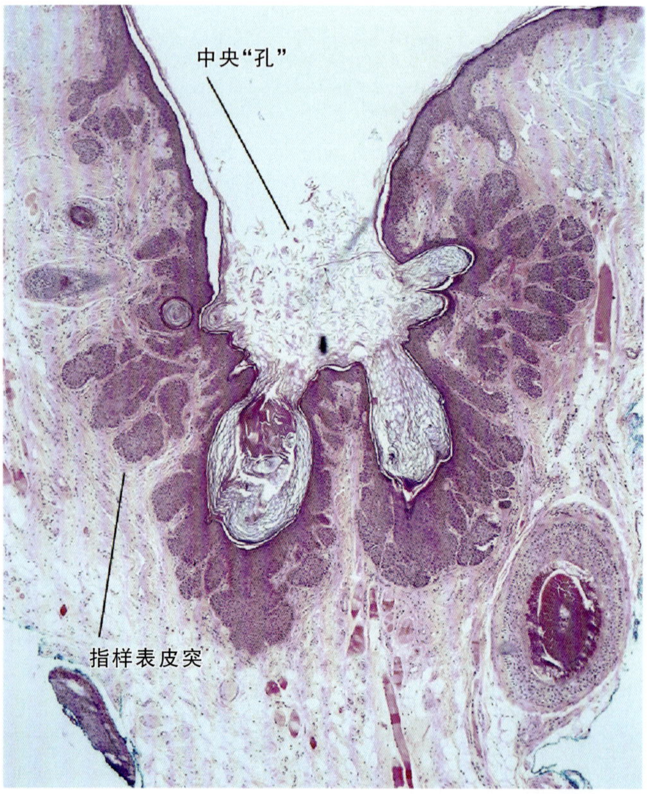

图 4-13 Winer 扩张孔。

毛鞘棘皮瘤(pilar sheath acanthoma)

主要特征

- 与 Winer 扩张孔相似，但指样表皮突可见明显的棘层肥厚。

曾经毛鞘棘皮瘤也被描述为“用激素后的 Winer 扩张孔”。

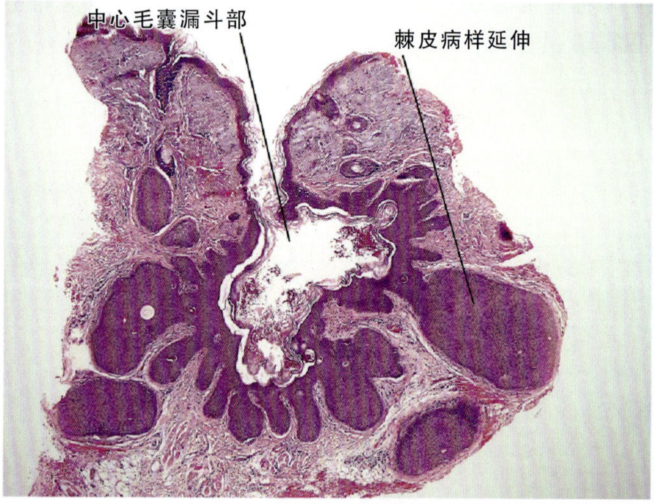

图 4-14 毛鞘棘皮瘤。

外根鞘瘤(trichilemmoma)

主要特征

- 表面常呈疣状。
- 透明的糖原化细胞形成光滑的小叶结构，自表皮悬垂而下。
- 周边呈栅栏状排列。
- 周边包裹着增厚的嗜酸性玻璃样基底膜。

外根鞘瘤与富含糖原的毛囊外根鞘类似。多发则可能为 Cowden 综合征的标志。

鉴别诊断

外根鞘瘤由透明糖原化细胞形成小叶结构，自表皮悬垂而下。透明细胞棘皮瘤表现为局部的表皮增厚，局部糖原化的表皮细胞颜色苍白，与周围正常皮肤边界清晰，皮损和表面结痂中可有中性粒细胞，无基底膜增厚。

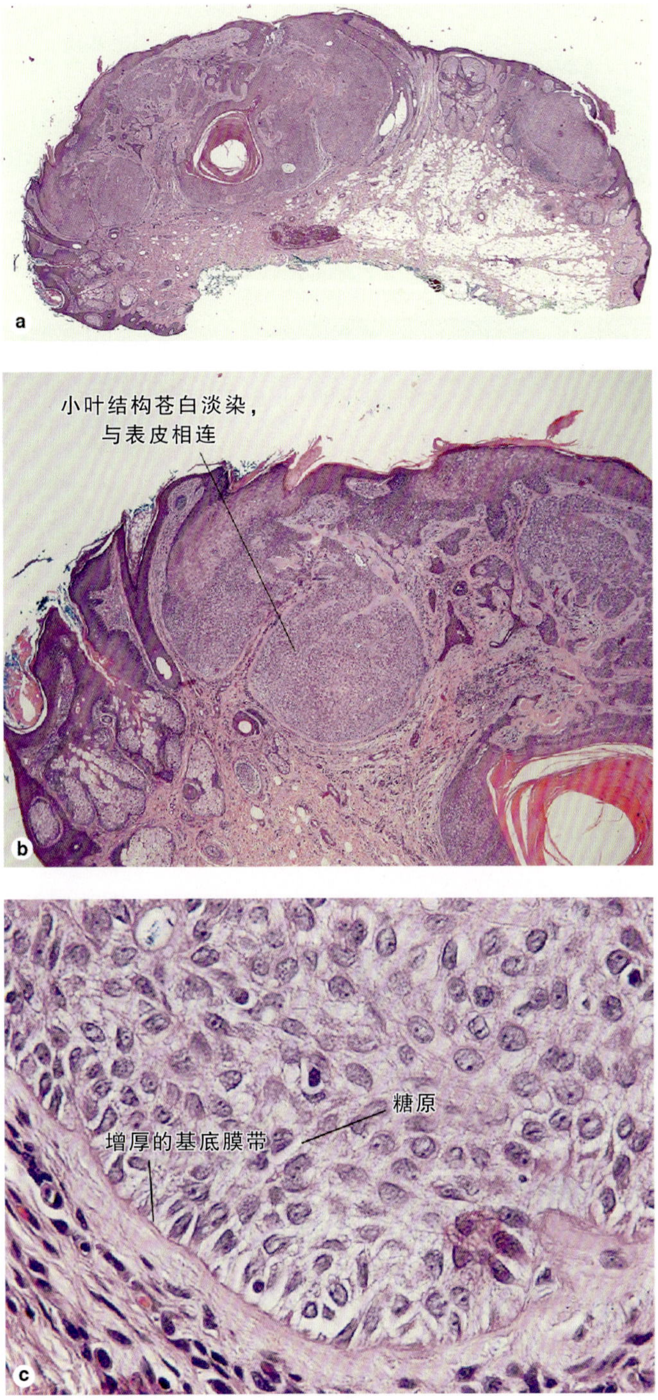

图 4–15　外根鞘瘤。

结缔组织增生性外根鞘瘤(desmoplastic trichilemmoma)

主要特征

- 轮廓光滑，周围绕以玻璃样基底膜。
- 致密的粉色基质将肿瘤中心分隔成锯齿状细胞团块。

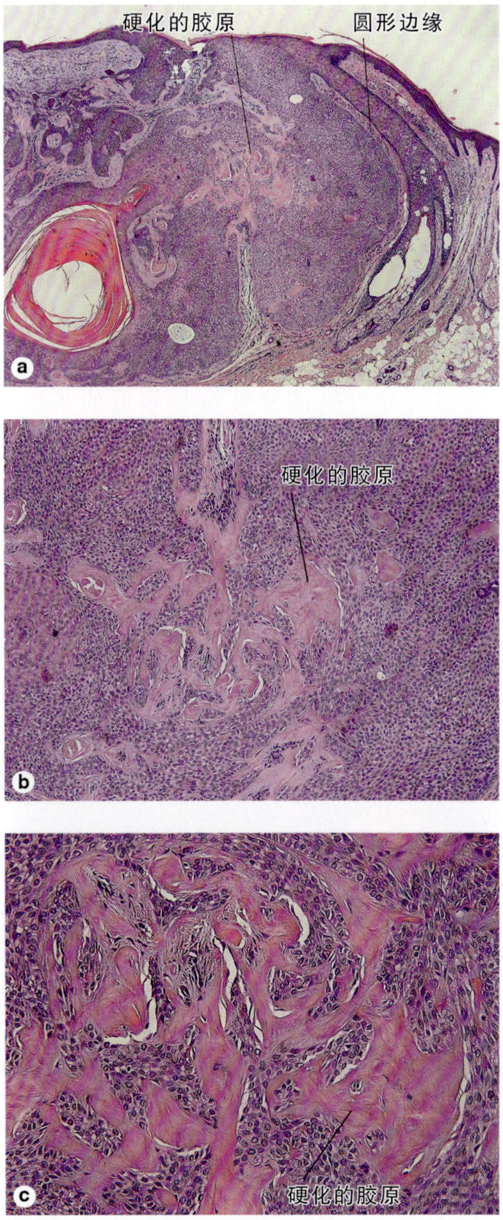

图 4–16　结缔组织增生性外根鞘瘤。(待续)

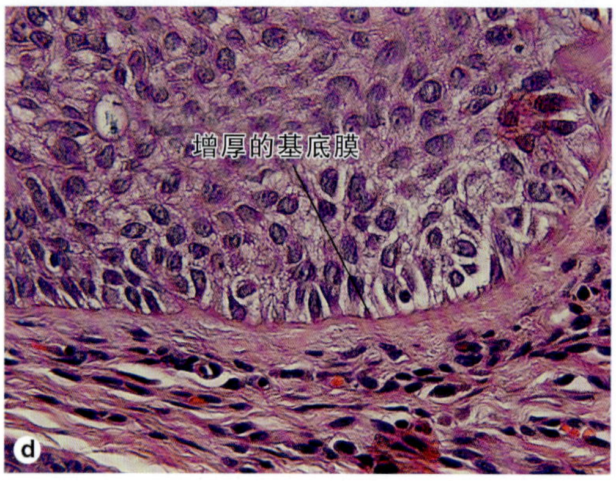

图 4–16(续)

毛囊漏斗部肿瘤 (tumor of the follicular infundibulum)

主要特征

- 毛囊漏斗样的上皮细胞形成花环状条索,自表皮向下悬垂。
- 逐层切片可见部分肿瘤与邻近的基底细胞癌相连。

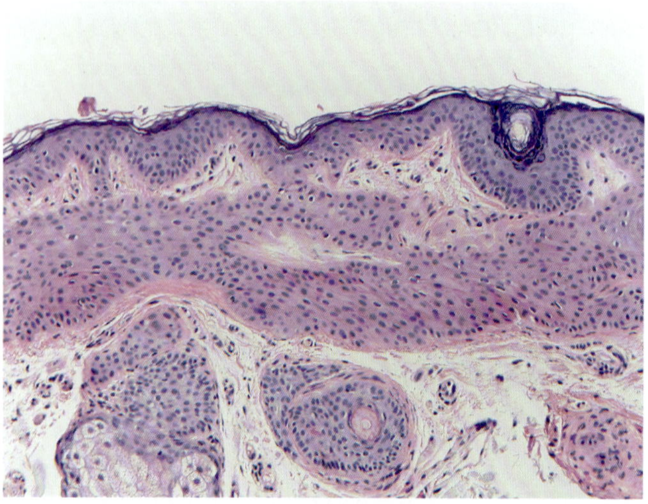

图 4–17 毛囊漏斗部肿瘤。

全毛囊瘤(panfolliculoma)

主要特征

- 具有毛囊所有结构的分化特征。
- 可为囊样或上皮样。

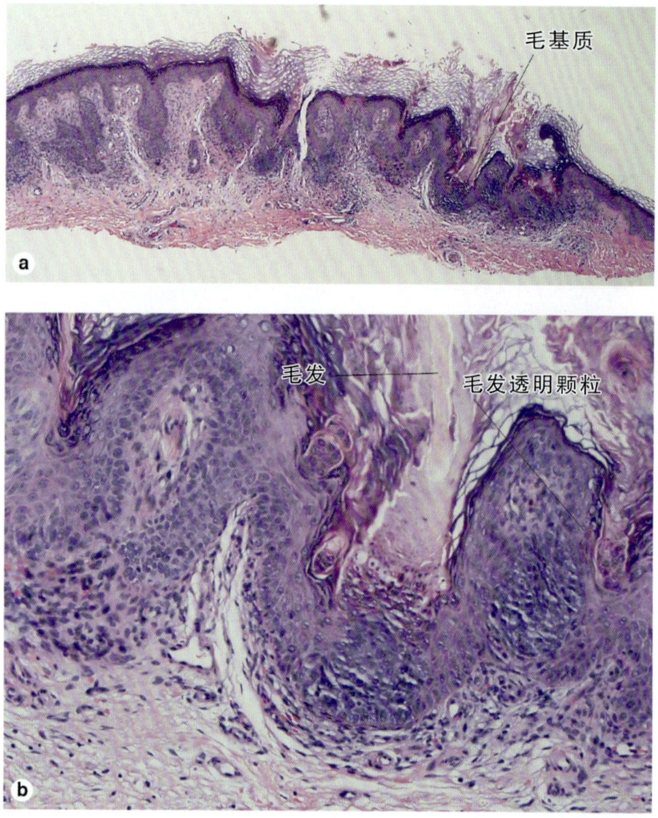

图 4–18 上皮样全毛囊瘤。

皮脂腺肿瘤(sebaceous neoplasms)

伴皮脂腺分化的网状棘皮瘤(reticulated acanthoma with sebaceous differentiation)

主要特征

- 该病的名称已涵盖其特征。

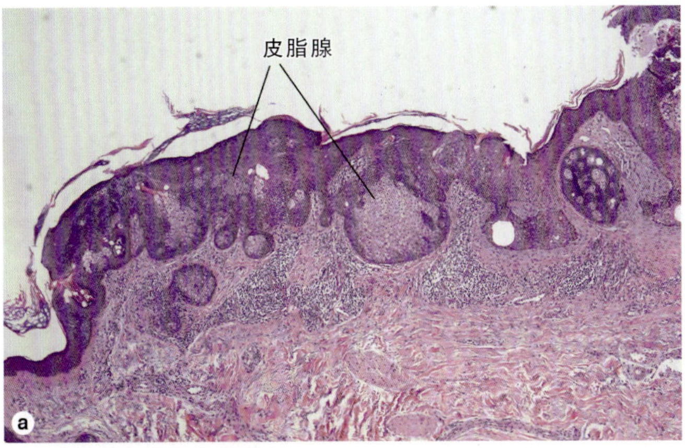

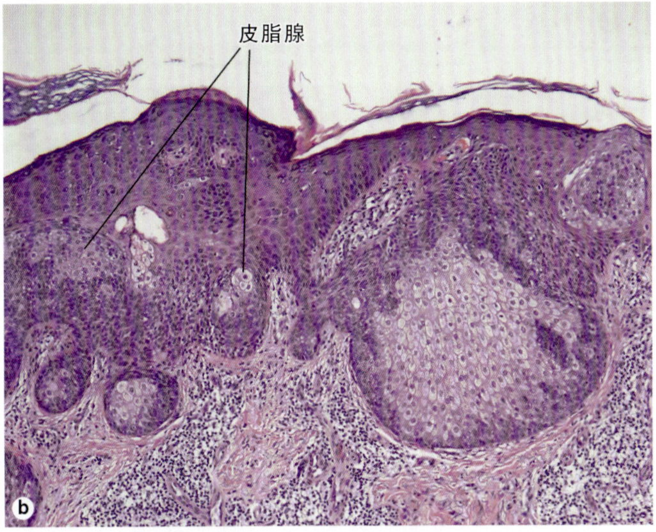

图 4–19 伴皮脂腺分化的网状棘皮瘤。

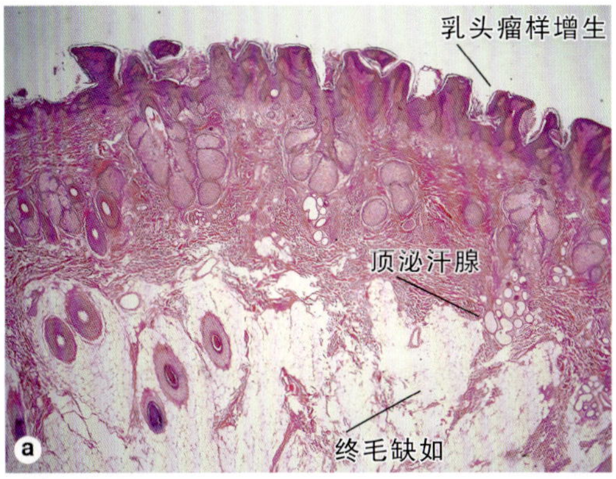

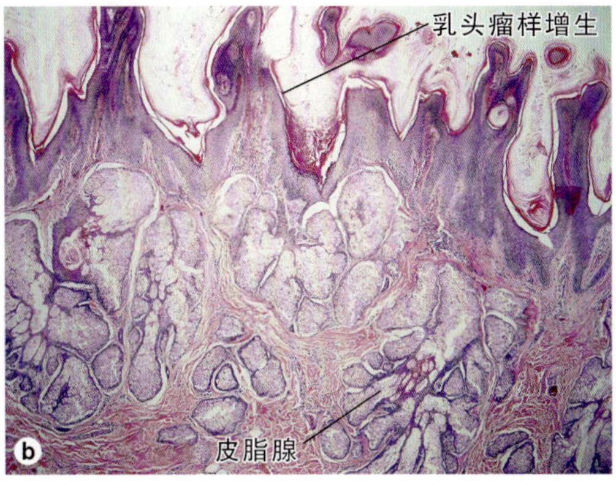

图 4–20 青春期后的 Jadassohn 皮脂腺痣。

Jadassohn 皮脂腺痣 (nevus sebaceus of Jadassohn;器官样痣,organoid nevus)

青春期后的 Jadassohn 皮脂腺痣(postpubertal nevus sebaceus of Jadassohn)

主要特征

- 宽阔、表面无毛发、凹凸不平、泡状。
- 出生即有,青春期呈脑回状。
- 真皮内顶泌汗腺扩张。
- 角化过度,棘层肥厚,乳头瘤样增生常见。
- 常继发其他肿瘤,特别是乳头状汗管囊腺瘤和小的毛母细胞瘤。

Jadassohn 皮脂腺痣在青春期后的脑回状损害表现为宽阔的(broad)、表面无毛发的(bald)、棘皮病样和乳头瘤样(凹凸不平,bumpy)损害,伴有大的皮脂腺小叶(泡状,bubbly)和扩张的顶泌汗腺。

青春期前的 Jadassohn 皮脂腺痣(prepubertal nevus sebaceus of Jadassohn)

主要特征

- 宽阔、表面无毛发,但无凹凸不平或泡状。
- 出生即有,但是在青春期前不呈脑回状,也亦无较大的皮脂腺或顶泌汗腺。
- 可见胎儿毛芽样的原始上皮细胞胚芽。

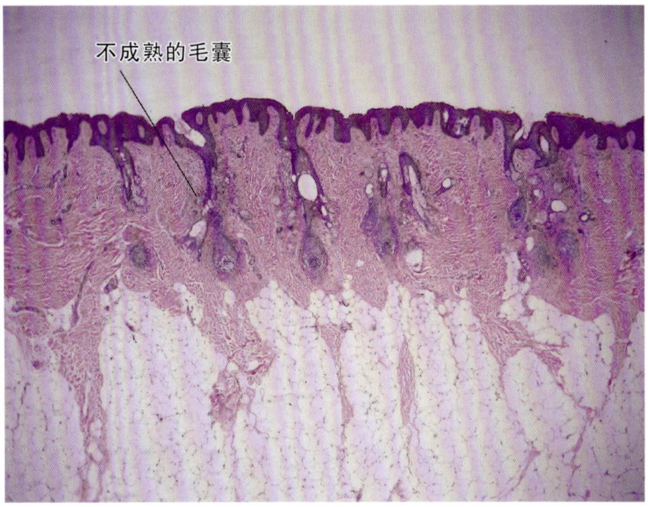

图 4–21 青春期前的 Jadassohn 皮脂腺痣。

皮脂腺增生(sebaceous hyperplasia)

主要特征

- 扩张的毛囊开口,周围环绕大量皮脂腺。
- 小叶周围可见正常的基底细胞样生发层。

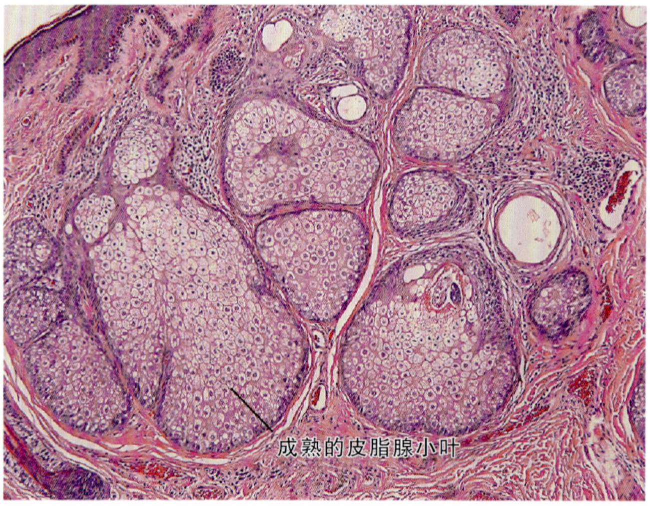

图 4-22 皮脂腺增生。

皮脂腺瘤(sebaceoma)

主要特征

- 常为单发的染色偏蓝色结节,有染色偏红色导管结构。
- 基底样细胞和成熟的皮脂腺细胞比例不一。
- 有人把基底样细胞比例<50%者称为“皮脂腺腺瘤”,把基底样细胞比例>50%者称为皮脂腺上皮瘤。

良性的皮脂腺肿瘤可能是 Muir-Torre 综合征的标志(伴发角化棘皮瘤和肠癌)。该综合征与遗传性非息肉性结肠癌有相同的致病基因。Muir-Torre 综合征最常出现的内脏恶性肿瘤是胃肠道癌(61%),其次是泌尿生殖系统肿瘤(22%)。约 15%的女性 Muir-Torre 综合征患者伴发子宫内膜癌。这些恶性肿瘤尽管多发,但是相对惰性。MSH-2 或 MLH-1 的正常核染色缺失在皮脂腺肿瘤患者中常见,但并不能作为 Muir-Torre 综合征的诊断依据。应当根据病史而非肿瘤细胞免疫染色来筛查患者。

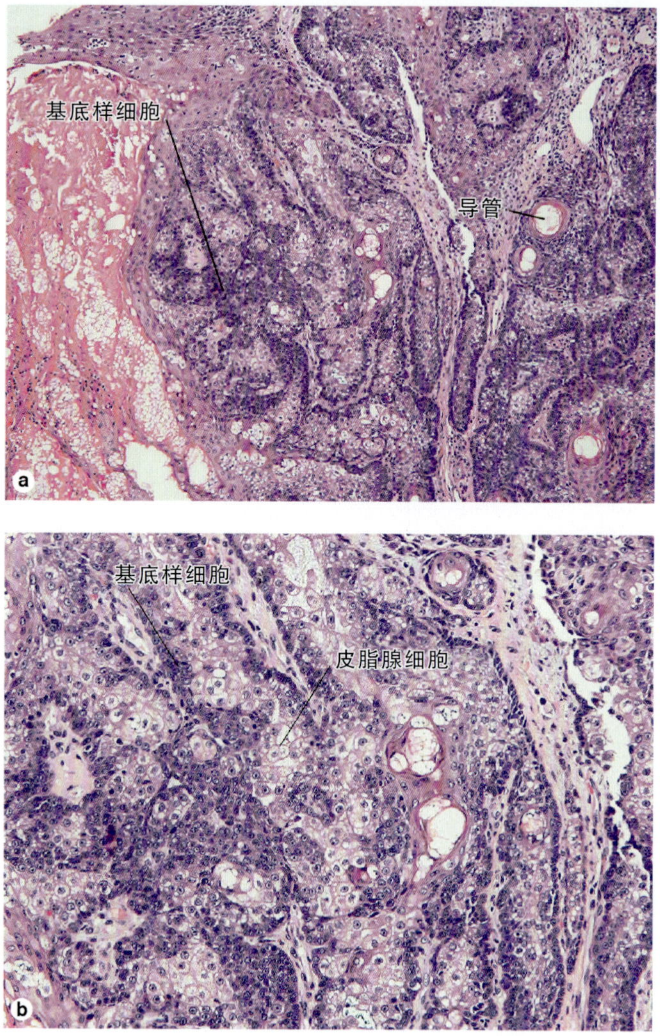

图 4-23 Muir-Torre 综合征中的皮脂腺腺瘤。

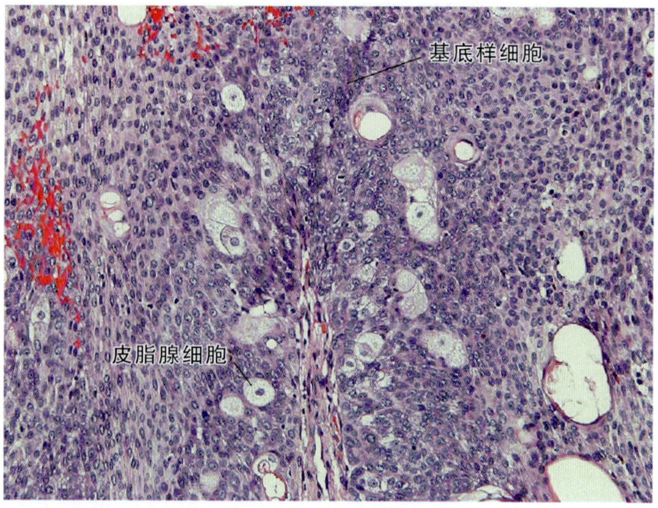

图 4-24 皮脂腺上皮瘤。

皮脂腺癌(sebaceous carcinoma)

主要特征

- 扫视下可以表现为染色偏红色或染色偏蓝色。
- 细胞异型性和核分裂象常见。
- 明显的浸润性边缘。
- 泡沫样细胞，核呈扇形。
- 非典型细胞可呈巢状或散弹状浸润表皮或结膜。

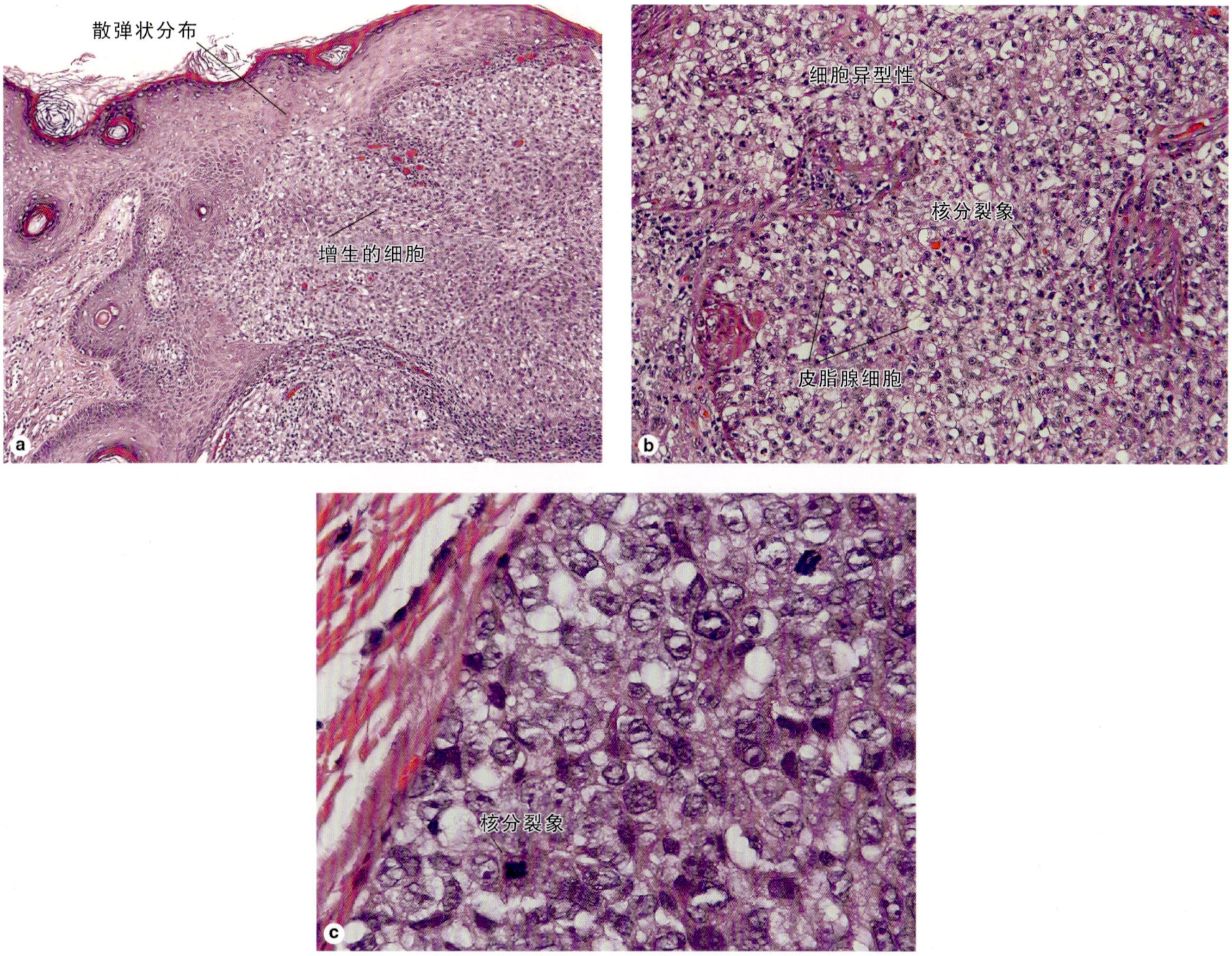

图 4-25　皮脂腺癌。

（陈曦 译　于艳 周城 审校）

推荐阅读

Ansai S, Mitsuhashi Y, Kondo S, et al. Immunohistochemical differentiation of extra-ocular sebaceous carcinoma from other skin cancers. J Dermatol 2004;31(12):998–1008.

Morgado B, Agostini P, Rivero A, et al. Extensive and ulcerated malignant proliferating trichilemmal (pilar) tumour, arising from multiple, large, degenerated trichilemmal (pilar) cysts. BMJ Case Rep 2016;2016.

Pereira PR, Odashiro AN, Rodrigues-Reyes AA, et al. Histopathological review of sebaceous carcinoma of the eyelid. J Cutan Pathol 2005;32(7):496–501.

Ponti G, Longo C. Microsatellite instability and mismatch repair protein expression in sebaceous tumors, keratocanthoma, and basal cell carcinomas with sebaceous differentiation in Muir–Torre syndrome. J Am Acad Dermatol 2013;68(3):509–10.

Samaka RM, Alrahabi N. Neuro-folliculo-sebaceous cystic hamartoma is a unique entity. Pol J Pathol 2015;66(1):77–9.

Tebcherani AJ, de Andrade HF Jr, Sotto MN. Diagnostic utility of immunohistochemistry in distinguishing trichoepithelioma and basal cell carcinoma: evaluation using tissue microarray samples. Mod Pathol 2012;25(10):1345–53.

Tellechea O, Cardoso JC, Reis JP, et al. Benign follicular tumors. An Bras Dermatol 2015;90(6):780–96, quiz 797-8.

Welsch MJ, Krunic A, Medenica MM. Birt–Hogg–Dubé Syndrome. Int J Dermatol 2005;44(8):668–73.

第 5 章 汗腺肿瘤

Dirk M. Elston

HE 染色下，蓝染的汗腺肿瘤向汗腺分泌部分化，红染的汗腺肿瘤向汗腺导管分化。汗腺导管肿瘤的细胞往往呈透明化改变。大多数汗腺肿瘤可见到局灶性断头分泌，提示向大汗腺分化。

圆柱瘤(cylindroma；头巾状瘤，turban tumor)

主要特征

- 成团的蓝染细胞，细胞质很少。
- 深蓝或淡蓝色的细胞核。

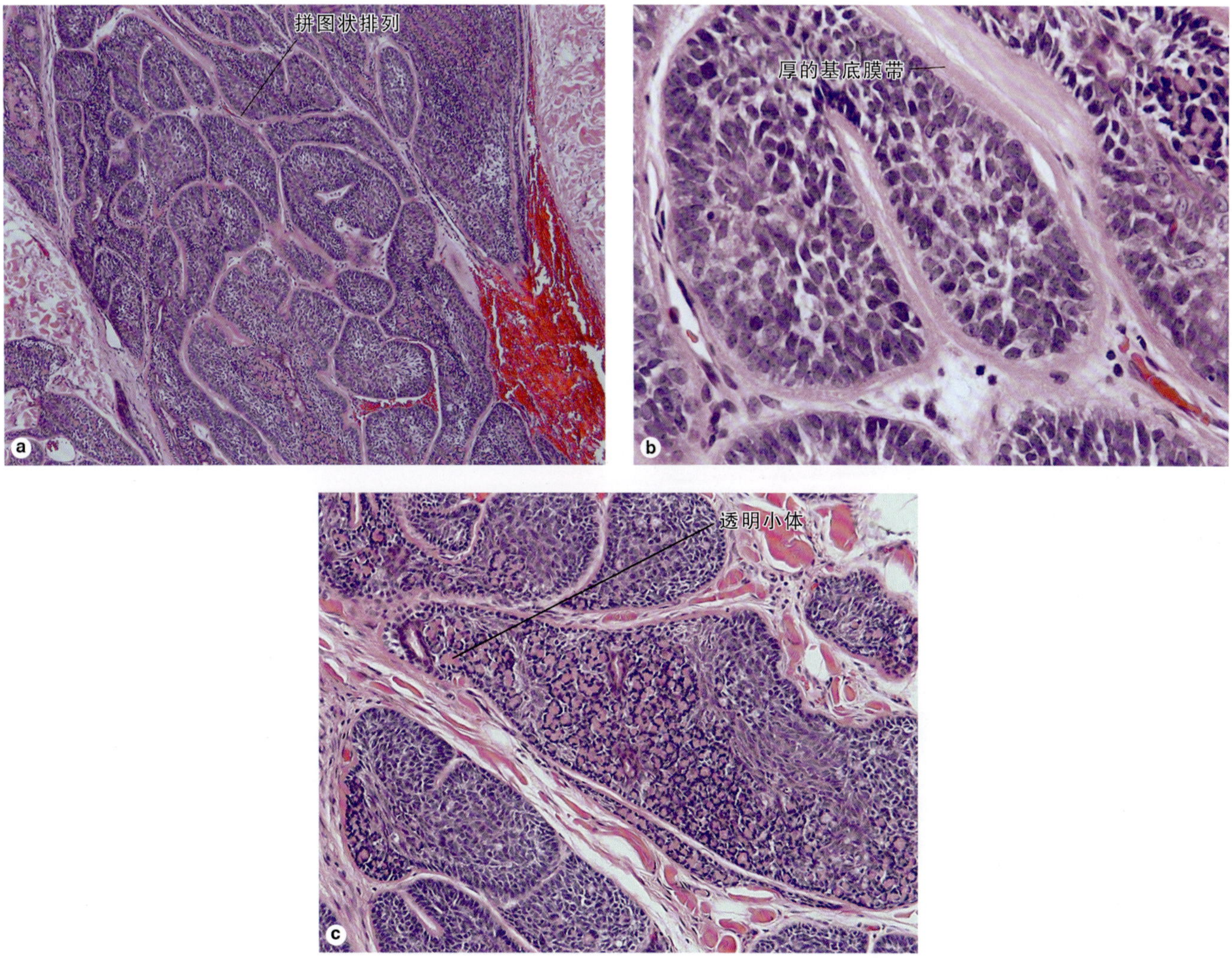

图 5–1 圆柱瘤。

• 拼图状排列模式。
• 瘤细胞团块周围有嗜酸性基底膜样物质包绕。
• 细胞团块中可见深染的嗜酸性透明小体。
• 与遗传有关，见于头皮，可为多发。

螺旋腺瘤(spiradenoma)

主要特征

• 圆形分布的、较大的蓝染细胞团块，细胞胞质很少。
• 深蓝或淡蓝色的细胞核。
• 肿瘤团块中散在深染的淋巴细胞。
• 肿瘤团块中可见深染的嗜酸性透明小体。
• 通常单发。

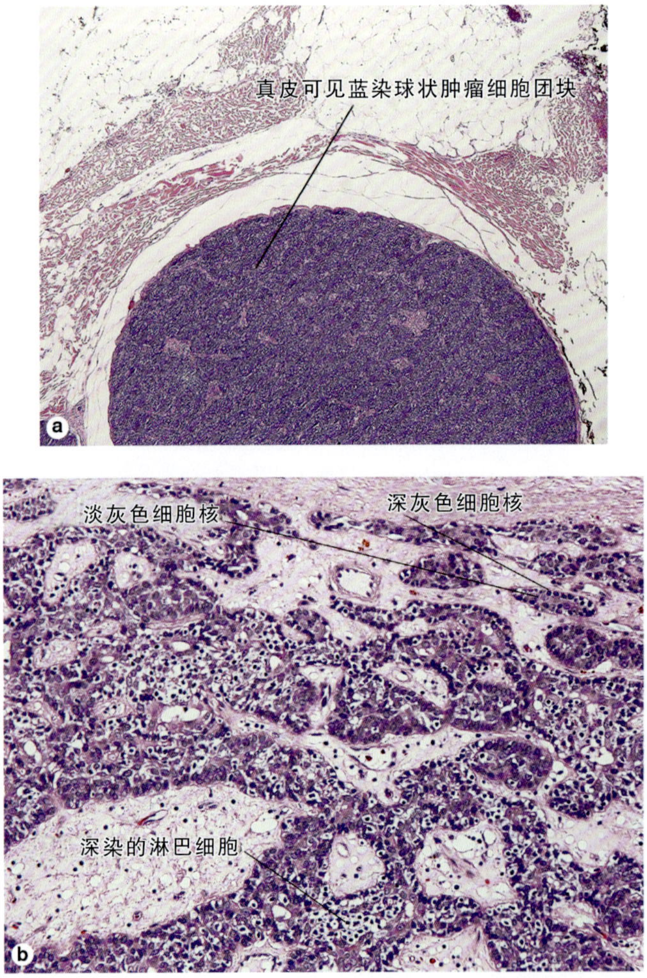

图 5-2 螺旋腺瘤。

螺旋腺瘤与圆柱瘤密切相关，两者均朝汗腺分泌部分化。也可发生混合瘤。螺旋腺瘤通常散在、孤立，而圆柱瘤往往多发、具有遗传性，可合并毛发上皮瘤。螺旋腺瘤有炎症细胞浸润(淋巴细胞)，有自发性疼痛。

表 5-1 圆柱瘤和螺旋腺瘤的特征比较

特征	圆柱瘤	螺旋腺瘤
蓝染、细胞质少的细胞	有	有
深蓝或淡蓝色的核	有	有
散在深染的淋巴细胞	无	有
细胞巢内见透明小体	有	有
拼图状排列	有	无
深染的嗜酸性基底膜	有	无
遗传性	常染色体显性遗传	散发
疼痛	无	有

提示

伴有疼痛的肿瘤：BANGLE

• 蓝色橡皮疱样痣(Blue rubber bleb nevus)。
• 血管脂肪瘤(Angiolipoma)。
• 神经瘤、神经鞘瘤(Neuroma, Neurilemmoma)。
• 血管球瘤(Glomus tumor)。
• 平滑肌瘤(Leiomyoma)。
• 小汗腺螺旋腺瘤(Eccrine spiradenoma)。

以上肿瘤往往伴有疼痛，多是因为：
1.平滑肌收缩引起疼痛。
2.神经受压。
3.炎症。

螺旋腺癌(spiradenocarcinoma)

主要特征

- 少见。
- 发生在长期存在的螺旋腺瘤基础上。
- 细胞异型性、核分裂象、坏死。

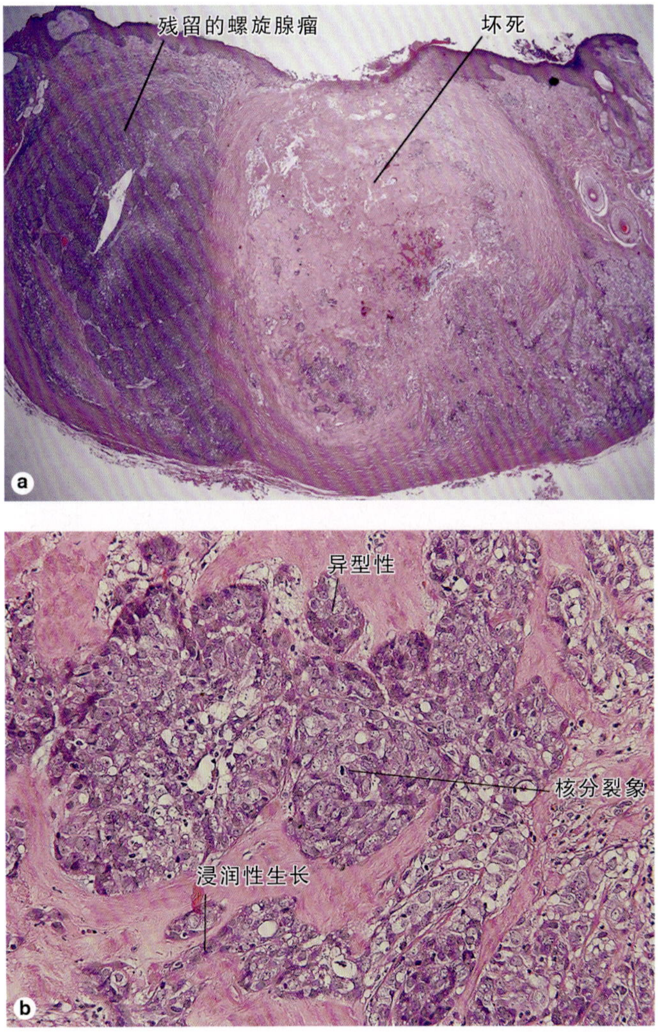

图 5–3 螺旋腺癌。

乳头状汗管囊腺瘤(syringocystadenoma papilliferum)

主要特征

- 开口于皮肤表面。
- 蓝色的乳头状突起伸入空腔:“峡湾和突起”。
- 断头分泌。
- 可见浆细胞。

乳头状汗管囊腺瘤(SCAP)向汗腺的分泌部分化。肿瘤开口于皮肤表面,看起来似可由开口滑入。在每个乳头状突起的内部间质中均可见浆细胞，为特征性表现。临床上表现为头部或颈部隆起的疣状斑块。1/3 的病例与皮脂腺痣并发。

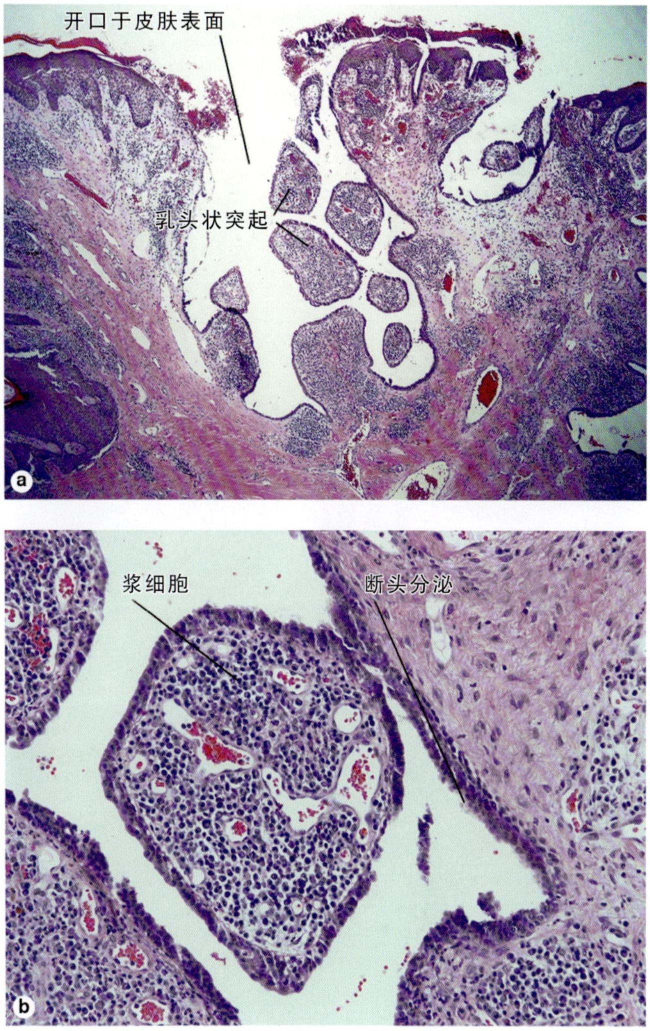

图 5–4 乳头状汗管囊腺瘤。

乳头状汗腺腺瘤(hidradenoma papilliferum)

主要特征

- 真皮内蓝色结节，有分枝状的囊腔。
- 乳头状突起。
- 断头分泌。

乳头状汗腺腺瘤(HP)通常临床上表现为发生于外阴的皮内结节，偶尔发生于乳房、眼睑、耳部。组织学上表现为真皮内迷宫样结节，看起来可藏身于内。蓝染的分枝状肿瘤团块可见断头分泌，与乳头状汗管囊腺瘤类似，本病向分泌部分化。

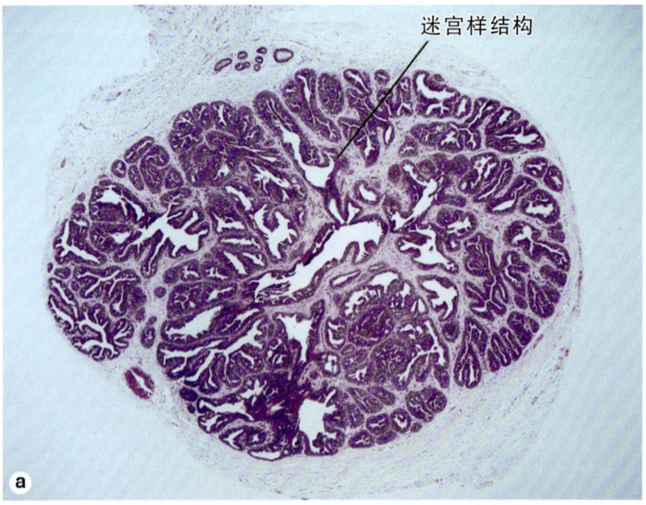

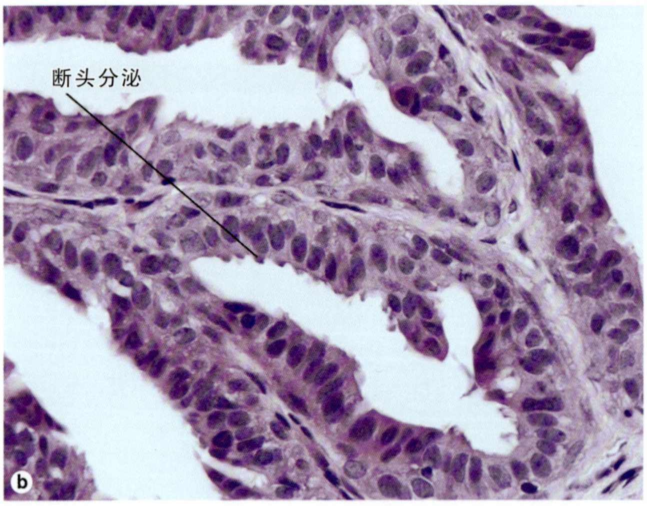

图 5-5　乳头状汗腺腺瘤。

肢端乳头状癌(papillary digital carcinoma；侵袭性肢端乳头状腺癌，aggressive digital papillary adenocarcinoma)

主要特征

- 蓝染的肿瘤结节，可见囊样改变。
- 肿瘤细胞的细胞质很少或没有。
- 乳头状突起。
- 细胞异型性、核分裂象、不同程度的坏死。
- 通常累及手部。
- 大多数为年轻患者。
- 看似温和的肿瘤也会发生转移。

本病病理上与乳头状汗腺腺瘤非常相似，所有发生于肢端的乳头状肿瘤都应该认为是恶性肿瘤。

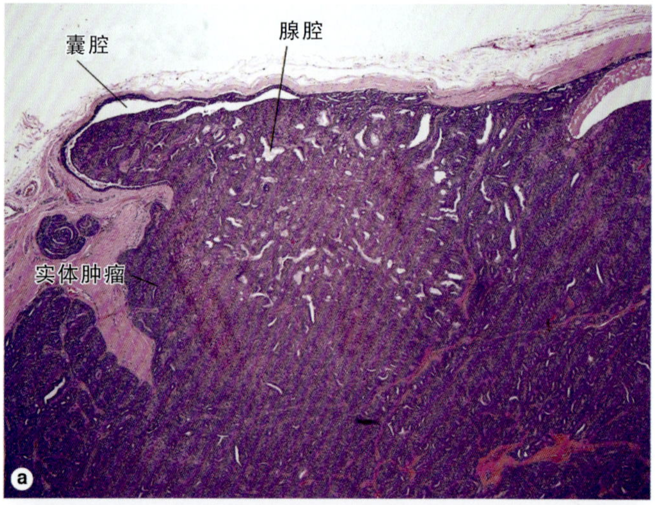

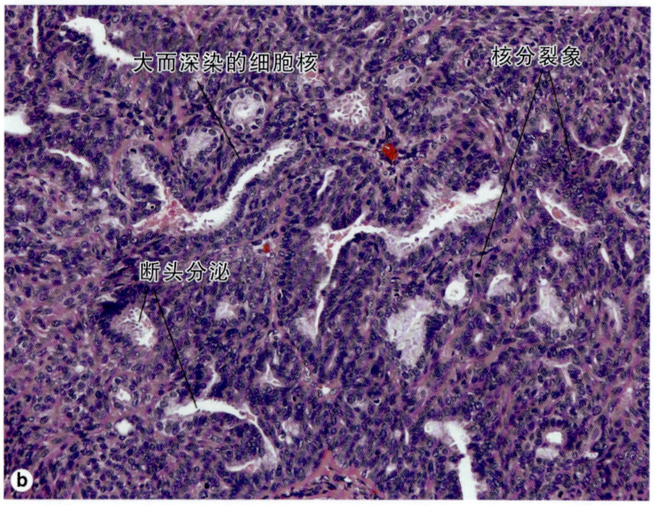

图 5-6　肢端乳头状癌。

黏液癌(mucinous carcinoma)

主要特征

- 蓝染的肿瘤细胞团块被黏蛋白包绕(像是“飘在鼻涕海洋中的蓝色岛屿”)。
- 原发的皮肤黏液癌和转移的黏液癌表现相同。

黏液癌可原发于皮肤,也可由乳腺或胃肠道的原发癌转移而来,需要完善影像学检查。

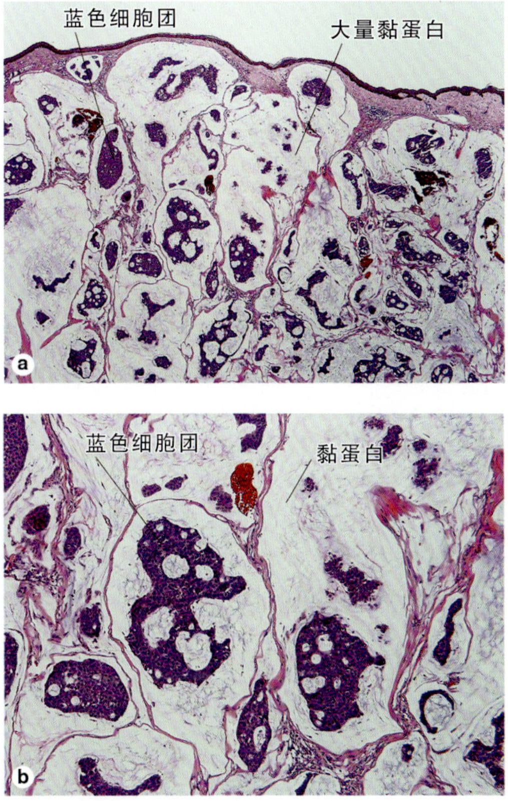

图 5-7　黏液癌。

汗管瘤(syringoma)

主要特征

- “佩斯利领带”样模式,蝌蚪样管腔。
- 丰富的粉红色细胞质。
- 致密的红色硬化性基质。
- 肿瘤小而圆。

汗管是一种管状结构,汗管瘤通常表现为眼睑处的小丘疹。本病多见于亚洲女性和患有 Down 综合征的儿童。发疹性汗管瘤多见于肤色较深患者群的胸背部、阴茎等部位。发疹性汗管瘤表现为小的颜色略深的丘疹,互不融合。

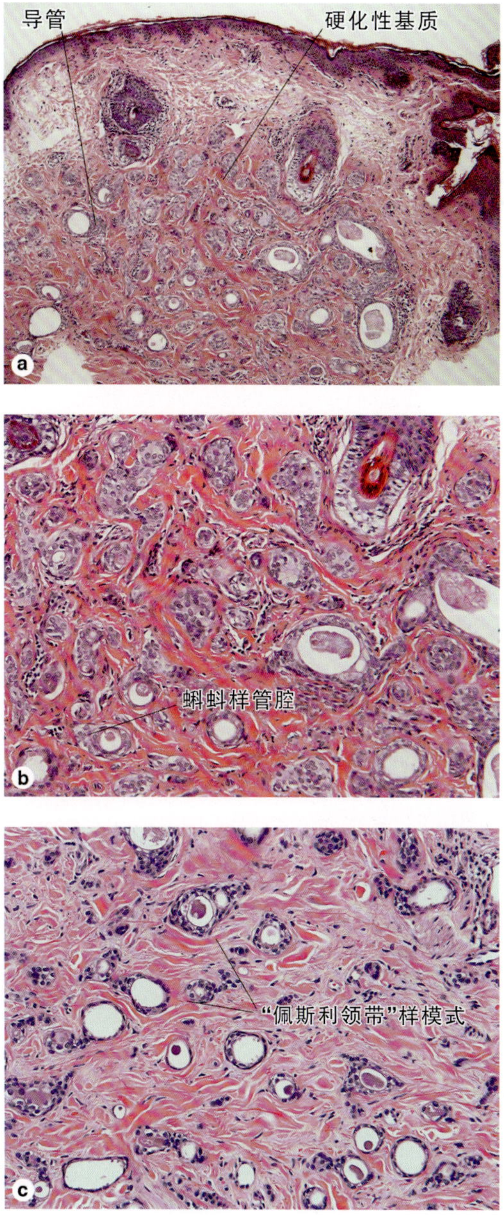

图 5-8　汗管瘤。

透明细胞汗管瘤(clear cell syringoma)

主要特征

- “佩斯利领带”样模式,蝌蚪样管腔。
- 富含糖原的透明细胞。
- 致密的红色硬化性基质。
- 肿瘤小而圆。
- 与糖尿病相关。

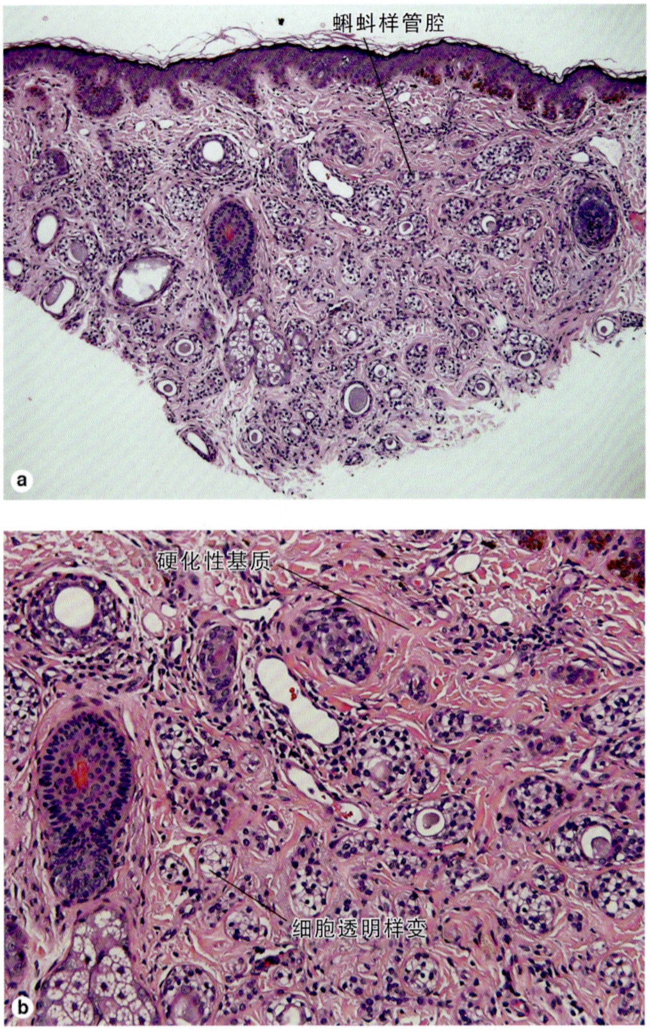

图 5-9 透明细胞汗管瘤。

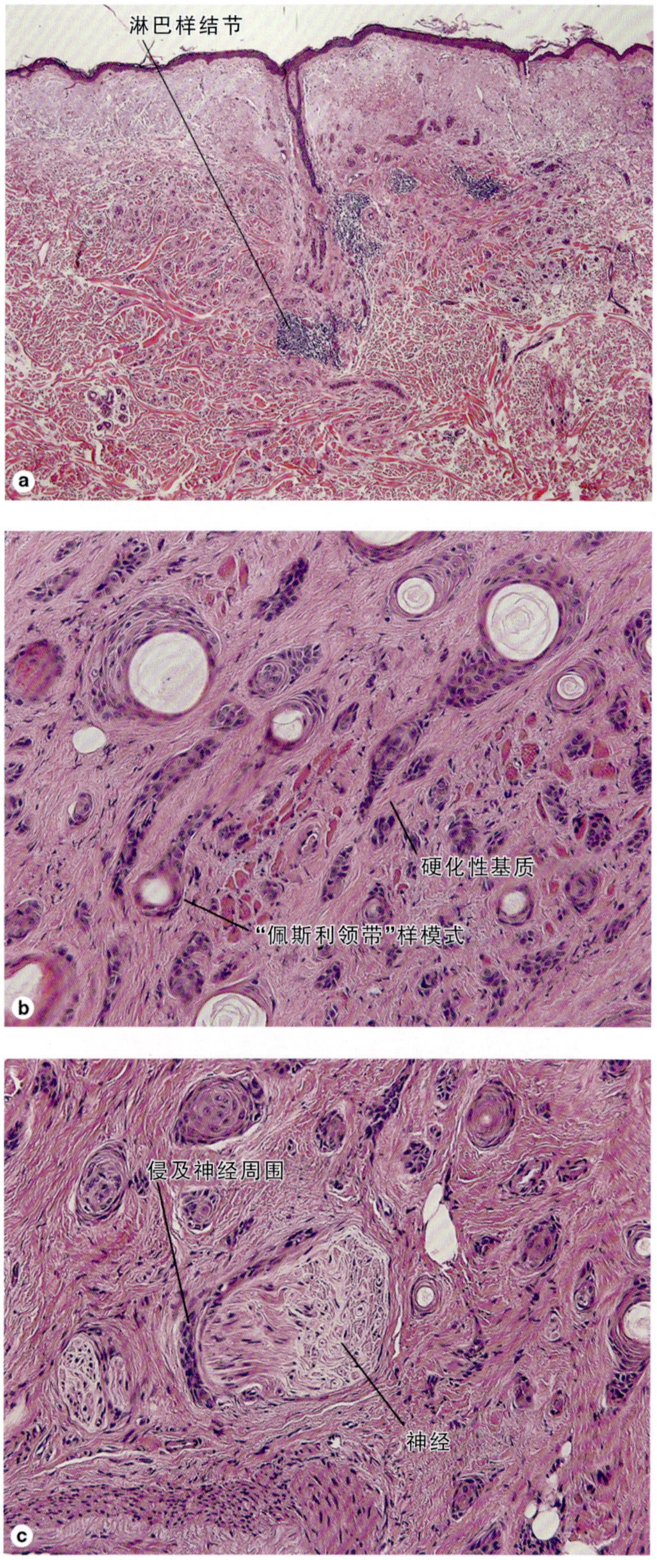

图 5-10 微囊肿附属器癌。

微囊肿附属器癌(microcystic adnexal carcinoma)

主要特征

- 双相分化(汗腺导管和毛发)。
- “佩斯利领带”样和蝌蚪样管腔,可见富含粉红色细胞质的细胞和角囊肿。
- 基底细胞样巢,常向毛发方向分化。
- 粉红色至红色的致密的硬化性基质。
- 侵袭很深。
- 淋巴样细胞聚集。
- 神经周围受累。

微囊肿附属器癌(MAC)通常表现为上唇、面颊中部、颏部的坚实性斑块。组织学上可见“佩斯利领带”样改变,伴有致密的硬化性基质,要注意与汗管瘤、硬斑病样基底细胞癌和结缔组织增生性毛发上皮瘤进行鉴别。

表 5-2　微囊肿附属器癌和汗管瘤的特征比较

特征	微囊肿附属器癌	汗管瘤
“佩斯利领带”样模式	有	有
基质	红色、硬化性	红色、硬化性
角囊肿	常见	可见
大小	大	小
形状	浸润性	圆形
神经周围受累	有	无
基底细胞样团块	+/−	无
临床表现	上唇、面颊、颏部的斑块	眼睑处的小丘疹或发疹性丘疹

表 5-3　微囊肿附属器癌和硬斑病样基底细胞癌的特征比较

特征	微囊肿附属器癌	硬斑病样基底细胞癌
“佩斯利领带”样模式	可贯穿于整个肿瘤	有时可见于肿瘤的表浅部分
基质	红色、硬化性	红色、硬化性
角囊肿	常见	偶尔
向深部侵袭	有	有
神经周围受累	有	有
临床表现	上唇、面颊、颏部的斑块	瘢痕样

表 5-4　微囊肿附属器癌和结缔组织增生性毛发上皮瘤的特征比较

特征	微囊肿附属器癌	结缔组织增生性毛发上皮瘤
“佩斯利领带”样模式	有	有
基质	红色、硬化性	红色、硬化性
角囊肿	常见	常见
钙化	少见	常见
淋巴样细胞聚集	明显	很少
神经周围受累	有	无
中央凹陷	无	明显
临床表现	上唇、面颊、颏部的斑块	坚实的“甜甜圈”样

硬化性汗腺导管癌（sclerosing sweat duct carcinoma）

主要特征

- 微囊肿附属器癌的单相变异型。
- 无毛发成分。
- “佩斯利领带”样和蝌蚪样的管腔，可见富含粉红色细胞质的细胞和角囊肿。
- 粉红色至红色的致密的硬化性基质。
- 侵袭很深。
- 淋巴样细胞聚集。
- 神经周围受累。

硬化性汗腺导管癌被称作“来自地狱的汗管瘤”。尽

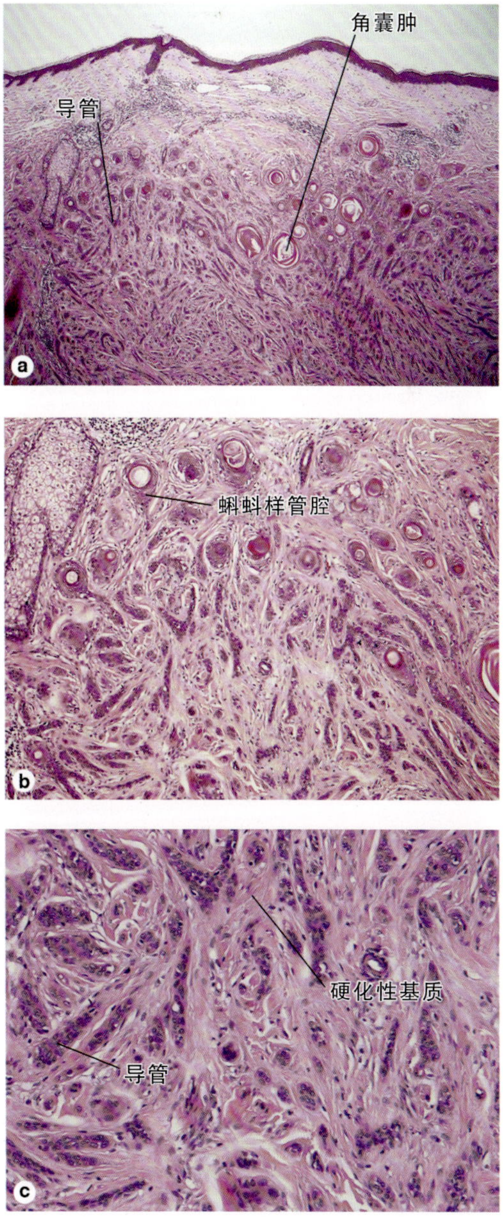

图 5-11　硬化性汗腺导管癌。

管在某些方面与汗管瘤极其相似，但硬化性汗腺导管癌浸润更深，常侵袭神经周围。临床表现与微囊肿附属器癌类似。在肿瘤基质中常见结节状的淋巴样细胞聚集于血管周围。

汗囊瘤(hidrocystoma)

主要特征

- 简单的囊样结构。
- 线状排列的立方形或柱形细胞。
- 可见断头分泌。

汗囊瘤通常表现为面颊或眼睑部位的蓝色半透明丘疹。

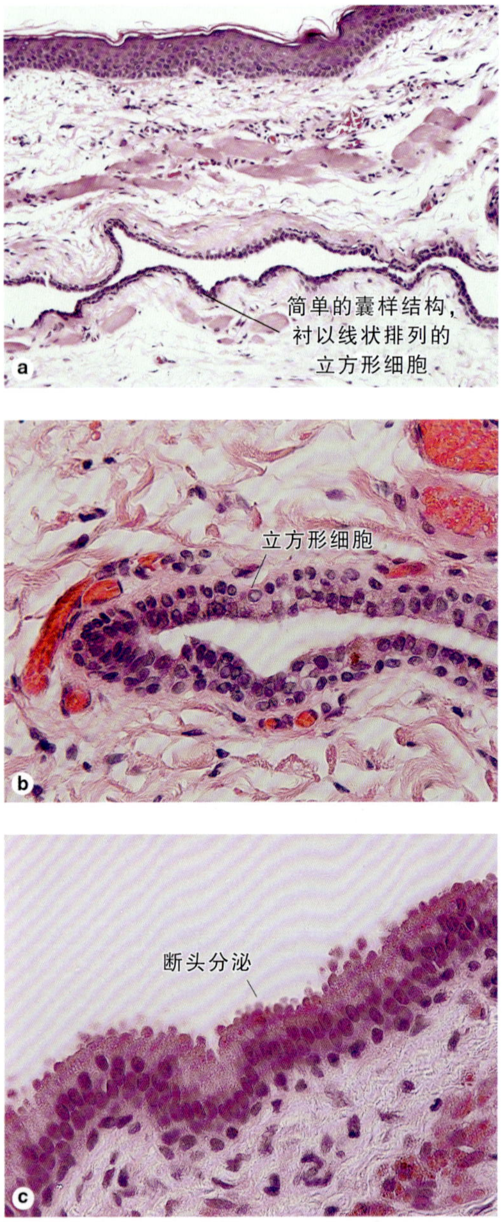

图 5-12　汗囊瘤。

眼睑部产黏液性内分泌汗腺癌(endocrine mucin producing sweat gland carcinoma of the eyelid)

主要特征

- 起源于汗囊瘤，并进一步发展为眼睑部的黏液癌。
- 圆形、卵圆形细胞构成的实性至囊性结节，细胞染色质细腻，呈典型神经内分泌病样改变。
- 细胞质内和细胞外黏蛋白。
- 神经内分泌细胞标志物阳性，如突触素、嗜铬蛋白。
- 雌激素受体、黄体酮受体阳性。

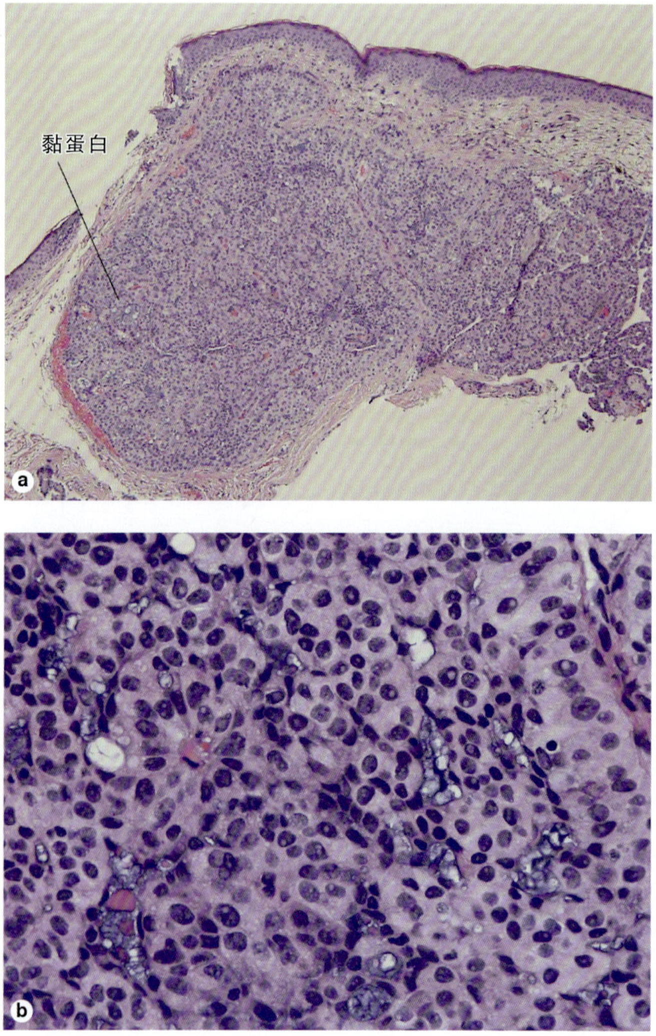

图 5-13　产黏液性内分泌汗腺导管癌。

混合瘤(mixed tumor;软骨样汗管瘤,chondroid syringoma)

主要特征

- 汗腺导管富含粉色细胞质,“包埋”在间充质型基质中。
- 分泌部细胞核蓝染,可见少量细胞质。
- 基质常见软骨样分化。
- 可见骨形成。

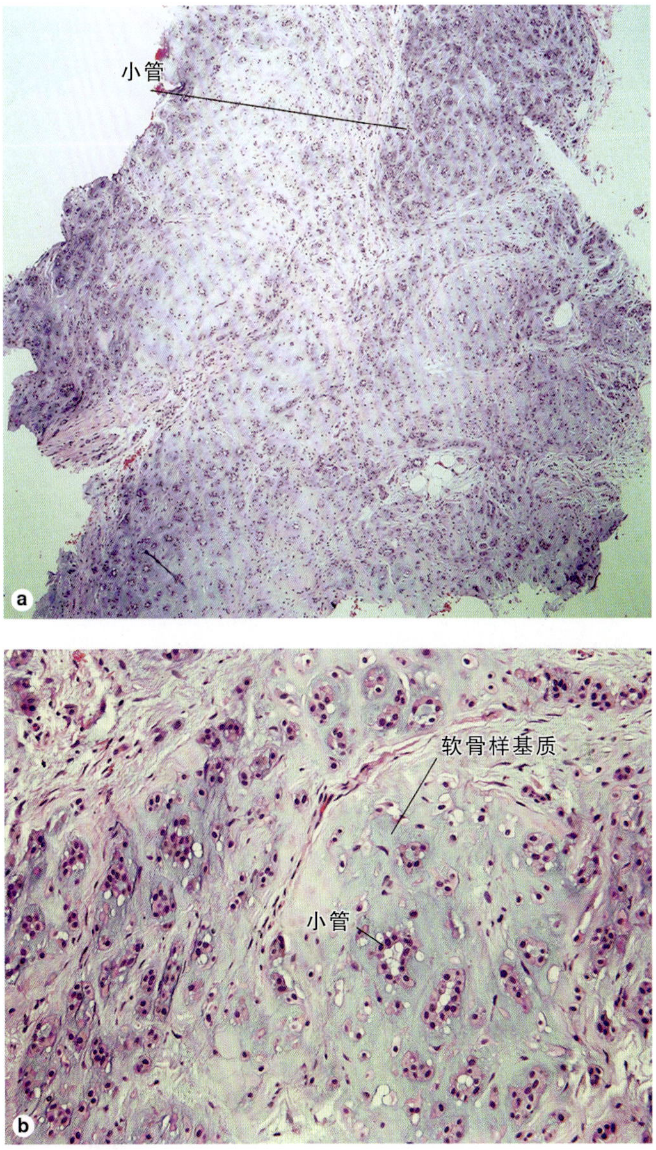

图 5-14 混合瘤(小管型)。

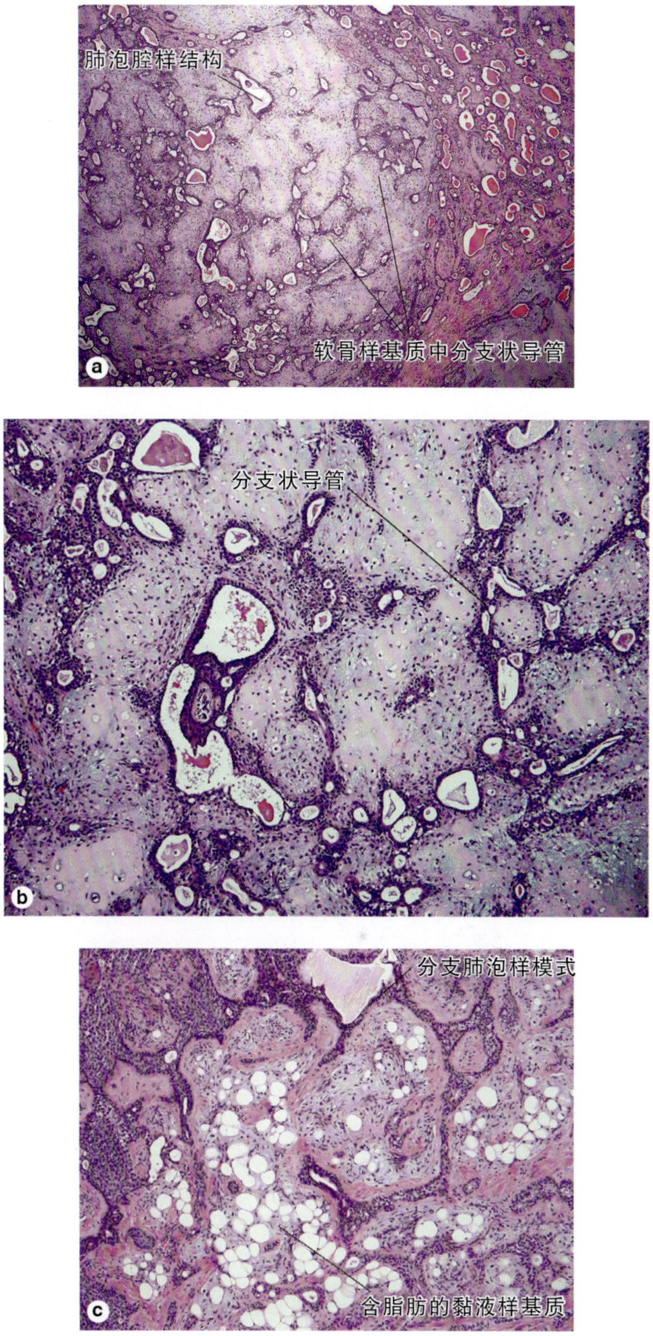

图 5-15 混合瘤(分支肺泡型)。

小管型(small tubular type)

主要特征

- 汗腺导管富含粉色细胞质,“包埋”在间充质型基质中。
- 基质常见软骨样分化。
- 与汗管瘤类似的细小管样结构。

分支肺泡型(branching alveolar type)

主要特征

- 汗腺导管“包埋”在间充质型基质中。
- 基质常见软骨样分化。
- 导管细长,呈分支和肺泡样模式分布。
- 可见断头分泌。

小管型的软骨样汗管瘤向汗腺导管分化,分支肺泡型向分泌部和导管双相分化。基质中的黏蛋白硫酸化,呈现出深灰蓝色软骨样改变。

提示

甲苯胺蓝、亚甲蓝、吉姆萨染色(亚甲蓝和伊红)使黏蛋白异染。阿辛蓝和胶体铁无异染现象。硫酸软骨素能被阿辛蓝和甲苯胺蓝染色(高 pH 值和低 pH 值均可)。

皮肤肌上皮瘤(cutaneous myoepithelioma)

主要特征

- 上皮样细胞、纺锤形细胞、浆细胞样细胞或透明细胞成巢状、条索状或片状排列。
- 透明或软骨黏液样基质。
- 没有导管。

肌上皮瘤通常被划分于皮肤混合瘤谱系中,但是缺乏导管分化。副脊索瘤也属于该病谱,但细胞质空泡化更明显(空泡细胞)。肌上皮瘤好发于年轻人的四肢。肿瘤表达角蛋白和(或)EMA、S100,对诊断有一定帮助。钙调蛋白、SMA 和 p63 也有可能表达。该病谱中的肿瘤既有良性也有恶性。

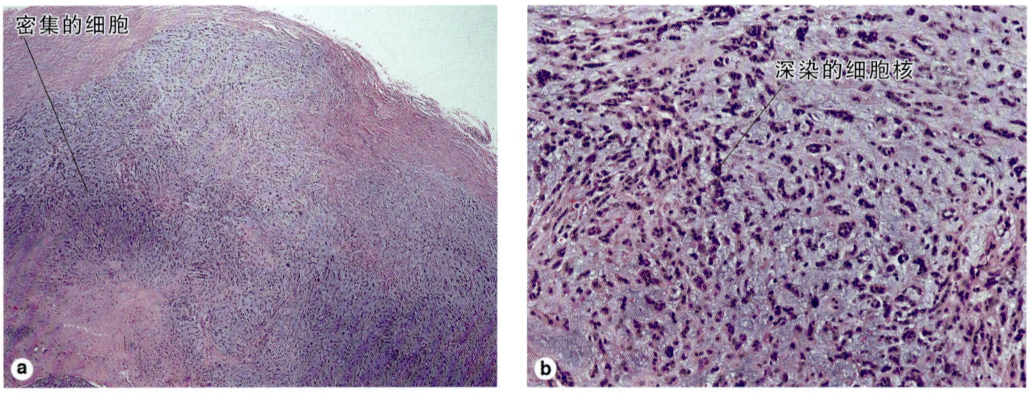

图 5-16 恶性混合瘤。

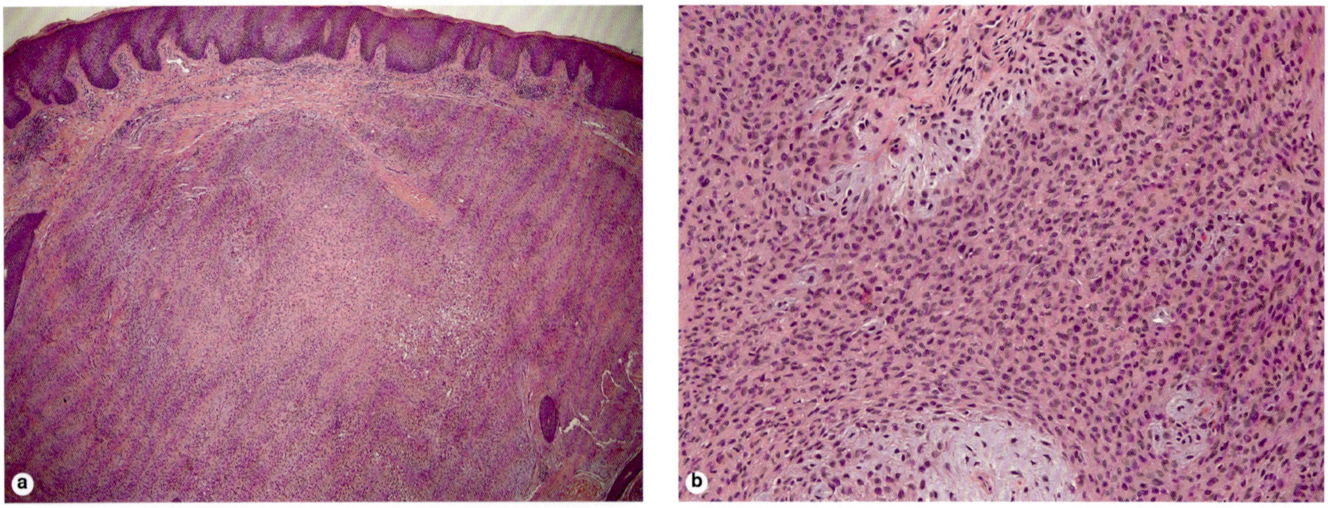

图 5-17 肌上皮瘤。

恶性混合瘤（malignant mixed tumor；恶性软骨样汗管瘤，malignant chondroid syringoma）

主要特征

• 与软骨样汗管瘤类似，但有细胞异型性、核分裂象，有时可见坏死。

末端螺旋瘤(acrospiromas)

主要特征

• 向末端汗管（汗管位于表皮里的部分）分化。

• 富含粉色细胞质的立方形细胞。

• 有透明细胞变性的趋势。

• 内衬角质样内皮的导管。

• 导管管腔内可见粉色汗液。

末端螺旋瘤是一个大的汗腺肿瘤家族，包括汗孔瘤、汗腺瘤、真皮导管瘤、单纯性汗腺棘皮瘤。这些肿瘤都由与末端汗管类似的细胞组成。肿瘤团块中均可见向导管分化。常见混合型。

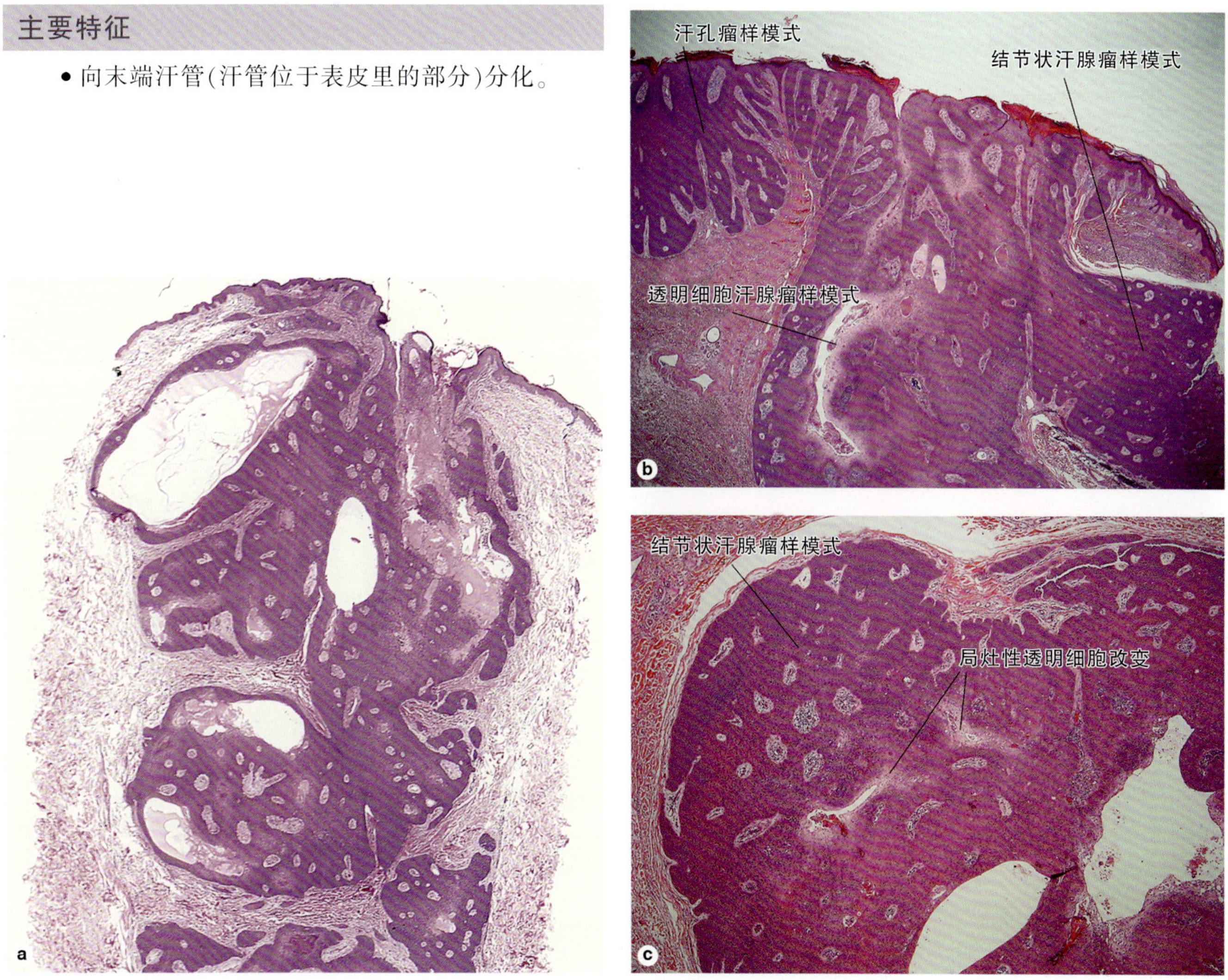

图 5-18 混合型末端螺旋瘤。

汗孔瘤(poroma)

主要特征

- 富含粉色细胞质的立方形细胞。
- 内衬角质样内皮的导管。
- 与表皮相连。
- 常见于足部。

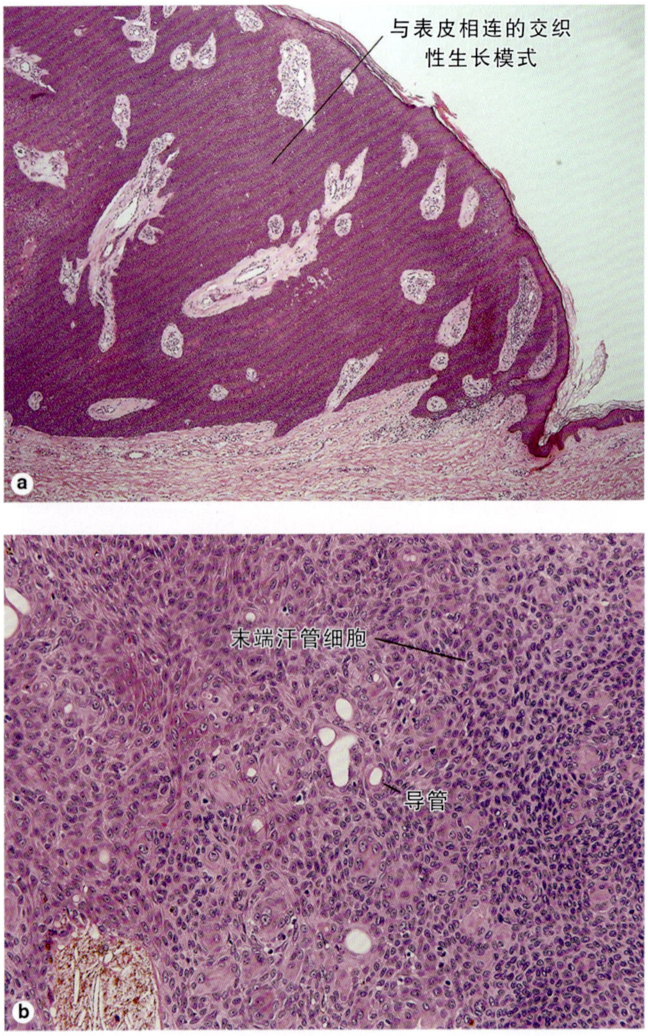

图 5-19　汗孔瘤。

单纯性汗腺棘皮瘤(hidroacanthoma simplex)

主要特征

- 表皮内细胞巢。
- 富含粉色细胞质的立方形细胞。
- 内衬角质样内皮的导管。

鉴别诊断

与克隆型脂溢性角化症类似，但含有导管。

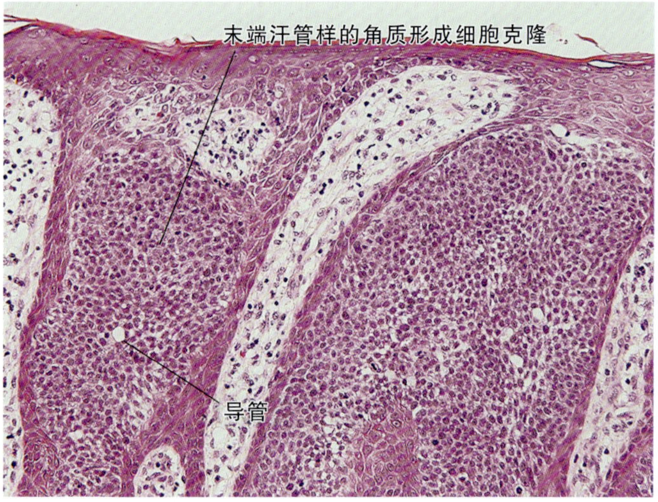

图 5-20　单纯性汗腺棘皮瘤。

真皮导管瘤(dermal duct tumor)

主要特征

- 富含粉色细胞质的立方形细胞。
- 内衬角质样内皮的导管。
- 小的真皮内结节。

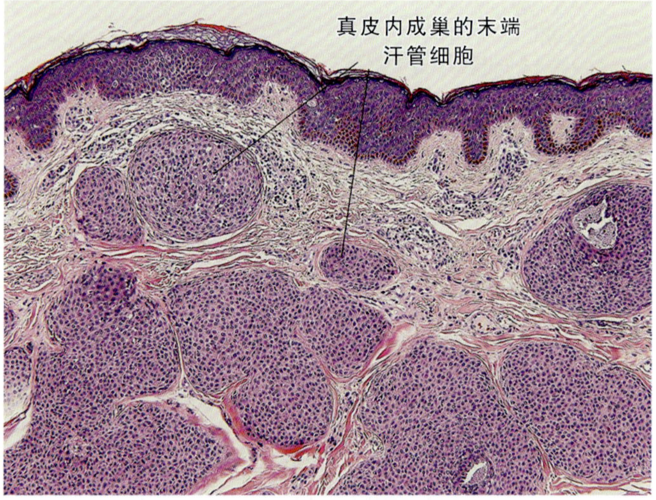

图 5-21　真皮导管瘤。

结节状汗腺瘤(nodular hidradenoma)

主要特征

- 富含粉色细胞质的立方形细胞。
- 内衬角质样内皮的导管。
- 大的真皮内结节。
- 亮红色的基底膜带层叠于血管周围。

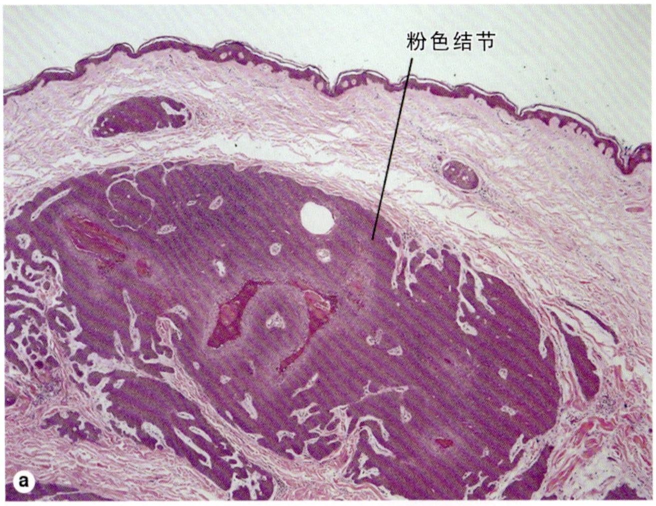

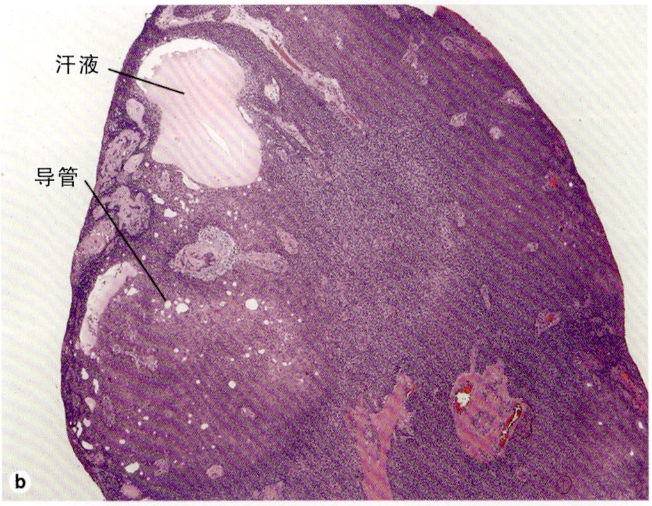

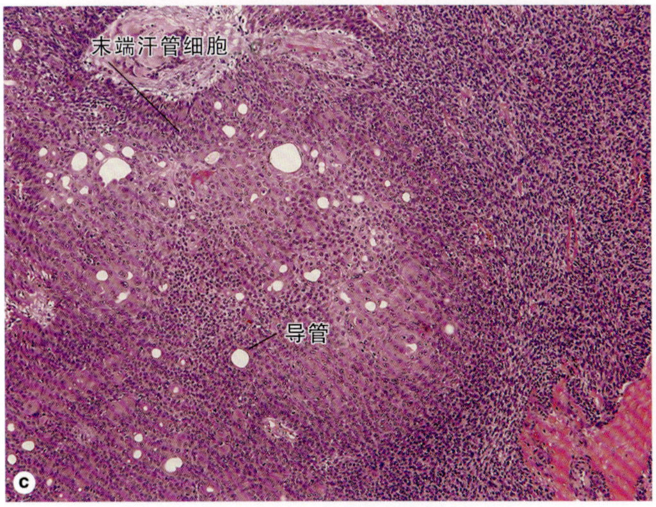

图 5-22　结节状汗腺瘤。

透明细胞汗腺瘤(clear cell hidradenoma)

主要特征

- 富含粉色细胞质的立方形细胞。
- 内衬角质样内皮的导管。
- 大的真皮内结节。
- 透明细胞变性。
- 常见囊性变性。
- 亮红色的基底膜带层叠于血管周围。

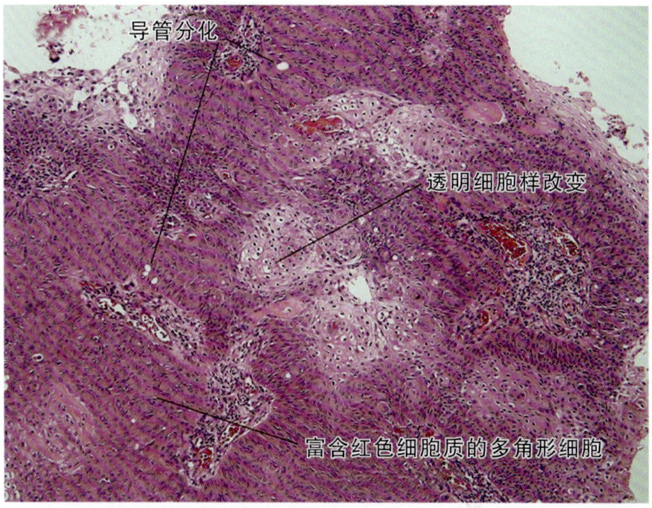

图 5-23　透明细胞汗腺瘤。

恶性末端螺旋瘤（malignant acrospiroma；汗孔癌，porocarcinoma；恶性汗孔瘤，malignant poroma）

主要特征

- 侵袭性生长。
- 细胞异型性、核分裂象、不同程度的坏死。
- 一些表面看起来温和的肿瘤可发生转移。

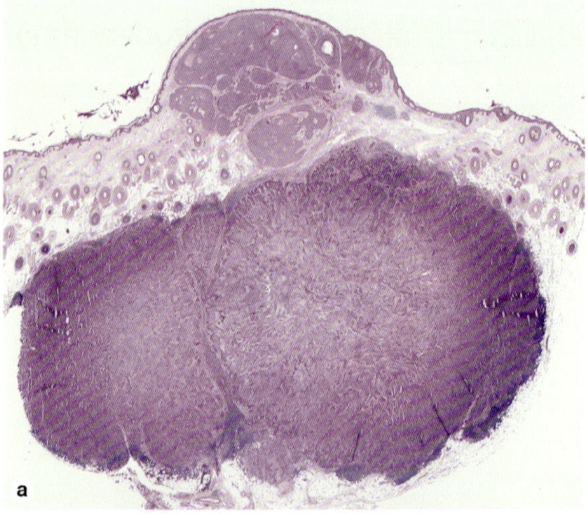

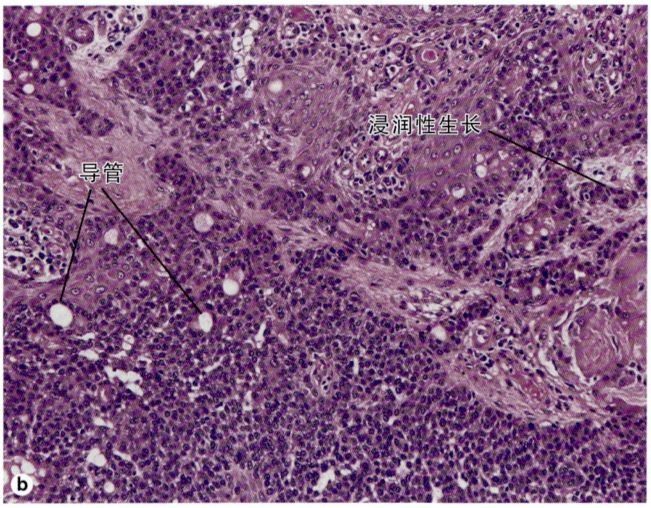

图 5-24 恶性末端螺旋瘤(汗孔癌)。

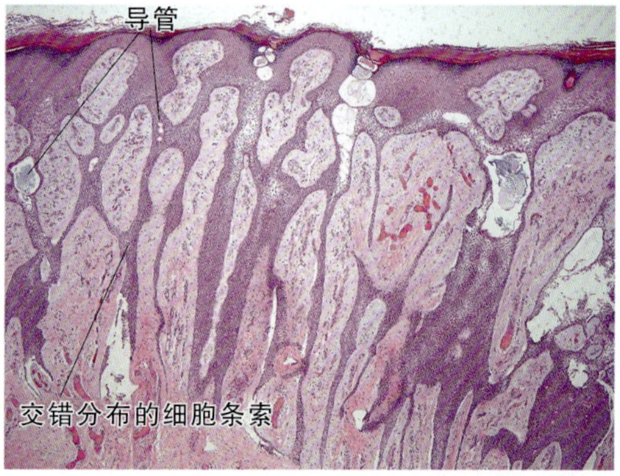

图 5-25 反应性汗管纤维腺瘤病。

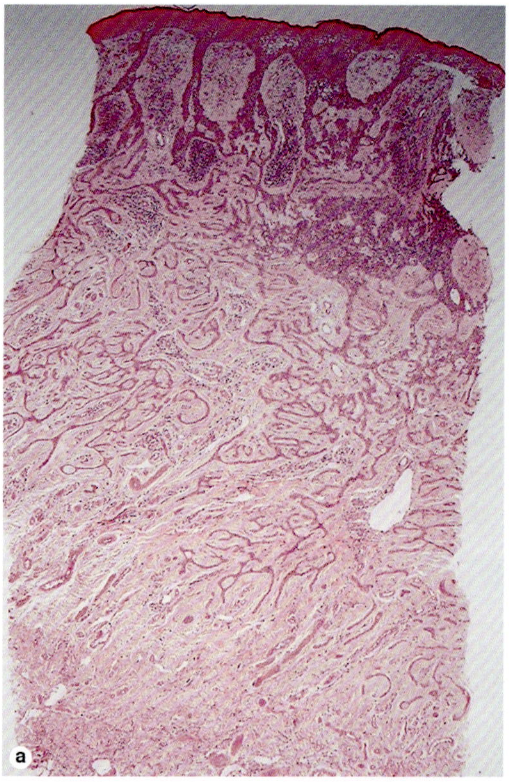

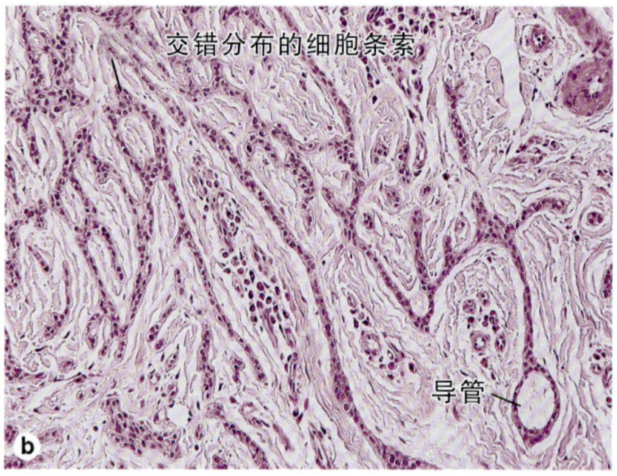

图 5-26 Mascaro 汗管纤维腺瘤,肿瘤型。

Mascaro 汗管纤维腺瘤(syringofibroadenoma of Mascaro)

主要特征

- 大多数情况是反应性表现,仅有极少数为真正肿瘤。
- 平行或交错分布的导管。
- 纤维黏液样基质。

大多数汗管纤维腺瘤表现为汗腺导管的反应性增生,因此被称作"反应性汗管纤维腺瘤病(reactive syringofibroadenomatosis)"更好。一些病例并发于少汗性外胚层发育不良和Schopf综合征。

乳头状小汗腺腺瘤（papillary “eccrine” adenoma；管状大汗腺腺瘤，tubular apocrine adenoma）

主要特征

- 乳头状小汗腺腺瘤和管状大汗腺腺瘤间没有实质区别。
- 向分泌部和导管双向分化。
- 扩张的导管样腔隙。
- 蓝染的乳头状突起伸入管腔。

乳头状小汗腺腺瘤通常发生于黑人儿童的手背或足背。管状大汗腺腺瘤临床表现更多样，可以发生在腋窝、乳房、面颊，或发生在 Jadassohn 皮脂腺痣内。

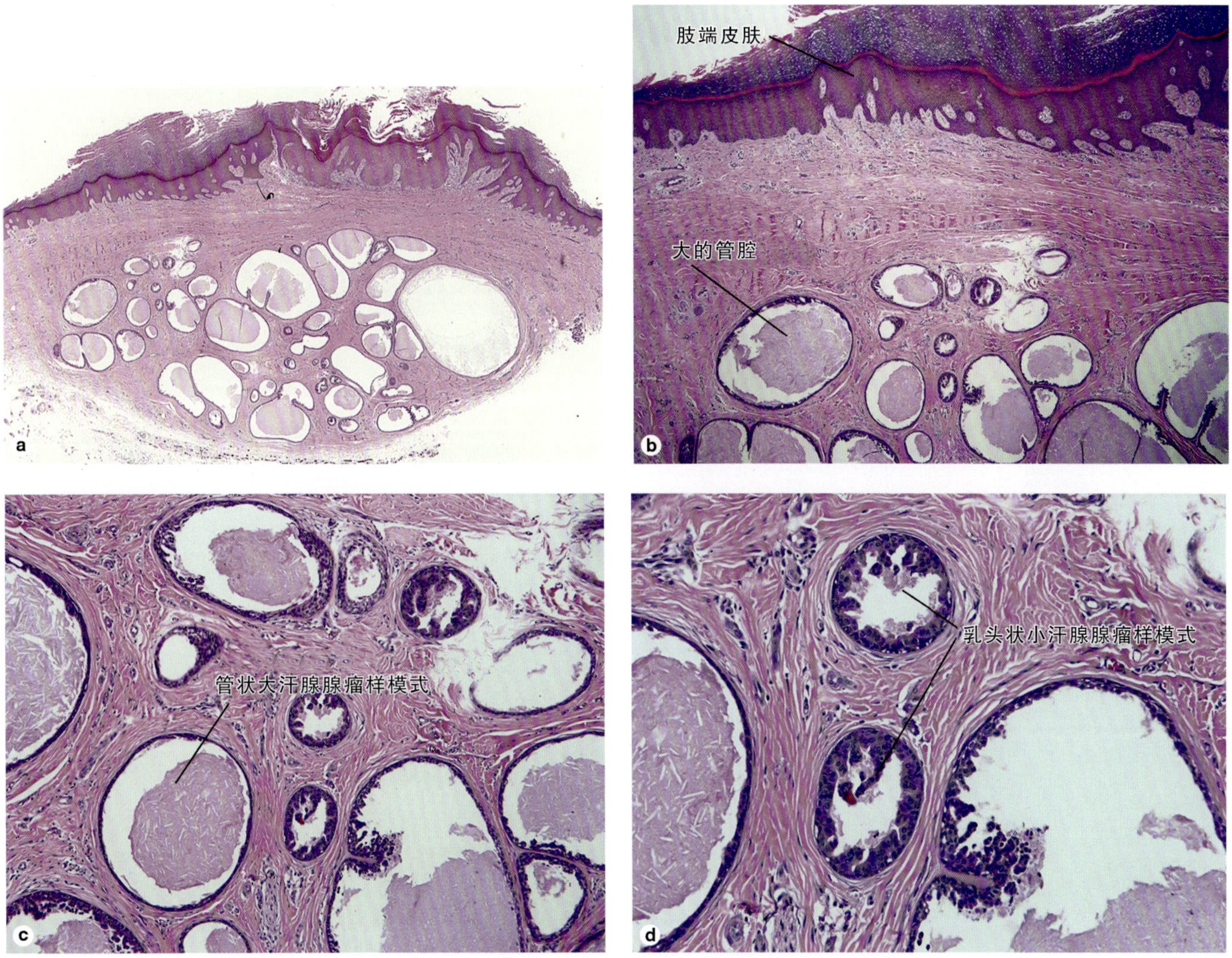

图 5-27　乳头状小汗腺/管状大汗腺腺瘤。

腺样囊性癌（adenoid cystic carcinoma）

主要特征

- 部分区域可见筛状结构。
- 其他区域为管状结构。
- 可见细胞异型性和核分裂象。

腺样囊性癌通常发生在外阴、乳房和唾液腺。在筛状区域内可见黏蛋白，整个肿瘤看起来像一块粉色的海绵，其中吸满了淡蓝色的墨水。

鉴别诊断

同样呈筛状外观，毛发上皮瘤呈蓝染，腺样囊性癌呈红染。

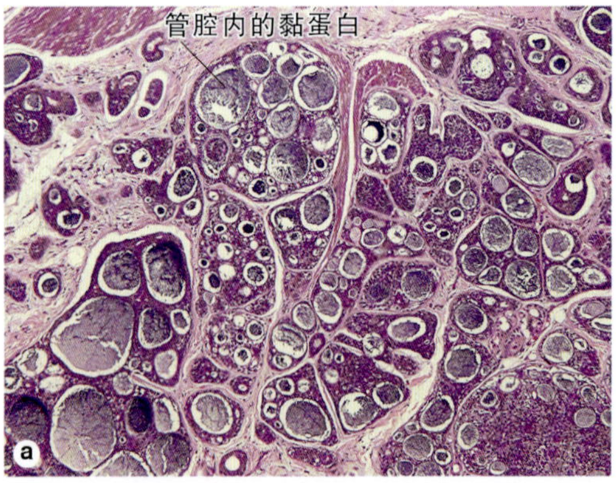

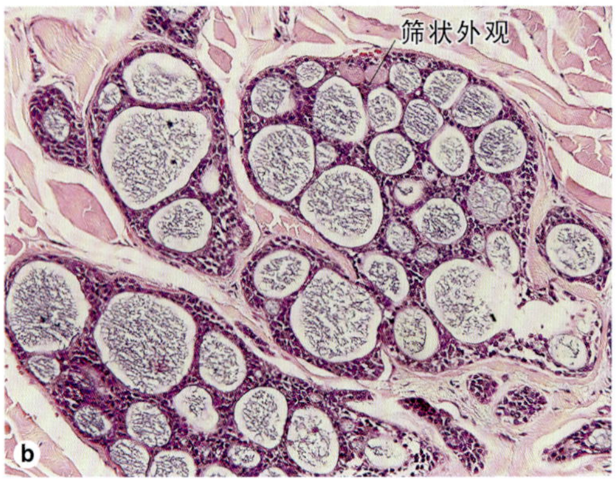

图 5-28 腺样囊性癌。

小汗腺血管瘤样错构瘤(eccrine angiomatous hamartoma)

主要特征

- 常表现为疼痛的暗色结节，好发于儿童。
- 成熟的汗腺和血管。

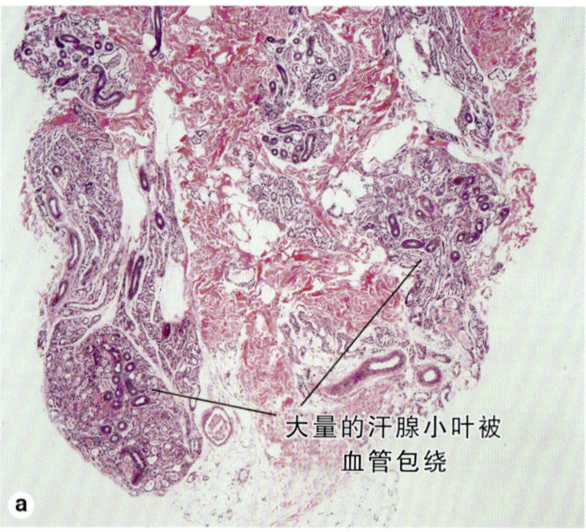

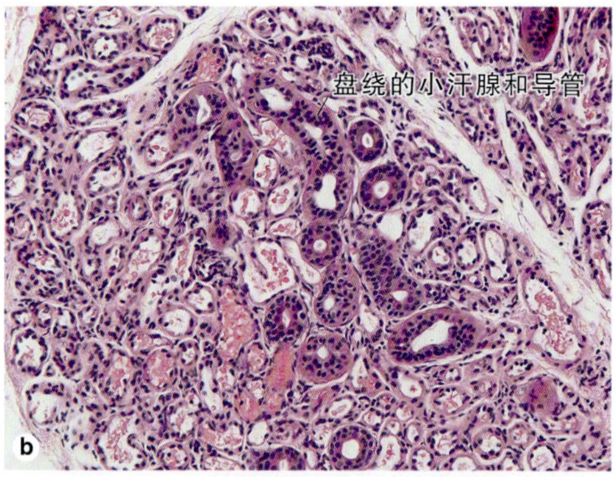

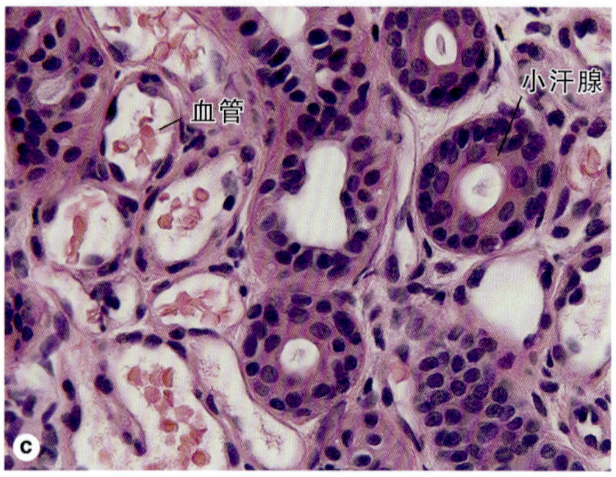

图 5-29 小汗腺血管瘤样错构瘤。

乳头导管内良性腺瘤(benign intraductal adenoma of the nipple)

主要特征

- 可表现为乳头糜烂性腺瘤病。
- 良性的导管内乳头瘤样肿瘤，保留有肌上皮层。

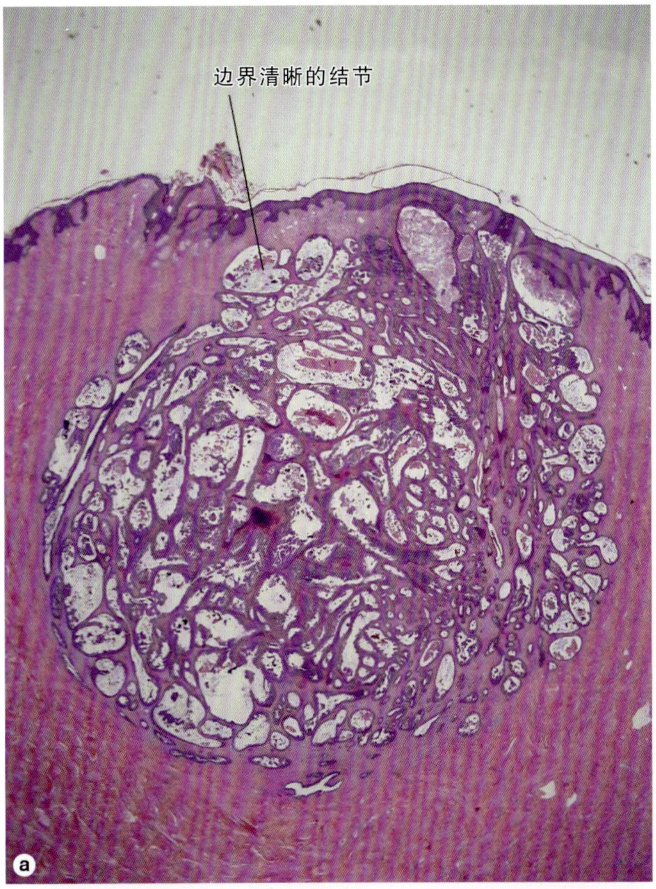

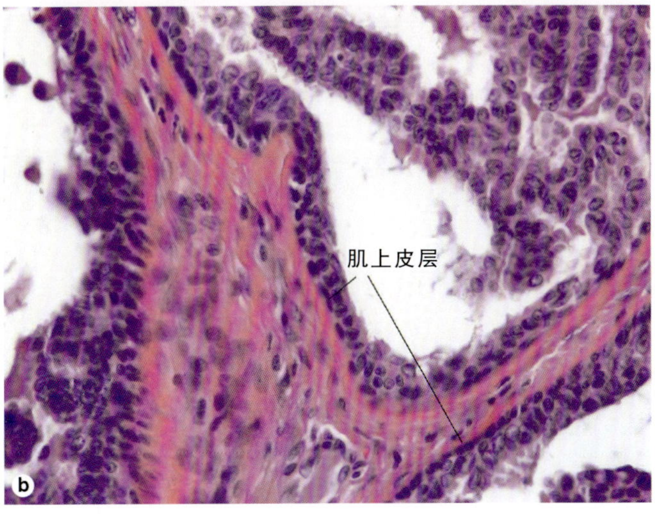

图 5-30 乳头导管内良性腺瘤。

多乳头(supernumerary nipple，polythelia)

主要特征

- 表皮轻度增生，下方伴有毛囊皮脂腺结构。
- 周围散在分布着乳晕中典型的平滑肌束。
- 可见中央乳腺导管。

这种发育异常可以发生在沿胚胎乳线的任何部位，但好发于胸部和上腹部。组织学上，肿瘤类似于正常乳头。下方可以看到乳腺组织。

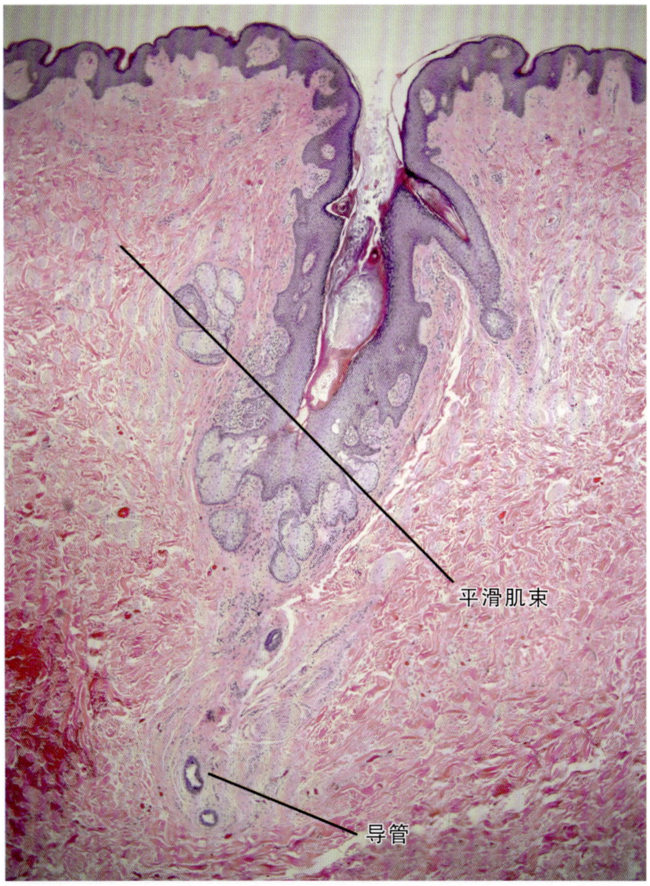

图 5-31 多乳头。

(丁晓岚 译 张悦 周城 审校)

推荐阅读

Ciarloni L, Frouin E, Bodin F, et al. Syringoma: a clinicopathological study of 244 cases. Ann Dermatol Venereol 2016;143(8–9):521–8.

Duke WH, Sherrod TT, Lupton GP. Aggressive digital papillary adenocarcinoma (aggressive digital papillary adenoma and adenocarcinoma revisited). Am J Surg Pathol 2000;24(6):775–84.

Fischer S, Breuninger H, Metzler G, et al. Microcystic adnexal carcinoma: an often misdiagnosed, locally aggressive growing skin tumor. J Craniofac Surg 2005;16(1):53–8.

Halachmi S, Lapidoth M. Approach to the rare eccrine tumors. Dermatol Surg 2011;37(8):1194–5.

Ishiko A, Shimizu H, Inamoto N, et al. Is tubular apocrine adenoma a distinct clinical entity? Am J Dermatopathol 1993;15(5):482–7.

Komine M, Hattori N, Tamaki K. Eccrine syringofibroadenoma (Mascaro): an immunohistochemical study. Am J Dermatopathol 2000;22(2):171–5.

Lago EH, Piñeiro-Maceira J, Ramos-e-Silva M, et al. Primary adenoid cystic carcinoma of the skin. Cutis 2011;87(5):237–9.

Mayo TT, Kole L, Elewski B. Eccrine poromatosis: case report, review of the literature, and treatment. Skin Appendage Disord 2015;1(2):95–8.

黑色素细胞肿瘤

第 6 章

Dirk M. Elston

日光性黑子(solar lentigo)

主要特征

- 表皮突纤细，顶端呈球棍状及色素增加(像蘸上巧克力的球棍)。

鉴别诊断

需与网状脂溢性角化症相鉴别，但后者可见表皮突相互交织与角囊肿。

色素斑(melanotic macule)

主要特征

- 常见于唇部及生殖器部位。
- 表皮突增宽近似方形，基底部色素增加。

色素斑通常呈浅棕色，色素分布均匀，但发生于生殖器部位的皮损色素不均现象有时极为显著。发生在不同部位及临床表现各异的色素斑组织病理特征都是相同的。

色素痣(benign melanocytic nevus)

主要特征

- 边界清晰。
- 真表皮交界处可见规则的细胞巢。
- 表皮突顶端和侧面可见圆形或椭圆形黑色素细胞巢。
- 成熟现象[a]。
- 病灶底部黑色素细胞散在分布[a]。
- 深部无核分裂象[a]。
- 深部黑色素细胞巢无色素[a]。

注：[a] 这些特征仅出现于累及真皮时。

色素痣病灶左右对称，但顶部和底部不对称；相反，转移性恶性黑色素瘤病灶在各个方向都对称，像炮弹般向周边呈放射状对称扩展。

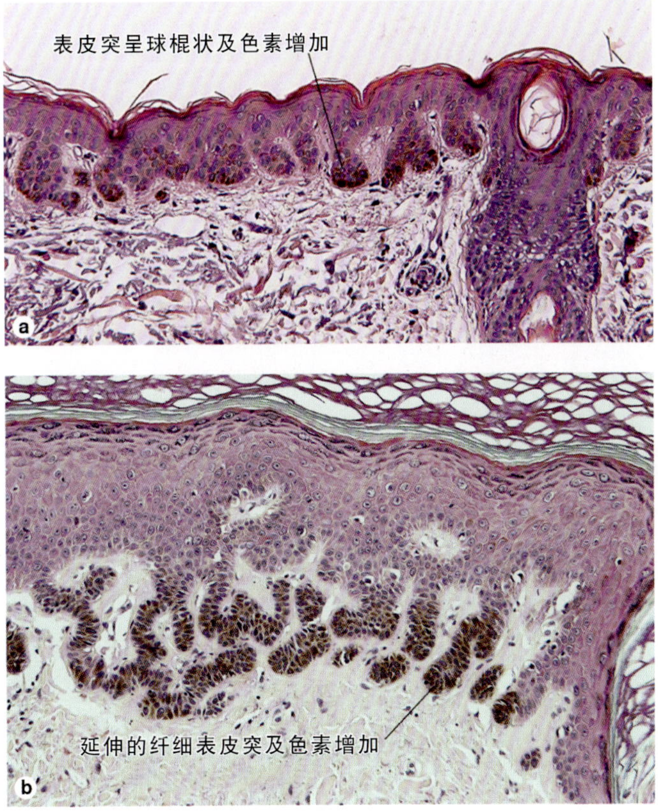

图 6-1 日光性黑子。

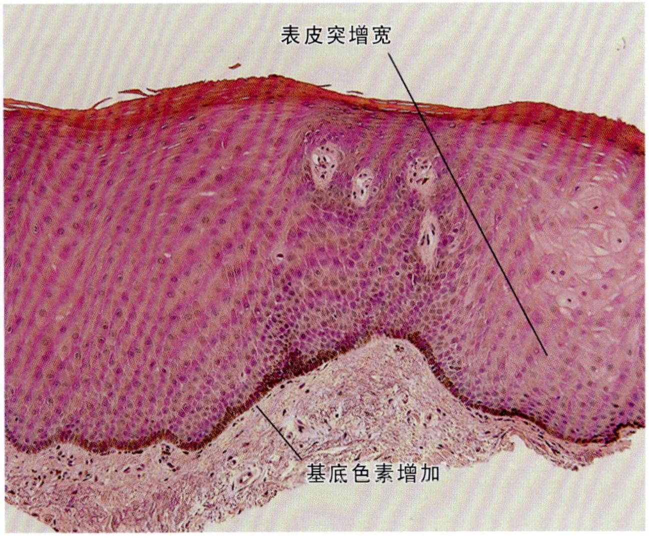

图 6-2 色素斑。

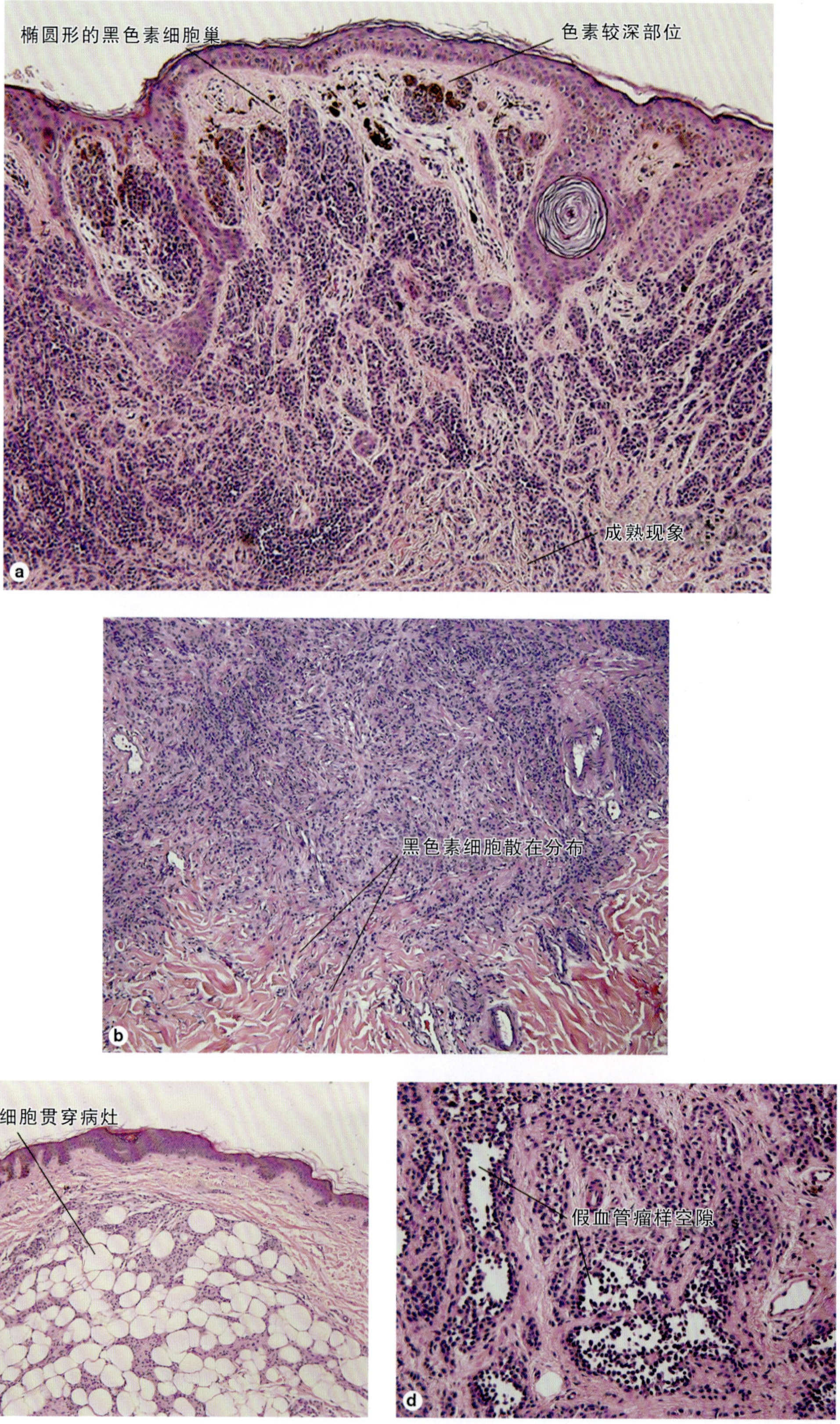

图 6–3 色素痣。(待续)

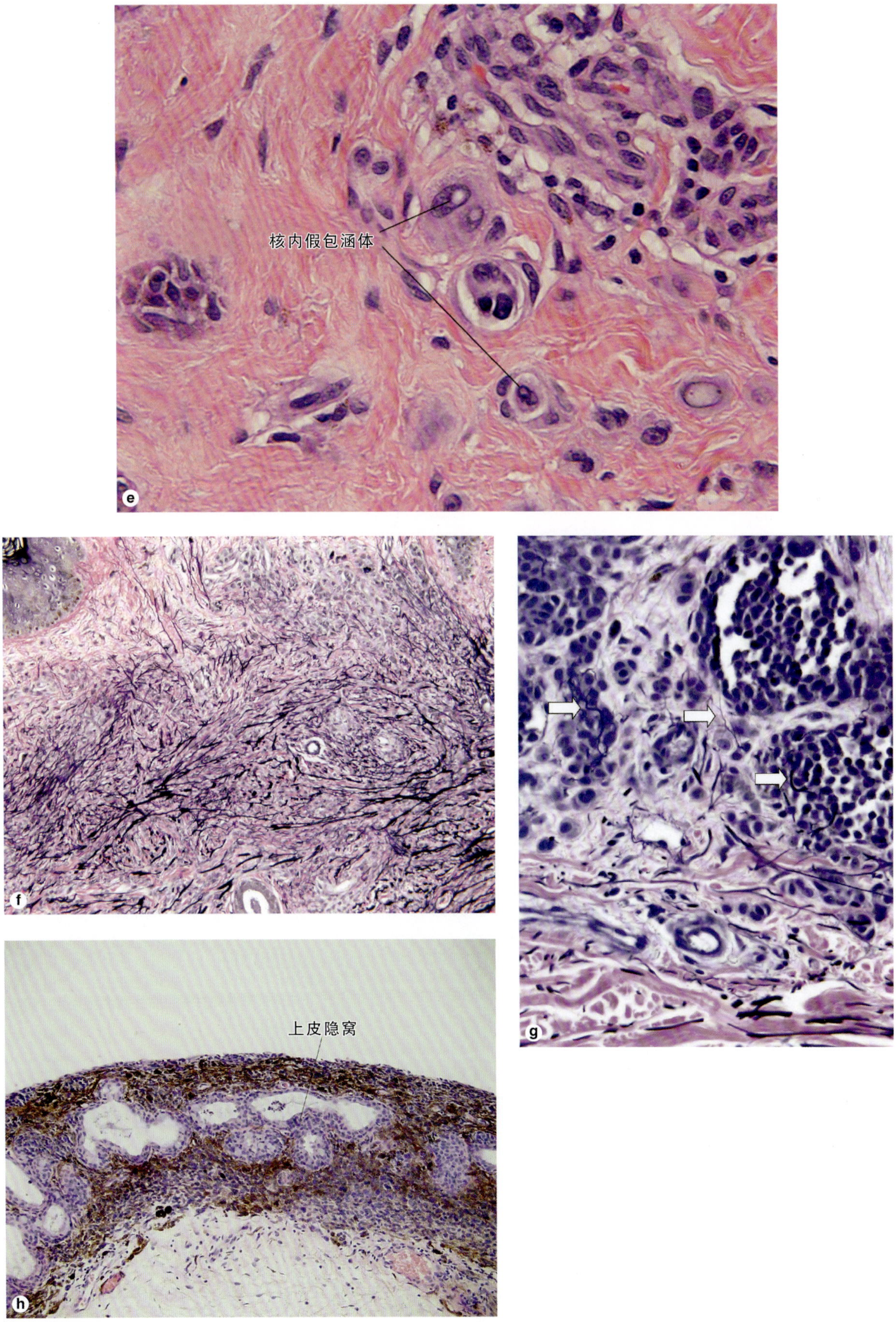

图 6–3(续)　色素痣。(f,g)纤细的弹性纤维仍然存在，注意与恶性黑色素瘤比较。(h)结膜黑色素痣中上皮隐窝结构存在，注意与恶性黑色素瘤比较。

色素痣的活检显示，病灶上部离散的、增生的黑色素细胞，呈巢状分布，而皮损深部的黑色素细胞则散在单个分布。成熟现象指病灶深部黑色素细胞逐渐变小，并逐渐呈现梭形且无色素，可见噬黑色素细胞。免疫组化染色 HMB-45 在病灶浅层呈阳性反应，而深部呈阴性，即“头重脚轻”模式，是成熟现象的有力证据。皮损深部无核分裂象，少数情况下需要免疫组化标记 MIB-1。MIB-1 可表达于细胞有丝分裂周期中的所有阶段，包括 G1、M、G2 和 S 期(G0 静止期除外)，但不作为有丝分裂的标记。病灶深部的黑色素细胞不表达 MIB-1。

表 6-1 列出了评估色素性病灶的基本要点，但会有一些例外情况，如蓝痣并没有成熟现象和散在分布，而且病变基底深部色素明显，然而病变整体呈楔形或球棍状的模式及其特征性的细胞学形态易于识别。

提示

1.严重光化性损伤的部位出现的宽大交界性病变通常是恶性黑色素瘤。

2.小而成巢完好的病灶几乎都是良性。

3.角囊肿可以出现在黑色素细胞病变的上方表皮内，皮肤镜所见角囊肿不能直接诊断为脂溢性角化症。

4.结膜痣中常见上皮隐窝。

表 6-1 痣和黑色素瘤的特征比较

特征	痣	黑色素瘤
边界	清晰	多变
对称性(左右)	是	多不对称
对称性(上下)	否	多变
大小	小	通常较大
真表皮交界处	规则的细胞巢	未成巢的黑色素细胞多于成巢的黑色素细胞
真表皮交界处细胞巢形状	圆或椭圆	细长或奇形怪状
真表皮交界处细胞巢位置	表皮突的顶端及侧面	表皮突顶端及侧面，以及真皮乳头上方表皮
真表皮交界处细胞巢间隔	间隙均匀	不均匀
黑色素细胞散布于表皮各层	无，Spitz 痣、色素性梭形细胞痣、肢端痣、外伤后痣和日晒伤后的痣除外	多变(见于浅表扩散性恶性黑色素瘤，恶性雀斑样痣和肢端雀斑样痣样黑色素瘤常不明显)
成熟	细胞从表皮顶部至深部逐渐变小，渐呈神经细胞样	缺乏成熟现象
散在分布	病灶底部细胞散在分布	基本呈团状
真表皮交界处与真皮内细胞巢对比	真皮细胞巢小于交界处细胞巢，至深部细胞巢逐渐变小并散在分布	真皮细胞巢通常大于交界处细胞巢
皮损深部核分裂象	罕见	多少不等
皮损深部色素	无	多少不等
HMB-45	病灶深部阴性	至皮损基底部常呈强阳性
MIB-1	病灶深部细胞核阴性	皮损深部细胞核阳性
S100A6	Spitz 痣通常广泛阳性	片状阳性

气球状细胞痣(balloon cell nevus)

主要特征

- 气球状细胞。
- 边界清晰。
- 真表皮交界处见规则的细胞巢。
- 成熟现象。
- 病灶底部黑色素细胞散在分布。
- 深部无核分裂象。
- 黑色素细胞巢深部无色素。

气球样变是一种细胞变性,其超微结构可见细胞器的膨胀。

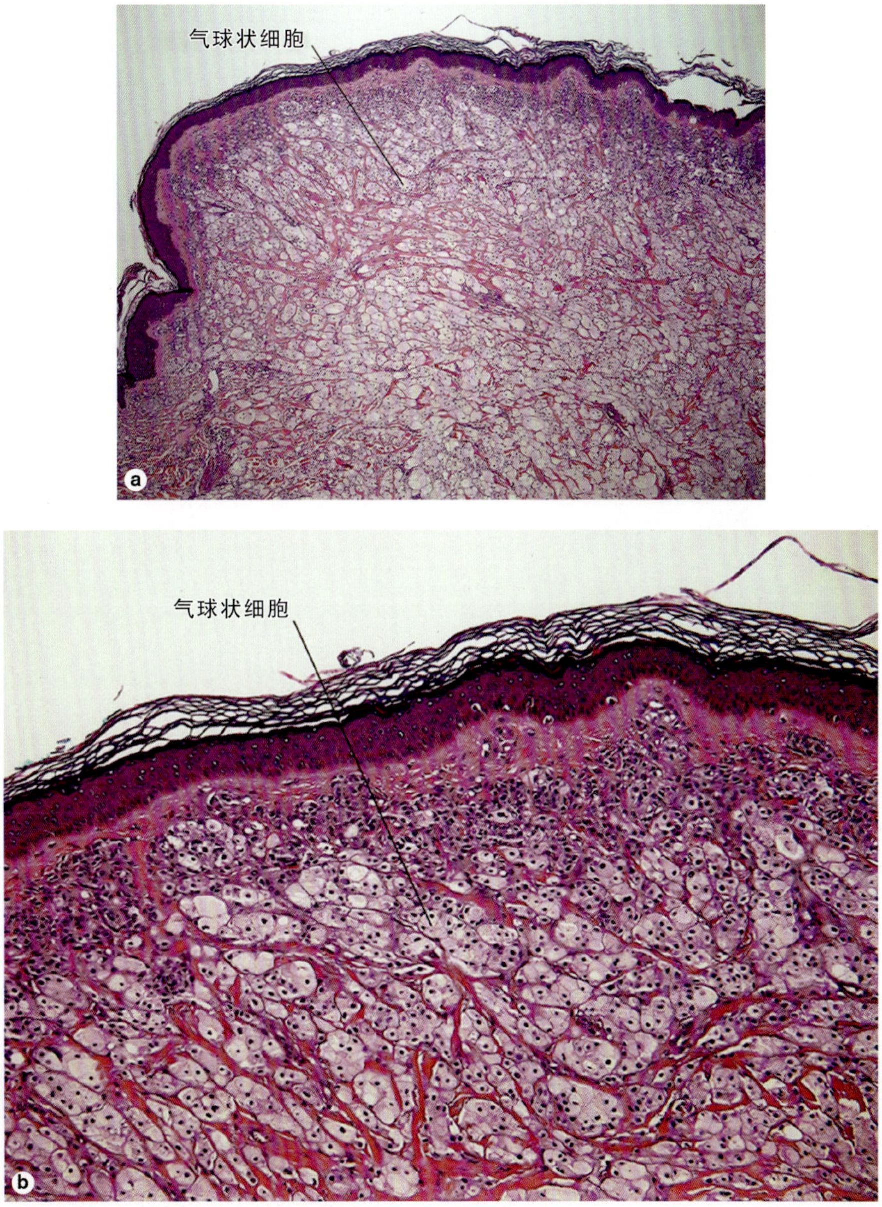

图 6–4　气球状细胞痣。

“神经”痣（“neural” nevus）

主要特征

- 类似于神经纤维瘤样的 S 形梭形细胞。
- 类似于触觉小体的痣小体结构。
- 边界清晰。
- 病灶底部黑色素细胞散在分布。
- 深部无核分裂象。
- 深部无色素。

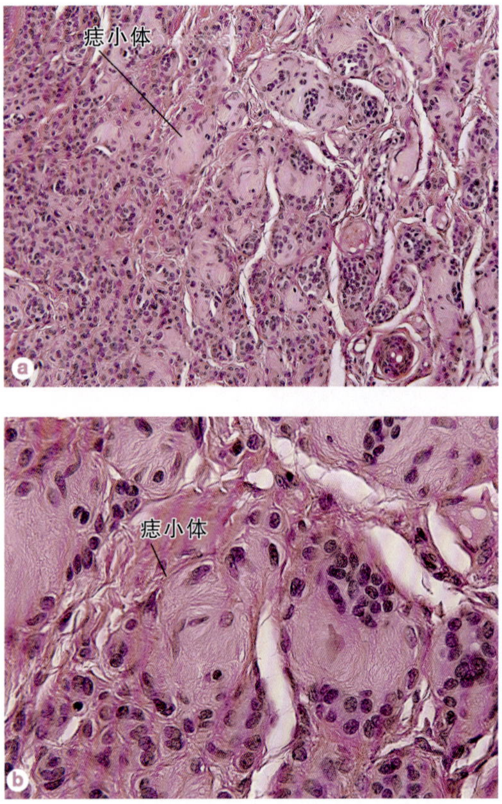

图 6–5 “神经”痣。

先天性痣（congenital nevus）

主要特征

- 病灶较大。
- 细胞特征不鲜明。
- 成熟现象。
- 深部细胞散在分布。
- 通常可见毛囊、血管管壁及神经内黑色素细胞聚集。
- 血管周围呈片状分布。
- 间质内单行分布。

典型的先天性痣边界清晰，细胞核特征不鲜明。病灶左右对称，在血管、附属器周围及间质内呈片状分布，病灶深部的黑色素细胞有成熟现象且散在分布。

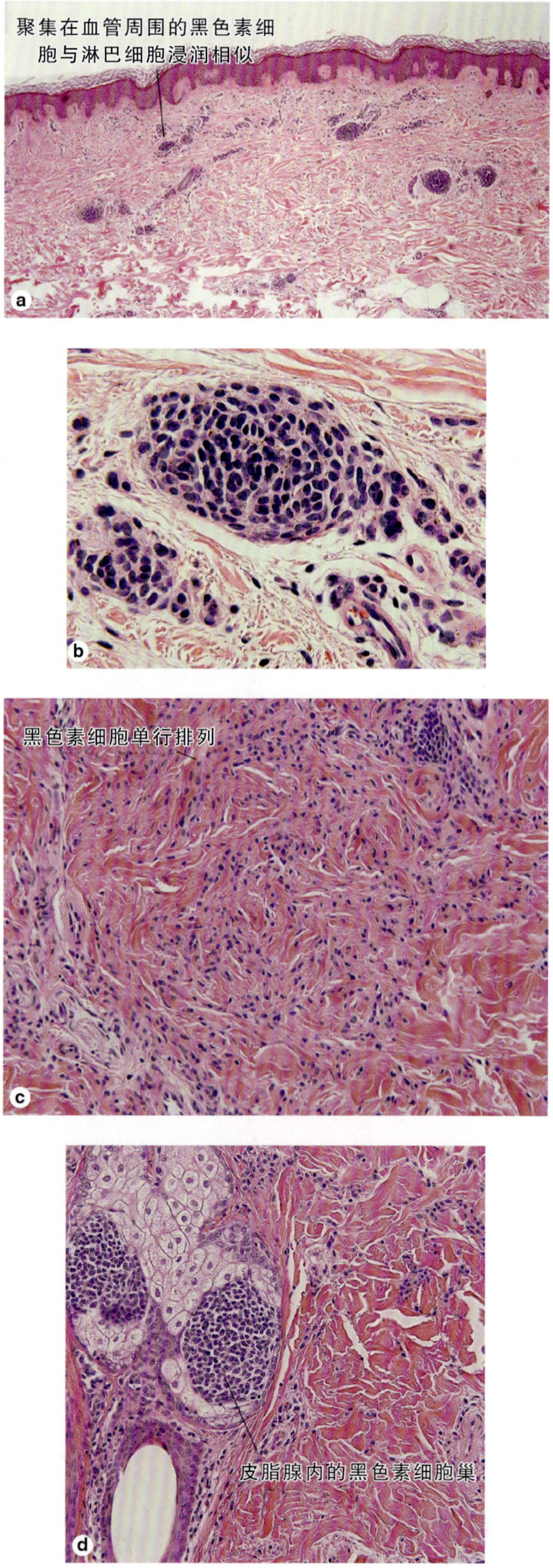

图 6–6 先天性痣。

Spitz 痣(Spitz nevus)

主要特征

- 角化过度、颗粒层增厚和假上皮瘤样增生[a]。
- 真表皮交界处见规则的细胞巢[a]。
- 细胞巢长轴沿表皮突方向一致呈垂直排列,如雨滴落下或类似树上挂香蕉[a]。
- 黑色素细胞在细胞巢内亦垂直分布[a]。
- 细胞巢周围裂隙[a]。
- Kamino 小体[a]。
- 大的梭形细胞和上皮样细胞[a]。
- 细胞核大小与角质形成细胞的细胞核相当,甚至更大。
- 细胞核呈泡状,核仁明显。
- 细胞质呈双染性色调。
- 病灶边界清晰。
- 左右对称。
- 从顶部到底部有成熟现象。
- 病灶底部细胞散在分布。
- 深部无核分裂象。
- 深部细胞巢无色素。
- 病灶中央表皮内可存在散在分布的黑色素细胞[a]。

注:[a] 这些特征仅出现于交界处有损害者。

良性梭形细胞和上皮样细胞(Spitz)痣多发生于儿童,但成人也可发生,面部或头皮为好发部位,临床表现为粉红色丘疹。然而,黑色素瘤也能表现为大的梭形和上皮细胞样,有角化过度、颗粒层增厚和假上皮瘤样增生。这些特征在儿童黑色素瘤患者中也常见。Spitz 痣与黑色素瘤鉴别的关键是病灶两侧边界是否清晰、是否有成熟现象或散在分布。Spitz 痣深部无核分裂象。Kamino 小体为陷入表皮的基底膜样物质,呈暗粉色,Masson 染色呈蓝色至绿色,免疫组化染色显示为Ⅳ型胶原。

病理表现不典型的病灶应做免疫组化确认。S100A6 呈弥漫阳性,MIB-1 在病灶基底部的黑色素细胞核中应为阴性。

比较基因组杂交和染色体缺失荧光原位杂交检测是有应用前景的技术。大多数 Spitz 痣的染色体结构正常,一些大的 Spitz 痣病灶可有 11 号染色体短臂(11p)扩增。

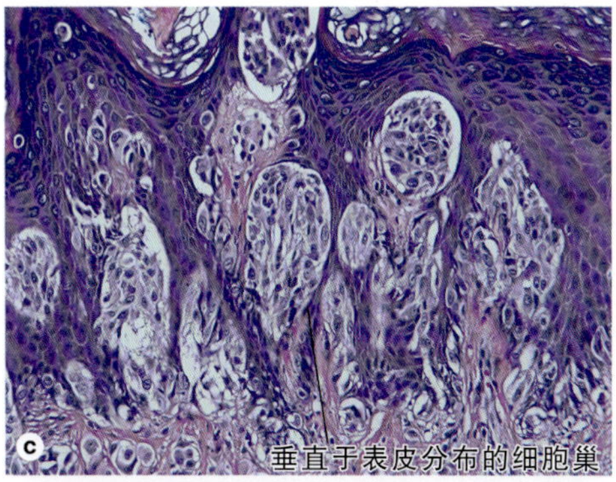

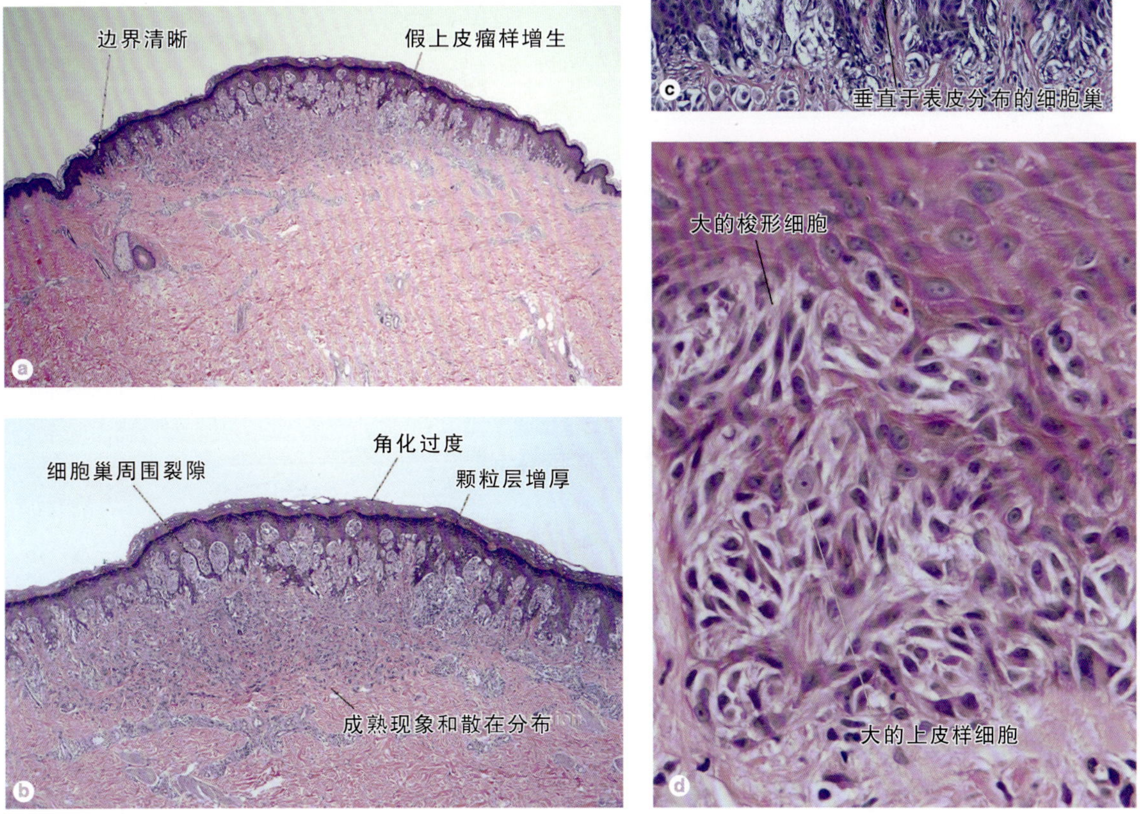

图 6-7 Spitz 痣(假上皮瘤样增生)。

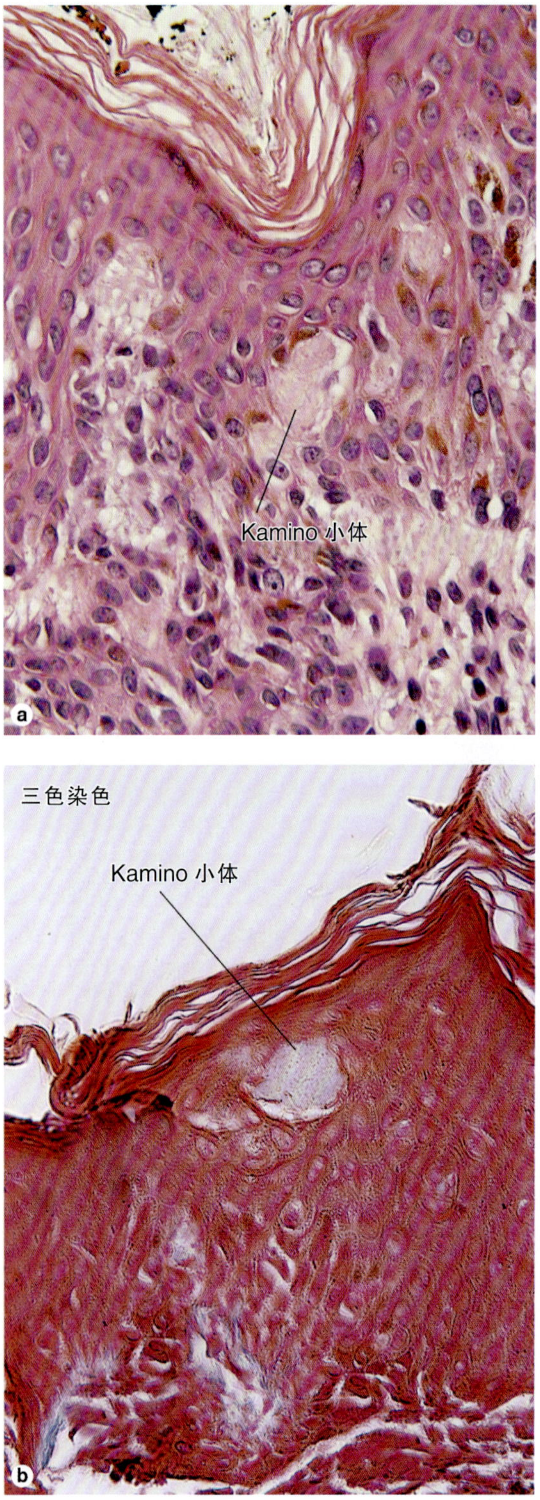

图 6–8　Kamino 小体(三色染色)。

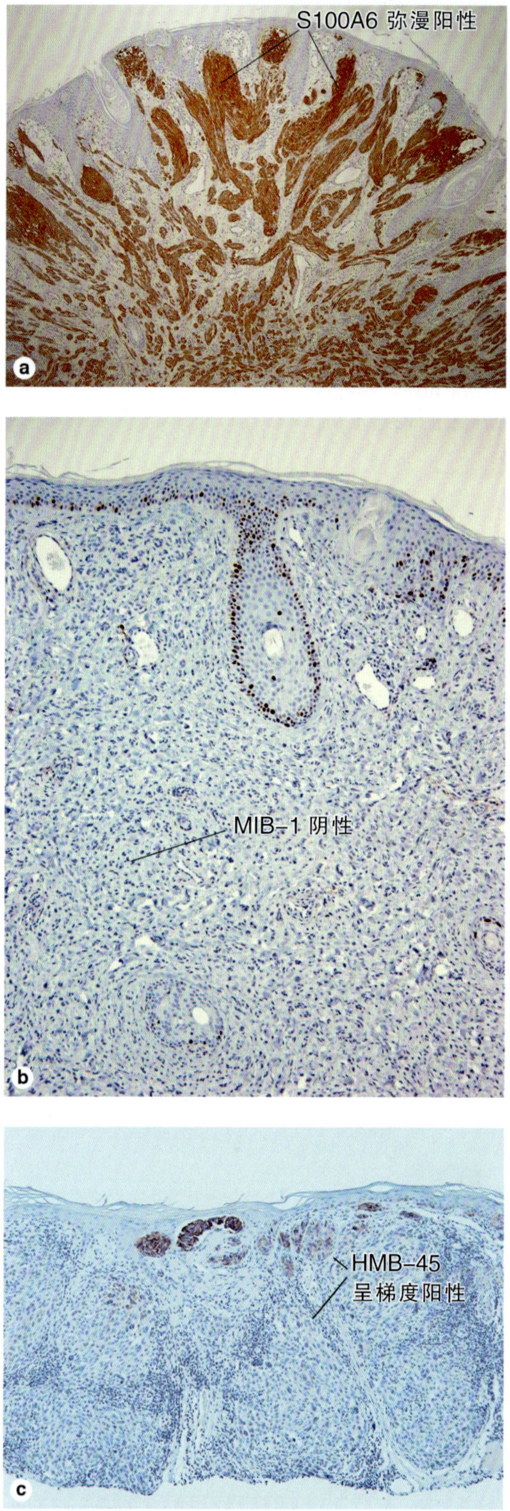

图 6–9　Spitz 痣免疫组化染色模式。

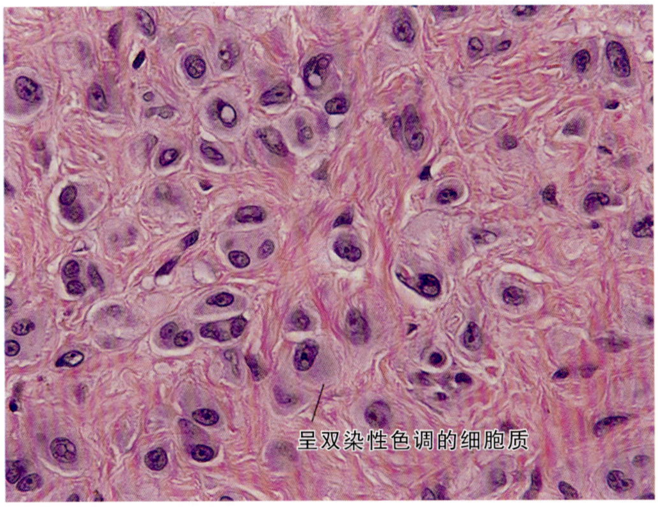

图 6-10　真皮内的 Spitz 痣。

Paget 样表皮内 Spitz 痣(Pagetoid intraepidermal Spitz nevus)

主要特征

- 表皮内大的上皮样黑色素细胞杂乱分布。
- 不同程度的角化过度。
- 发生于儿童和年轻成人的皮损相对较小,边界清晰。
- 无细胞核多形性及染色质深染。

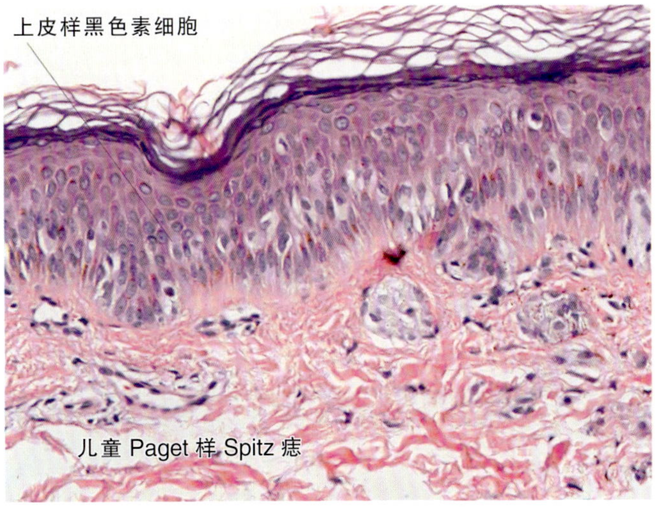

图 6-11　Paget 样表皮内 Spitz 痣。

Reed 色素性梭形细胞痣 (pigmented spindle cell nevus of Reed)

主要特征

- 角化过度、颗粒层增厚和假上皮瘤样增生。
- 真表皮交界处见规则的细胞巢。
- 细胞巢周围可见裂隙。
- 可见 Kamino 小体。
- 较小的梭形细胞。
- 边界清晰。
- 左右对称。
- 复合痣中细胞有成熟现象。
- 复合痣底部细胞散在分布。
- 深部无核分裂象。
- 深部细胞巢无色素。
- 病灶中央表皮内黑色素细胞散在分布。

良性色素性梭形细胞痣多被认为是 Spitz 痣的一个亚型,多见于青年女性下肢,临床表现为深度色素斑。与 Spitz 痣相比,梭形黑色素细胞体积较小,上皮细胞样黑色素细胞少见。

表 6-2　Spitz 痣和 Reed 色素性梭形细胞痣的特征比较

特征	Spitz 痣	Reed 色素性梭形细胞痣
年龄	儿童	年轻女性
颜色	常为粉红色	常为深棕色
部位	头部	下肢
角化过度、颗粒层增厚和假上皮瘤样增生	是	是
细胞形态	体积较大的梭形和上皮样细胞	体积较小的梭形细胞
Kamino 小体	常见	不定
黑色素细胞散在分布于表皮内	中央部位	中央部位
S100A6	强阳性	弱阳性或灶性阳性

发生在特殊部位的痣（“special site” nevus）

主要特征

• 发生在肛门生殖器、腋窝、脐部、乳房、头皮和耳部等部位。

• 与发育不良痣模式相似。

• 另外一种模式表现为，真表皮交界处可见大而松散的黑色素细胞巢（每个黑色素细胞周围可见明显的空隙）。

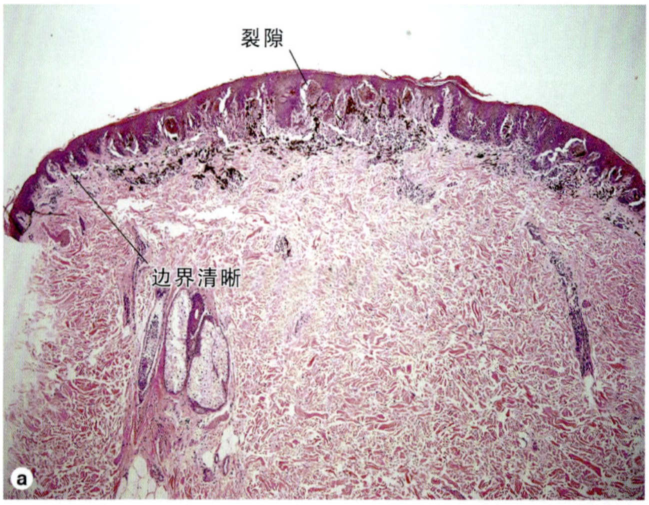

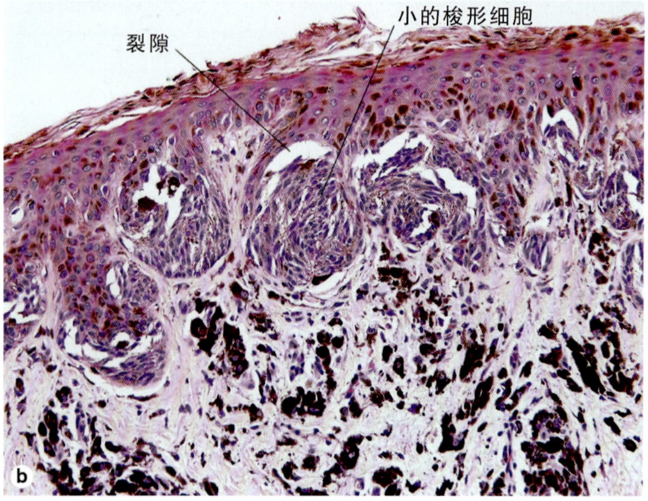

图 6-12　色素性梭形细胞痣。

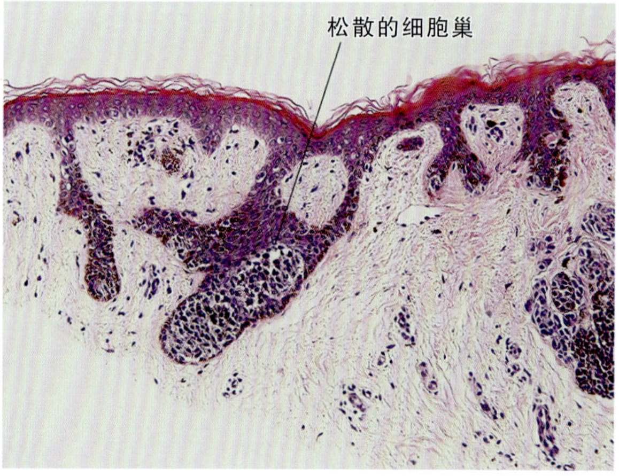

图 6-13　发生在生殖器部位的痣。

肢端痣（acral nevus）

主要特征

• 发生在掌跖部位，细胞巢拉长并沿皮纹分布。

• 病灶中央表皮内可见黑色素细胞散在分布。

• 边界清晰。

• 真表皮交界处见规则的细胞巢。

• 成熟现象。

• 病灶底部黑色素细胞散在分布。

• 深部无核分裂象。

• 深部黑色素细胞巢无色素。

在肢端痣病灶的中央部位，通常可见黑色素细胞分布于真表皮交界处上方表皮内，但只要其局限于此处，此种散弹样分布不必担心。

肢端痣组织病理学表现与切片方向有关：如果将样本垂直于皮纹的方向一分为二，那么细胞巢外观较圆，表皮突较为规则；如果将样本平行于皮纹方向切片，细胞巢则较大且融合，而正常表皮突模式消失；若斜切则细胞巢看上去显得很不规则，表皮突呈瑞士奶酪样外观。因此，在处理肢端样本时，与切片室充分交流显得尤为重要，一些临床医生喜欢在送出样本前自己将样本垂直于皮纹方向一分为二。

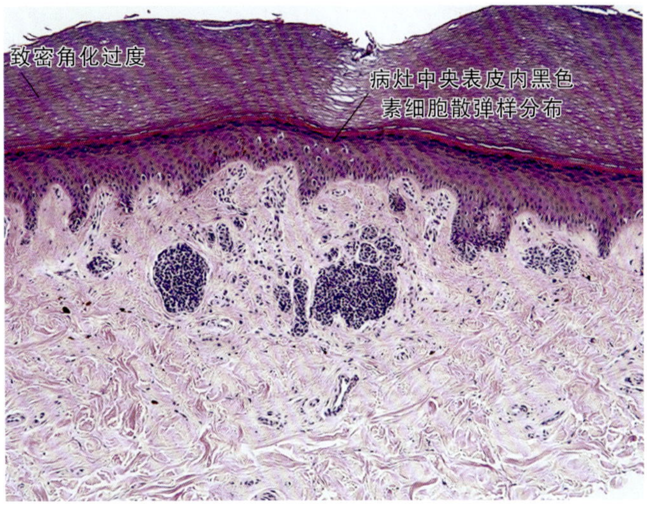

图 6-14 肢端痣。

古老痣("ancient"nevus)

主要特征

- 细胞核大而深染。
- 无融合性生长模式。
- 无膨胀性生长模式。
- 无核分裂象。
- 边界清晰。
- 真表皮交界处见规则的细胞巢。
- 成熟现象。
- 病灶底部黑色素细胞散在分布。
- 深部细胞巢无色素。

"古老"异型意指良性病变中出现细胞核异型,但无核分裂象、融合性及膨胀性(结节)模式。

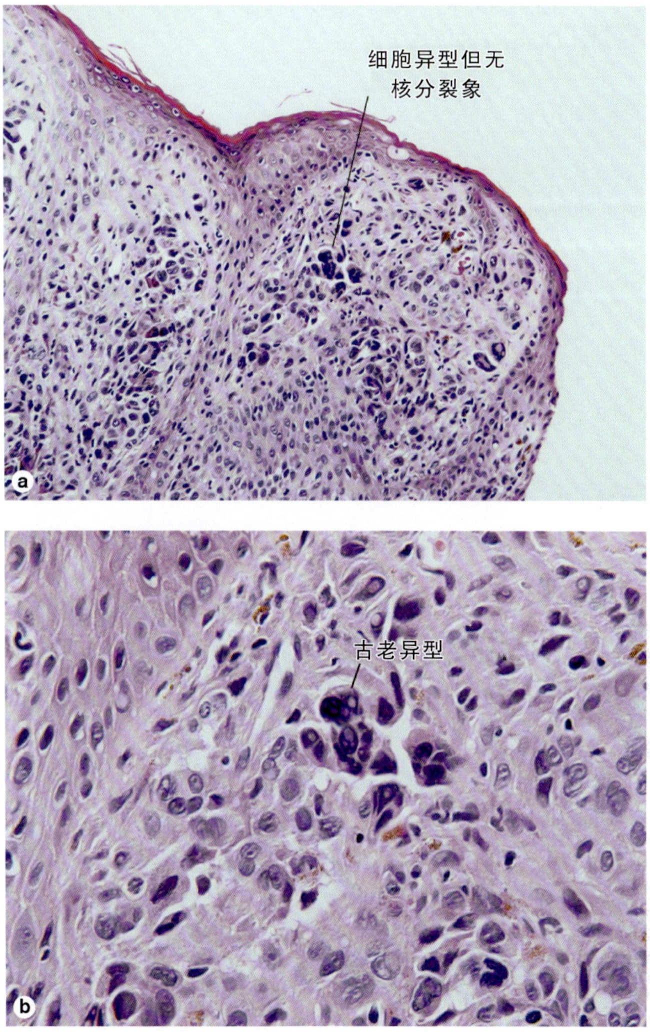

图 6-15 古老痣。

晕痣(halo nevus)

主要特征

- 淋巴细胞带状浸润贯穿病灶。
- 边界清晰。
- 真表皮交界处见规则的细胞巢。
- 成熟现象。
- 病灶底部黑色素细胞散在分布。
- 深部无核分裂象。
- 深部细胞巢无色素(可见噬黑色素细胞)。

提示

晕痣的淋巴细胞浸润模式像一场鸡尾酒会，淋巴细胞和黑色素细胞混合在一起；相反，黑色素瘤的淋巴细胞浸润模式像防暴警察组成的人墙以抵挡愤怒的暴徒围攻(淋巴细胞浸润带位于黑色素细胞巢周围)。

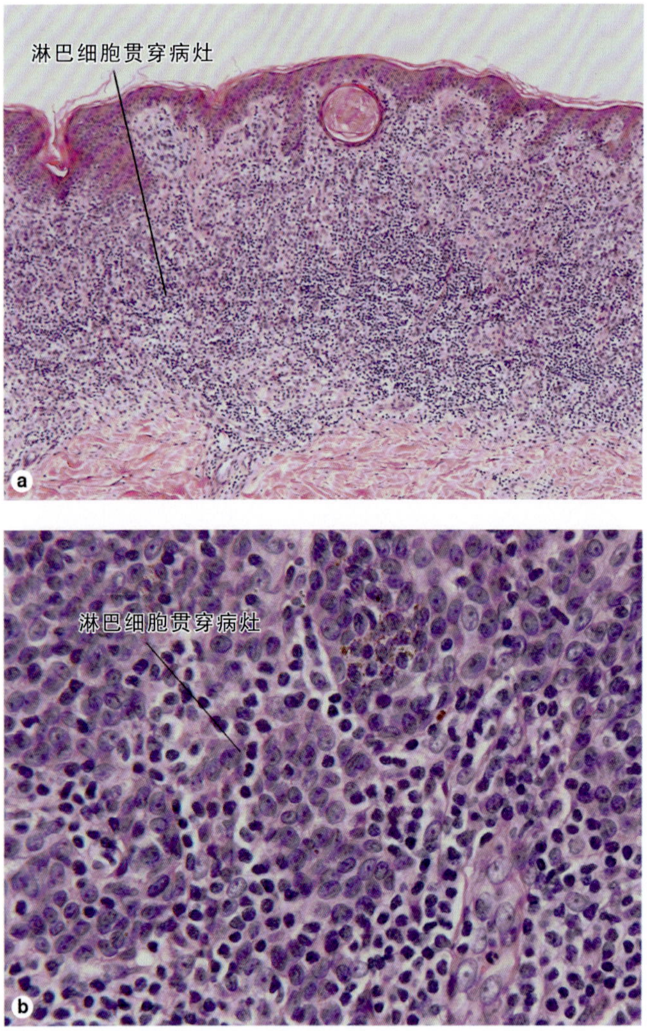

图 6-16 晕痣。

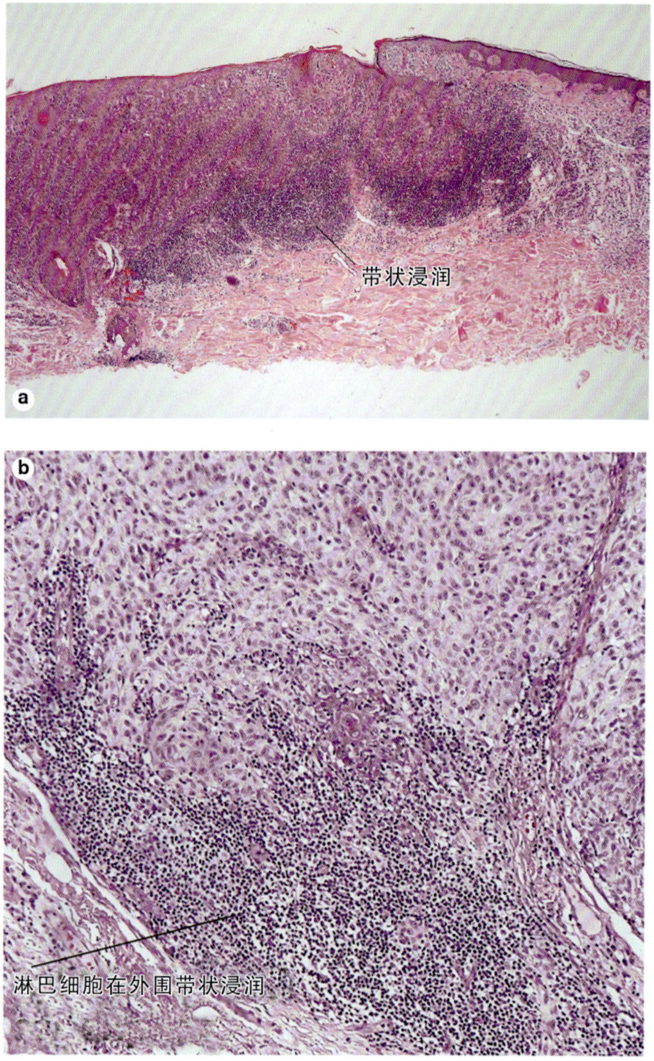

图 6-17 黑色素瘤(作为对比)。

蓝痣(blue nevus)

主要特征

- 楔形或球形轮廓。
- 全层可见色素。
- 黑色素细胞无成熟现象或散在分布现象。
- 无核分裂象。
- 无坏死。
- 通常可见间质硬化红染。
- 具有特征性的细胞形态。

根据黑色素细胞的细胞形态学特征,蓝痣可细分为不同亚型。普通蓝痣(common blue nevi)好发于手足背侧、面部和头皮,由树突状的黑色素细胞组成;细胞性蓝痣(cellular blue nevi)多见于臀部,由纺锤形黑色素细胞组成,细胞核呈泡状,核仁明显;上皮样蓝痣(epithelioid blue nevus)与卡尼综合征(Carney complex)相关,无普通蓝痣的间质硬化表现;深部穿通痣(deep penetrating nevi)中黑色素细胞的细胞核小、深染、核仁不明显;联合型蓝痣(combined blue nevi)常见,病理表现为不同类型蓝痣的组合,或蓝痣和普通的黑色素痣的组合;树突状"马型"黑色素瘤(dendritic "equine-type" melanoma)罕见,其细胞核异型及缺乏间质硬化特征有助于与蓝痣区别。

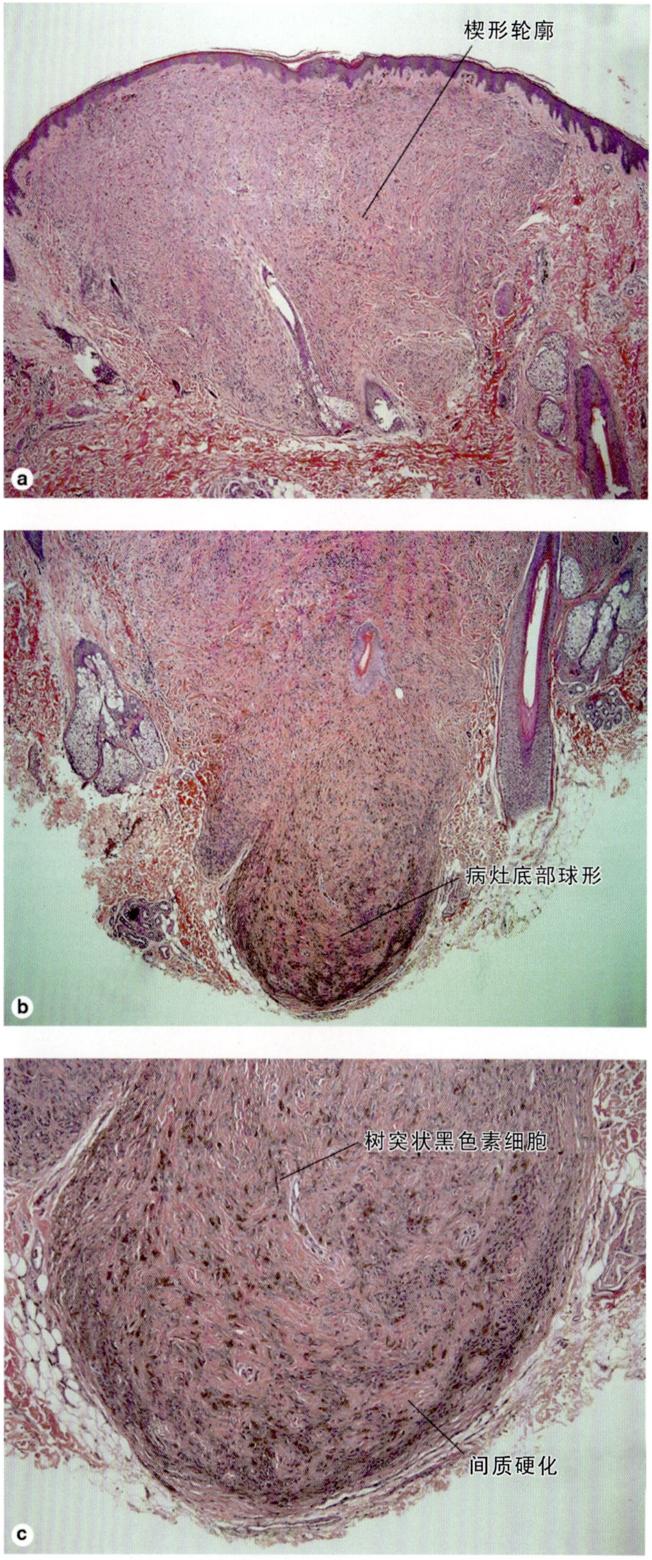

图 6-18 普通蓝痣。

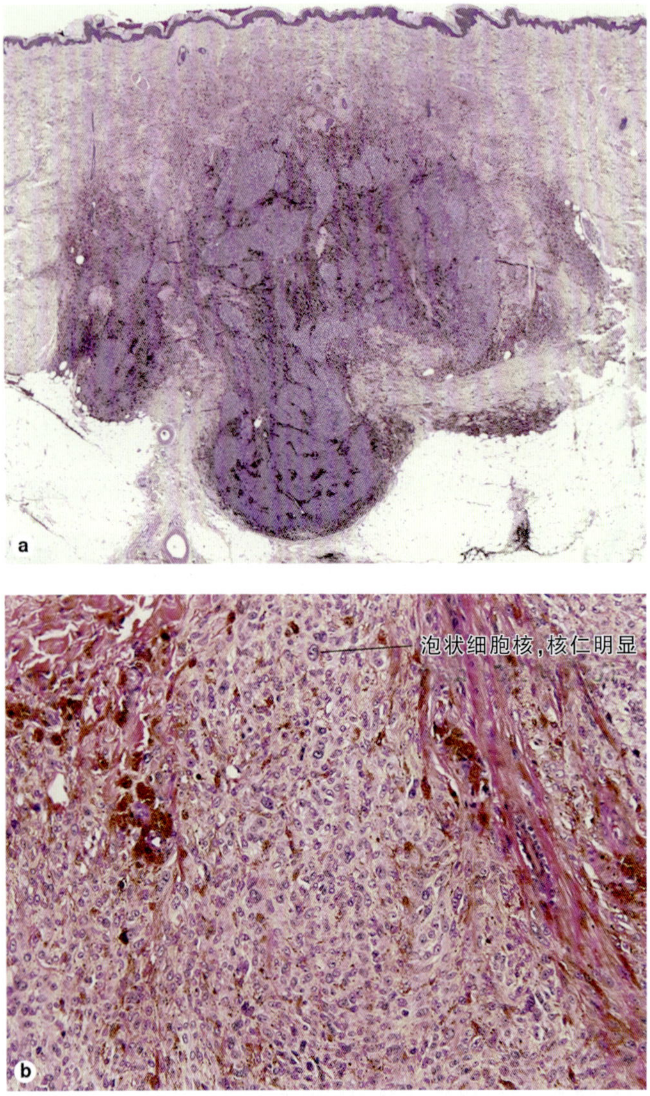

图 6-19　细胞性蓝痣。

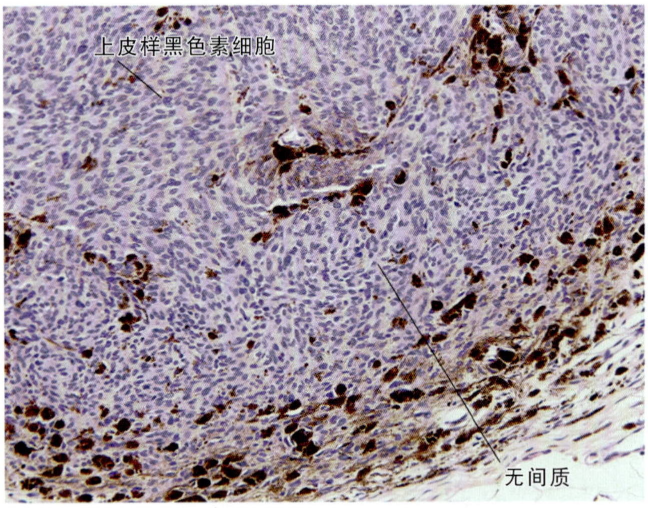

图 6-20　上皮样蓝痣。

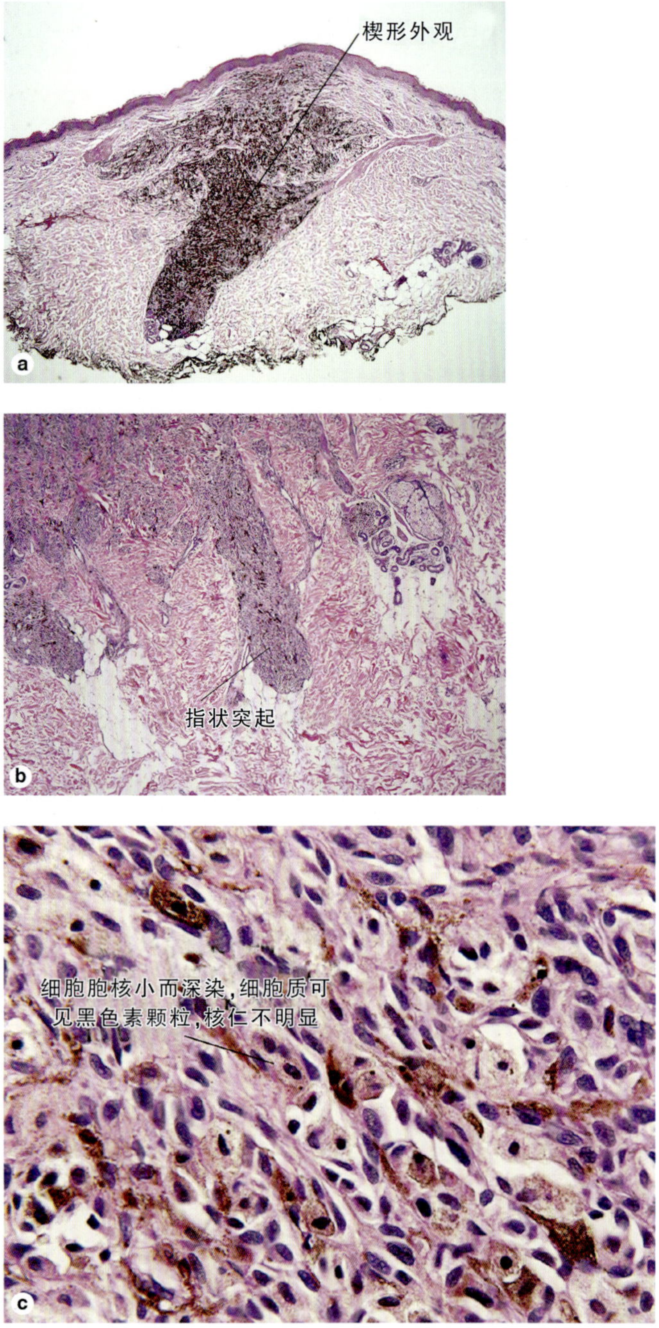

图 6-21　深部穿通痣。

联合痣(combined nevus)

主要特征

- 两种或更多种的痣细胞。

联合痣常见的情况为普通痣和蓝痣的组合,但也可由其他任何类型的痣混合组成。Reed 联合痣为普通痣内出现深部穿通痣。

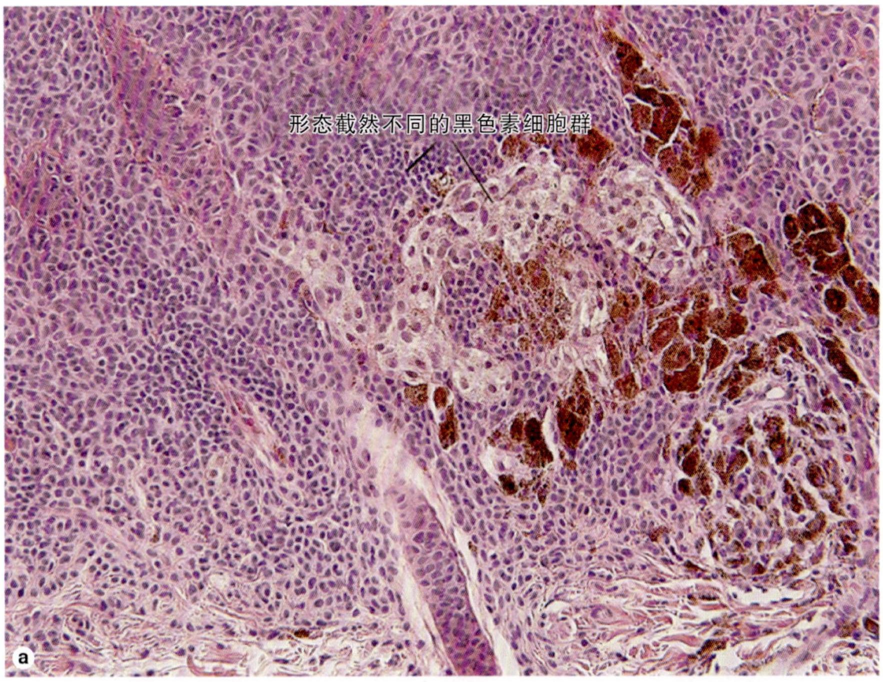

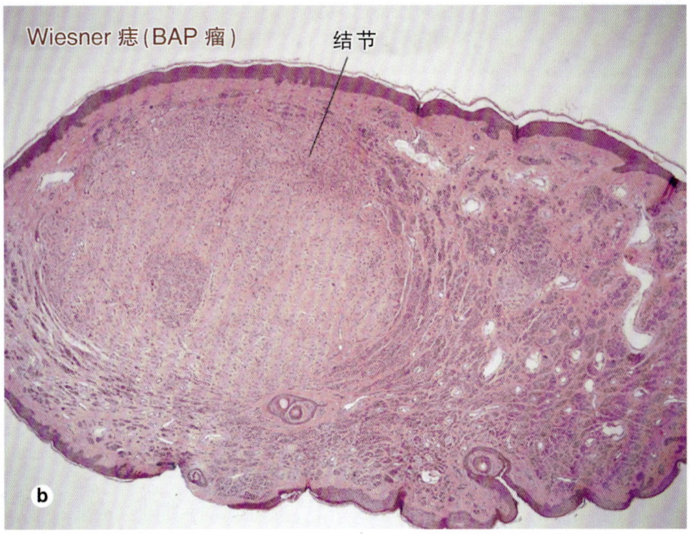

图 6-22　(a)Reed 联合痣(普通痣中嵌入深部穿通痣)。(b~e)Wiesner 痣(普通痣内嵌入 BAP-1 突变克隆)。(待续)

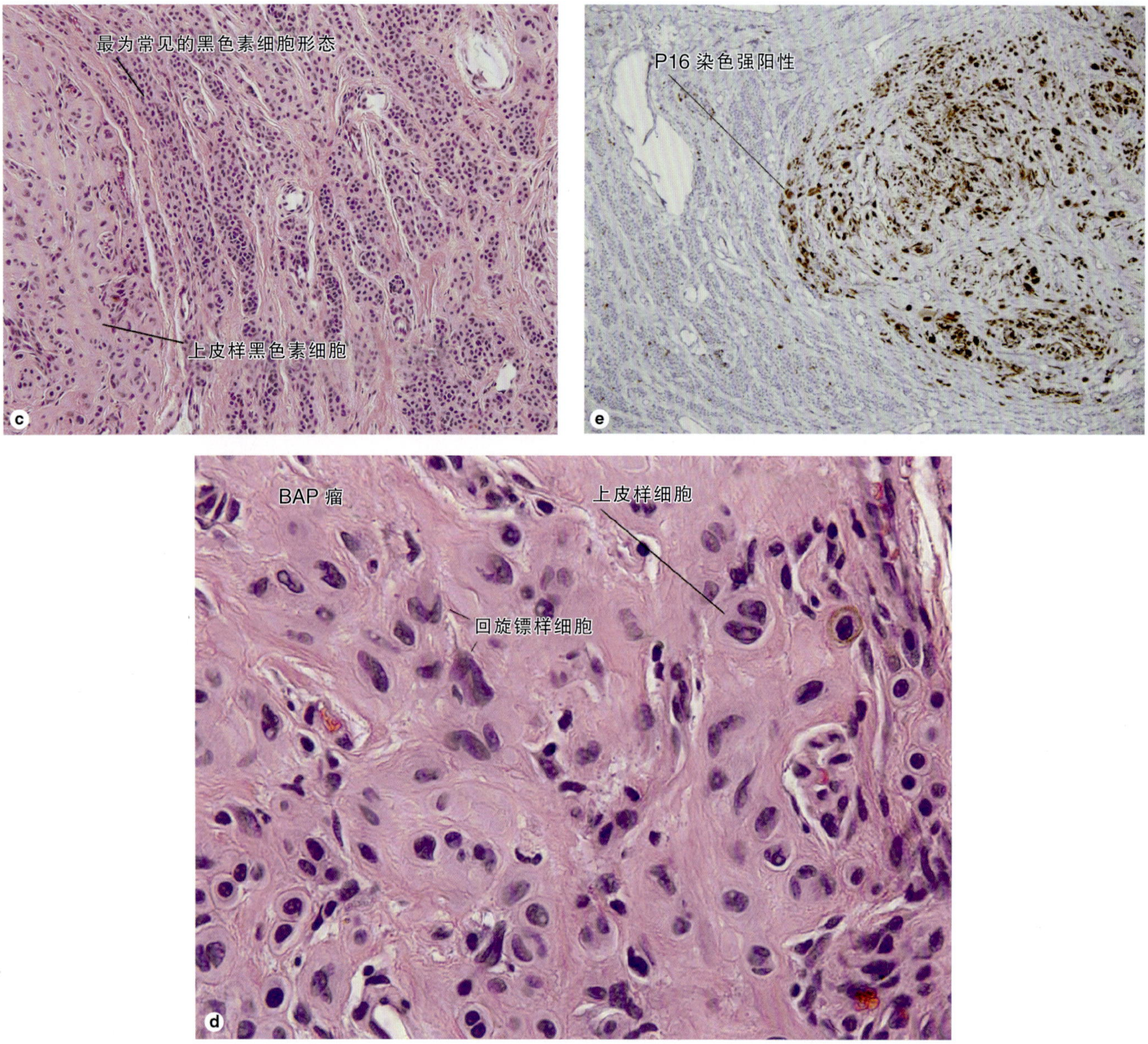

图 6-22（续）

Wiesner 痣（良性 BAP 瘤）

主要特征

• 联合痣的一个特殊类型，即普通痣嵌入上皮样细胞黑色素细胞克隆。

• 与 Spitz 痣不同之处在于上皮样细胞的细胞核不呈现泡状，缺乏成熟及底部散在分布现象。

• 可见一定程度的核深染及多形性，常可见回旋镖样细胞。

• 偶见核分裂象。

• Ki-67（MIB-1）增殖指数低。

• 弹力纤维仍保留。

• p16 高表达，BAP-1 阴性。

• 尽管多发生于葡萄膜黑色素瘤家系，但本病为良性。

Wiesner 痣（BAP 瘤）与家族性葡萄膜黑色素瘤/肾癌综合征相关，较为少见，恶变罕见。低倍镜下可见普通的色素痣内出现上皮样细胞团。与 Spitz 痣不同之处在于，其上皮样细胞胞核不呈现泡状，核仁不明显，缺乏成熟及深部散在分布现象。另外，Spitz 痣可见的 HMB-45 梯度阳性模式消失，BAP-1 阴性、p16 高表达及 MIB-1 阳性率低，细胞克隆内弹力纤维仍保留，p16 丢失可能是恶变的证据。

在 BRAF 突变的背景下出现 BAP-1 突变类似良性 Wiesner 痣，而在 GNAQ 或 GNA11 突变的背景下出现 BAP-1 突变则会发生葡萄膜黑色素瘤或蓝痣样黑色素瘤。9p21 及其蛋白产物 p16 缺失与 Wiesner 痣恶变相关，但 9p21 基因缺失与蓝痣样黑色素瘤的恶性生物学行为无关。

Clark 痣(benign Clark nevus;发育不良痣，dysplastic nevus)

主要特征

- 常为多发、较大、椭圆形病灶。
- 色素常不均匀。
- 临床表现为病灶边缘色素减淡或煎蛋样外观(中央丘疹,外围斑疹)。
- 外围斑疹区对应于病理上的“肩带”区。
- 真表皮交界处病灶超越真皮内病灶至少 3 个表皮突范围。
- 表皮突呈杵状增生。
- 水平方向的痣细胞巢桥接相邻的表皮突。
- 细胞巢位于表皮突顶端及侧面。
- 真皮乳头同心圆样纤维化。
- 黑色素细胞大而圆,尤其是在“肩带”区。
- 真表皮交界处见规则的细胞巢。
- 成熟现象。
- 除陈旧性纤维化病灶外,病变底部黑色素细胞散在分布。
- 深部无核分裂象。
- 深部细胞巢无色素。

发育不良痣发生于 B–K 痣/黑色素瘤综合征(发育不良痣综合征)患者中,或为散发病例。任何增大的痣都与发育不良痣有相似之处，发生在特殊部位的痣与发育不良痣很难鉴别。有些学者将这些痣统称为“不典型”痣。

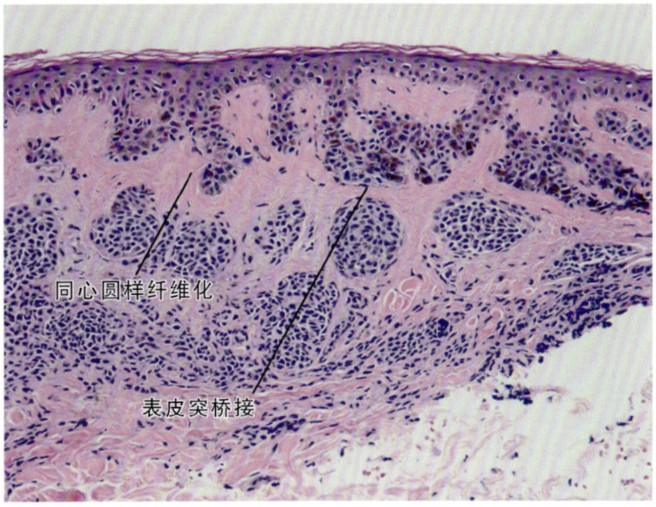

图 6–23　发育不良痣。

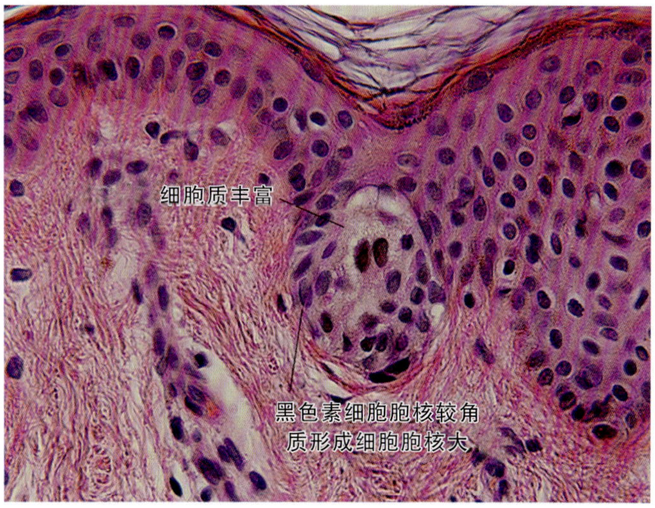

图 6–24　发育不良痣“肩带”区细胞异型。

发育不良痣的分级

- 低级别:细胞异型局限于“肩带”区。
- 中级别:“肩带”区和病灶中心都出现细胞异型,可见一些形状不规则或融合的细胞巢。
- 高级别:局灶细胞重度细胞异型,在真表皮交界处不能完好成巢,细胞巢形状不规则,与原位黑色素瘤几乎不能区别。

一些学者对发育不良痣病理分级的意义提出了质疑,另一些学者则建议将其分为高级别和低级别病变。

治疗

发育不良痣的治疗还存在争议。发育不良痣的“肩带”区超越临床可见的病灶边缘，因此送检样本边缘常可见“肩带”区的异型细胞。在病灶边缘外至少 0.5mm 扩大切除后的样本会包含整个病灶,包括“肩带”区,降低切缘阳性的概率。

笔者的观点是,高级别发育不良痣最好按照原位恶性黑色素瘤治疗。低级别或中级别发育不良痣发生黑色素瘤的风险较低,但对中级别病变的判定因人而异,一位医生判定病灶为中级别病变,在另外一位医生看来可能是黑色素瘤。对于切缘阳性的低级别病灶,除非局部复发,我的做法是不再做任何处理;对于中级别病灶和切缘阳性的中级别病灶,做扩大削切;对于高级别病灶,做扩大切除。

交界性雀斑样痣(junctional lentiginous nevus)

主要特征

- 表皮突呈杵状增生。
- 真表皮交界处见圆形或椭圆形的黑色素细胞巢。
- 黑色素细胞巢局限于表皮突顶端和侧面。

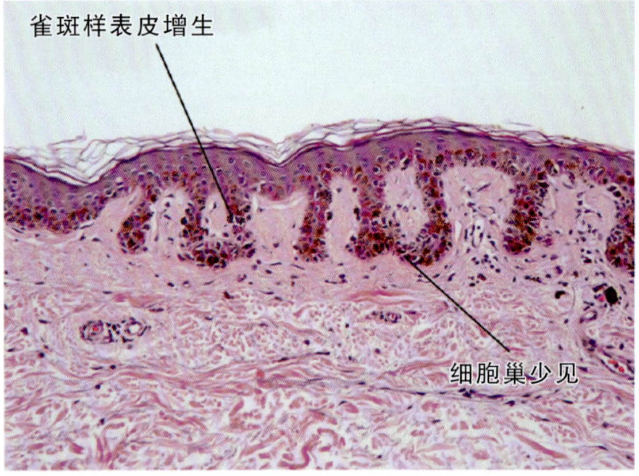

图 6-25 交界性雀斑样痣。

复发痣(recurrent nevus;顽固痣/假黑色素瘤 persistent nevus/pseudomelanoma)

主要特征

• 真表皮交界处黑色素细胞增生、多不成巢或细胞巢不规则并融合。

• 下方有瘢痕。

• 黑色素细胞增生仅限于瘢痕上部。

• 瘢痕下方可见残留普通色素痣。

复发痣病理表现类似黑色素瘤，病史至关重要,必要时要回顾以往的病理切片。

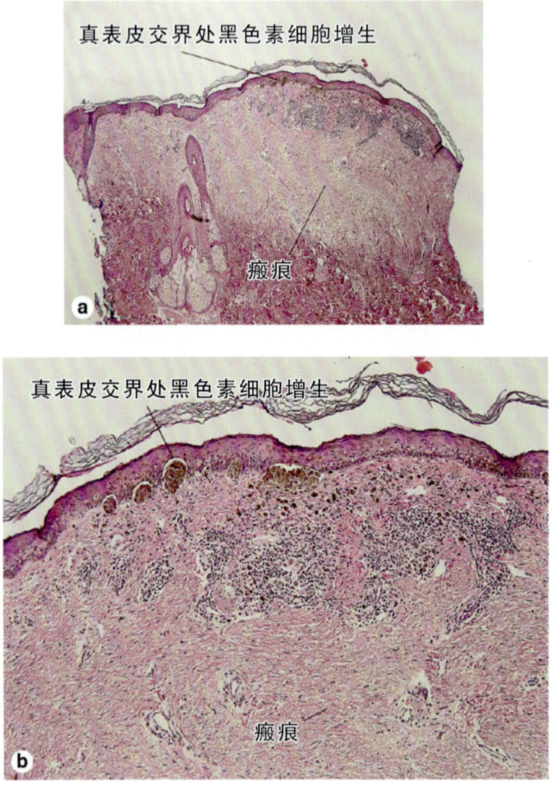

图 6-26 复发痣。

太田痣/伊藤痣(nevus of Ota/nevus of Ito)

主要特征

• 树突状黑色素细胞散在分布于真皮上 1/3 胶原纤维束间。

• 黑色素细胞与胶原平行。

• 无间质硬化。

组织病理可见真皮上部略呈带状分布的树突状黑色素细胞,无间质硬化。临床上表现为面部(太田痣)和肩胛部(伊藤痣)深蓝色斑片。

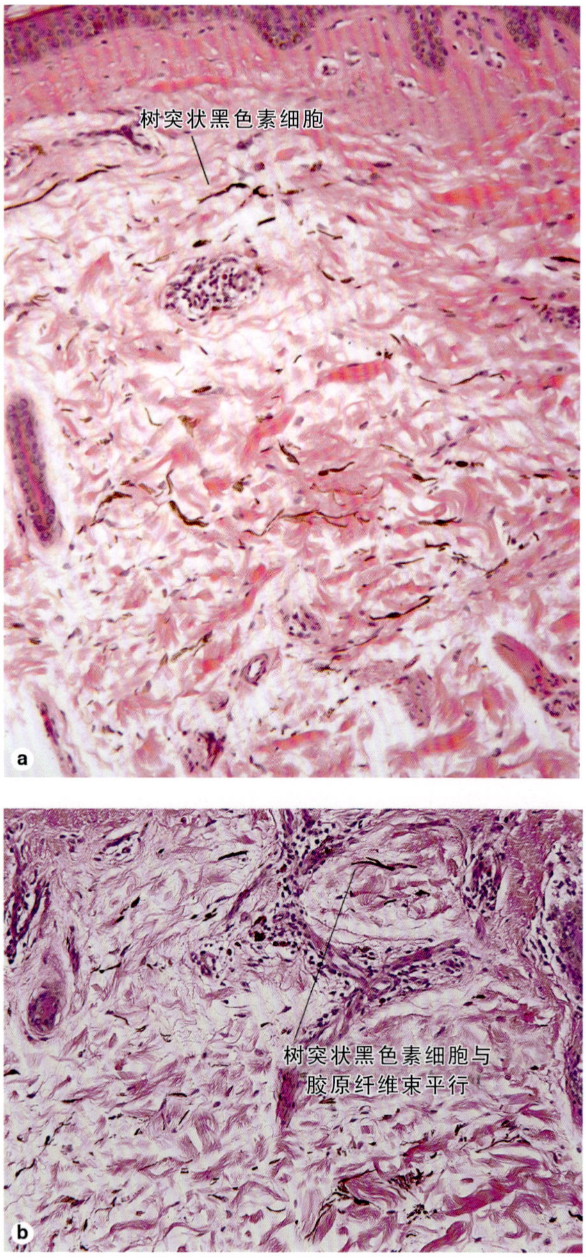

图 6-27 太田痣。

蒙古斑(Mongolian spot)

主要特征

- 真皮下半部胶原纤维束间散在分布树突状黑色素细胞。
- 黑色素细胞与胶原纤维束平行。
- 无间质硬化。

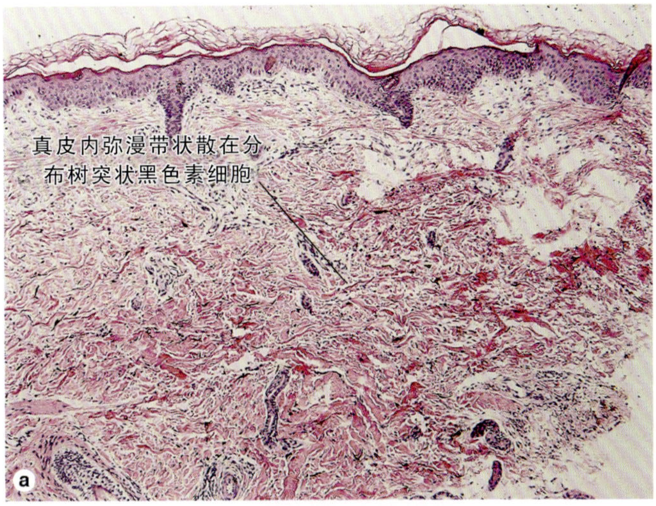

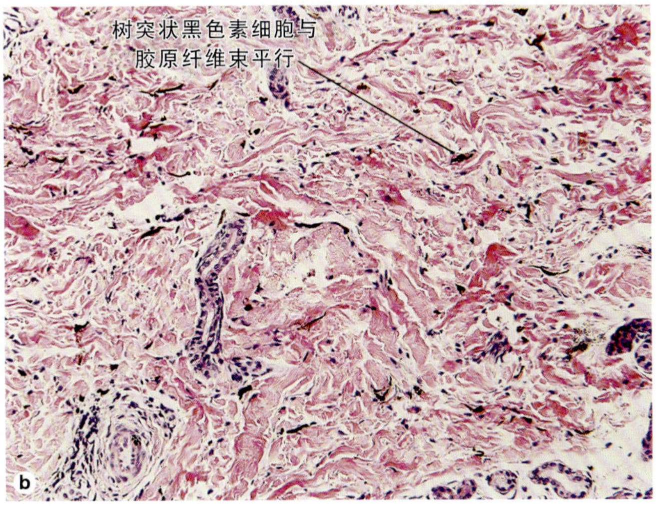

图 6–28　蒙古斑。

恶性黑色素瘤(malignant melanoma)

主要特征

- 通常病灶宽大而不对称。
- 表皮内黑色素细胞多不成巢。
- 表皮内细胞巢形状不规则，不均匀分布，且分布不限于表皮突顶端和侧面。
- 灶性融合。
- 可沿附属器延伸。
- 缺乏成熟和散在分布现象。
- 深部细胞巢可见核分裂象及色素。
- 不同程度的细胞异型。

提示

1.与痣相比，恶性黑色素瘤细胞常表现为多核仁、核仁位于胞核外围、染色质浓聚宛如斑点蛾、核深染、核铸型或圆形核紧挨扁平核、表皮变薄，在病灶底部可见平行分布的瘤细胞团及异型核分裂象。

2.发生于掌跖部位的痣上方角质层内可见柱状分布的色素，位于皮纹沟上；而发生于掌跖部位的恶性黑色素瘤上方角质层内的色素则呈弥散分布，且在皮纹嵴上方更为显著，对应于表皮突间的真皮乳头上方表皮弓。这种“嵴危险，而沟良好”的规律性不仅适用于皮肤镜检查所见，也同样适用于组织病理表现。

3.在掌跖部位，若见到核深染和多角形的黑色素细胞，且树突不规则，尽管数量稀少，也要考虑肢端恶性黑色素瘤的可能。

4.痣中黑色素细胞常在表皮突的顶端或侧面分布，而恶性黑色素瘤中黑色素细胞多在真皮乳头上方表皮处分布(见到此种表现应考虑恶性黑色素瘤，应如临大敌)。

5.结膜恶性黑色素瘤病灶较大，上皮组织扁平，交界处异型黑色素细胞融合，也可出现 Paget 样分布。而结膜痣边界清晰、细胞无异型性、无弹力组织变性，可见上皮增生及上皮陷窝。

6.在雀斑样痣样恶性黑色素瘤中，表皮内的黑色素细胞增生多位于真表皮交界处，但几乎无表皮内散在分布。

7.处于垂直相生长的恶性黑色素瘤表现为真皮内结节，侵入真皮网状层(进入胶原纤维束或日光弹力纤维变性区)，或者表现为真皮内较大的瘤细胞巢(大于真表皮交界处最大的细胞巢)，瘤巢内可见核分裂象和细胞坏死。垂直相生长的肿瘤细胞形态与仍处于水平相生长的肿瘤细胞形态或有所差异，但与转移性病灶细胞类似。

8.从颗粒层水平或溃疡底部或内根鞘(如果从毛囊向外部侵袭)来测量浸润深度。

9. Clark 分级不再应用于分期标准中，但可作为病理评估指标：

Ⅰ级，局限于表皮(原位恶性黑色素瘤)；

Ⅱ级，侵入真皮乳头层；

Ⅲ级，真皮乳头层与真皮网状层交界处；

Ⅳ级，侵入真皮网状层；

Ⅴ级，侵入皮下脂肪层。

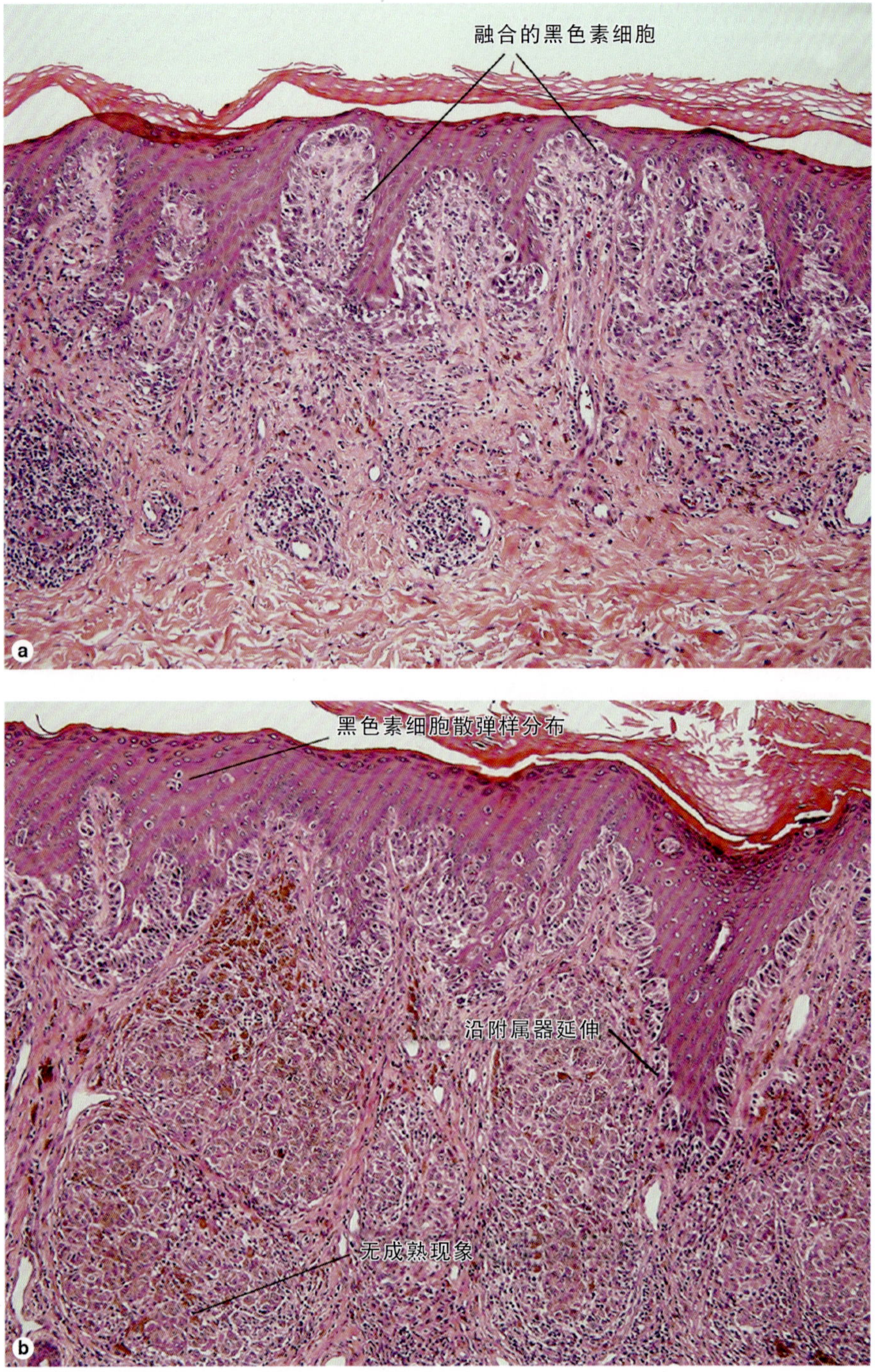

图 6-29　恶性黑色素瘤。(待续)

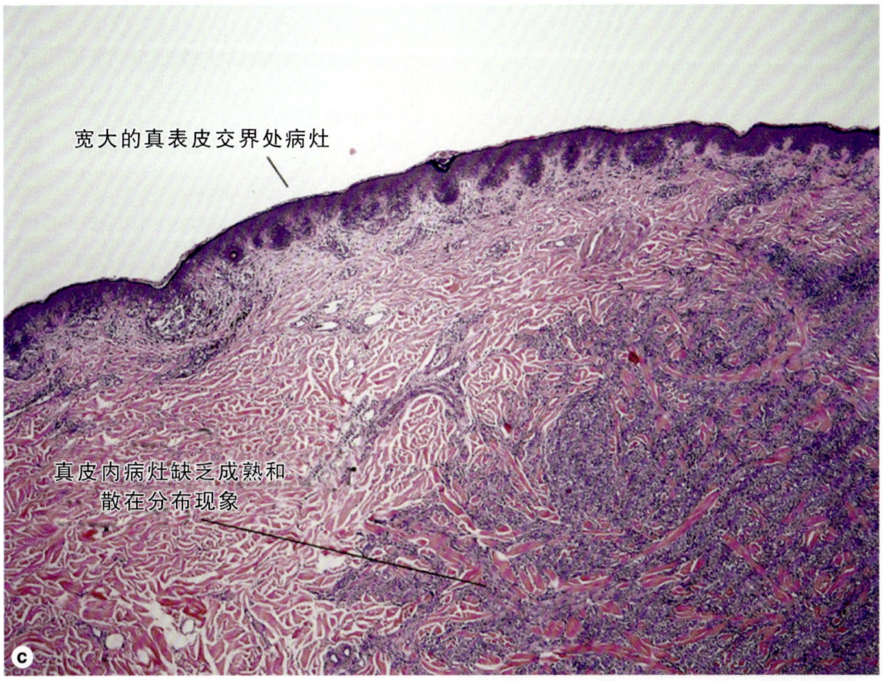

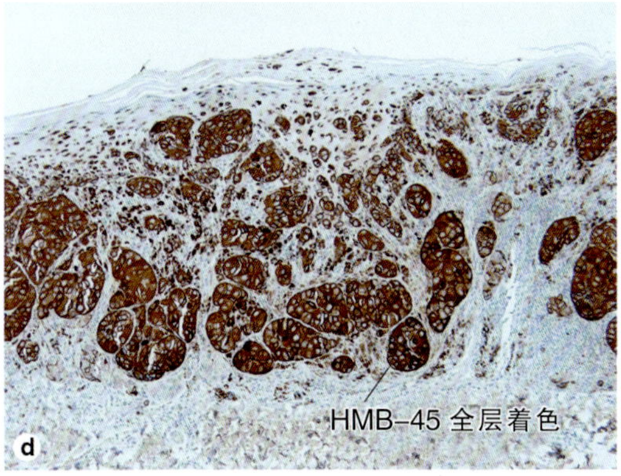

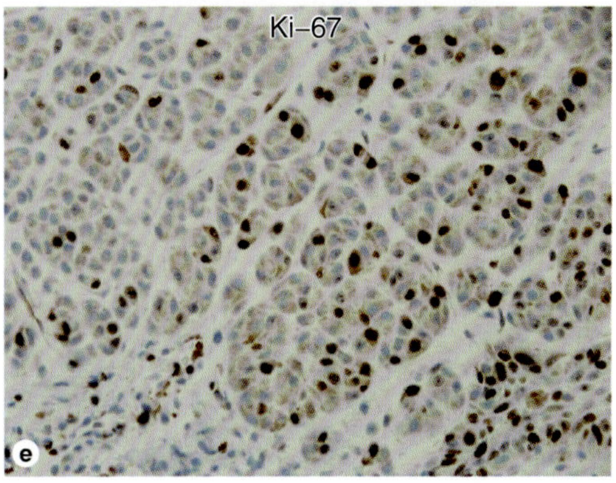

图 6-29(续)

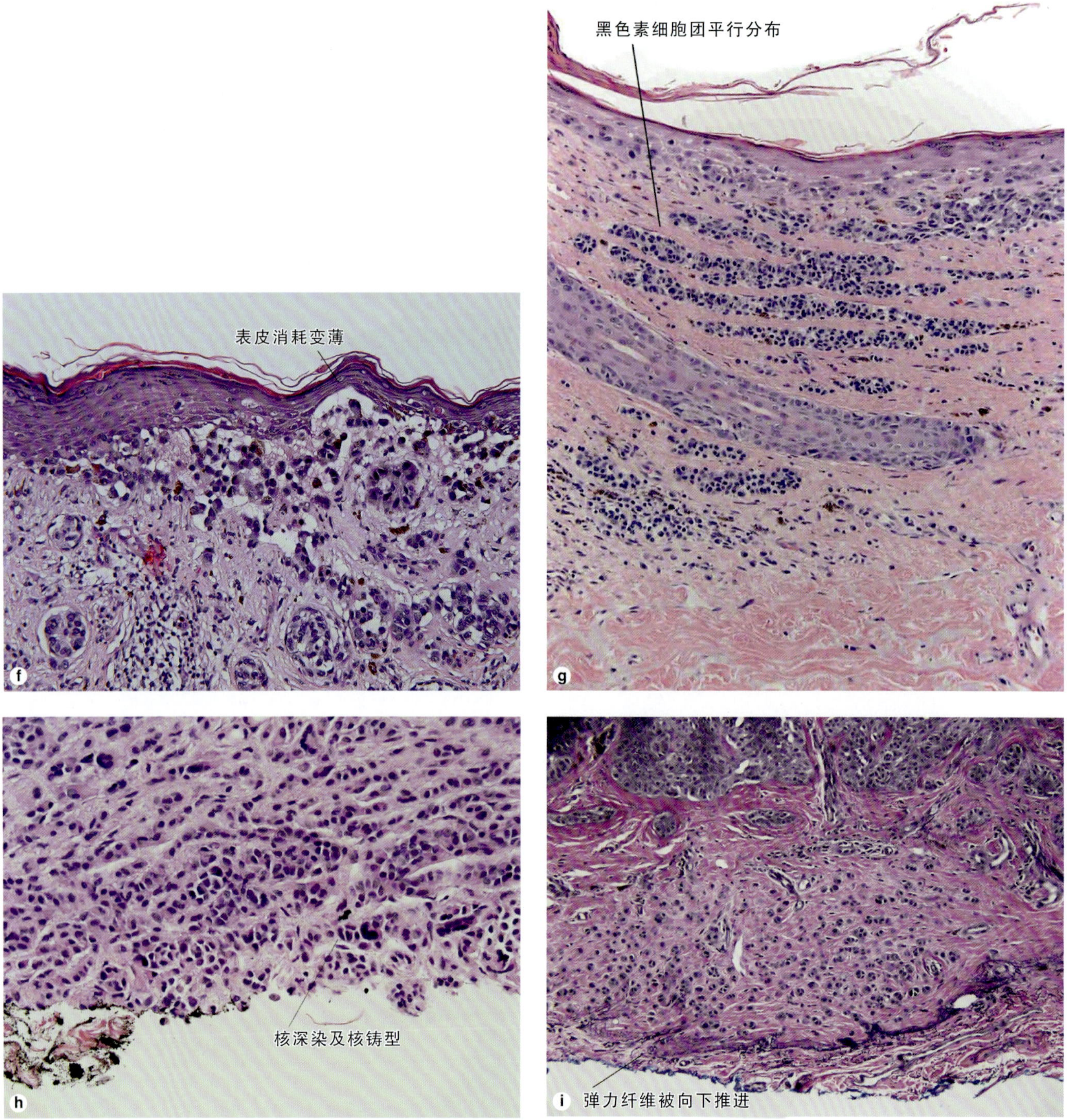

图 6-29(续)

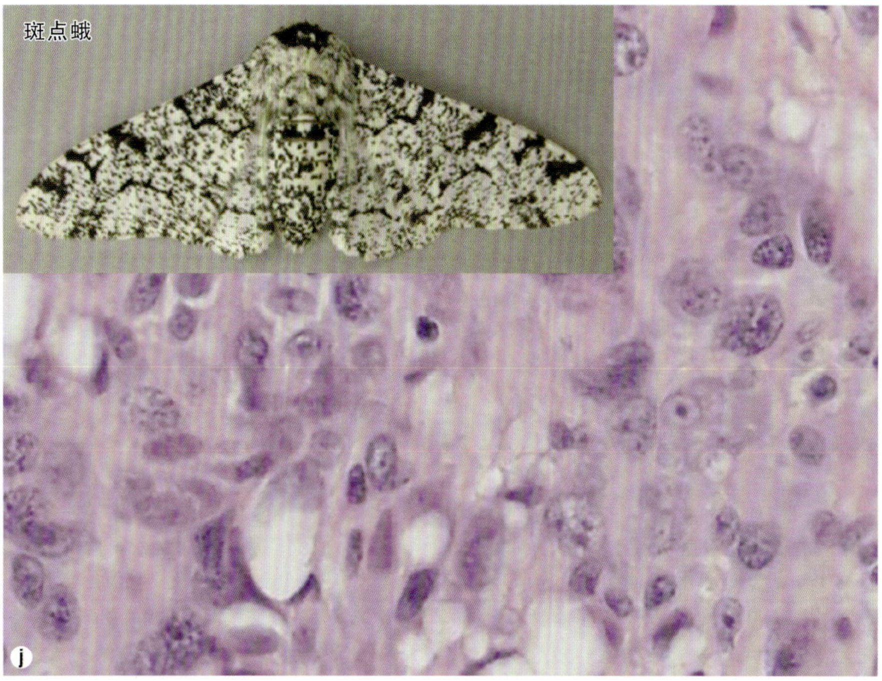

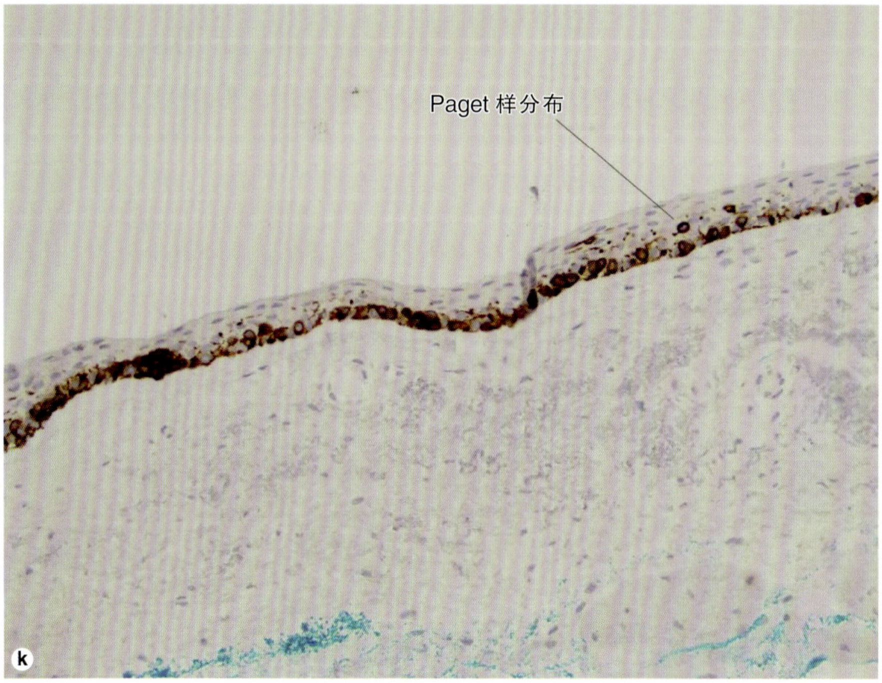

图 6–29(续) 恶性黑色素瘤。融合的黑色素细胞连续分布。(j)弹力组织下移,即"除雪机效应"。(k)斑点蛾样的核染色质模式是进展期恶性黑色素瘤的特征)。(Image of peppered moth courtesy of David Tomlinson, Professor Emeritus, Faculty of Life Sciences, University of Manchester)

表 6-3 各型恶性黑色素瘤亚型的形态学特征

类型	形态学特征	类型	形态学特征
浅表播散型恶性黑色素瘤	水平生长相黑色素细胞如散弹样散布于表皮各层	肢端雀斑样痣样恶性黑色素瘤	真表皮交界处缺少细胞巢，黑色素细胞相互融合
结节性恶性黑色素瘤	无水平生长相	结缔组织增生性恶性黑色素瘤	常在雀斑样痣样恶性黑色素瘤（不易察觉）基础上发生
恶性雀斑样痣	原位恶性黑色素瘤		间质内结缔组织增生
	真表皮交界处缺少细胞巢，黑色素细胞相互融合		不同程度异型的梭形细胞
	沿附属器延伸		淋巴细胞聚集呈结节状
	严重光老化	黏膜黑色素瘤	发生于口腔、生殖器或结膜交界处
恶性雀斑样痣样黑色素瘤	恶性雀斑样痣垂直生长相		呈雀斑样痣样生长模式

浅表播散型恶性黑色素瘤（superficial spreading malignant melanoma）

主要特征

- 病灶宽大。
- 异型黑色素细胞散弹样分布于表皮各层。
- 单个黑色素细胞数量多于成巢分布的黑色素细胞。
- 瘤细胞巢形状和大小各异（细长、奇形怪状或融合）。
- 瘤细胞巢分布不均匀。
- 瘤细胞巢不限于表皮突顶端及侧面。
- 通常左右不对称。
- 缺乏成熟现象。
- 瘤底部无细胞散在分布。
- 真皮内瘤细胞巢常大于真表皮交界处细胞巢。
- 深部黑色素细胞巢内可见色素。
- 病灶底部淋巴细胞浸润，像墙一样隔离病灶（像防暴警察列队如临大敌）。
- 常见浆细胞浸润。
- 深部可见核分裂象。
- 细胞异型。
- 黑色素细胞的细胞质丰富，呈双染色。
- HMB-45 全层阳性。
- S100A6 灶性片状阳性。
- 深部黑色素细胞的细胞核 MIB-1 阳性。

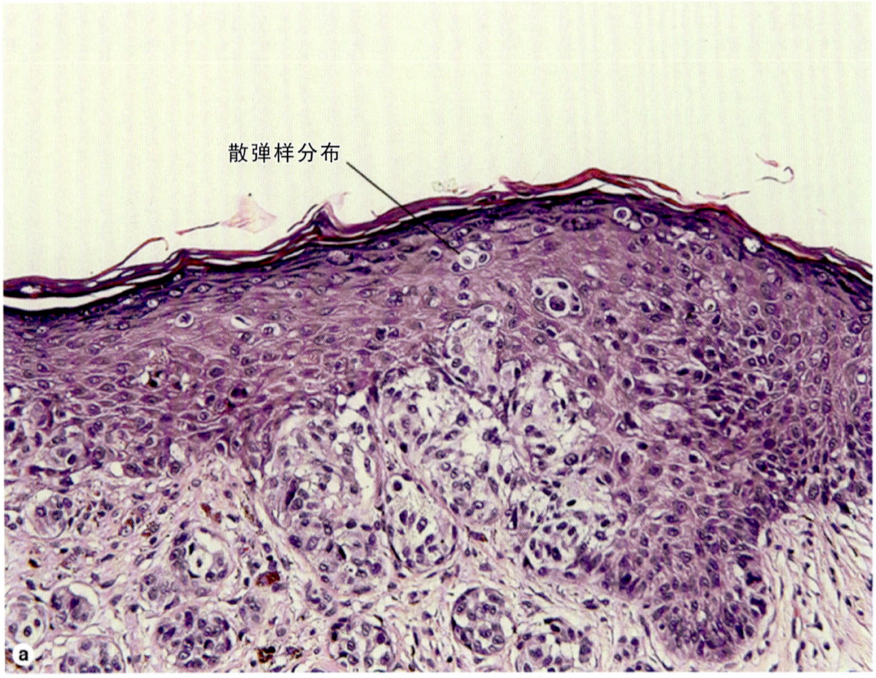

图 6-30 浅表播散型恶性黑色素瘤。（待续）

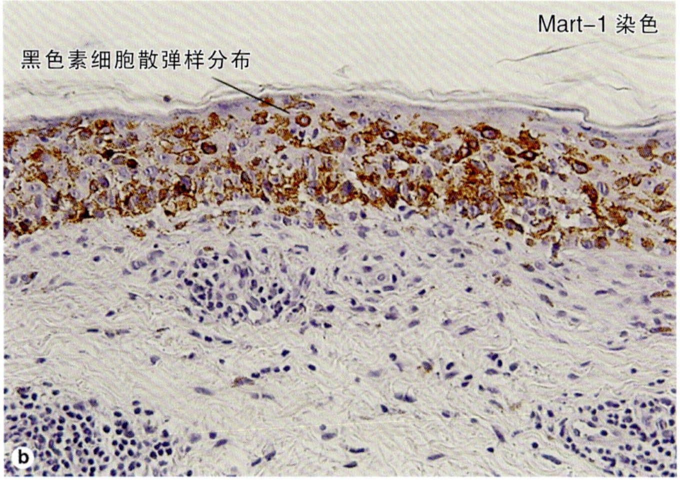

图 6-30(续)

恶性雀斑样痣(lentigo maligna)

主要特征

- 发生于光老化皮肤的宽大病灶。
- 表皮突消失常见。
- 主要在真表皮交界处异型黑色素细胞增生。
- 真表皮交界处可见多核巨细胞(星爆巨细胞)。
- 单个黑色素细胞数量多于成巢细胞数量。
- 细胞巢形状和大小各异(细长、奇形怪状或融合)。
- 细胞巢分布不均匀。
- 沿附属器延伸。
- 细胞巢不局限于表皮突顶端和侧面。
- 病灶边界不清。
- 通常左右不对称。
- 细胞异型。

恶性雀斑样痣常呈非对称性生长。异型黑色素细胞通常仅限于真表皮交界处一层厚度,因此病灶边缘临床难以界定,病灶的实际范围通常比肉眼可见的病灶边缘要大得多。

提示

1.活检组织过小常会出现误诊,因跳跃性分布常见。消退病灶苔藓样浸润与苔藓样日光性角化病或良性苔藓样角化症相似。另外约半数的恶性雀斑样痣可合并良性色素性疾病(色素性日光性角化症和日光性黑子)。取材过小可能会取到良性病变,活检过小可导致漏诊率高达 80%。因此对面部较大色素性斑最好的取材方式是宽而浅的削切术,或病灶内颜色不同的区域都做小的削切术。

2.虽然可见表皮突变平坦,但也可见表皮可呈雀斑样痣样增生。有些恶性雀斑样痣与交界性雀斑样痣或交界性发育不良痣极其相似,但若在光老化部位出现大的交界性病灶很可能是原位黑色素瘤。

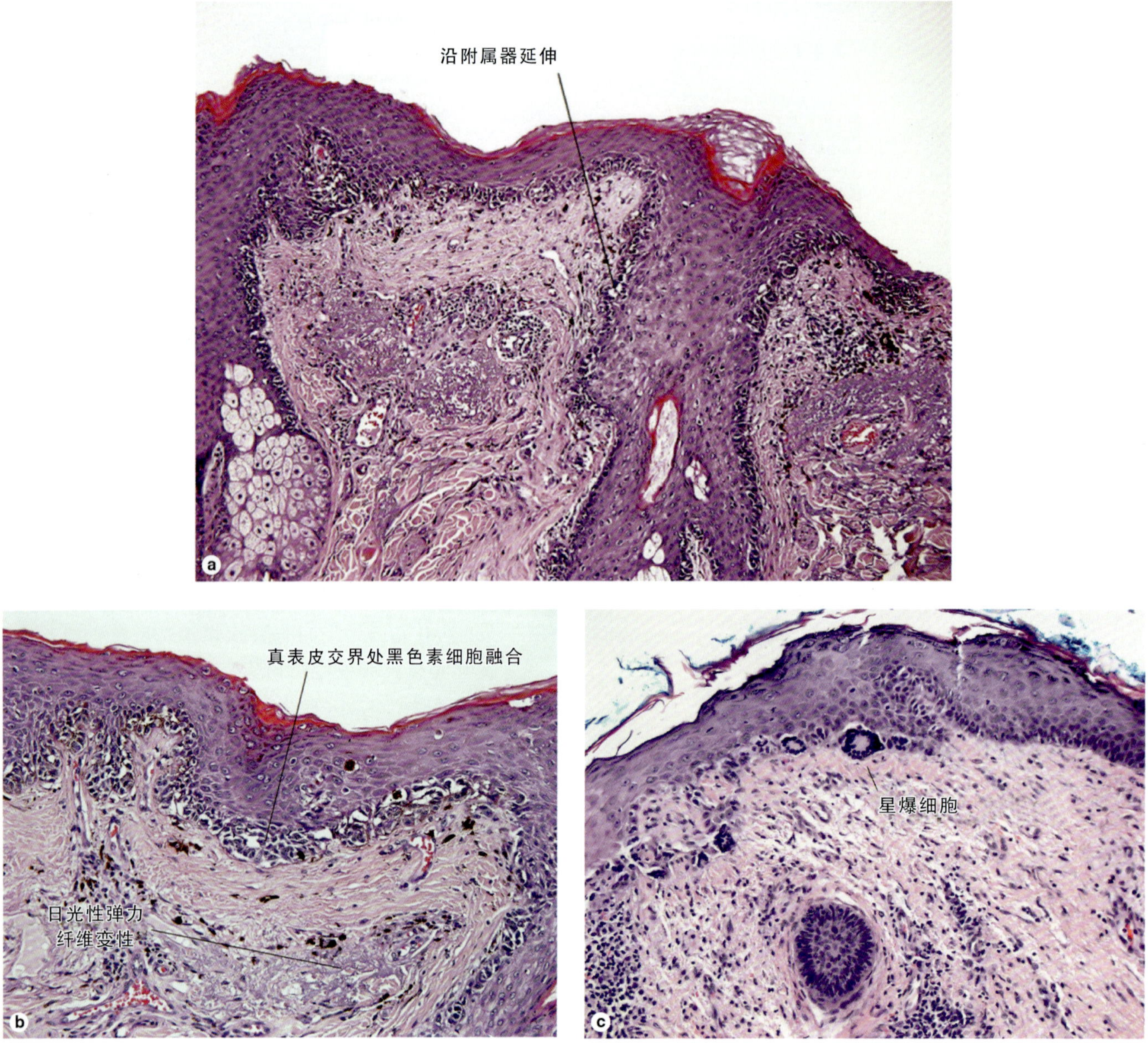

图 6–31 恶性雀斑样痣。

恶性雀斑样痣样黑色素瘤(lentigo maligna melanoma)

主要特征

- 处于垂直生长相的恶性雀斑样痣。
- 垂直生长相呈上皮细胞样、梭形或结缔组织增生样。

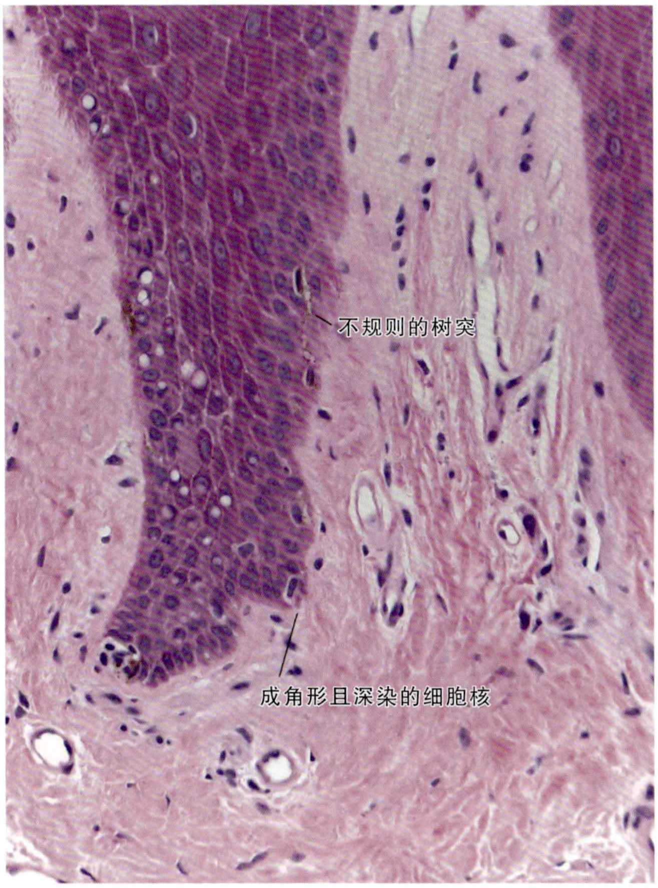

图 6-32 肢端雀斑样痣样黑色素瘤(肢端部位出现细胞核深染、成角形的黑色素细胞要高度怀疑肢端雀斑样痣样黑色素瘤,黑色素细胞在真表皮交界处融合特征不显著,因此易误诊)。

梭形细胞黑色素瘤(spindle cell melanoma)

主要特征

- 梭形细胞形态。
- 最可靠的免疫组化指标是 S100 和 SOX10。

鉴别诊断

梭形细胞黑色素瘤与其他梭形细胞肿瘤非常相似。组织病理上需要鉴别的其他梭形细胞肿瘤包括(简记为 SLAM):

- 鳞状细胞癌(Squamous cell carcinoma)(角蛋白阳性)。
- 平滑肌肉瘤 (Leiomyosarcoma)(平滑肌肌动蛋白和结蛋白阳性)。
- 非典型纤维黄色瘤 (Atypical fibroxanthoma)(排除性诊断)。
- 黑色素瘤(Melanoma)(S100 阳性)。

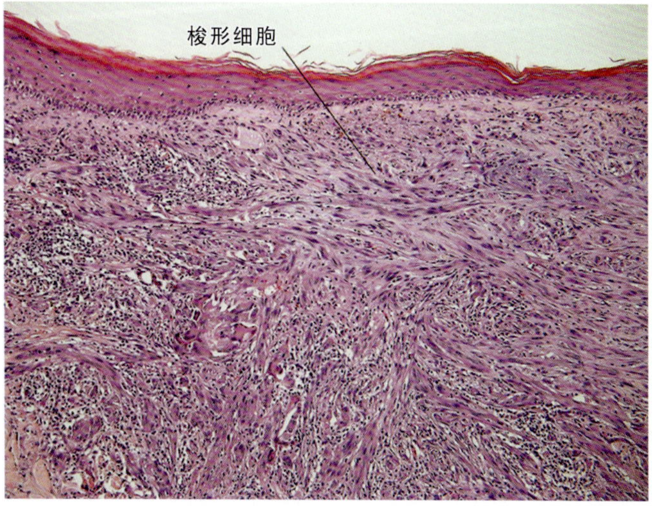

图 6-33 梭形细胞黑色素瘤。

结缔组织增生性黑色素瘤(desmoplastic melanoma)

主要特征

- 间质致密结缔组织增生。
- 结节状淋巴细胞浸润。
- 不易察觉的恶性雀斑样痣。
- S100 和 SOX10 是最可靠的免疫组化标记指标,HMB-45 染色阳性结果不定。
- 梭形细胞不同程度的异型。
- 常沿着周围神经延伸。

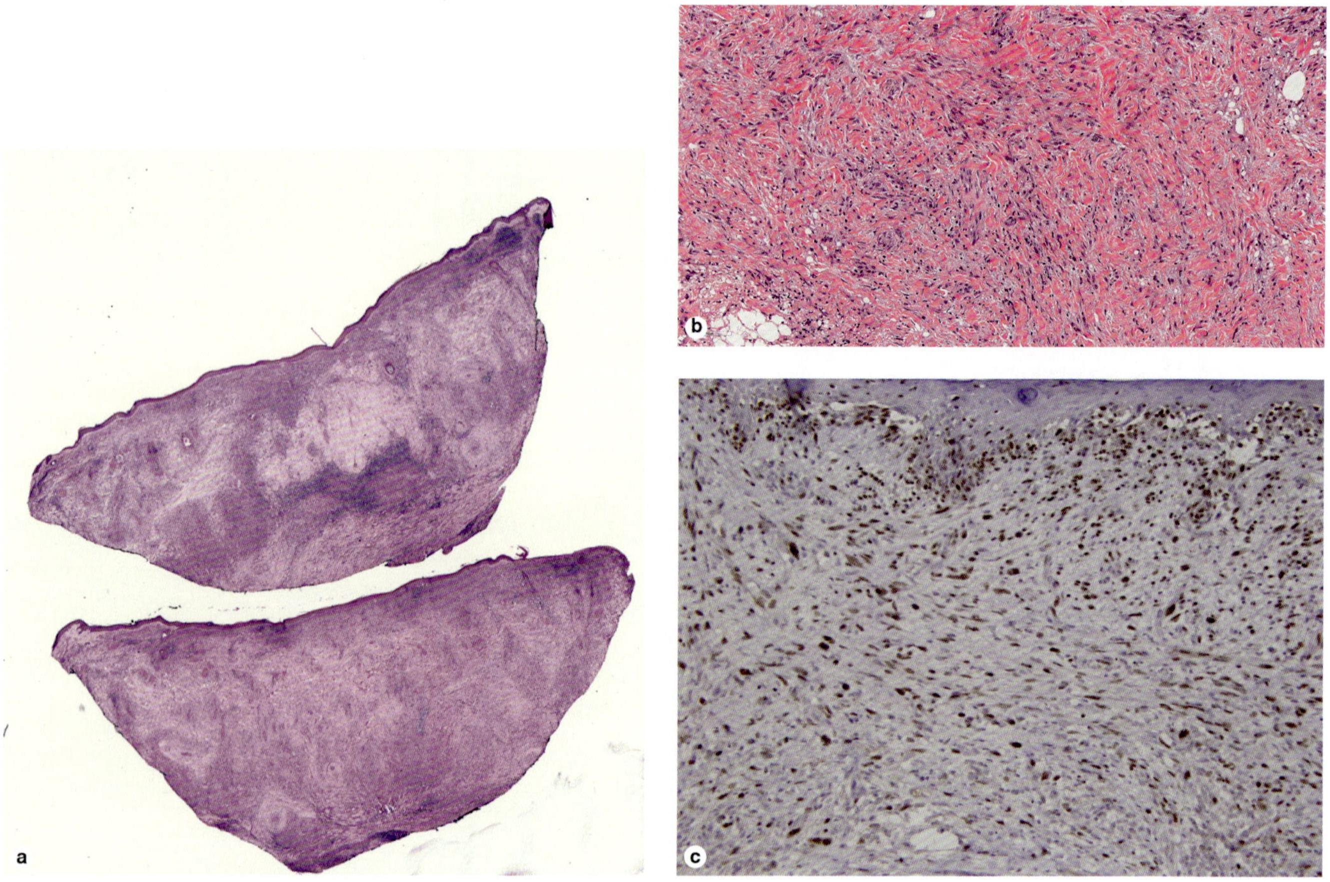

图 6-34 (a,b)结缔组织增生性黑色素瘤。(c)结缔组织增生性黑色素瘤 SOX10 染色。

结节性黑色素瘤(nodular melanoma)

主要特征

- 无明显水平生长相。
- 左右上下都可对称。
- 缺少成熟现象。
- 肿瘤下部无散在分布。
- 深部黑色素细胞巢内可见色素。
- 病灶底部淋巴细胞浸润,像墙一样隔离病灶(像防暴警察列队如临大敌)。
- 常见浆细胞浸润。
- 深部可见核分裂象。
- 细胞异型。
- 细胞坏死。
- HMB-45 全层阳性。
- S100A6 灶性片状阳性。
- 深部黑色素细胞的细胞核 MIB-1 阳性。

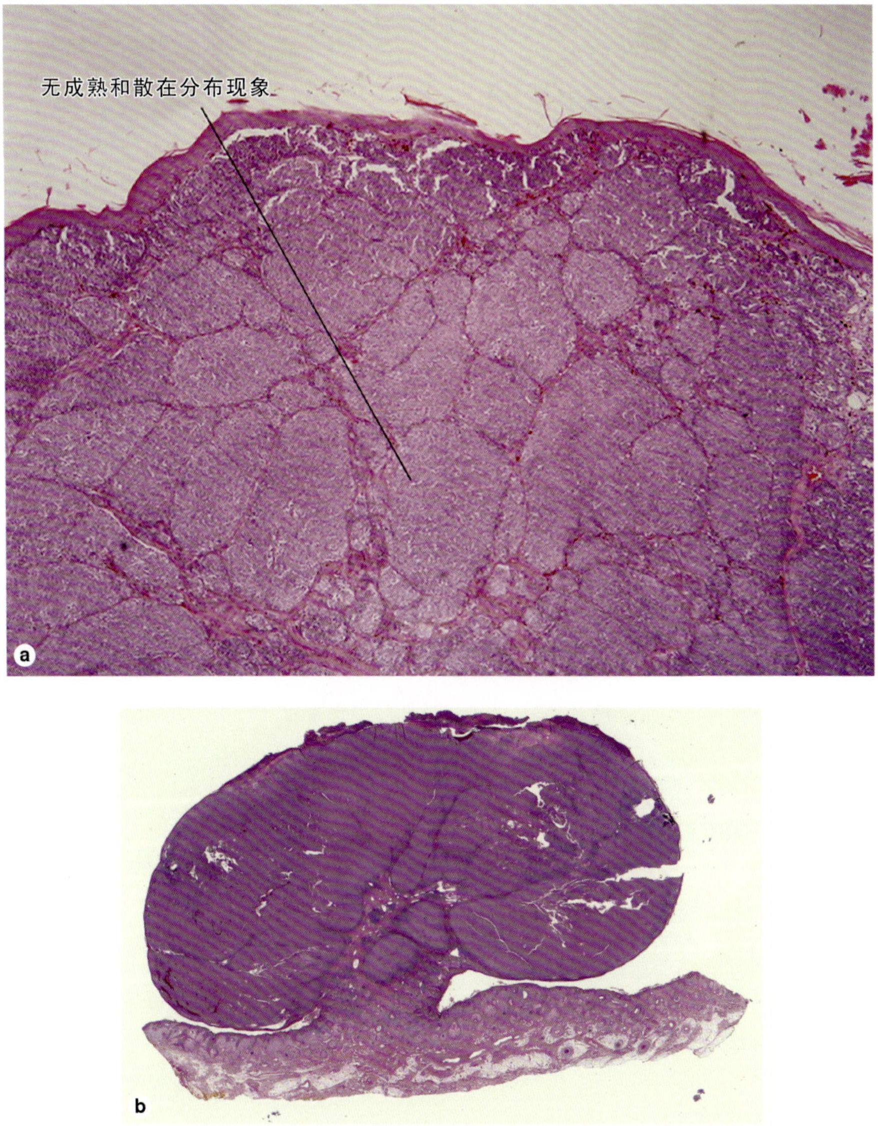

图 6–35　结节性恶性黑色素瘤。

黑色素瘤消退现象(regressing melanoma)

主要特征

- 苔藓样消退现象可见于恶性雀斑样痣。
- 其他类型的黑色素瘤发生的消退现象可能继发于基因组不稳定而非炎症反应。
- 可出现纤维化区域和噬黑色素细胞。
- 预后不良征兆。
- “肿瘤性黑变病”可能是已经消退的黑色素瘤。

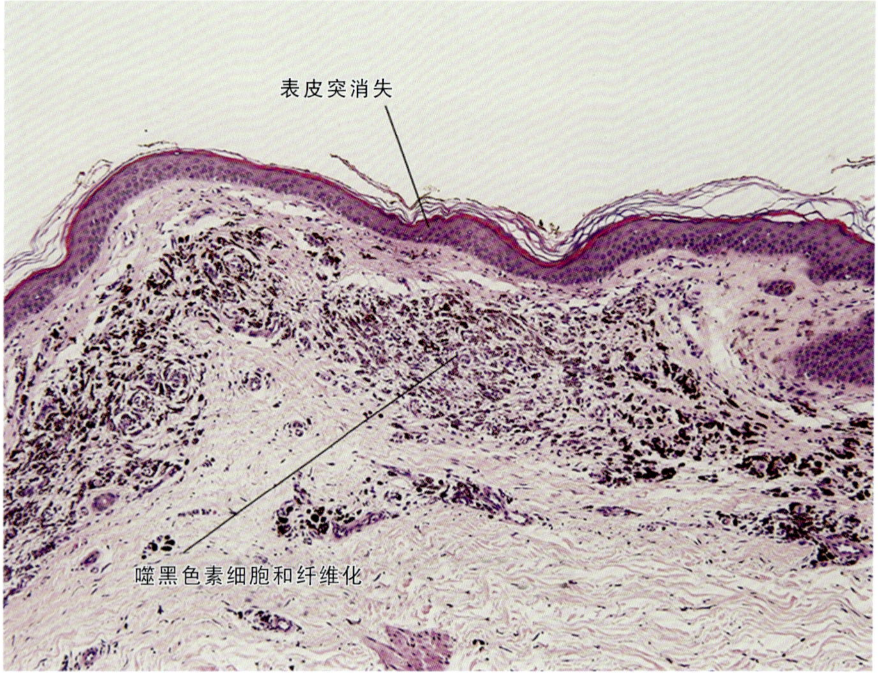

图 6-36　处于消退期的黑色素瘤。

转移性黑色素瘤(metastatic melanoma)

主要特征

- 可呈“炮弹”样放射状对称。
- 可出现亲表皮现象和痣样表现。
- 可找到异型细胞位于淋巴管内。
- 细胞异型显著。
- 核分裂象常见。
- 细胞坏死常见。
- MIB-1 常阳性。
- HMB-45 全层阳性，抑或片状阳性，甚或阴性。

亲表皮的痣样转移性黑色素瘤通常缺少成熟和散在分布现象，有助于其与痣鉴别。在淋巴结内，黑色素瘤转移病灶通常位于淋巴结被膜下区域，而结节性痣通常局限于被膜内，且无核异型性。

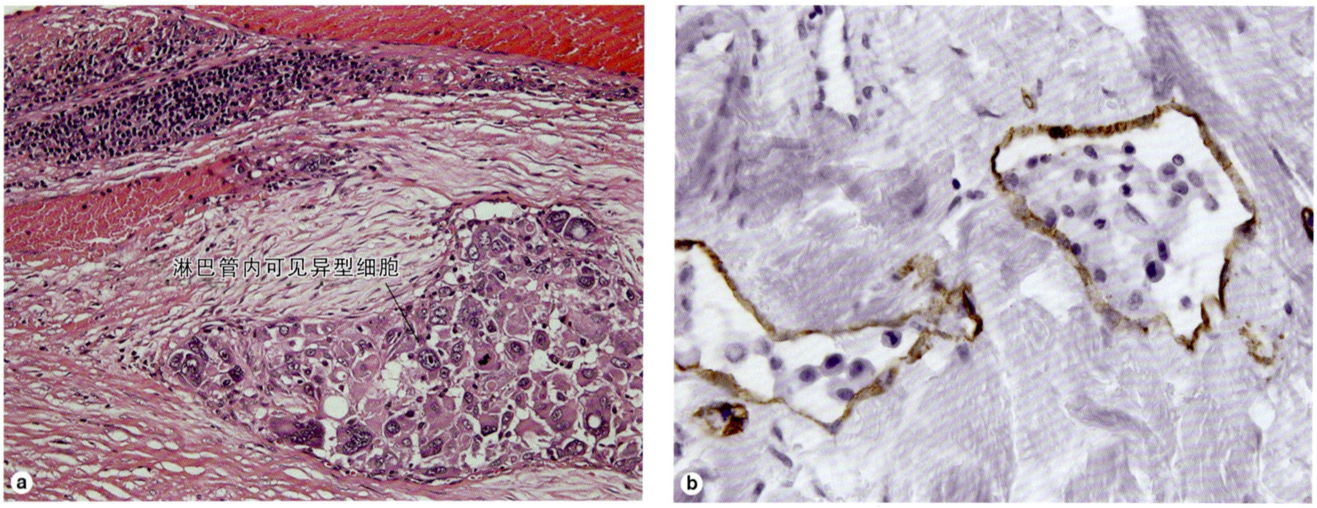

图 6-37　转移性黑色素瘤(b 图为 D2-40 染色显示淋巴管，可见肿瘤细胞位于淋巴管内)。

透明细胞肉瘤(clear cell sarcoma)

主要特征

- 软组织肿瘤。
- 细胞质透明。
- 核异型。
- S100 阳性。

一些学者认为透明细胞肉瘤是一种原发性软组织透明细胞黑色素瘤,该肿瘤存在特征性染色体 t(12;22)(q13;q12)易位。

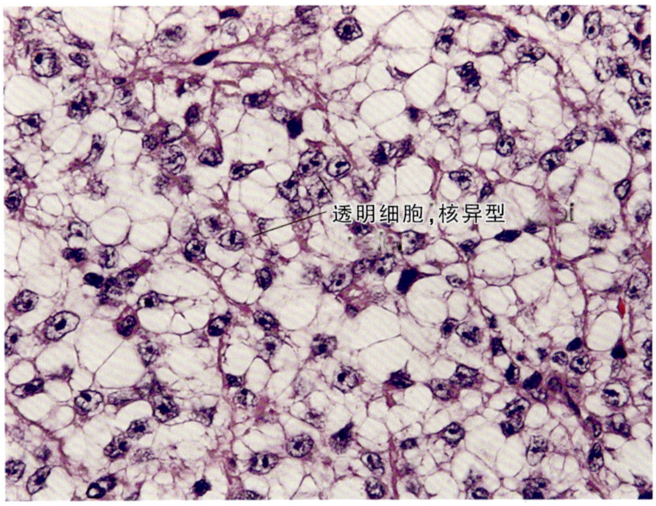

图 6-38　透明细胞肉瘤。

(成文静 译　郑松 高天文 审校)

推荐阅读

Bauer J, Bastian BC. Distinguishing melanocytic nevi from melanoma by DNA copy number changes: comparative genomic hybridization as a research and diagnostic tool. Dermatol Ther 2006;19(1):40–9.

Boyd AS, Rapini RP. Acral melanocytic neoplasms: a histologic analysis of 158 lesions. J Am Acad Dermatol 1994;31(5 Pt 1):740–5.

Cerroni L. A new perspective for spitz tumors? Am J Dermatopathol 2005;27(4):366–7.

Cesinaro AM. Clinico-pathological impact of fibroplasia in melanocytic nevi: a critical revision of 209 cases. APMIS 2012;120(8):658–65.

Dalton SR, Gardner TL, Libow LF, et al. Contiguous lesions in lentigo maligna. J Am Acad Dermatol 2005;52(5):859–62.

Farrahi F, Egbert BM, Swetter SM. Histologic similarities between lentigo maligna and dysplastic nevus: importance of clinicopathologic distinction. J Cutan Pathol 2005;32(6):405–12.

Ferrara G, De Vanna AC. Fluorescence in situ hybridization for melanoma diagnosis: a review and a reappraisal. Am J Dermatopathol 2016;38(4):253–69.

Griewank KG, Ugurel S, Schadendorf D, et al. New developments in biomarkers for melanoma. Curr Opin Oncol 2013;25(2):145–51.

Kapur P, Selim MA, Roy LC, et al. Spitz nevi and atypical Spitz nevi/tumors: a histologic and immunohistochemical analysis. Mod Pathol 2005;18(2):197–204.

Lee CY, Gerami P. Molecular techniques for predicting behaviour in melanocytic neoplasms. Pathology 2016;48(2):142–6.

Massi D, De Giorgi V, Mandalà M. The complex management of atypical Spitz tumours. Pathology 2016;48(2):132–41.

Moore DA, Pringle JH, Saldanha GS. Prognostic tissue markers in melanoma. Histopathology 2012;60(5):679–89.

Stefanaki C, Stefanaki K, Chardalias L, et al. Differential diagnosis of Spitzoid melanocytic neoplasms. J Eur Acad Dermatol Venereol 2016;30(8):1269–77.

Strungs I. Common and uncommon variants of melanocytic naevi. Pathology 2004;36(5):396–403.

Tannous ZS, Mihm MC Jr, Sober AJ, et al. Congenital melanocytic nevi: clinical and histopathologic features, risk of melanoma, and clinical management. J Am Acad Dermatol 2005;52(2):197–203.

Urso C. A new perspective for spitz tumors? Am J Dermatopathol 2005;27(4):364–6.

Xu X, Elder DE. A practical approach to selected problematic melanocytic lesions. Am J Clin Pathol 2004;121:S3–32.

第7章 界面皮炎

Dirk M. Elston

苔藓样界面皮炎(lichenoid interface dermatitis)

主要特征

- 基底层破坏。
- Civatte 小体。
- 表皮突呈锯齿状。

苔藓样界面皮炎的病因

- 扁平苔藓(lichen planus)。
- 良性苔藓样角化症 (benign lichenoid keratosis, BLK;扁平苔藓样角化症,lichen planus-like keratosis)。
- 苔藓样药疹(lichenoid drug eruption)。
- 苔藓样移植物抗宿主病(lichenoid graft-versus-host disease,GvHD)。
- 肥厚性红斑狼疮(hypertrophic lupus erythematosus)。
- 黑色素细胞性皮损(常见于恶性黑子,lentigo maligna)的苔藓样消退期。

上述疾病皮损的组织病理学表现为表皮突呈锯齿状改变,伴基底层破坏,带状淋巴细胞浸润,可见 Civatte 小体。典型组织病理学表现为致密的角化过度,颗粒层串珠样增厚。棘层细胞较正常表皮更大且红染(嗜伊红性更强)。最下层棘层细胞可出现空泡变性, 基底层消失。下方常可见带状淋巴细胞浸润。

如果既没有角化不全,也没有嗜酸性粒细胞,这些病理改变则符合扁平苔藓。没有角化不全及嗜酸性粒细胞的苔藓样界面皮炎还可见于良性苔藓样角化症(扁平苔藓样角化症)、苔藓样药疹、苔藓样移植物抗宿主病、肥厚性红斑狼疮,亦可见于恶性黑子消退期。因此诊断需结合临床表现。直接免疫荧光(DIF)有助于鉴别肥厚性红斑狼疮(可见免疫球蛋白和补体颗粒状连续的荧光带和细胞样小体)和扁平苔藓(可见蓬松的纤维蛋白和细胞样小体)。

如果出现角化不全,极可能不是扁平苔藓。鉴别诊断仍包括良性苔藓样角化症、苔藓样药疹、苔藓样移植

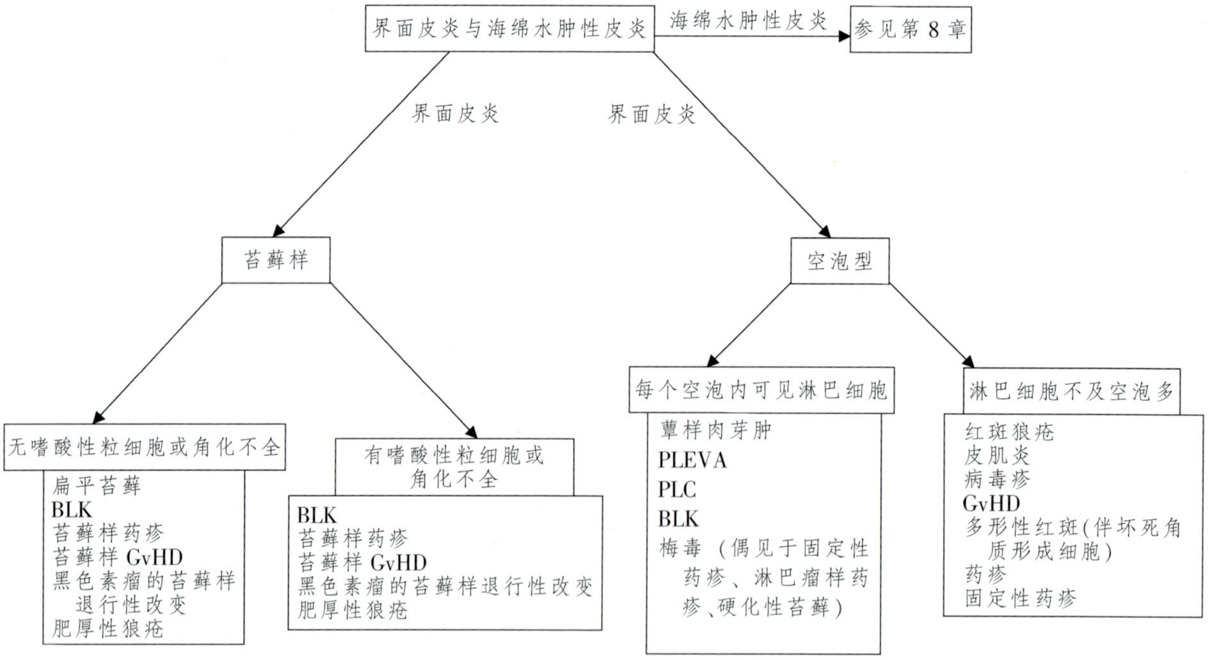

图 7-1 界面皮炎与海绵水肿性皮炎的病理诊断。EOS,嗜酸性粒细胞;PLC,慢性苔藓样糠疹;PLEVA,急性痘疮样苔藓样糠疹。

物抗宿主病和色素细胞性皮损的苔藓样消退期。肥厚性红斑狼疮罕见角化不全。

嗜酸性粒细胞的出现高度提示苔藓样药疹，基本可除外扁平苔藓诊断。嗜酸性粒细胞罕见于肥厚性红斑狼疮、良性苔藓样角化症、苔藓样移植物抗宿主病，或色素细胞性皮损的苔藓样消退期。

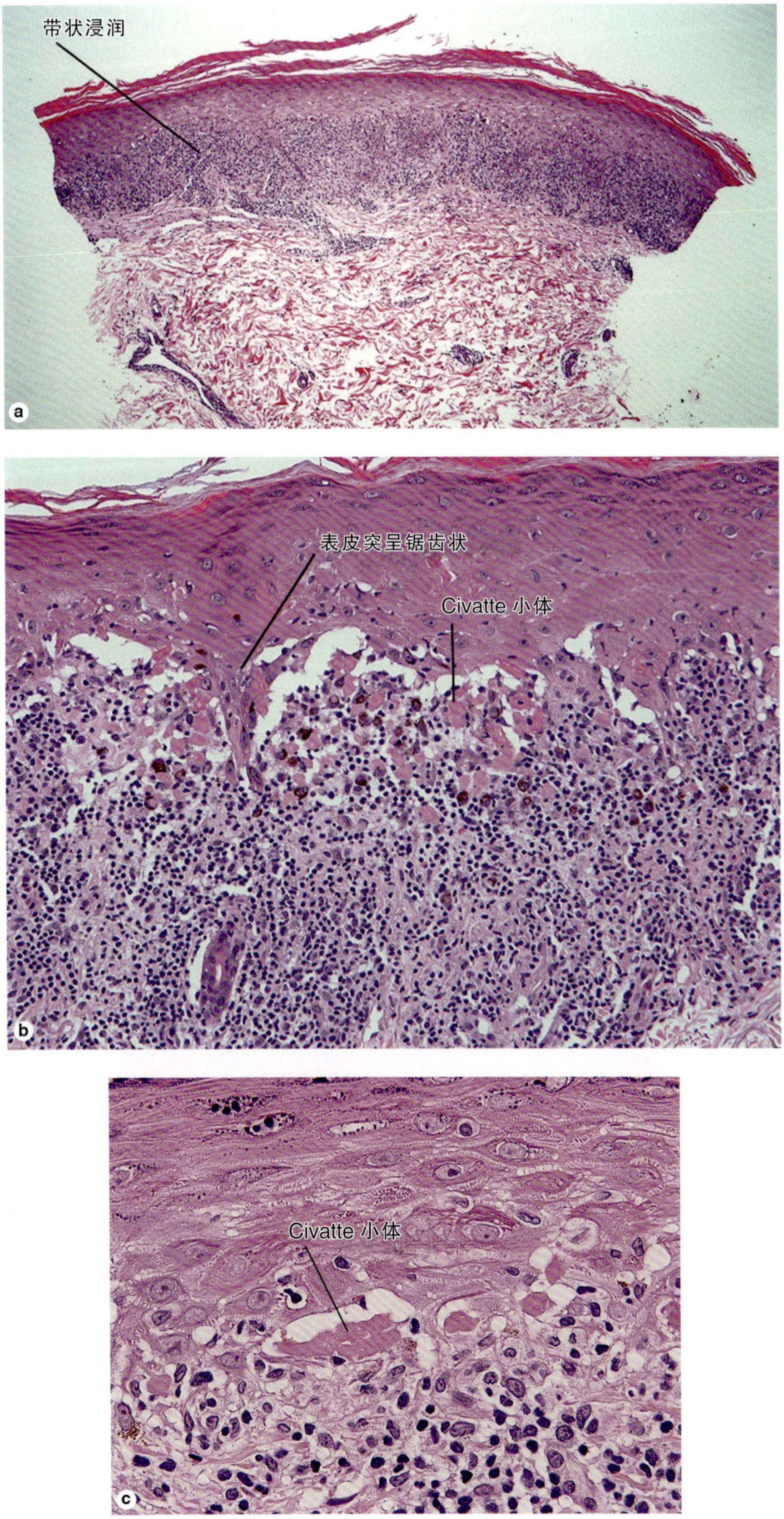

图 7-2　苔藓样界面皮炎（扁平苔藓）。

提示

有利于初学者理解的比喻：

- 扁平苔藓像一位严厉的家长：“你不可以带着嗜酸性粒细胞或角化不全闲逛。”
- 苔藓样药疹和其他苔藓样改变的疾病则更加宽容：“你不需要有嗜酸性粒细胞或角化不全，但是如果你想有，也可以。”

晚期苔藓样皮炎(late-phase lichenoid dermatitis)

主要特征

- 锯齿状表皮突消失变平。
- 色素失禁。
- Civatte 小体。

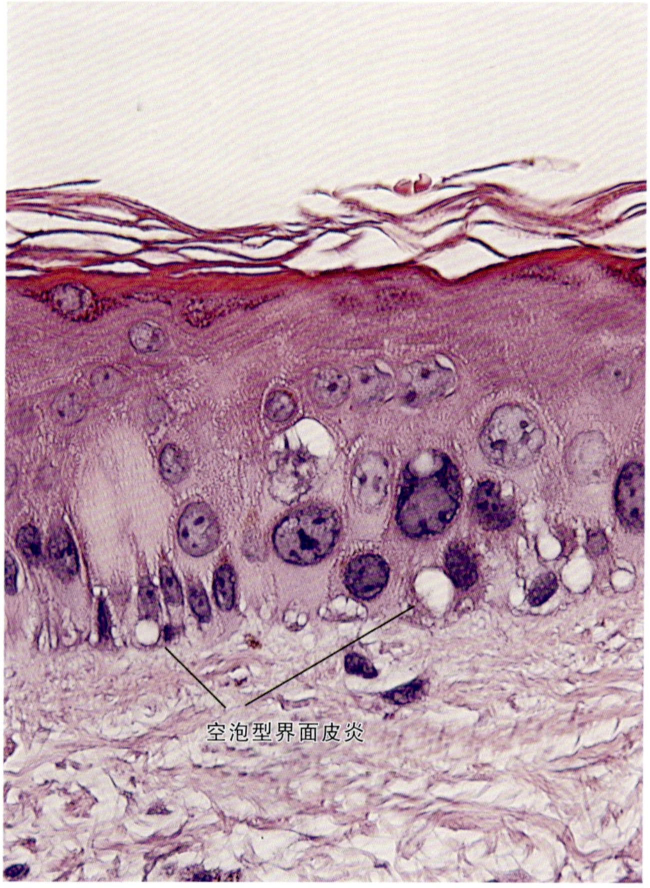

图 7–3　空泡型界面皮炎(与移植物抗宿主病对比)。

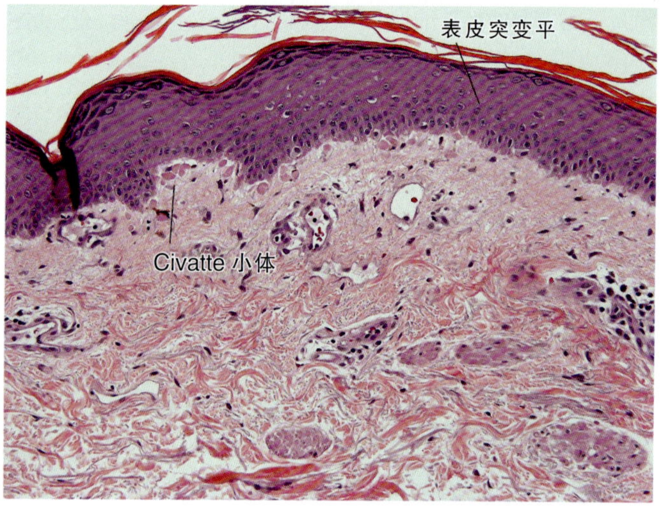

图 7–4　晚期苔藓样皮炎。

扁平苔藓(lichen planus)

主要特征

- 苔藓样界面皮炎。
- 无角化不全或嗜酸性粒细胞。
- 表皮突呈锯齿状。

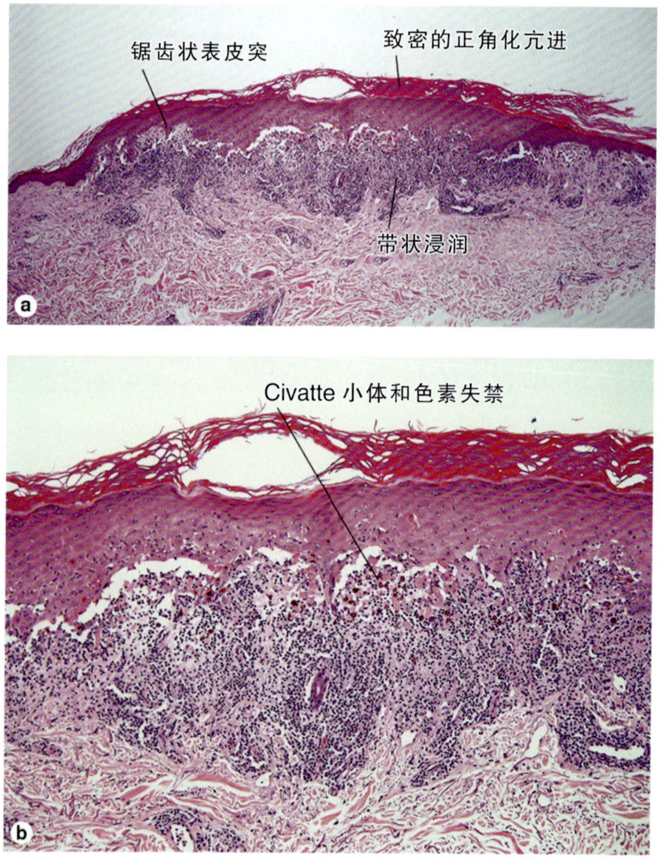

图 7–5　扁平苔藓。

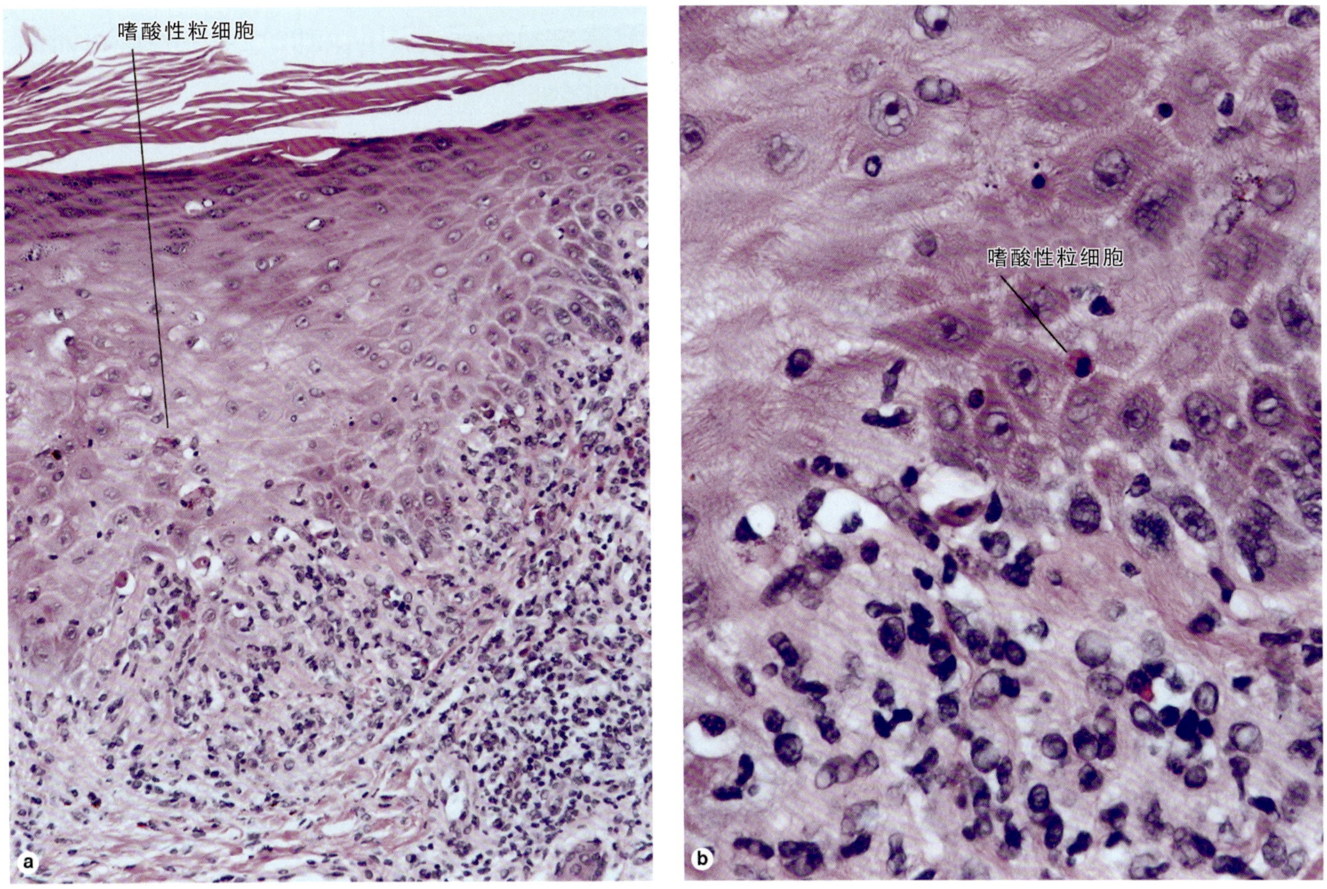

图 7–6　苔藓样药疹。

苔藓样药疹(lichenoid drug eruption)

主要特征

- 苔藓样界面皮炎。
- 典型表现有嗜酸性粒细胞。
- 通常伴有角化不全。

良性苔藓样角化症(benign lichenoid keratosis)

主要特征

- 苔藓样界面皮炎。
- 可能有角化不全。
- 颗粒层不均质。
- 罕见嗜酸性粒细胞。
- 边缘处常见日光性雀斑样痣。

良性苔藓样角化症通常表现为躯干或四肢单发的珍珠粉色斑疹。组织病理学检查通常是为了除外基底细胞癌。大部分皮损实际为良性日光性雀斑样痣的苔藓样退行性改变。退行的早期病变可表现为空泡型界面皮炎，每个空泡内均可见一淋巴细胞。

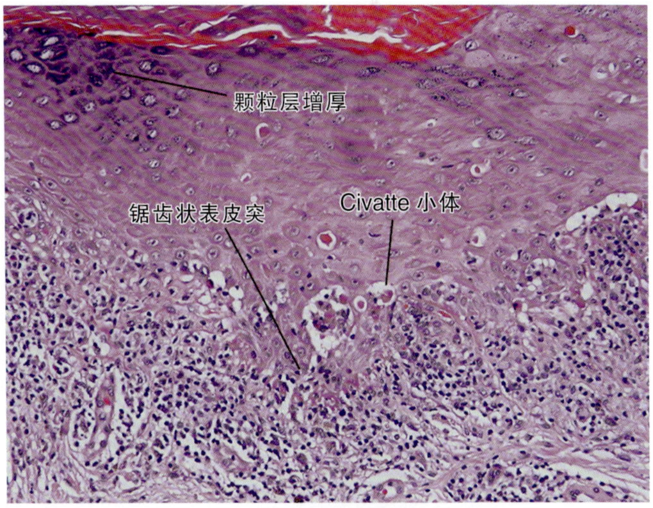

图 7–7　良性苔藓样角化病。

苔藓样移植物抗宿主病(lichenoid graft-versus-host disease)

主要特征

- 苔藓样界面皮炎。
- 可能有角化不全。
- 罕见嗜酸性粒细胞。

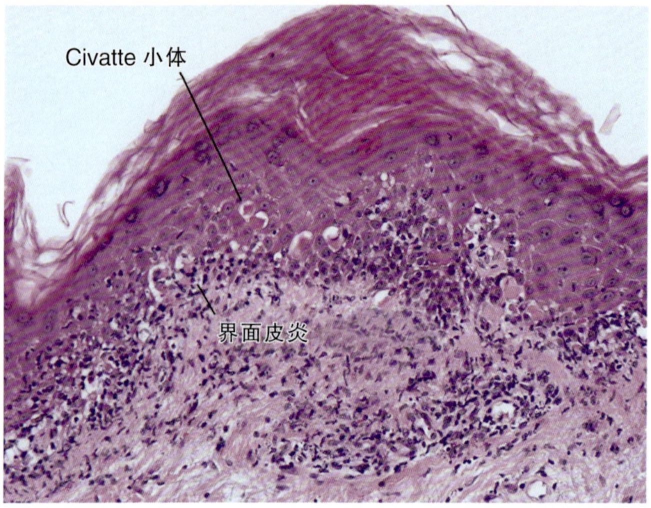

图 7-8 苔藓样移植物抗宿主病。

肥厚性红斑狼疮(hypertrophic lupus erythematosus)

主要特征

- 苔藓样界面皮炎。
- 罕见角化不全。
- 罕见嗜酸性粒细胞。
- 直接免疫荧光检查：连续的颗粒状 IgG、IgA、IgM 和补体 C3 在基底膜带沉积(满堂亮)。
- 浅层、深层炎症细胞浸润。
- 毛囊角栓。
- 有大量 CD123 阳性的浆细胞样树突状细胞紧邻表皮(有助于鉴别原位鳞状细胞癌)。

肥厚性红斑狼疮组织学上表现为苔藓样改变。可依据直接免疫荧光检查与扁平苔藓鉴别，肥厚性红斑狼疮表现为基底膜增厚，或黏蛋白沉积，鉴别此两种疾病还需依据临床表现和血清学检查。本病是慢性皮肤型红斑狼疮的一种，可发展为侵袭性鳞状细胞癌。

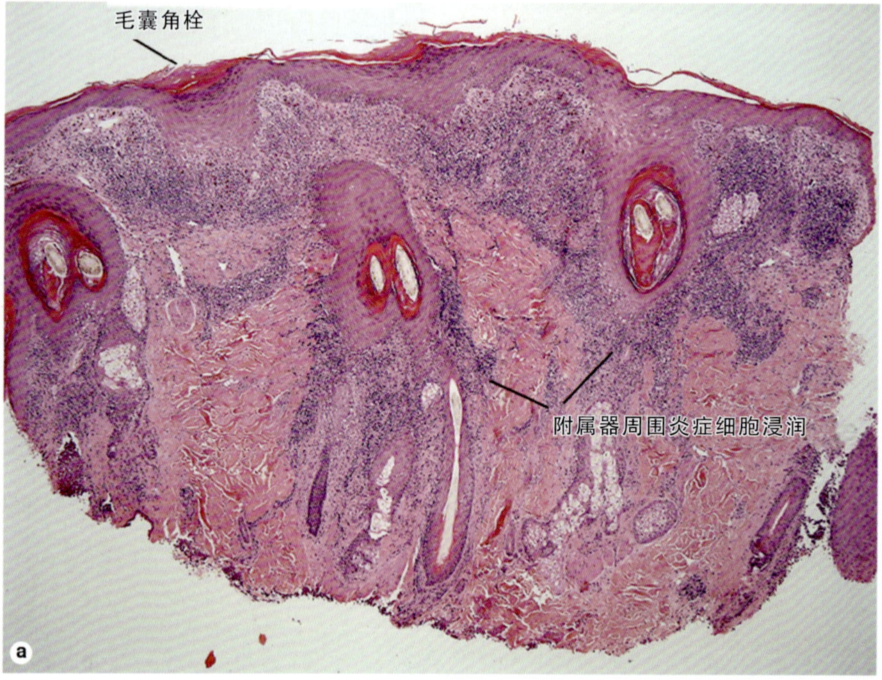

图 7-9 肥厚性红斑狼疮。(待续)

恶性雀斑样痣的苔藓样退行性改变(lichenoid regression of lentigo maligna)

主要特征

- 苔藓样界面皮炎。
- 重度日光性损伤的皮肤。
- 表皮突消失。
- 可伴角化不全。
- 罕见嗜酸性粒细胞。

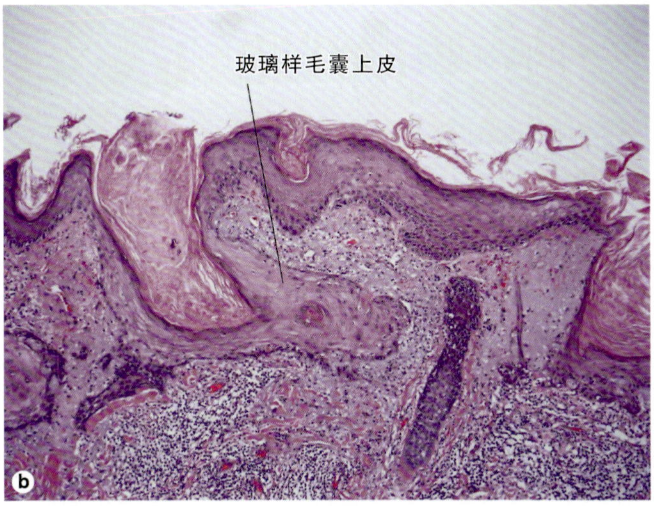

图 7-9(续)

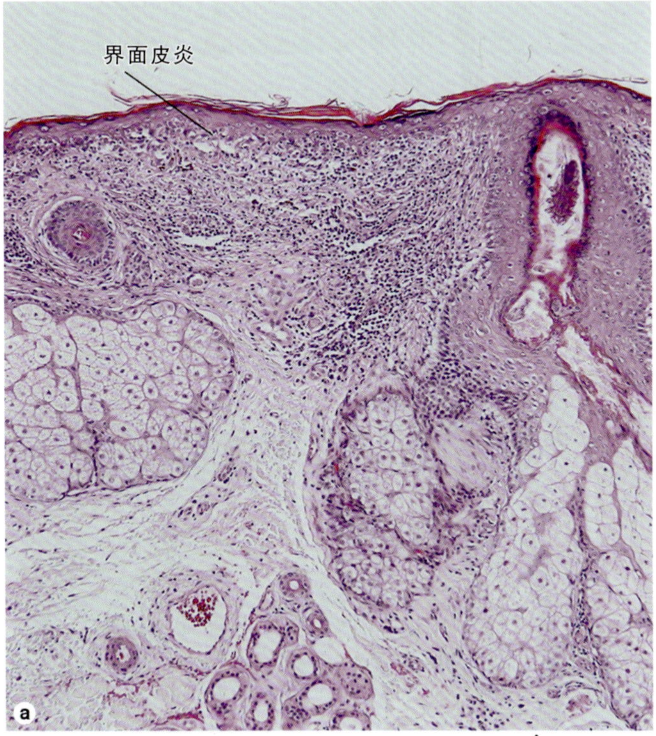

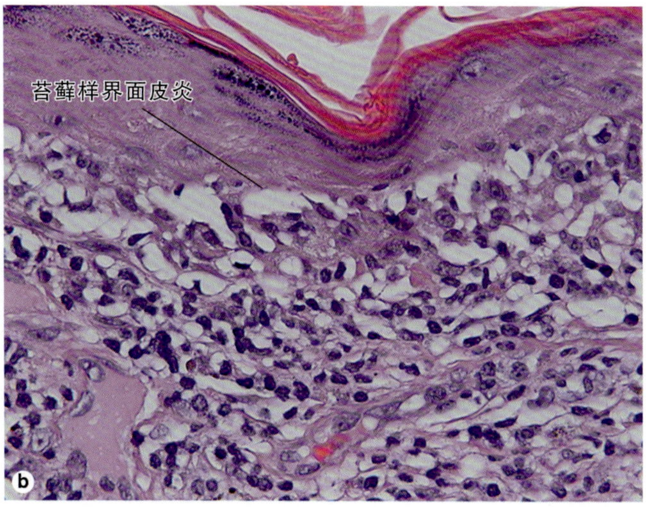

图 7-10 恶性雀斑样痣的苔藓样退行性改变。

汗孔角化症(porokeratosis)

主要特征

- 鸡眼样板(呈 45°倾斜的角化不全柱,其下可见角化不良细胞)。
- 鸡眼样板之间区域可呈现苔藓样皮炎或银屑病样增生。

空泡型界面性皮炎(vacuolar interface dermatitis)

主要特征

- 基底层完整。
- 基底层可见空泡。
- 完整的表皮突。

空泡型界面性皮炎 (几乎每个空泡中均可见一淋巴细胞)

几乎每个空泡中均可见一淋巴细胞的空泡型界面性皮炎是蕈样肉芽肿、苔藓样糠疹、良性苔藓样角化症早期阶段的特征,罕见于固定性药疹、淋巴瘤样药疹和硬化性苔藓。

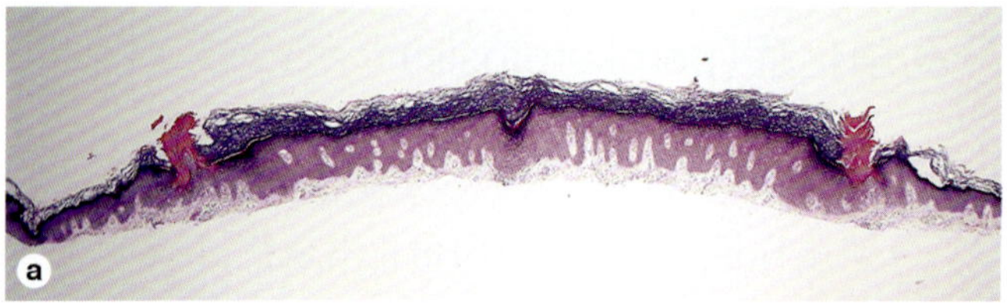

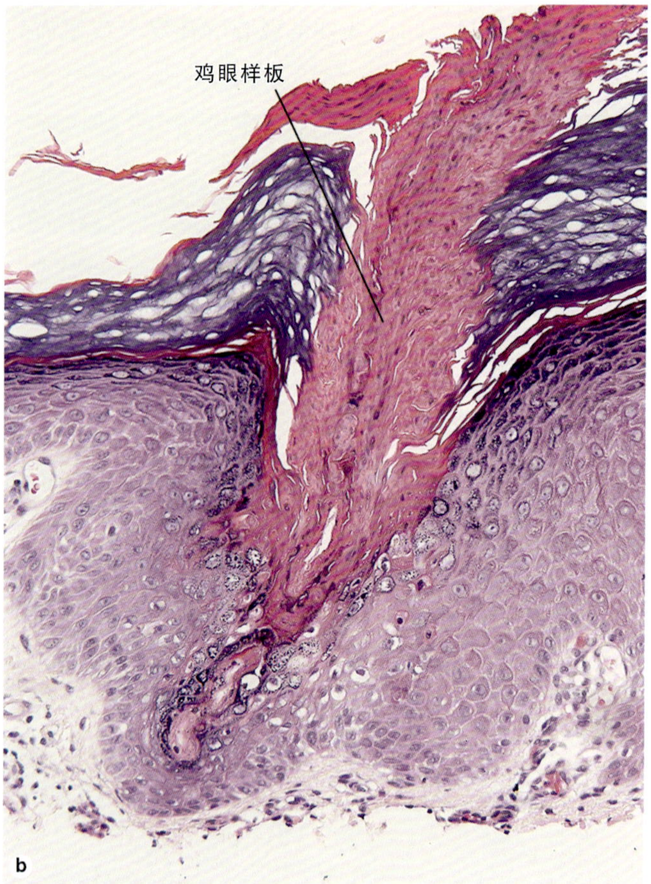

图 7–11 汗孔角化症。

蕈样肉芽肿(mycosis fungoides)

主要特征

- 空泡型界面皮炎。
- 几乎每个空泡内均可见一淋巴细胞。
- 细胞核深染的淋巴细胞周围有空晕(如“枕头上的煤块”)。
- 淋巴细胞倾向于沿真表皮交界处(DEJ)呈线状排列。
- 淋巴细胞在表皮有局灶性聚集倾向。
- 表皮内淋巴细胞较真皮内淋巴细胞更大,颜色更深,呈多角形。
- 邻近表皮几乎无海绵水肿。
- 可有真皮乳头纤维化。
- 脐下裸征(bare underbelly sign)。
- Pautrier 微脓疡。

蕈样肉芽肿的组织病理学可见亲表皮的异型淋巴细胞,罕有海绵水肿。这些异型淋巴细胞有局灶性聚集的趋势并沿真表皮交界处呈线状排列。真皮乳头处纤维化明显。脐下裸征指浅层血管周围浸润的淋巴样细胞主要分布在血管上方,血管下方几乎没有淋巴细胞浸润,就像淋巴细胞被吸尘器吸引向表皮方向一样。免疫组化和基因重排检查有助于诊断。表皮内的异型淋巴细胞选择性 CD7 表达缺失是本病特点。在疾病由红斑期向斑块期、肿瘤期进展过程中,异型细胞在真皮中出现,亲表皮的淋巴细胞消失。

鉴别诊断

空泡型界面皮炎中每个空泡内均有一淋巴细胞,还可见于苔藓样糠疹和早期良性苔藓样角化症、梅毒,有时可见于固定性药疹和硬化性苔藓。而真表皮交界处可见细胞核大、深染的淋巴细胞,同时周围有空泡变性的病理改变,还可见于恶性雀斑样痣和淋巴瘤样药疹。

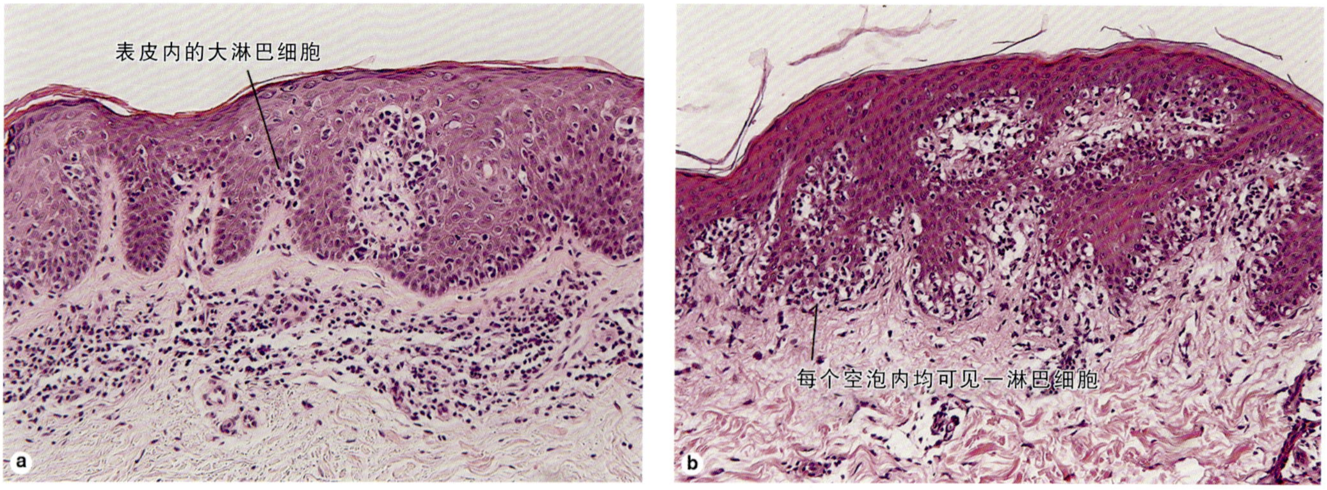

图 7–12 蕈样肉芽肿。(待续)

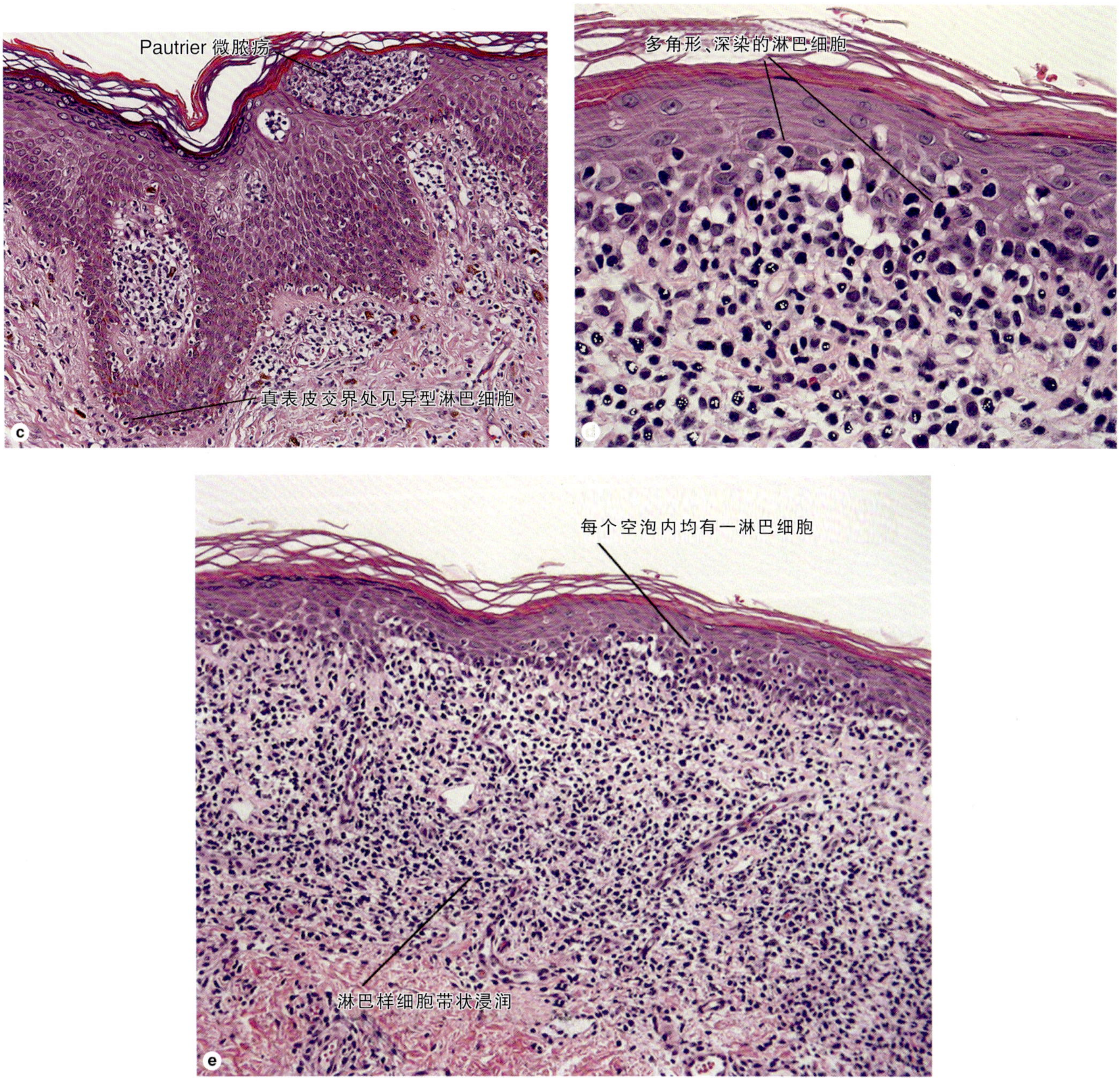

图 7-12(续)

急性痘疮样苔藓样糠疹(pityriasis lichenoides et varioliformis acuta，PLEVA)

主要特征

- 空泡型界面皮炎。
- 几乎每个空泡内均有一淋巴细胞。
- 致密的角质层，可伴或不伴溃疡或结痂。
- 无真皮乳头纤维化。
- 红细胞外渗。
- 红细胞经表皮排出。
- 真皮血管内可见中性粒细胞边集。

本病的组织病理学检查表现为空泡型界面皮炎，每个空泡内均有一淋巴细胞。可见坏死的角质形成细胞、中央溃疡和结痂。常见红细胞外溢及红细胞经表皮排出。浅层、深层血管周围单一的淋巴样细胞浸润。血管内中性粒细胞边集是本病的特征性表现。急性痘疮样苔藓样糠疹浸润的淋巴细胞为 CD8 阳性细胞毒性 T 细胞。基因重排检查常可检测到单克隆 T 细胞。

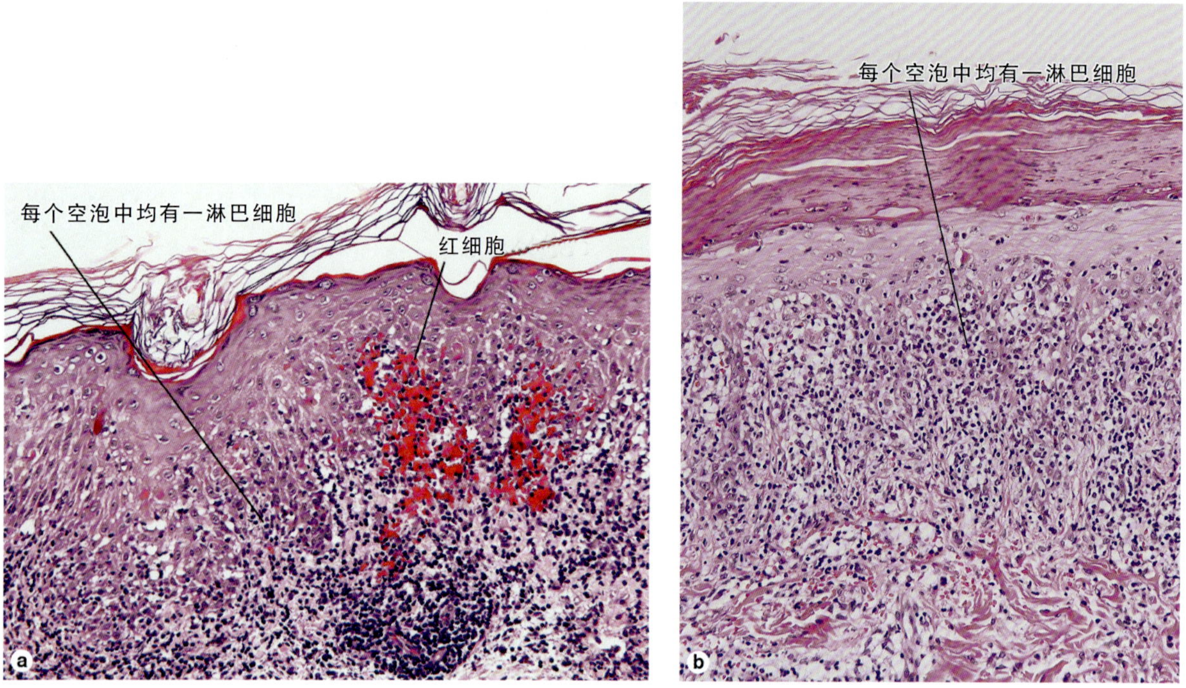

图 7-13 急性痘疮样苔藓样糠疹(PLEVA)(注意在“肮脏的”痂屑中的中性粒细胞)。

慢性苔藓样糠疹(pityriasis lichenoides chronica)

主要特征

- 空泡型界面皮炎。
- 几乎每个空泡内均有一淋巴细胞。
- 不同数量的红细胞经表皮排出。

良性苔藓样角化症早期(early stage of benign lichenoid keratosis)

主要特征

- 空泡型界面皮炎。
- 几乎每个空泡内均有一淋巴细胞。

空泡性界面皮炎伴与淋巴细胞不成比例的空泡或细胞死亡

红斑狼疮(lupus erythematosus)

主要特征

- 通常为空泡型界面皮炎,但也可呈苔藓样(如肥厚性红斑狼疮)。
- 致密的角化过度。
- 毛囊角化过度。
- 基底膜增厚。
- 真表皮交界处下方可见色素失禁。
- 残留的纤维束间可见淋巴细胞呈垂直的柱状浸润。
- 血管周围淋巴样细胞聚集。
- 小汗腺内淋巴样细胞聚集。
- 真皮胶原束间见黏蛋白沉积。
- 可能伴深层狼疮性脂膜炎。
- 直接免疫荧光检查:连续的颗粒状 IgG、IgA、IgM 和补体 C3 在基底膜带沉积(满堂亮)。

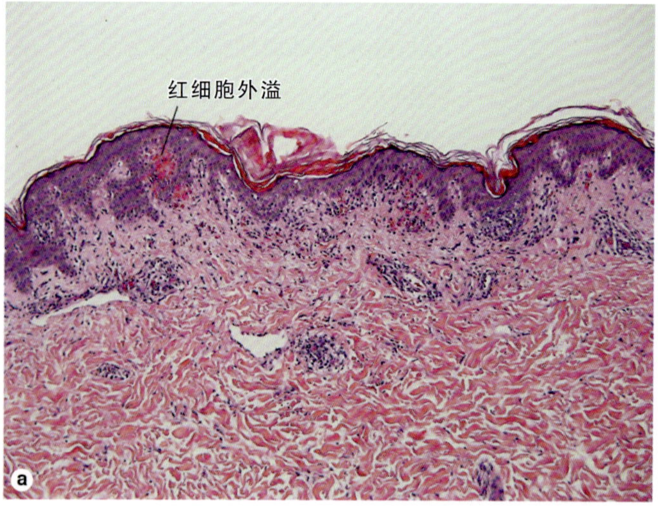

图 7-14 慢性苔藓样糠疹。(待续)

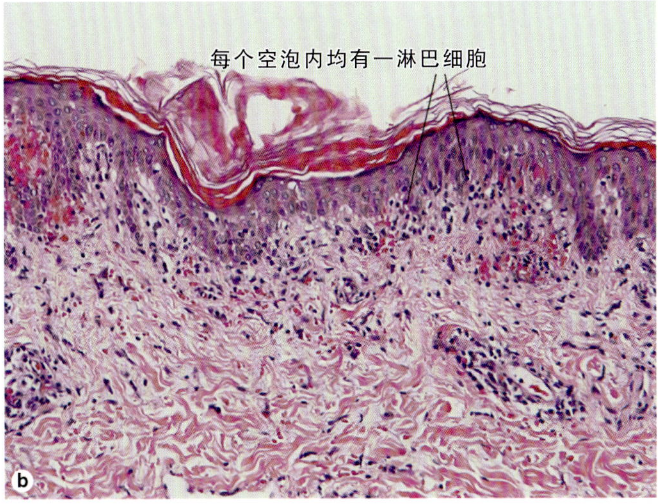

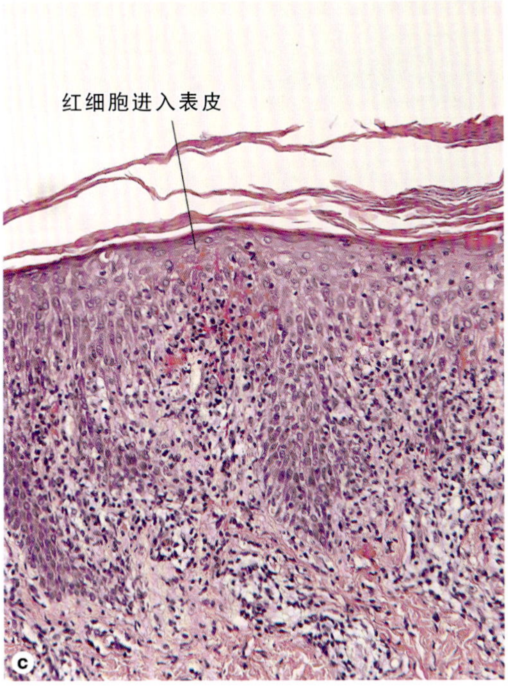

图 7-14(续)

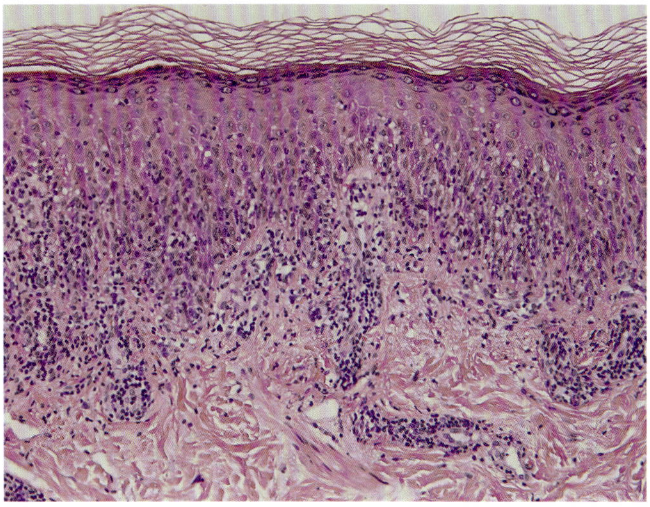

图 7-15 良性苔藓样角化症早期(扁平苔藓样角化症)。

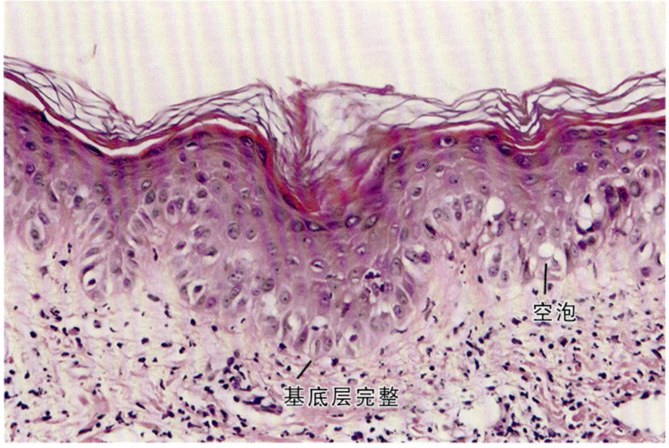

图 7-16 急性红斑狼疮。

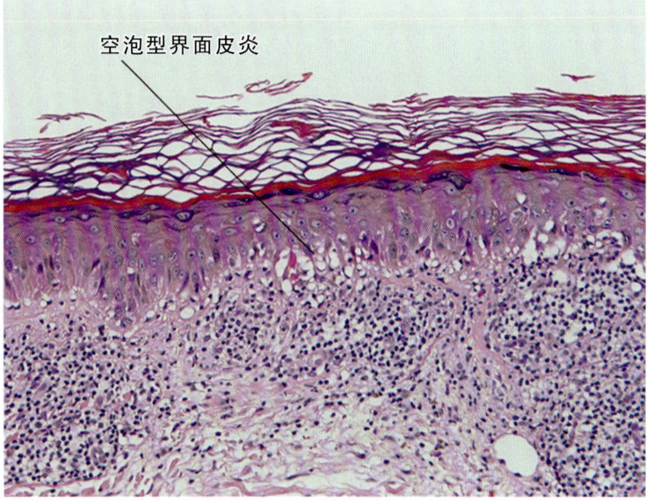

图 7-17 亚急性红斑狼疮。

盘状红斑狼疮的病理表现与疾病进展时期相关。急性红斑狼疮的组织病理学仅表现为空泡型界面皮炎。直接免疫荧光检查在早期通常呈阴性。红斑狼疮亚急性皮损表现为空泡型界面皮炎、角化过度、毛囊角栓,伴不同程度的真皮炎症细胞浸润。1/3 的皮损直接免疫荧光检查阳性。充分发展期的盘状红斑狼疮(至少持续 3 个月以上)直接免疫荧光检查呈强阳性改变。组织病理学改变为角化过度、毛囊角栓、空泡型界面皮炎、基底膜增厚,片状浅层、深层血管周围及附属器周围淋巴样浸润,间质可见黏蛋白沉积。可伴更深层的狼疮性脂膜炎。

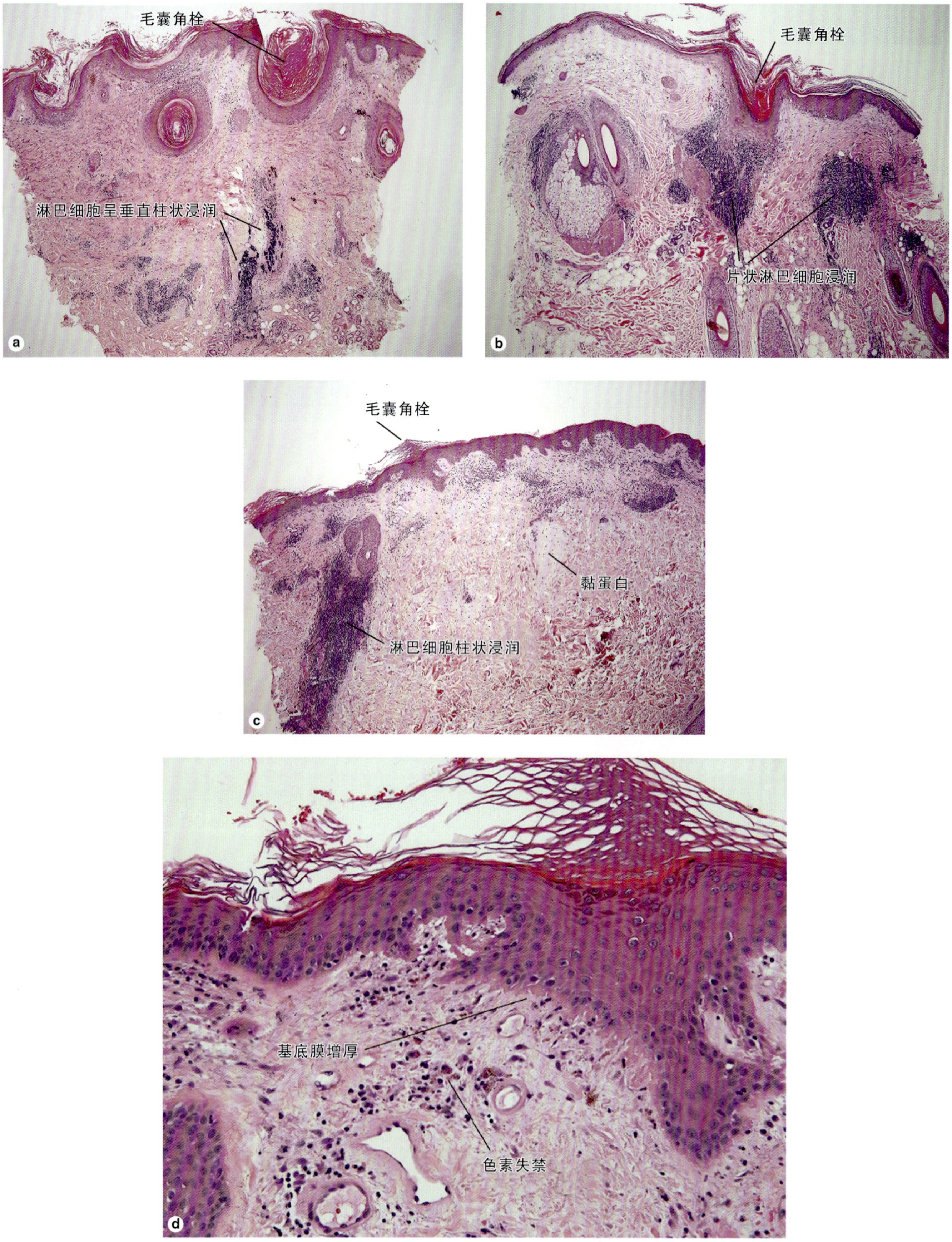

图 7-18　慢性盘状红斑狼疮(f 图展示直接免疫荧光结果:蓬松的纤维素和粗颗粒状带状分布的补体和免疫球蛋白,免疫球蛋白及补体均阳性即为“满堂亮”)。(待续)

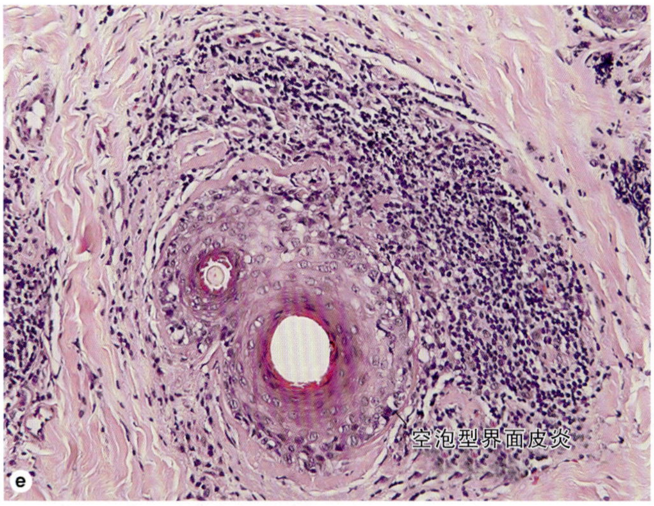

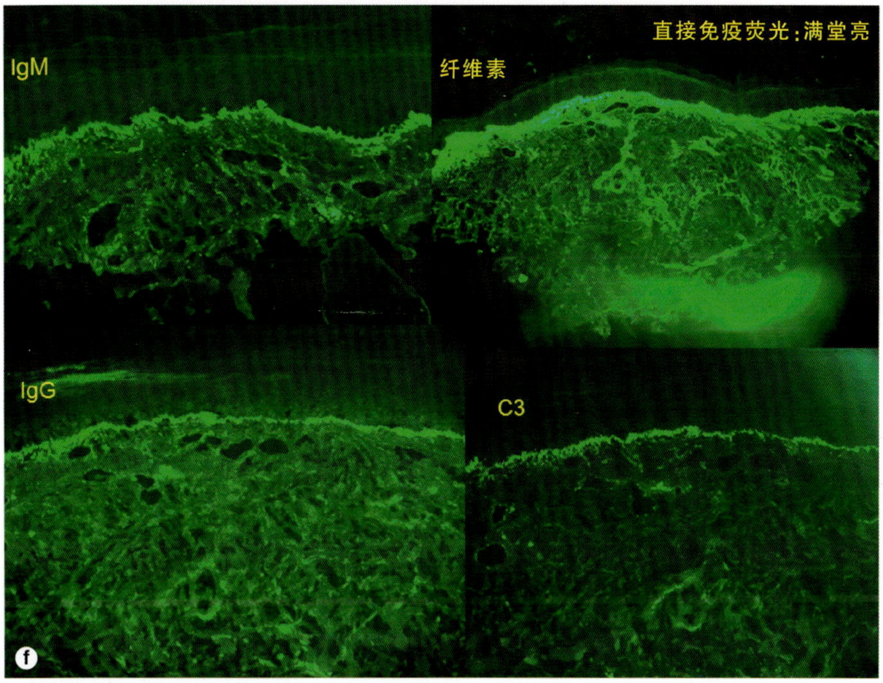

图 7–18(续)

鉴别诊断

1.皮肌炎与红斑狼疮表现类似，皮肌炎通常可见表皮萎缩。

2.肿胀型红斑狼疮无界面改变。

3.线状苔藓无真皮胶原束间黏蛋白沉积。

4.结节性淋巴样浸润的鉴别诊断——7 个“L”：

– 红斑狼疮(Lupus)。

– 多形性日光疹：常有显著的真皮乳头水肿(Light)。

– 淋巴瘤(Lymphoma)。

– 皮肤淋巴细胞瘤(Lymphocytoma cutis)。

– 线状苔藓(类似狼疮的小汗腺受累)(Lichen striatus)。

– 皮肤淋巴细胞浸润症(Lymphocyitc eruption of Jessner–Kanof)。

– 梅毒(Lues)[空泡型界面皮炎，表皮突延长，真皮内密集炎症细胞(杂乱真皮)(interstitial busy dermis)，内皮细胞肿胀，可见细胞质丰富的淋巴细胞或浆细胞]。

5.病毒疹(可伴红细胞外渗,无角化过度、真皮乳头纤维化)。

6.药疹(可有混合炎症细胞浸润,无角化过度、真皮乳头纤维化)。

7.光毒性皮疹(无角化过度、真皮乳头纤维化)。

多形性日光疹(polymorphous light eruption)

主要特征

- 斑块型表现为真皮乳头水肿伴血管周围致密的淋巴细胞浸润。
- 可见因水肿而非苔藓样或空泡变性导致的表真皮分离。
- 丘疹水疱型表现为海绵水肿。

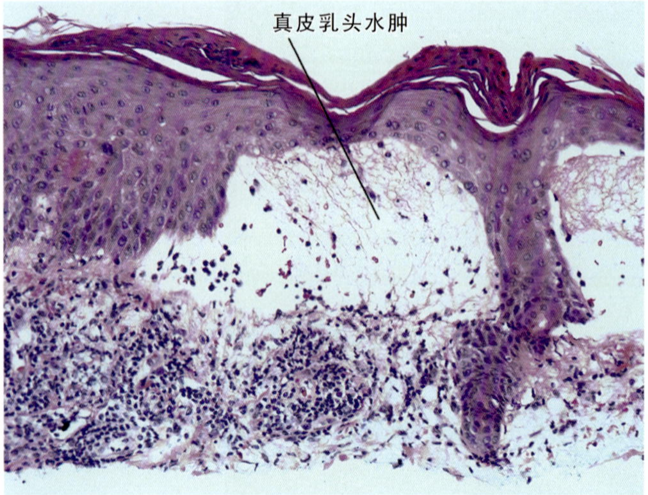

图 7-19 多形性日光疹。

线状苔藓(lichen striatus)

主要特征

- 苔藓样界面皮炎。
- 沿 Blaschko 线分布的界面皮炎。
- 血管周围和小汗腺内淋巴细胞聚集。

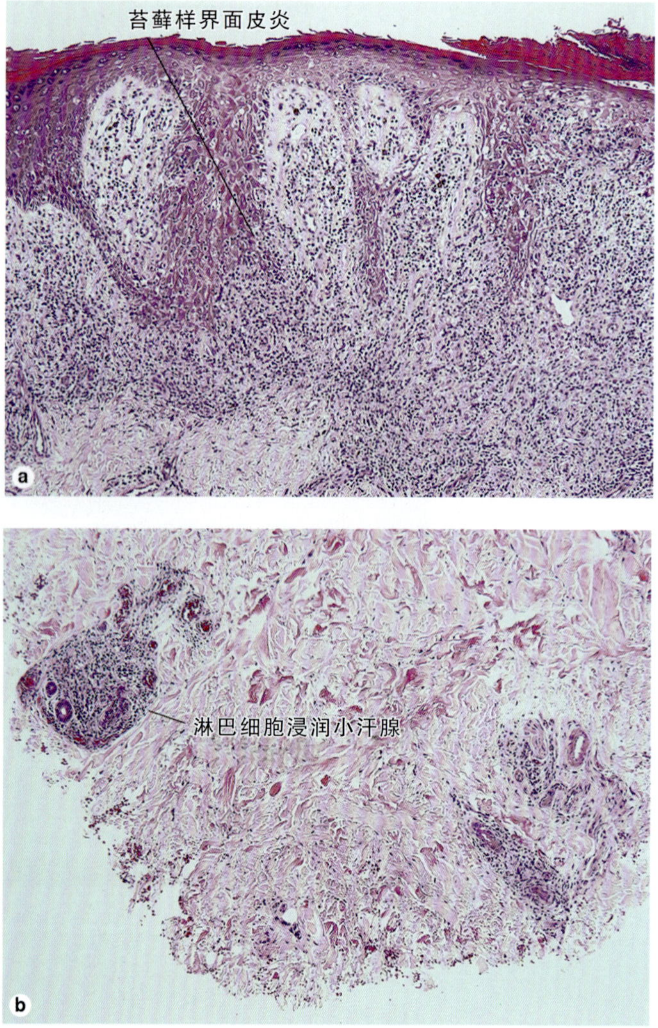

图 7-20 线状苔藓。

皮肌炎(dermatomyositis)

主要特征

- 空泡型界面皮炎。
- 与红斑狼疮表现类似。
- 典型特征为表皮萎缩。

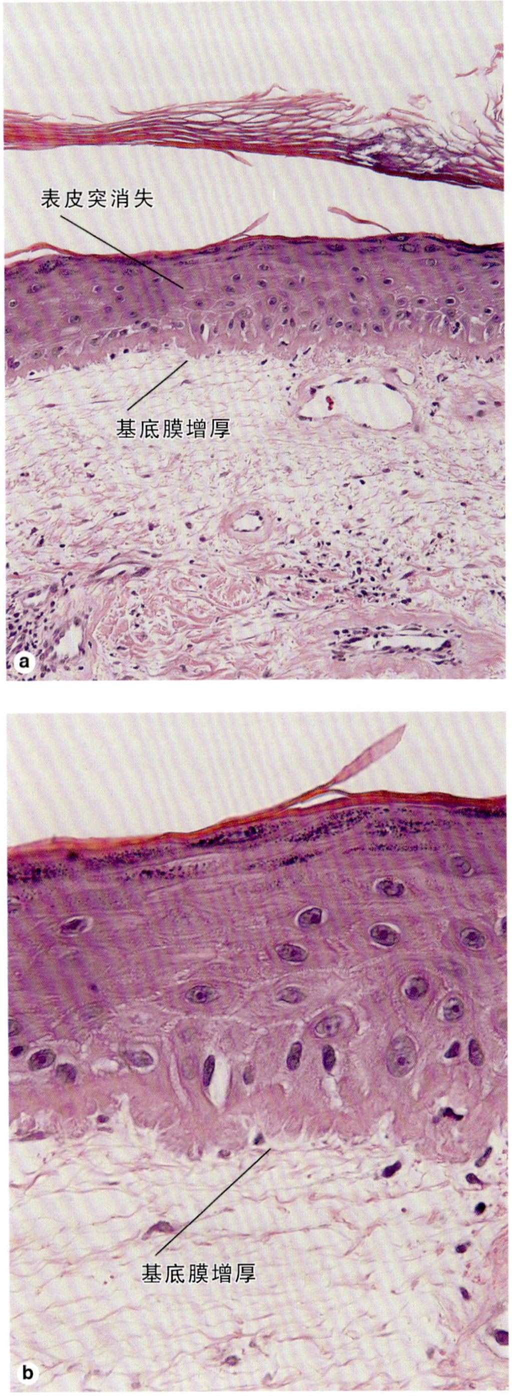

图 7-21　皮肌炎。

梅毒(syphilis)

主要特征

- 空泡型或苔藓样界面皮炎伴细长的棘层增生。
- 空泡性界面皮炎伴真皮内大量炎症细胞浸润[杂乱真皮(busy dermis)]。
- 界面改变为主,可伴表皮萎缩。
- 角质层内可见中性粒细胞。
- 2/3 病例可见浆细胞。
- 小血管内皮肿胀,管腔消失。
- 血管周围淋巴细胞、组织细胞(细胞质丰富)浸润。

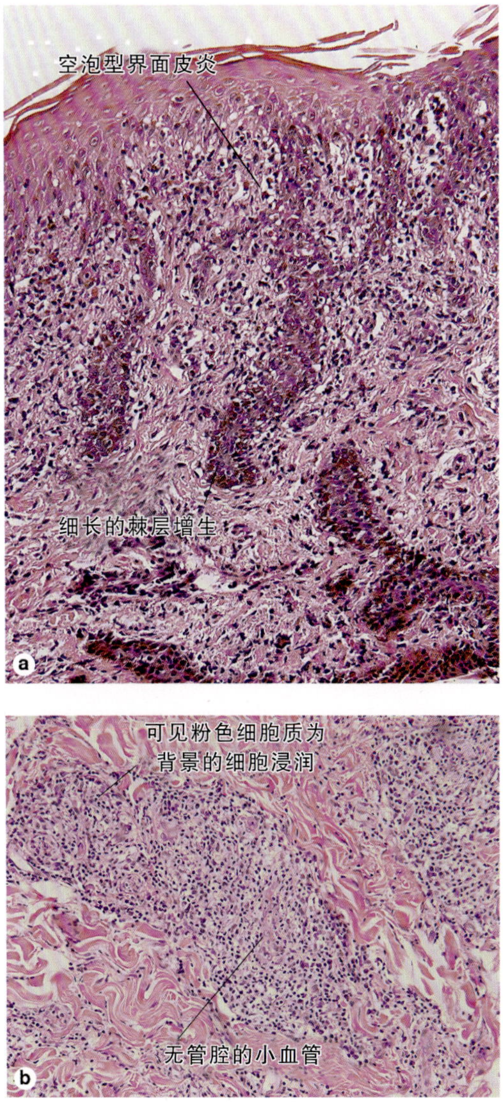

图 7-22　梅毒。(待续)

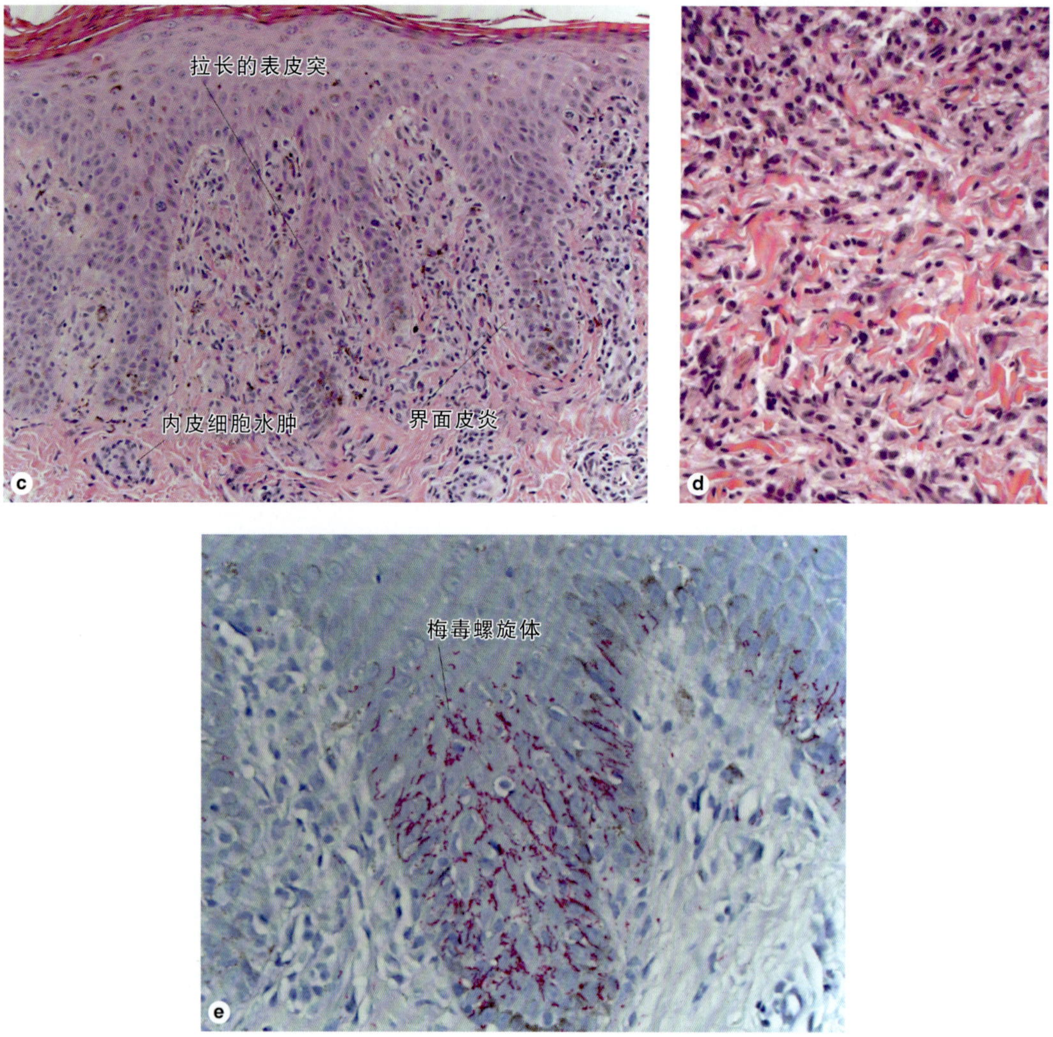

图 7-22(续) 梅毒(d 图展示的为间质内“杂乱真皮”;e 图展示的为梅毒螺旋体免疫染色)。

多形性红斑(erythema multiforme)

主要特征

- 急性期角质层呈网篮状(正常角质层)。
- 空泡型界面皮炎伴基底层上个别坏死的角质形成细胞。
- 可进展为融合性表皮坏死。
- 与淋巴细胞不成比例的死亡细胞。
- 后期可见大疱和表皮再生。

多形性红斑的典型表现为正常角质层,其下表皮有大量坏死角质形成细胞。在急性期为单纯淋巴细胞浸润。

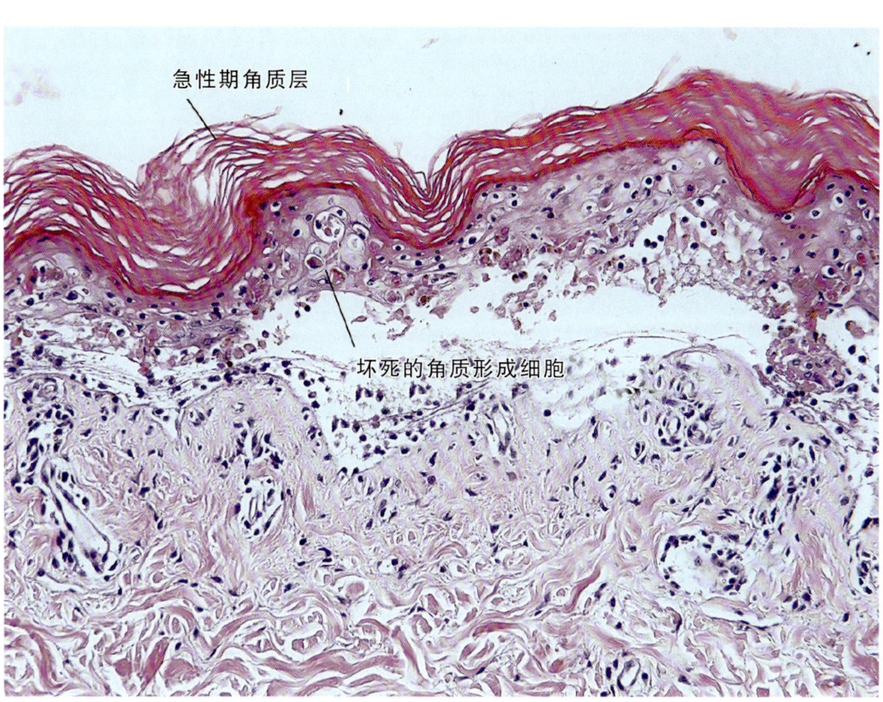

图 7-23 多形性红斑。

中毒性表皮坏死松解症（toxic epidermal necrolysis）

主要特征

- 类似多形性红斑。

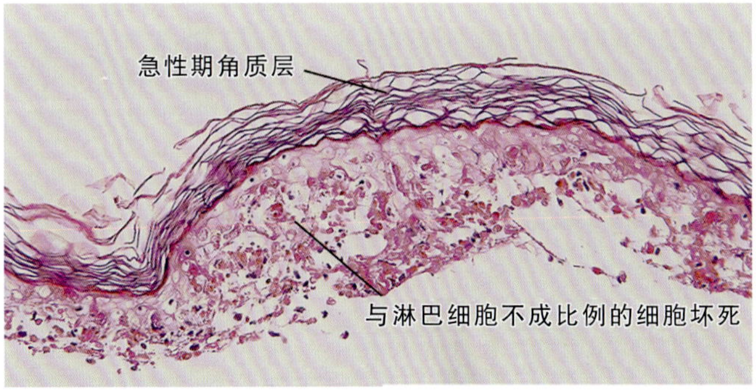

图 7-24 中毒性表皮坏死松解症。

副肿瘤性天疱疮(paraneoplastic pemphigus)

主要特征

- 可有或无棘层松解。
- 可呈苔藓样。
- 可类似多形性红斑(参见第 9 章)。

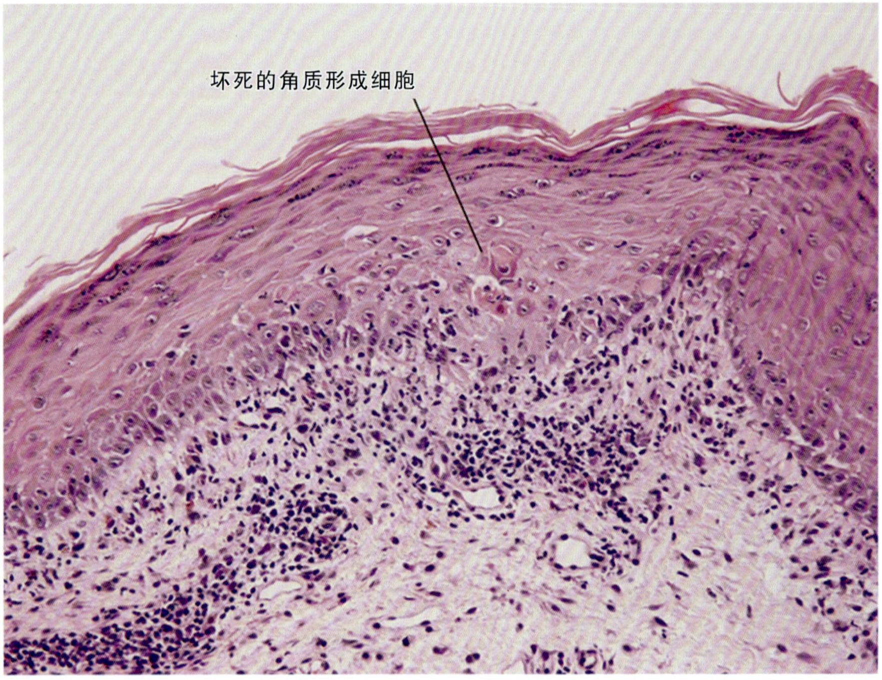

图 7-25 副肿瘤性天疱疮。

固定性药疹（fixed drug eruption）

主要特征

- 空泡型界面皮炎。
- 淋巴细胞和空泡的比例可变。
- 混合炎症细胞浸润（典型皮疹可见嗜酸性粒细胞）。
- 急性期角质层（正常角质层）。
- 慢性期真皮改变：
  - 真皮乳头纤维化。
  - 血管周围色素失禁。

本病最重要的诊断依据是正常角质层和真皮浅层的慢性改变不匹配。固定性药疹反复发作，在急性炎症期进行组病理学检查时，仍可能呈现真皮的慢性炎症改变，这是既往炎症过程留下的。这导致正常角质层与急性炎症期表现相符，而真皮乳头纤维化则符合慢性炎症过程。黑色素有足够的时间被转运到血管周围。典型表现的混合炎症细胞浸润包括嗜酸性粒细胞，可能有中性粒细胞。

提示

正常角质层小声说，“看看我，我是急性期的表现。”真皮乳头的纤维化和血管周围色素回答，“骗子！真皮可表现为慢性炎症改变呦。”

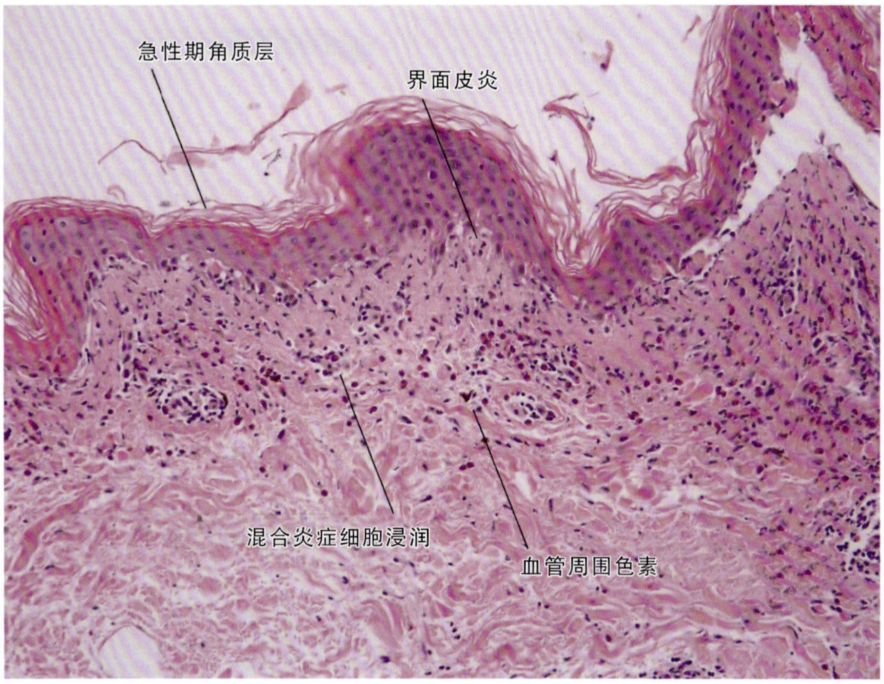

图 7–26 固定性药疹。

移植物抗宿主病(graft-versus-host disease, GVHD)

主要特征

- 亚急性(相当致密的)角质层。
- 空泡型界面皮炎。
- 坏死的角质形成细胞。
- 表皮可有非典型性和排列紊乱。

以上为急性移植物抗宿主病的特征性表现,慢性移植物抗宿主病可表现为苔藓样或硬皮病样改变。

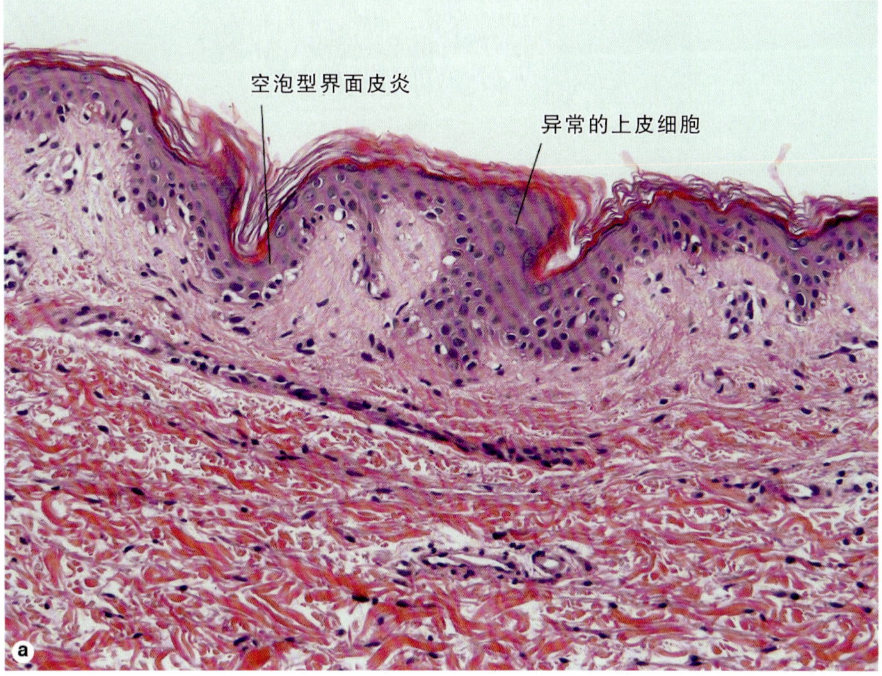

图 7–27 移植物抗宿主病。(待续)

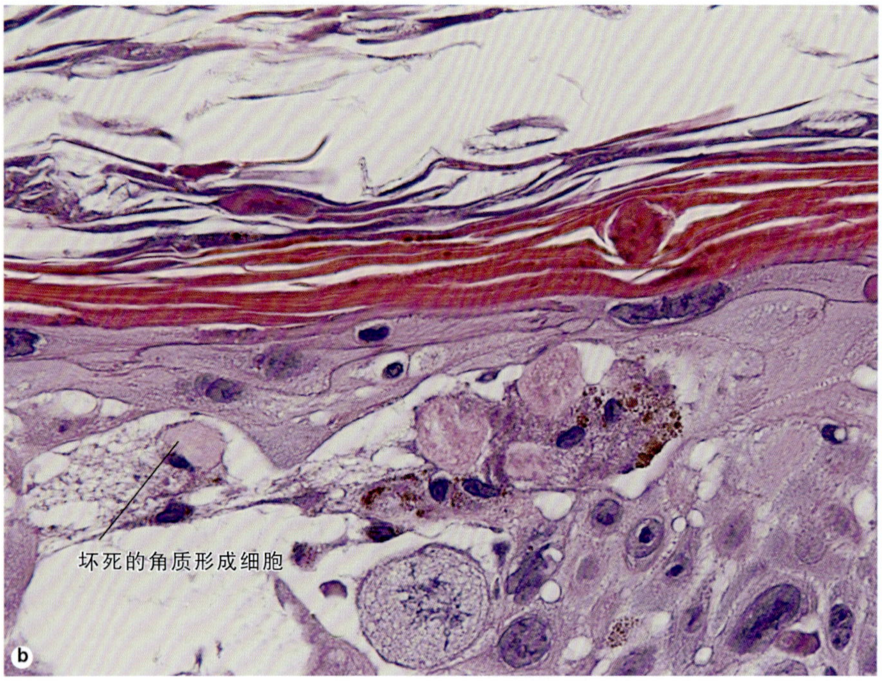

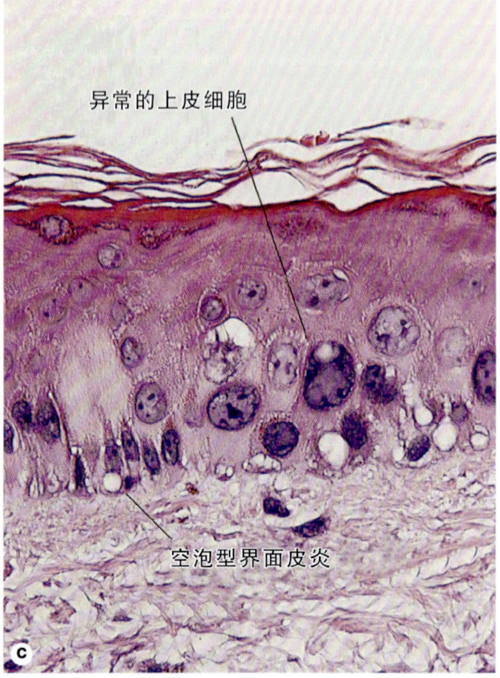

图 7-27(续)

Still 病

主要特征

- 急性期皮损：血管周围中性粒细胞浸润伴少量碎核。
- 慢性期皮损：角质层内可见涡轮状角质，表皮内散在红染的角化不良细胞。可见局灶界面皮炎改变。

急性期皮损类似荨麻疹或环形红斑。慢性期皮损可表现为红斑或轻度色素性斑疹和丘疹。本病与荨麻疹类似，急性期皮损内有中性粒细胞浸润，罕见碎核。慢性期皮损内的角化不良细胞类似色素失禁症的第二期，但角质层内的涡轮状角质是本病的特征性表现。

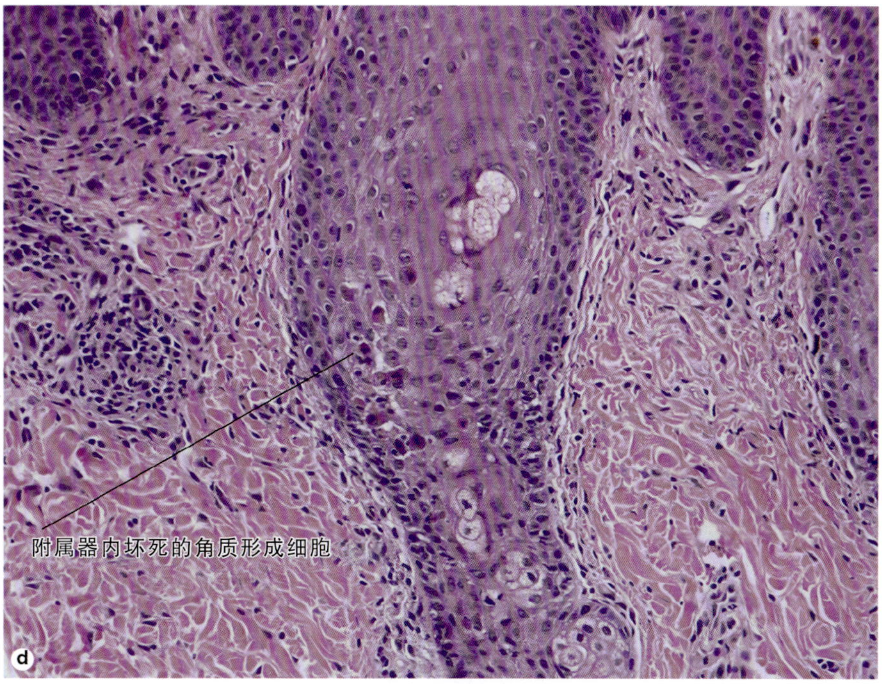

图 7–27（续）

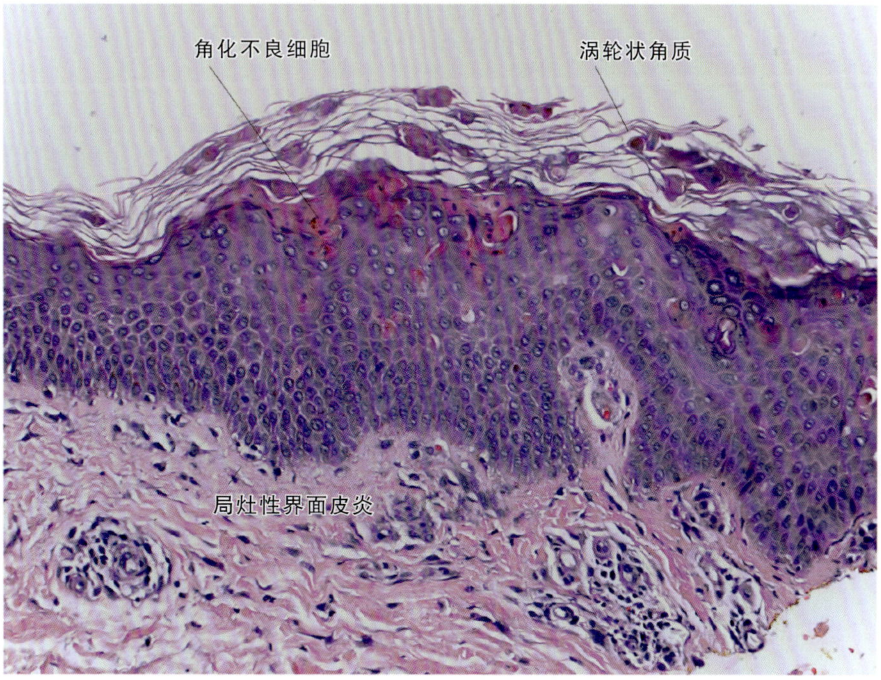

图 7–28　Still 病。

（于聪 译　张静 杜娟 审校）

推荐阅读

Agozzino M, Gonzalez S, Ardigó M. Reflectance confocal microscopy for inflammatory skin diseases. Actas Dermosifiliogr 2016;107(8):631–9.

Brönnimann M, Yawalkar N. Histopathology of drug-induced exanthems: is there a role in diagnosis of drug allergy? Curr Opin Allergy Clin Immunol 2005;5(4):317–21.

Dalton SR, Chandler WM, Abuzeid M, et al. Eosinophils in mycosis fungoides: an uncommon finding in the patch and plaque stages. Am J Dermatopathol 2012;34(6):586–91.

Dalton SR, Fillman EP, Altman CE, et al. Atypical junctional melanocytic proliferations in benign lichenoid keratosis. Hum Pathol 2003;34(7):706–9.

Flamm A, Parikh K, Xie Q, et al. Histologic features of secondary syphilis: A multicenter retrospective review. J Am Acad Dermatol 2015;73(6):1025–30.

Kaley J, Pellowski DM, Cheung WL, et al. The spectrum of histopathologic findings in cutaneous eruptions associated with influenza A (H1N1) infection. J Cutan Pathol 2013;40(2):226–9.

Massone C, Kodama K, Kerl H, et al. Histopathologic features of early (patch) lesions of mycosis fungoides: a morphologic study on 745 biopsy specimens from 427 patients. Am J Surg Pathol 2005;29(4):550–60.

Morgan MB, Stevens GL, Switlyk S. Benign lichenoid keratosis: a clinical and pathologic reappraisal of 1040 cases. Am J Dermatopathol 2005;27(5):387–92.

Smith SB, Libow LF, Elston DM, et al. Gloves and socks syndrome: early and late histopathologic features. J Am Acad Dermatol 2002;47(5):749–54.

Yawalkar N, Pichler WJ. Immunohistology of drug-induced exanthema: clues to pathogenesis. Curr Opin Allergy Clin Immunol 2001;1(4):299–303.

Zhang Y, Wang Y, Yu R, et al. Molecular markers of early-stage mycosis fungoides. J Invest Dermatol 2012;132(6): 1698–706.

银屑病样皮炎及海绵水肿性皮炎

第8章

Dirk M. Elston

银屑病(psoriasis)

主要特征

- 角质层内角化不全上方中性粒细胞聚集。
- 角质层内有少量或无浆液。
- 角质层内角化不全与中性粒细胞交替出现(三明治征)。
- 中性海绵水肿性脓疱。
- 邻近表皮轻度海绵水肿。
- 真皮乳头层血管迂曲扩张。

银屑病的病理表现取决于皮损的分期与分型。早期的点滴状皮损无棘层肥厚。斑块状皮损可见特征性的规则棘层肥厚。脓疱型银屑病可始终无棘层肥厚。肢端和间擦部位的银屑病皮损常有海绵水肿,而大多数其他部位皮损则无海绵水肿表现。Reiter 病和地图舌在组织学上与银屑病相似。

提示

角质层内中性粒细胞聚集的疾病(简记为 PTIC-SS):

- 银屑病(Psoriasis)、癣(Tinea)、脓疱疮(Impetigo)、念珠菌病(Candida)、脂溢性皮炎(Seborrheic dermatitis)、梅毒(Syphilis)。

斑块型银屑病(plaque psoriasis)

主要特征

- 规则的球状杵状棘层肥厚。
- 真皮乳头上方棘层变薄。
- 角质层内角化不全与中性粒细胞交替出现(三明治征)。
- 角质层内有少量或无浆液。
- 中性海绵水肿性脓疱。
- 邻近表皮几乎无海绵水肿。

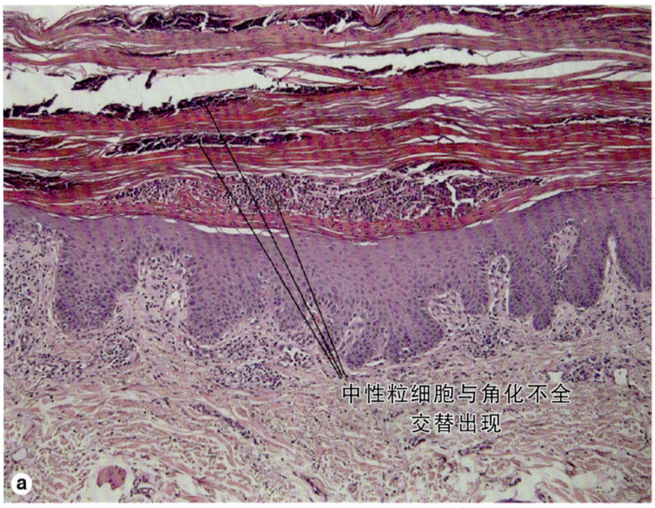

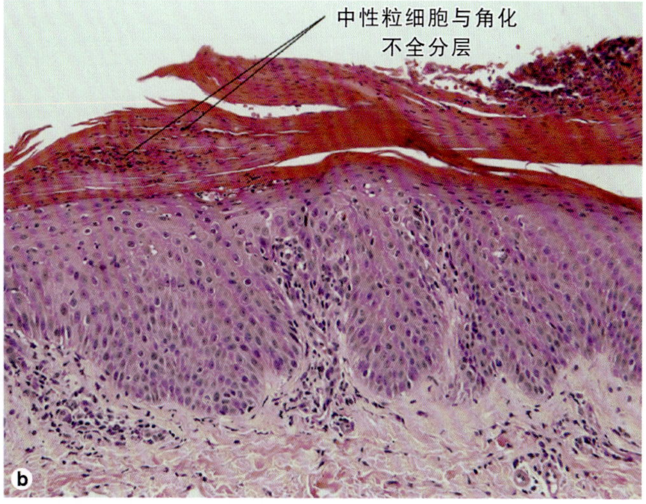

图 8-1 斑块型银屑病。(待续)

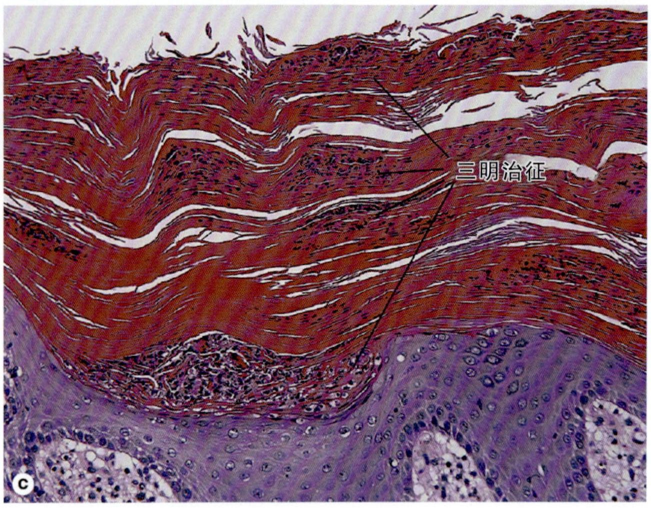

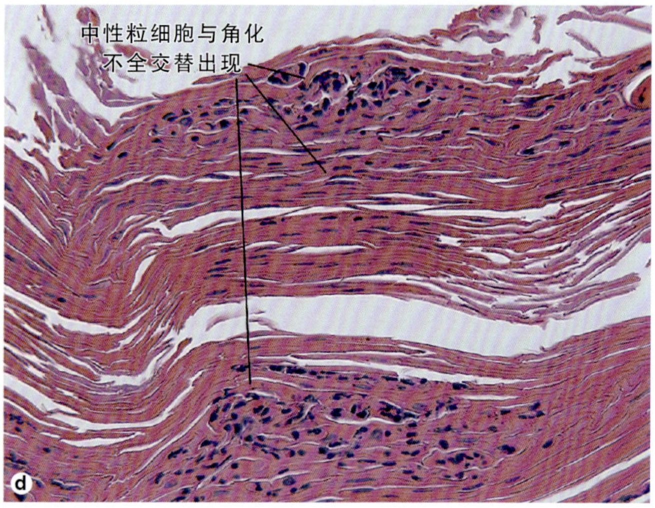

图 8–1(续)

脓疱型银屑病(pustular psoriasis)

主要特征

- 角质层内中性粒细胞聚集。
- 角质层下脓疱。
- 海绵水肿性脓疱。

提示

出现角质层下脓疱的疾病(简记为 CAT SIPS)包括:念珠菌病(Candida)、婴儿肢端脓疱病(Acropustulosis of infancy)、新生儿暂时性脓疱性黑变病(Transient neonatal pustular melanosis)、Sneddon–Wilkinson 综合征[和 IgA 天疱疮(IgA pemphigus)]、脓疱疮(Impetigo)、脓疱型银屑病(Pustular psoriasis)、金黄色葡萄球菌性烫伤样皮肤综合征(Staphylococcus scalded-skin syndrome)。

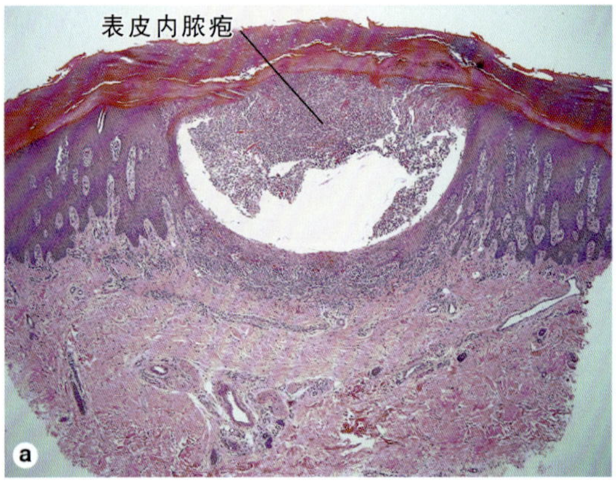

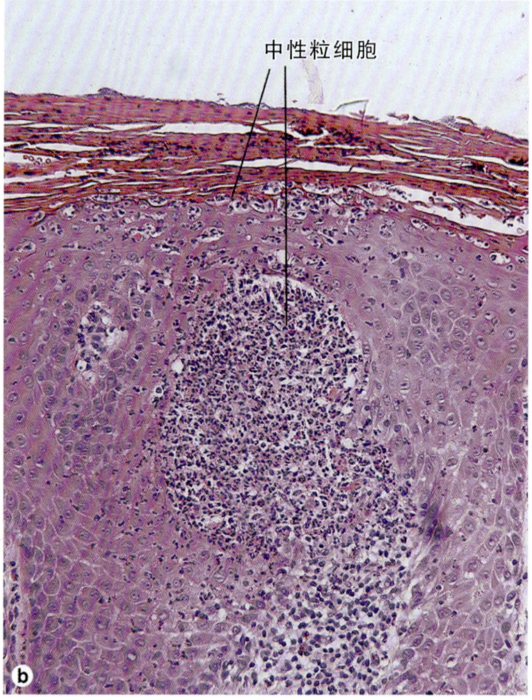

图 8–2 脓疱型银屑病。

点滴型银屑病(guttate psoriasis)

主要特征

- 角化不全上方可见中性粒细胞。

点滴型银屑病的组织学特点是在角化不全上方可见中性粒细胞聚集(半三明治征)。该中性粒细胞病灶较小,只能在连续切片中看到,其形如驼峰或像儿童画的海鸥。

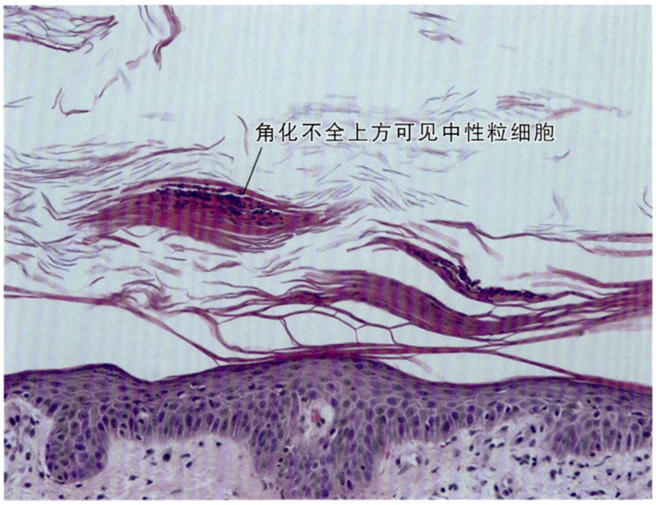

图 8–3　点滴型银屑病。

炎性线状疣状表皮痣(inflammatory linear verrucous epidermal nevus,ILVEN)

主要特征

- 从左到右交替出现的正角化过度和角化不全。
- 正角化过度区域的下方颗粒层清晰可见。
- 角化不全区域的下方颗粒层缺失(参见第 2 章)。

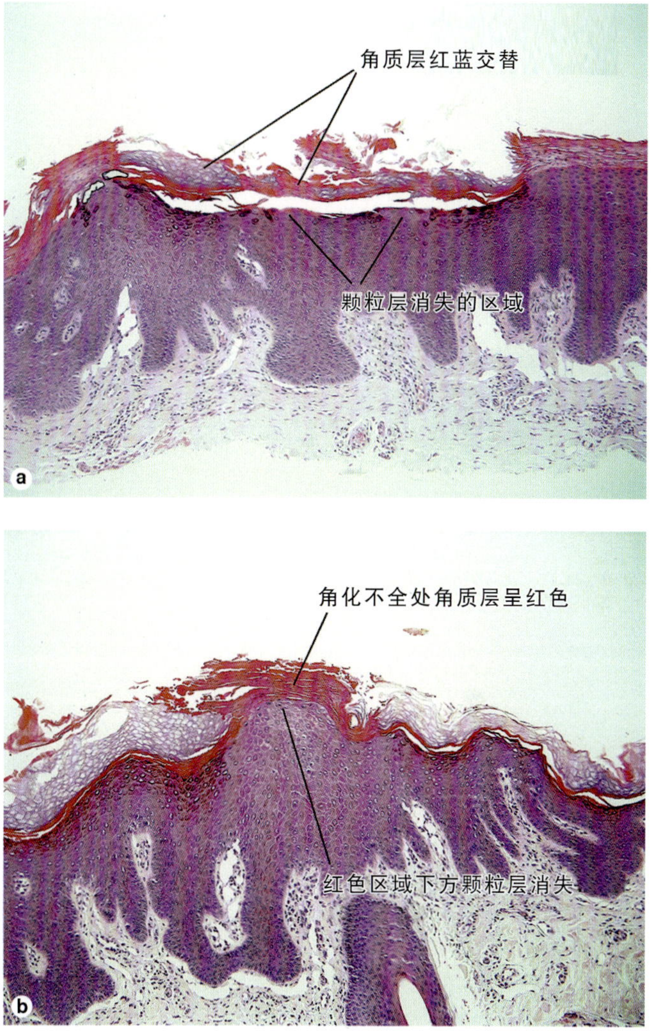

图 8–4　炎性线状疣状表皮痣(ILVEN)。

蕈样肉芽肿(mycosis fungoides)

主要特征

- 表皮内淋巴细胞聚集。
- 淋巴细胞核深染,周围有空晕。
- 表皮内的淋巴细胞比真皮内的淋巴细胞更大、更深染、形态更不规则。
- 邻近表皮轻度海绵水肿。
- 真皮乳头层纤维化。
- 在某些区域,淋巴细胞可在真表皮交界处成行排列。
- 脐下裸征(bare underbelly sign)(参见第7章和第24章)。

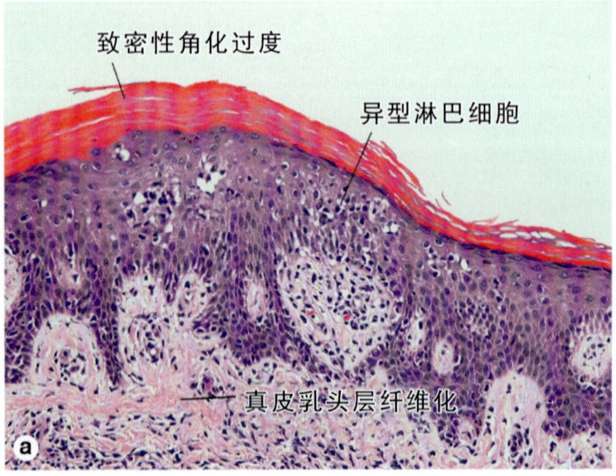

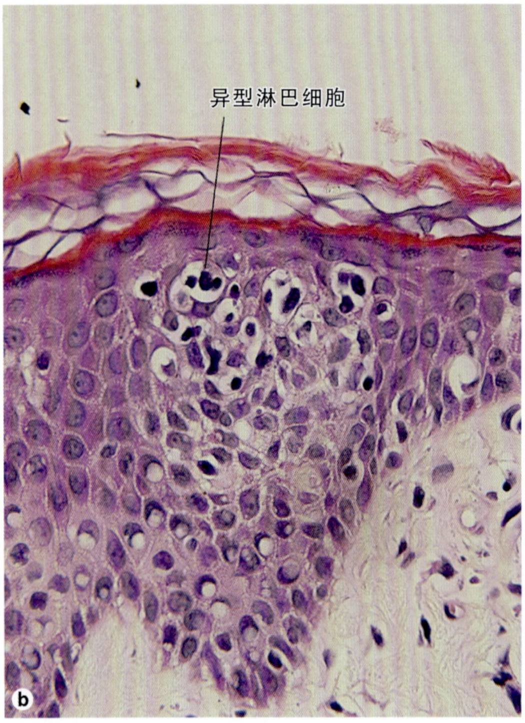

图 8-5 银屑病样蕈样肉芽肿。

梅毒(syphilis)

主要特征

- 空泡型界面皮炎,伴有银屑病样杵状棘层肥厚。
- 空泡型界面皮炎,伴有真皮间质大量炎症细胞浸润(杂乱真皮)。
- 角质层内可见中性粒细胞。
- 约2/3病例可见浆细胞。
- 内皮细胞肿胀使小血管管腔消失。
- 血管周围淋巴细胞及细胞质丰富的组织细胞浸润(参见第7章和第17章)。

提示

浆细胞的出现通常与以下相关:

诊断

- 卡波西肉瘤
- 梅毒
- 利什曼病
- 鼻硬结病
- 黑色素瘤
- 鳞状细胞癌

正常组织中可见到浆细胞的部位

- 面部
- 黏膜部位
- 颈后部
- 腋窝
- 乳房
- 肛门及外生殖器
- 小腿

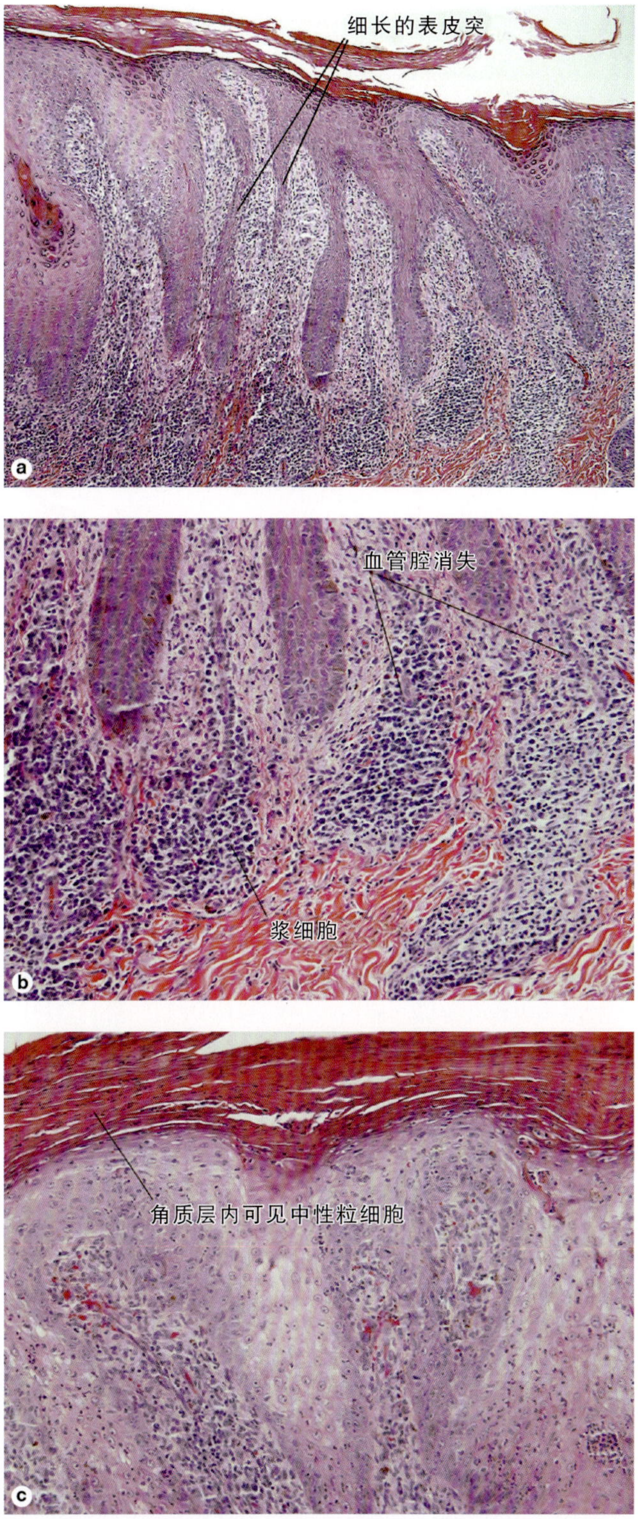

图 8–6　梅毒。

坏死性红斑/营养缺乏性皮炎（necrolytic erythemas/nutritional deficiency dermatitis）

主要特征

- 表皮上部苍白并呈气球样变。

可见于胰高血糖素瘤(坏死松解性游走性红斑)、丙型肝炎病毒相关的坏死性肢端红斑、烟酸缺乏症及肠病性肢端皮炎。虽然表皮上部苍白并呈气球样变是特征性表现，但多数活检结果只能提示非特异性皮炎伴弥漫性角化不全。

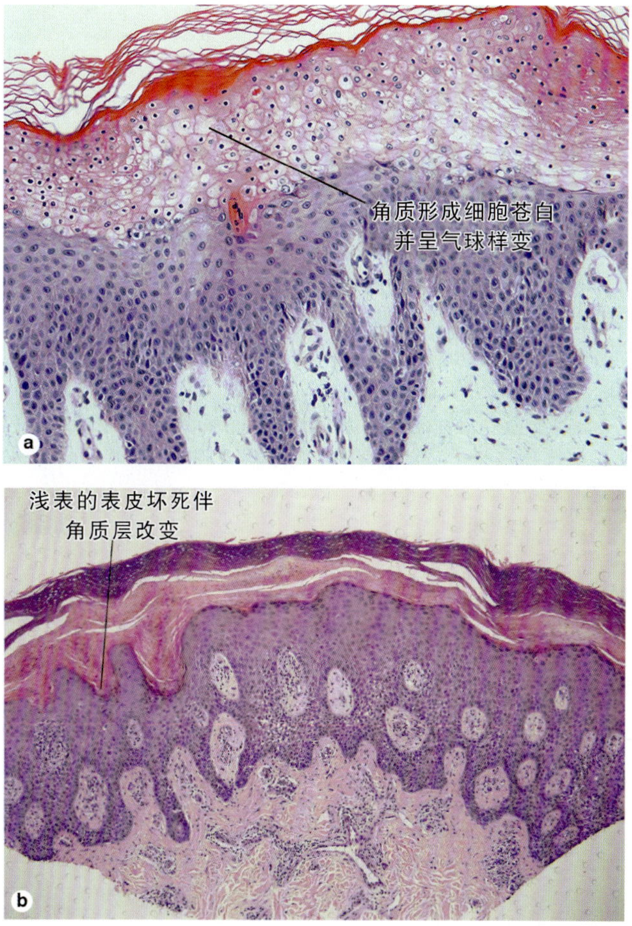

图 8–7　(a)坏死松解性游走性红斑。(b)坏死性肢端红斑。

颗粒状角化不全（granular parakeratosis）

主要特征

- 致密的角化过度伴角化不全。
- 角质层内可见颗粒。
- 颗粒层存在。

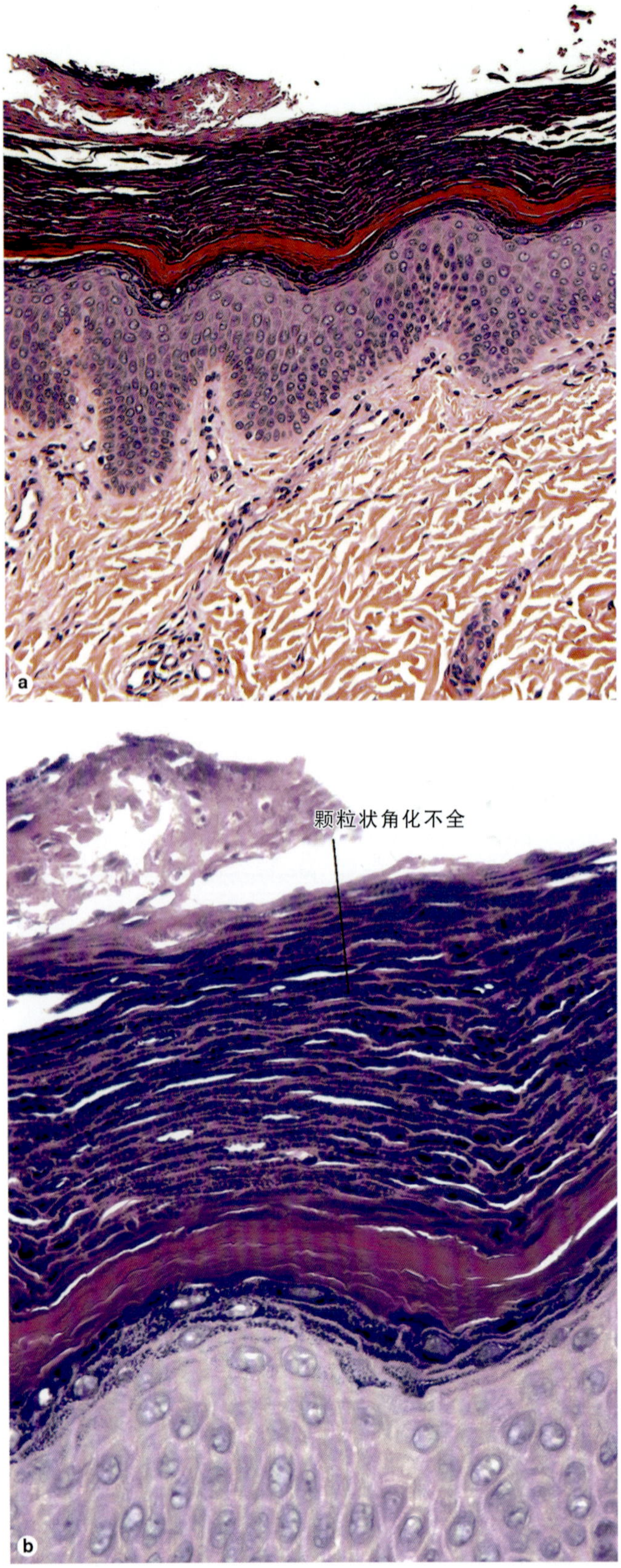

图 8-8 颗粒状角化不全。

汗孔角化症(porokeratosis)

主要特征

- 鸡眼样板(角化不全柱呈 45°插入角质层,其下方可见角化不良细胞)。
- 鸡眼样板之间可呈苔藓样改变或银屑病样改变(参见第 7 章)。

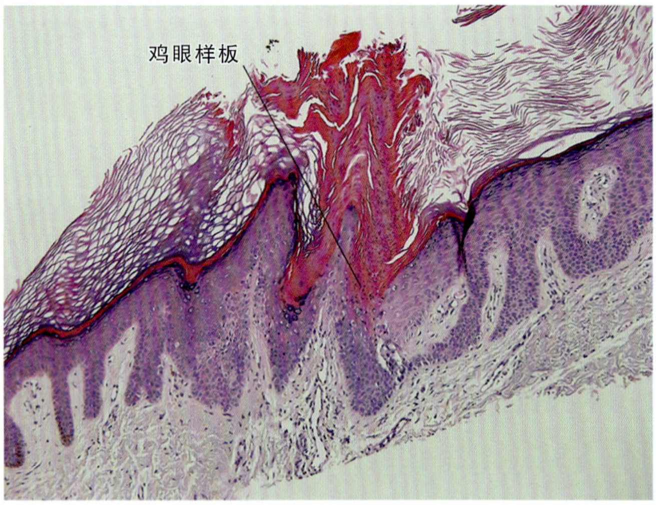

图 8-9 汗孔角化症。

急性海绵水肿性皮炎(acute spongiotic dermatitis)

主要特征

- 海绵水肿(细胞间水肿)。
- 淋巴细胞外溢。

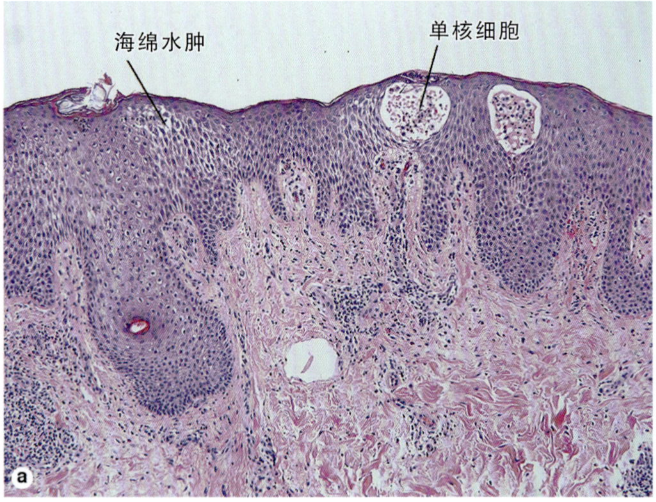

图 8-10 急性海绵水肿性皮炎。(待续)

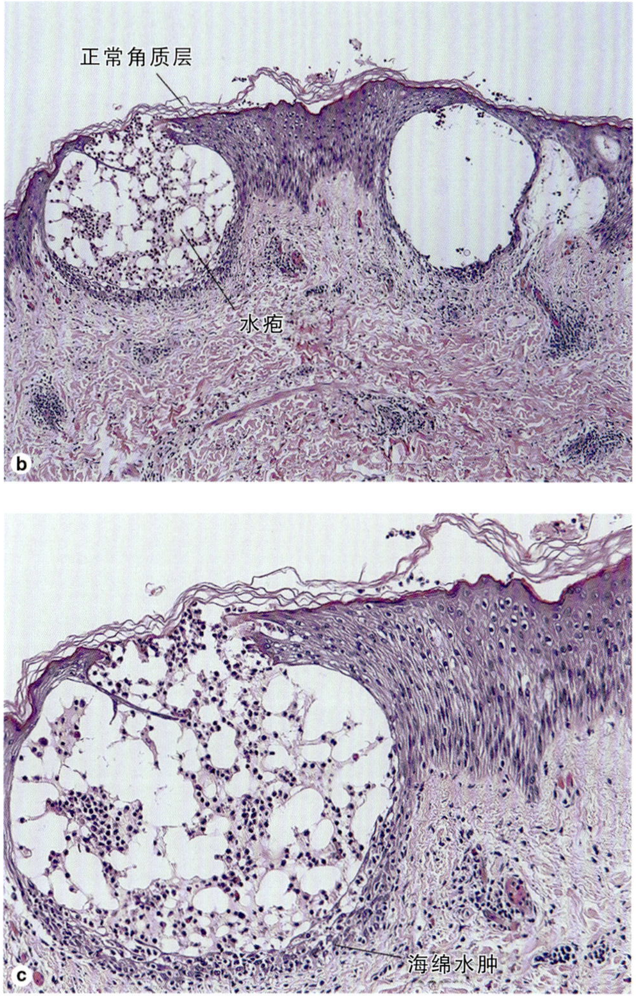

图 8–10(续)

脂溢性皮炎(seborrheic dermatitis)

主要特征

- 银屑病样海绵水肿性皮炎。
- 毛囊口边缘可见中性细胞鳞屑或痂。

亚急性海绵水肿性皮炎(subacute spongiotic dermatitis)

主要特征

- 角化不全。
- 棘层肥厚。
- 海绵水肿(细胞间水肿)。
- 淋巴细胞外溢。

海绵水肿性皮炎的常见病因：

- 变应性接触性皮炎。
- 汗疱疹。
- 钱币状湿疹。
- 淤积性皮炎。
- 自身敏感性皮炎。
- 玫瑰糠疹。
- 海绵水肿性色素性紫癜性皮病。
- 癣。

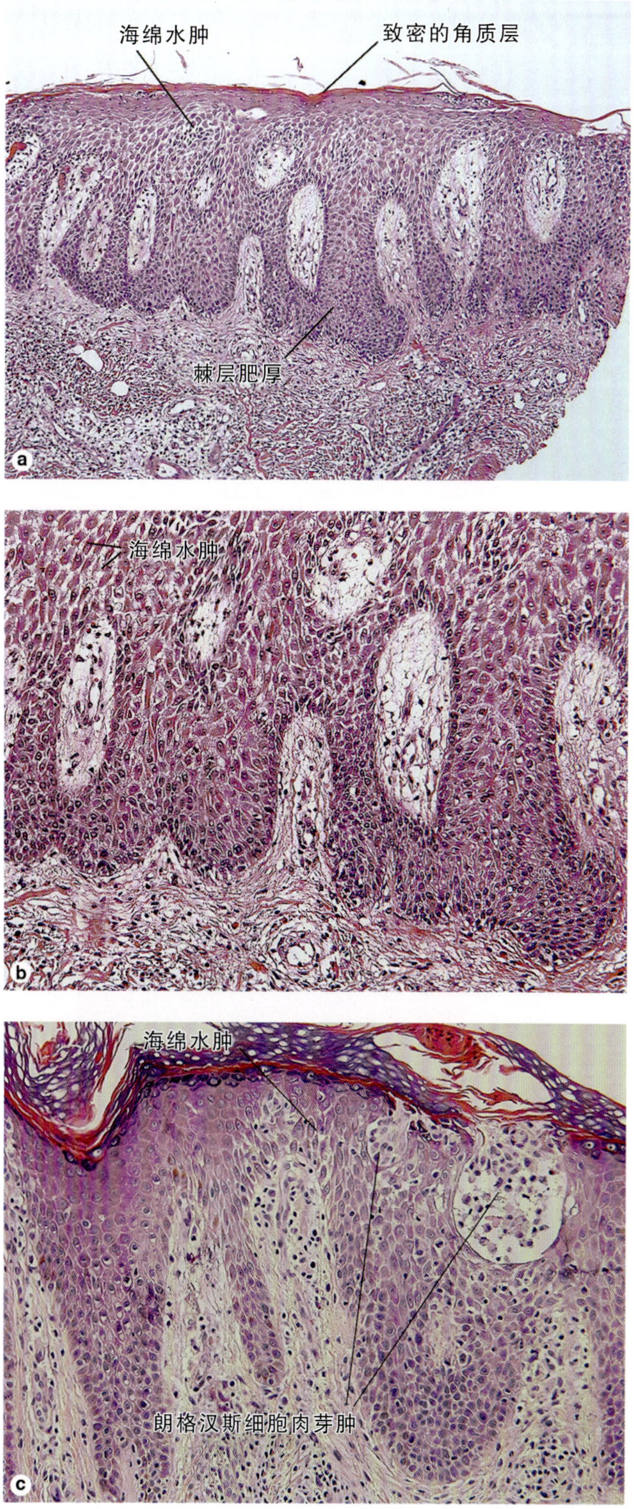

图 8–11　亚急性海绵水肿性皮炎。

慢性皮炎(chronic dermatitis;慢性单纯性苔藓,lichen simplex chronicus)

主要特征

- 致密的角质层。
- 出现类似掌跖部位的透明层,但可见毛囊(像长毛的手掌)。
- 不规则棘层肥厚。
- 真皮乳头层纤维化。

慢性皮炎的组织病理学改变与慢性单纯性苔藓相同。表皮剥脱通常导致表皮浅层灶状坏死。真皮乳头层纤维化通常伴有毛细血管增生(血管纤维样增生)。常见真皮乳头层胶原纤维垂直排列。

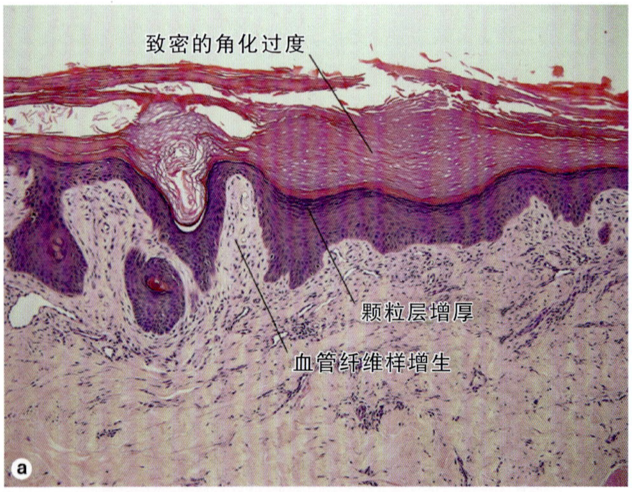

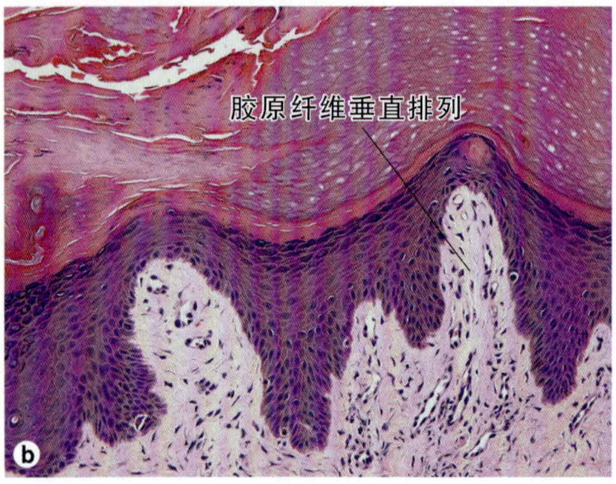

图 8–12 慢性单纯性苔藓。

玫瑰糠疹(pityriasis rosea)

主要特征

- 亚急性海绵水肿性皮炎。
- 红细胞外溢。
- 红细胞经表皮排出。

玫瑰糠疹的母斑较大且形态相当一致。后续皮损表现为迁移性海绵水肿灶,伴拖尾状鳞屑。病灶和鳞屑大约呈 45°角。

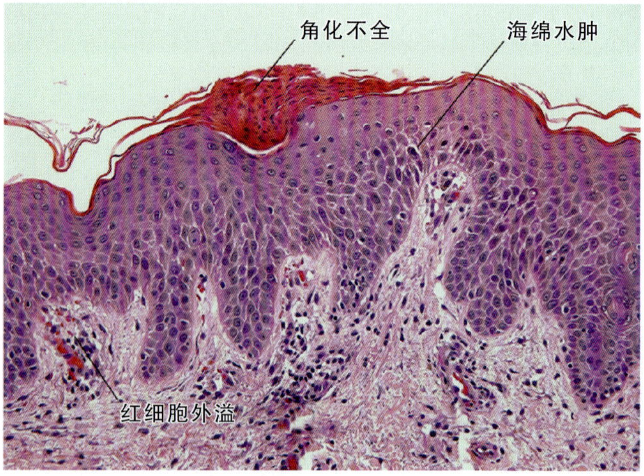

图 8–13 玫瑰糠疹。

海绵水肿性色素性紫癜性皮病(spongiotic pigmented purpuric eruption,PPE)

主要特征

- 海绵水肿。
- 仅有淋巴细胞浸润。
- 毛细血管增生(中心在毛细血管后静脉水平之上)。
- 红细胞外溢。
- 随着时间的推移出现含铁血黄素沉积。

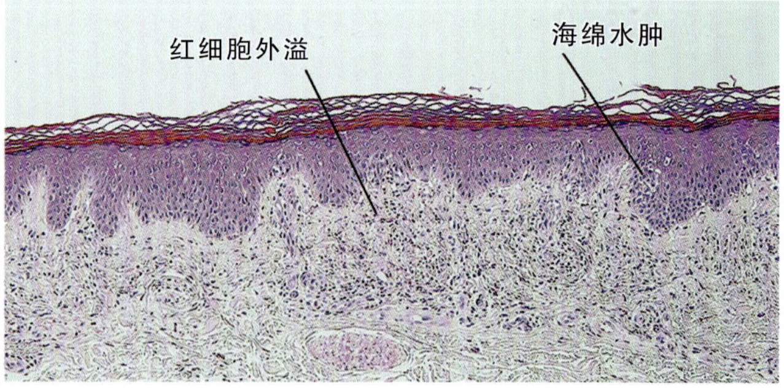

图 8–14 海绵水肿性色素性紫癜性皮肤病。

淤积性皮炎(stasis dermatitis)

主要特征

- 亚急性海绵水肿性皮炎。
- 真皮浅层血管呈炮弹样增生。
- 含铁血黄素沉积。

提示

含铁血黄素有折光性，而黑色素无折光性。

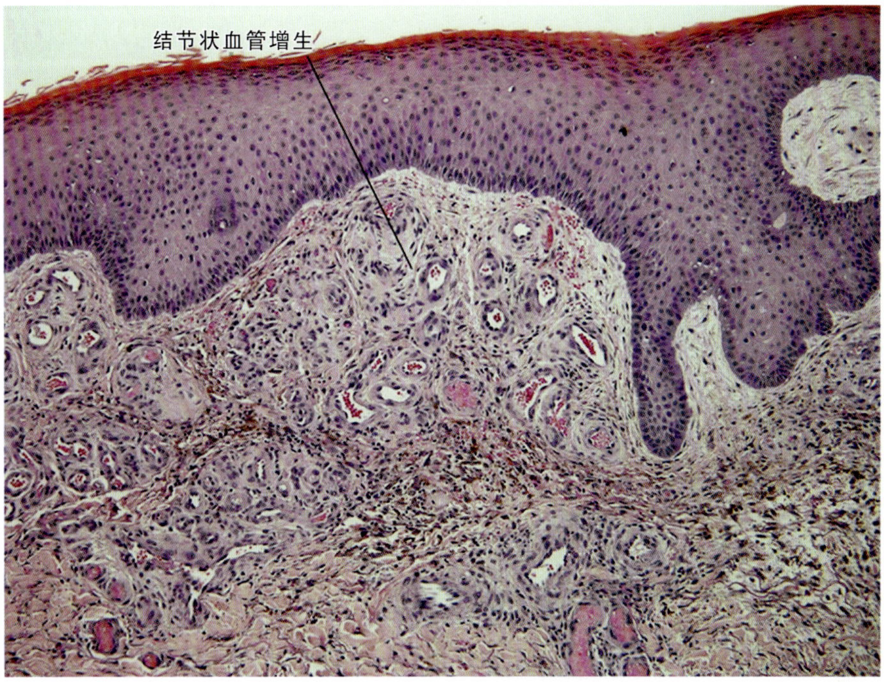

图 8-15　淤积性皮炎。

海绵水肿性皮炎伴表皮内嗜酸性粒细胞浸润(spongiotic dermatitis with intraepidermal eosinophils)

主要特征

- 海绵水肿。
- 表皮内可见嗜酸性粒细胞("嗜酸性海绵水肿")。

提示

可见于以下疾病(简记为 HAAPPIE)：妊娠疱疹(Herpes gestationis)、节肢动物叮咬(Arthropod bite)、变应性接触性皮炎(Allergic contact dermatitis)、天疱疮(Pemphigus)、类天疱疮(Pemphigoid)、色素失禁症(Incontinentia pigmenti)、中毒性红斑(Erythema toxicum)(毛囊周围海绵水肿)。

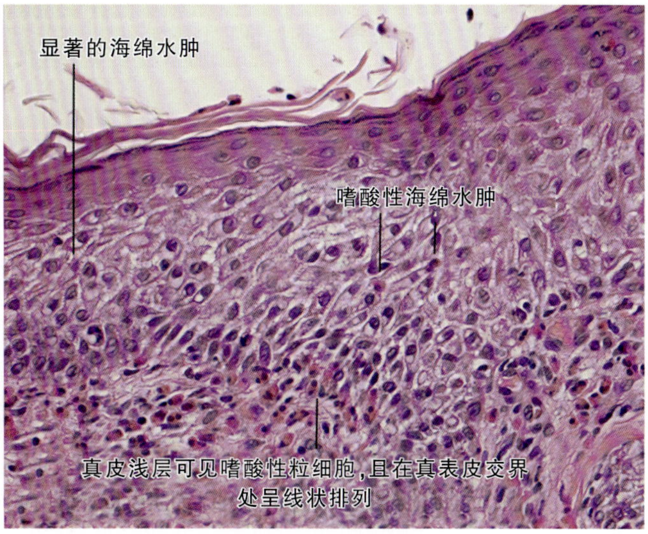

图 8-16　类天疱疮。

Zoon 龟头炎(Zoon balanitis)

主要特征

- 海绵水肿。
- 扁平的菱形角质形成细胞。
- 真皮可见浆细胞。

Zoon 龟头炎(局限性浆细胞性龟头炎)表现为亚急性海绵水肿性黏膜炎,伴真皮致密浆细胞浸润、扁平的角质形成细胞及细胞间水肿。

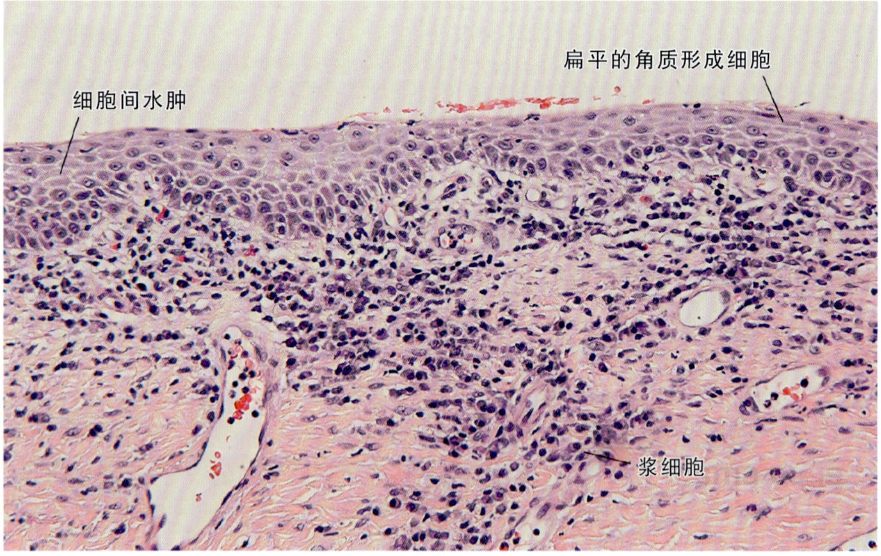

图 8–17 Zoon 龟头炎。

毛发红糠疹(pityriasis rubra pilaris)

主要特征

- 棘层肥厚伴真皮乳头上方棘层增厚。
- 毛囊周围角化不全。
- 正角化过度与角化不全在垂直和平行方向上交替出现(棋盘样)。
- 偶见海绵水肿。
- 偶见毛囊或小汗腺导管上皮棘层松解。

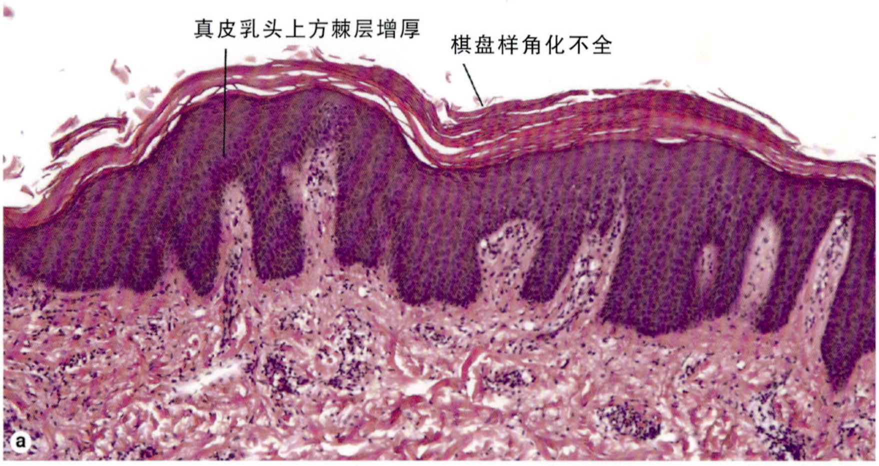

图 8–18 毛发红糠疹。(待续)

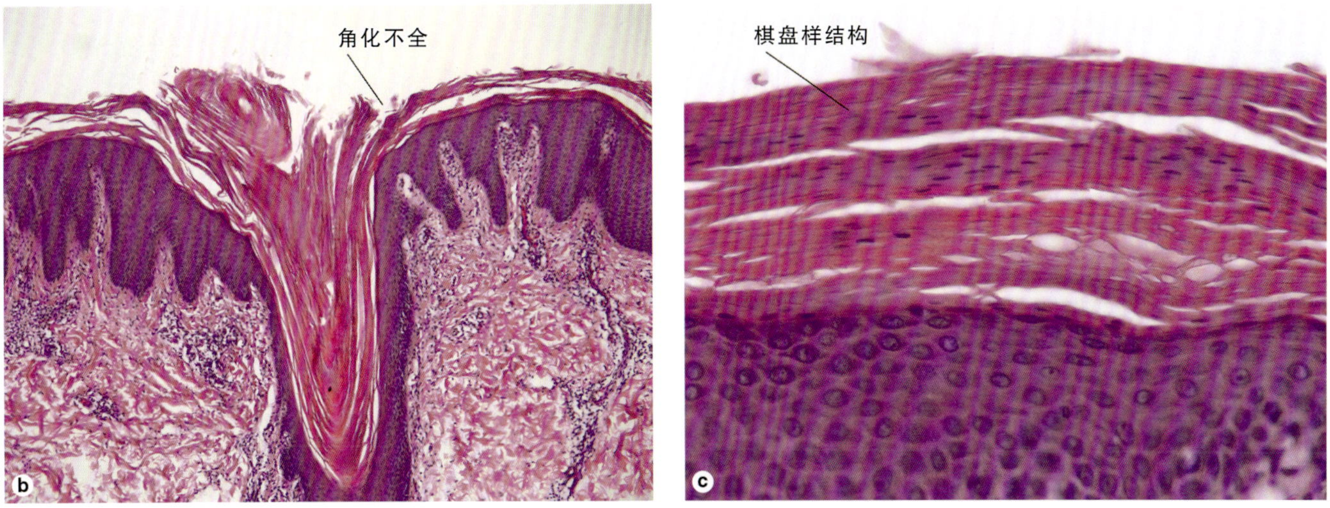

图 8–18(续)

中毒性休克综合征（toxic shock syndrome）

主要特征

- 轻度海绵水肿伴中性粒细胞。
- 表皮内可见少量核碎裂，周围血管增生。

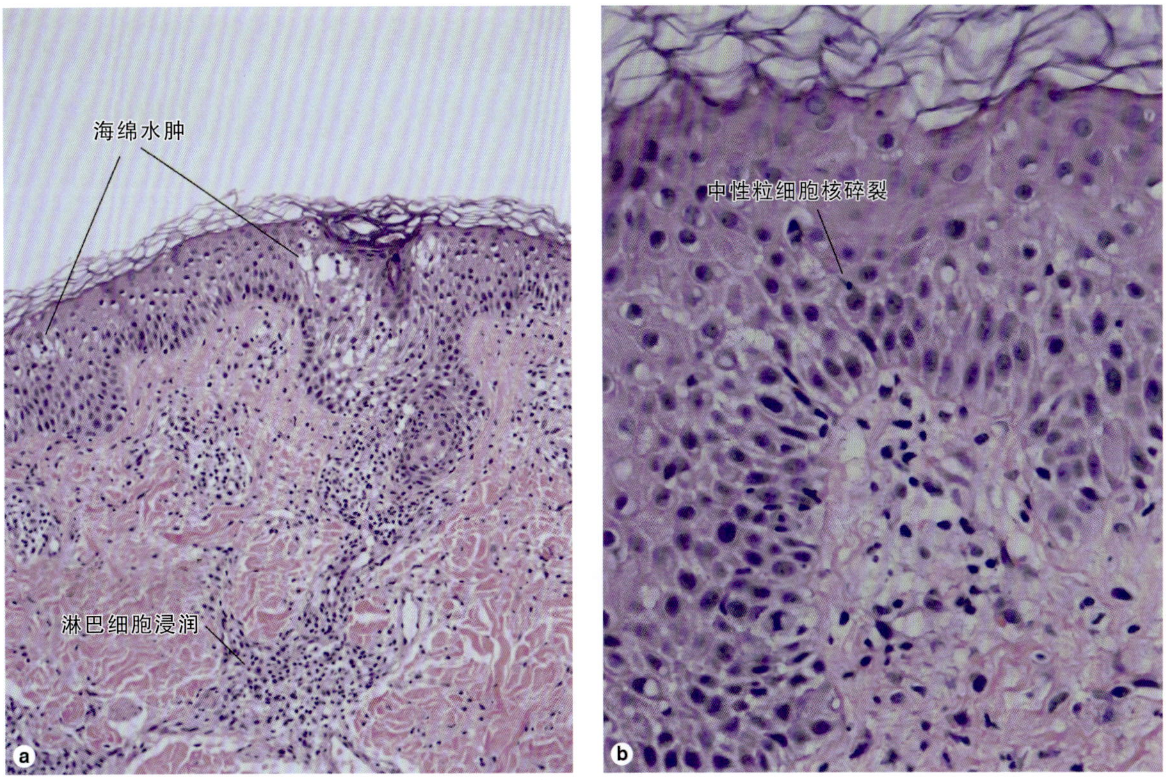

图 8–19　中毒性休克综合征。

（刘琬 译　张静 常建民 审校）

推荐阅读

Behrhof W, Springer E, Bräuninger W, et al. PCR testing for Treponema pallidum in paraffin-embedded skin biopsy specimens: test design and impact on the diagnosis of syphilis. J Clin Pathol 2008;61(3):390–5.

Chen CY, Chi KH, George RW, et al. Diagnosis of gastric syphilis by direct immunofluorescence staining and real-time PCR testing. J Clin Microbiol 2006;44(9):3452–6.

Hugel H. Histological diagnosis of inflammatory skin diseases. Use of a simple algorithm and modern diagnostic methods. Pathologe 2002;23(1):20–37.

Meymandi S, Silver SG, Crawford RI. Intraepidermal neutrophils – a clue to dermatophytosis? J Cutan Pathol 2003;30(4):253–5.

Pujol RM, Wang CY, el-Azhary RA, et al. Necrolytic migratory erythema: clinicopathologic study of 13 cases. Int J Dermatol 2004;43(1):12–18.

水疱大疱性皮肤病

第 9 章

Whitney A. High

角质层下水疱大疱性疾病(subcorneal vesiculobullous disorders)

落叶型天疱疮(pemphigus foliaceus)

主要特征

- 角质层下方裂隙。
- 棘层松解(角质形成细胞之间松解)。
- 颗粒层可出现角化不良细胞。
- 直接免疫荧光显示表皮上层角质形成细胞间 IgG 和 C3 呈"网状"沉积。

落叶型天疱疮是一种角质层下大疱性疾病,由针对角质形成细胞间黏附蛋白[即桥粒芯蛋白 1(160kD)]的自身抗体所致。临床上常表现为面部和躯干上部的浅表性结痂性糜烂面。因水疱浅表,故易破,且大部分患者查体时无完整的水疱。

角质层下水疱,伴有棘层松解细胞和散在的嗜酸性粒细胞,应高度怀疑落叶型天疱疮。直接免疫荧光(DIF)有诊断意义,表现为细胞间 IgG 和 C3 沉积,主要位于表皮的上半部分。裂隙位于颗粒层,与葡萄球菌烫伤样皮肤综合征类似。落叶型天疱疮的水疱中可能出现中性粒细胞,导致与大疱性脓疱疮鉴别困难。革兰染色有助于鉴别,但出现脓痂并不能除外落叶型天疱疮。

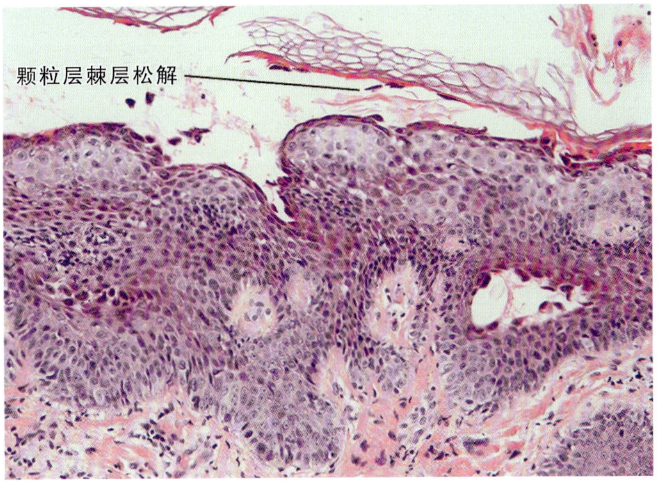

图 9-1　落叶型天疱疮。

红斑型天疱疮具有落叶型天疱疮和红斑狼疮的免疫病理表现。患者血清学抗核抗体(ANA)通常阳性,免疫荧光表现为细胞间免疫反应物沉积以及真表皮交界处"狼疮带"试验颗粒状阳性。

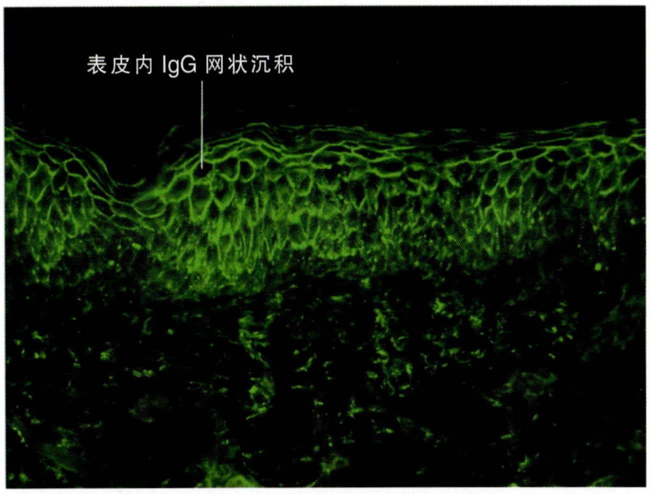

图 9-2　落叶型天疱疮表皮上层直接免疫荧光显示的"网状"染色。

角层下脓疱性皮病(subcorneal pustular dermatosis; Sneddon-Wilkinson 病, Sneddon-Wilkinson disease)

主要特征

- 角质层下方脓疱。
- 脓疱"坐落"或"漂浮"于表皮上而不挤压表皮。
- 浅表血管周围混合性浸润,偶见中性粒细胞。
- 角化不良少见。
- 免疫荧光阴性(借此与 IgA 天疱疮鉴别)。

角层下脓疱性皮病伴有细胞间 IgA 沉积的病例目前归类为 IgA 天疱疮。角质层下脓疱性皮肤病可能是脓疱型银屑病的一个亚型,但其下方表皮没有常见于银屑病的核分裂象。典型患者常为老年女性,躯干或腹股沟区出现环形或多环形斑片,周围脓疱。

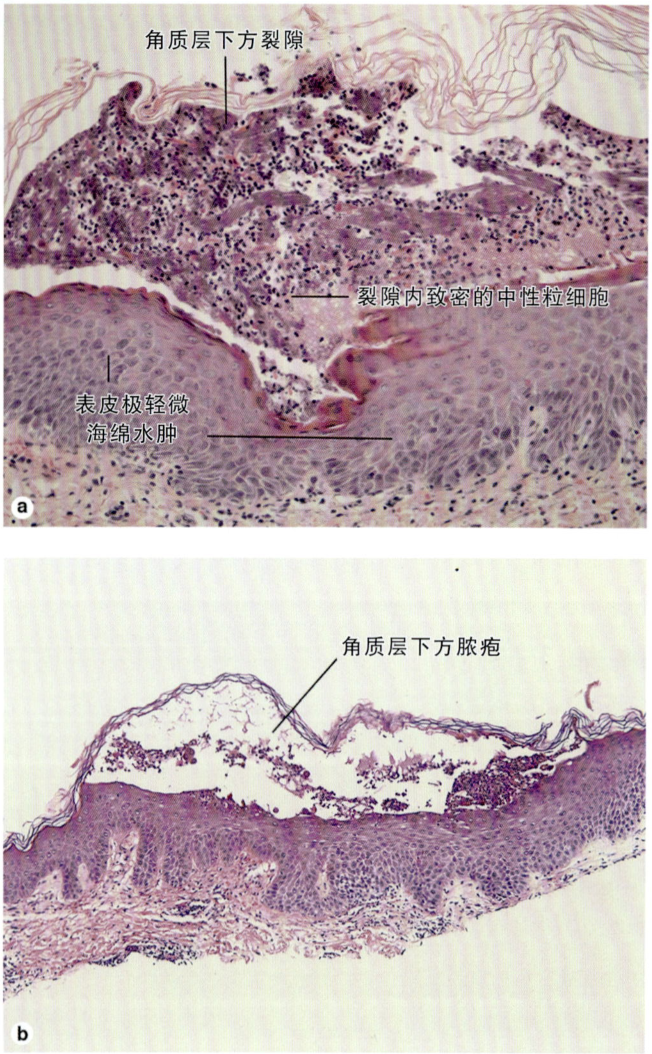

图 9-3 (a)角质层下脓疱性皮肤病。(b)“角质层下脓疱性皮肤病”样 IgA 天疱疮。

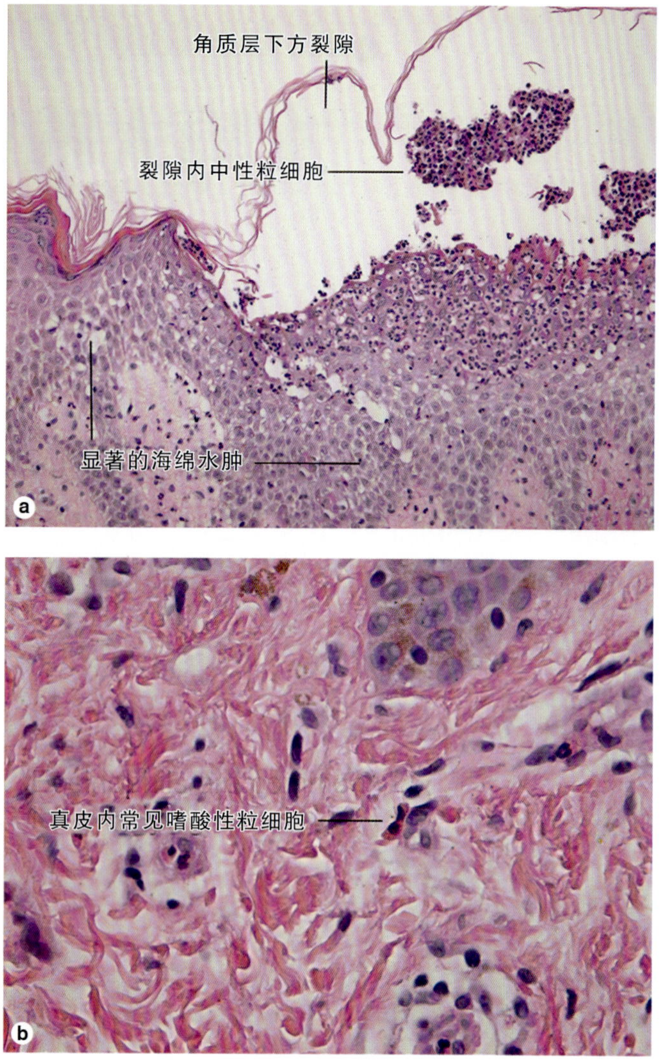

图 9-4 急性泛发性发疹性脓疱病。

急性泛发性发疹性脓疱病(acute generalized exanthematous pustulosis)

主要特征

- 角质层下方或表皮浅层脓疱。
- 周围表皮轻度的海绵水肿。
- 真皮乳头水肿,其内浅表混合性浸润。
- 真皮浸润细胞中偶见嗜酸性粒细胞。
- 免疫荧光阴性。

急性泛发性发疹性脓疱病(AGEP)是一种少见的对外源性药物的反应。最常见于β-内酰胺类抗生素和大环内酯类抗生素,也有大量其他药物致病的报道。炎症浸润中出现嗜酸性粒细胞,借此可与脓疱型银屑病鉴别。早期的脓疱可见于毛囊或汗管。

表皮内水疱大疱性疾病(intraepidermal vesiculobullous disorders)

寻常型天疱疮(pemphigus vulguris)

主要特征

- 基底层细胞上方裂隙,基底层角质形成细胞排列呈“墓碑”状。
- 裂隙深至毛囊(毛囊扩张)。
- 海绵水肿处或水疱内可见嗜酸性粒细胞。
- 真皮浅层淋巴细胞炎症浸润。
- 真皮浸润中可见到嗜酸性粒细胞。
- DIF 显示表皮下部角质细胞间 IgG 和 C3 呈 “网状”沉积。

寻常型天疱疮是一种表皮内水疱大疱性疾病，由针对细胞间黏附蛋白[即桥粒芯蛋白 3(130kD)]的自身抗体所致。表现为皮肤及黏膜糜烂，皮损常在口咽后部损害数周后出现，大部分患者查体时缺乏完整的水疱，从侧面挤压红斑周围的皮肤即可轻易剥脱(Nikolsky 征)。

基底层上方裂隙，其余基底层角质形成细胞出现棘层松解，呈现为真皮乳头上方“墓碑”状排列。水疱裂隙常沿着附属器结构向下方延伸，DIF 有诊断意义，显示细胞间 IgG 和 C3 呈“网状”沉积，主要位于表皮下半部分。可通过酶联免疫吸附试验(ELISA)技术测定天疱疮抗体，抗体滴度与疾病活动度基本相符。近期研究显示，用拔出的头发行 DIF 检查可用于监测疾病的消退或复发。

增殖型天疱疮是寻常型天疱疮的相关类型，表现为增殖的皮肤损害，伴有表皮增生，而水疱更少，在棘层松解的表皮中可以见到基底层上方的嗜酸性粒细胞微脓肿。

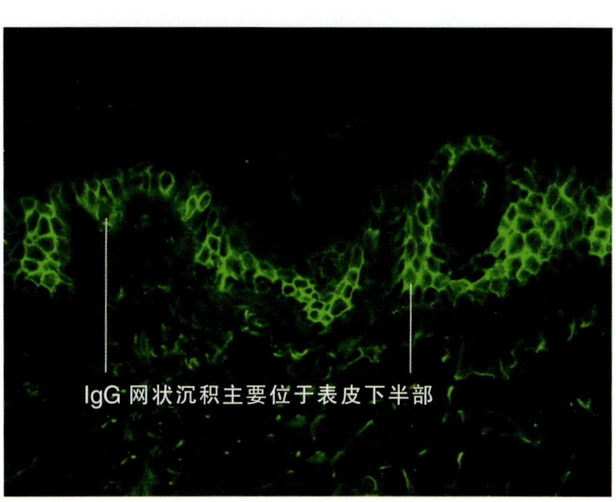

图 9-6 寻常型天疱疮直接免疫荧光。

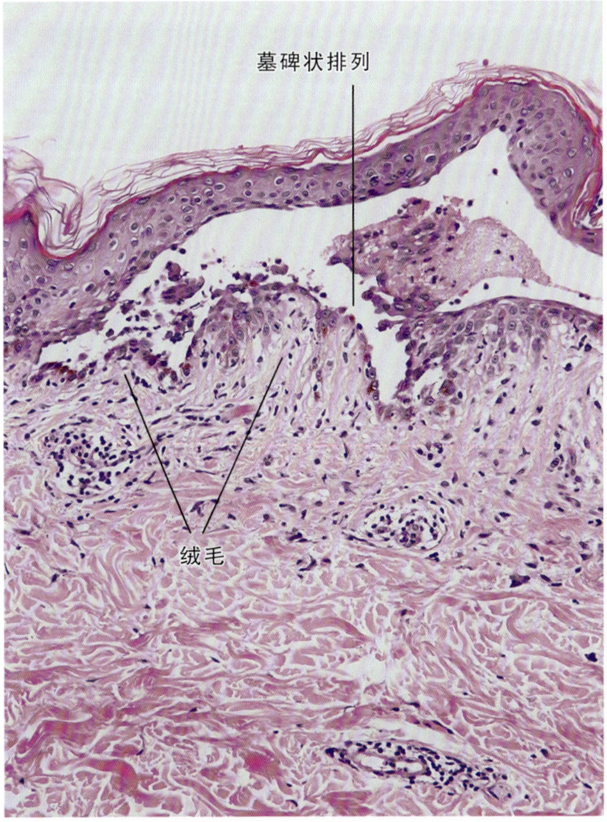

图 9-5 寻常型天疱疮。

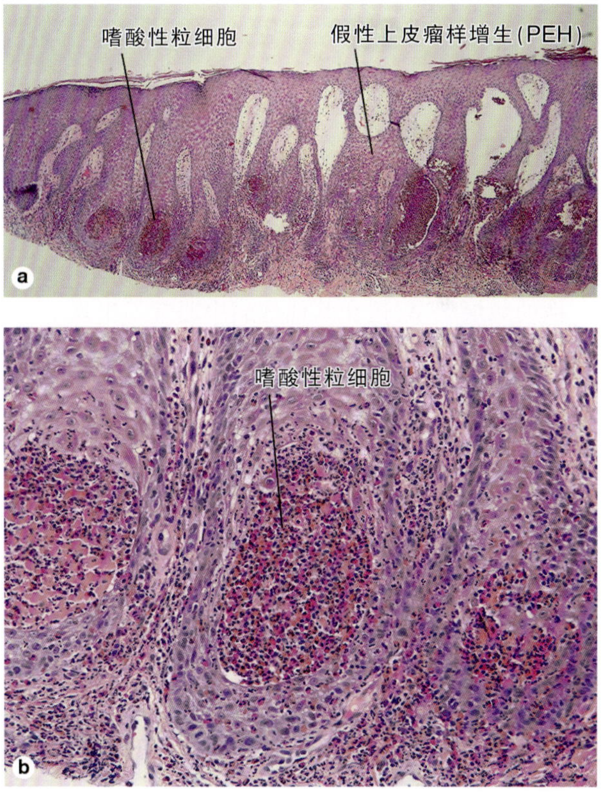

图 9-7 增殖型天疱疮-假性上皮瘤样增生(PEH)和嗜酸性粒细胞。

家族性良性慢性天疱疮（familial benign chronic pemphigus；Hailey-Hailey 病，Hailey-Hailey disease）

主要特征

- 一种遗传性细胞间黏附缺陷性疾病。
- 与抗体无关。
- 表皮各层出现棘层松解，如“倒塌的砖墙”。
- 棘层松解。
- 核周红色角化不良环。
- 免疫荧光检查阴性。

Hailey-Hailey 病是一种常染色体显性遗传疾病，由 ATP2C1 基因突变所致。该基因编码一种钙离子泵，对于维持角质形成细胞正常分化和细胞间黏附必不可少。主要为间擦部位受累，皮损表现如“湿纸巾”样。病理上表皮全层棘层松解，如同“倒塌的砖墙”。该疾病本身并非免疫介导，浸渍的皮损出现细菌或酵母菌的浅表感染时，可能引起真皮浅层炎症细胞浸润。

鉴别诊断

Grover 病的 Hailey-Hailey 亚型病理变化与本病相似，不同之处在于，良性家族性天疱疮皮损广泛，Grover 病皮损较局限。

Hailey-Hailey 病 DIF 检查阴性，角化不良以及毛囊不受累可与寻常型天疱疮鉴别。良性家族性天疱疮可见特征性的棘层肥厚，这在其他疱病中通常不出现。

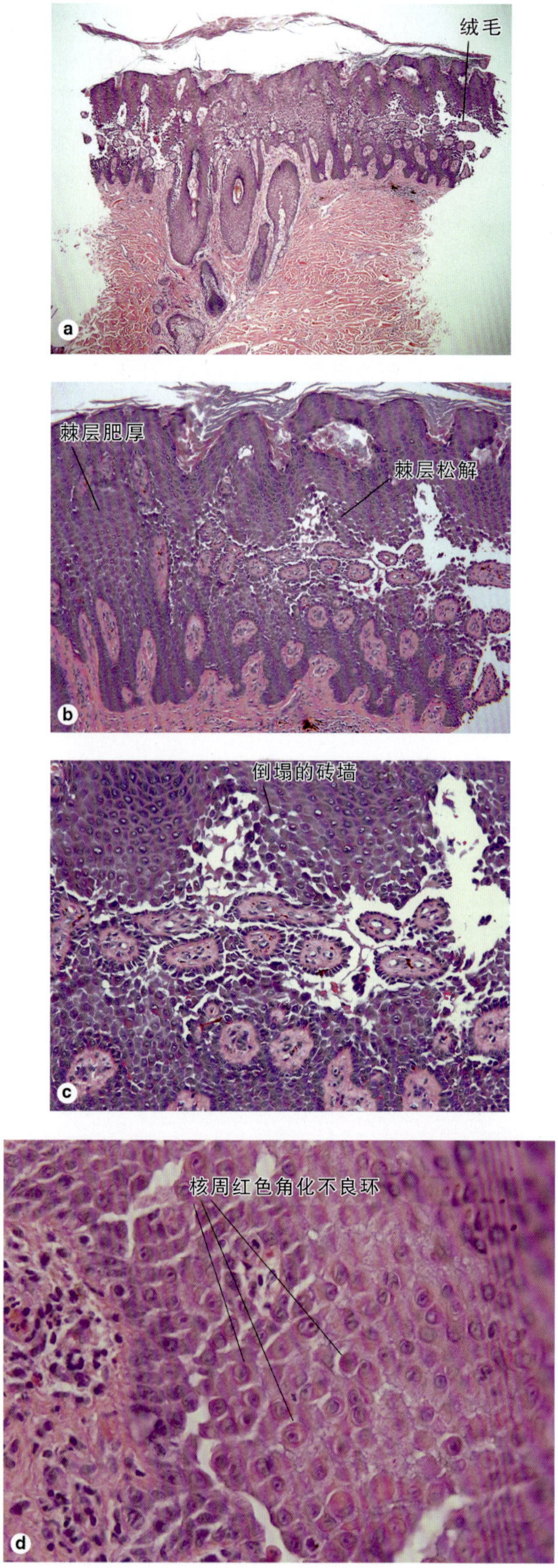

图 9-8 Hailey-Hailey 病。

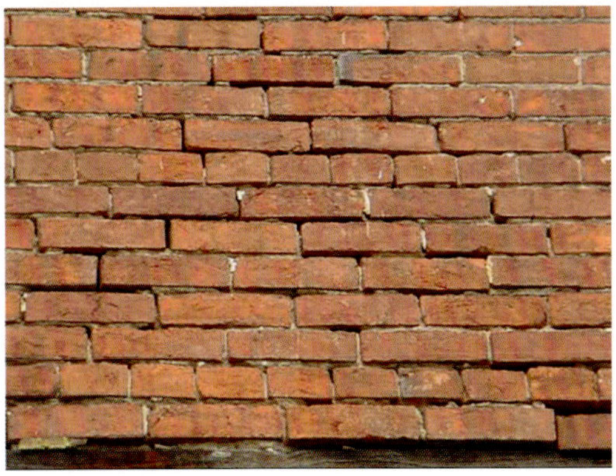

图 9-9 典型的 Hailey-Hailey 病形如倒塌的砖墙。

毛囊角化病（keratosis follicularis；Darier 病，Darier disease）

主要特征

• 棘层松解性角化不良。

• 棘层松解主要位于表皮下部，导致基底层上方的裂隙。

• 角化不良较 Hailey-Hailey 病多。

• 棘层松解较 Hailey-Hailey 病少。

• 谷粒细胞（近颗粒层或颗粒层内核细长的嗜碱性角质形成细胞）。

• 圆体细胞（角化不良的角质形成细胞，核圆形，周围有蓝色环或者透明晕）。

• 上方角质层角化过度和角化不全。

• 免疫荧光检查阴性。

提示

Hailey-Hailey 病中角化不良的角质形成细胞核周为红色环，而 Darier 病常为蓝色环或透明环。

棘层松解导致基底层上方裂隙（陷窝），内含单层基底细胞覆盖的真皮乳头的突起（绒毛）。角化不良细胞分为两种：颗粒层和角质层含有圆体细胞，细胞圆形伴有核固缩，核周有透明空晕，苍白或鲜艳的嗜酸性细胞质；颗粒层可见到扁平的嗜碱性角化不良细胞，即谷粒细胞。

Darier 病是一种常染色体显性遗传病，表现为脂溢区油腻的、黄棕色、结痂的、角化过度的皮损。其他皮损包括黏膜鹅卵石样丘疹、掌跖小凹、手足背疣状皮损（Hopf 疣状角化病），以及红色和白色纵向指甲条纹与远端 V 形裂痕。与 Hailey-Hailey 病类似，致病基因是 ATP2A2，编码钙离子泵。

鉴别诊断

棘层松解性角化不良的鉴别诊断包括：Grover 病的 Darier 亚型——角化不良程度较轻，较局限；疣状角化不良瘤——棘层松解和角化不良是分散、孤立的，有杯状毛囊结构。与 Darier 病无关的棘层松解性角化不良可发生在生殖器部位（外阴腹股沟角化不良）。

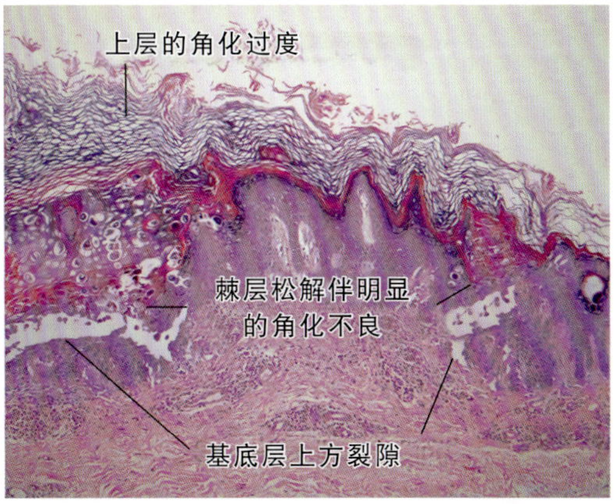

图 9-10 Darier 病。

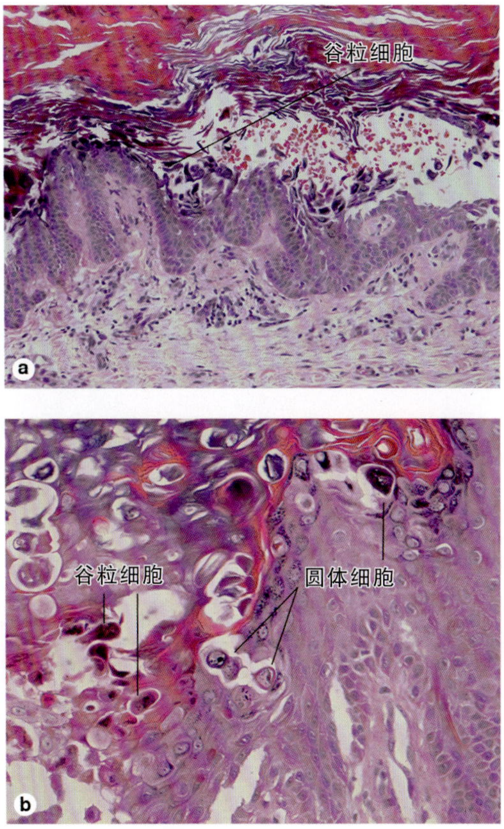

图 9-11 Darier 病，圆体细胞和谷粒细胞。

暂时性棘层松解性皮肤病(transient acantholytic dermatosis;Grover 病,Grover disease)

主要特征

- Darier 型伴有棘层松解和角化不良。
- Hailey-Hailey 样型全层的棘层松解。
- 天疱疮样型部分厚度的棘层松解。
- 海绵水肿型罕见棘层松解细胞。

单个标本可见一种类型以上的病理表现。临床表现、混合的组织学类型,以及皮损的局灶特性可帮助鉴别病理学上有类似表现的疾病。若有嗜酸性粒细胞,有助于鉴别 Darier 病。DIF 检查通常阴性,与天疱疮不同。

Grover 病是一种获得性、瘙痒性疾病,主要累及老年人的躯干部位,典型特征是突发的、散在的、结痂的丘疹。尽管名为暂时性,但病程可短可长。炎热、发热及出汗可激发本病。虽然组织学上与一些遗传病类似,但本病并不是遗传性疾病。

副肿瘤性天疱疮(paraneoplastic pemphigus)

主要特征

- 数量不等的表皮内棘层松解。
- 真皮内淋巴细胞浸润常较致密呈带状(苔藓样)。
- 界面反应伴有坏死的角质形成细胞及空泡改变。
- 可出现表皮下裂隙,但不常见。
- 可出现局灶性表皮海绵水肿。
- DIF 显示表皮内 IgG 和 C3 呈"网状"沉积(与天疱疮类似)以及真表皮交界处线状沉积。
- 筛查时用鼠膀胱上皮行间接免疫荧光检查。

副肿瘤性天疱疮组织学类型多样,最常见的表现为经典天疱疮(表皮内棘层松解)和多形红斑(苔藓样淋巴细胞浸润伴界面反应及坏死的角质形成细胞)混合。一项研究显示,27%的病例仅有基底层上方棘层松解。

副肿瘤性天疱疮患者可检出多种自身抗体,靶抗原包括:桥粒芯蛋白 1(160kD)、桥粒芯蛋白 3(130kD)、桥斑蛋白Ⅰ(250kD)、大疱性类天疱疮抗原 1(230kD)、壳斑蛋白 (envoplakin,210kD)、斑周蛋白(periplakin,190kD),以及未命名的 170Kd 抗原。事实上,作为筛选措施,可同时检测天疱疮抗体(DG1 和 DG3)和大疱性类天疱疮抗体(BP230),如果三个抗体均呈阳性,又有相应的临床表现,则提示副肿瘤性天疱疮的诊断。

副肿瘤性天疱疮病情较寻常型天疱疮更为严重,更难治疗。肿瘤切除后病情通常好转,肿瘤复发时病情随之复发。

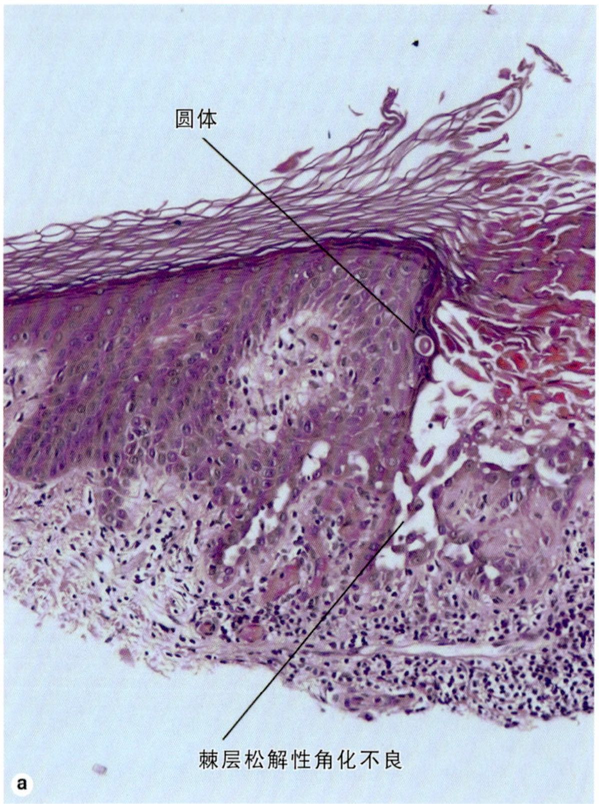

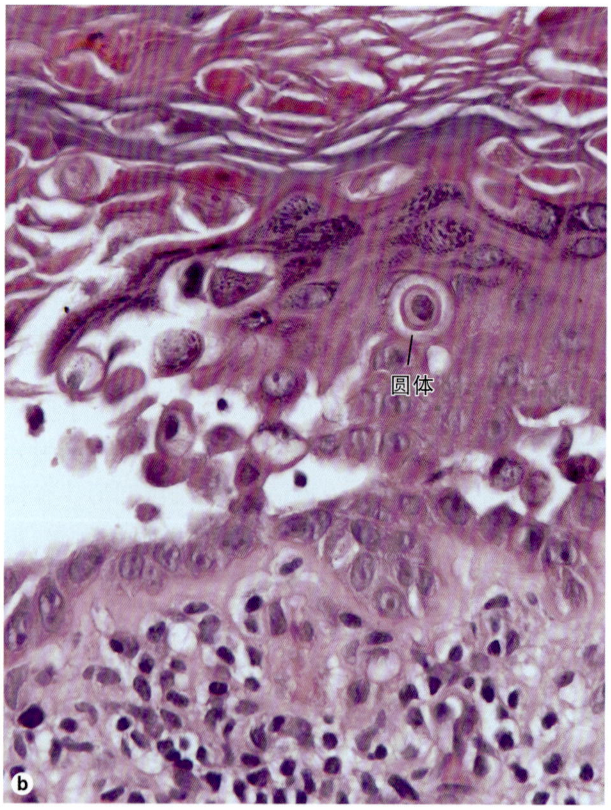

图 9-12 Grover 病 Darier 亚型。

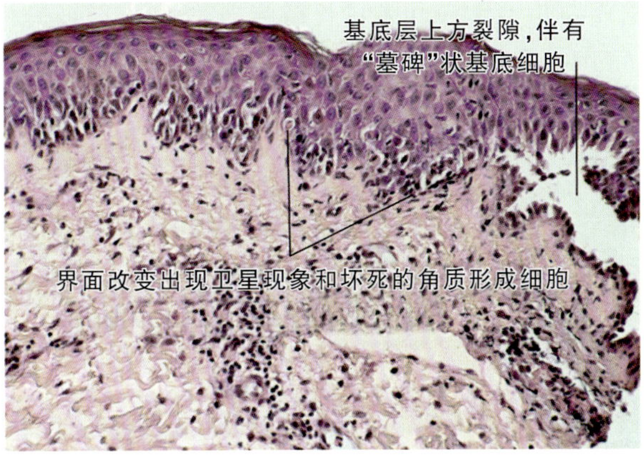

图 9-13 副肿瘤性天疱疮出现的表皮内棘层松解和界面皮炎。

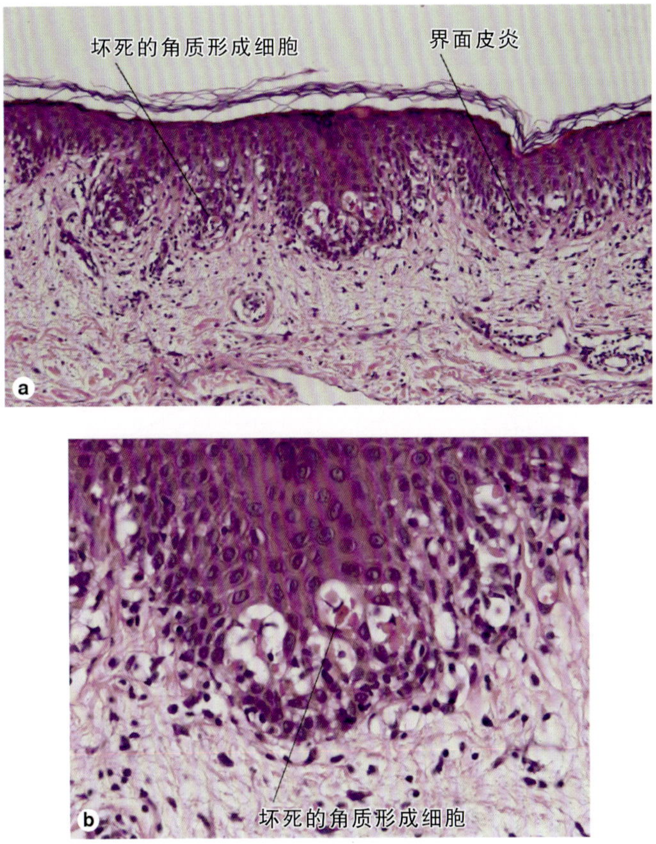

图 9-14 副肿瘤性天疱疮。

表皮下水疱大疱性疾病(subepidermal vesiculobullous disorders)：少炎症浸润的表皮下疾病

迟发性皮肤卟啉病(porphyria cutanea tarda)

主要特征

- 表皮下方水疱。
- 肢端皮肤出现致密的正角化过度。
- 日光性弹力纤维变性(患者年龄及特征性的肢端部位所致)。
- 极少炎症浸润。
- 真皮乳头突入水疱内(垂花饰样改变)。
- 上方表皮内双染性的基底膜(毛虫样小体)。
- 真皮浅层血管周围玻璃样物质沉积。
- 过碘酸希夫染色(PAS)可显示血管周围玻璃样物质沉积。
- DIF 可见血管周围 IgM 和 C3(玻璃样物质如海绵样吸附所致)。

迟发性皮肤卟啉病是美国最常见的卟啉病。常与丙型肝炎、酗酒、铁过载有关。遗传型系由血红素合成过程中的尿卟啉原脱羧酶活性下降所致。手部和其他光暴露部位常出现水疱、糜烂和粟丘疹。

假性卟啉病可出现几乎相同的临床和组织病理改变，由药物诱发致病，大部分是由萘普生钠所致。假性卟啉病无卟啉合成紊乱，年轻人也可致病，且没有日光性弹力纤维变性。有限的证据表明，假性卟啉病中偶尔有嗜酸性粒细胞，而真皮乳头内的垂花饰样改变却不明显。

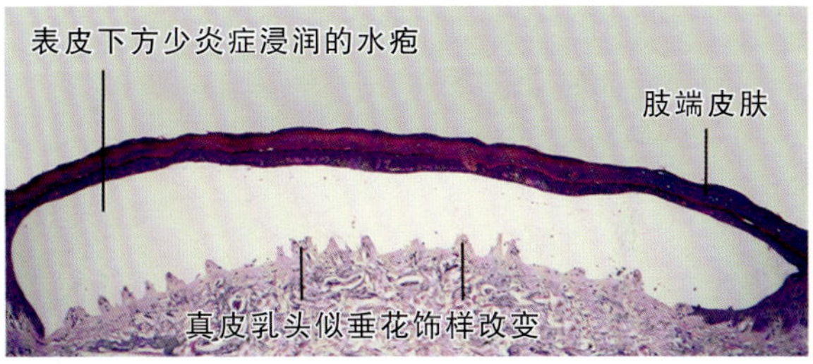

图 9-15 迟发性皮肤卟啉病(PCT)。

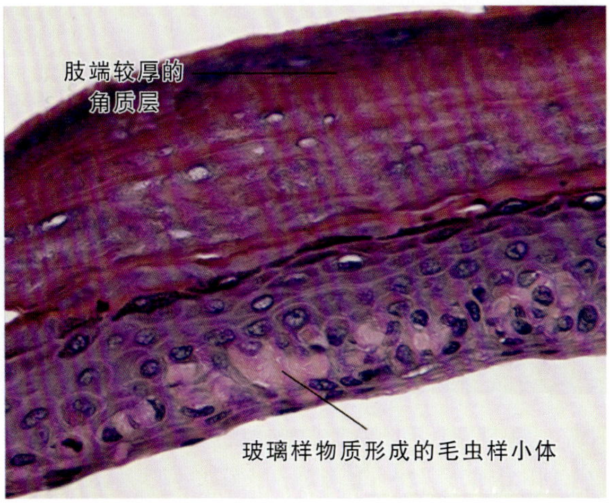

图 9-16 迟发性皮肤卟啉病：毛虫样小体。

获得性大疱性表皮松解症(epidermolysis bullosa acquisita)

主要特征

- 表皮下方水疱。
- 水疱底部纤维素沉积。
- 部分病例真皮乳头可有中性粒细胞,其他病例组织学上与大疱性类天疱疮难以鉴别。
- 真皮可见纤维化(瘢痕)。
- 后期可见粟丘疹。
- 相邻的皮肤 DIF 显示真表皮交界处 IgG 和 C3 呈线状沉积,呈 U 形锯齿状;相当多病例可出现 IgA 沉积。

获得性大疱性表皮松解(EBA)症由针对Ⅶ型胶原的抗体致病,Ⅶ型胶原是锚原纤维的主要成分。目前认为一些病例标本中免疫复合物的沉积导致中性粒细胞性炎症。

本病的组织学可与大疱性类天疱疮重叠,若 DIF 未出现获得性大疱性表皮松解症典型的 U 形锯齿状模式,可用盐裂试验鉴别。大疱性类天疱疮的免疫荧光沉积在盐裂皮肤顶部(表皮侧),与之相反,大疱性表皮松解症的免疫荧光则沉积在盐裂皮肤底部(真皮侧)。

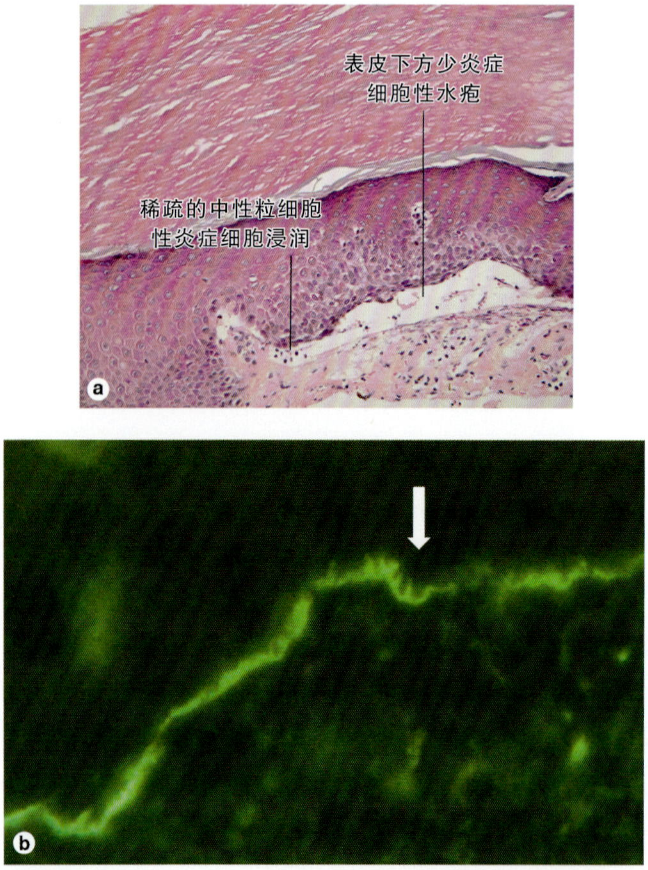

图 9-17 (a)获得性大疱性表皮松解症。(b)获得性大疱性表皮松解症,DIF 显示特征性的 U 形锯齿状模式(箭头所示)。

中毒性表皮坏死松解症/Stevens-Johnson 综合征(toxic epidermal necrolysis/Stevens-Johnson syndrome)

主要特征

- 表皮下方水疱/伴融合性坏死的表皮脱落。
- 极少炎症浸润。
- 部分病例可见稀疏的浅表性血管周围炎症浸润。
- 中毒性表皮坏死松解症和 Stevens-Johnson 综合征可存在重叠。
- 免疫荧光阴性。

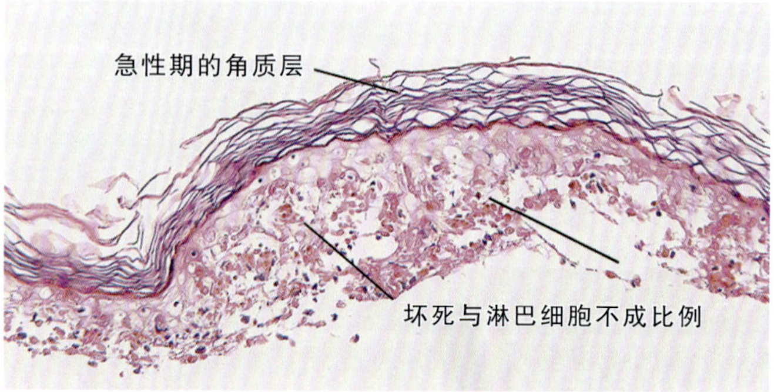

图 9-18 中毒性表皮坏死松解症。

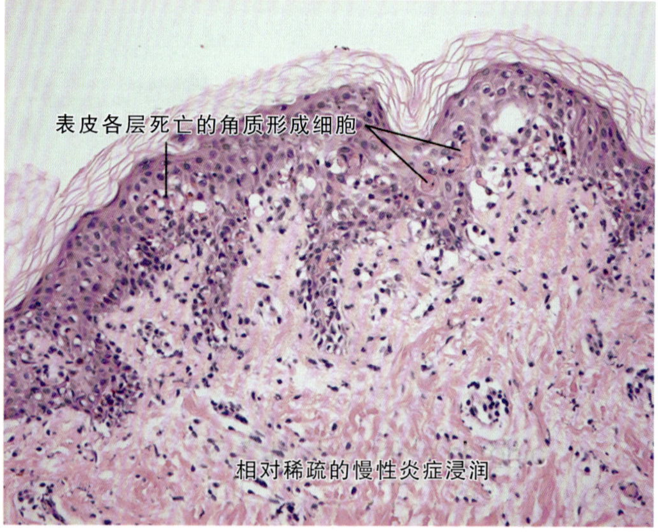

图 9-19 Stevens-Johnson 综合征。

炎症性表皮下疾病(inflammatory subepidermal conditions)

大疱性类天疱疮(bullous pemphigoid)

主要特征

- 表皮下方水疱。
- 疱内见特征性的嗜酸性粒细胞。
- 部分病例水疱中以中性粒细胞为主。
- 早期皮损可见嗜酸性粒细胞外渗至轻度海绵水肿的表皮内("嗜酸性粒细胞性海绵水肿")。
- 荨麻疹样皮损内可见真表皮交界处嗜酸性粒细胞线状排列。
- 水疱附近皮肤 DIF 显示真 C3 和 IgG 沿真表皮交界处呈 N 形锯齿状沉积。
- 盐裂试验显示免疫荧光位于水疱顶部(获得性大疱性表皮松解症显示免疫荧光位于水疱底部)。

大疱性类天疱疮好发于老年人,有时儿童也可患病。本病与针对大疱性类天疱疮抗原Ⅰ(BPⅠ,230kD)和(或)大疱性类天疱疮抗原Ⅱ(BPⅡ,180kD)的自身抗体有关,后者已明确是引起本病最主要的病因。BPⅠ和 BPⅡ可以通过 ELISA 方法检测,抗体滴度大体上与疾病活动度相关。

大疱性类天疱疮水疱位于表皮下方,因此水疱结实而且紧张。剧烈瘙痒的荨麻疹样斑块,虽然临床上无水疱,但提示有出现大疱皮损的可能("荨麻疹样类天疱疮")。本病有时也可出现黏膜受累,但与天疱疮不同,黏膜很少是本病的首发受累部位。

妊娠类天疱疮(又称"妊娠疱疹")是一种发生在妊娠期女性的水疱大疱性疾病,其组织病理和免疫组织学均与大疱性类天疱疮相似。

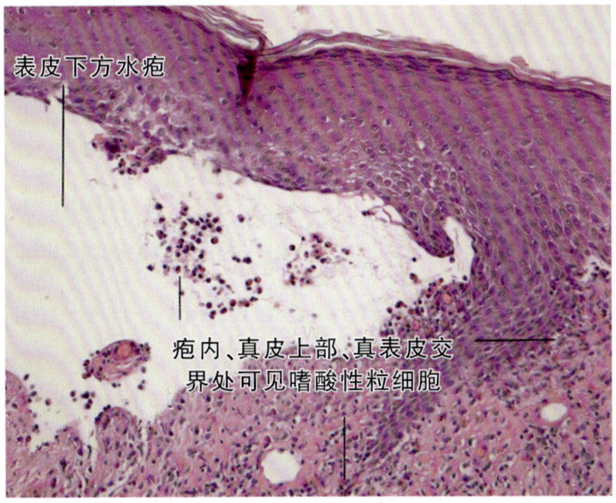

图 9-20　大疱性类天疱疮。

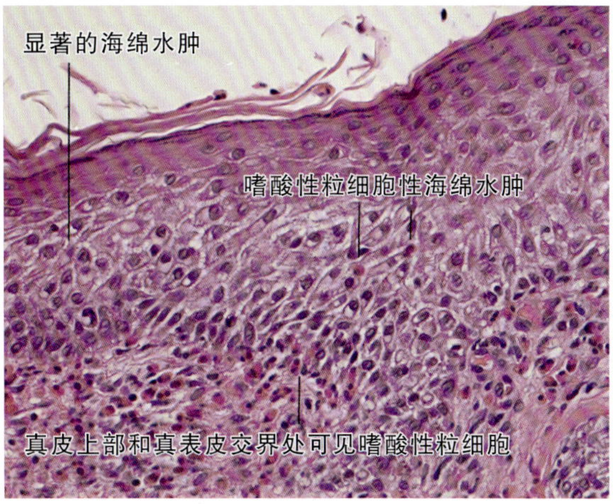

图 9-21　荨麻疹样类天疱疮。

瘢痕性类天疱疮(cicatricial pemphigoid)

主要特征

- 表皮下方水疱。
- 真皮内不同程度的炎症浸润。
- 新发皮损的真皮内可见中性粒细胞性微脓肿。
- 瘢痕性类天疱疮中嗜酸性粒细胞通常较大疱性类天疱疮的少。
- 80%病例的水疱附近皮肤 DIF 显示真表皮交界处 IgG 和 C3 线状沉积(沿附属器结构也可见荧光沉积)。

瘢痕性类天疱疮是一类由多种自身抗体引起的瘢痕性、表皮下水疱性疾病。紧张性水疱愈后常出现瘢痕,大部分亚型可出现口腔或眼睛黏膜的受累,皮损常在同一部位复发,导致广泛的真皮瘢痕。文献还报道过副肿瘤亚型。

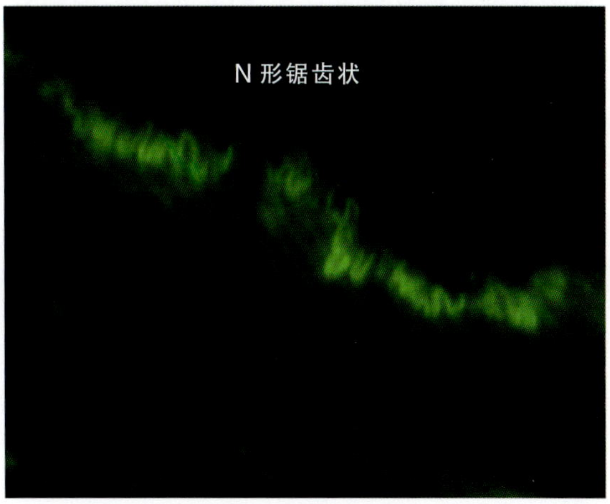

图 9-22　大疱性类天疱疮 DIF 检查显示 IgG 在真表皮交界处呈线状沉积。

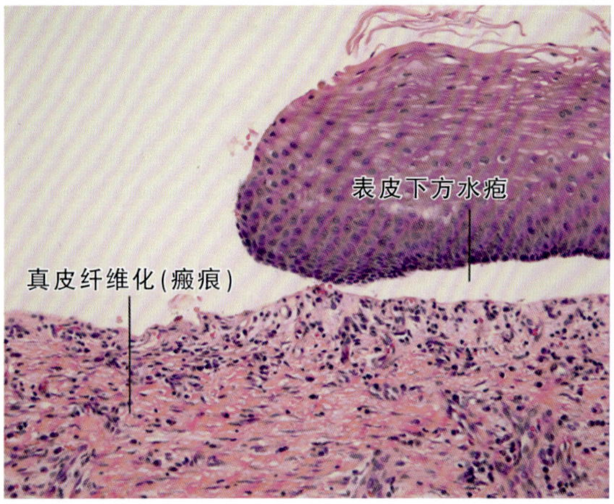

图 9-23 瘢痕性类天疱疮。

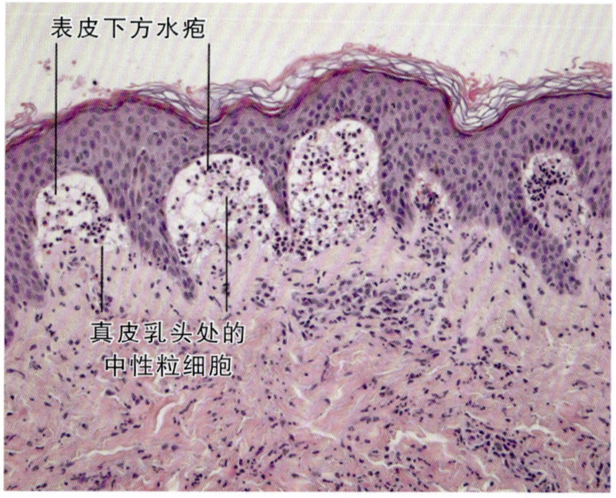

图 9-24 疱疹样皮炎。

疱疹样皮炎(dermatitis herpetiformis)

主要特征

- 表皮下方水疱。
- 真皮乳头顶部见中性粒细胞性脓肿。
- 水疱处真皮乳头顶部轻度纤维素沉积。
- DIF 显示真皮乳头 IgA 颗粒状沉积，或沿真表皮交界处颗粒状沉积。沉积颗粒呈垂直的“尖木桩栅栏”样外观。

疱疹样皮炎为剧烈瘙痒性水疱大疱性疾病，皮损常位于肘、膝、臀、头皮等部位。最新研究显示，疱疹样皮炎的自身抗原是表皮的转谷氨酰胺酶-3。本病常合并乳糜泻(谷胶敏感性肠病)，基本上，所有患者都有不同程度的胃肠道疾病，即便是亚临床状态。严格限制谷胶食物摄入，能预防本病的临床症状。

IgA 颗粒状沉积是疱疹样皮炎和线状 IgA 大疱性皮病的鉴别点。荧光主要位于皮损周边皮肤，真皮乳头沉积最致密。可出现垂直的“尖木桩栅栏”样沉积模式。疱疹样皮炎也可出现其他免疫球蛋白，约 30%的患者可同时出现 IgM。

提示

真皮乳头内中性粒细胞或表皮下中性粒细胞聚集的鉴别诊断：

PLAID(5 个疾病中每个疾病的一个字母)

- 大疱性类天疱疮(Bullous **P**emphigoid)。
- 红斑狼疮(大疱性)[**L**upus(bullous)]。
- 获得性大疱性表皮松解症(EB**A**)。
- 线状 IgA 大疱性皮病 (Linear **I**mmunoglobulin A Bullous Dermatosis, LABD)。
- 疱疹样皮炎(**D**ermatitis herpetiformis)。

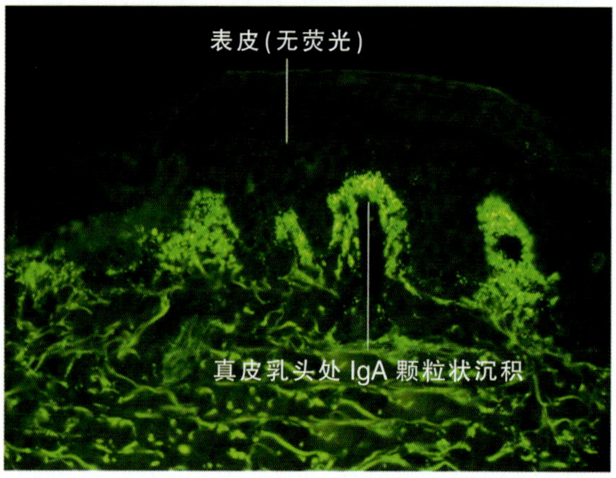

图 9-25 疱疹样皮炎 DIF 显示真皮乳头处 IgA 颗粒状沉积。

线状 IgA 大疱性皮病 (linear IgA bullous dermatosis)

主要特征

- 表皮下方水疱。
- 中性粒细胞为主的炎症浸润。
- 部分病例可出现散在的嗜酸性粒细胞和轻度的血管周围淋巴细胞浸润。
- 周边皮肤 DIF 显示 IgA 沿真表皮交界处线状沉积(80%的病例仅出现 IgA 沉积)。

线状 IgA 大疱性皮病是一组异质性的表皮下水疱大疱性疾病。在儿童，本病又称为儿童慢性大疱性皮病(chronic bullous dermatosis of childhood)。两种疾病都是由针对大疱性类天疱疮抗原Ⅱ的降解产物 (97~120kD)的自身抗体导致的。典型皮损表现为成群的环状皮损，紧张性大疱呈“串珠”状排列。万古霉素可诱发本病。

光镜下，线状 IgA 大疱性皮病与疱疹样皮炎重叠，如果不行 DIF 检测，二者很难鉴别。

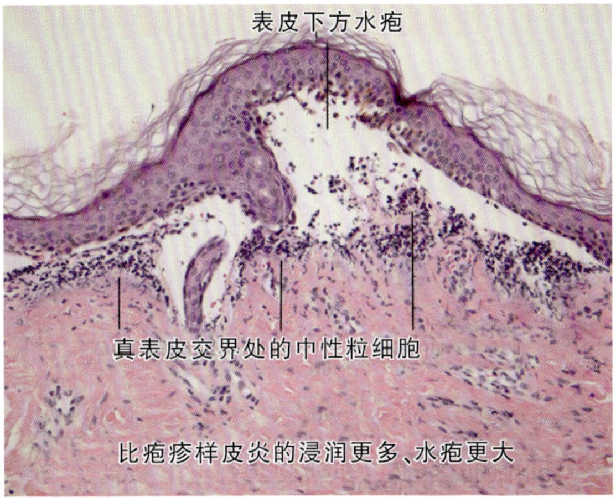

图 9-26　线状 IgA 大疱性皮病。

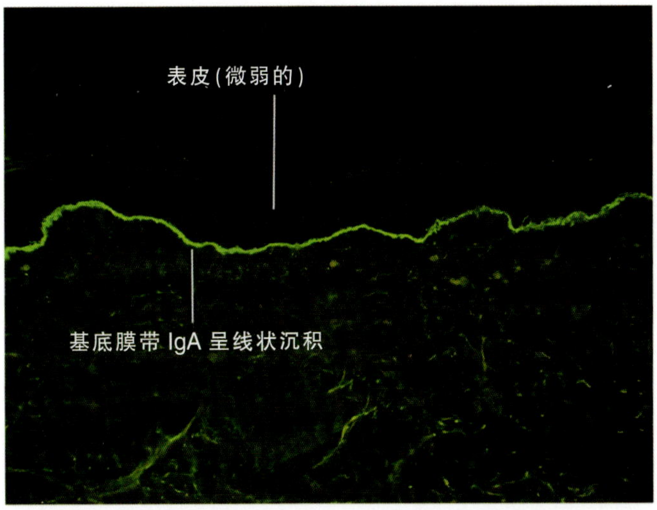

图 9-27　DIF 显示 IgA 沿真表皮交界处呈线状沉积。

大疱性红斑狼疮(bullous lupus erythematosus)

主要特征

- 表皮下方大疱伴有中性粒细胞。
- 盐裂试验显示免疫荧光沉积于水疱底部。
- 可出现其他红斑狼疮特征。

摩擦水疱(friction blisters)

主要特征

- 表皮中部坏死。
- 可见浆液。

(王涛 译　张静 刘跃华 审校)

推荐阅读

Chhabra S, Minz RW, Saikia B. Immunofluorescence in dermatology. Indian J Dermatol Venereol Leprol 2012;78(6):677–91.

Connor BL, Marks R, Jones EW. Dermatitis herpetiformis: histologic discriminants. Trans St Johns Hosp Dermatol Soc 1972;58:191–8.

Fung MA, Murphy MJ, Hoss DM, et al. The sensitivity and specificity of “caterpillar bodies” in the differential diagnosis of subepidermal blistering disorders. Am J Dermatopathol 2003;25:287–90.

Horn TD, Anhalt GJ. Histologic features of paraneoplastic pemphigus. Arch Dermatol 1992;128:1091–5.

Jeong SJ, Lee CW. Bullous pemphigoid: persistent lesions of eczematous/urticarial erythemas. Cutis 1995;56:225–6.

Letko E, Papaliodis DN, Papaliodis GN, et al. Stevens–Johnson syndrome and toxic epidermal necrolysis: a review of the literature. Ann Allergy Asthma Immunol 2005;94:419–36.

Liu AY, Valenzuela R, Helm TN, et al. Indirect immunofluorescence on rat bladder transitional epithelium: a test with high specificity for paraneoplastic pemphigus. J Am Acad Dermatol 1993;28:696–9.

Nishioka K, Hashimoto K, Katayama I, et al. Eosinophilic spongiosis in bullous pemphigoid. Arch Dermatol 1984;120:1166–8.

Quirk CJ, Heenan PJ. Grover’s disease: 34 years on. Australas J Dermatol 2004;45:83–6.

Sardy M, Karpati S, Merkl B, et al. Epidermal transglutaminase (TGase 3) is the autoantigen of dermatitis herpetiformis. J Exp Med 2002;195:747–57.

Schmidt E, Zillikens D. Pemphigoid diseases. Lancet 2013;381(9863):320–32.

Tsuruta D, Dainichi T, Hamada T, et al. Molecular diagnosis of autoimmune blistering diseases. Methods Mol Biol 2013;961:17–32.

Yeh SW, Ahmed B, Sami N, et al. Blistering disorders: diagnosis and treatment. Dermatol Ther 2003;16:214–23.

第10章 肉芽肿及组织细胞疾病

Tammie Ferringer

肉芽肿是组织细胞的聚集，伴或不伴多核巨细胞。组织细胞来源于骨髓或间叶组织。在肉芽肿中，细胞的胞膜互相紧贴，中间无结缔组织。任何病因不明的肉芽肿都应借助一些特殊染色来排除感染性病因，尤其是真菌及分枝杆菌。为排除双折射异物，偏振光检查是必要的。

肉芽肿可分为结节病型、结核样型、栅栏状型及化脓性肉芽肿。由上皮样组织细胞组成的结节病型肉芽肿是“裸”结节，周围细胞浸润很少。结核样型肉芽肿，中央可出现干酪样坏死，周围绕以单一核细胞浸润。栅栏状型肉芽肿指组织细胞围绕着变性的胶原（渐进性坏死）、黏蛋白和异物等。化脓性肉芽肿的中央为中性粒细胞的聚集（星状脓肿，stellate abscess）。

环状肉芽肿(granuloma annulare)

主要特征

间质型

• 在低倍镜下，可见真皮间质中穿插分布的组织细胞、淋巴细胞及黏蛋白，表现为“杂乱真皮”(busy dermis)。

栅栏状型

• 组织细胞围绕着变性的胶原和黏蛋白。

环状肉芽肿常累及真皮网状层的上中部。在栅栏状型皮损中，黏蛋白通常用常规染色，呈淡蓝色羽状物质。而胶体铁或其他黏蛋白染色可用于黏蛋白的确认。环状肉芽肿伴有少许多核组织细胞浸润，且近一半的病例中可伴有嗜酸性粒细胞浸润。少数情况下可出现通过表皮（经表皮排出，transepidermal elimination）穿通的现象。

皮下组织亦可受累。皮下或深层的环状肉芽肿通常是组织细胞围绕着纤维蛋白，而不是黏蛋白呈栅栏状排列。此时与类风湿结节难以区分，从而导致命名为假类风湿结节。这种亚型环状肉芽肿通常发生于无类风湿疾病的年轻患者的小腿、手、头及臀部。

在组织病理上，环状肉芽肿及其他栅栏状肉芽肿需与上皮样肉瘤相鉴别。诊断恶性肿瘤的线索包括坏死及细胞异型性。上皮样肉瘤呈上皮样细胞及梭形细胞的双向分化，细胞染色同时表达角蛋白和波形蛋白。

表 10–1 区分了环状肉芽肿及类脂质渐进性坏死。

表 10–1　环状肉芽肿及类脂质渐进性坏死的特征

特征	环状肉芽肿	类脂质渐进性坏死
分布	灶状及片状	弥漫全层
肉芽肿	栅栏状型及间质型	水平状或（层状）分部
黏蛋白	有	无
环钻活检的形状	楔形	矩形
浆细胞	罕见	常见
胆固醇结晶裂隙	无	偶有

鉴别诊断

显微镜下表现为“杂乱真皮”的疾病包含（参见附录1）：

• 蓝痣。
• 皮肤纤维瘤。
• 皮肤 Spitz 痣。
• 转移性乳腺癌。
• 卡波西肉瘤（斑片期）。
• 环状肉芽肿。
• 硬化性黏液性水肿。
• 神经纤维瘤。

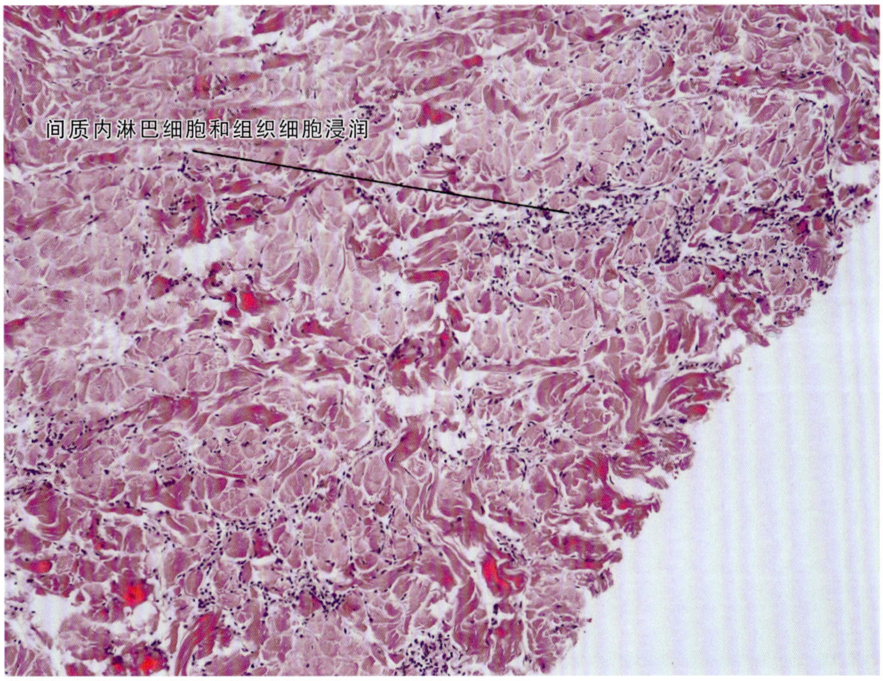

图 10-1 间质型环状肉芽肿。

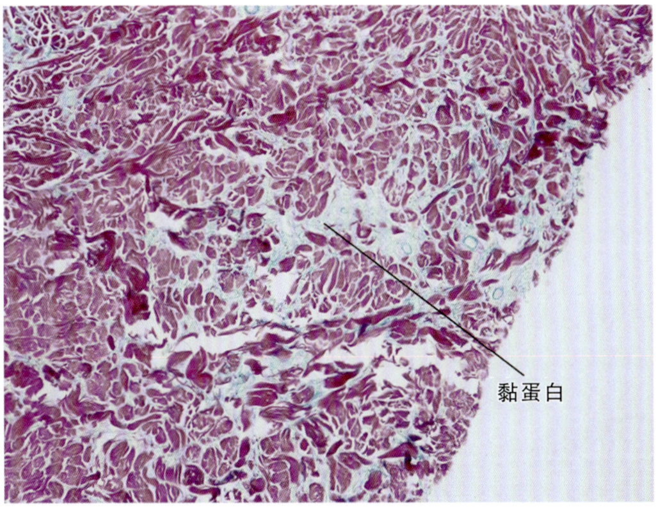

图 10-2 间质型环状肉芽肿(胶体铁染色)。

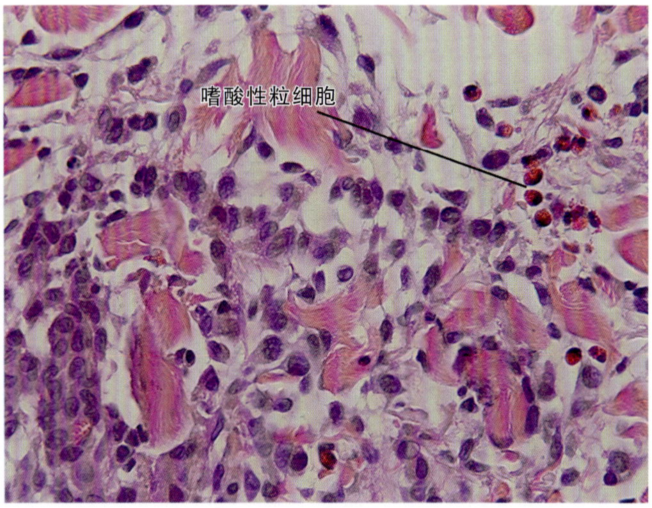

图 10-3 环状肉芽肿。

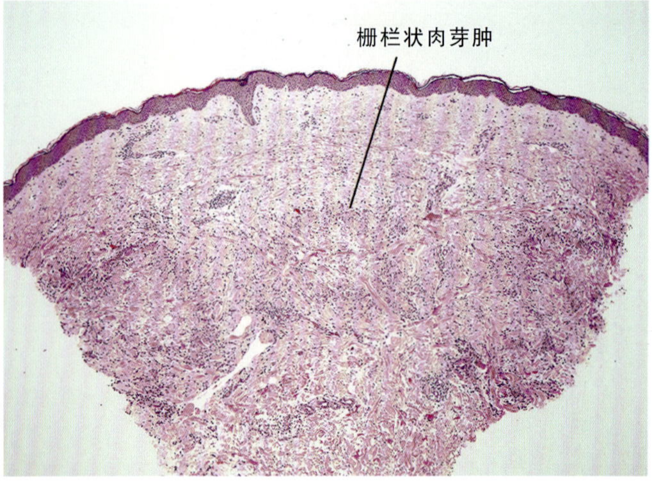

图 10-4 栅栏状环状肉芽肿。

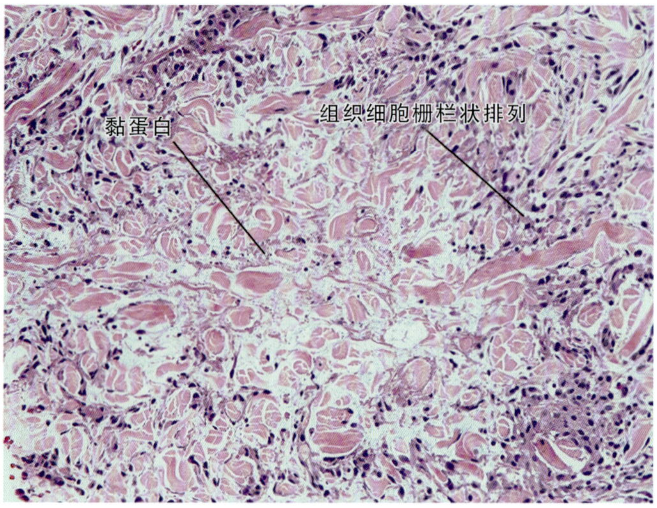

图 10-5 栅栏状环状肉芽肿。

光线性肉芽肿(actinic granuloma)

主要特征

- 日光性弹力纤维变性。
- 与环状肉芽肿相似的栅栏状排列,但中央无黏蛋白沉积。
- 弹力纤维被栅栏状排列的巨细胞和组织细胞吞噬(弹性组织离解,elastolysis)。
- 中央弹性组织缺失。

这些损伤见于慢性日光暴晒的部位,如面、颈、手及上肢等部位。皮损边缘隆起,中央皮肤轻度萎缩。此类肉芽肿属于光化性的弹性组织损伤。本病又被称为Miescher面部肉芽肿(Miescher facial granuloma)、头面部非典型性类脂质渐进性坏死(atypical necrobiosis lipoidica of the face and scalp)和环状弹性纤维溶解性巨细胞性肉芽肿(annular elastolytic giant cell granuloma)。也有人认为光线性肉芽肿是一种发生在日光性损伤皮肤上的环状肉芽肿的变异型。中央弹性组织缺失、无黏蛋白沉积及显著的多核巨细胞是本病的特征性改变。

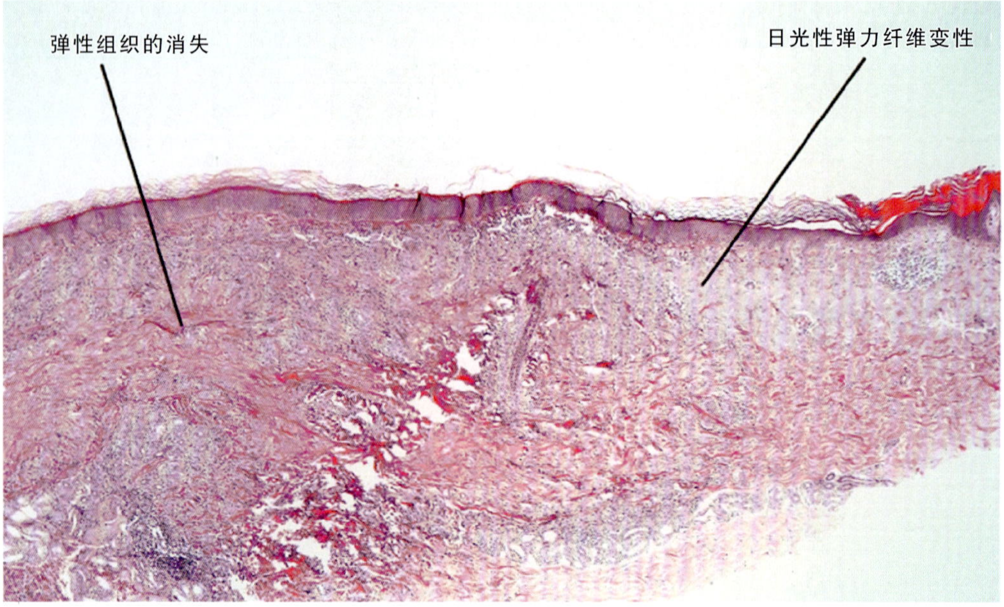

图 10-6 光线性肉芽肿。

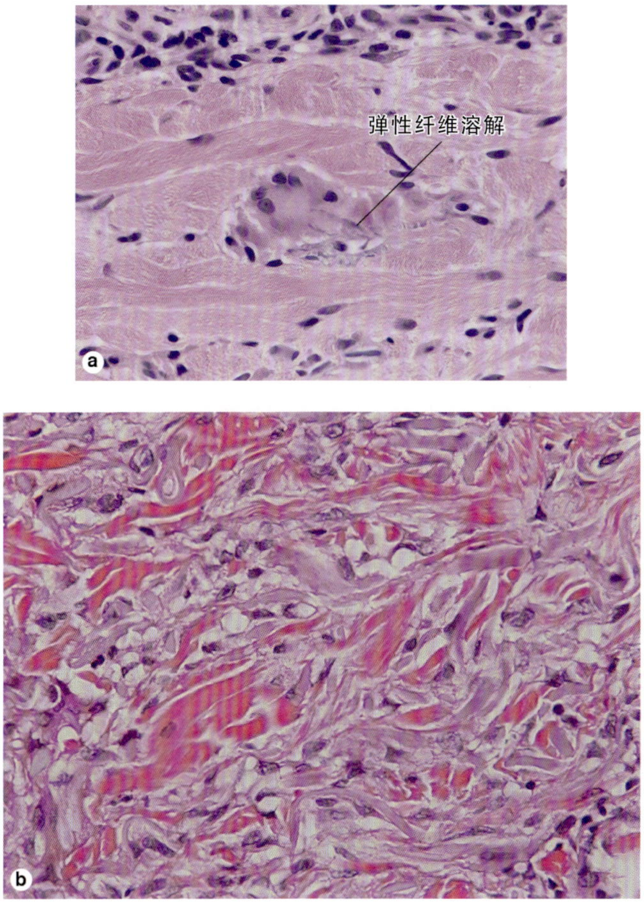

图 10–7　光线性肉芽肿。

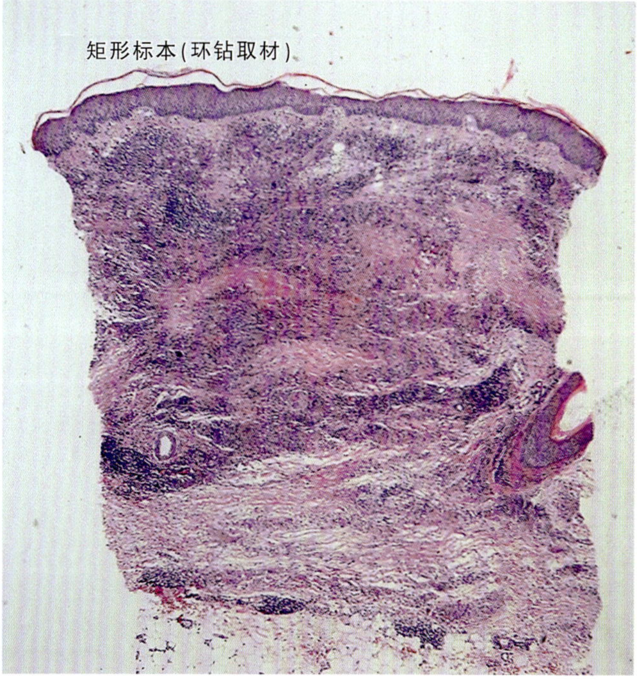

图 10–8　类脂质渐进性坏死。

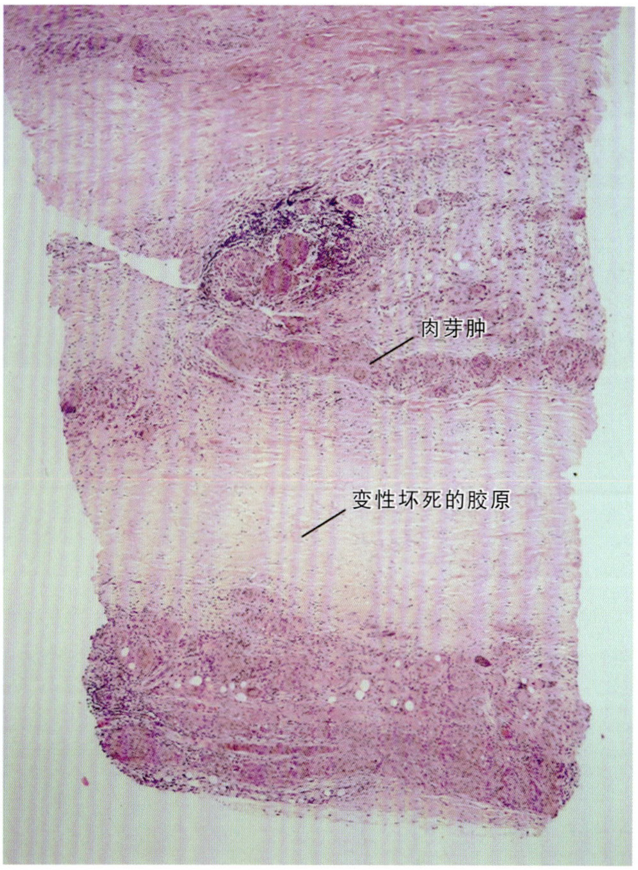

图 10–9　类脂质渐进性坏死。

类脂质渐进性坏死(necrobiosis lipoidica)

主要特征

- 肉芽肿之间可见横向的无细胞区域、苍白淡染区域和胶原蛋白变性层状分部。
- 侵及真皮全层。
- 真皮深层可见浆细胞分部。
- 无黏蛋白沉积。
- 因为硬化而导致环钻取材呈矩形。
- 可伴有胆固醇结晶或淋巴细胞结节样浸润。
- 早期改变与间质型环状肉芽肿类似。

由于大部分类脂质渐进性坏死患者也患有糖尿病，其最初被命名为糖尿病类脂质渐进性坏死，但仅有不到1%的糖尿病患者伴有类脂质渐进性坏死。胫前区是最常见的受累部位，下肢其他区域、上肢、手及躯干部位则较少累及。

类脂质渐进性坏死被认为是一种栅栏状的肉芽肿性皮肤病，这种栅栏状的细胞层像千层饼一样水平成层排列。病变侵及真皮全层，皮下组织亦常受累。

“坏死”是指真皮结缔组织失去原有形状，颜色苍白，或细胞核消失。

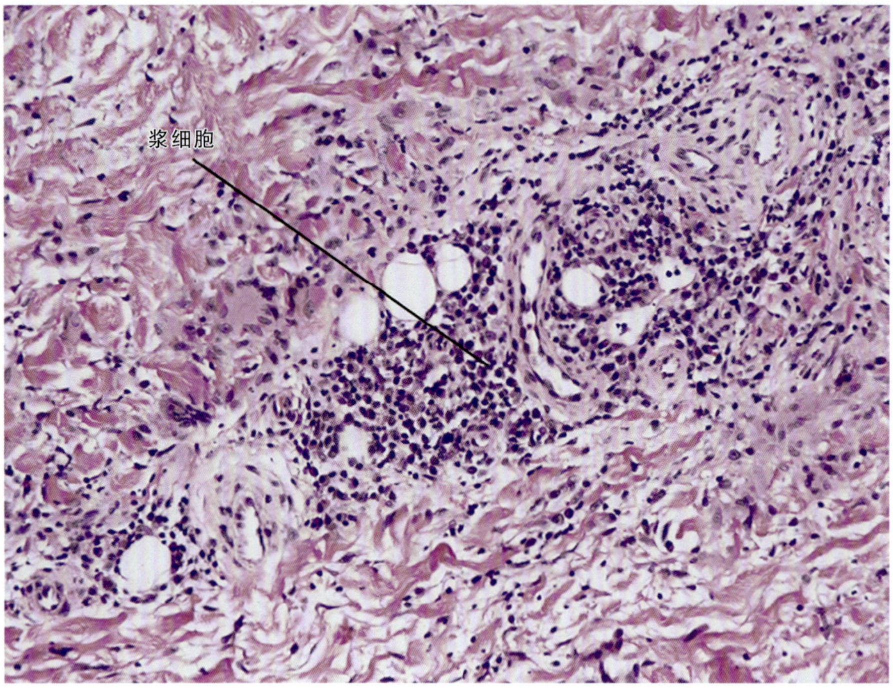

图 10-10 类脂质渐进性坏死。

类风湿结节(rheumatoid nodule)

主要特征

- 有较大的栅栏状肉芽肿，中央可见嗜酸性深染的纤维素样物质。
- 位于真皮下部及皮下。
- 无黏蛋白沉积。

其组织学改变与皮下环状肉芽肿及风湿热性结节类似，而类似的结节很少出现在系统性红斑狼疮患者中。

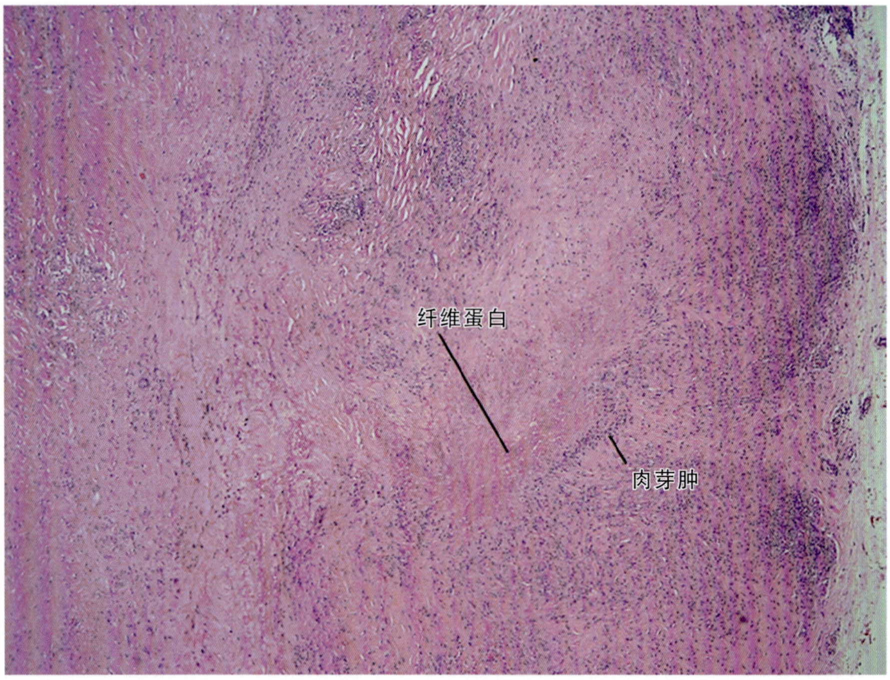

图 10-11 类风湿结节。

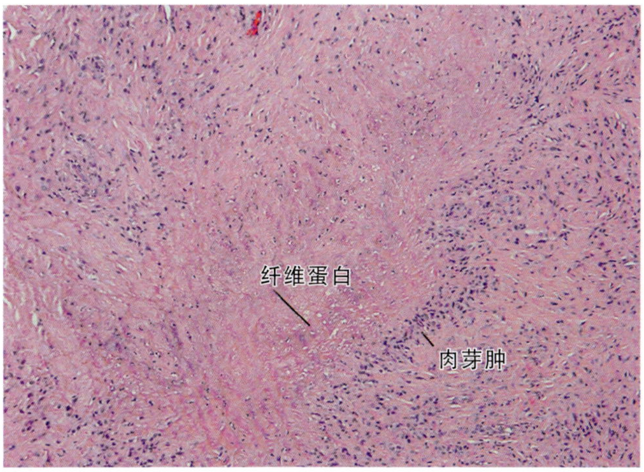

图 10-12 类风湿结节。

颜面播散性粟粒狼疮(lupus miliaris disseminatus faciei;LMDF:聚合性痤疮)

主要特征

• 小的如豌豆样的栅栏状肉芽肿,中央为干酪样坏死。

尽管其组织学改变与粟粒样结核类似,但颜面播散性粟粒狼疮是玫瑰痤疮的一种亚型,抗酸杆菌阴性可用于与粟粒样结核的鉴别。

不同于类风湿结节,颜面播散性粟粒狼疮肉芽肿的干酪样坏死表现为中央是淡红色无定形的物质,而类风湿结节是深染的纤维素样物质。

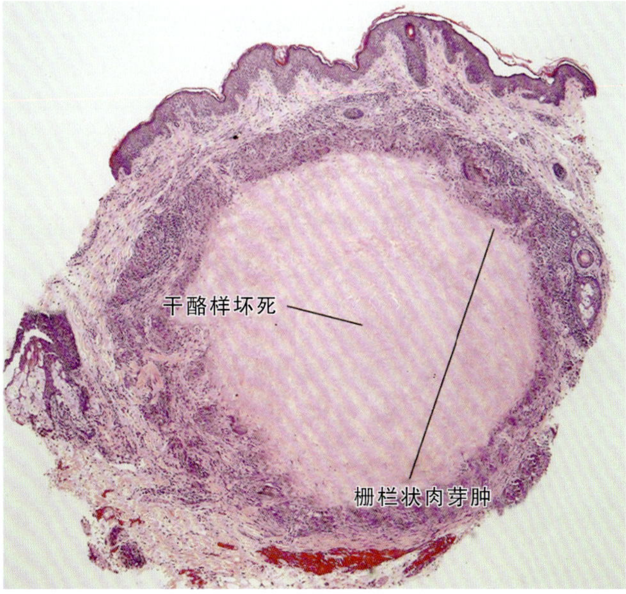

图 10-13 颜面播散性粟粒狼疮。

结节病(sarcoidosis)

主要特征

• 由上皮样细胞组成的孤立的“裸结节”,周围很少有淋巴细胞浸润。

• 无坏死。

系统性结节病中有皮肤损害的患者约占 1/4,而 1/4 有皮肤结节病的患者可不伴系统性疾病。

在结节病中,可见星状体(asteroid body)和 Schaumann 小体(Schaumann body),但它们是非特异的,亦可见于其他肉芽肿性疾病,如结核病、麻风和铍中毒。星状体是巨细胞内的嗜酸性星状包涵物。Schaumann 小体是细胞质内、多层的钙化小体。

结节病是一个排除性诊断,需要病理和临床密切结合。应借助特殊染色排除感染,如抗酸杆菌和真菌。偏振光检测可用于排除异物。然而,具有折光性的小硅晶体的存在并不能排除结节病的可能。事实上,硅肉芽肿可能是结节病最早期的表现(“瘢痕结节病”,scar sarcoid)。

鉴别诊断

具有微小差异的“裸结节”病包括:

• 结节病。

• 皮肤克罗恩病:伴有消化道症状的口周或肛周损害。

• 肉芽肿性唇炎(Melkersson-Rosenthal syndrome):在唇部。

• 结核样型麻风:伴随神经分布的肉芽肿及可能存在的抗酸杆菌。

• 硅肉芽肿/瘢痕结节病:具有折光性的物质。

• 肉芽肿性酒渣鼻:毗邻毛囊。

• 锆和铍肉芽肿:高度怀疑的患者需光谱分析。

渐进性坏死性黄色肉芽肿(necrobiotic xanthogranuloma,NXG)

主要特征

• 在肉芽肿结节内 X 形的红色坏死区。

• 泡沫状组织细胞和花环状多核巨细胞,包括 Touton 巨细胞。

• 侵及真皮和皮下组织。

• 在坏死区域内可见嗜中性碎片。

• 胆固醇结晶。

• 浆细胞和淋巴样滤泡。

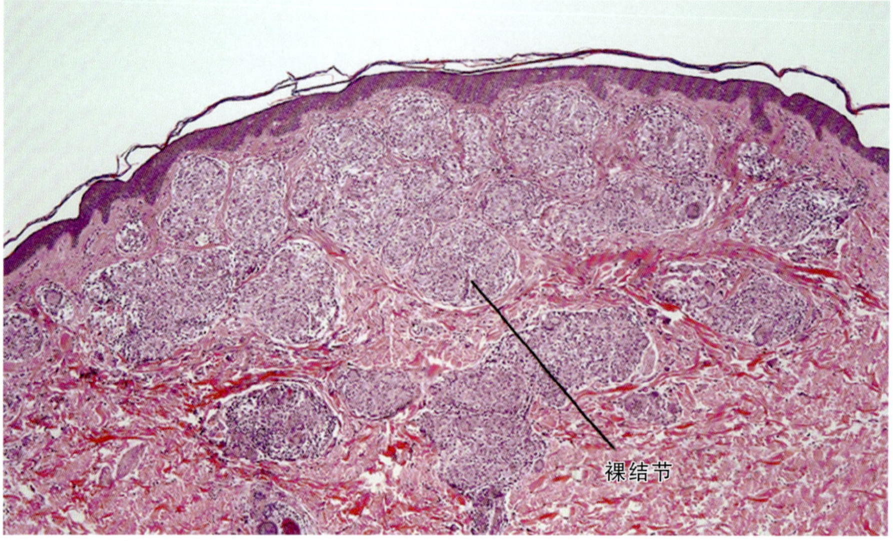

图 10-14 结节病。

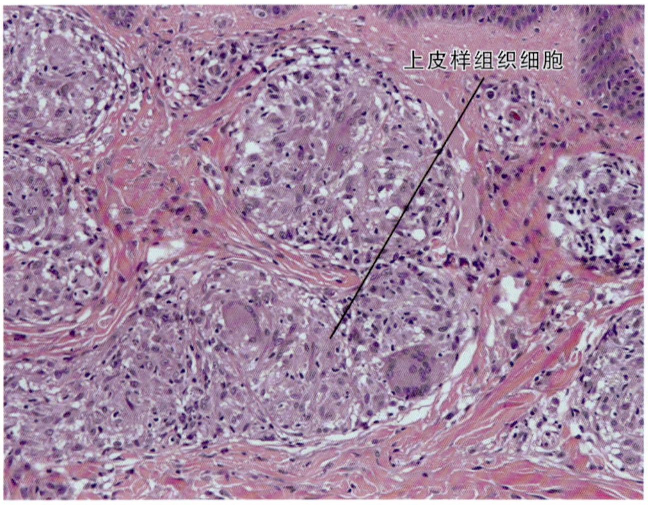

图 10-15 结节病。

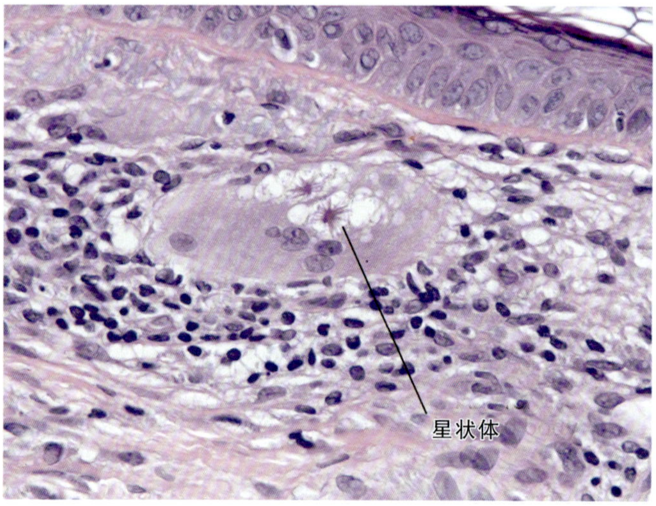

图 10-16 星状体。

如果类脂质渐进性坏死的层状表现类似培根条，那么渐进性坏死性黄色肉芽肿则类似有碎核装点的"胡椒培根"或"充满胆固醇的脏培根"。在临床上，渐进性黄色肉芽肿具有眼周易受累及相关 IgG(通常是 κ)副蛋白血症的特征，可与类脂质渐进性坏死相鉴别。在组织病理学方面，相对于类脂质渐进性坏死，渐进性坏死性黄色肉芽肿的浸润细胞更多，泡沫状组织细胞和巨细胞也同样更多。

Touton 巨细胞的核排列呈环状，环外侧具有泡沫状的胞质，常见于幼年性黄色肉芽肿、皮肤纤维瘤及渐进性坏死性黄色肉芽肿。

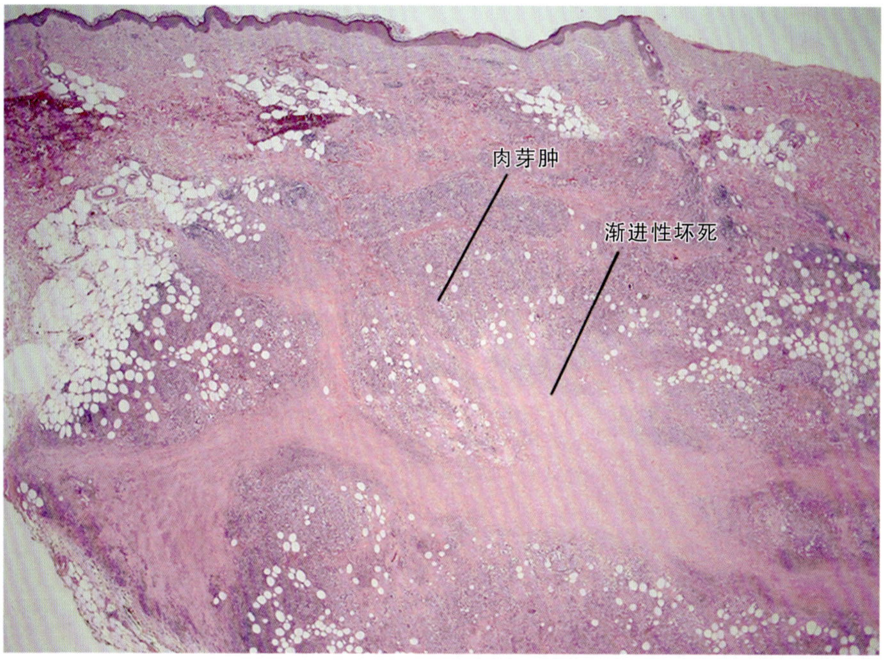

图 10-17　渐进性坏死性黄色肉芽肿：坏死区域常相互交通，形成 X 形。

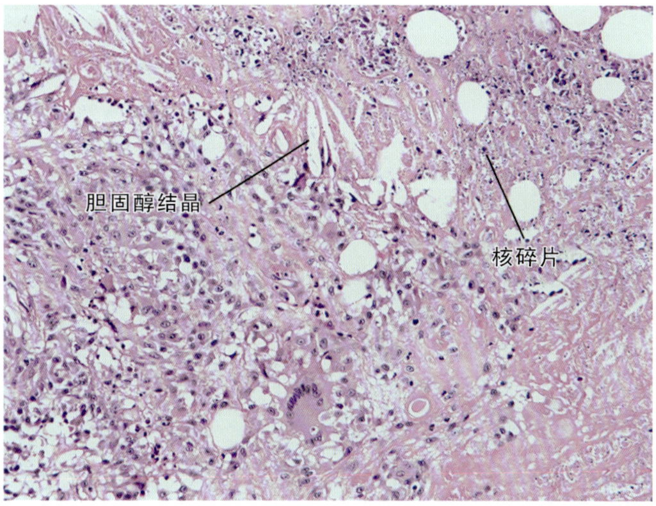

图 10-18　渐进性坏死性黄色肉芽肿。

黄色肉芽肿(xanthogranuloma)

主要特征

- 早期：在真皮乳头层及网状层可见大量紫色组织细胞的聚集。
- 中期：出现花环状的巨细胞。
- 后期：脂质化的组织细胞及 Touton 巨细胞。
- 其次是淋巴细胞及嗜酸性粒细胞的炎症浸润。

黄色肉芽肿可见于任何年龄，但常见于儿童，故又被称为幼年黄色肉芽肿(juvenile xanthogranuloma)。

黄色肉芽肿早期临床上呈红色，组织学上由大量胞质丰富的组织细胞构成，给人一种淡紫色薰衣草海洋的印象。随着时间的推移，这些组织细胞开始脂质化，临床上皮损转变为橙色。此时出现核呈花环状排列、外周包绕泡沫状胞质的 Touton 巨细胞。在消退的皮损中，可见成纤维细胞增殖及纤维化。相比于皮肤纤维瘤，黄色肉芽肿中的 Touton 巨细胞内不含铁血黄素的沉积。

具有多个皮损的儿童应做必要的眼部检查，因为眼部受累可导致青光眼或眼前房出血。有报道内脏黄色肉芽肿可导致心包炎。同时，黄色肉芽肿、Ⅰ型神经纤维瘤病与青少年慢性髓系白血病之间的相关性已被报道。

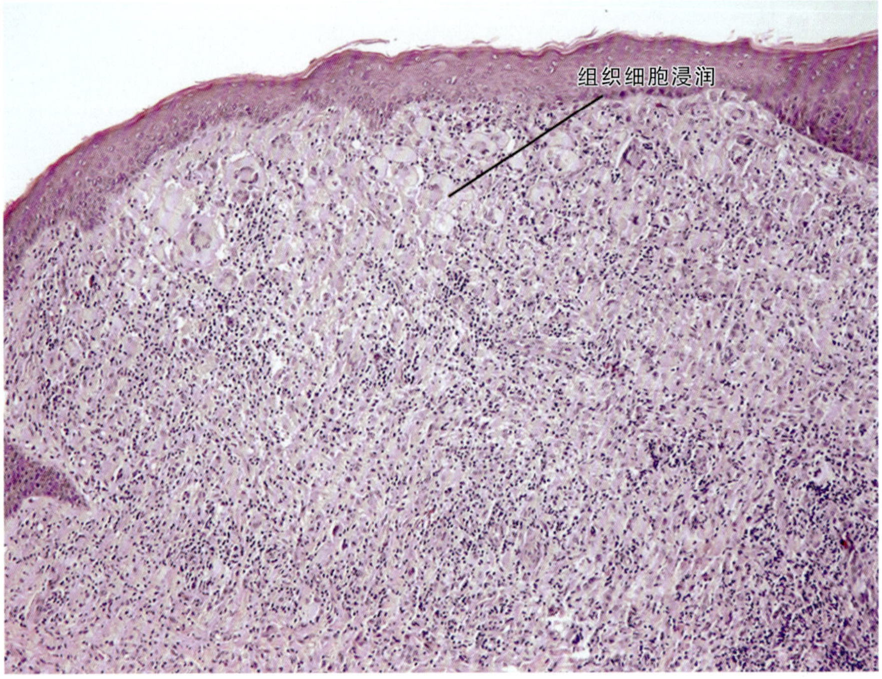

图 10-19 黄色肉芽肿。

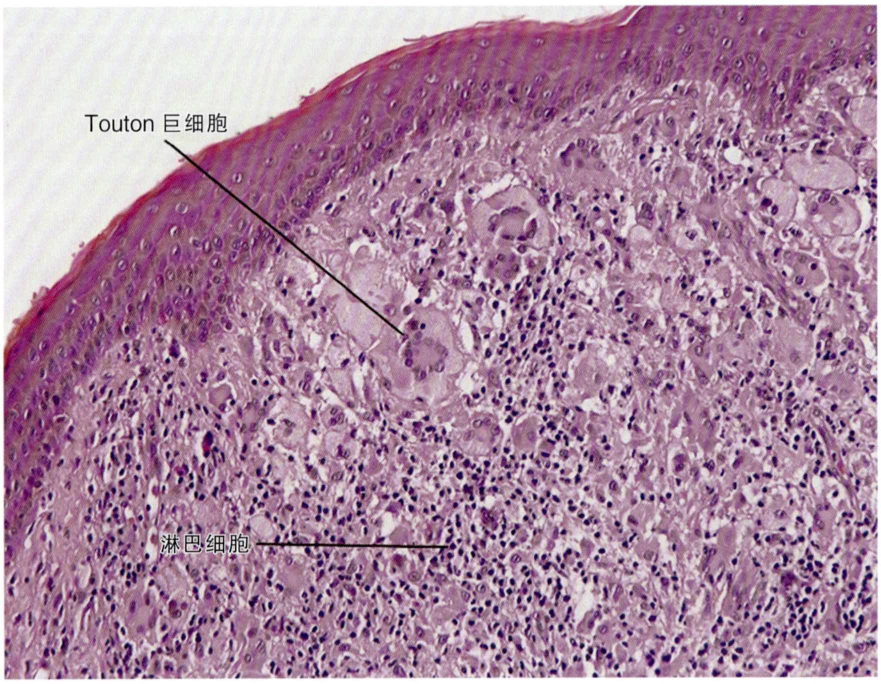

图 10-20 黄色肉芽肿。

网状组织细胞肉芽肿(reticulohistiocytic granuloma;孤立性网状组织细胞瘤,solitary reticulohistiocytoma)

主要特征

- 真皮内组织细胞的“海洋”。
- 每个组织细胞犹如置于空腔中。
- 双染组织细胞的胞质有明区和暗区。
- 组织细胞胞质呈浅尘玫瑰色或毛玻璃状。
- 可见双核及多核组织细胞。

多核组织细胞核常不规则、呈空泡状,有明显的核仁。其间有淋巴细胞、较少数量的嗜酸性粒细胞及中性粒细胞浸润。陈旧的皮损处炎症细胞较少,且由于细胞回缩导致组织细胞周围有人工空晕现象。

病变可单发或多发,而多发病变多伴有系统改变。多中心网状组织细胞增生症皮损多发,并伴有致畸性关节炎和甲褶处珊瑚珠串,10%的病例伴有内脏恶性肿瘤。

鉴别诊断

黄色肉芽肿:有更多的泡沫细胞,包括 Touton 巨细胞,毛玻璃样胞质的组织细胞较少见。

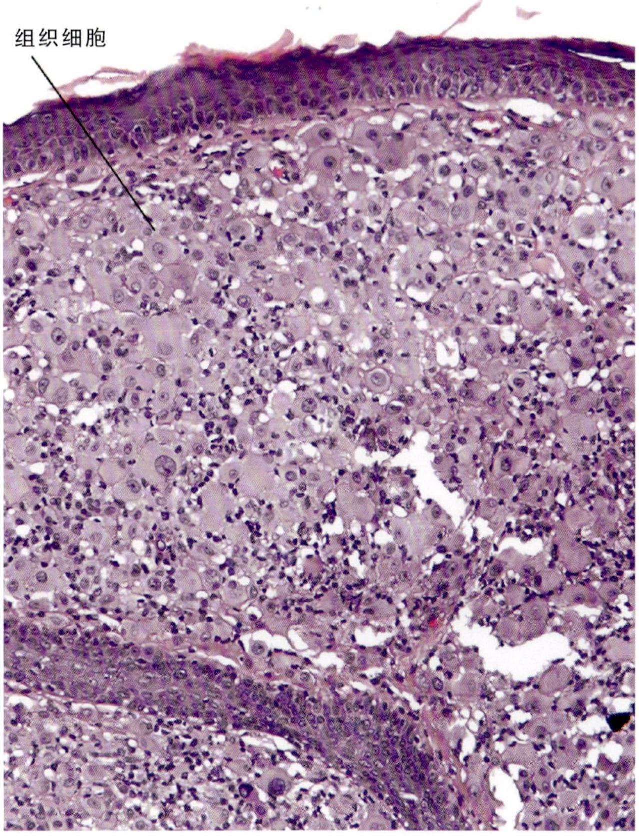

图 10-21 网状组织细胞肉芽肿。

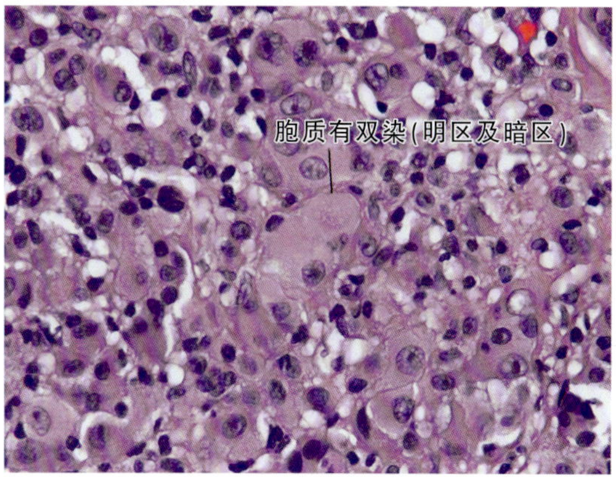

图 10-22 网状组织细胞肉芽肿。

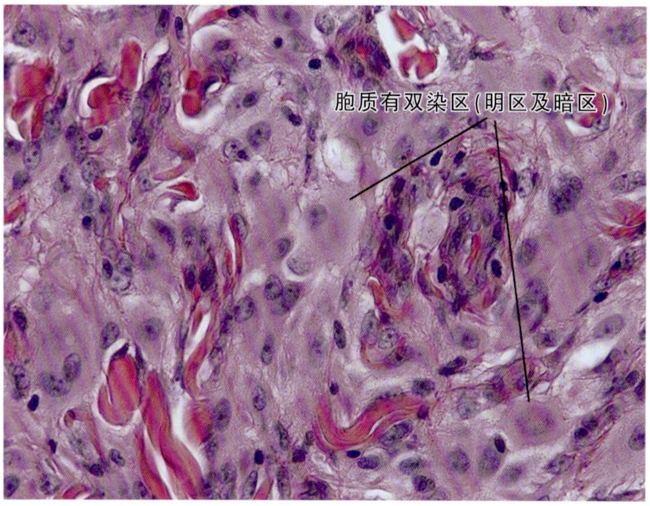

图 10-23 网状组织细胞肉芽肿。

Rosai-Dorfman 病(Rosai-Dorfman disease; 窦组织细胞增生伴巨大淋巴结病,sinus histiocytosis with massive lymphadenopathy)

主要特征

- 纤维化结节,可见明区和暗区。
- 片状组织细胞(明区)及淋巴细胞(暗区)。
- 伸入运动(emperipolesis,组织细胞胞质内发现完整的淋巴细胞及浆细胞)。
- S100 阳性,CD1a 阴性,CD68 阳性。

Rosai-Dorfman 病通常 20 岁前发病,症状为无痛性颈淋巴结肿大和发热。1/3 的病例有结外器官受累,约 10%的患者有皮肤损害,易侵及眼睑和颧骨部位,有时皮肤是唯一的靶器官。伸入运动是淋巴细胞及浆细胞穿过组织细胞的现象,但不会出现在吞噬性溶酶体内。

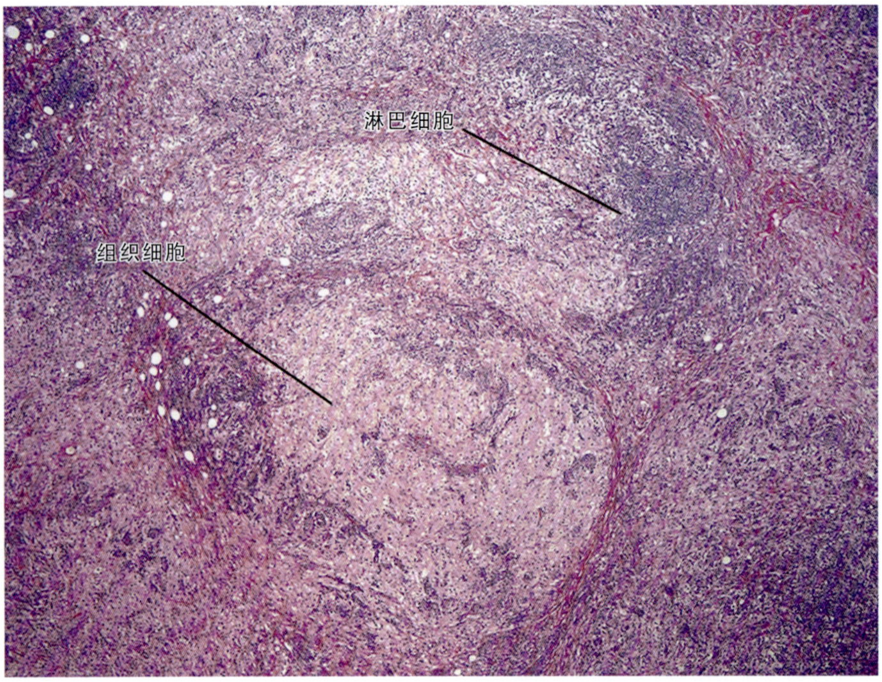

图 10-24 Rosai-Dorfman 病。

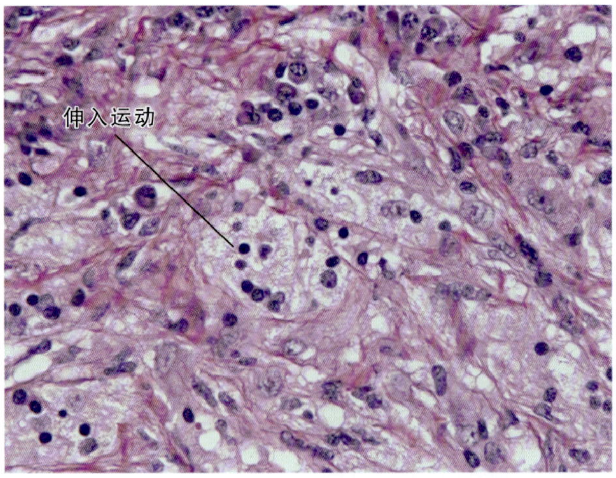

图 10-25 Rosai-Dorfman 病的伸入运动。

朗格汉斯细胞组织细胞增生症(Langerhans cell histiocytosis; 组织细胞增生症 X, histiocytosis X)

主要特征

- 多种细胞浸润，伴明显水肿及血管外红细胞。
- 肾形(芸豆状)核。
- 亲毛囊性分布常见于急性型。
- S100 阳性，CD1a 阳性，Langerin(CD207)阳性。

这些细胞浸润可以呈血管周围，或呈带状以及亲皮肤附属器周围分布的模式。伴有数量不等的嗜酸性粒细胞、淋巴细胞及稀疏的中性粒细胞围绕在特征性的组织细胞周围，组织细胞胞体大，核呈分叶状、锯齿状或沟槽状(芸豆状)。由于细胞间水肿，这些细胞看似像“漂浮在海上”一样。急性朗格汉斯细胞组织细胞增生症将在第 15 章详细介绍。

根据临床表现，既往将朗格汉斯细胞组织细胞增生症分为 Letterer–Siwe 病 (Letterer-Siwe disease)、Hand–Schüller–Christian 病(Hand-Schüller-Christian disease)及嗜酸性肉芽肿(eosinophilic granuloma)。其中，嗜酸性肉芽肿通常局限于某一部位，如骨骼或皮肤，而另外两种类型可累及数个器官系统。Hand–Schüller–Christian 病通常表现为三联症，即尿崩症、突眼症及溶解性骨损伤。Letterer–Siwe 病的皮疹更加播散，可累及多个器官。由于很多患者不太符合这些分类，目前疾病的预后取决于患者的年龄、受累器官的数量及受累器官功能损伤的程度。本病儿童常见，但成人病例也有报道。头皮、耳部及间擦部位皮肤更易受累。

类似于正常皮肤中的朗格汉斯细胞，拥有网球拍样外观的 Birbeck 颗粒也是一种特征性的超微结构标志(参见附录 2)。

先天性自愈性网状组织细胞增生症是朗格汉斯细胞组织细胞增生症的一种，通常在出生时或出生后不久发病，表现为可自愈的一个或多个皮肤结节。

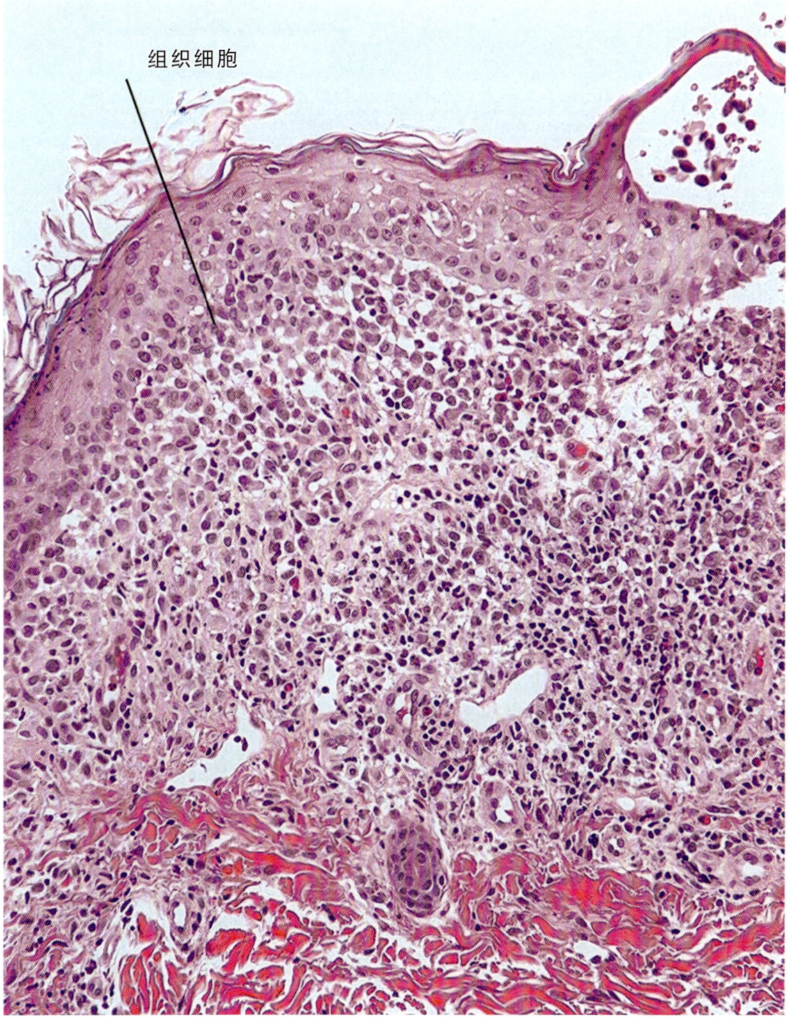

图 10–26　朗格汉斯细胞组织细胞增生症。

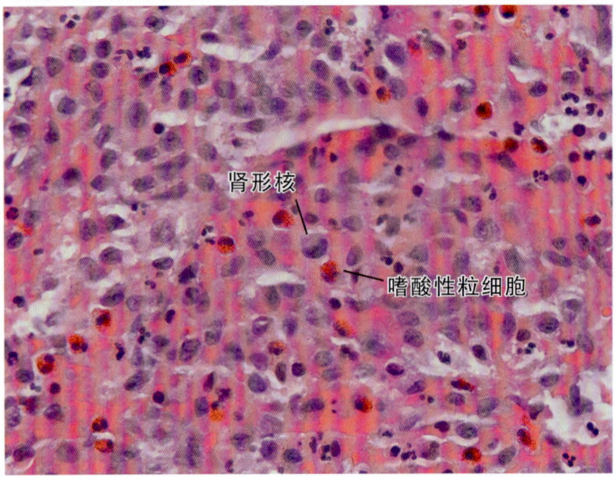

图 10-27 朗格汉斯细胞组织细胞增生症。

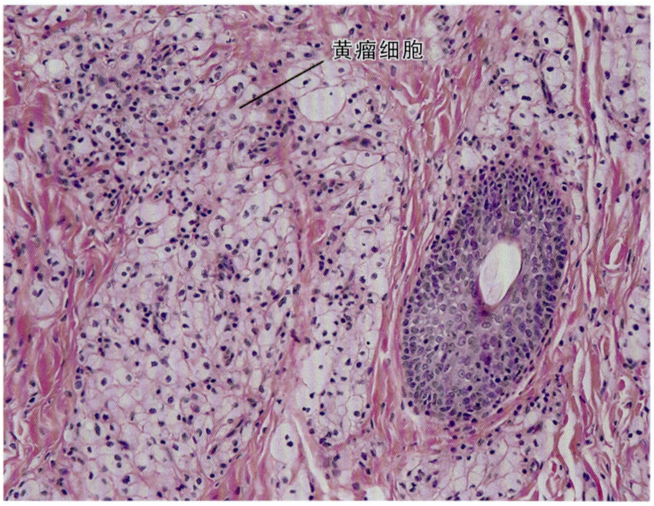

图 10-28 睑黄瘤。

黄瘤(xanthomas)

黄瘤表现为脂质在组织细胞中的积聚,被称为泡沫细胞或黄瘤细胞。根据临床形态、解剖部位及发展模式,可将黄瘤分为结节性、腱性、发疹性、扁平状及疣状。许多黄瘤与遗传或脂蛋白代谢紊乱有关,但血脂正常的扁平黄瘤则与浆细胞恶病质相关。

根据皮损的位置,可将扁平黄瘤进一步分为睑黄瘤、间擦性黄瘤、掌纹黄瘤及泛发性(广义上)扁平黄瘤。

间擦性黄瘤常合并纯合子型家族性高胆固醇血症。掌纹黄瘤常伴有Ⅲ型家族性高脂蛋白血症,且如其名所述,病变发生在掌纹处。大多数泛发性扁平黄瘤患者血脂正常,这与 IgG 副蛋白血症有关,并有发展成骨髓瘤的可能。

睑黄瘤(xanthelasma)

主要特征

- 皮肤薄、多个毳毛毛囊及横纹肌提示为眼睑部位。
- 泡沫细胞在真皮上部或中部呈带状浸润。

睑黄瘤是黄瘤最常见的类型,以眶周黄色斑块为特点。约一半患者血脂水平正常。

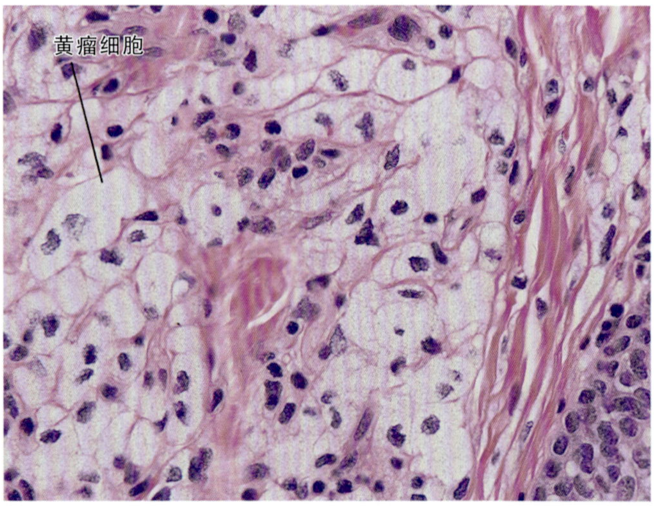

图 10-29 睑黄瘤。

结节性黄瘤(tuberous xanthoma)

主要特征

- 纤维化结节,伴数量不等的泡沫细胞。
- 可能有胆固醇结晶裂隙。

结节性黄瘤好发于肘、膝关节及臀部,这与乳糜微粒及极低密度脂蛋白增高有关。这类皮损最常见于Ⅲ型家族性高脂蛋白血症者,但也可见于纯合子和杂合子家族性高胆固醇血症、肝脏胆汁淤积、脑腱膜瘤病和 β-谷甾醇血症。

腱黄瘤与结节性黄瘤在组织学上很相似，除了前者好发于韧带、筋膜及肌腱，尤其是手、足及跟腱处。腱黄瘤最常见于重度家族性高胆固醇血症。

发疹性黄瘤（eruptive xanthoma）

主要特征

- 泡沫细胞及胞外脂质。
- 散在的淋巴细胞及中性粒细胞浸润（早期皮疹）。

在发疹性黄瘤中，真皮内脂质沉积过快，并超过了组织细胞的吞噬能力，从而导致游离或细胞外脂质沉积。

发疹性黄瘤最好发于臀部及股部，表现为成群泛发的黄色丘疹，周围绕有红晕。患者血清中乳糜微粒增高，常见于不能控制的糖尿病、甲状腺功能低下、乙醇摄入后及应用外源性雌激素或维 A 酸后等。根据 Frederickson 对高脂血症的分类，它常见于Ⅰ型（乳糜微粒升高），通常是由于脂蛋白脂肪酶异常或缺乏，或者载脂蛋白 C-Ⅱ缺乏，以及Ⅳ型（极低密度脂蛋白升高）和Ⅴ型（乳糜微粒和极低密度脂蛋白升高）。

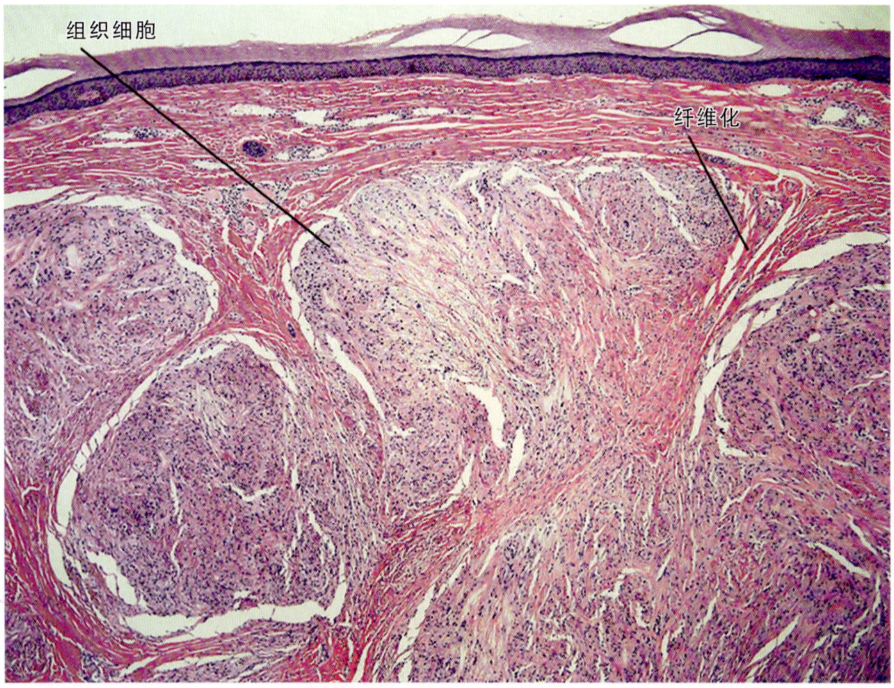

图 10-30　结节性黄瘤。

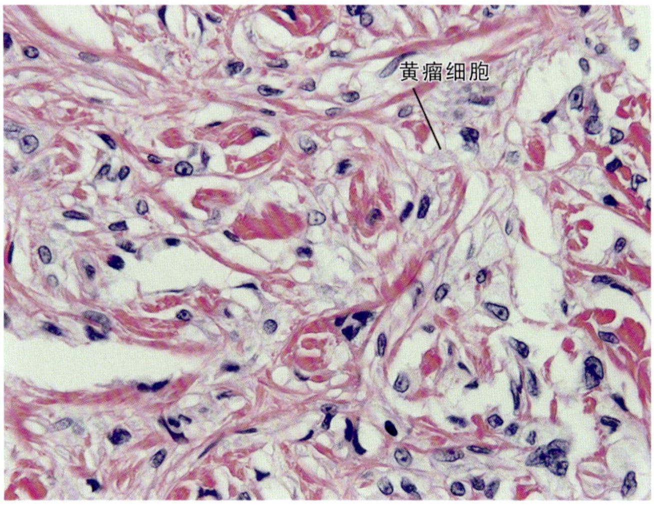

图 10-31　结节性黄瘤。

鉴别诊断

组织学上，在扫视下，发疹性黄瘤可能会与环状肉芽肿相混淆。然而再仔细观察，黄瘤病中可见到胞内或胞外脂质，而不是环状肉芽肿中的细胞外黏蛋白。也有人认为还应该与痛风进行鉴别，但痛风的沉积物是羽毛状的，且不含泡沫细胞。

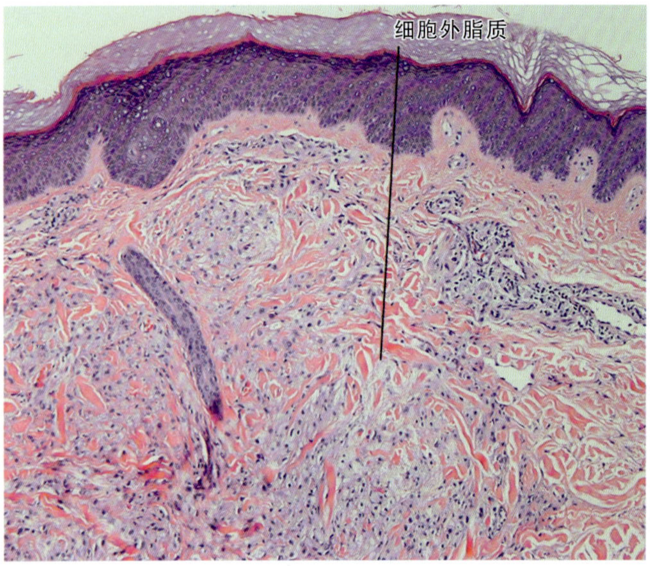

图 10-32　发疹性黄瘤。

疣状黄瘤(verruciform xanthoma)

主要特征

- 乳头瘤状增生。
- 真皮乳头层泡沫细胞浸润。
- 红色或橙色呈 V 形楔形分布的伴有中性粒细胞的角化不全。

疣状黄瘤与血脂增高无关，可能是由于变性或损伤的细胞覆盖在表皮上所致。其最常累及口腔，但生殖器部位、生殖器以外的皮肤及甲床亦可受累。

鉴别诊断

低倍镜下可见疣状增生，高倍镜下可见泡沫状组织细胞。

痛风(gout)

主要特征

- 栅栏状肉芽肿的周围可见灰蓝色的无定形物质，呈羽毛状外观。
- 如果组织固定在乙醇或甲醛溶液中，偏振光下可看到具有双折射的尿酸晶体。

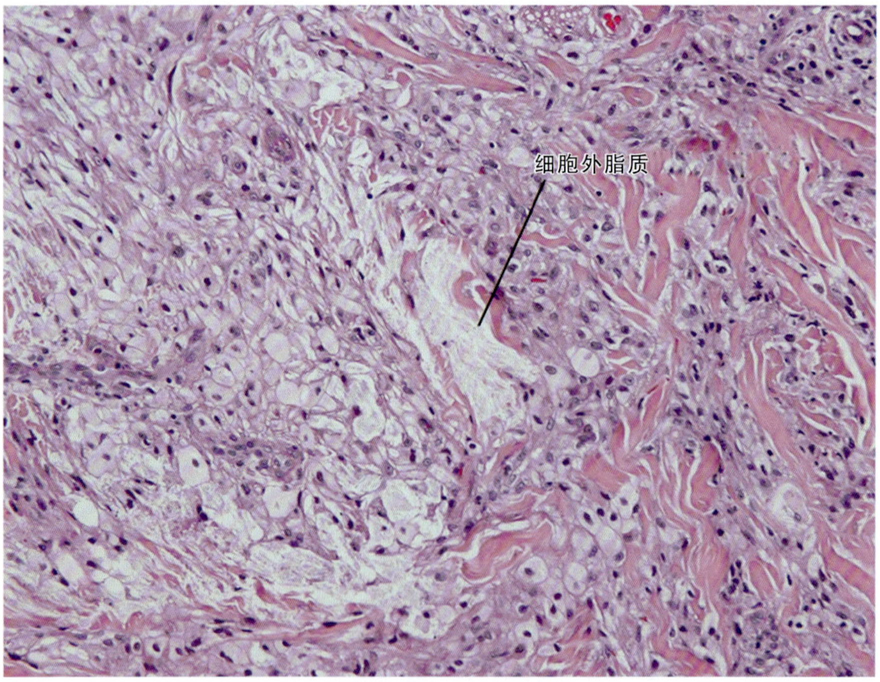

图 10-33　发疹性黄瘤。

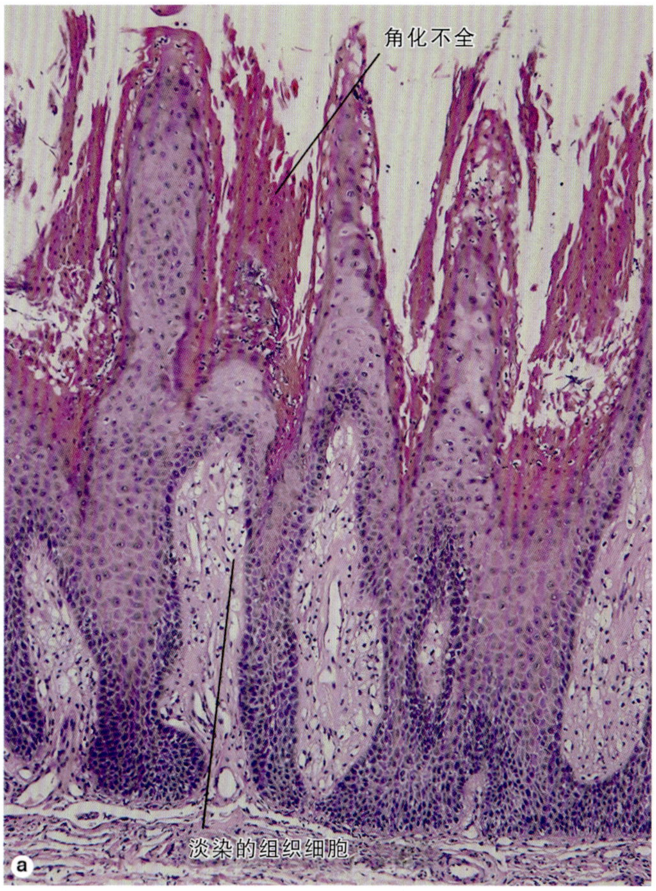

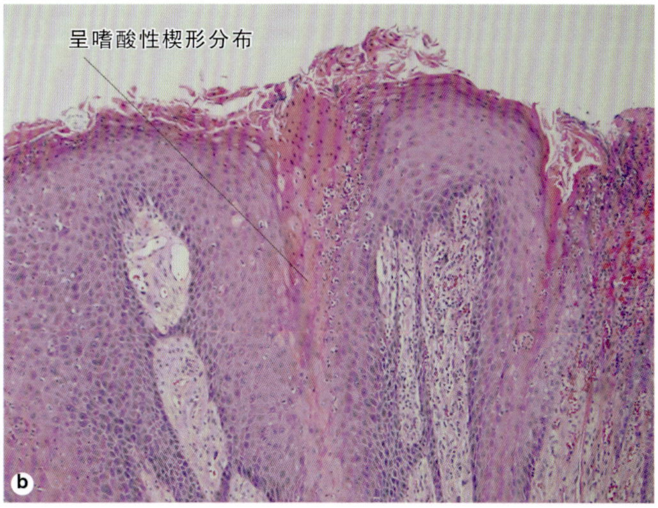

图 10-34　疣状黄瘤：红色的 V 形区域中可见坏死的上皮细胞和中性粒细胞，如同向下指的箭头指向下方不明显的黄瘤细胞。

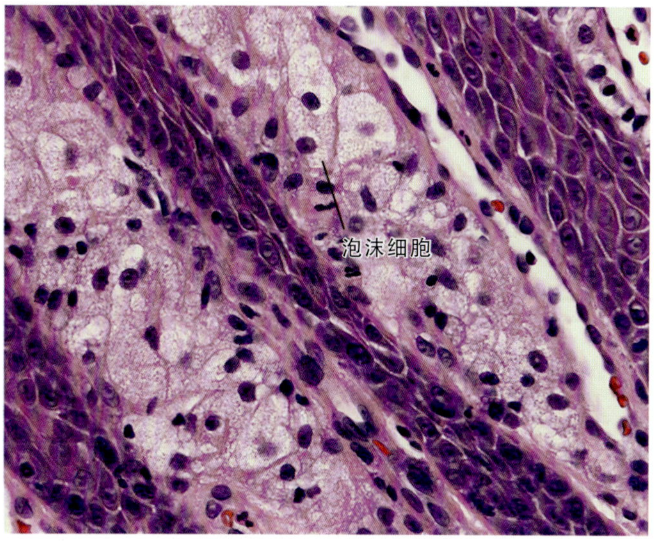

图 10-35　疣状黄瘤。

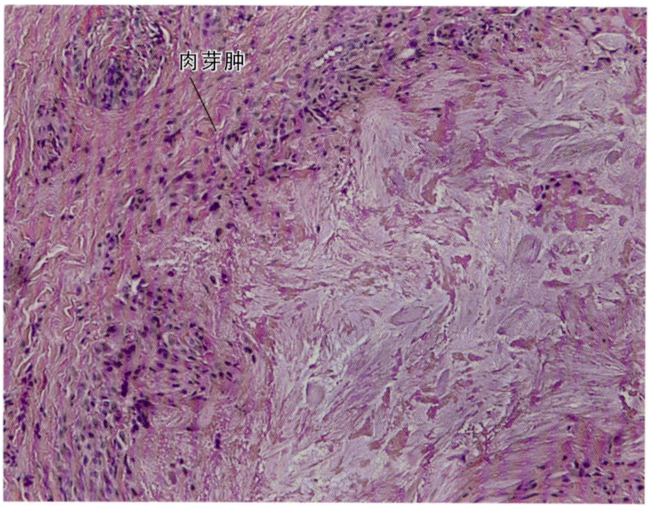

图 10-36　痛风。

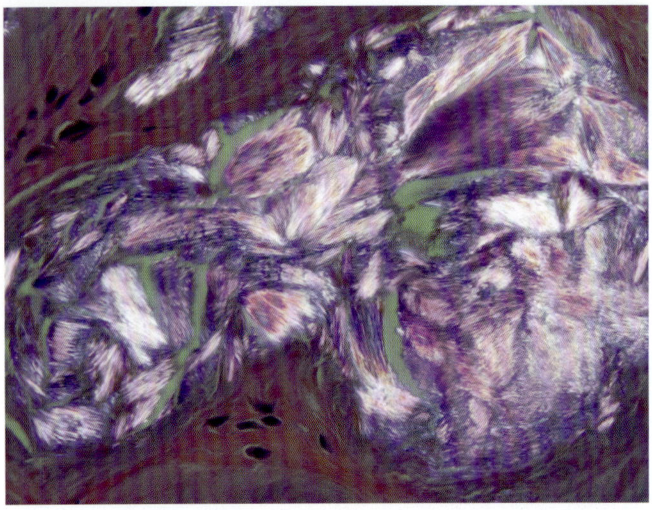

图 10-37 痛风(偏振光显微镜)。

异物肉芽肿(foreign-body granuloma)

主要特征

- 异物巨细胞中特征性的随机分布的细胞核。
- 偏振光下可能存在异物。
- 注意:偏振光下硅的存在不能排除结节病的可能性。

除真皮和脂肪的其余任何物质都可能导致肉芽肿的形成,包括来自破裂囊肿的角蛋白、止血材料、碎片和整形手术填充物(参见附录 3)。

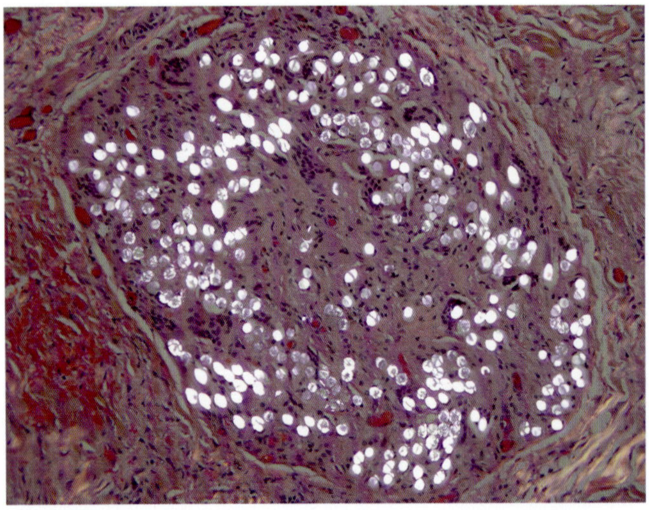

图 10-38 缝线材料导致的异物肉芽肿(偏振光显微镜)。

(胡宇晴 译 罗颖 杜娟 审校)

推荐阅读

Beatty EC Jr. Rheumatic-like nodules occurring in nonrheumatic children. AMA Arch Pathol 1959;68(2):154–9.

de Oliveira FL, de Barros Silveira LK, Machado Ade M, et al. Hybrid clinical and histopathological pattern in annular lesions: an overlap between annular elastolytic giant cell granuloma and granuloma annulare? Case Rep Dermatol Med 2012;102915.

Hanno R, Needelman A, Eiferman RA, et al. Cutaneous sarcoidal granulomas and the development of systemic sarcoidosis. Arch Dermatol 1981;117(4):203–7.

Mitteldorf C, Tronnier M. Histologic features of granulomatous skin diseases. J Dtsch Dermatol Ges 2016;14(4):378–88.

Mohsin SK, Lee MW, Amin MB, et al. Cutaneous verruciform xanthoma: a report of five cases investigating the etiology and nature of xanthomatous cells. Am J Surg Pathol 1998;22(4):479–87.

O'Brien JP. Actinic granuloma. An annular connective tissue disorder affecting sun- and heat-damaged (elastotic) skin. Arch Dermatol 1975;111(4):460–6.

Silverman RA, Rabinowitz AD. Eosinophils in the cellular infiltrate of granuloma annulare. J Cutan Pathol 1985;12(1):13–17.

Walsh NM, Hanly JG, Tremaine R, et al. Cutaneous sarcoidosis and foreign bodies. Am J Dermatopathol 1993;15(3):203–7.

Wick MR. Granulomatous & histiocytic dermatitides. Semin Diagn Pathol 2017;34(3):301–11.

第11章 炎性血管病

Dirk M. Elston

白细胞碎裂性血管炎(leukocytoclastic vasculitis,LCV)

主要特征

- 血管周围中性粒细胞浸润。
- 核碎裂(核尘、中性粒细胞碎裂)。
- 血管壁肿胀。
- 血管壁内纤维素沉积。
- 红细胞外渗。

白细胞碎裂性血管炎临床损害为紫癜，常为可触性,血管炎累及动脉常表现为网状青斑或星状梗死。

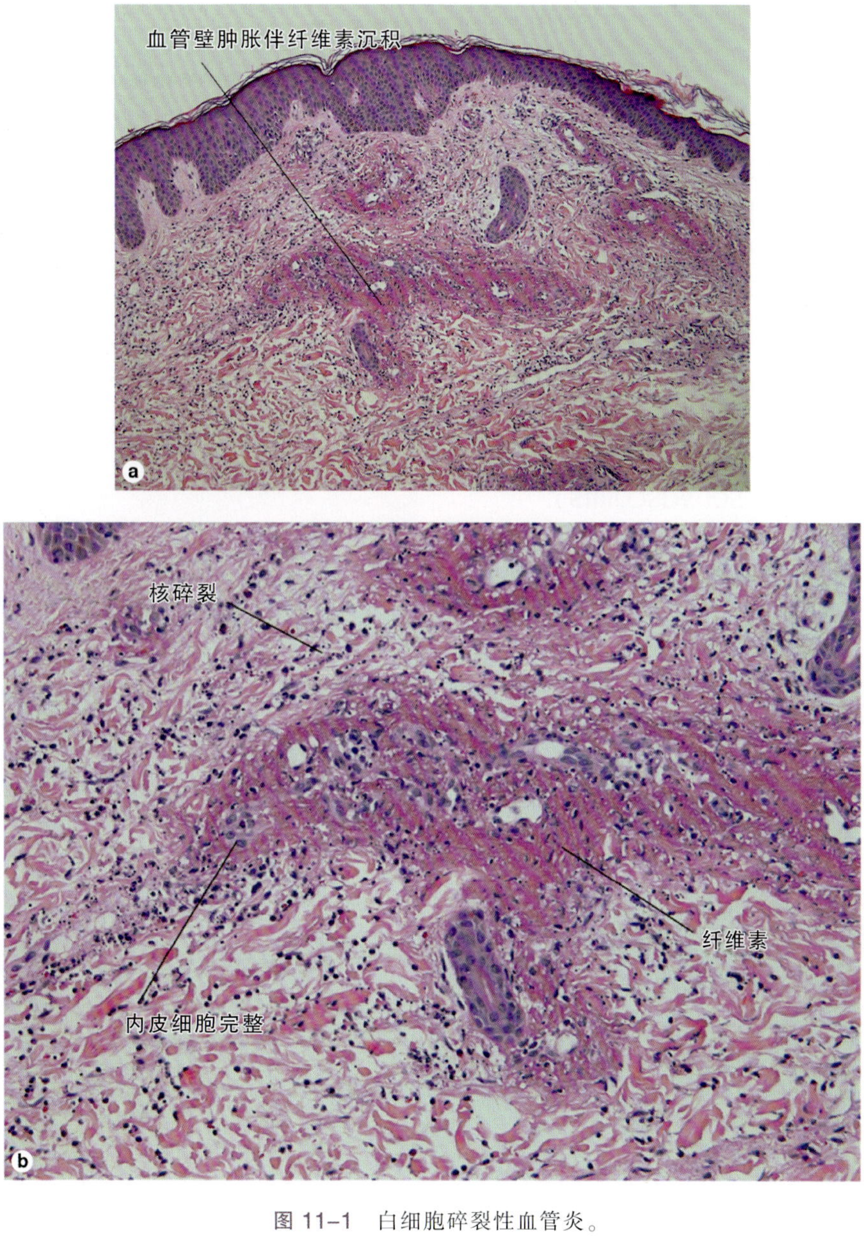

图 11-1 白细胞碎裂性血管炎。

血管炎的分类

血管炎的分类应根据浸润炎症的类型、受累血管的类型、是否有内皮细胞坏死、与系统损害的关系、免疫荧光类型和血清学检查结果等综合考虑。美国风湿病学会(ACR)的诊断标准主要根据临床表现,不强调组织病理表现。Chapel Hill 诊断标准包括组织病理特征,特别是血管大小。很多病变同时累及不同大小的血管,因此任何分类都有其局限性。

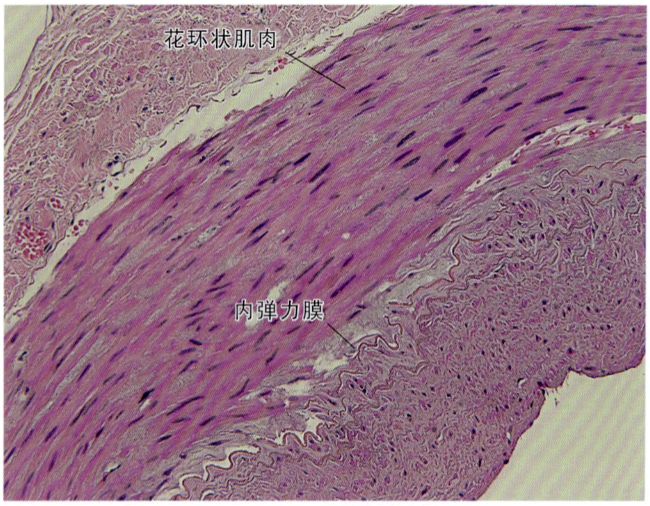

图 11-2 动脉的特征。

大血管血管炎(large vessel vasculitis)

当大血管受累发生血管炎时,关键是确定受累的血管是动脉还是静脉。动脉的特点是圆形,有环状肌层和内弹力膜。静脉呈椭圆形伴有束状肌层,可见静脉瓣膜,没有内弹力膜。当静脉压力升高,可出现所谓的静脉动脉化,这种现象有时在皮肤血管出现,但最多见于冠状动脉移植术后,静脉出现显著的内弹力膜,但仍保持静脉壁的束状肌肉特征。

巨细胞性动脉炎(giant cell arteritis;颞动脉炎,temporal arteritis)

主要特征

- 伴有环状肌层的动脉和显著的内弹力膜。
- 血管内皮下的肉芽肿性炎症。
- 随着病情进展,形成透壁炎症。
- 有时在血管壁内发生粥样硬化改变(内膜下钙化斑块)。

颞动脉炎常表现为局灶性血管累及, 呈串珠状,所以检查时需要观察足够长度的血管(最好为 2cm)。

Chapel Hill 诊断标准

肉芽肿性动脉炎主要累及颅外动脉大动脉分支,最常见的是颞动脉。患者通常年龄> 50 岁,常伴有风湿性多肌痛病。

美国风湿病学会诊断标准

年龄> 50 岁;新发头痛;临床颞动脉异常;血沉快;颞动脉活检阳性(符合 3 项诊断标准,敏感性> 93%,特异性> 91%)。

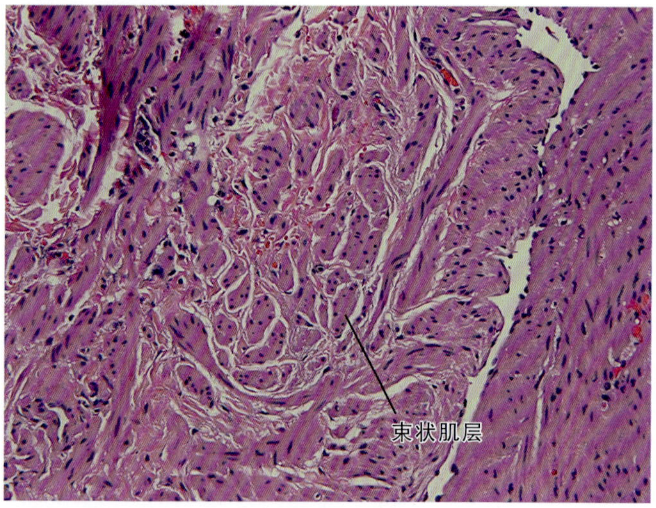

图 11-3 静脉的特征。

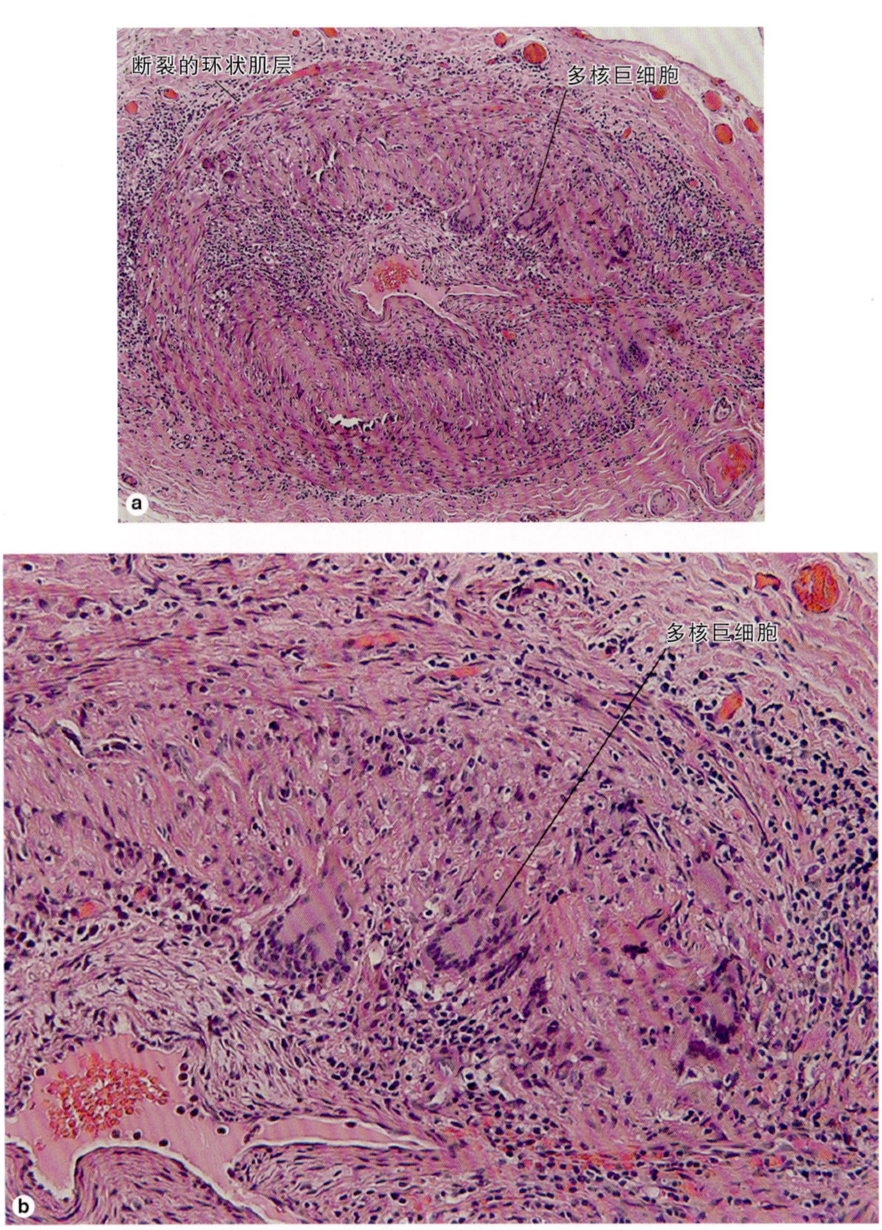

图 11-4　颞动脉炎。

高安动脉炎(Takayasu arteritis)

主要特征

- 肉芽肿性血管炎累及大的肌性动脉。

Chapel Hill 诊断标准

肉芽肿性动脉炎累及主动脉和其主要分支,发病年龄常< 50 岁。

美国风湿病学会诊断标准

年龄<40 岁;跛行;脉搏减弱;双上肢血压差>10mmHg;血管杂音;动脉造影异常(符合 3 项标准诊断,敏感性>90%,特异性>97%)。

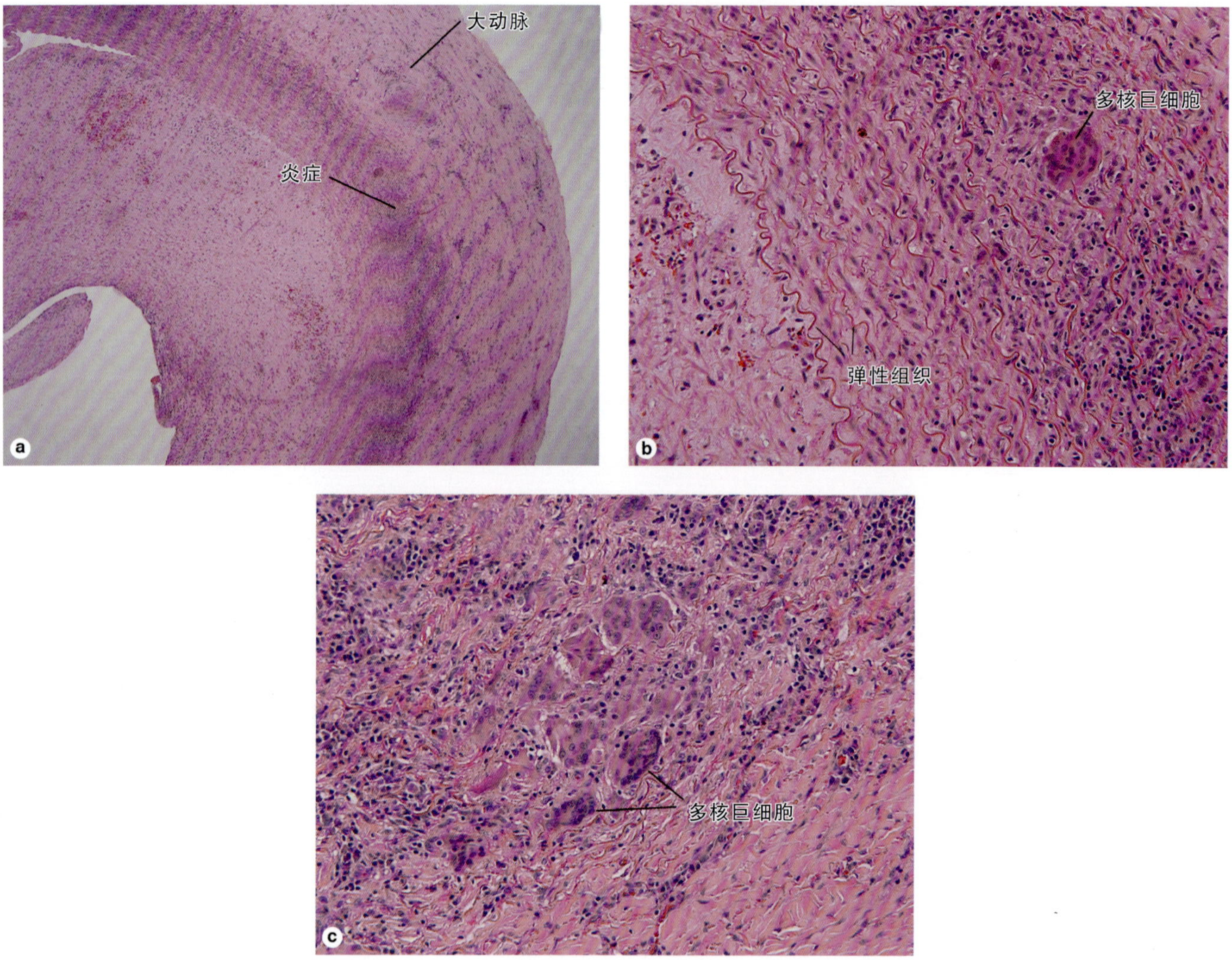

图 11-5　高安动脉炎。

结节性多动脉炎(polyarteritis nodosa)

主要特征

- 皮肤深层或皮下脂肪组织大动脉受累。
- 常累及血管分支处。
- 急性期伴有中性粒细胞核碎裂。
- 慢性期有肉芽肿成分。
- 常伴有脂肪坏死。

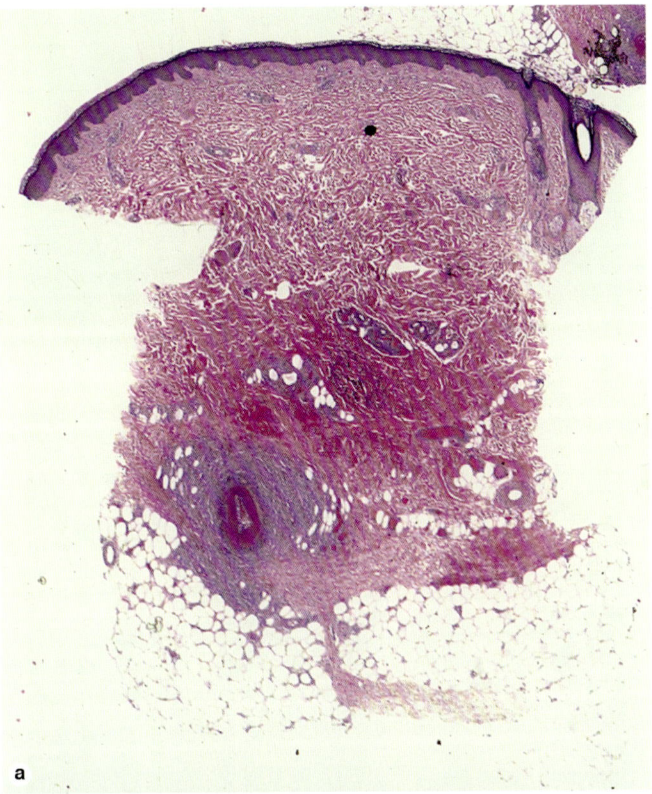

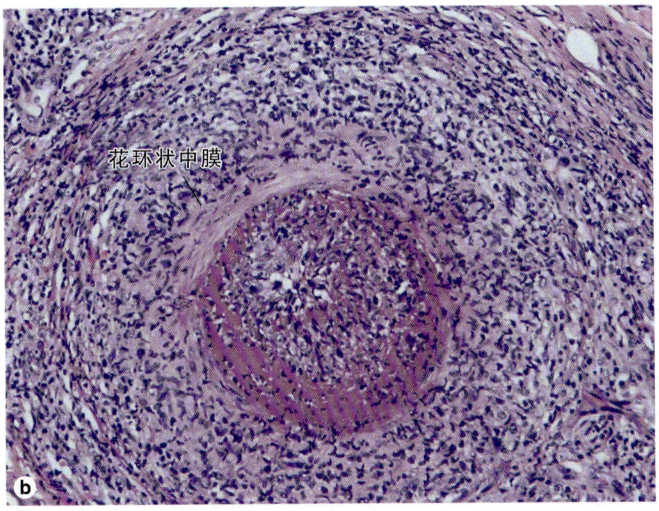

图 11-6　结节性多动脉炎。

结节性多动脉炎常有网状青斑和红色或色素性皮下结节。活检典型表现为皮下脂肪内动脉受累的中性粒细胞性血管炎，常伴有周围的脂肪小叶坏死。

Chapel Hill 诊断标准

累及中等或小动脉的坏死性炎症，不伴有肾小球肾炎或小动脉、毛细血管或静脉血管炎。

美国风湿病学会诊断标准

体重减轻>4kg；网状青斑；睾丸痛或睾丸压痛；肌肉痛/肌病，或肌肉压痛；神经病变；高血压（舒张压>90mmHg）；肾损害；乙肝病毒感染；动脉造影异常，活检提示动脉中性粒细胞性炎症（符合 3 项标准诊断，敏感性>82%，特异性>86%）。

血栓性静脉炎（thrombophlebitis）

主要特征

- 血管炎累及伴有束状肌层的椭圆形静脉。
- 血管没有内弹力膜，可有瓣膜。
- 血管内可见血栓。

闭塞性血栓性血管炎（thromboangiitis obliterans；Buerger 病，Buerger disease）

主要特征

- 动脉内膜炎。
- 主要为中性粒细胞炎症，累及血栓性血管。

Buerger 病罕见，常见于吸烟男性，以肢体远端大血管合并有急性炎症和血栓形成为特征。

美国风湿病学会诊断标准

年龄> 50 岁；吸烟史；远端外周血管阻塞疾病（膝关节或肘关节以下受累）；3 项其他标准，包括游走性血栓性静脉炎、累及上肢、特征性血管造影。

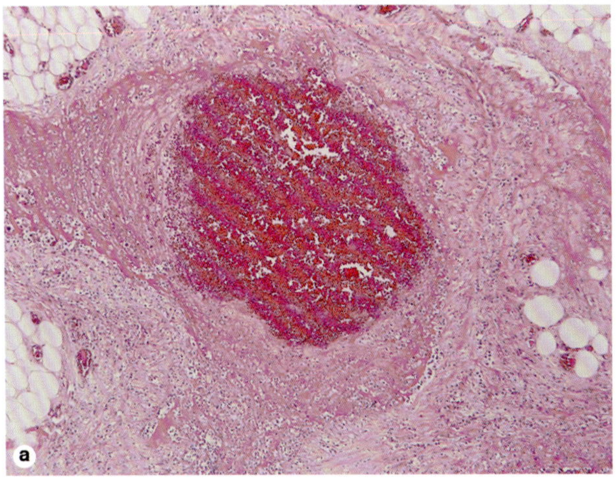

图 11-7　Buerger 病。（待续）

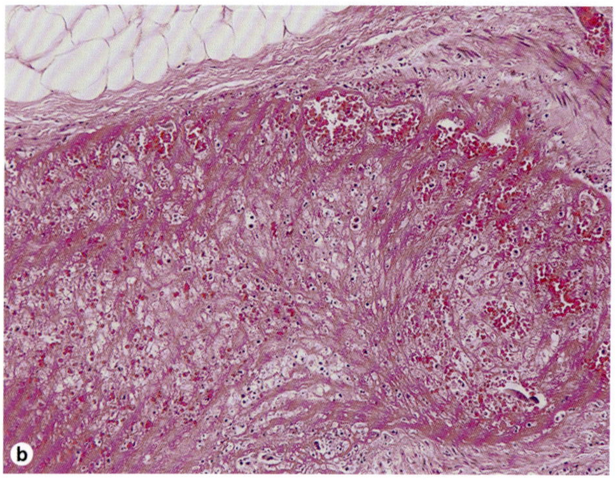

图 11-7(续)

中等血管血管炎(medium vessel vasculitis)

主要特征

- 累及混合性血管(毛细血管后微静脉和深在大血管)。
- 内皮坏死常见。
- 常与抗中性粒细胞胞质抗体(ANCA)有关。
- 最常见的病因包括：
  - 肉芽肿性多血管炎(旧称韦格纳肉芽肿)(常有c-ANCA/抗蛋白酶3阳性)。
  - Churg-Strauss综合征(Churg-Strauss syndrome)(常有p-ANCA/抗髓过氧化物酶阳性)。
  - 显微镜下多血管炎(常有p-ANCA/抗髓过氧化物酶阳性)。
  - 败血症性血管炎。
  - 类风湿性血管炎。
- 这组5个疾病有时被称为“大5”，因为这些血管比毛细血管后微静脉大，且患者临床症状较重。

这组疾病的特征是累及较大血管而不是毛细血管后微静脉的白细胞碎裂性血管炎。常伴有血管内皮细胞坏死。活检发现浅深层血管周围中性粒细胞浸润伴核碎裂、血管壁肿胀、血管壁内纤维素沉积及红细胞外渗。

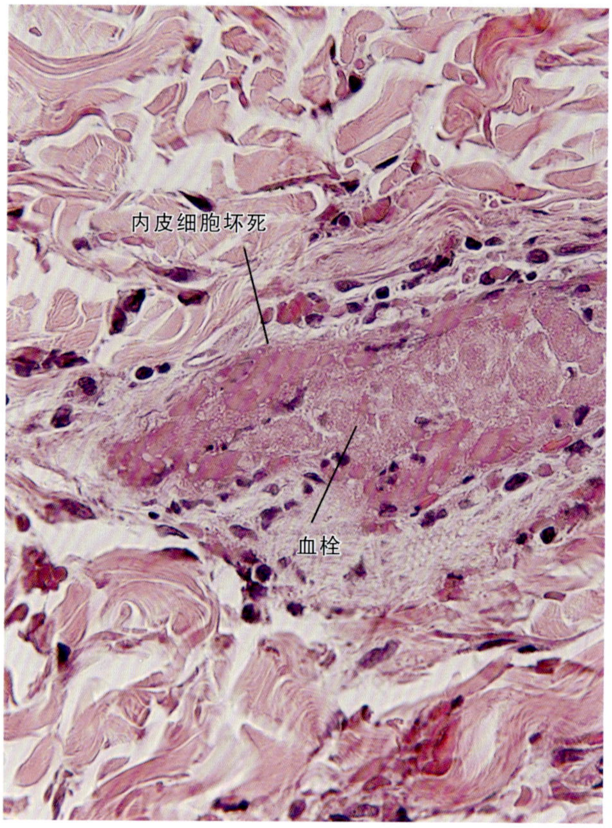

图 11-8 “大5”类型血管炎。

肉芽肿性多血管炎(granulomatosis with polyangiitis；旧称韦格纳肉芽肿，Wegener's granulomatosis)

主要特征

- 白细胞碎裂性血管炎累及管径大小不同的血管(毛细血管后微静脉和较大的深在性血管)。
- 常见血管内皮细胞坏死。
- 可累及皮肤、上呼吸道和肾脏。
- LCV发展成星状脓肿(中央为中性粒细胞的栅栏状肉芽肿)。
- 肉芽肿内可见多核巨细胞。

肉芽肿性多血管炎(旧称韦格纳肉芽肿)常累及上呼吸道。鼻部皮肤常坏死，其他部位，尤其是四肢亦可发生皮肤损害。组织学符合“大5”类血管炎。个别血管炎可发展成星状脓肿(在中央区中性粒细胞呈星状聚集，周围为栅栏状肉芽肿)。肉芽肿内可见多核巨细胞。肉芽肿性血管炎表现为中等大小的血管受累。

Chapel Hill 诊断标准

呼吸道的肉芽肿性炎症；小至中等大小血管的坏死性血管炎；常有坏死性肾小球肾炎。

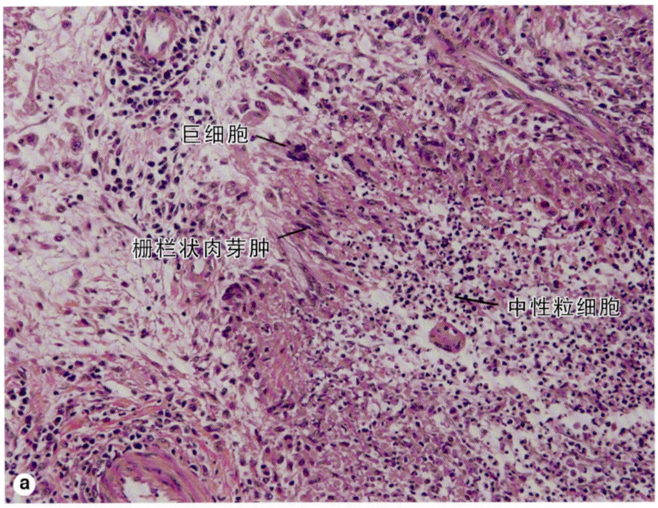

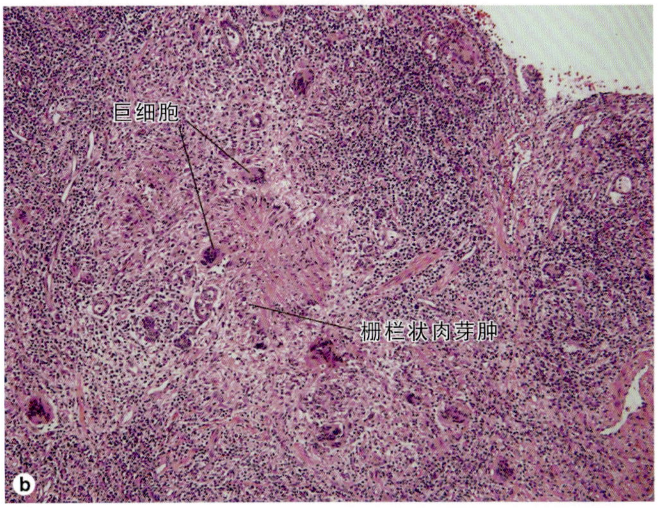

图 11-9 肉芽肿性多血管炎(旧称韦格纳肉芽肿),伴有星状脓肿的栅栏状肉芽肿。

美国风湿病学会诊断标准

鼻或口腔炎症;胸部X线片示结节;有浸润或空洞;镜下血尿或红细胞管型;活检发现肉芽肿性炎症(符合2项标准,敏感性>88%,特异性>92%)。

鉴别诊断

栅栏状肉芽肿性皮炎伴星状脓肿形成可见于肉芽肿性多动脉炎(旧称韦格纳肉芽肿)(外周为多核巨细胞,中央为中性粒细胞)、Churg-Strauss综合征(外周是上皮样细胞,中央是嗜酸性粒细胞)、非典型分枝杆菌感染、孢子丝菌病、奴卡病、猫抓病、性病淋巴肉芽肿病和兔热病。

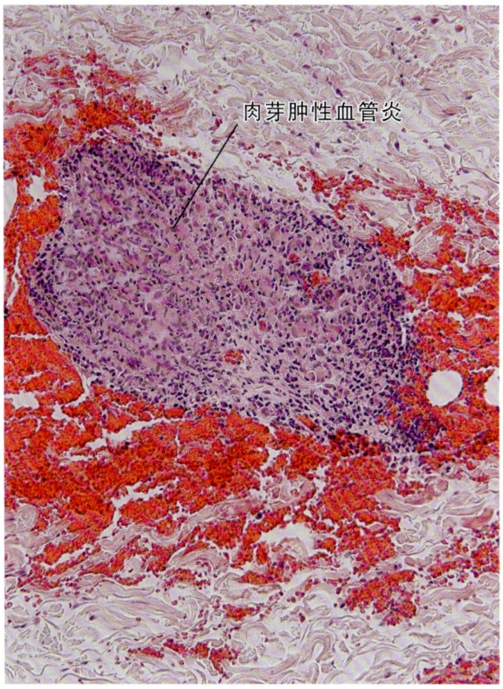

图 11-10 肉芽肿伴多动脉炎(旧称韦格纳肉芽肿),肉芽肿性血管炎。

嗜酸细胞性肉芽肿性多血管炎(eosinophilic granulomatosis with polyangiitis;Churg-Strauss 综合征,Churg-Strauss syndrome)

主要特征

- 白细胞碎裂性血管炎同时累及管径大小不同的血管(毛细血管后微静脉和较大的深在性血管)。
- 常伴血管内皮细胞坏死。
- 常伴哮喘。
- 可累及皮肤和肾脏。
- LCV可发展成星状脓肿(中央区嗜酸性粒细胞,外周为栅栏状肉芽肿)。
- 肉芽肿内有上皮样细胞,无巨细胞。

Churg-Strauss综合征是一种血管炎,常伴有哮喘。部分病例可由白三烯的抑制剂而诱发。

组织学类型属"大5"类血管炎类。常见伴中央脓疡的栅栏状肉芽肿。很少有多核巨细胞,中央由嗜酸性粒细胞组成而不是中性粒细胞,这与肉芽肿性多血管炎(旧称韦格纳肉芽肿)不同。可见到与Wells综合征类似的火焰征(嗜酸性颗粒附着于胶原纤维)。

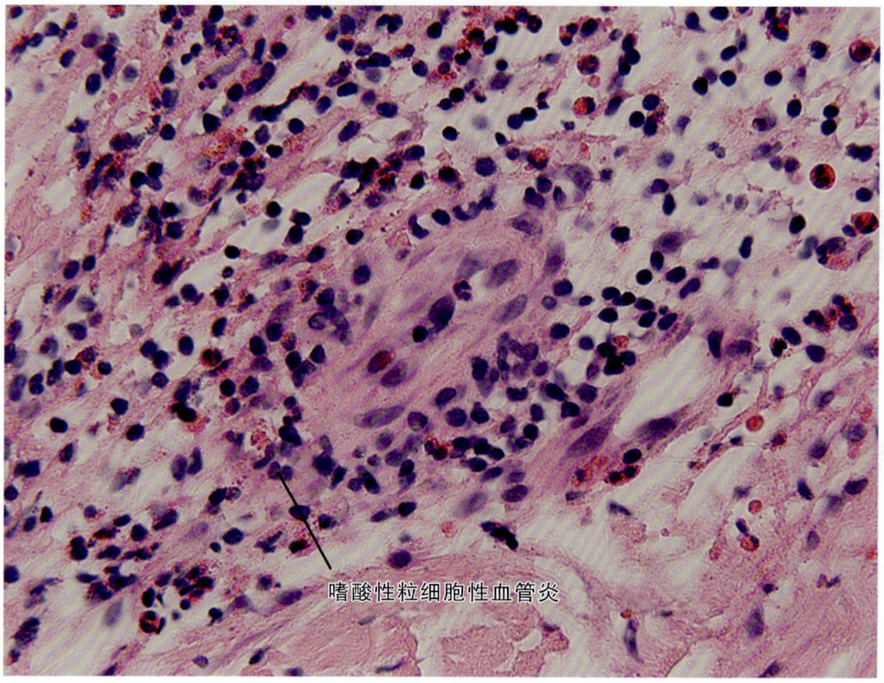

图 11-11 Churg-Strauss 综合征，伴有嗜酸性粒细胞的血管炎。

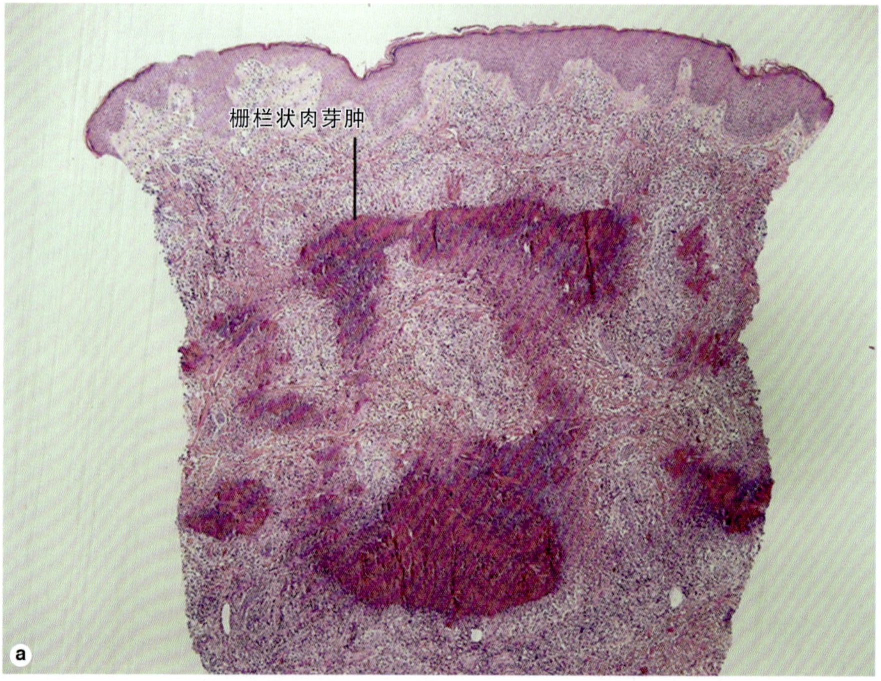

图 11-12 Churg-Strauss 综合征，伴有星状脓肿的栅栏状肉芽肿。(待续)

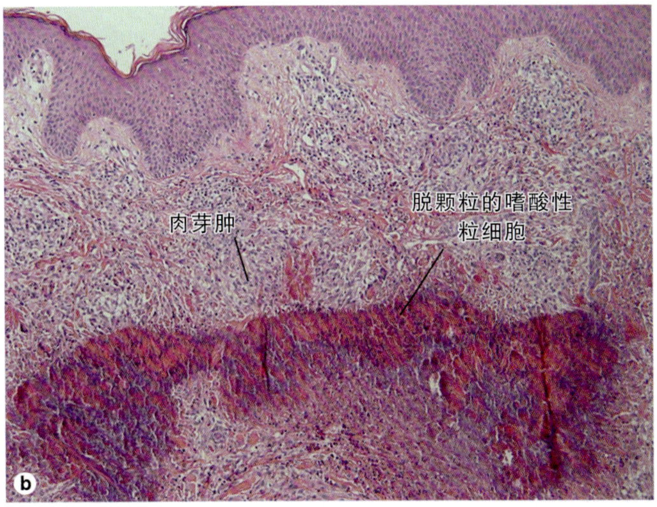

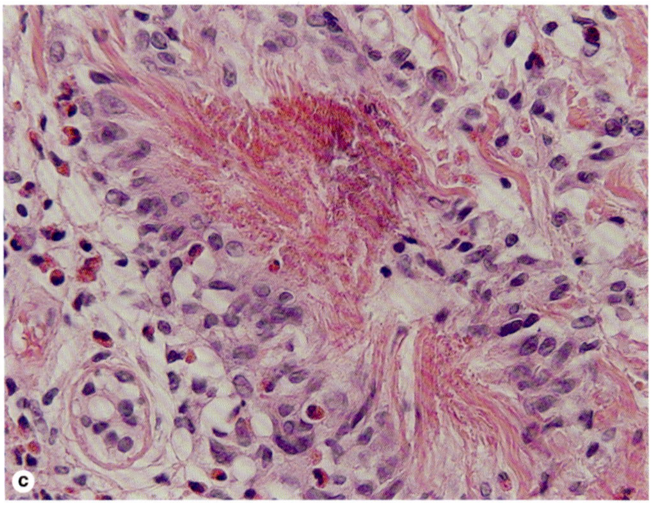

图 11-12(续)

Chapel Hill 诊断标准

累及上呼吸道的嗜酸性粒细胞浸润和肉芽肿炎症；小至中等血管的坏死性血管炎；伴有哮喘和外周血嗜酸性粒细胞增多。

美国风湿病学会诊断标准

哮喘；嗜酸性粒细胞增多(>10%)；神经病变；肺浸润；鼻旁窦受累；血管外、组织间有嗜酸性粒细胞浸润(4项标准，敏感性>85%，特异性>99%)。

显微镜下多血管炎(microscopic polyangiitis)

主要特征

- 白细胞碎裂性血管炎累及管径大小不同的血管(毛细血管后微静脉和较大的深在性血管)。
- 伴有血管内皮细胞坏死。

组织学类型属于"大 5"类血管炎。血管内皮坏死是主要特征。根据组织学类型，ANCA 阳性和系统受累可诊断此病。

Chapel Hill 诊断标准

坏死性血管炎；很少或没有免疫沉积物；小至中等血管受累；可伴有坏死性动脉炎；坏死性肾小球肾炎和肺毛细血管炎常见。

类风湿性血管炎(rheumatoid vasculitis)

主要特征

- 白细胞碎裂性血管炎累及混合性血管(毛细血管后微静脉和较大的深在性血管)。
- 伴有血管内皮细胞坏死。

组织学类型与其他"大 5"血管炎类似。该血管炎与类风湿因子和类风湿性关节炎有关。与其他多数结缔组织病相关的血管炎不同，类风湿性血管炎常伴有溃疡和瘢痕。

败血症性血管炎(septic vasculitis)

主要特征

- 白细胞碎裂性血管炎累及管径大小不同的血管(毛细血管后微静脉和较大的深在性血管)。
- 常伴有血管内皮细胞坏死。
- "脏"的坏死伴有大量中性粒细胞核碎裂。

败血症性血管炎是典型的小动脉"脏"性坏死，由于小动脉受累，临床常见网状青斑和星状梗死。

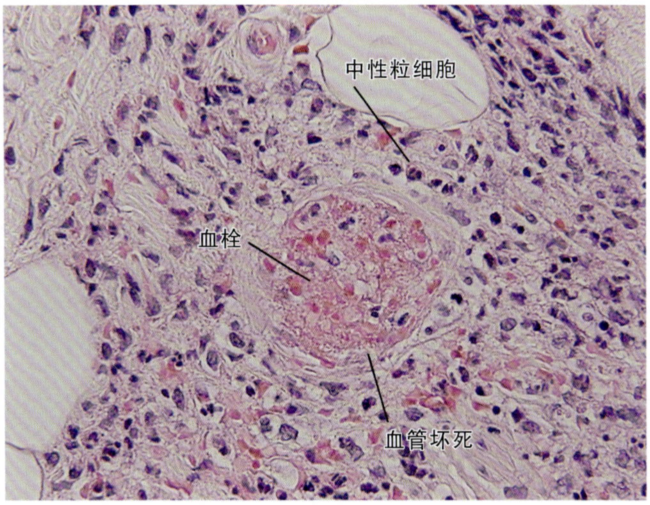

图 11-13　败血症性血管炎。

小血管白细胞碎裂性血管炎（small vessel leukocytoclastic vasculitis）

主要特征

- 主要累及毛细血管后微静脉。
- 血管内皮细胞坏死罕见。
- 很少与 ANCA 有关。
- 最常见原因包括：
  - 药物引起。
  - 多数结缔组织病(除类风湿性血管炎)。
  - 混合性冷球蛋白病。
  - 血清病。
  - 过敏性紫癜。
- 这 5 种疾病，有时被归结为“小 5”类型，因为仅累及毛细血管后微静脉。

活检示浅层血管周围中性粒细胞浸润伴核碎裂，血管壁肿胀，血管壁内纤维素沉积，红细胞外渗。主要累及毛细血管后微静脉，偶有炎症穿透血管壁。这些被穿透的血管多是连接乳头下和深层血管丛的垂直性血管。血管内皮细胞坏死少见。直接免疫荧光有助于诊断，特别是过敏性紫癜的诊断。应常规进行尿液分析，以寻找肾脏活动性病变的证据。

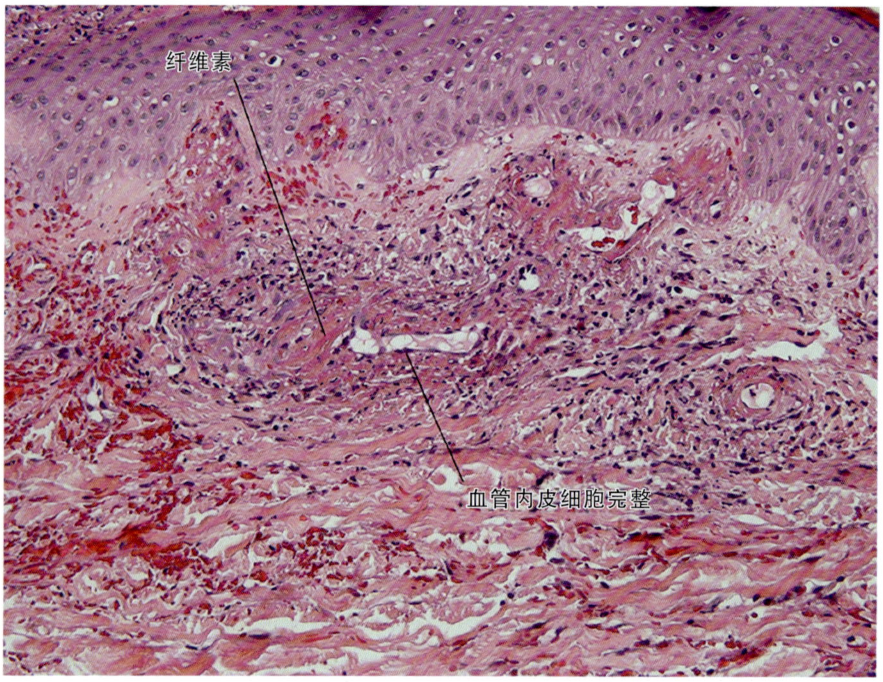

图 11-14 “小 5” 类型白细胞碎裂性血管炎。

过敏性紫癜（Henoch-Schönlein purpura）

主要特征

- “小 5”类型的 LCV。
- 直接免疫荧光发现血管壁有 IgA 沉积。
- 常见于儿童。
- 发生伸侧的大出血性瘀点和瘀斑。
- 骨、关节、胃肠和肾脏受累。

过敏性紫癜是最常见的 IgA 性血管炎。临床特征和直接免疫荧光类型特异，但常规苏木精-伊红染色(HE 染色)与其他类型的“小 5” 疾病表现类似。

Chapel Hill 诊断标准

主要 IgA 沉积的血管炎；小至中等血管受累；累及皮肤、胃肠道和肾小球；伴有关节痛或关节炎。

美国风湿病学会诊断标准

可触及性紫癜；年龄< 20 岁；腹痛；活检发现血管壁中性粒细胞(2 项标准，敏感性为 87%，特异性为 88%)。

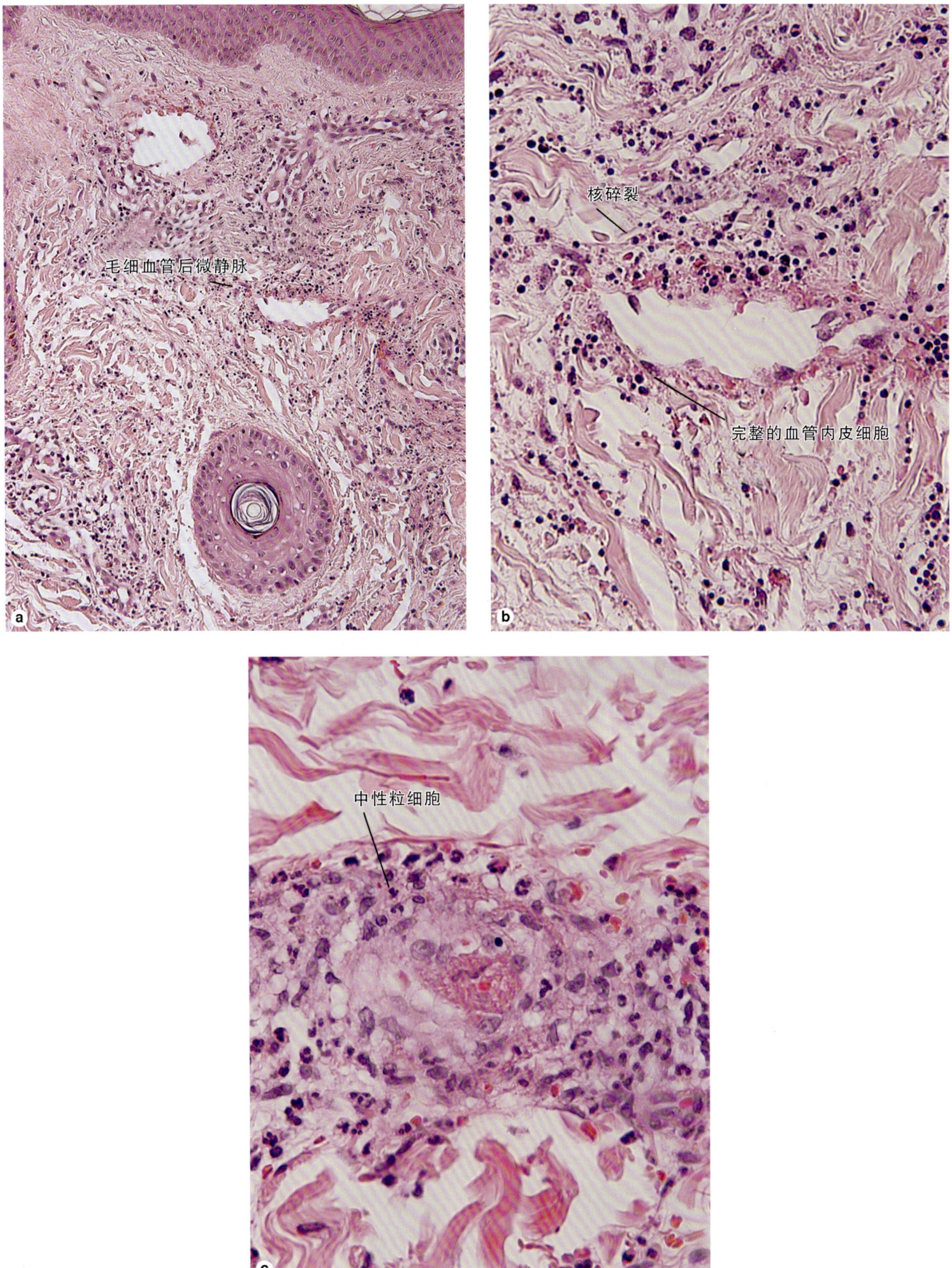

图 11–15　过敏性紫癜，“小 5” 类型白细胞碎裂性血管炎。

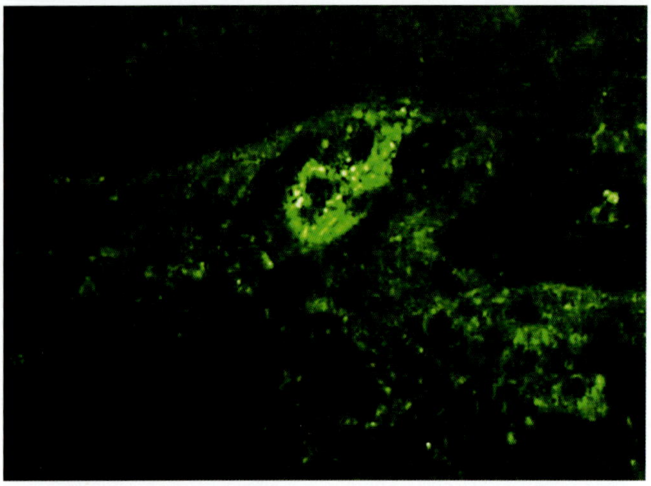

图 11-16 过敏性紫癜，血管壁上 IgA 沉积(DIF)。

混合性冷球蛋白病(mixed cryoglobulin disease)

主要特征

- “小 5”类型的 LCV。
- 有冷球蛋白。

混合性冷球蛋白病常与慢性感染，特别是丙型肝炎病毒感染有关。HE 染色所见与其他类型的“小 5”疾病相似。

Chapel Hill 诊断标准

小至中等血管血管炎；有冷球蛋白沉积；皮肤和肾小球常受累。

药物引起和特发性白细胞碎裂性血管炎(drug-induced and idiopathic leukocytoclastic vasculitis；特发性白细胞碎裂性血管炎，idiopathic leukocytoclastic angiitis)

主要特征

- “小 5”类型的 LCV。

特发性白细胞碎裂性血管炎这个名称是针对无明确病因的病例。ACR 标准将药物引起的血管炎纳入此类血管炎。组织学特征属于“小 5”类型血管炎。

提示

大多数药物引起的血管炎可表现为“小 5”类型。例外：孟鲁司特、丙硫氧嘧啶、甲巯咪唑、肼屈嗪和米诺环素等表现为“大 5”类型。

Chapel Hill 诊断标准

只有白细胞碎裂性血管炎没有系统血管炎或肾小球肾炎。

美国风湿病学会诊断标准

年龄> 16 岁；有服用史；可触及性紫癜；皮疹；活检阳性(3 项标准，敏感性为 71%，特异性>83%)。

特殊类型血管炎(unique forms of vasculitis)

面部肉芽肿(granuloma faciale)

主要特征

- 典型面部皮疹(皮脂、毛囊、蠕形螨虫)。
- 无浸润带。
- LCV 伴有嗜酸性粒细胞。
- 慢性病例呈洋葱皮样皮肤纤维化表现。
- “肉芽肿”仅在病名中使用，病理表现无肉芽肿形成。

面部肉芽肿在临床表现为红棕色斑或斑块，伴有毛囊口扩张。组织学为慢性白细胞碎裂性血管炎伴有嗜酸性粒细胞。后期血管周围洋葱样皮肤纤维化。毛囊上皮周围有一个无浸润带将浸润与其隔开。虽然被称为“面部肉芽肿”，组织病理表现中并无肉芽肿形成。

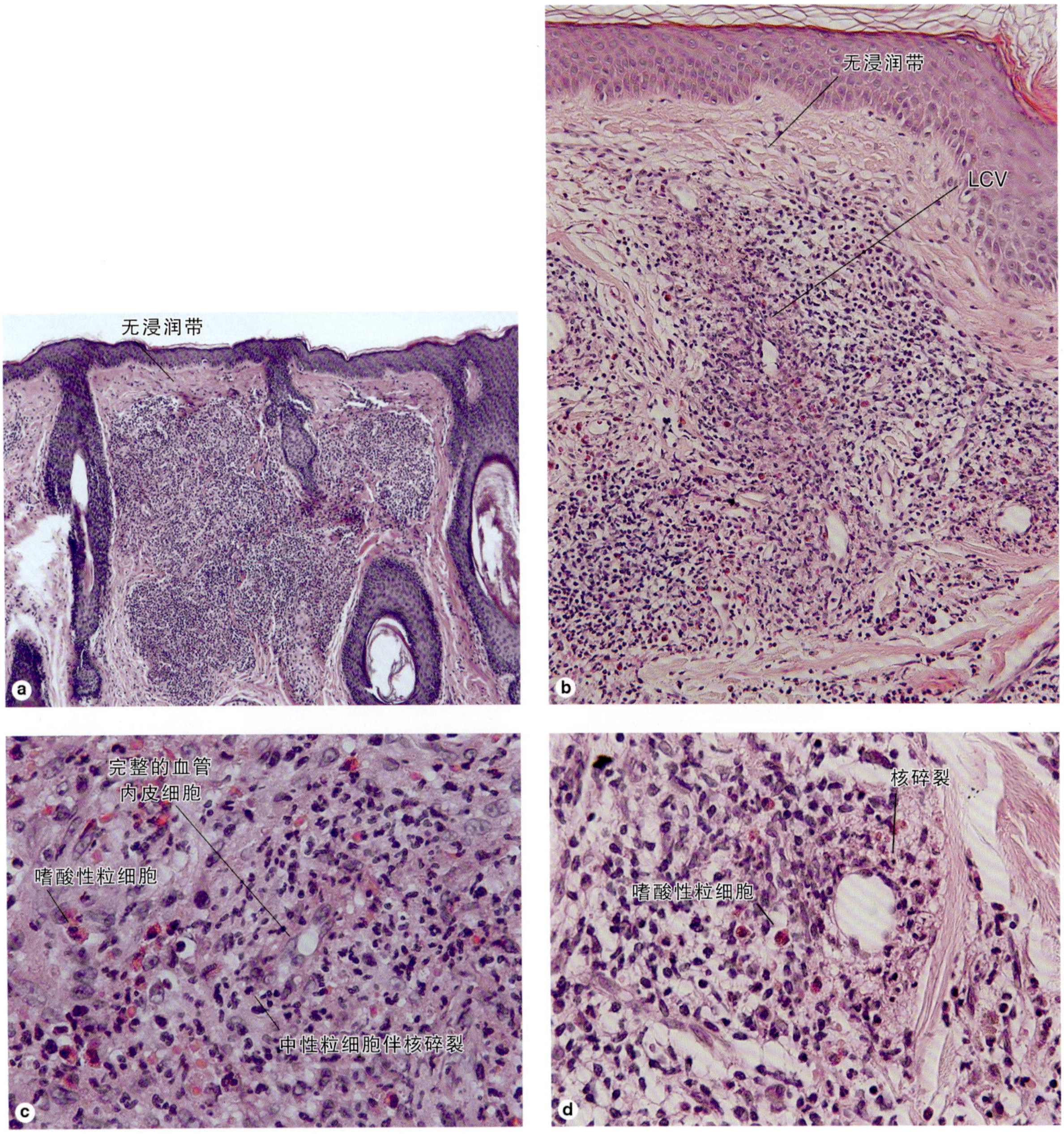

图 11-17 面部肉芽肿。

提示

提问：面部肉芽肿中的肉芽肿何在？

回答：只存在于病名中（皮肤病灶中并没有肉芽肿）。

持久性隆起性红斑（erythema elevatum diutinum）

主要特征

- 不发生于面部。
- LCV 伴或不伴有嗜酸性粒细胞。
- 洋葱皮样纤维化。

持久性隆起性红斑（EED）表现为四肢伸侧的红色或橙色斑块。与面部肉芽肿类似，EED 代表白细胞碎裂性血管炎的慢性纤维化类型。组织学特点为面部不受累和显著的纤维化，易与其他疾病相鉴别。EED 曾被认为与链球菌感染、HIV 感染和高 IgA 球蛋白血症有关。组织病理与面部肉芽肿类似，但发生于肢端部位皮肤。在某些慢性病例中，由于长期红细胞外渗，可见细胞外胆固醇结晶沉积。

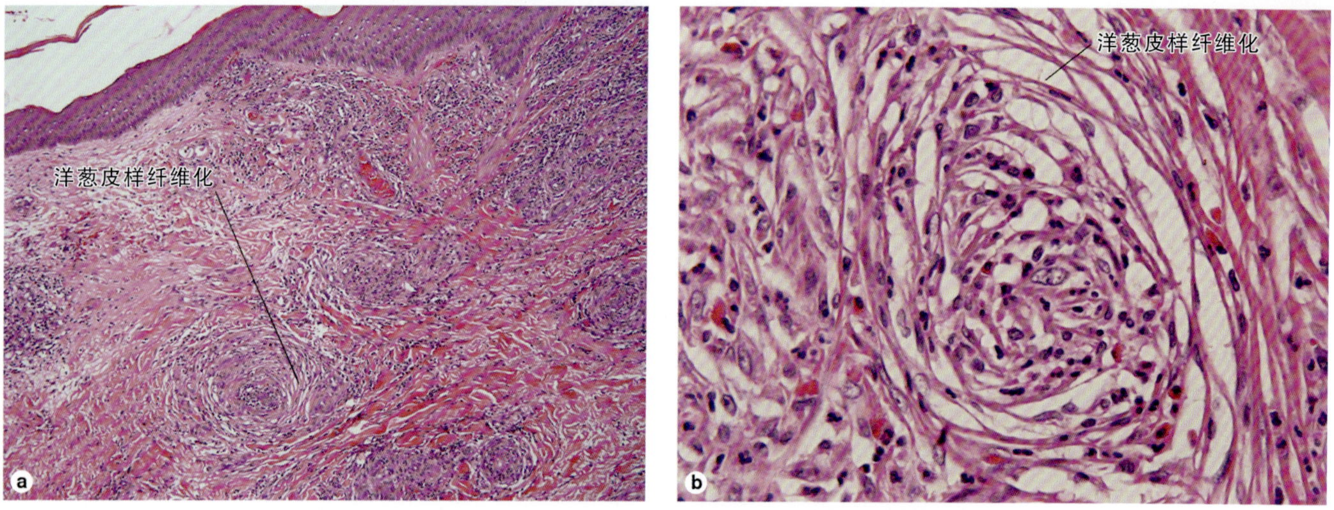

图 11-18 持久性隆起性红斑。

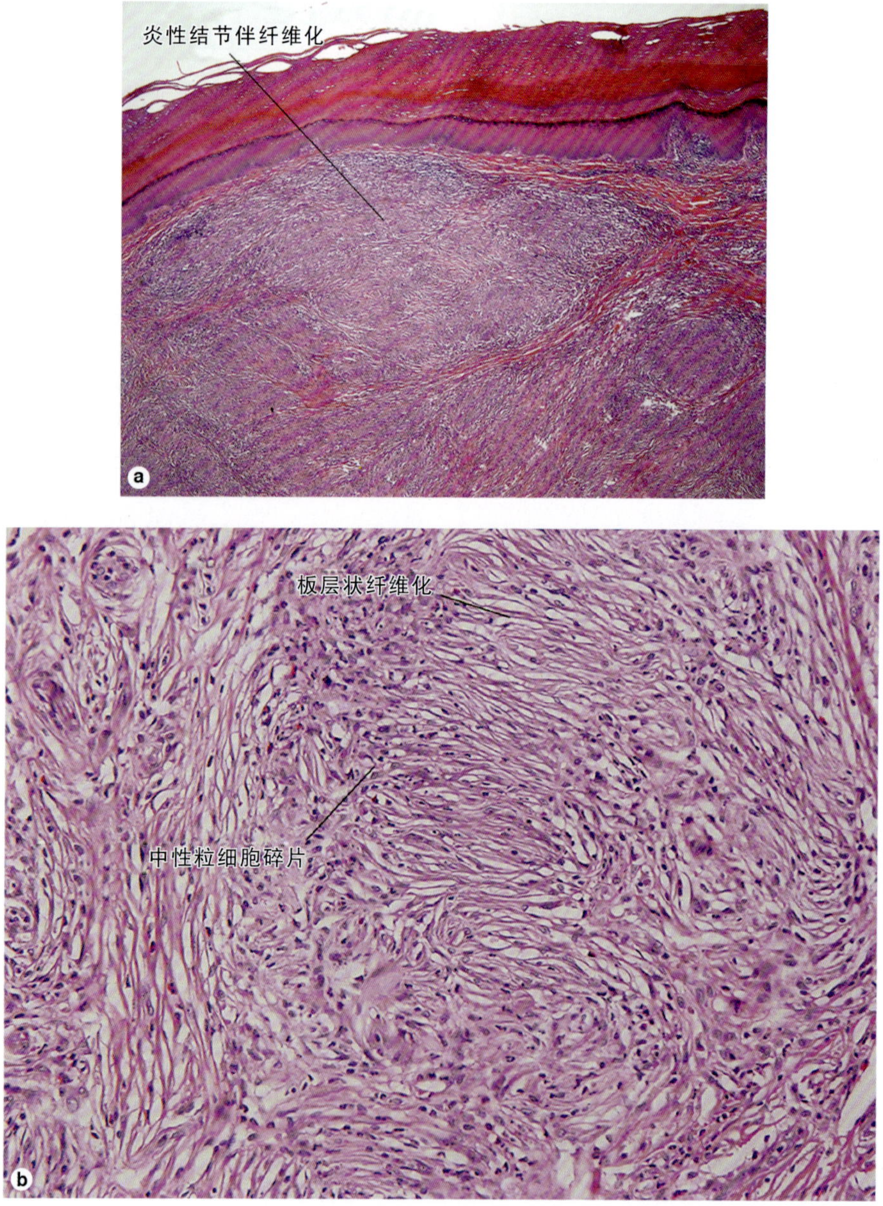

图 11-19 持久性隆起红斑伴有广泛的纤维素沉积。

川崎病(Kawasaki disease)

主要特征

- 根据临床做出诊断。
- 组织学有冠状动脉血管炎表现。

Chapel Hill 诊断标准

累及大、中等和小动脉,又被称为皮肤黏膜淋巴结综合征;冠状动脉常受累;多见于儿童。

偶发性血管炎(incidental vasculitis)

主要特征

- 与免疫复合物疾病无关。
- 常发生于溃疡或化脓性毛囊炎周围。
- 可与"大 5"或"小 5"类型相似。

在慢性溃疡基底或邻近化脓性毛囊炎周围常见白细胞碎裂性血管炎。局灶性偶发性白细胞碎裂性血管炎也见于 Sweet 综合征、空肠吻合综合征、坏疽性脓皮病和手背嗜中性皮病。

嗜中性皮病(neutrophilic dermatoses)

Sweet 综合征(Sweet syndrome;急性发热性嗜中性皮病,acute febrile neutrophilic dermatosis)

主要特征

- 显著的真皮乳头水肿。
- 结节状和弥漫性中性粒细胞浸润伴核碎裂。
- 局灶性 LCV 常见。

Sweet 综合征具有显著特点:红、热、触痛性红色斑块反复发作,发热和外周血白细胞增高。该病大多在上呼吸道感染后发病。约 10%的患者可能伴发其他疾病,如骨髓增生异常等。此病最显著的组织学特征是弥漫性中性粒细胞结节状浸润伴有核碎裂和真皮乳头的高度水肿。根据这些表现和临床特征,即使伴有局灶性白细胞碎裂性血管炎,也不改变 Sweet 综合征的诊断。

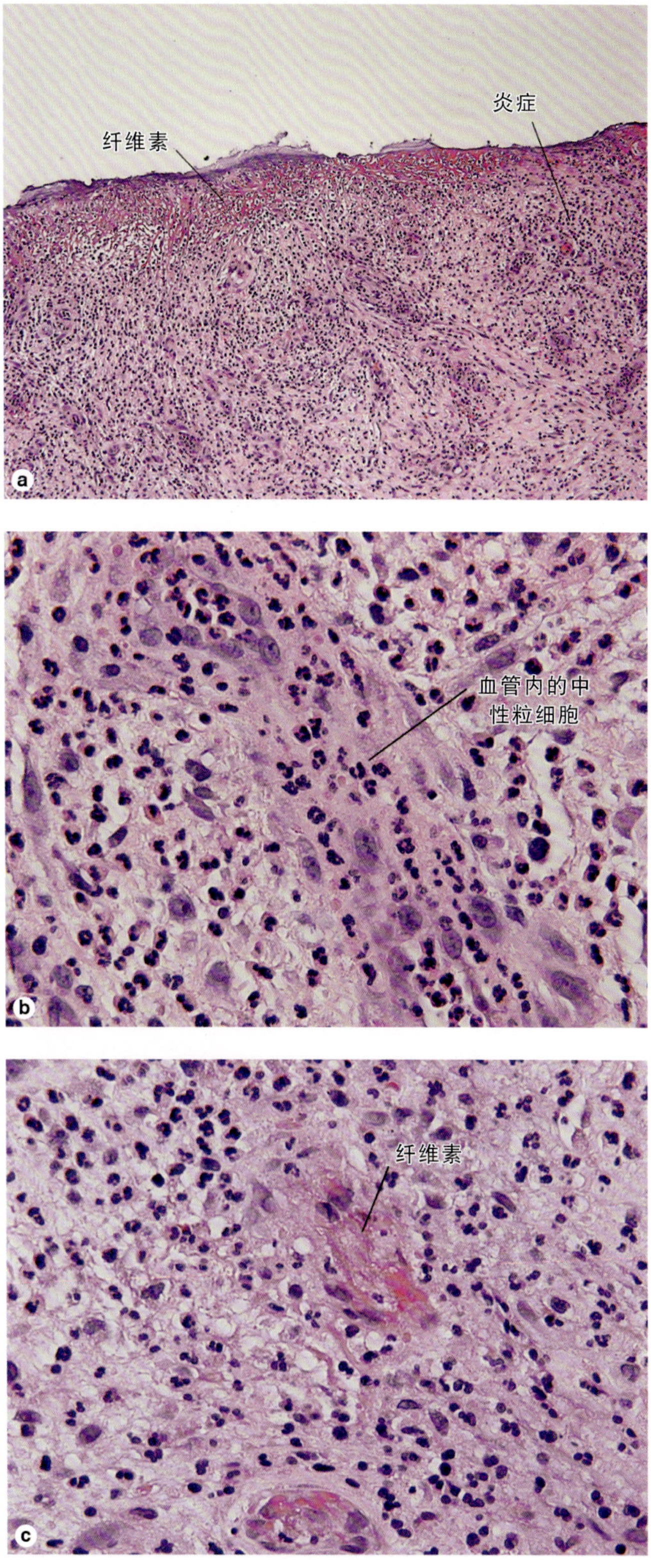

图 11-20　慢性溃疡基础上的偶发性白细胞碎裂性血管炎。

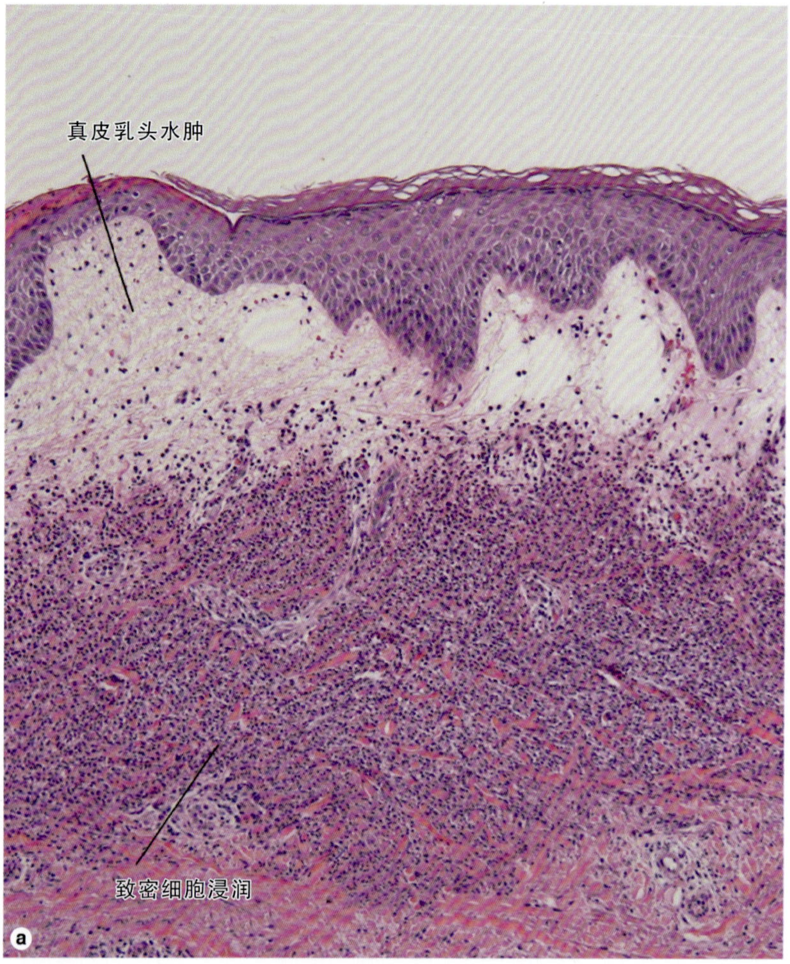

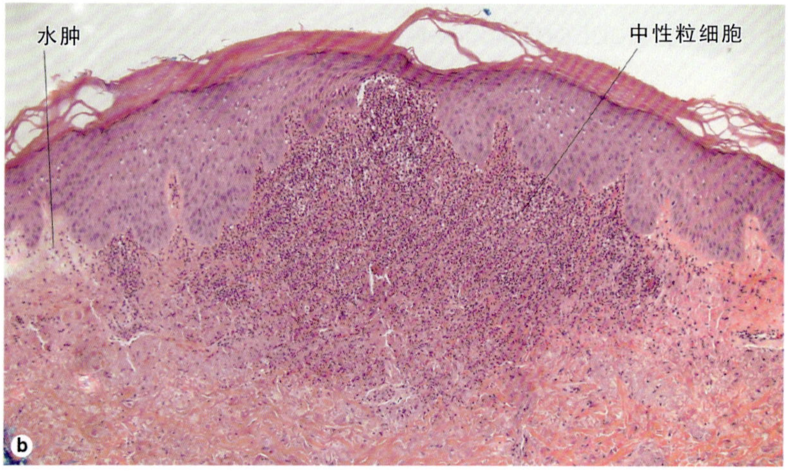

图 11–21 (a)Sweet 综合征。(b)手背嗜中性皮病。

其他嗜中性皮病（other neutrophilic dermatoses）

主要特征

- 与 Sweet 综合征相似。
- 显著的真皮乳头水肿。
- 中性粒细胞呈结节状和弥漫性浸润伴有核碎裂。
- 局灶性 LCV 常见。

手背嗜中性皮病、坏疽性脓皮病、肠吻合综合征和自身炎症综合征，如家族性地中海热和 Muckle-Wells 综合征都可以有与 Sweet 综合征类似的皮肤表现。溃疡损害常有非常典型的局灶性白细胞碎裂性血管炎。边缘性红斑(erythema marginatum)是一种浅表性回状红斑，以浅层血管周围中性粒细胞浸润为特征。真皮乳头水肿不明显。

坏疽性脓皮病(pyoderma gangrenosum)

主要特征

早期损害

- 化脓性毛囊炎或嗜中性皮炎。

后期损害

- 溃疡伴表皮坏死及混合性浸润。

荨麻疹(urticaria)

主要特征

荨麻疹早期损害

- 真皮浅层血管内有中性粒细胞。

荨麻疹后期损害

- 血管周围和间质内多形性细胞浸润。
- 真皮浅层血管管腔内仍有中性粒细胞。
- 中性粒细胞可从血管壁渗出，浸润至周围真皮内。
- 没有核碎裂。
- 血管壁没有纤维素沉积。
- 没有血管壁肿胀。
- 间质伴有中性粒细胞、嗜酸性粒细胞和单一核细胞浸润。

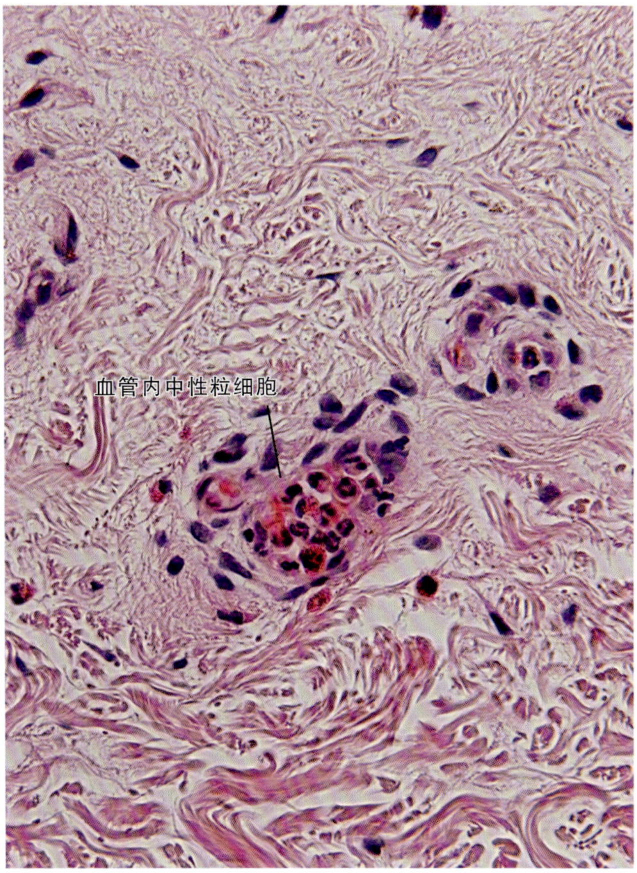

图 11-22 风团的急性阶段。

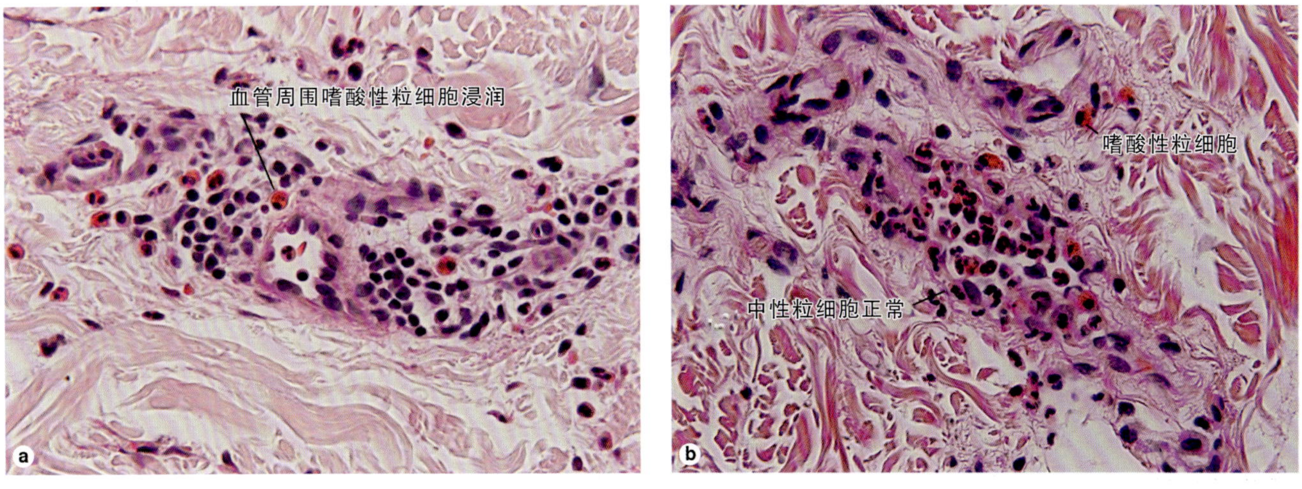

图 11-23 荨麻疹风团的慢性阶段。

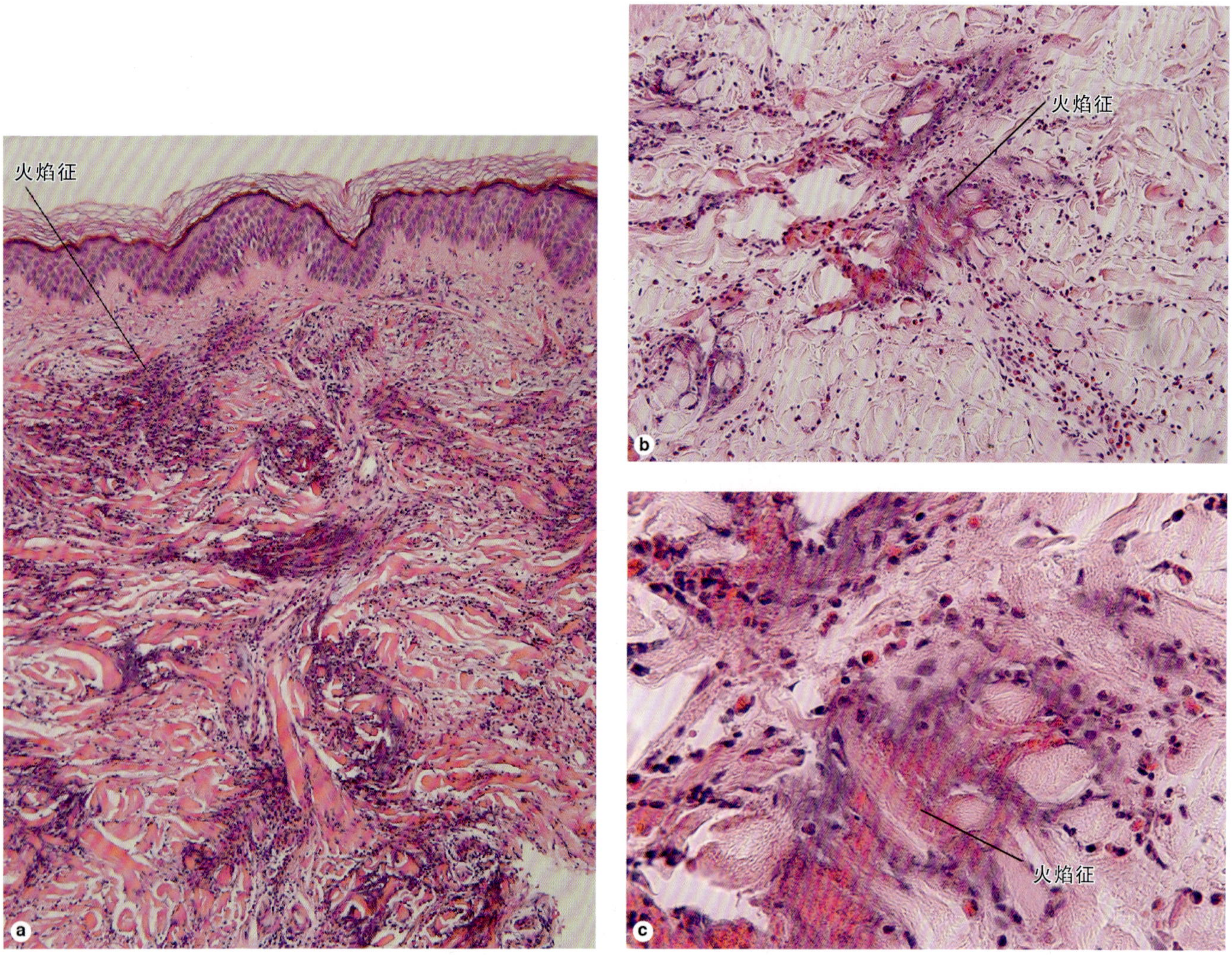

图 11–24 Wells 综合征。

荨麻疹的风团性水肿在组织学上看不到。相反，急性期内主要是血管内中性粒细胞向管壁边移，后期穿过管壁进入周围的真皮内，可伴有嗜酸性粒细胞和单一核细胞浸润。与白细胞碎裂性血管炎不同，该病没有核碎裂，也没有血管壁肿胀或血管壁纤维素沉积。红细胞外渗亦不常见。

Wells 综合征（Wells syndrome；嗜酸性蜂窝织炎，eosinophili cellulitis）

主要特征

- 火焰征（嗜酸性粒细胞在胶原束上脱颗粒所致）。

Wells 综合征的临床特征是复发性红色斑块，组织学上有火焰征的表现，有些情况下表现为特殊疾病，大多数可能是对虫咬的一种过度反应。

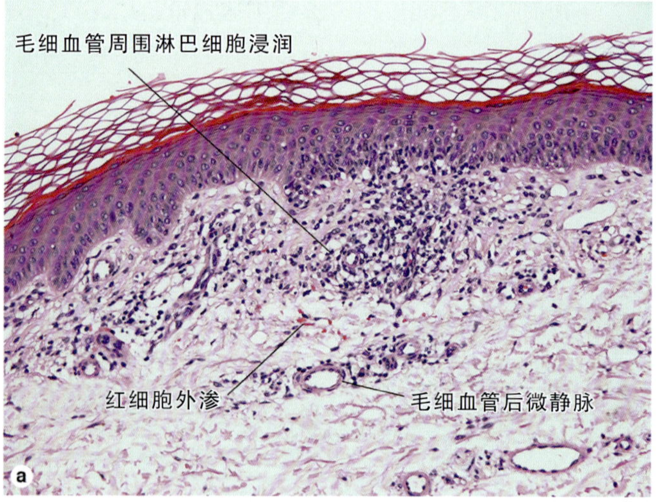

图 11–25 (a)色素性紫癜样皮疹。（待续）

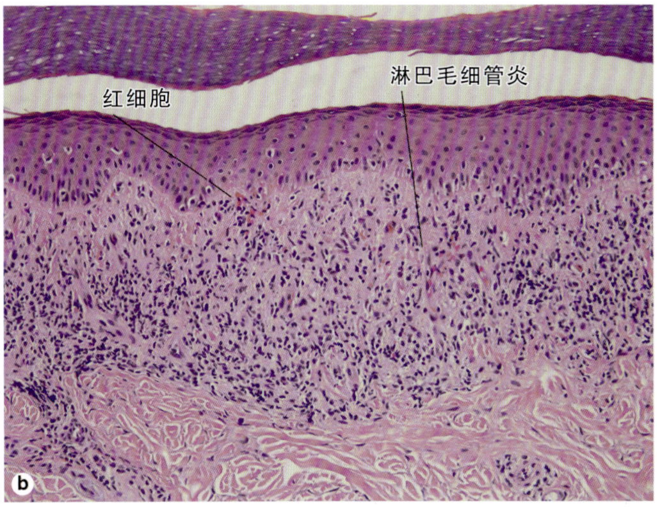

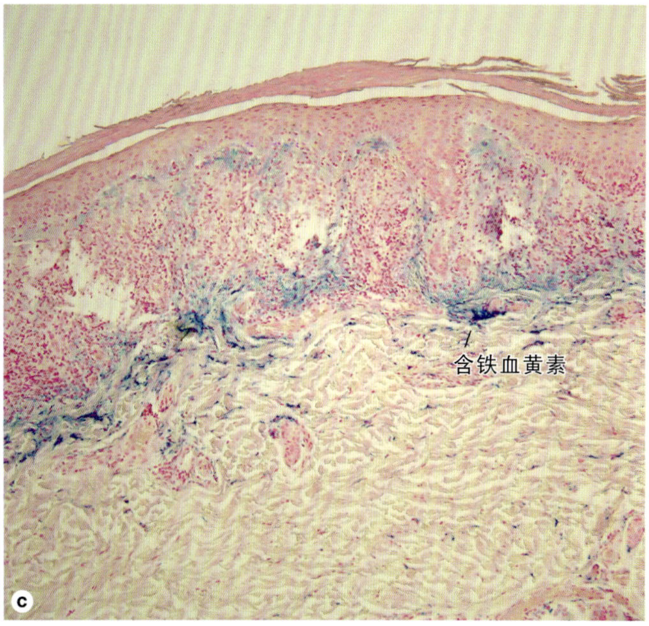

图 11-25（续）　(b,c)金黄色苔藓。

血管周围淋巴细胞浸润(perivascular lymphoid infiltrates)

色素性紫癜性皮病 (pigmenting purpuric eruption)

主要特征

• 单纯淋巴细胞炎症。

• 毛细血管周围炎症(乳头毛细血管后微静脉水平之上)。

• 红细胞外渗。

• 慢性时伴有含铁血黄素的沉积。

所有类型的色素性紫癜性皮病均为慢性淋巴细胞性毛细血管炎。临床亚型包括指纹样色素沉积伴胡椒粉样点状损害(Schamberg 病,Schamberg disease)、毛细血管扩张性环状紫癜(annular telangiectatic purpura;又称 Majocchi 紫癜,Majocchi purpura)、苔藓样紫癜(lichenoid purpura; 又称 Gougerot-Blum 紫癜,Gougerot-Blum purpura)和湿疹样紫癜(eczematous purpura;又称 Doucas 及 Kapetanakis 色素性紫癜,pigmenting purpura of Doucas and Kapetanakis)。在所有亚型中,铁染色(Perl、普鲁士蓝、铁氯化物、Gomori 铁)可以显示含铁血黄素。金黄色苔藓(lichen aureus)是一种局限型色素型紫癜,其与潜在的瓣膜功能不全有关。

回状红斑(gyrate erythemas)

主要特征

• 血管周围致密套袖状淋巴细胞浸润。

• 血管完整无损。

浅表回状红斑包括边缘性红斑和离心性环状红斑。后者的临床特征为呈环形向周围扩展, 内侧附着鳞屑。组织学表现为局灶性浅层血管周围致密套袖状淋巴细胞浸润,随后发生海绵水肿及轻度灶状角化不全。浸润、海绵水肿和灶状角化不全呈 45°角。深在性回状红斑没有表皮改变,而是真皮浅层和深层血管周围淋巴细胞呈致密套袖状浸润。

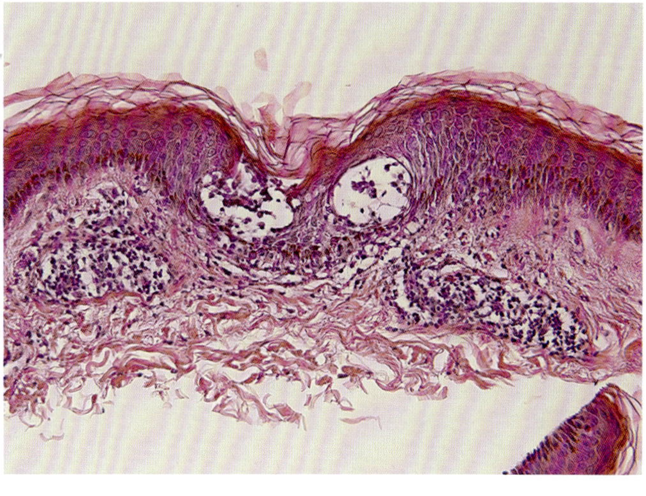

图 11-26　离心性环状红斑。

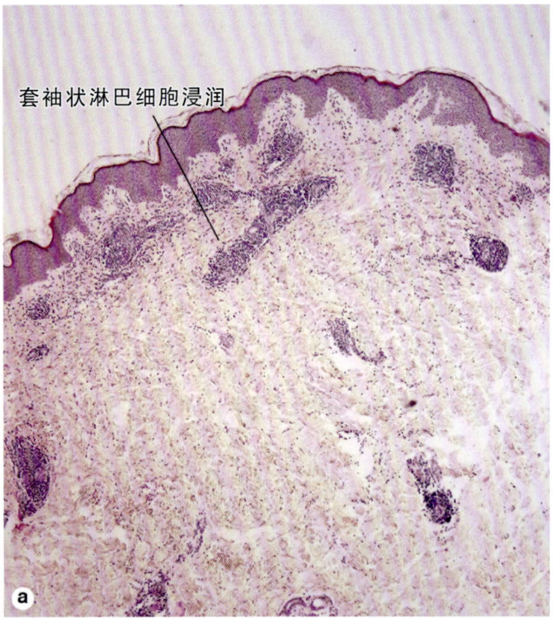

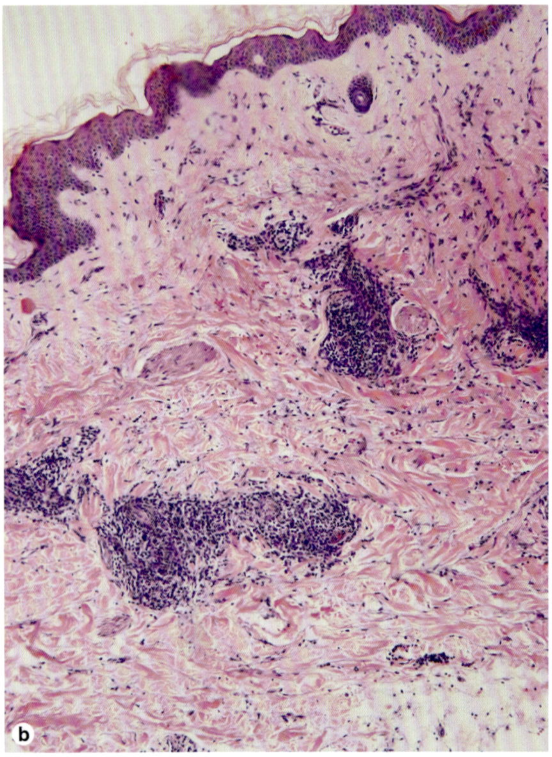

图 11-27 深在性回状红斑。

肿胀性红斑狼疮(tumid lupus erythematosus)

主要特征

- 血管周围淋巴细胞浸润。
- 小汗腺周围淋巴细胞浸润。
- 真皮内黏液沉积。

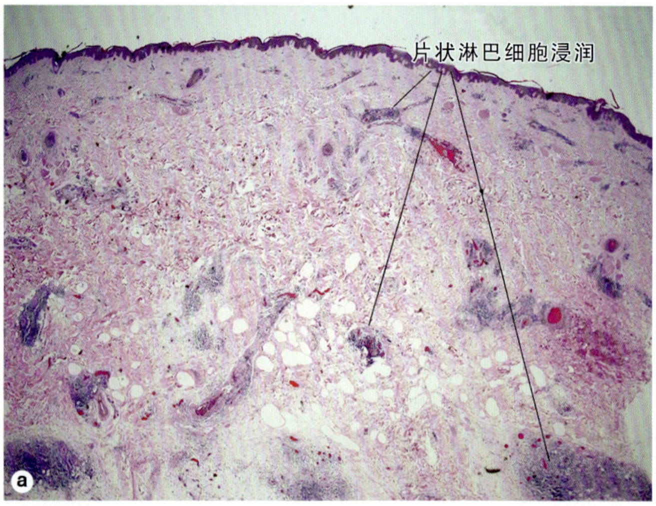

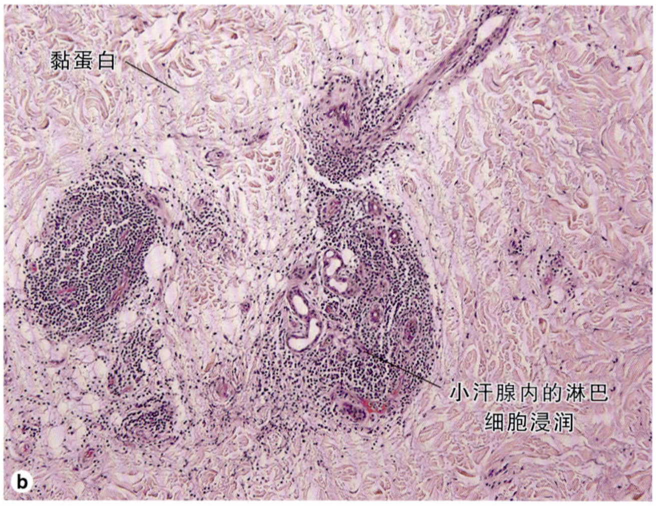

图 11-28 肿胀性红斑狼疮。

多形性日光疹(polymorphous light eruption)

主要特征

- 血管周围淋巴细胞性炎症。
- 真皮乳头水肿。
- 伴或不伴海绵水肿。

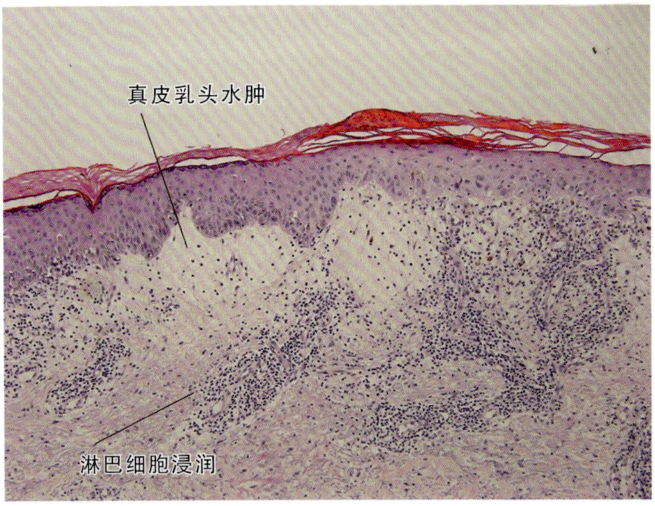

图 11-29 多形性日光疹。

麻疹样药疹(morbilliform drug eruptions)

主要特征

- 急性期的表现(角质层呈网篮状、真皮乳头水肿、浅层血管扩张、血管内中性粒细胞、红细胞外渗)。
- 常见轻度空泡样界面皮炎。

提示药疹的特征包括多形核细胞浸润和综合各种表现却不符合某一特定疾病。

当某些特征出现时足以否定药疹的诊断,如有慢性表现(棘层肥厚、角化亢进、乳头纤维化、真皮有巨噬细胞)。

淋巴细胞性血管炎(lymphoid vasculitis)

主要特征

- 血管周围淋巴细胞浸润,有血管壁损伤。

真正的淋巴细胞性血管炎可在 Degos 病、虫咬、立克次体病、苔藓样糠疹和冻疮中看到。

Degos 病(Degoe disease;恶性萎缩性丘疹病,malignant atrophic papulosis)

主要特征

- 红色丘疹,中央发展为象牙白色萎缩。
- 可伴肠穿孔和中风。
- 真皮浅深层血管周围楔形淋巴细胞浸润伴血管损伤。
- 随病情进展,表皮中央凹陷和萎缩,真皮结构缺血性坏死和明显黏蛋白沉积。

Degos 病是临床表现,具有特征性,但在红斑狼疮也可有同样的皮肤损害。

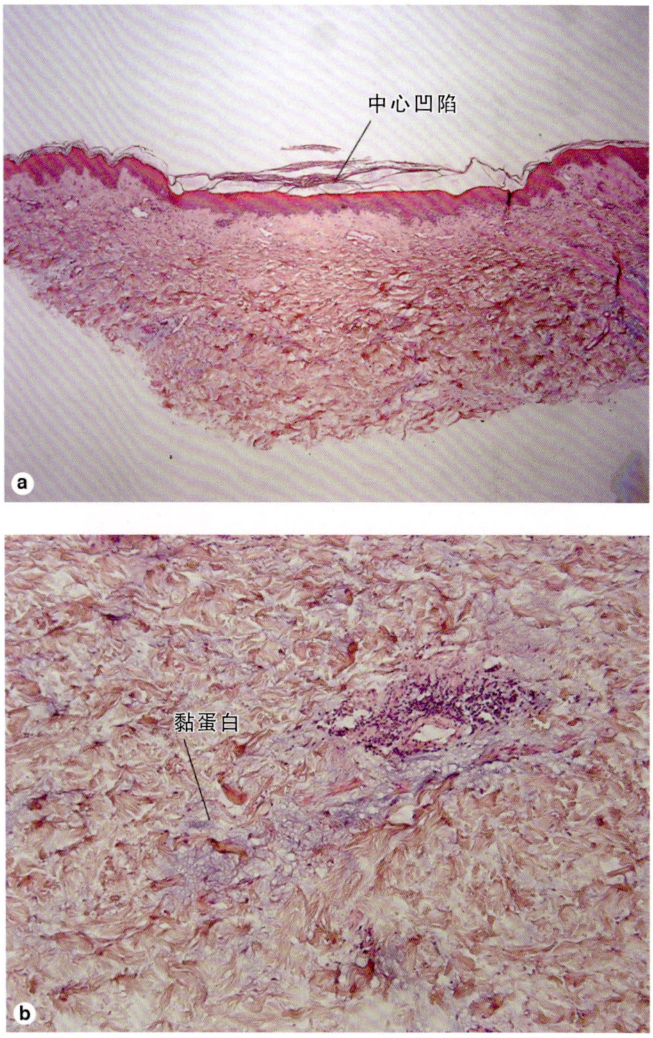

图 11-30 Degos 病。

虫咬(insect bite)

主要特征

- 血管周围楔形致密淋巴细胞浸润。
- 可见嗜酸性粒细胞。
- 不同程度的血管损害。
- 不同程度的异型淋巴细胞浸润。
- 可能伴有局灶性白细胞碎裂性血管炎。
- 真皮乳头高度水肿。

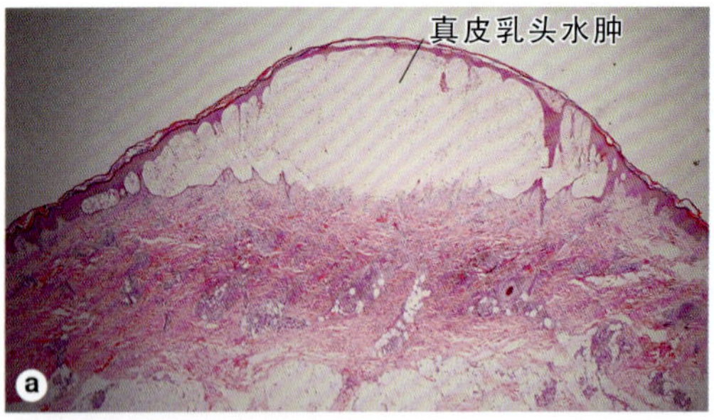

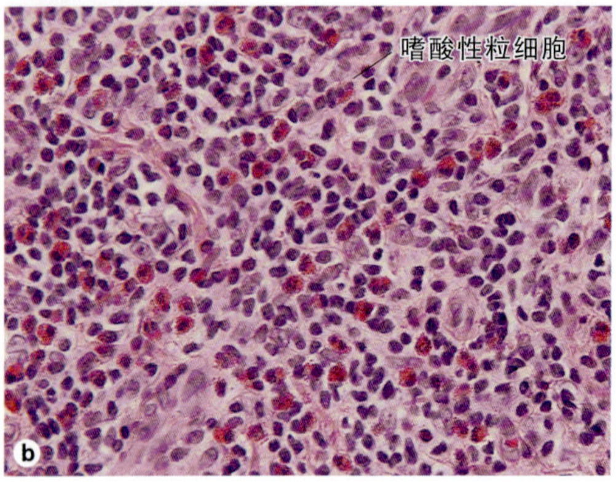

图 11–31 虫咬。

冻疮(perniosis)

主要特征

- 浅层和深层血管周围淋巴细胞浸润。
- 血管壁肿胀、蓬松的水肿,无纤维素沉积。
- 发生于肢端皮肤。

所谓“蓬松的水肿”在冻疮皮损的深层血管表现更明显,指血管壁肿胀,其内浸润的淋巴细胞核周围存在白色间隙。

阻塞性血管病 (occlusive vascular diseases)

Ⅰ型冷球蛋白血症(type Ⅰ cryoglobulinemia)

主要特征

- 粉红色果冻样物质阻塞血管。
- 红细胞外渗。

Ⅰ型单克隆性冷球蛋白血症是浆细胞异常增生的表现。血管内沉积物类似于深粉色、红色果冻。

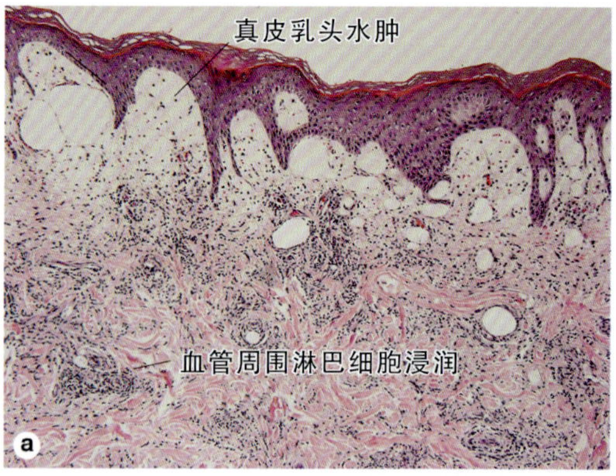

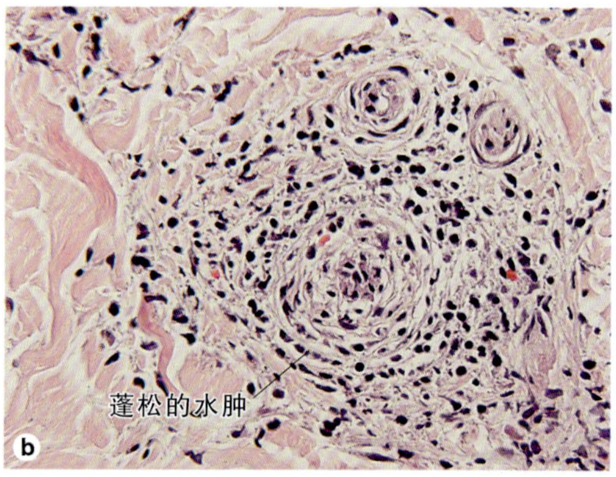

图 11–32 冻疮。

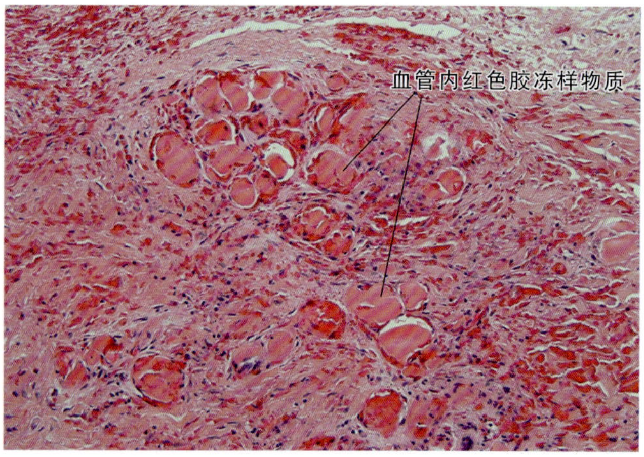

图 11–33 Ⅰ型冷球蛋白血症。

胆固醇栓塞(cholesterol embolization)

主要特征

- 动脉内有胆固醇结晶。

胆固醇栓塞常发生在导管术后或抗凝治疗后,偶可发生自发性栓塞。临床表现为网状青斑、足趾青瘀斑和肾功能减退。

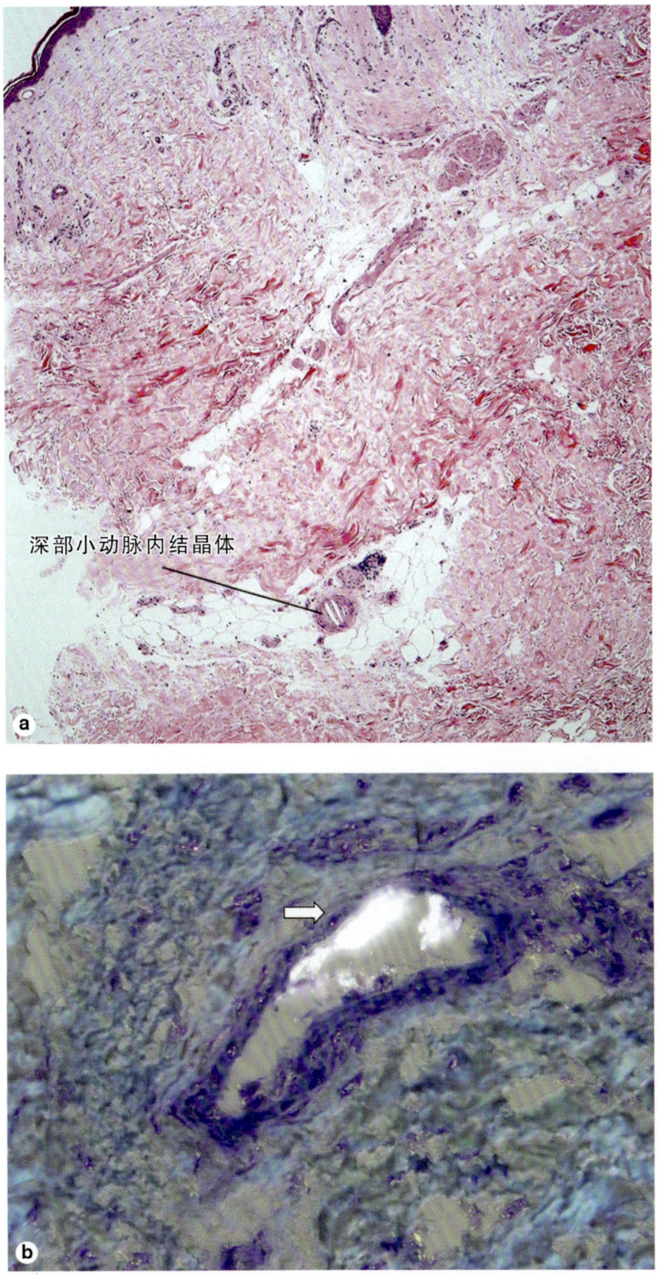

图 11-34 胆固醇栓塞(b:冷冻切片,偏振光显微镜)。

青斑样血管病(livedoid vasculopathy;节段性透明性血管病,segmental hyalinizing vasculopathy)

主要特征

- 血管壁透明变性。
- 血栓形成。
- 真皮浅层常有炮弹样血管丛分布(淤积性改变)。

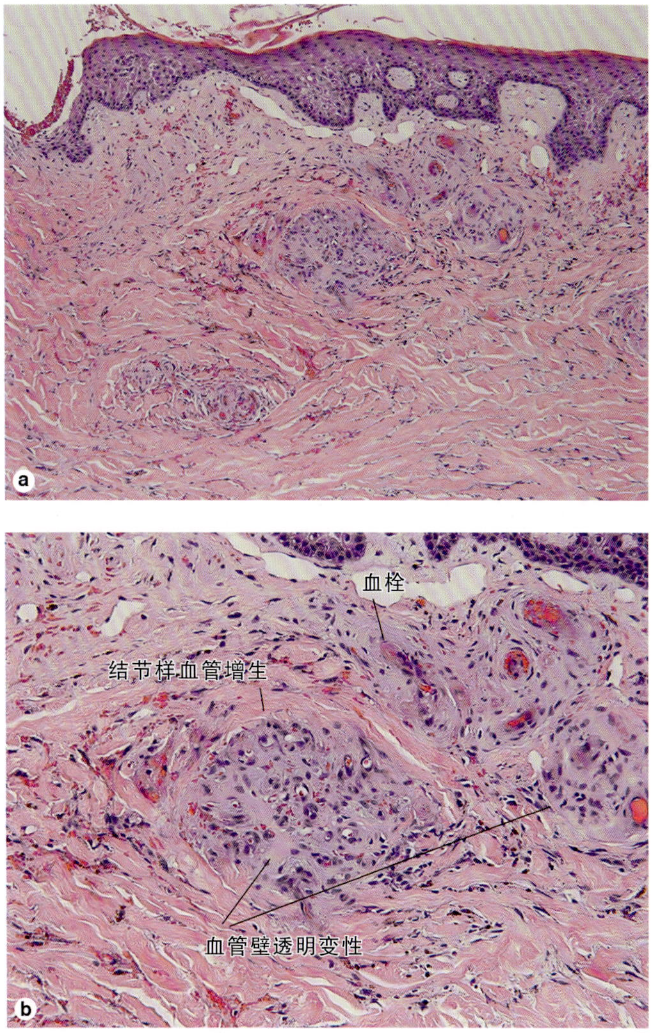

图 11-35 青斑样血管病(节段性透明性血管病)。(待续)

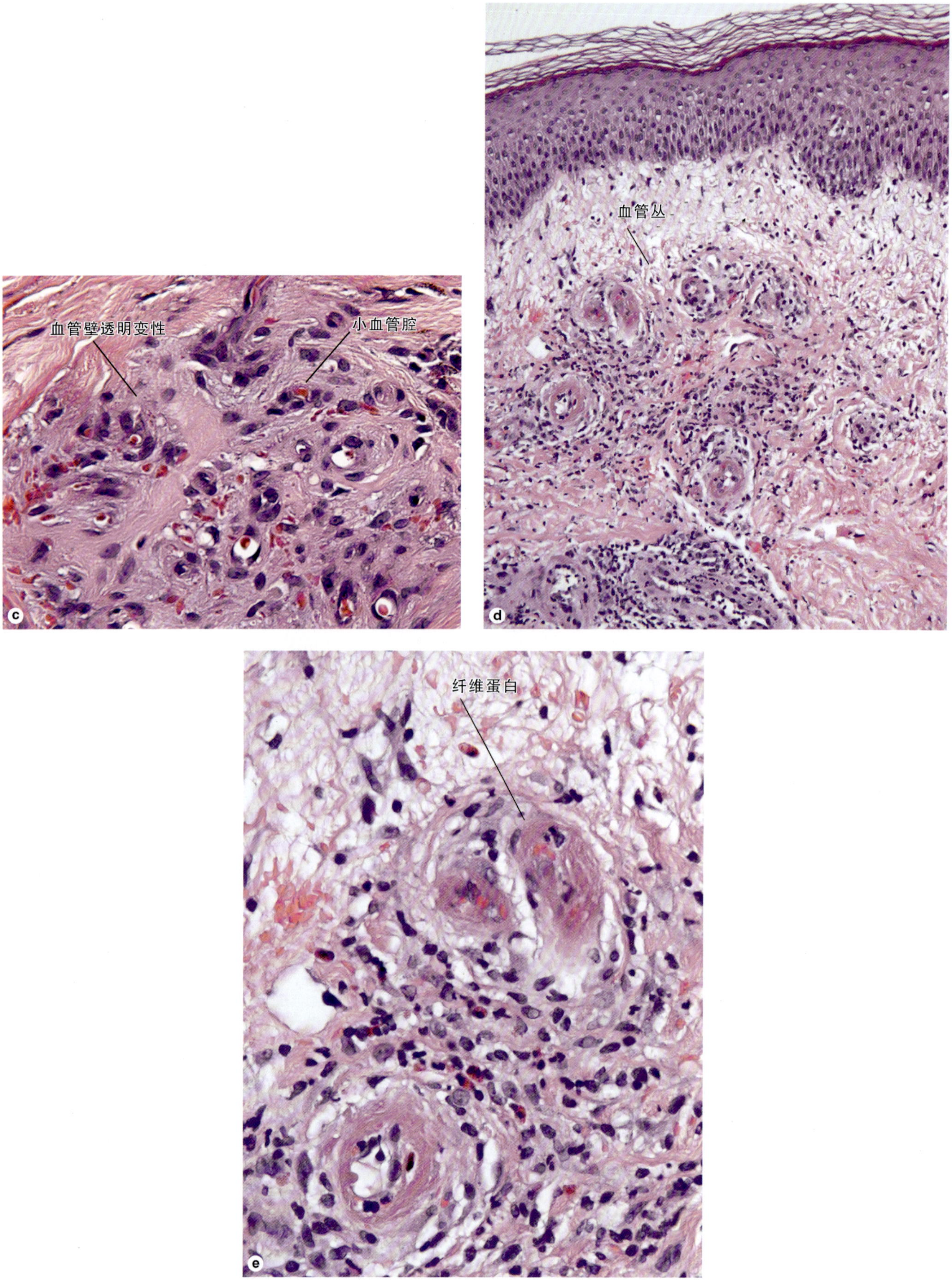

图 11-35（续）

胶原血管病(collagenous vasculopathy)

主要特征

- 真皮浅层不规则扩张血管。
- 血管周围均质胶原状物质呈袖套状沉积。
- 下肢进行性毛细血管扩张，逐渐泛发。

淤积性改变(stasis change)

主要特征

- 真皮浅层常有炮弹样血管丛(淤积性改变)。
- 红细胞外渗。
- 真皮内含铁血黄素沉积。
- 可有小血栓。

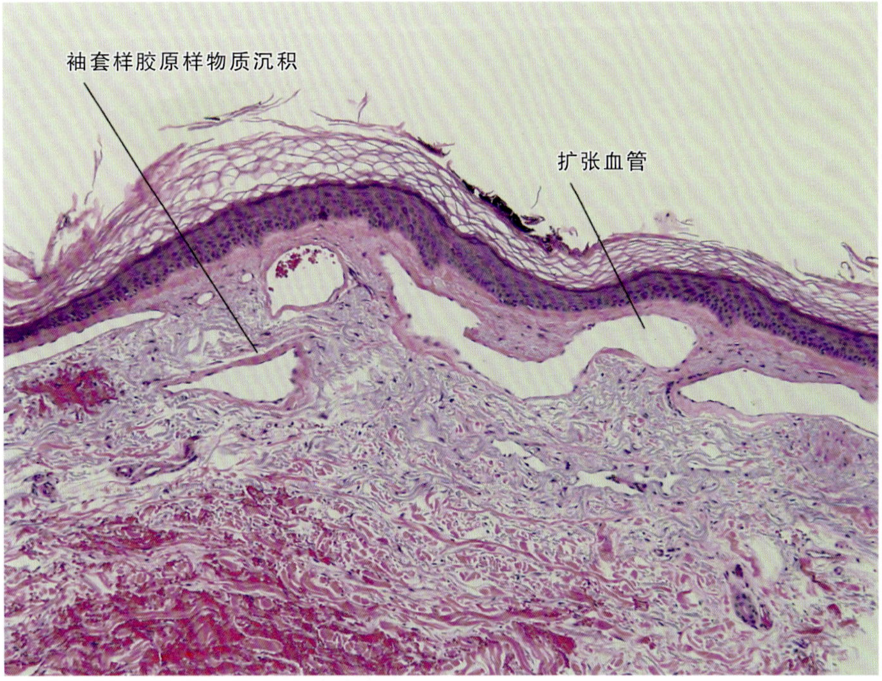

图 11-36　胶原血管病。

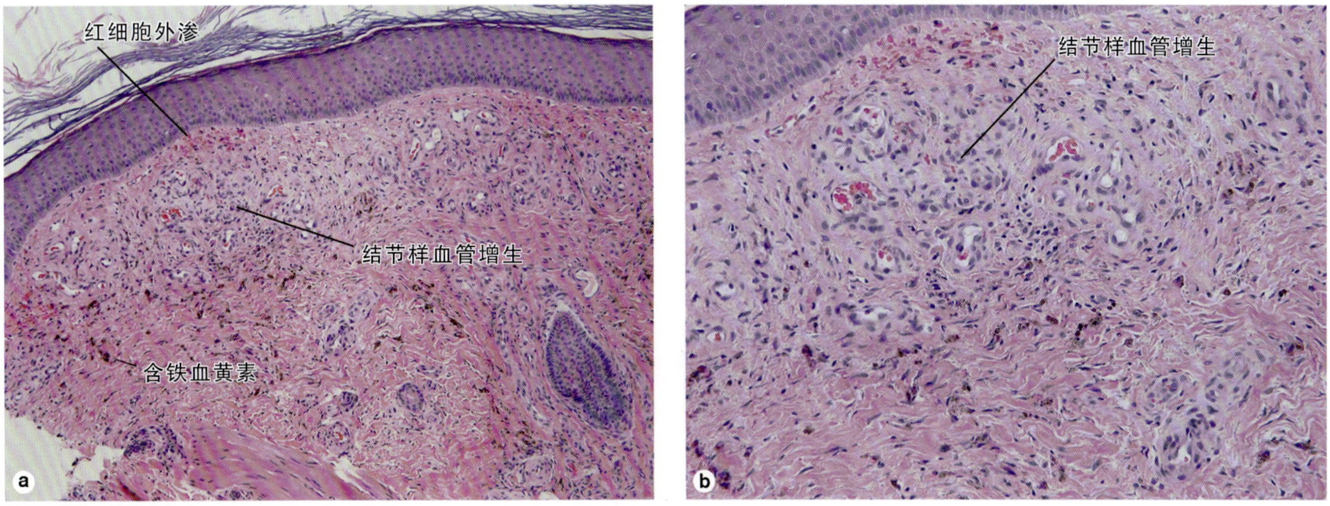

图 11-37　淤积性改变。(待续)

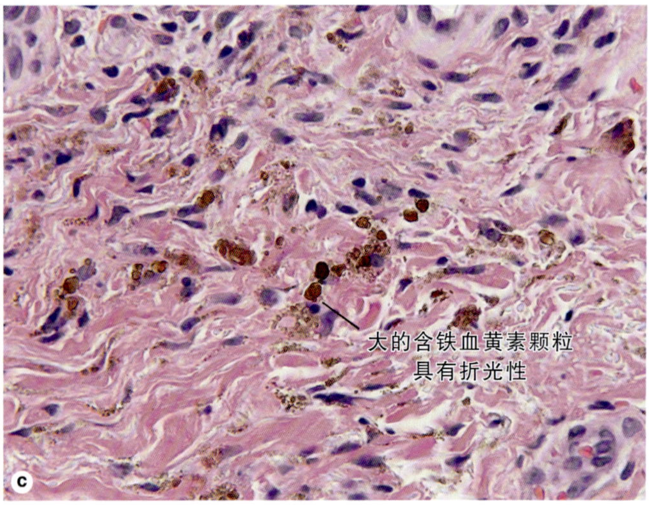

图 11-37(续)

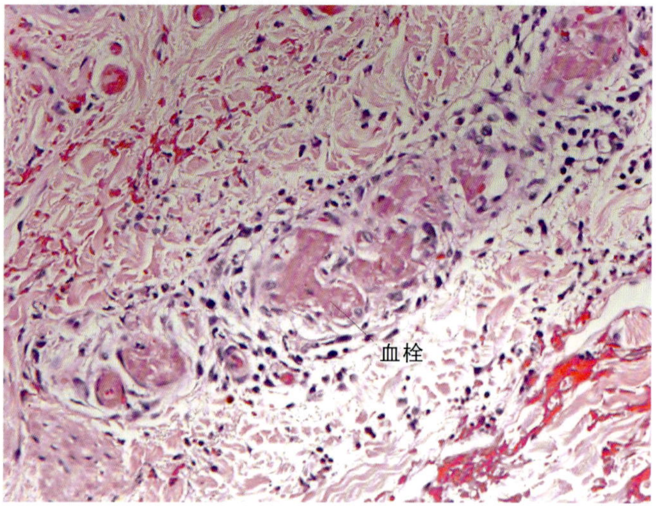

图 11-39 左旋咪唑导致的坏死。

凝血异常疾病(coagulopathy)

主要特征

- 血管内血栓。

暴发性紫癜(purpura fulminans)、抗磷脂综合征(antiphospholipid syndrome)和受遗传性缺失或突变影响的蛋白 C、蛋白 S、抗凝血酶Ⅲ、Leiden 因子Ⅴ和凝血酶原等都可导致血管内血栓,伴不同程度的紫癜和坏死。香豆素和肝素性坏死包括在这一组疾病中。节段性透明性血管病也可归于该组疾病,临床表现为溃疡或白色萎缩。在左旋咪唑导致的坏死中,血栓和血管炎可同时存在。

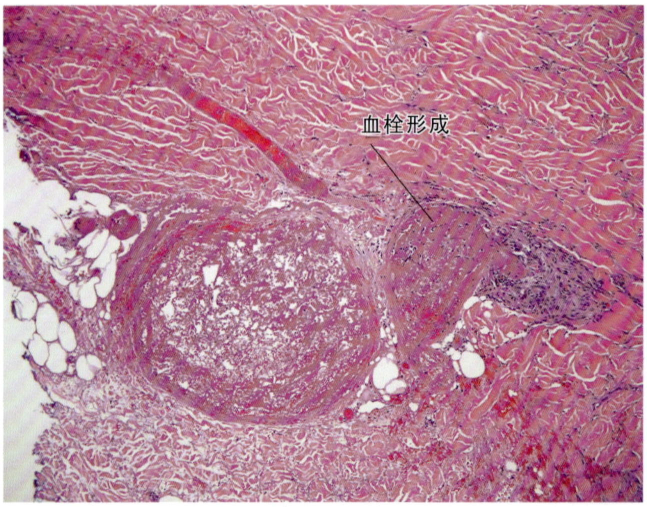

图 11-38 香豆素性坏死。

非炎症性紫癜(non-inflammatory purpura)

维生素 C 缺乏病(scurvy)

主要特征

- 毛囊过度角化。
- 卷曲发。
- 毛周出血。

日光性("老年性")紫癜[solar("senile") prupura;Bateman 紫癜,Bateman purpura;光化性紫癜,actinic purpura]

主要特征

- 日光性弹力纤维变性。
- 红细胞外渗。

其他非炎症性紫癜(other non-inflammatory purpura)

主要特征

- 红细胞外渗。

瘀斑和血小板减少性紫癜伴有红细胞外渗,但无炎症背景。

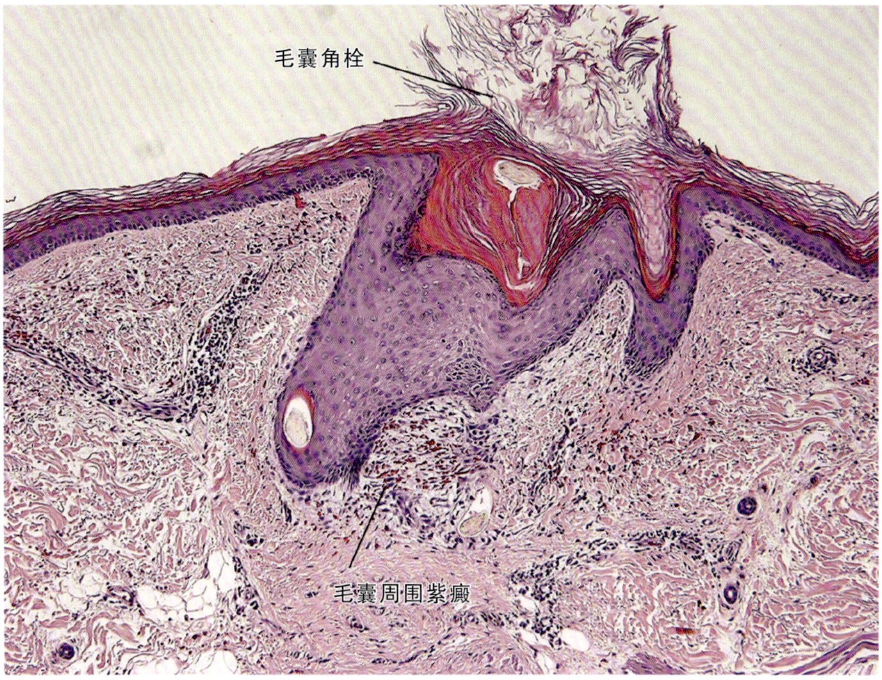

图 11-40 维生素 C 缺乏病。

（李博 译 罗颖 涂平 审校）

推荐阅读

Barut K, Sahin S, Kasapcopur O. Pediatric vasculitis. Curr Opin Rheumatol 2016;28(1):29–38.

Carlson JA, Ng BT, Chen KR. Cutaneous vasculitis update: diagnostic criteria, classification, epidemiology, etiology, pathogenesis, evaluation and prognosis. Am J Dermatopathol 2005;27(6):504–28.

Lazarus B, John GT, O'Callaghan C, et al. Recent advances in anti-neutrophil cytoplasmic antibody-associated vasculitis. Indian J Nephrol 2016;26(2):86–96.

Lionaki S, Blyth ER, Hogan SL, et al. Classification of antineutrophil cytoplasmic autoantibody vasculitides: the role of antineutrophil cytoplasmic autoantibody specificity for myeloperoxidase or proteinase 3 in disease recognition and prognosis. Arthritis Rheum 2012;64(10):3452–62.

Ozen S. Problems in classifying vasculitis in children. Pediatr Nephrol 2005;20(9):1214–18.

Pagnoux C, Guillevin L. Cardiac involvement in small and medium-sized vessel vasculitides. Lupus 2005;14(9): 718–22.

Watts RA, Scott DG. ANCA vasculitis: to lump or split? Why we should study MPA and GPA separately. Rheumatology (Oxford) 2012;51(12):2115–17.

Yazici H, Yazici Y. Diagnosis and/or classification of vasculitis: different? Curr Opin Rheumatol 2016;28(1):3–7.

第12章 遗传性皮肤病

Tammie Ferringer

弹性纤维性假黄瘤(pseudoxanthoma elasticum)

主要特征

- 真皮网状层可见卷曲、受损和钙化的弹性纤维(粉色或蓝色杂乱排列)。
- 弹性组织染色(Verhoeff-Van Gieson 染色)和钙染色(Von Kossa 染色)可显示扭曲的弹性纤维。

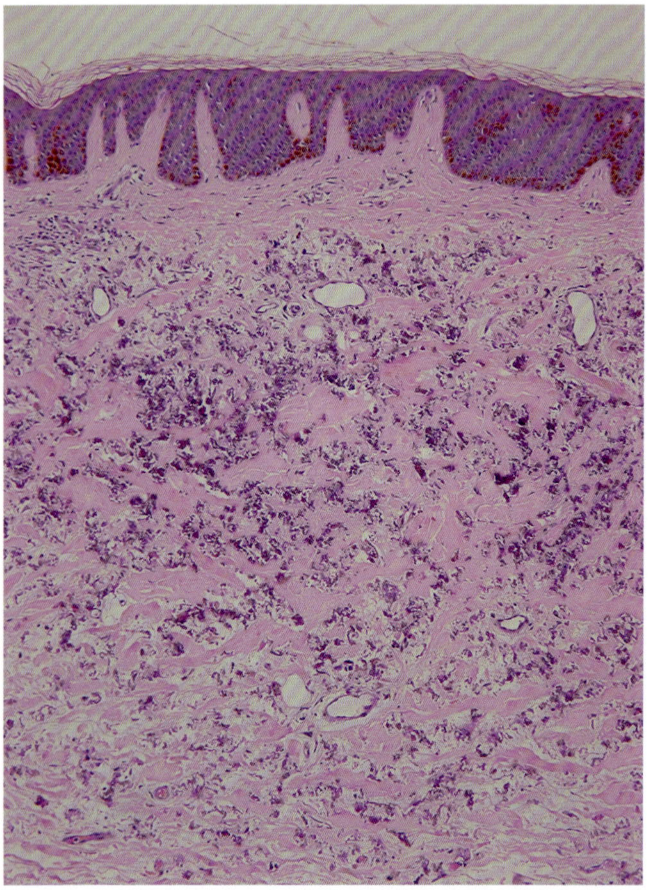

图 12-1 弹性纤维性假黄瘤。

弹性纤维性假黄瘤是一种常染色体隐性遗传病,少数由于 ABCC6 转运基因突变所致者为常染色体显性遗传病。此病可导致皮肤、眼睛、动脉血管壁弹性纤维钙化。皮肤改变在 20 岁以后开始明显,屈侧皮肤似“鸡皮样”表现。没有皮损的患者在瘢痕处的皮肤活检可发现弹性纤维异常。眼睛的改变,包括血管样条纹和视网膜出血,可能导致失明。血管改变可导致高血压、卒中、心肌梗死、二尖瓣脱垂和胃肠道出血。

局部接触钙盐后可出现类似的组织学改变。生产多胎的黑人产妇,可出现脐周穿通性弹性纤维性假黄瘤(perforating pseudoxanthoma elasticum;又称穿通性钙化性弹性组织变性,perforating calcific elastosis),但病损局限。长期服用青霉胺治疗 Wilson 病的患者可发生弹性纤维改变,其与弹性纤维性假黄瘤和匐型性穿通性弹性纤维病的特点有重叠。青霉胺诱发的弹性纤维改变表现为侧生的细小芽蕾与中央弹性纤维为主的结构呈垂直排列,类似于没有钙化的荆棘丛的小枝芽。

鉴别诊断

血管样纹由于 Bruch 膜破裂而造成,亦可见于其他疾病。助记短语“PEPSI LiTe”有助于记住相关的疾病:

- 骨 Paget 病(Paget disease of bone)。
- Ehlers-Danlos 综合征(Ehlers-Danlos syndrome)。
- 弹性纤维性假黄瘤(Pseudoxanthoma elasticum)。
- 镰状细胞性贫血(Sickle cell anemia)。
- 磷酸盐增多(Increased phosphate)。
- 铅中毒(Lead poisoning)。
- 地中海贫血(Thalassemia)。

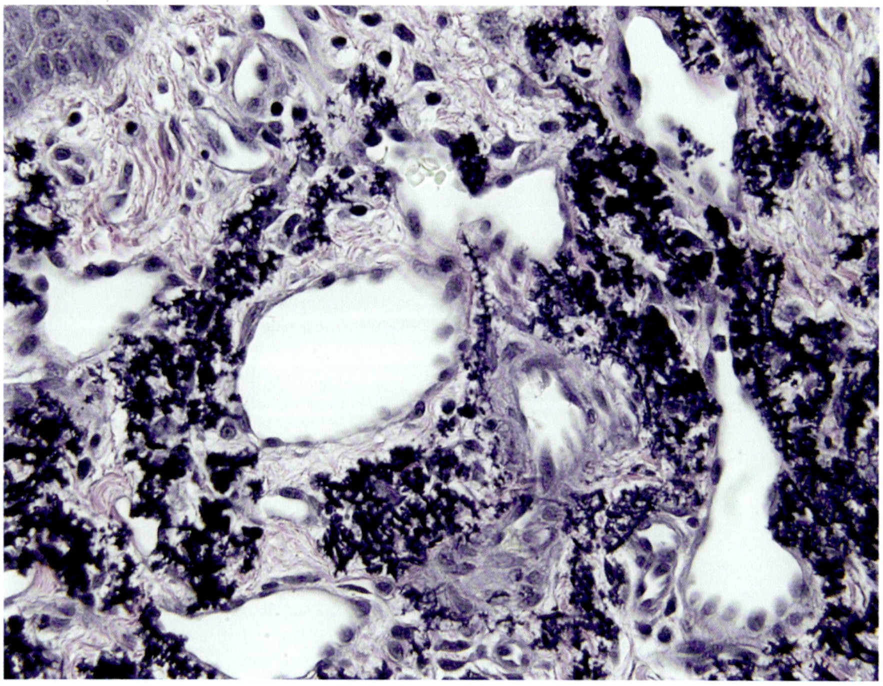

图 12-2 青霉胺引起的“荆棘丛”样弹性纤维。

寻常型鱼鳞病(ichthyosis vulgaris)

主要特征

- 紧密的正角化过度伴有反常的颗粒层减少或消失。

在大多数情况下，角化过度伴有明显的颗粒层，而角化不全伴有颗粒层减少或消失。但寻常型鱼鳞病(角化过度但颗粒层减少或消失）和腋窝颗粒状角化不全(角化不全但颗粒层仍然存在)是这一规律的例外。

寻常型鱼鳞病是一种常染色体显性遗传病，伴有角质层滞留(而不是过度增生)导致的过度角化。该病由于丝聚蛋白缺陷导致透明角质颗粒合成不足。临床可见褐色至透明的细薄鳞屑，常不累及屈侧皮肤。可伴有掌纹粗重、毛周角化或并发特应性皮炎。

获得性鱼鳞病与恶性肿瘤相关，尤其是霍奇金淋巴瘤，临床与病理表现均与寻常型鱼鳞病相似。烟酸治疗也可能导致获得性鱼鳞病。

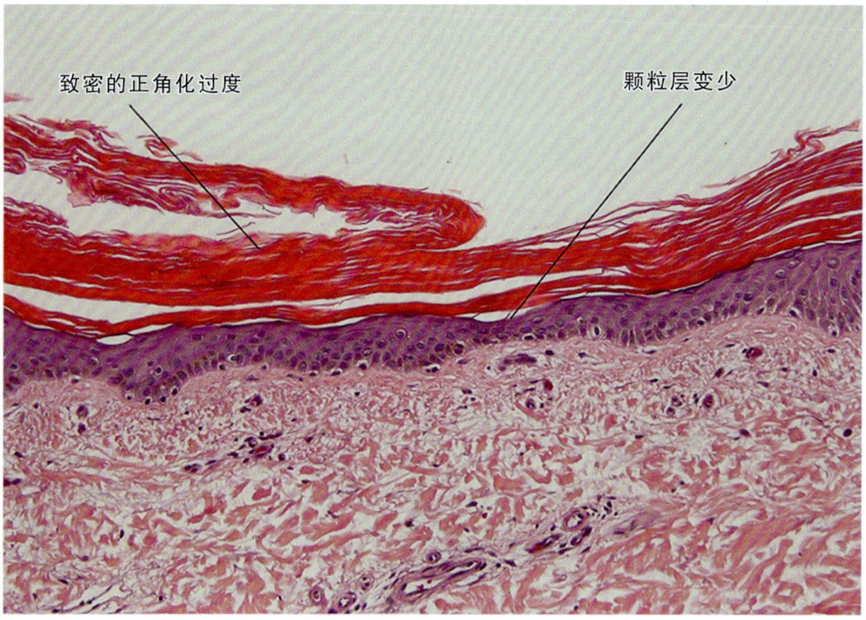

图 12-3 寻常型鱼鳞病。

色素失禁症(incontinentia pigmenti;又称 Bloch-Sulzberger 综合征,Bloch-Sulzberger syndrome)

主要特征

水疱期

• 嗜酸性海绵水肿(海绵水肿导致表皮内疱,伴有显著的嗜酸性粒细胞浸润)。

• 偶见角化不良细胞。

疣状增殖期

• 角化过度和乳头瘤样增生,少许的嗜酸性粒细胞浸润和轻度的海绵水肿。

• 角化不良细胞呈旋涡状或群集状分布。

色素失禁期

• 色素失禁。

• 色素减退的皮损处黑色素细胞数目正常或减少,伴或不伴有真皮纤维化。

这种 X 连锁显性遗传病如果发生于男性,常为致死性。NEMO 基因突变导致核因子 NF-κB 活化缺陷。病情逐渐进展,各期之间伴有重叠。出生或生后不久,首先出现线状水疱样皮损,数周或数月后逐渐发展成疣状皮损。3~6 个月时,出现条纹状或旋涡状色素沉着,部位与之前水疱区域无关,这种模式被比喻成大理石花纹蛋糕。数十年后,色素减退可替代色素沉着。其他皮肤异常表现包括脱发和甲营养不良,还可伴有眼、牙齿(三角牙)、骨骼和神经系统等的异常。

鉴别诊断

嗜酸性海绵水肿的组织学鉴别诊断可用"HAAP-PIE"来帮助记忆。角化不良细胞有助于将色素失禁症和其他疾病区分开来。

• 妊娠疱疹(Herpes gestationis)。

• 节肢动物叮咬/变应性接触性皮炎(Arthropod bite/allergic contact dermatitis)。

• 天疱疮(Pemphigus)。

• 类天疱疮(Pemphigoid)。

• 色素失禁症(Incontinentia pigmenti)。

• 新生儿中毒性红斑(Erythema toxicum neonatorum)。

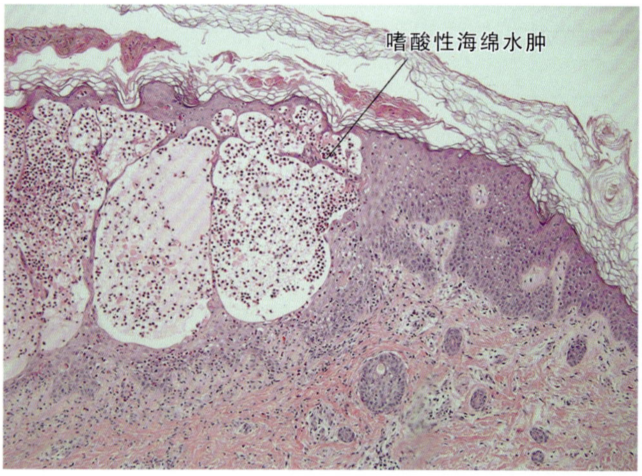

图 12-4 色素失禁症,水疱期。

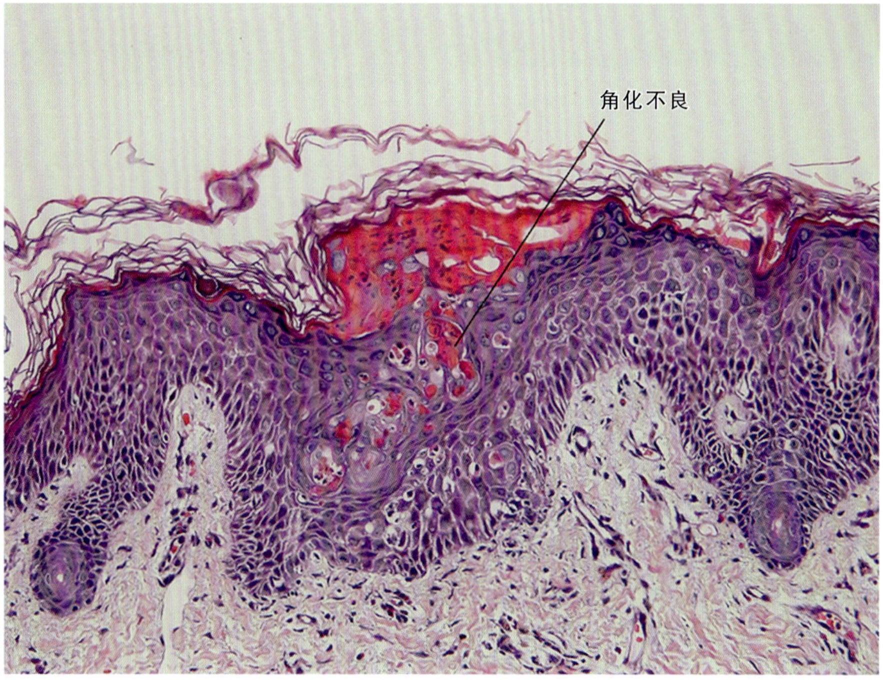

图 12-5　色素失禁症，疣状增殖期。

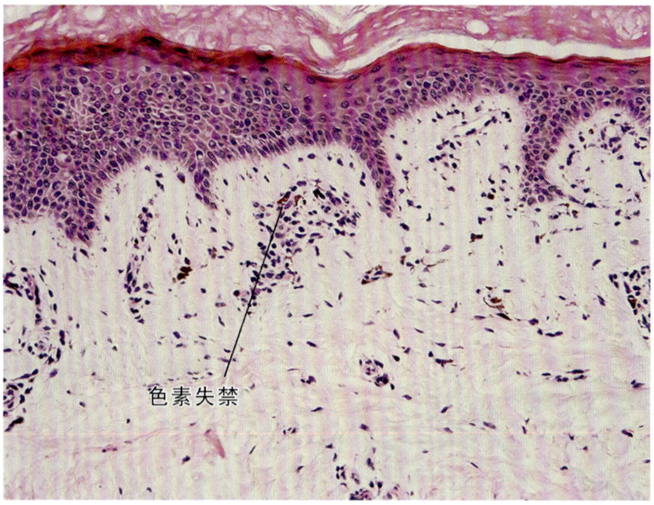

图 12-6　色素失禁症，色素失禁期。

肥大细胞增生症(mastocytosis)

主要特征

- 在结节性皮损中,真皮乳头层内均匀分布的“煎蛋样”肥大细胞并延伸至真皮网状层。
- 常伴有表皮下大疱、基底层色素增加和散在嗜酸性粒细胞浸润。
- 在持久性发疹性斑状毛细血管扩张(telangiectasia macularis eruptiva perstans,TMEP)中,血管周围伴有轻度增多的梭形深染的肥大细胞浸润。

肥大细胞增多症是一组谱系性疾病。单发的肥大细胞瘤可在儿童期发生并有自愈倾向。色素性荨麻疹是一种散发性而非遗传性疾病,其特征是多发性的棕褐色斑疹、丘疹或结节。有一种先天性或早发性的色素性荨麻疹,很少有系统受累,通常会在青春期消退。与之相反,成年发病的色素性荨麻疹常持续存在,可伴有系统受累,尤其是骨髓。大多数皮损在摩擦后出现风团(Darier征,Darier sign)。成人散发病例和儿童皮损泛发或持续的病例,可有 c-kit 基因的突变,而典型的儿童色素性荨麻疹一般没有该突变。TMEP 是一种少见的成人肥大细胞增多症,以躯干和肢端的红斑、毛细血管扩张和淡褐色斑疹为特征,极少出现 Darier 征。

在斑疹和 TMEP 的皮损,肥大细胞的浸润局限于真皮浅层血管周围。肥大细胞细胞核小而圆,胞质丰富类似煎鸡蛋,或者呈梭形类似大而深染的成纤维细胞。每个血管周围出现超过 5 个肥大细胞,提示肥大细胞增多症。鉴别肥大细胞应使用特殊染色。肥大细胞染色可使用 Leder 染色 (氯醋酸酯酶,ASD-chloroacetate esterase) 染成红色,甲苯胺蓝和 Giemsa 染色可发现异染颗粒。免疫组化标记 CD117 (c-kit 编码的酪氨酸激酶受体,the c-kit-encoded tyrosine kinase receptor) 和肥大细胞类胰蛋白酶也可显示肥大细胞。摩擦后皮损因肥大细胞脱颗粒 (Darier 征),Giemsa 染色中肥大细胞内无异染颗粒。此时,Leder 染色更为合适。

在多发或单发的结节性损害中,可见密集且均匀分布的圆形至立方形的肥大细胞浸润真皮乳头层并延伸至真皮网状层和皮下组织间。这些肥大细胞内可见颗粒,细胞核位于中央,胞质嗜酸性至淡灰色,形成“煎蛋样”外观。周围可见散在嗜酸性粒细胞和基底层色素增多。与朗格汉斯细胞组织细胞增生症的鉴别,可根据本病中表皮无累及,无亲毛囊性,无肾形核,并可辅以特殊染色。立方形细胞与痣细胞较相似,但肥大细胞皮损在表真皮交界和真皮层不形成细胞巢,也没有黑色素细胞的核内包涵体这一典型特征。

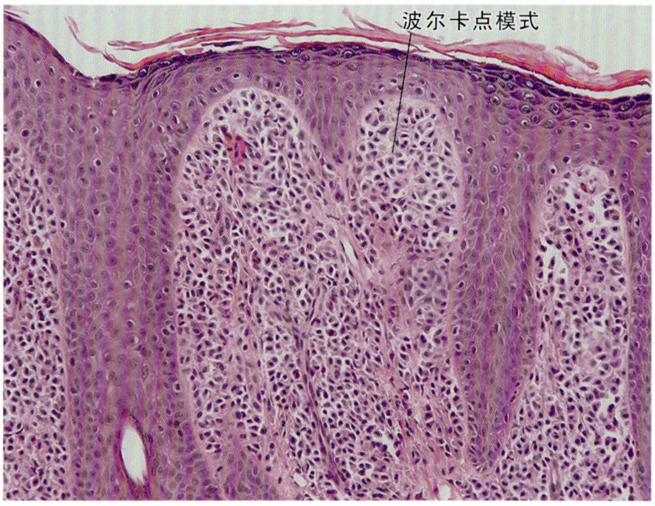

图 12-7 肥大细胞瘤。

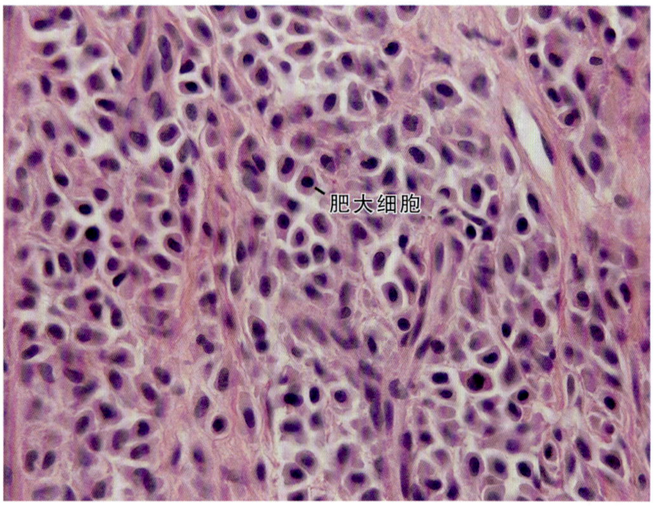

图 12-8 肥大细胞瘤。

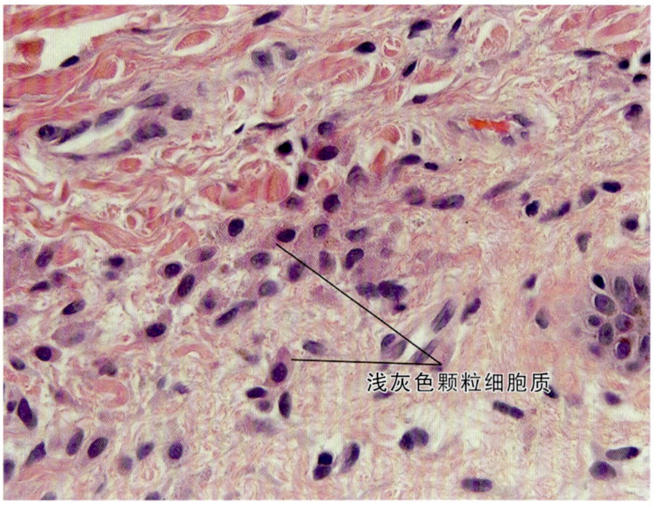

图 12-9 肥大细胞。

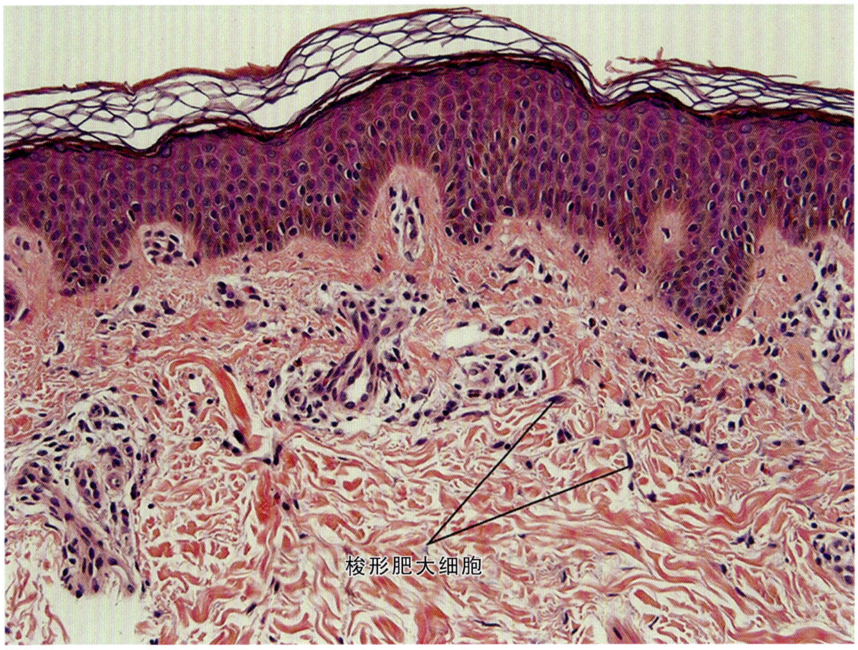

图 12-10 持久性发疹性斑状毛细血管扩张。

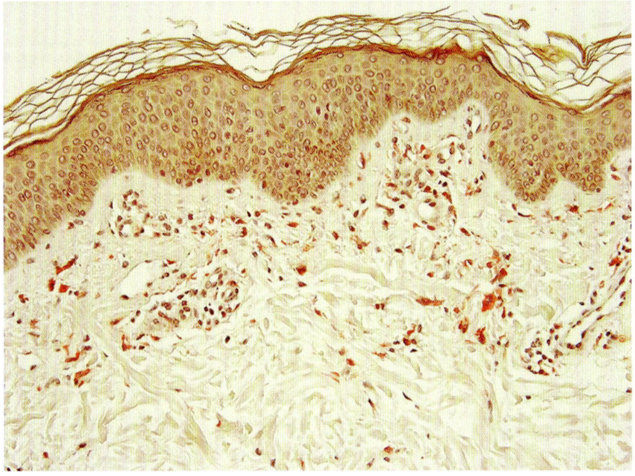

图 12-11 持久性发疹性斑状毛细血管扩张。

表皮松解性角化过度症(epidermolytic ichthyosis; 先天性大疱性鱼鳞病样红皮病,bullous congenital ichthyosiform erythroderma)

主要特征

- 致密的角化过度。
- 表皮上部颗粒和空泡变性。
- 红蓝色群集的透明角质颗粒和空泡(颗粒层"被嚼碎")。

表皮松解性角化过度是一种组织学模式，可见于几种不同的临床疾病,包括掌跖角化病(palmoplantar keratoderma)、单发表皮松解性棘皮瘤(solitary epidermolytic acanthoma)和表皮松解性鱼鳞病(epidermolytic ichthyosis)。发育不良表皮痣的皮损病理中也可发现表皮松解性角化过度,且并不少见。

表皮松解性角化过度症是一种常染色体显性遗传病,以出生时广泛水疱和红斑为特点,逐渐发展为广泛疣状角化过度,以屈侧为重。该病临床表现呈广泛的形态改变。包括角蛋白基因(K1 和 K10)的突变已经被证实。同时,表皮松解性角化过度症可发生于病理表现为表皮松解性角化过度的线状表皮痣患者的后代中的现象已有报道,提示这些表皮痣患者为嵌合体。

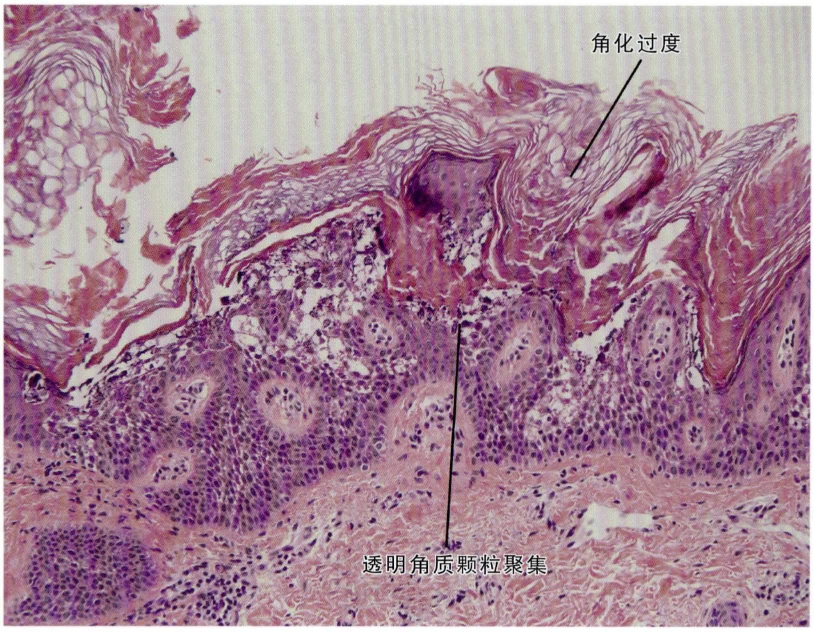

图 12-12 表皮松解性角化过度。

类脂质蛋白沉积症 (lipoid proteinosis; 皮肤黏膜透明蛋白变性, hyalinosis cutis et mucosae; Urbach-Wiethe 病, Urbach-Wiethe disease)

主要特征

- 嗜酸性玻璃样物质沉积在血管和汗腺周围,形成粗条索与表皮垂直。
- 洋葱皮同心图案围绕于血管和附属器周围。
- 沉积物比红细胞生成性原卟啉病(EPP)更深、更广泛。

类脂质蛋白沉积症是一种常染色体隐性遗传病,可导致声音嘶哑、瘢痕、眼睑上的结节、疣状病变和海马体钙化引起的癫痫。沉积物为 PAS 染色阳性和耐淀粉酶的增厚的基底膜(Ⅳ型胶原)。淀粉样物质和黏蛋白的染色结果仍不确定。

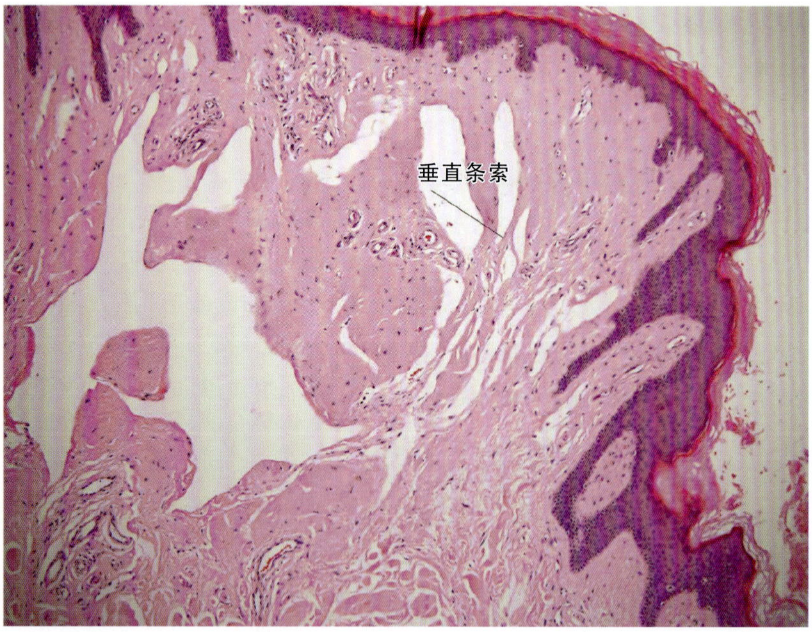

图 12-13 类脂质蛋白沉积症。

果耳茨综合征(Goltz syndrome;局灶性真皮发育不全,focal dermal hypoplasia)

主要特征

- 累及的 Blaschko 节段较局限。
- 在早期病变中,脂肪位于血管周围和表皮下。
- 在陈旧的、较多的息肉样病变中,脂肪替代了大部分真皮。

这种 X 染色体相关的显性疾病也与口腔生殖系统树莓样乳头瘤、牙缺失、异指畸形和眼部缺陷有关。这是由于 PORCN 基因突变引起的。

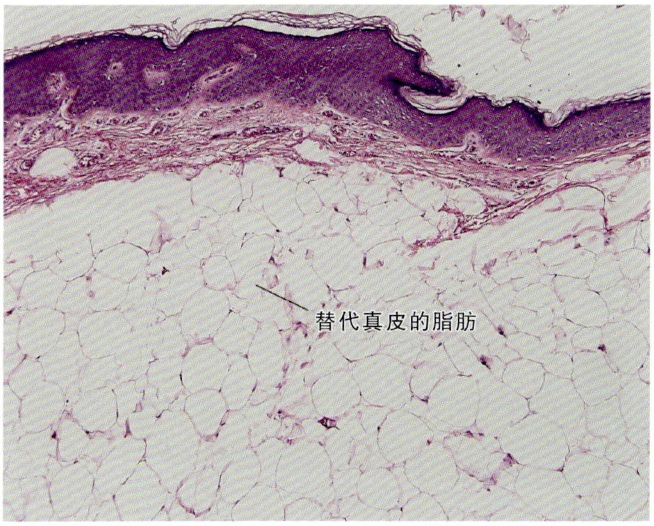

图 12-14 果耳茨综合征。

Dowling-Degos 病(Dowling-Degos disease;皱褶部网状色素异常,reticulated pigmented anomaly of the flexures)

主要特征

- 类似于网状脂溢性角化病的多个病灶 "悬挂"在毛囊上。
- 粉刺样,扩张的毛囊漏斗部充满角栓。

Dowling-Degos 病是一种常染色体显性疾病, 由角蛋白 5 基因突变引起。腋窝和腹股沟的网状色素沉着多开始发生于三四十岁。

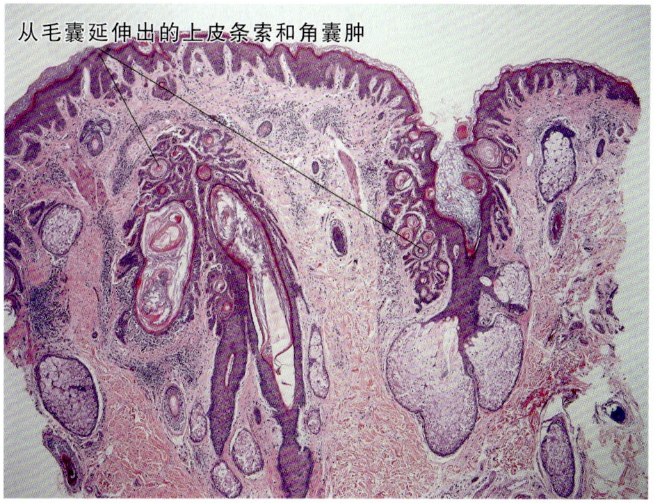

图 12-15 Dowling-Degos 病。

Galli-Galli 病(Galli-Galli disease)

主要特征

- 与 Dowling-Degos 病类似,但伴有灶性棘层松解。

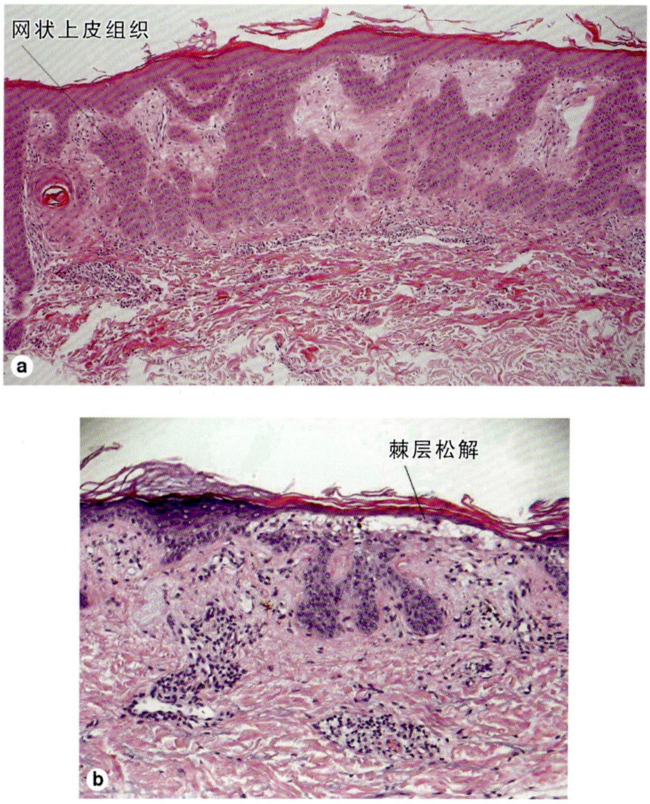

图 12-16 Galli-Galli 病。

表 12-1 遗传性皮肤病的主要特征

综合征	遗传方式	突变基因	皮肤外特点	皮肤特点	皮肤病理	本书中的其他位置
Birt-Hogg-Dubé 综合征	AD	Folliculin	嫌色肾细胞癌、肾嗜酸细胞瘤、肺囊肿和自发性气胸	多发性纤维毛囊瘤和(或)毛盘瘤	纤维毛囊瘤：由中央滤泡样结构放射出的具有上皮束的纤维球体 毛盘瘤：没有明确的上皮束的纤维球体，很可能是在不同的切面上的纤维毛囊瘤	毛发和皮脂腺肿瘤（参见第 4 章）
Brooke-Spiegler 综合征	AD	CYLD		多发性毛发上皮瘤、螺旋腺瘤和圆柱瘤	毛发上皮瘤：在富含成纤维细胞的基质中，基底细胞样岛屿和毛乳头间质小体，无收缩间隙 圆柱瘤：由基底样细胞组成的岛屿，胞质稀少，由嗜酸性膜勾勒成拼图状 螺旋腺瘤：由大量的蓝染细胞组成，细胞胞质较少，淋巴细胞密布	毛发和皮脂腺肿瘤（参见第 4 章）、汗腺肿瘤（参见第 5 章）
Cowden 综合征（多发性错构瘤综合征）	AD	PTEN	结肠癌、乳腺癌、子宫内膜癌和甲状腺癌的错构瘤性息肉；大头畸形；Lhermitte-Duclos 病	多发性面部毛根鞘瘤、鹅卵石样口腔黏膜丘疹、肢端角化、掌跖角化、硬化性纤维瘤	毛根鞘瘤：淡染的小叶从表皮垂下，由较厚的嗜酸性基底膜勾勒出来 硬化性纤维瘤：弯曲或平行排列的少细胞成分的透明胶原呈席纹状或螺旋状外观	毛发和皮脂腺肿瘤（参见第 4 章）、纤维性肿瘤（参见第 20 章）
Darier 病（毛囊角化病）	AD	ATP2A2		皮脂溢出部位的油腻性黄褐色结痂和角化过度的丘疹，黏膜呈鹅卵石样，掌跖点状凹陷，手背 Hopf 疣状肢端角化病，指甲 V 形刻痕和纵向红白条纹	表皮下部棘层松解，基底上裂隙和角化不良	水疱性疾病（参见第 9 章）

（待续）

表 12-1(续)

综合征	遗传方式	突变基因	皮肤外特点	皮肤特点	皮肤病理	本书中的其他位置
表皮松解性鱼鳞病(先天性大疱性鱼鳞病样红皮病)	AD	K1 和 K10		出生时的水疱和红斑演变为疣状角化过度，特别是在皱褶部	致密性角化过度伴颗粒层聚集和碎裂(表皮松解性角化过度)	遗传性皮肤病(参见第 12 章)
疣状表皮发育不良	AR(大部分)	EVER1 和 EVER2		二三十岁时,躯干及四肢光暴露部位有多处红褐色、扁平、疣状丘疹,并有鳞状细胞癌增加的风险	扁平,疣状皮损:角质层为网篮状的棘突和肿胀,大的、灰蓝色核周有晕的细胞	病毒感染、寄生虫和节肢动物(参见第 19 章)
单纯性大疱性表皮松解症	AD	K5 和 K14		轻微创伤后形成水疱，特别是手足部位	看上去是缺乏细胞的表皮下水疱,实际是由于基底层细胞的基底细胞溶解和分裂导致,水疱底部遗留少许的基底细胞残留物	
红细胞生成性原卟啉症	AD(大部分)	Ferrochelatase	粪便和血液中原卟啉增加,胆石症和肝衰竭	暴露部位光敏性红斑、水肿、灼痛；随着时间的推移，面部和指关节蜡样增厚，皮肤糜烂，脸上出现浅表性瘢痕	毛细血管后小静脉周围可见透明蛋白袖,无明显日光弹力变性	代谢性疾病(参见第 14 章)
Fabry 病(弥散性躯体性血管角皮瘤)	XR	Alpha-galactosidase-A	肢端感觉异常、角膜混浊、肾衰竭、心脑血管疾病	泳裤分布区的血管角皮瘤、少汗症	角化过度和棘层增生,伴真皮乳头的扩张的血管	血管性肿瘤(参见第 23 章)
Gardner 综合征(家族性腺瘤息肉病)	AD	APC	胃肠道息肉、腺癌、骨瘤、多余或未萌出的牙齿	表皮样囊肿、脂肪瘤、Gardner 纤维瘤、硬纤维瘤	表皮样囊肿具有局灶性毛母细胞特征:囊壁可见影细胞和(或)基底样母细胞 Gardner 纤维瘤：增厚的少细胞的胶原束肿瘤 硬纤维瘤:透明样或黏液样梭形细胞浸润骨骼肌和脂肪	表皮良性肿瘤和囊肿(参见第 2 章)、纤维性肿瘤(参见第 20 章)

(待续)

表 12-1(续)

综合征	遗传方式	突变基因	皮肤外特点	皮肤特点	皮肤病理	本书中的其他位置
Goltz 综合征(局灶性真皮发育不良)	XD	PORCN	纹状体骨病、结肠瘤、龙虾爪畸形	沿薄皮肤的布氏线线状排列的、红棕色、凹凸不平的斑点	脂肪组织替代真皮	遗传性皮肤病(参见第 12 章)脂肪、肌肉、软骨和骨骼肿瘤(参见第 21 章)
戈林综合征(痣样基底细胞癌综合征)	AD	PTCH	牙源性角囊肿、髓母细胞瘤、镰状钙化、双股肋骨、卵巢纤维瘤、大头畸形、额凸、胸廓畸形	手掌凹坑、基底细胞癌	基底细胞癌:在外周间质中呈栅栏状排列并有收缩间隙的蓝色岛屿	表皮恶性肿瘤(参见第 3 章)
Hailey-Hailey 病(家族性良性天疱疮)	AD	ATP2C1		腋窝、颈部和生殖器区域的糜烂性红斑斑块,覆盖痂皮	棘层全层松解如同“倒塌的砖墙”	水疱性疾病(参见第 9 章)
寻常型鱼鳞病	AD	Profilaggrin		细碎的棕色鳞片,不累及屈侧	致密性角化过度,颗粒层异常减少或缺失	遗传性皮肤病(参见第 12 章)
色素失禁症(Bloch-Sulzberger 综合征)	XD	NEMO	眼、牙齿(三角齿)、骨骼和神经异常	新生儿期线状水疱演变为疣状病变,然后形成色素沉着或色素减退	水疱为嗜酸性海绵水肿伴角化不良 疣状病变为角化过度和乳头状瘤伴角化不良。色素沉着期是由于色素失禁	遗传性皮肤病(参见第 12 章)
类脂质蛋白沉积症(皮肤黏膜透明蛋白变性,Urbach-Wiethe 病	AR	ECM1	声音嘶哑、癫痫、口腔黏膜鹅卵石样、颞叶豆状蝶鞍上钙化	凹陷性瘢痕、沿眼睑的珠状结节、疣状病变	嗜酸性沉积物呈洋葱皮样围绕在真皮乳头的血管、汗腺以及粗垂直束周围	遗传性皮肤病(参见第 12 章)、代谢性皮肤病(参见第 14 章)
多发性内分泌肿瘤 1 型(Wermer 综合征)	AD	MEN1	内分泌肿瘤,包括甲状旁腺瘤、垂体瘤、肾上腺皮质瘤和胃泌素瘤	多发性血管纤维瘤、胶原瘤、脂肪瘤	血管纤维瘤:血管周围与附属器周围呈同心圆样纤维化,可见星状成纤维细胞 胶原瘤(结缔组织痣):大团胶原纤维束致密性硬化增加,弹性减弱	纤维性肿瘤(参见第 20 章)、胶原蛋白和弹性蛋白病变(参见第 13 章)

(待续)

表 12-1(续)

综合征	遗传方式	突变基因	皮肤外特点	皮肤特点	皮肤病理	本书中的其他位置
Muir-Torre 综合征	AD	MSH2、MLH1、MSH6 和 PMS2	结直肠癌、乳腺癌和泌尿生殖系统癌	角化棘皮瘤、皮脂腺腺瘤、皮脂腺上皮瘤、皮脂腺癌	皮脂腺肿瘤：基底样肿瘤，有数量不等的透明的皮脂腺细胞，内有扇形核和多泡细胞质 角化棘皮瘤：火山口样鳞状细胞增生，周围可见弹性蛋白、中性粒细胞微脓疡和嗜酸性粒细胞	毛发和皮脂腺肿瘤（参见第 4 章）、表皮恶性肿瘤（参见第 3 章）
神经纤维瘤病(von Recklinghausen 病)	AD	Neurofibromin	虹膜 Lisch 结节、视神经胶质瘤、蝶骨发育不良	牛奶咖啡斑、腋窝雀斑、神经纤维瘤，经常是丛状神经纤维瘤	神经纤维瘤：可见淡染的黏液样基质，伴随意的、小的、逗号状细胞核	神经性肿瘤（参见第 22 章）
迟发性卟啉病	AD	Uroporphyrinogen decarboxylase	肝功能异常	手背和光暴露部位可见水疱、糜烂和粟粒疹，以及多毛症、色素沉着和硬皮病样斑块	表皮下真皮乳头层少炎性水疱垂花饰样改变，表皮上的毛虫样小体，血管周围透明物质	水疱性疾病（参见第 9 章）
弹性纤维假黄瘤	AR	ABCC6	血管样条纹、高血压、脑卒中、消化道出血	屈侧皮肤“鸡皮样”外观	卷曲、受损和钙化的弹性纤维(粉色或蓝色杂乱排列)	遗传性皮肤病（参见第 12 章）
Reed 综合征(多发性皮肤和子宫肌瘤)	AD	Fumarate Hydratase	子宫肌瘤、肾细胞癌	多发性皮肤平滑肌瘤	毛平滑肌瘤是由平滑肌纤维束、雪茄状核和核周空泡组成的局限性真皮结节	脂肪、肌肉、软骨和骨骼肿瘤（参见第 21 章）
Rombo 综合征	AD		发绀性血管舒张	虫蚀状萎缩性皮肤病、粟丘疹、少毛症、毛发上皮瘤和基底细胞癌	毛发上皮瘤：在富含成纤维细胞的基质中，基底细胞样岛屿和毛乳头状间质小体，无收缩间隙 基底细胞癌：在外周间质中呈栅栏排列并有收缩间隙的蓝色岛屿	毛发和皮脂腺肿瘤（参见第 4 章）、表皮恶性肿瘤（参见第 3 章）

（待续）

表 12-1(续)

综合征	遗传方式	突变基因	皮肤外特点	皮肤特点	皮肤病理	本书中的其他位置
结节性硬化	AD	Tuberin (TSC2) 和 hamartin (TSC1)	视网膜结节性错构瘤、皮质结节、室管膜下结节、室管膜下巨细胞星形细胞瘤、癫痫、精神发育迟滞、心脏横纹肌瘤、淋巴管肌瘤病、肾血管平滑肌脂肪瘤	皮脂腺腺瘤(血管纤维瘤)、甲周纤维瘤、鲨鱼皮斑、色素减退的灰白斑	血管纤维瘤:血管周围与附属器周围呈同心圆样纤维化,可见星状成纤维细胞。鲨鱼皮斑(结缔组织痣):大团胶原纤维束致密性硬化增加,弹性减弱	纤维性肿瘤(参见第20章)、胶原纤维和弹力纤维病变(参见第13章)
白色海绵痣	AD	K4 和 K13		颊、唇和其他黏膜部位的弥漫性、白灰色、海绵状、折叠式斑块	黏膜上皮空疱形成,伴致密的核周嗜酸性物质凝集	病毒感染、寄生虫和节肢动物(参见第19章)

AD,常染色体显性遗传;AR,常染色体隐性遗传;XD,X 连锁显性遗传;XR,X 连锁隐性遗传。

(温广东 译 罗颖 徐前喜 审校)

推荐阅读

Bolognia JL, Braverman I. Pseudoxanthoma-elasticum-like skin changes induced by penicillamine. Dermatology 1992;184(1):12–18.

Eng AM, Bryant J. Clinical pathologic observations in pseudoxanthoma elasticum. Int J Dermatol 1975;14(8):586–605.

Lebwohl M, Phelps RG, Yannuzzi L, et al. Diagnosis of pseudoxanthoma elasticum by scar biopsy in patients without characteristic skin lesions. N Engl J Med 1987;317(6):347–50.

Meyrick Thomas RH, Kirby JD. Elastosis perforans serpiginosa and pseudoxanthoma elasticum-like skin change due to D-penicillamine. Clin Exp Dermatol 1985;10(4):386–91.

Shukla SA, Veerappan R, Whittimore JS, et al. Mast cell ultrastructure and staining in tissue. Methods Mol Biol 2006;315:63–76.

Sybert VP, Dale BA, Holbrook KA. Ichthyosis vulgaris: identification of a defect in synthesis of filaggrin correlated with an absence of keratohyaline granules. J Invest Dermatol 1985;84(3):191–4.

第13章 胶原和弹性组织病变

Tammie Ferringer

硬化性(萎缩性)苔藓 [lichen sclerosus(et atrophicus)]

主要特征

- 红(致密的角质层)。
- 白(真皮乳头高度水肿)。
- 蓝(乳头层下方的淋巴细胞呈带状浸润)。
- 发生在男性龟头的又称闭塞性干燥性龟头炎。

硬化性苔藓可累及皮肤或黏膜。临床上毛囊角栓常见,类似于黑头粉刺。表皮通常萎缩,表皮突变平,但搔抓可能会产生假上皮瘤样增生,尤其是在外阴部位的病变。少数情况下,外阴部位长期的硬化性苔藓可演变为鳞状细胞癌,需要注意与假上皮瘤样增生相鉴别。真皮乳头层水肿可能会形成表皮下疱。空泡样界面皮炎及色素失禁常见。亲表皮的淋巴细胞可以深染,可类似于蕈样肉芽肿。鉴别诊断还包括放射性皮炎(表 13-1)和硬斑病。

表 13-1 硬化性苔藓和慢性放射性皮炎的特征

特征	硬化性苔藓	慢性放射性皮炎
致密的红色角质层	有	有
真皮浅层高度水肿苍白	有	有
表皮萎缩	可有可无	可有可无
毛囊角栓	常见	少见
空泡样界面皮炎	有	无
淋巴细胞带状浸润	有	无
色素失禁	常见	多无
真皮浅层血管	正常至轻微扩张	广泛扩张
放射性弹性纤维变性	无	有
皮肤附属器结构	存在	消失
大的星状成纤维细胞	无	有
真皮深层	正常	硬化
环钻取材组织形状	锥形	正方形

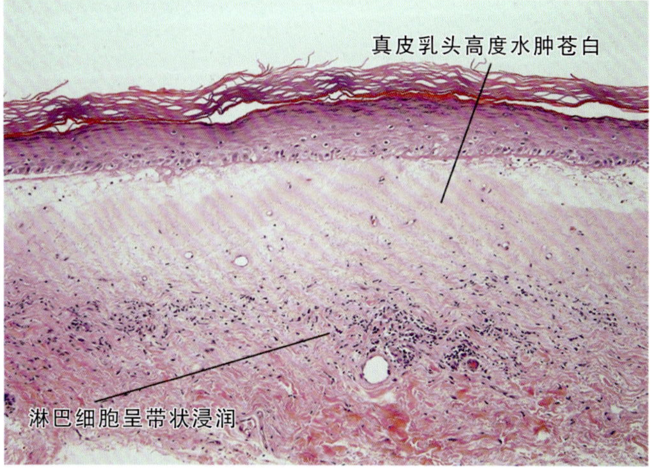

图 13-1 硬化性苔藓。

慢性放射性皮炎 (chronic radiation dermatitis)

主要特征

- 真皮乳头呈苍白色,无空泡界面改变或淋巴细胞的带状浸润。
- 可见大的星状放射性成纤维细胞。
- 放射性弹性纤维变性。
- 皮肤附属器消失。
- 真皮浅层血管扩张。

慢性放射性皮炎可见明显的角化过度、表皮萎缩和表皮突变平,与表皮增生交替出现。也常见到细胞核巨大的星状细胞(放射性成纤维细胞)。小汗腺萎缩,毛囊皮脂腺结构消失,但立毛肌可存留。真皮胶原纤维透明变性。放射性弹性纤维变性类似于日光弹性纤维变性,但可延伸至毛囊纤维鞘。真皮浅层血管扩张,但深层血管壁增厚。

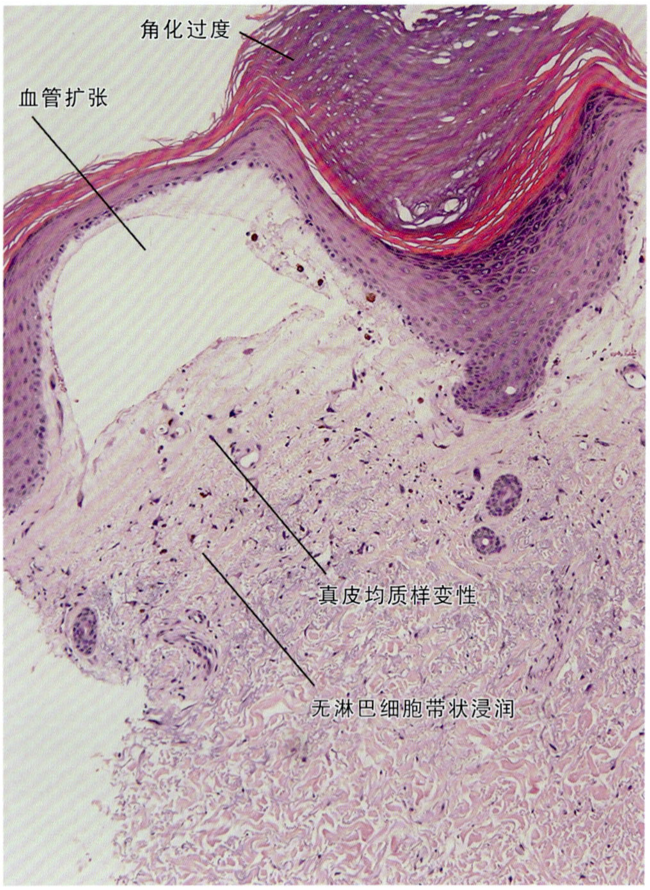

图 13-2 慢性放射性皮炎。

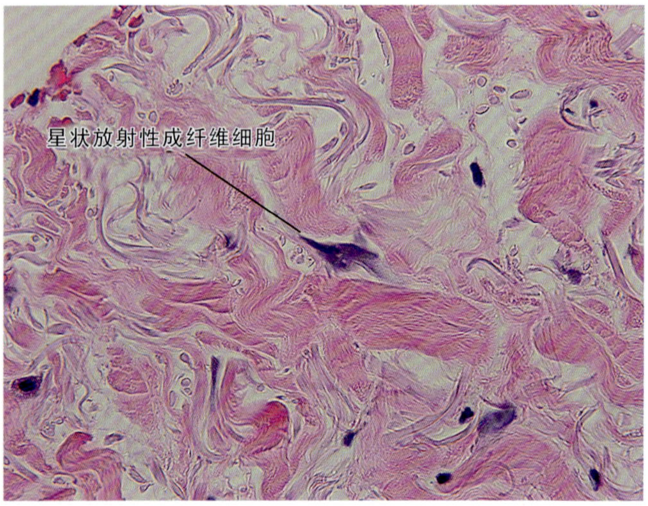

图 13-3 慢性放射性皮炎。

放射性损害的严重性因总放射剂量、照射次数和穿透深度不同而异。急性放射性皮炎在接受放射后数周内发生，初期表现为红斑和水肿，之后为色素沉着。尽管通常依靠临床诊断，水疱形成及稀疏的坏死角质形成细胞可类似光毒性皮炎。慢性放射性皮炎可在首次放射暴露后数月至数年出现，表现为皮肤萎缩、脆性增加、毛细血管扩张、色素沉着及脱发。数年之后可进展为非黑色素细胞性皮肤肿瘤，表现为侵袭性生长和转移风险增加，尤其是鳞状细胞癌。

硬斑病/硬皮病(morphea/scleroderma)

主要特征

- 环钻取材组织呈矩形。
- 真皮下层可见较厚的、致密的、透明样变的胶原束。
- 靠近真皮的脂肪层消失导致小汗腺被包裹。
- 淋巴细胞、浆细胞浸润较深但稀疏。
- 真皮内 CD34 阳性的间质细胞数目减少。
- 可有真皮浅层水肿苍白色，但无空泡样界面皮炎或硬化性苔藓样的带状淋巴细胞浸润。

硬皮病包括一组疾病。局限性皮肤病变可表现为硬斑病或线状硬皮病（包括刀砍状硬皮病)。除皮肤病变外，雷诺现象和不同程度器官受累是弥漫性系统性硬皮病和局限性系统性硬皮病(CREST)的特征。尽管组织学特点类似，与系统性硬皮病相比，硬斑病的炎症更重，但没有血管腔闭塞及内膜增厚。

关于硬化性苔藓和硬斑病之间的关系尚有争论。有人认为硬化性苔藓是一种浅表性硬斑病，这能够解释某些硬斑病皮损的真皮乳头层类似于硬化性苔藓的改变。但在硬斑病中，真皮浅层无淋巴细胞带状浸润、空泡样界面皮炎或毛囊角栓，且硬斑病一定有真皮深层硬化。

线状硬皮病和深部硬斑病(深在性硬斑病)的硬化可能会累及皮下脂肪，甚至筋膜及骨骼。与慢性放射性皮炎不同，硬斑病中并不存在放射性弹性纤维变性及放射性成纤维细胞，而通常存在明显嗜伊红的弹性纤维。

其他真皮硬化疾病包括硬皮病样移植物抗宿主病(graft-versus-host disease，GvHD)、迟发性皮肤卟啉病(porphyria cutanea tarda)、接触氯乙烯和博来霉素的继发性硬化。博氏疏螺旋体感染与硬斑病及硬化性苔藓之间的关系存在争议。欧洲的一些研究发现它们之间存在相关性，但其他研究，尤其是北美的研究指出它们之间并无相关性。

鉴别诊断

典型的环钻取材组织一般都是锥形轮廓。但增厚的或硬化的真皮在环钻取材时通常表现为正方形或矩形的轮廓。见于：

- 硬斑病/硬皮病。
- 慢性 GvHD。
- 慢性放射性皮炎。
- 瘢痕。
- 背部的正常皮肤。
- 结缔组织痣。
- 硬皮病。

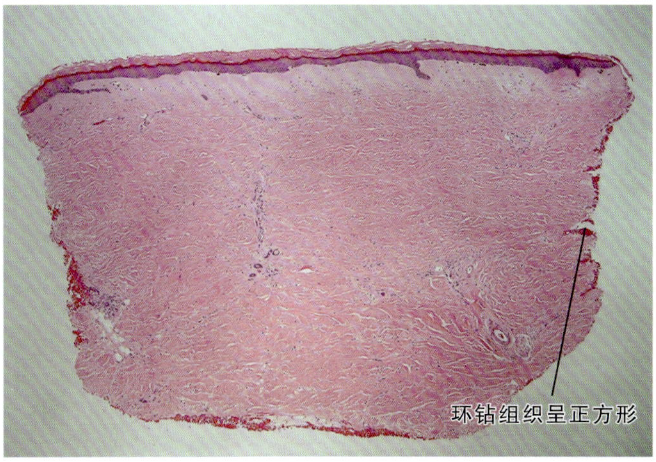

图 13-4 硬斑病。

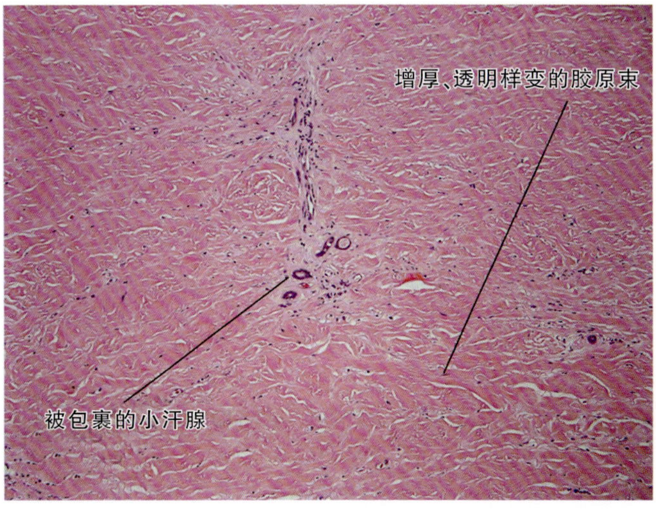

图 13-5 硬斑病。

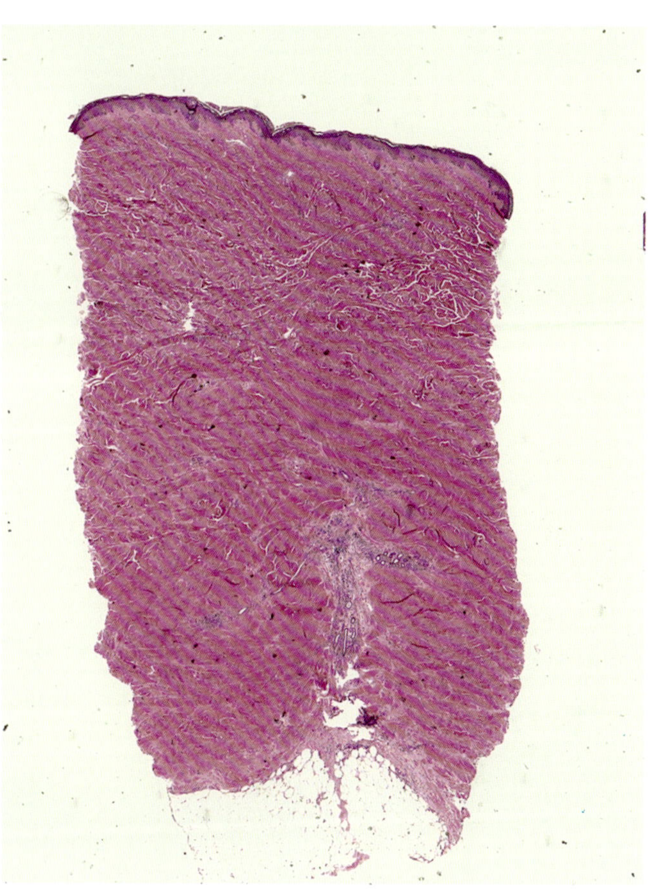

图 13-6 硬斑病。

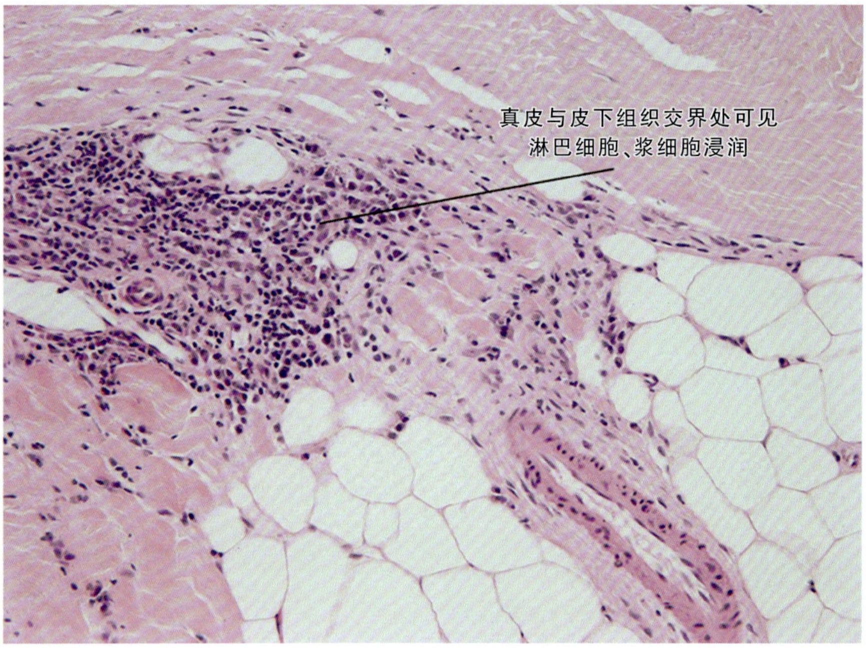

图 13-7 硬斑病。

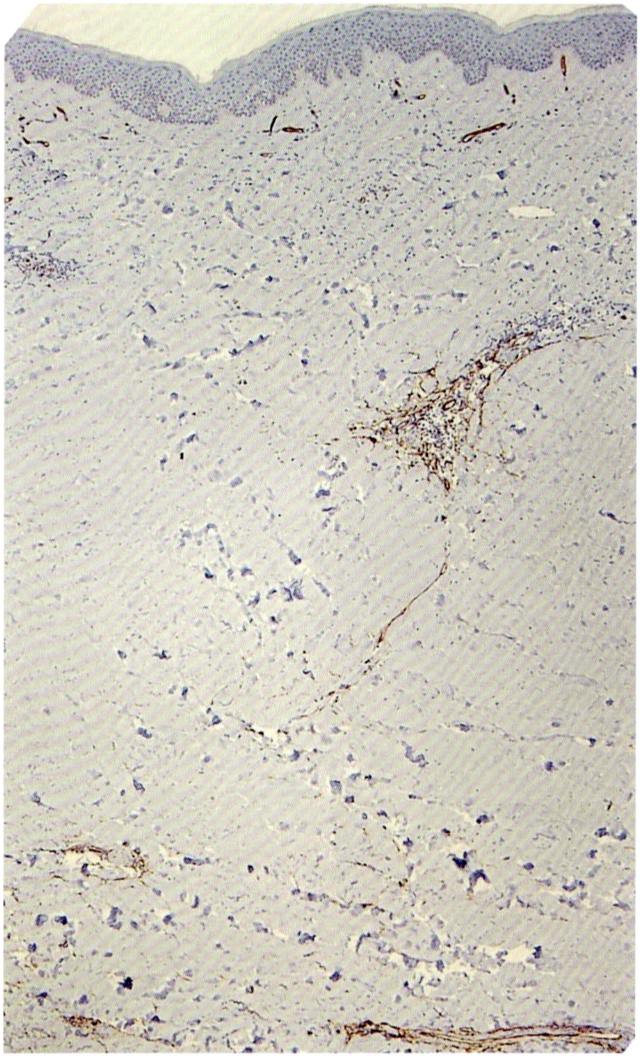

图 13-8 硬斑病，CD34 染色提示间质的反应性消失。

硬皮病样移植物抗宿主反应病(sclerodermoid graft-versus-host disease)

主要特征

- 基底层轻微空泡样改变。
- 真皮增厚、硬化。
- 皮肤附属器结构破坏。

真皮硬化从乳头层开始,可延伸到皮下组织。慢性 GvHD 病程可分为早期苔藓样阶段和后期硬化阶段,并且每个阶段可以独立发生。与放射性皮炎不同,硬皮病样 GvHD 中无血管扩张或放射性成纤维细胞。临床上,皮肤常表现为波纹样外观。

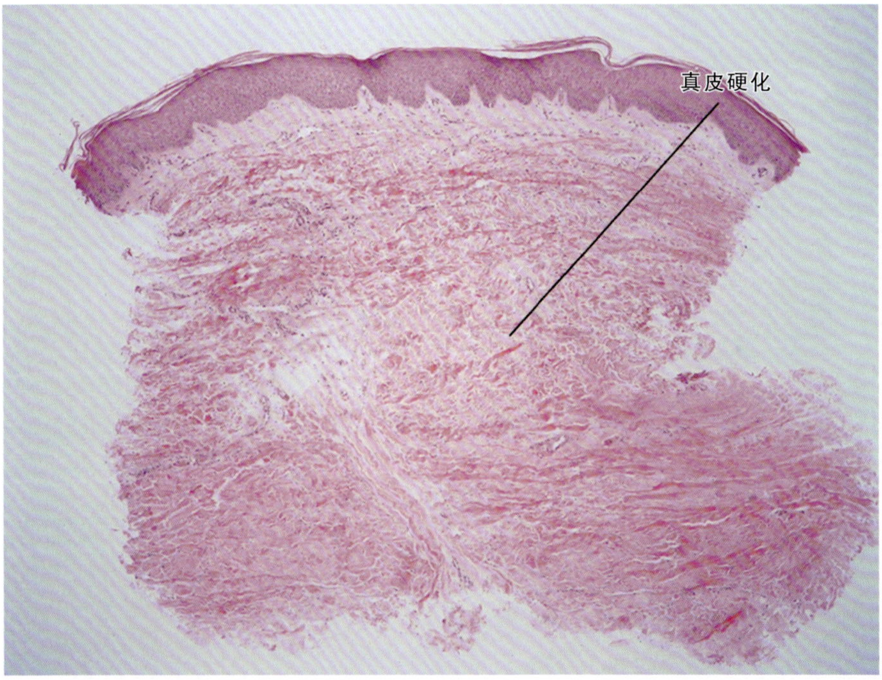

图 13-9　硬皮病样 GvHD。

嗜酸性筋膜炎(eosinophilic fasciitis;Shulman 综合征,Shulman syndrome)

主要特征

胶原纤维化和透明样变导致筋膜增厚、嗜伊红。

炎性细胞浸润不一,如淋巴细胞和浆细胞,偶见嗜酸性粒细胞。

嗜酸性筋膜炎是一种硬皮病样筋膜疾病,特征性表现是在剧烈运动后突然出现单个或多个肢体的疼痛性水肿和进行性硬化。"嗜酸性筋膜炎"这一名称与外周血中嗜酸性粒细胞显著增高有关。筋膜组织中可有嗜酸性粒细胞,但并非诊断必需,且通常情况下没有嗜酸性粒细胞。纤维化和透明样变可累及筋膜及深层皮下组织间隔。很多病例中筋膜炎上方的脂肪组织并没有明显改变。病理诊断的活检组织需要深切取到筋膜。

硬皮病累及筋膜时在组织学上可能与嗜酸性筋膜炎类似,但从临床上可以鉴别。L-色氨酸摄入继发的嗜酸性肌痛综合征与嗜酸性筋膜炎的组织学改变很相似,前者的真皮受累更严重,且后期主要以真皮黏蛋白沉积为主要特征。

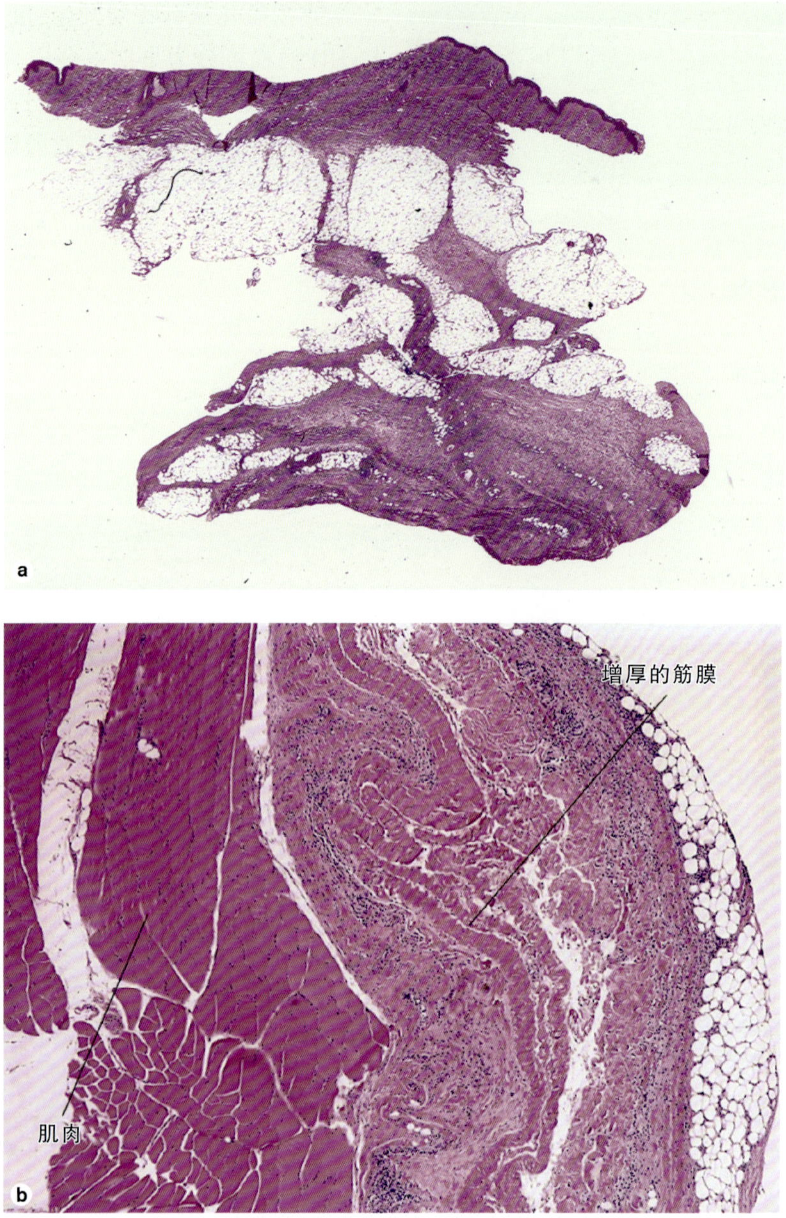

图 13–10 嗜酸性筋膜炎。

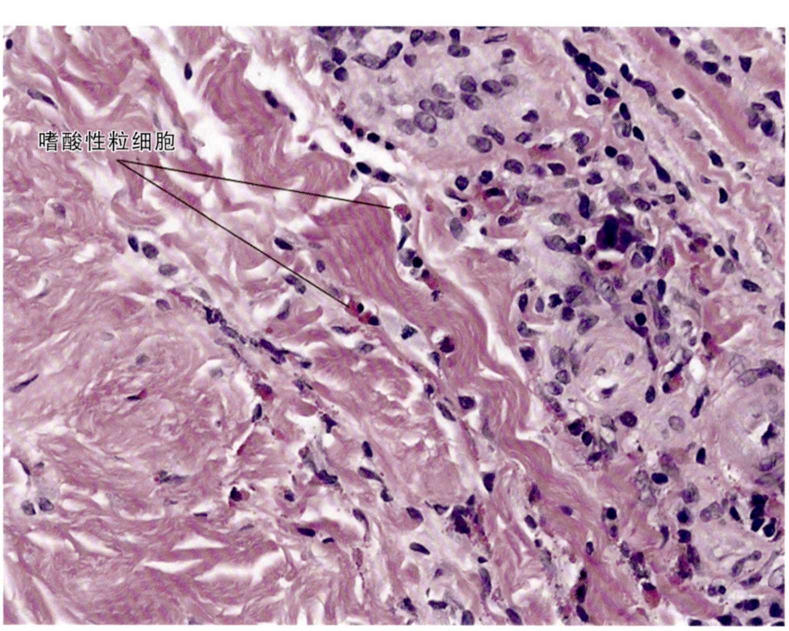

图 13-11　嗜酸性筋膜炎。

匐行性穿通性弹力纤维病(elastosis perforans serpiginosa)

主要特征

• 表皮棘层肥厚,真皮内变性的弹性纤维经表皮扭曲的通道排出。

• 弹性纤维红染、粗大。

匐行性穿通性弹力纤维病的丘疹最常见于颈部、面部或上肢,融合成弧形或蛇形。弹性纤维染色见真皮内管腔周围大量异常、增粗的弹性纤维。

Wilson 病的患者长期服用青霉胺可能会发生弹性纤维变性,具有弹性纤维假黄瘤和匐行性穿通性弹性纤维病重叠的特征。由青霉胺诱发的变性的弹性纤维,会在原来正常的弹性纤维侧面垂直方向出芽,这些细小的侧枝类似于荆棘的细枝,但不发生钙化。

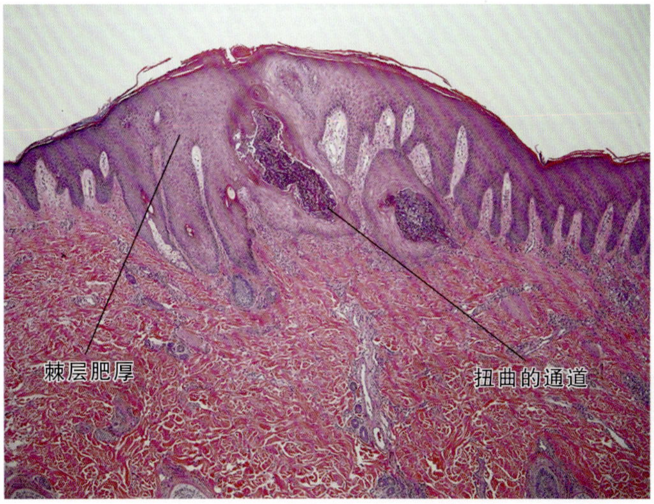

图 13-12　匐行性穿通性弹力纤维病。

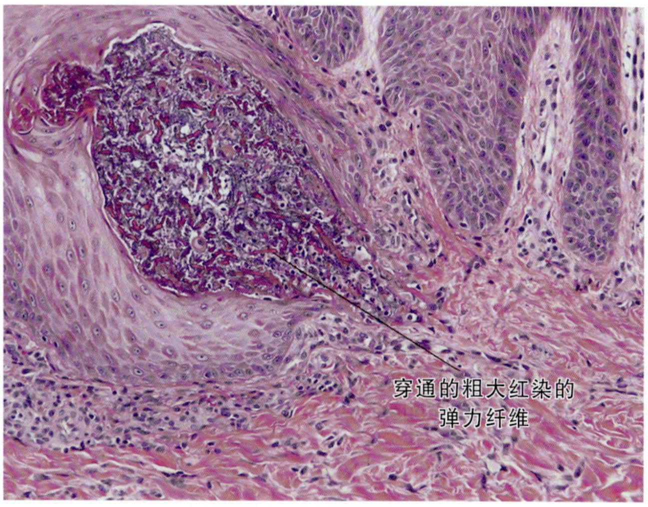

图 13-13　匐行性穿通性弹力纤维病。

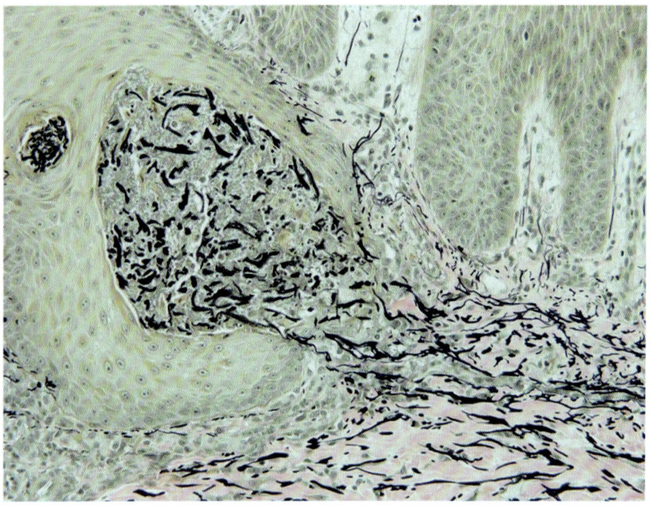

图 13-14 匐行性穿通性弹力纤维病(弹力纤维染色)。

匐行性穿通性弹力纤维病相关的疾病

"RAP MOPED"有助于记忆以下相关的疾病:

- Rothmund-Thompson 综合征(Rothmund-Thompson syndrome)。
- 肢端早老病(Acrogeria)。
- 青霉胺(Penicillamine)。
- 马方综合征(Marfan syndrome)。
- 成骨不全(Osteogenesis imperfecta)。
- 弹性纤维假黄瘤(Pseudoxanthoma elasticum)。
- Ehlers-Danlos 综合征(Ehlers-Danlos syndrome)。
- 唐氏综合征(Down syndrome)。

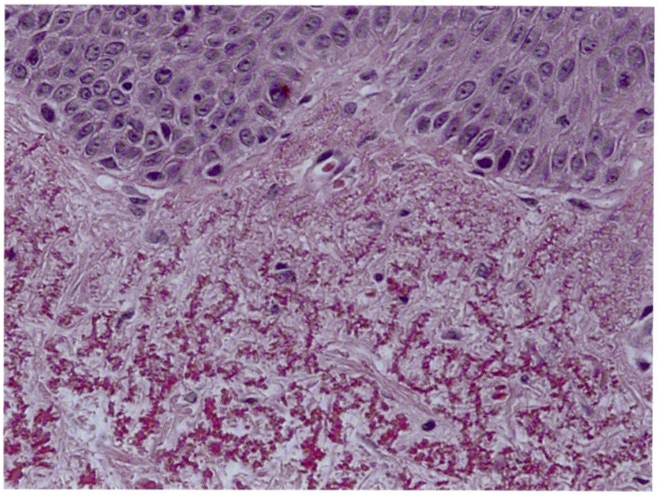

图 13-15 青霉胺诱发的弹力纤维改变。

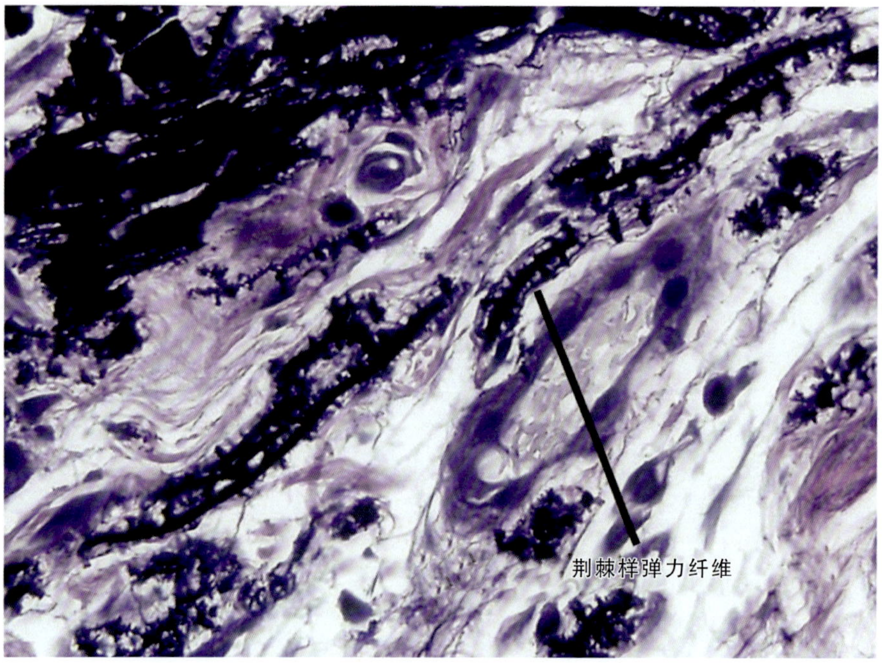

图 13-16 青霉胺诱发的弹力纤维改变(Verhoeff-van Gieson 染色)。

反应性穿通性胶原病(reactive perforating collagenosis,RPC)

主要特征

- 宽阔的穿通管道。
- 变性的嗜碱性胶原束垂直方向穿通表皮排出。
- Masson 三色法可鉴别穿通排出的为胶原纤维，而不是弹力纤维。

原发皮损为一个角化过度的小丘疹，中央有脐凹。经典的真正的反应性穿透性胶原病属于遗传性皮肤病，多为常染色体显性遗传，好发于儿童，轻微创伤可诱发。

成人期发病的患者多与糖尿病和慢性肾衰竭相关。这种类型称之为获得性穿通性皮肤病或肾病相关的穿通性疾病，包含了 Kyrle 病以及穿通性毛囊炎的特征。

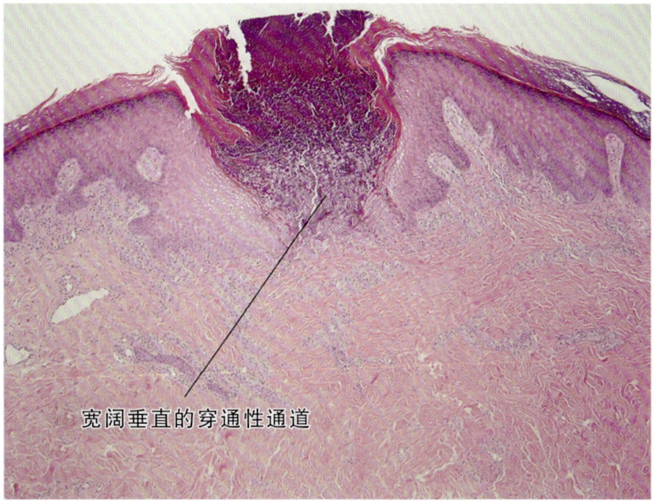

图 13-17　反应性穿通性胶原病。

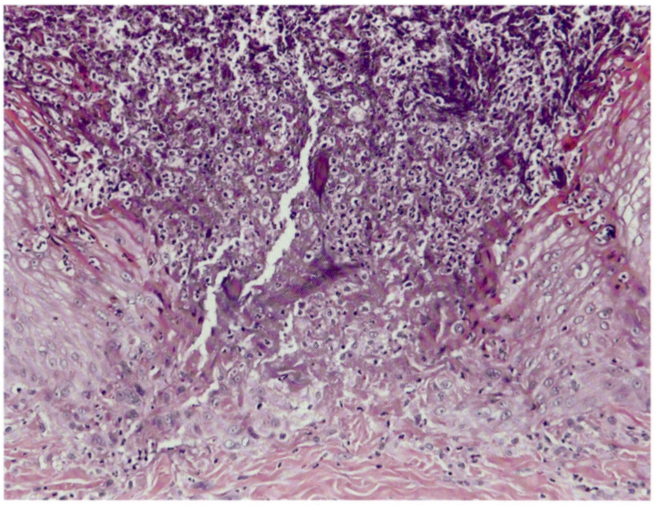

图 13-18　反应性穿通性胶原病。

瘢痕及瘢痕疙瘩(scar and keloid)

瘢痕(scar)

主要特征

- 方向与表皮平行的成纤维细胞增生。
- 方向与表皮垂直的血管腔。
- 弹力纤维消失。
- 表皮变平(参见第 20 章)。

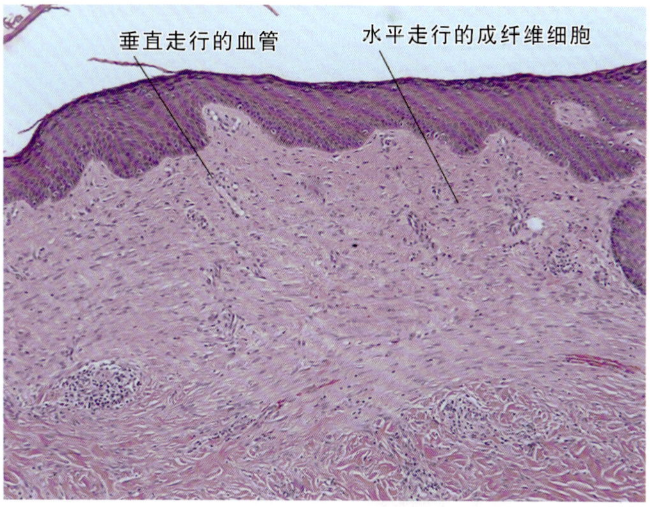

图 13-19　瘢痕。

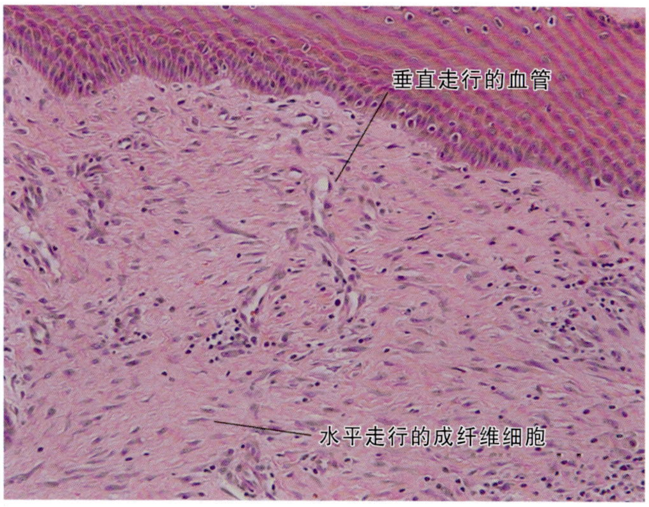

图 13-20　瘢痕。

肥厚性瘢痕(hypertrophic scar)

主要特征

- 增粗的胶原及成纤维细胞呈结节状或漩涡状排列。

瘢痕疙瘩(keloid)

主要特征

- 肥厚性瘢痕的背景。
- 增粗、透明样变、嗜伊红的"泡泡糖"样的胶原纤维束。

临床上,瘢痕疙瘩可进展超出原伤口的界限,这一点不同于肥厚性瘢痕。弹性纤维和附属器结构在瘢痕以及瘢痕疙瘩中都会减少或消失。近期的手术瘢痕也可能出现 Monsel 溶液、吸收性明胶海绵或氯化铝的病理表现(参见附录 3)。

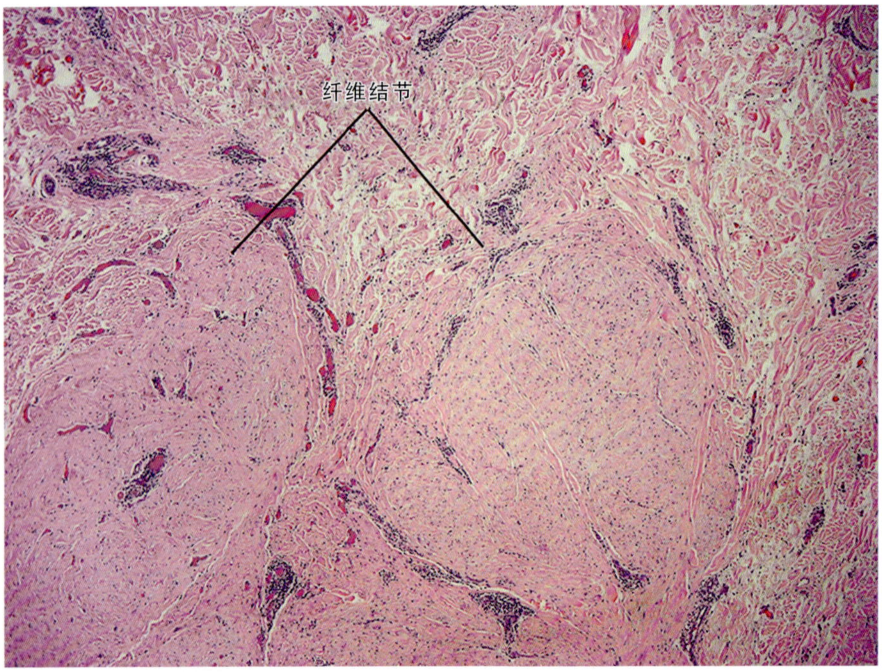

图 13-21 肥厚性瘢痕。

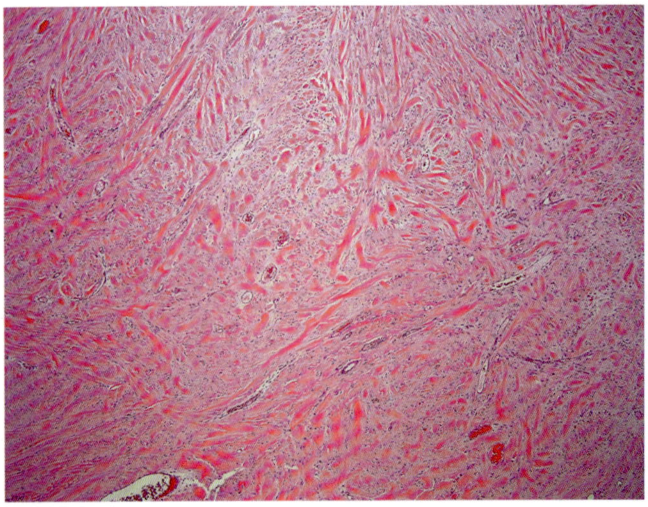

图 13-22 瘢痕疙瘩。

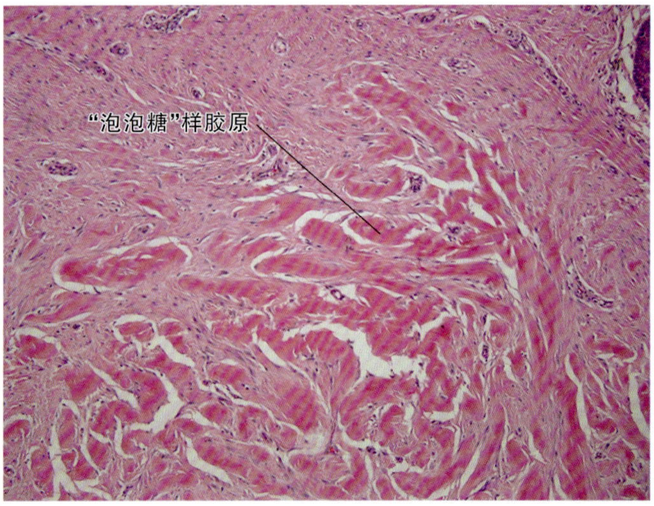

图 13-23 瘢痕疙瘩。

项部瘢痕疙瘩性痤疮(acne keloidalis nuchae)

主要特征

- 肥厚性瘢痕(不是瘢痕疙瘩)。
- 化脓性毛囊炎,伴有真皮中游离的毛干。
- 浆细胞浸润。

浆细胞浸润与皮损好发于后颈部相关。浆细胞经常出现在面部、枕部头皮/后颈部、腋下、乳房、生殖器部位以及胫部等的炎性浸润中。真皮中游离的毛干周围可见微脓疡和(或)巨细胞。

提示

草样霉菌病(草样肉芽肿)并没有霉菌,面部肉芽肿并没有肉芽肿,瘢痕疙瘩性痤疮并没有瘢痕疙瘩。

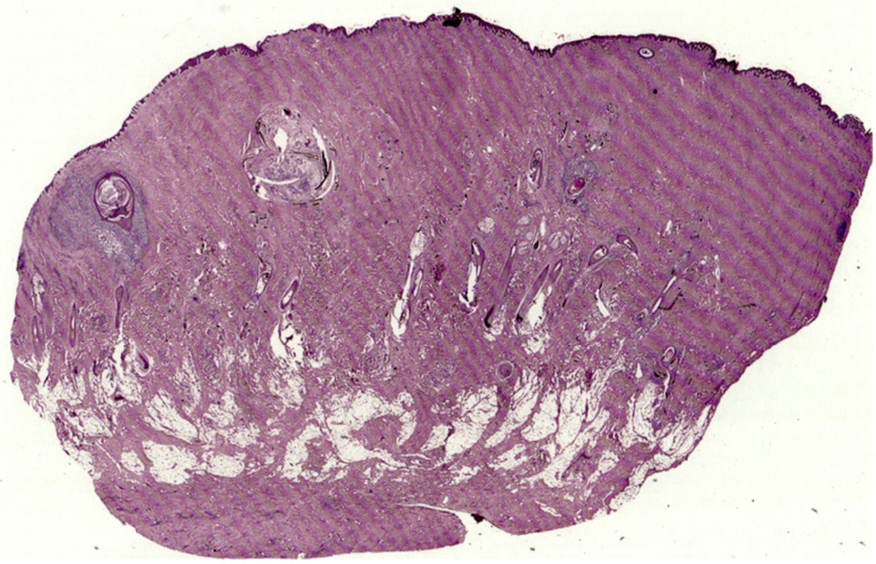

图 13-24　项部瘢痕疙瘩性痤疮。

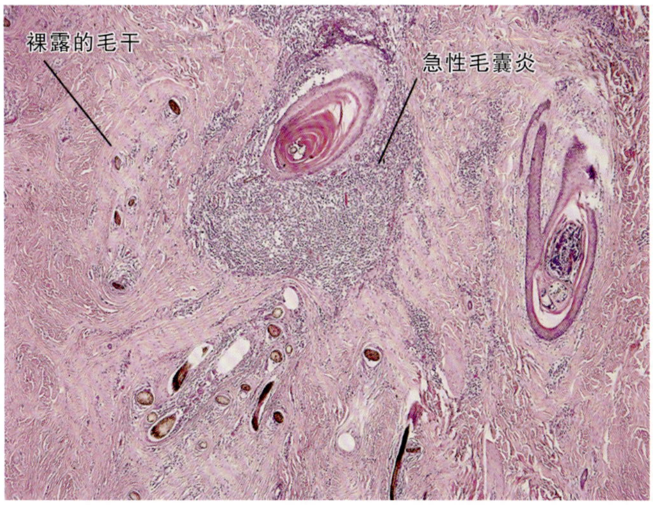

图 13-25　项部瘢痕疙瘩性痤疮。

Favre-Racouchot 综合征(Favre-Racouchot syndrome;伴有囊肿及黑头粉刺的结节性弹性纤维病,nodular elastosis with cysts and comedones)

主要特征

- 扩张的、充满角质的毛囊开口。
- 小囊肿。
- 日光弹力纤维变性。

日光变性表现为眼睛外侧淡黄色斑块,伴有皮内囊肿及多发的开放性黑头粉刺。吸烟联合日光损害可导致此病发生。日光弹性纤维变性主要是日光损害了弹性纤维或胶原纤维,表现为蓝色的无定形物质。

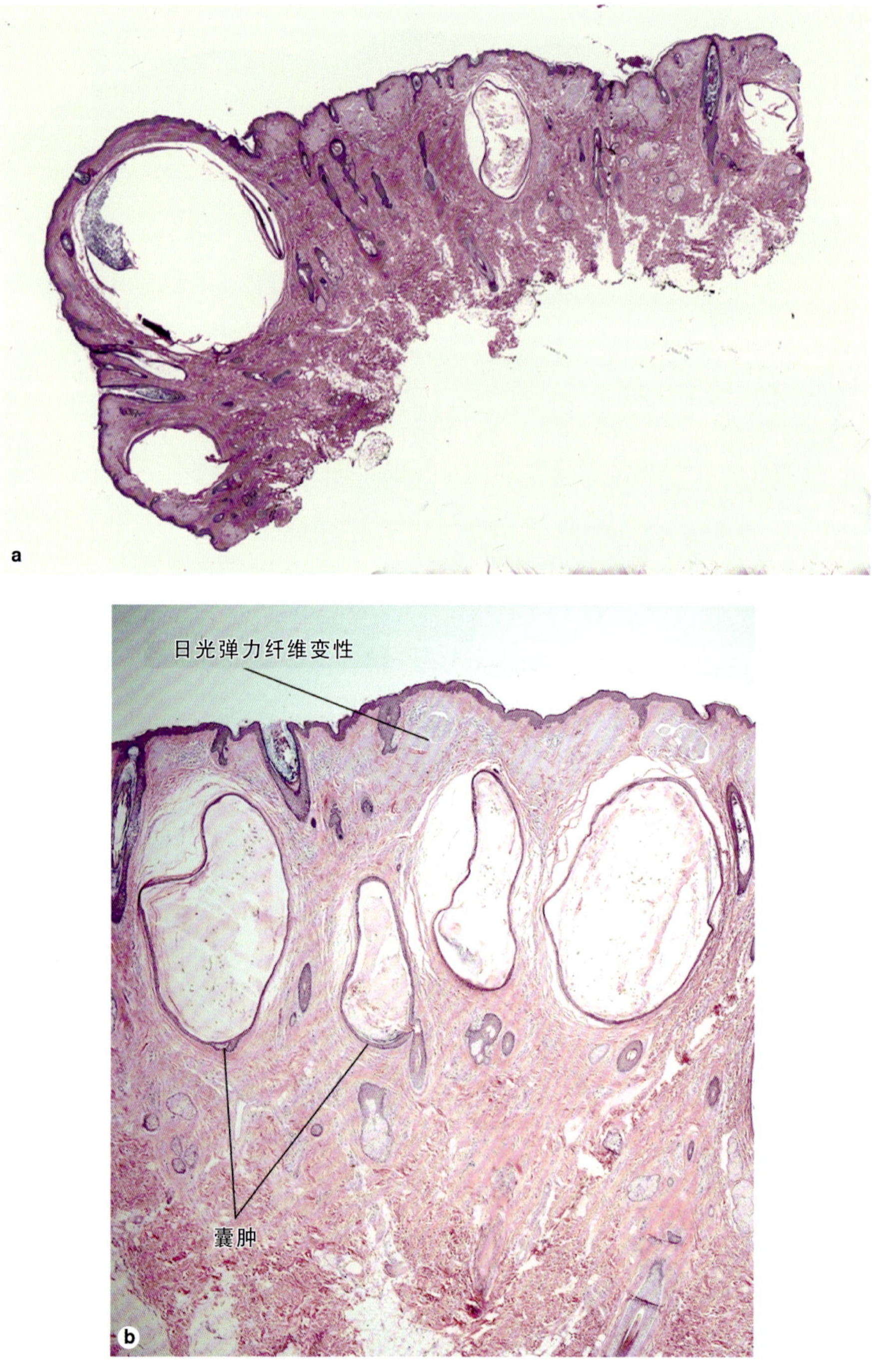

图 13-26 Favre-Racouchot 综合征。

结节性耳轮软骨皮炎(chondrodermatitis nodularis helicis)

主要特征

- 表皮局部溃疡或糜烂,两侧棘层肥厚,其下为纤维素沉积区。
- 纤维素沉积区两侧可见肉芽组织。

由于病理取材的深度不同,有时可见到软骨,但这不是诊断必需。胶原变性是在局部受压、缺血以及日光损害的共同作用下发生的。

慢性萎缩性肢端皮炎(acrodermatitis chronica atrophicans)

主要特征

- 早期病变显示弥漫性淋巴细胞和浆细胞浸润,类似于“波尔卡点”。
- 晚期病变显示表皮与真皮萎缩,以及稀疏、纤细的胶原纤维。

组织银染色可能会发现伯氏疏螺旋体。该病是伯氏疏螺旋体感染的晚期表现。欧洲 B-afzelii 型伯氏疏螺旋体流行,其慢性萎缩性肢端皮炎报道也最多。

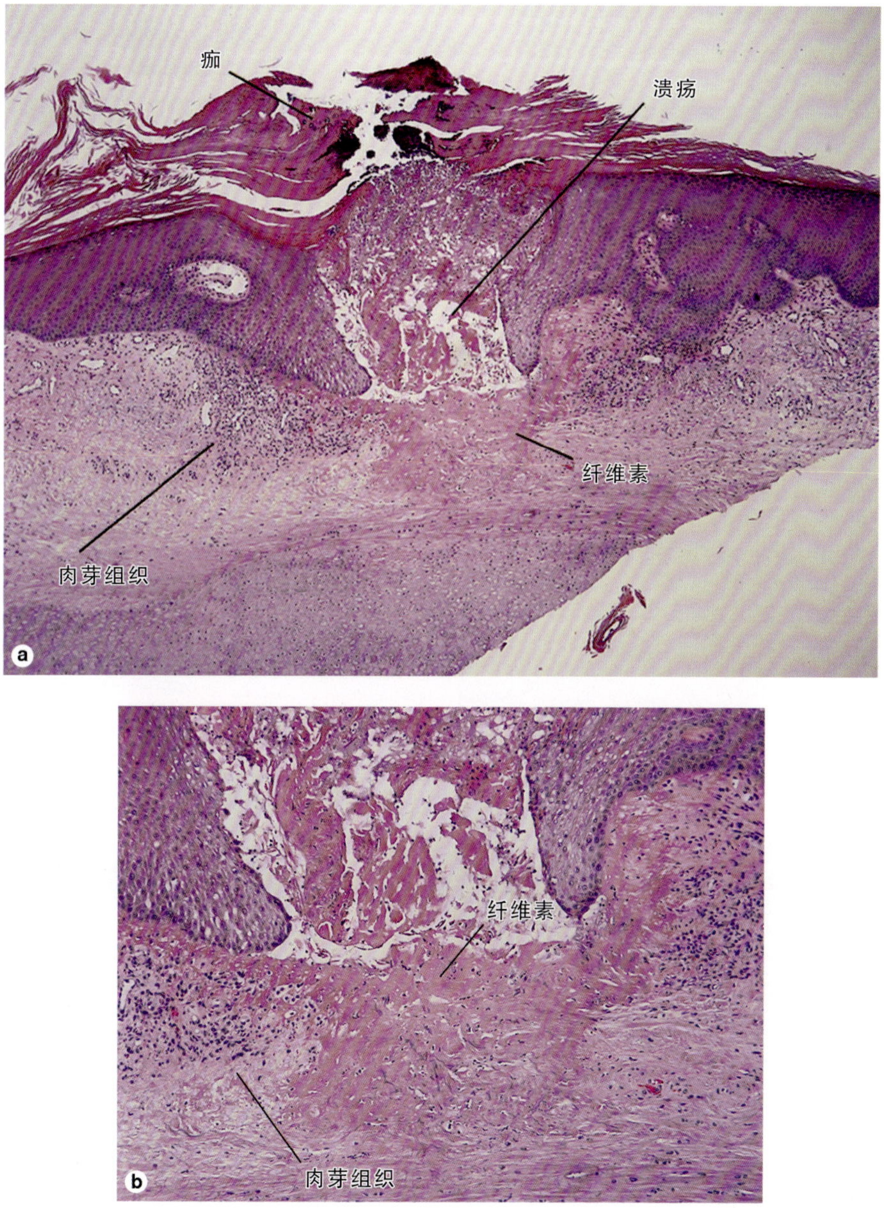

图 13-27　结节性耳轮软骨皮炎。

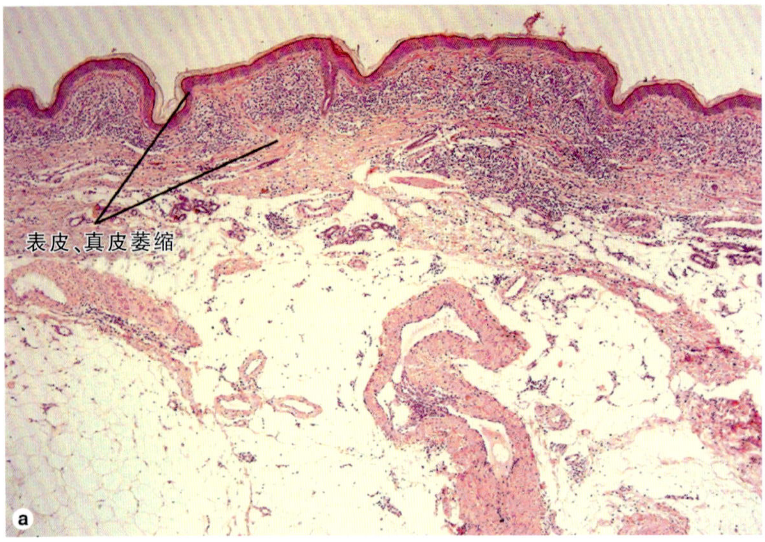

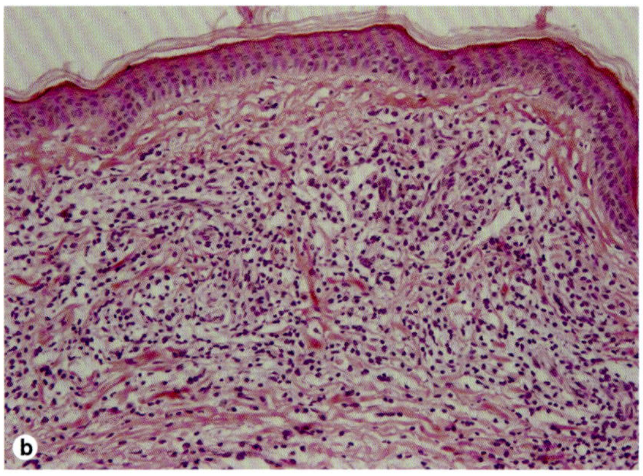

图 13-28 慢性萎缩性肢端皮炎。

褐黄病(ochronosis)

主要特征

- 真皮内可见玻璃样、黄褐色(赭色)香蕉形状沉积物。

褐黄病也叫尿黑酸病(alkaptonuria),是一种由尿黑酸氧化酶缺乏引起的常染色体隐性遗传疾病。获得性褐黄病通常是由局部应用氢醌或接触苯酚(石炭酸)后引起。

胶样粟丘疹(colloid milium)

主要特征

- 真皮乳头内充满了淡粉色、裂隙状沉积物。

成人型多发生于严重日光损害部位,如面、颈、手背。沉积物是严重日光变性的终产物,淀粉染色弱阳性(结晶紫、刚果红、硫黄素 T),但宝塔红染色阴性。儿童型在日光损害发生之前,多发生于头颈部,刚果红染色阴性,但抗角蛋白抗体阳性,证实了儿童型中沉积物来源于变性的角质形成细胞。

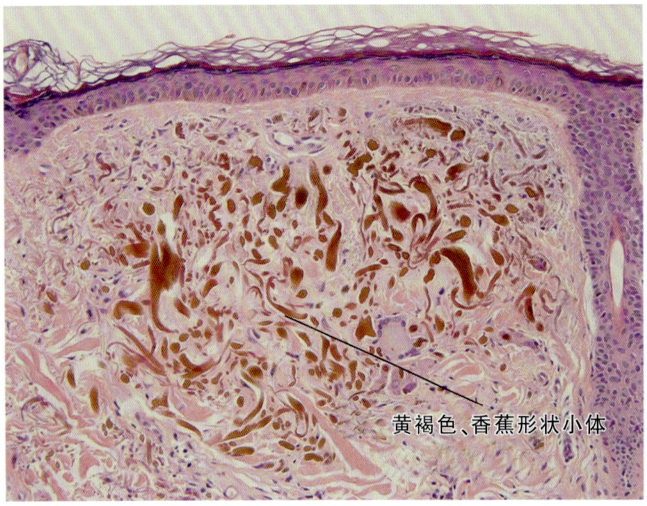

图 13-29 褐黄病。

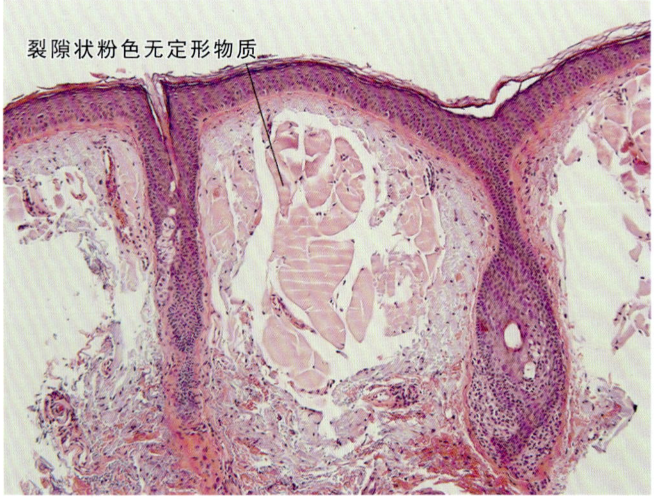

图 13-30 胶样粟丘疹。

皮肤松弛症(anetoderma)

主要特征

- 组织 HE 染色下基本正常。
- 弹性纤维染色(Verhoeff-van Gieson)显示真皮浅中层弹性纤维稀疏甚至消失。

皮损呈椭圆形,表面萎缩或起皱,突出表面或轻微内陷,指按时有疝囊样感。青年人躯干上部及上肢最常受累。根据原发皮损前有无炎症阶段分为两型,分别为 Jadassohn-Pellizzari 型(皮损前有炎症期)和 Schweninger-Buzzi 型(皮损前无炎症期)。炎性皮损可能会有血管周围炎性细胞浸润,有时也可见间质浸润,但充分发展的皮损在 HE 染色下类似于正常皮肤,特殊染色时可看到弹性纤维很少甚至缺如。继发性皮肤松弛症可继发于多种疾病,包括梅毒、其他感染性疾病、肉芽肿性疾病、红斑狼疮以及淋巴瘤。

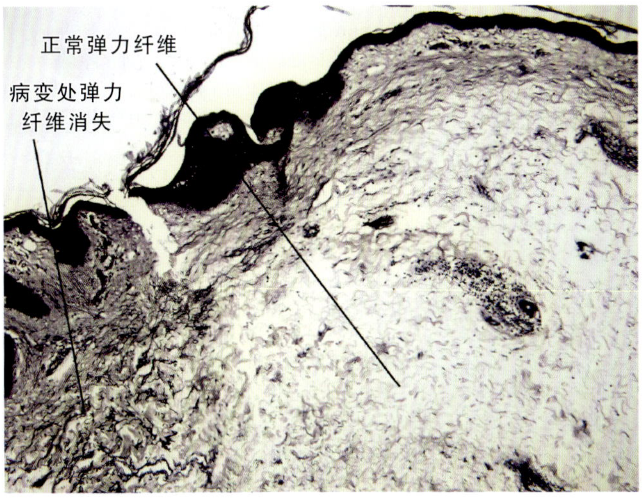

图 13-31 皮肤松弛症(Verhoeff-van Gieson)。

皮肤萎缩(atrophoderma)

主要特征

- 除非与邻近的正常皮肤相比,否则在 HE 染色下几乎看不出异常。
- 与邻近的正常皮肤相比,真皮厚度变薄。
- 胶原纤维显示不同程度的均质化。

皮损表现为圆形至椭圆形的凹陷区,表面萎缩,呈灰褐色,边界清晰呈陡堤状。有人认为皮肤萎缩是硬斑病的一种萎缩顿挫型。与硬斑病相比,皮肤萎缩并没有紫罗兰色的边界或硬化,病程倾向于慢性。真皮浅层可见血管周围及间质中炎性浸润,包括淋巴细胞和组织细胞。弹力纤维表现正常。

结缔组织痣(connective tissue nevus)

主要特征

- 胶原瘤:由于增粗且不规则排列的胶原束导致真皮增厚,并由于胶原的稀释作用,弹力纤维之间间距增大。
- 弹性瘤:HE 染色显示真皮正常或轻度增厚,但弹性纤维染色可见真皮中下层大量的分支状、交叉排列的弹力纤维沉积。

结缔组织痣是细胞外结缔组织的错构瘤,是胶原纤维、弹力纤维或黏多糖成分数量上的不正常所致。胶原瘤可以呈常染色体显性遗传,或是与 Proteus 综合征或结节性硬化症(鲨革斑)相关。结缔组织痣表现为肤色的丘疹、结节或斑块。弹性瘤与 Buschke-Ollendorff 综合征(脆弱性骨硬化症)相关。

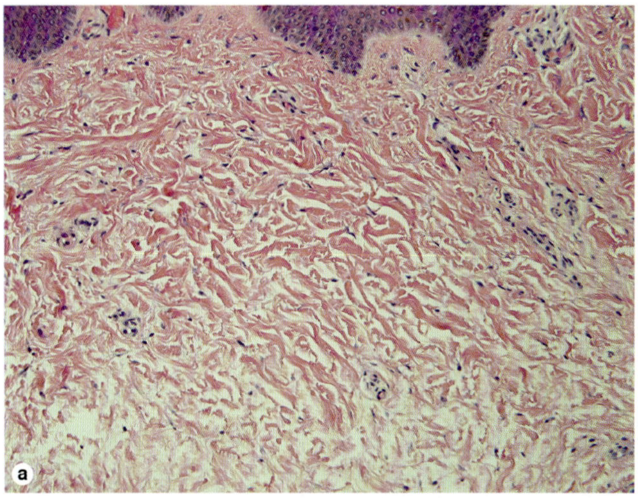

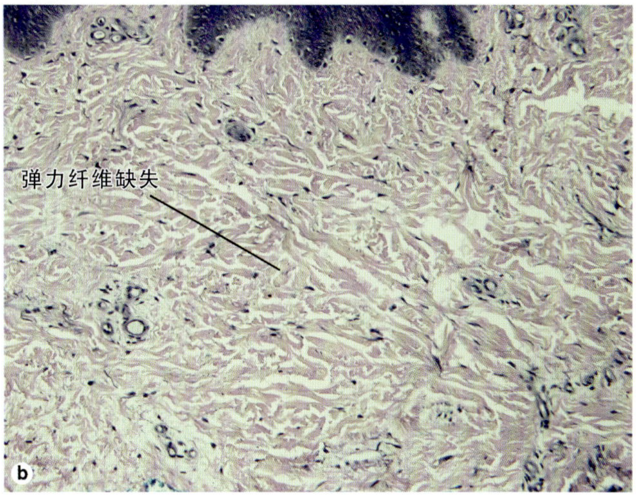

图 13-32 (a,b)胶原瘤。(b)弹力纤维染色(Verhoeff-van Gieson)。

先天性皮肤发育不全(aplasia cutis congenita)

主要特征

- 表皮缺如或变薄。
- 附属器缺如或退化。

皮肤发育不全是由于先天性皮肤缺失造成,可以表现为溃疡、膜状病变或萎缩性瘢痕,最常见于头顶部,可能与肢体缺陷(Adams-Oliver 综合征)、智力障碍、表皮痣、大疱表皮松解症(Bart 综合征)、染色体异常、纸样胎儿或局灶性真皮发育不全相关。

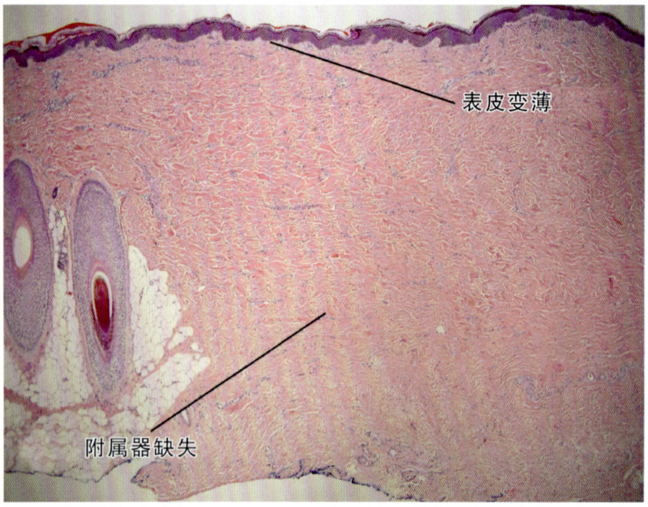

图 13-33 先天性皮肤发育不全。

(李翔倩 译 于艳 周城 审校)

推荐阅读

Aberer E, Klade H, Hobisch G. A clinical, histological, and immunohistochemical comparison of acrodermatitis chronica atrophicans and morphea. Am J Dermatopathol 1991;13(4):334–41.
Aiba S, Tabata N, Ohtani H, et al. CD34+ spindle-shaped cells selectively disappear from the skin lesion of scleroderma. Arch Dermatol 1994;130(5):593–7.
Blackburn WR, Cosman B. Histologic basis of keloid and hypertrophic scar differentiation. Clinicopathologic correlation. Arch Pathol 1966;82(1):65–71.
Fretzin DF, Beal DW, Jao W. Light and ultrastructural study of reactive perforating collagenosis. Arch Dermatol 1980;116(9):1054–8.
Gebhart W, Bardach H. The "lumpy-bumpy" elastic fiber. A marker for long-term administration of penicillamine. Am J Dermatopathol 1981;3(1):33–9.
Graham JH, Marques AS. Colloid milium: a histochemical study. J Invest Dermatol 1967;49(5):497–507.
Handfield-Jones SE, Atherton DJ, Black MM, et al. Juvenile colloid milium: clinical, histological and ultrastructural features. J Cutan Pathol 1992;19(5):434–8.
Kazlouskaya V, Malhotra S, Lambe J, et al. The utility of elastic Verhoeff-Van Gieson staining in dermatopathology. J Cutan Pathol 2013;40(2):211–25.
Rahbari H. Histochemical differentiation of localized morphea-scleroderma and lichen sclerosus et atrophicus. J Cutan Pathol 1989;16(6):342–7.
Santos-Alarcón S, López-López OF, Flores-Terry MÁ, et al. Collagen anomalies as clues for diagnosis: part 1. Am J Dermatopathology 2017;39(8):559–86.
Uitto J, Santa Cruz DJ, Bauer EA, et al. Morphea and lichen sclerosus et atrophicus. Clinical and histopathologic studies in patients with combined features. J Am Acad Dermatol 1980;3(3):271–9.
Wienecke R, Schlupen EM, Zochling N, et al. Staining of amyloid with cotton dyes. Arch Dermatol 1984;120(9):1184–5.

第14章 代谢性疾病

Tammie Ferringer

黏蛋白沉积症(mucinoses)

黏蛋白沉积症是一组以黏蛋白在真皮沉积为特点的疾病。黏蛋白是典型的非硫酸化的酸性黏多糖(透明质酸),在常规切片上表现为细小的、淡蓝色线状物。胶样铁、阿申蓝和甲苯胺蓝染色可更好地显示黏蛋白。

硬肿症(scleredema;Buschke 硬肿症,scleredema of Buschke)

主要特征

- 真皮增厚。
- 正常胶原束间黏蛋白沉积而致间隙增宽。
- 黏蛋白在真皮深层最明显。
- 没有炎症浸润,也没有成纤维细胞增多。

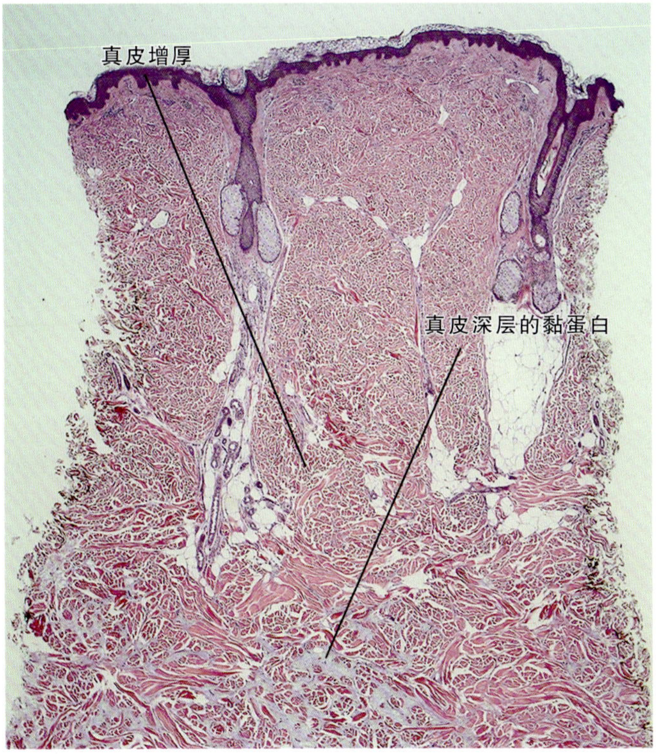

图 14-1　硬肿症。

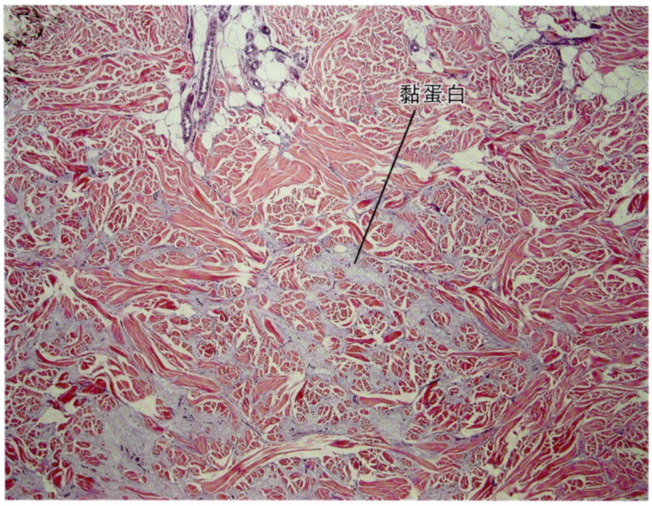

图 14-2　硬肿症。

- 扫视下其组织学改变可能非常细微而类似正常皮肤,但真皮深层可见胶原间隙增宽。

硬肿症最常见于成年发病的胰岛素依赖和成年发病的糖尿病患者,好发于上背部,正常情况下此处真皮较厚。硬肿病也可在链球菌感染后突发,还可与单克隆丙球蛋白病相关。

胫前黏液性水肿(pretibial myxedema)

主要特征

- 真皮全层大量黏蛋白。
- 胶原纤维束被黏蛋白分隔,变成细束。

胫前黏液性水肿见于 Graves 病,特别是伴突眼症的患者。在甲状腺功能亢进纠正前症状一般不会好转。

鉴别诊断

在胫前黏液性水肿中,黏蛋白沉积见于真皮全层,而在淤积性疾病中,黏蛋白沉积只限于真皮乳头。此外,淤积性疾病还具有结节性血管增生和含铁血黄素沉积的特点。硬肿症的胶原纤维没有变细。

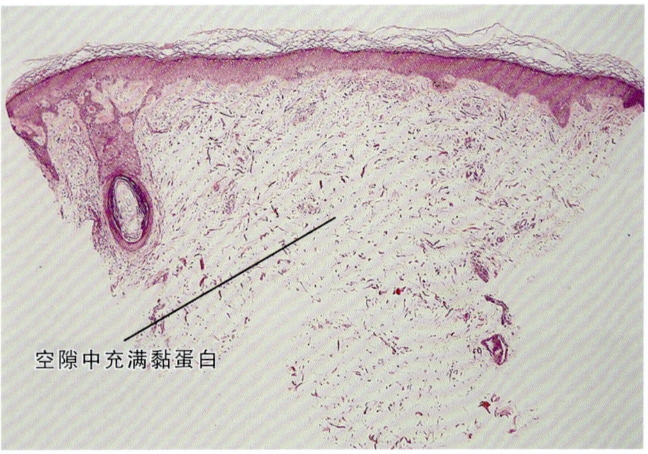

图 14-3 胫前黏液性水肿。

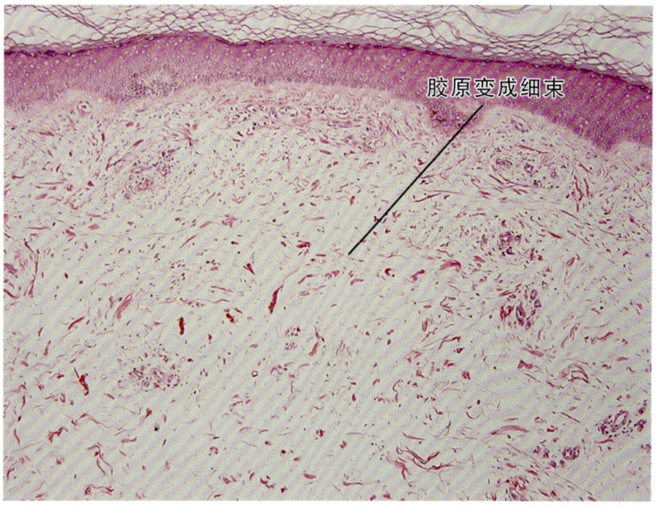

图 14-4 胫前黏液性水肿。

硬化性黏液水肿(scleromyxedema)

主要特征

- 真皮成纤维细胞和细胶原纤维增多,间隙中黏蛋白沉积。

丘疹性黏蛋白病(黏液水肿性苔藓)表现为线状排列的具蜡样光泽的丘疹。硬化性黏液水肿是该病的变异型,表现为丘疹融合伴弥漫性皮肤硬化。IgG λ 链丙种球蛋白病与硬化性黏液水肿和许多丘疹性黏蛋白病病例相关。

鉴别诊断

组织学上,硬化性黏液水肿和肾源性系统性纤维化相似,但两者临床表现不同,肾源性系统性纤维化发生在肾衰竭患者中,主要累及四肢远端,而硬化性黏液水肿则与 IgG 副蛋白血症相关,通常累及面部。

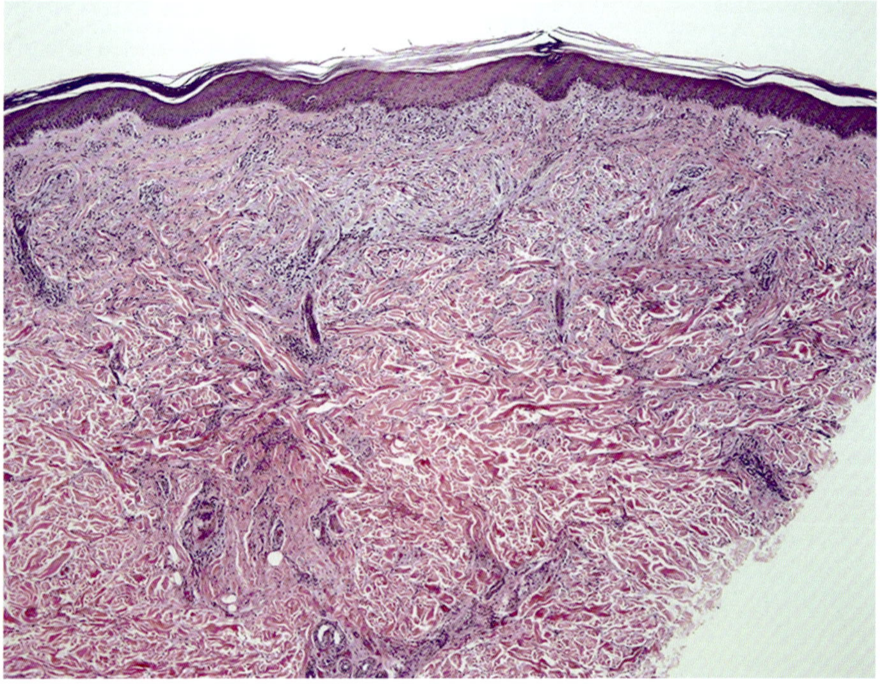

图 14-5 硬化性黏液水肿。

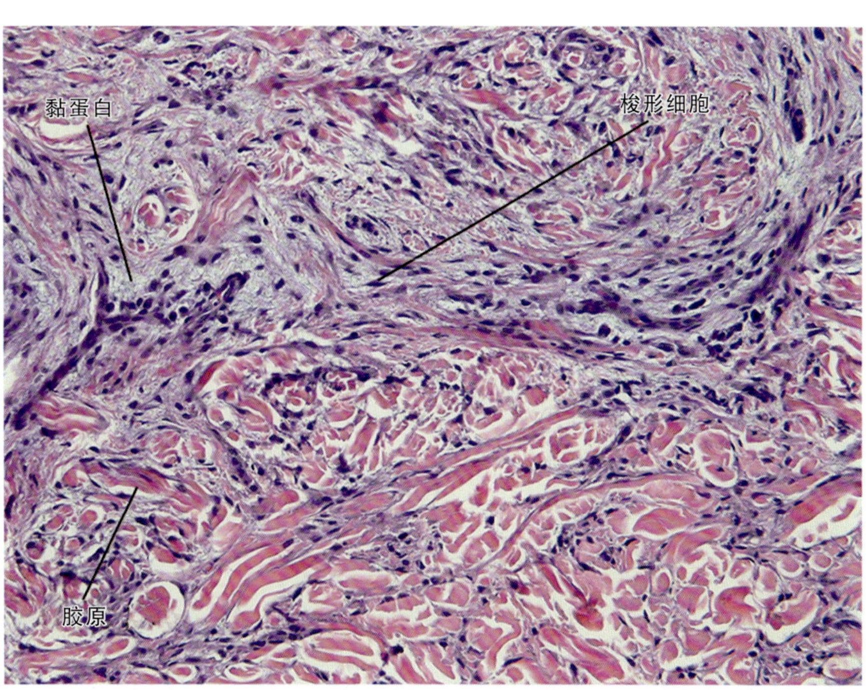

图 14–6　硬化性黏液水肿。

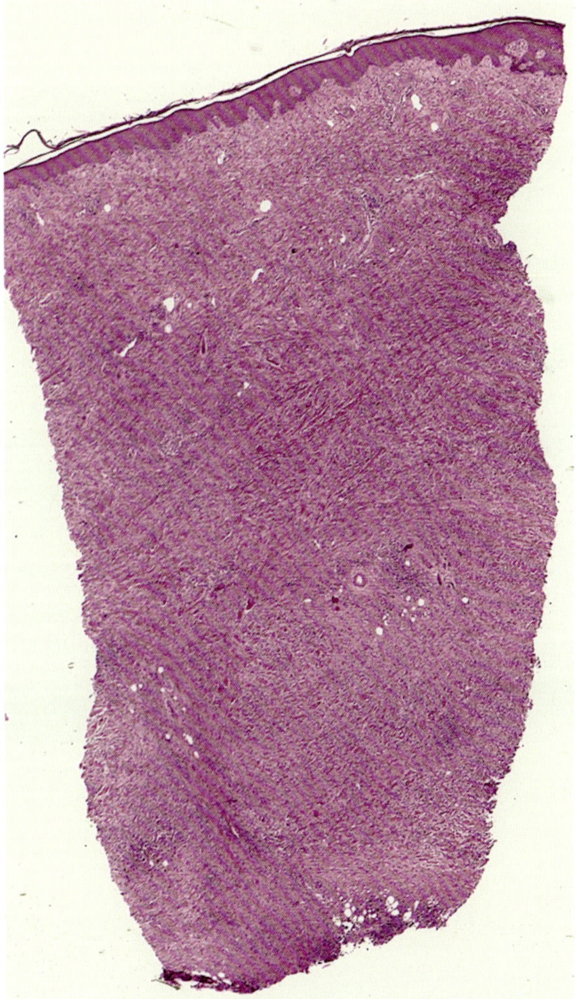

图 14–7　肾源性系统性纤维化。

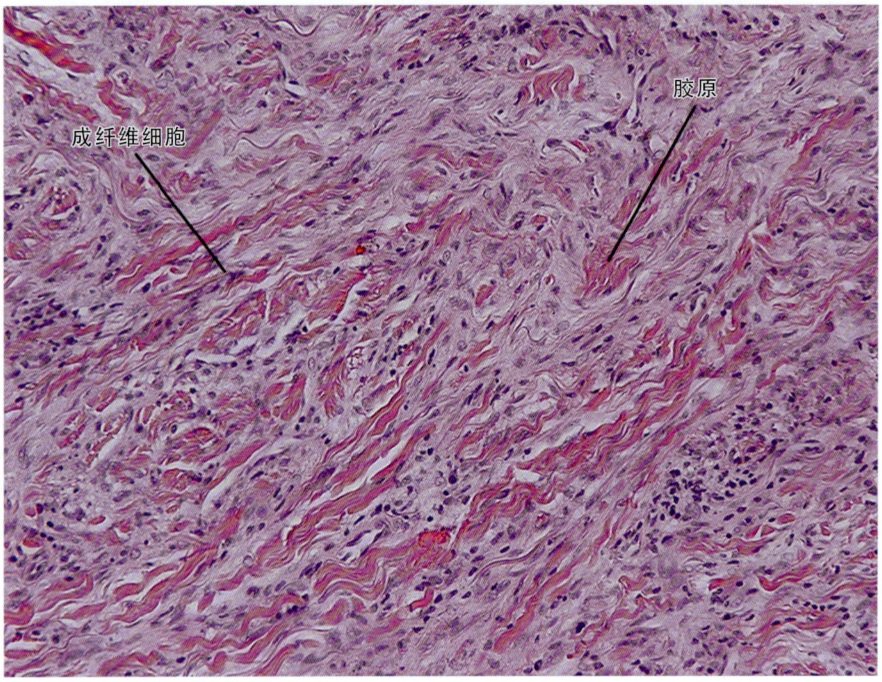

图 14-8 肾源性系统性纤维化。

肿胀性狼疮(tumid lupus)

主要特征

- 界面改变轻微或无改变。
- 浅层和深层血管及附属器周围淋巴细胞浸润。
- 炎症浸润通常累及小汗腺。
- 真皮网状层大量黏蛋白沉积。

网状红斑性黏蛋白病和肿胀型狼疮在组织学上不易区分,很多学者认为它是肿胀型狼疮的一个变异型。

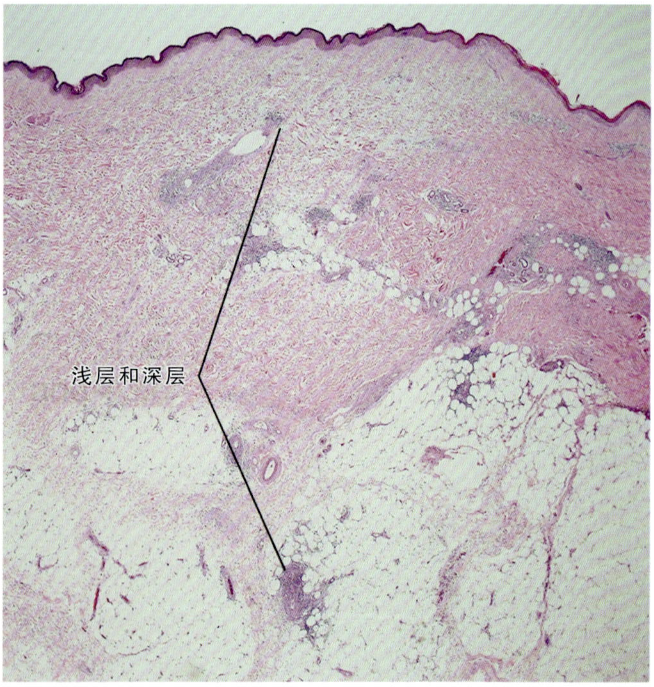

图 14-9 肿胀性狼疮。

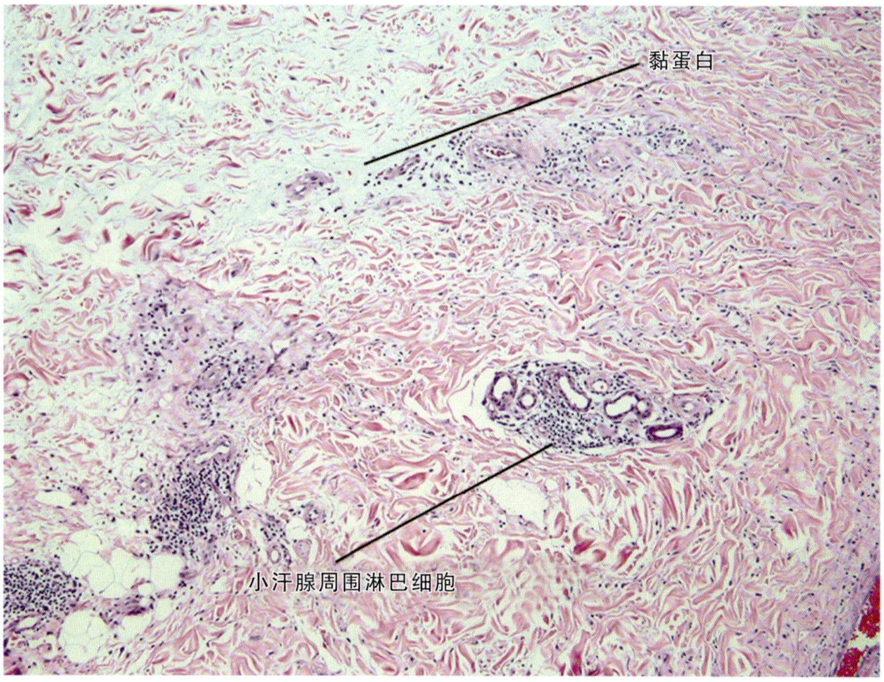

图 14-10 肿胀性狼疮。

局灶性黏蛋白病(focal mucinosis)

主要特征

- 穹隆状丘疹内充满黏蛋白。

肢端黏液囊肿类似于局灶性黏蛋白病,但前者位于肢端。

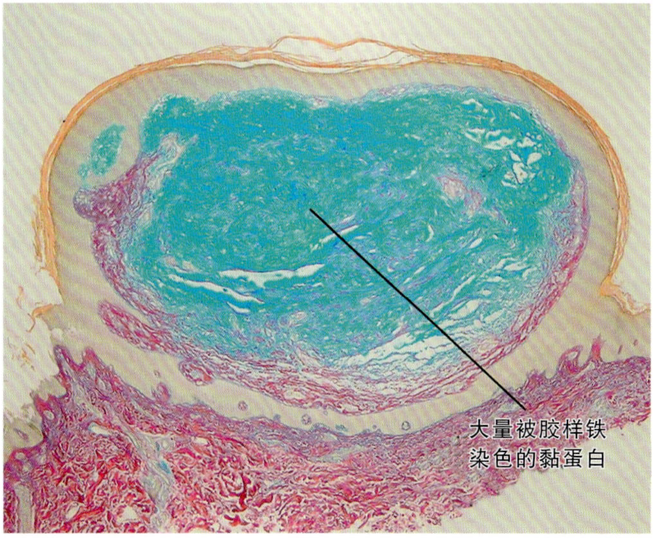

图 14-11 局灶性黏蛋白病(胶样铁染色)。

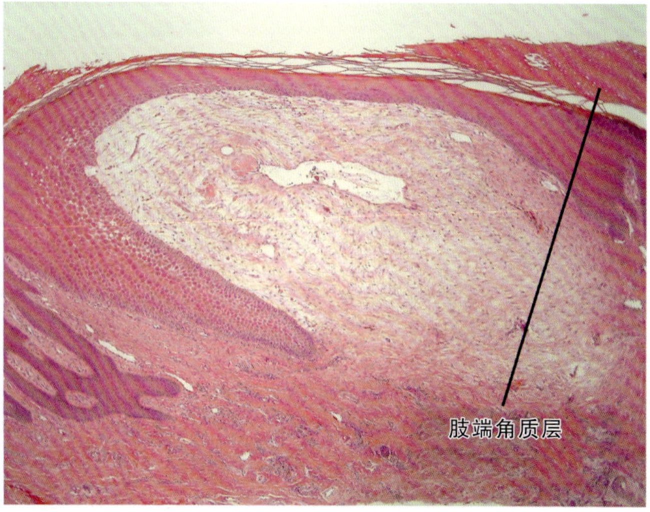

图 14-12 手指黏液样囊肿。

淀粉样变(amyloidosis)

原发性系统性淀粉样变是由于轻链的沉积所致,可有皮肤表现,但对于没有明显皮损的患者,唾液腺或腹部脂肪活检可帮助检查淀粉样物质的沉积。轻链沉积造成的结节性皮肤淀粉样变是由局部浆细胞所致,可与系统性淀粉样变有关,也可无关。继发性系统性淀粉样变缺少皮肤表现,但可在小唾液腺或腹部脂肪中发现淀粉样物质沉积。表皮(角蛋白)来源的淀粉样变包括斑状淀粉样变和苔藓样淀粉样变。淀粉样物质在刚果红染色下为砖红色,在偏振光下为苹果绿色。棉染料宝塔红对淀粉样物质最具特异性。硫代磺素T染色非常敏感,但需用荧光显微镜检测,淀粉样沉积物呈现黄绿色荧光。结晶紫染色具异染性,对表皮来源的淀粉样物质非常敏感。

表14–1列出了淀粉样变的临床类型及相应的淀粉样蛋白。除了特定纤维成分,淀粉样物质P(一种非纤维性的糖蛋白)可与各种淀粉样原纤维相结合。针对这些蛋白的抗血清可用于对淀粉样物质沉积的免疫组化检测。

表14–1 淀粉样变的临床类型及相应的淀粉样蛋白

临床类型	淀粉样原纤维蛋白	前体物质
局限性皮肤型		
斑状	AK	变性的角蛋白
苔藓样	AK	变性的角蛋白
结节性	AL(Aλ 和 Aκ)	免疫球蛋白轻链
系统性		
原发性/骨髓瘤相关	AL(Aλ 和 Aκ)	免疫球蛋白轻链
继发性	AA	血清淀粉样物质A
家族性地中海热	AA	血清淀粉样物质A
Muckle–Wells综合征	AA	血清淀粉样物质A
家族性淀粉样多神经病	前白蛋白(转甲状腺素蛋白)	
血液透析相关	β2–微球蛋白	

结节性淀粉样变(nodular amyloidosis)

主要特征

- 大片的、有裂隙的、淡粉色团块。
- 通常有较多浆细胞。

结节性淀粉样变的淀粉样物质包含轻链,可仅有皮肤改变或伴发原发性系统性淀粉样变。该皮损还可能是局限性浆细胞瘤的表现。

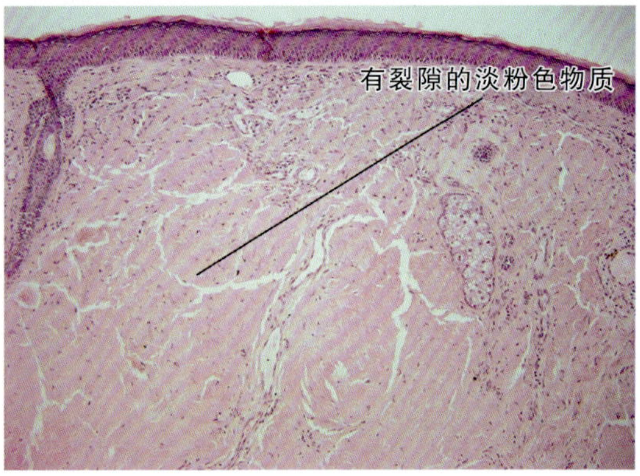

图14–13 结节性淀粉样变。

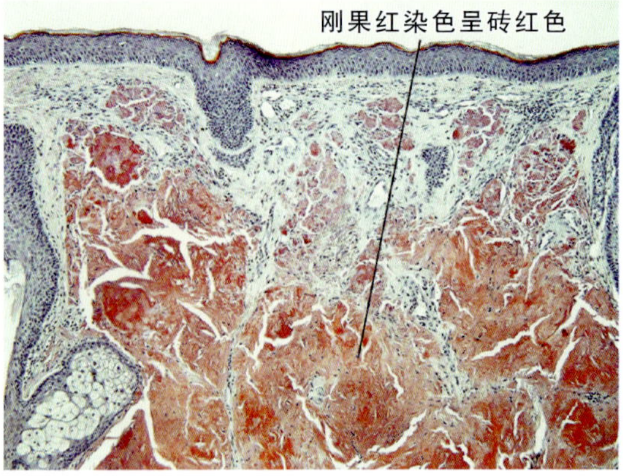

图14–14 结节性淀粉样变(刚果红染色)。

斑状淀粉样变(macular amyloid)

主要特征

- 真皮乳头稀疏的粉红色沉积物。
- 呈细网状的噬黑色素细胞围绕淀粉样变物质。

斑状淀粉样变是由慢性搔抓导致角蛋白来源的产物沉积所致,临床表现为肩胛间区斑驳的色素沉着。病理上稀疏的沉积物易被忽视,因而常被误诊为正常皮肤。

鉴别诊断

扫视下,一些切片看上去像正常皮肤,需要仔细观察或结合临床来确诊。采用Joe英语记忆法,短语“I vacuum dog pus”涵盖了这些只有轻度组织病理变化的疾病:

- 寻常型鱼鳞病(Ichthyosis vulgaris)。
- 白癜风(Vitiligo)。
- 银沉着病(Argyria)。
- 念珠菌病(Candida)。
- 荨麻疹(Urticaria)。

• 色素性荨麻疹 (Vrticaria pigmentosa)(尤其是持久性发疹性斑状毛细血管扩张)。

• 斑状淀粉样变(Macular amyloid)。

• 皮肤癣菌病(Dermatophyte)。

• 盘尾丝虫病(Onchocerciasis)(微丝蚴,microfilaria)。

• 金(Gold)(金沉着病,chrysiasis)。

• 弹力纤维性假黄瘤和银屑病(Pseudoxanthoma elasticum and psoriasis)(点滴型,guttate)。

• 眉部瘢痕性红斑(Ulerythema ophryogenes)。

• 脂溢性皮炎和硬肿症 (Seborrheic dermatitis and scleredema)。

此外,对于扫视下看似正常的切片,我们可以进行系统性观察,先在角质层寻找微生物,然后向下观察注意颗粒层是否消失,再看表皮模式,看有无色素改变,真皮乳头层有无沉积物,血管周围或间隙有无炎症浸润,然后向下观察小汗腺有无银颗粒沉着。

苔藓样淀粉样变(lichen amyloid)

主要特征

• 角化过度和棘层肥厚。

• 真皮乳头粉红色无定形物质沉积,周边噬黑色素细胞呈细网状围绕。

苔藓样淀粉样变的沉积物来源于角蛋白,组织学上和斑状淀粉样变类似,同时伴慢性单纯性苔藓的改变。临床表现为成行排列、剧烈瘙痒的丘疹,常见于胫前。

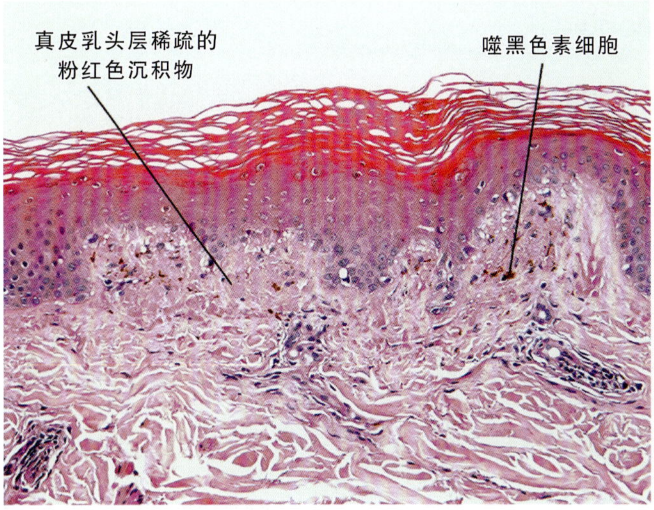

图 14-15　斑状淀粉样变。

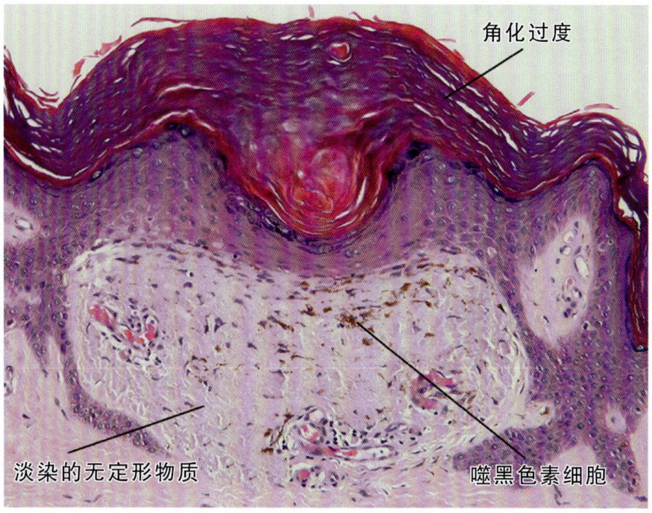

图 14-16　苔藓样淀粉样变。

皮肤钙化(cutaneous calcification)

皮肤钙物质沉积——皮肤钙质沉着症,分为营养不良性、转移性和特发性。营养不良性钙质沉着发生于血钙水平正常的情况下,钙质沉积在损伤组织中,如皮肌炎、硬皮病或瘢痕。阴囊钙沉着症属于表皮样囊肿钙化。转移性钙化发生于正常组织,与血钙升高、血磷升高或钙磷同时升高有关。钙化防御是转移性钙化的特殊类型。表皮下钙化结节病因不明,归类于特发性钙沉着症。钙在苏木精-伊红染色时呈嗜碱性,在 von Kossa 银染时为黑色,被茜素红染为红色。

钙化防御(calciphylaxis)

主要特征

- 皮下脂肪的小血管钙化。
- 坏死。

钙化防御最常发生于慢性肾衰竭和(或)甲状旁腺功能亢进的临床基础上,或通常发生于糖尿病患者中。

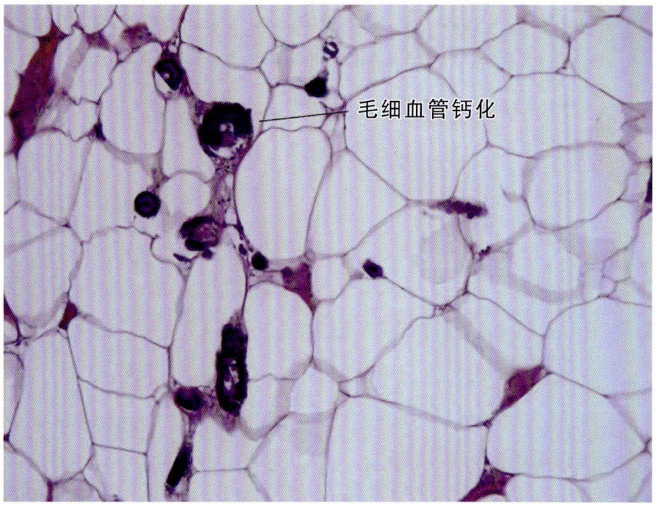

图 14-17 钙化防御。

表皮下钙化结节(subepidermal calcified nodule)

主要特征

- 假上皮瘤样增生,伴钙质经表皮排出。

表皮下钙化结节为特发性疾病,最常发生于儿童颏部或新生儿足跟。

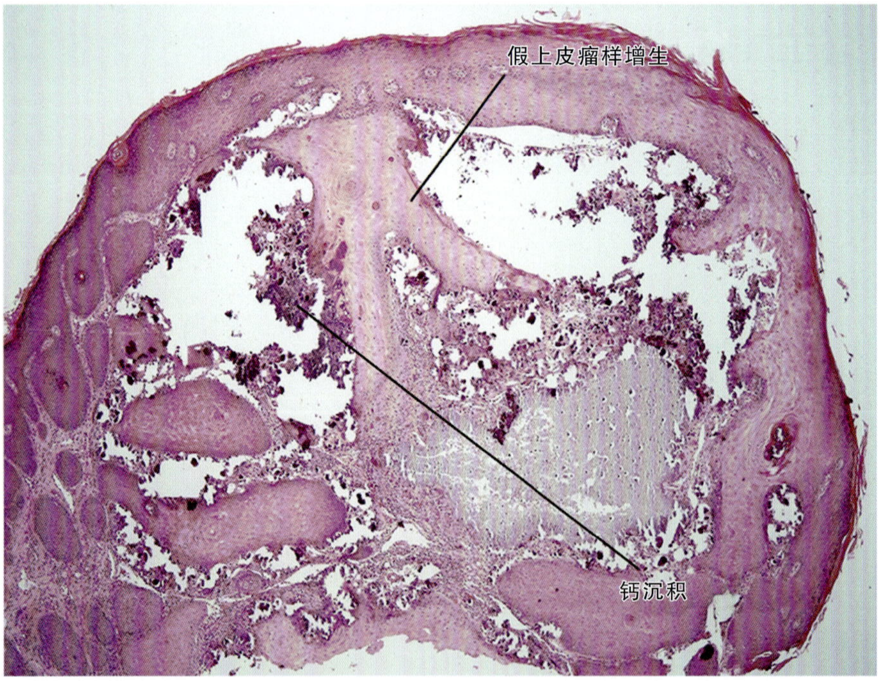

图 14-18 表皮下钙化结节。

阴囊钙沉着症(scrotal calcinosis)

主要特征

- 无定形的钙质团块。
- 真皮散在平滑肌,提示此为生殖器部位活检。

有些人认为本病属于特发性钙沉着症,但看起来更像是表皮样囊肿的钙化。

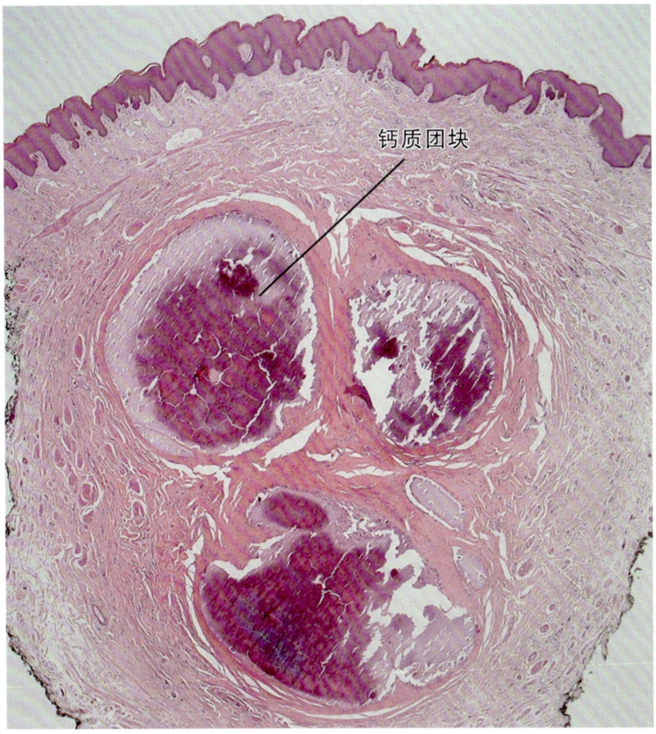

图 14-19　阴囊钙沉着症。

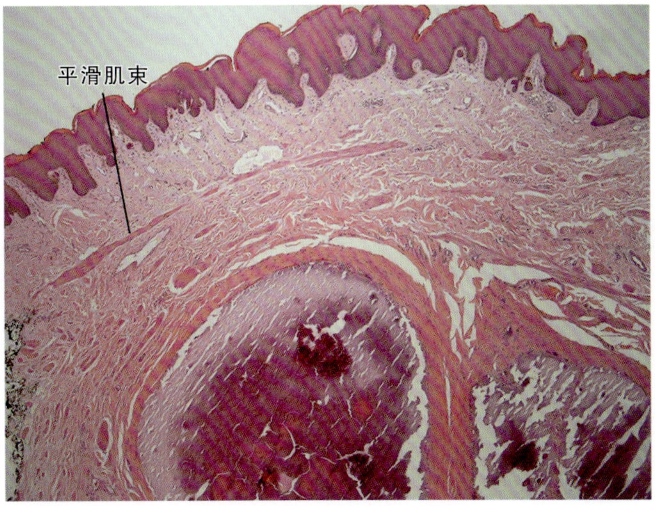

图 14-20　阴囊钙沉着症。

痛风(gout)

主要特征

- 栅栏状肉芽肿,中央环绕着羽状无定形物质。

甲醛溶液固定破坏了尿酸盐结晶，留下羽状裂隙。如果组织用乙醇固定或甲醛溶液固定不完全时,棕色结晶在偏振光下呈双折光。

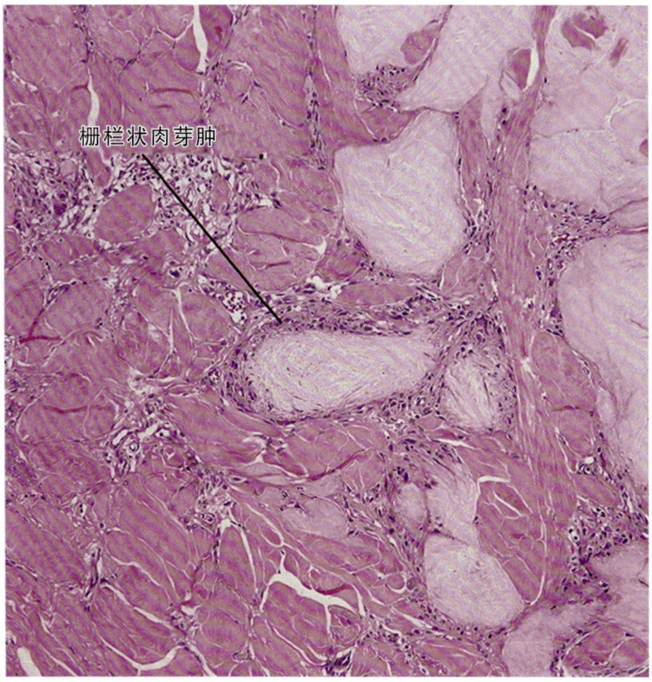

图 14-21　痛风。

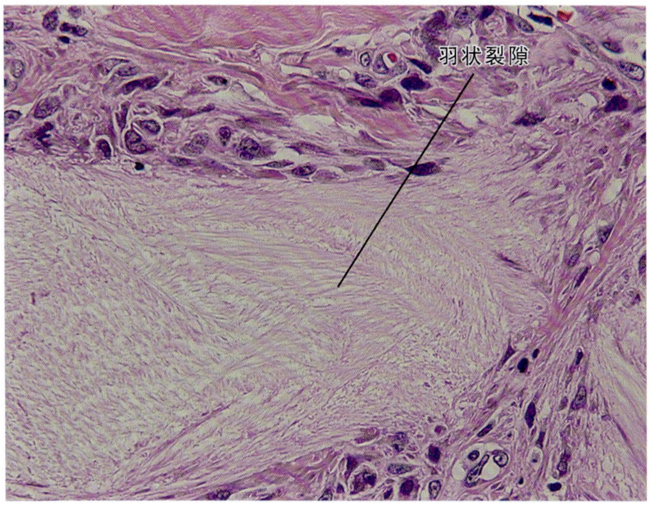

图 14-22　痛风。

红细胞生成性原卟啉病(erythropoietic protoporphyria,EPP)

主要特征

- 玻璃样套袖(增厚的基底膜)包绕毛细血管后微静脉。
- 患者为避免日晒导致的灼热感而避光,因此不会出现日光弹力纤维变性。

EPP是由于亚铁螯合酶缺陷所致,是唯一的尿卟啉正常的卟啉代谢紊乱症(EPP代表empty pee pee)。粪便和血液中原卟啉升高。

鉴别诊断

在EPP,玻璃样物质沉积仅见于浅层血管,而类脂质蛋白沉积累及浅、深层血管及小汗腺。迟发性皮肤卟啉病表现为浅层血管周围更小的玻璃样套袖,伴周围日光弹力纤维变性,此外还有毛虫样小体、表皮下疱和垂花饰样改变。

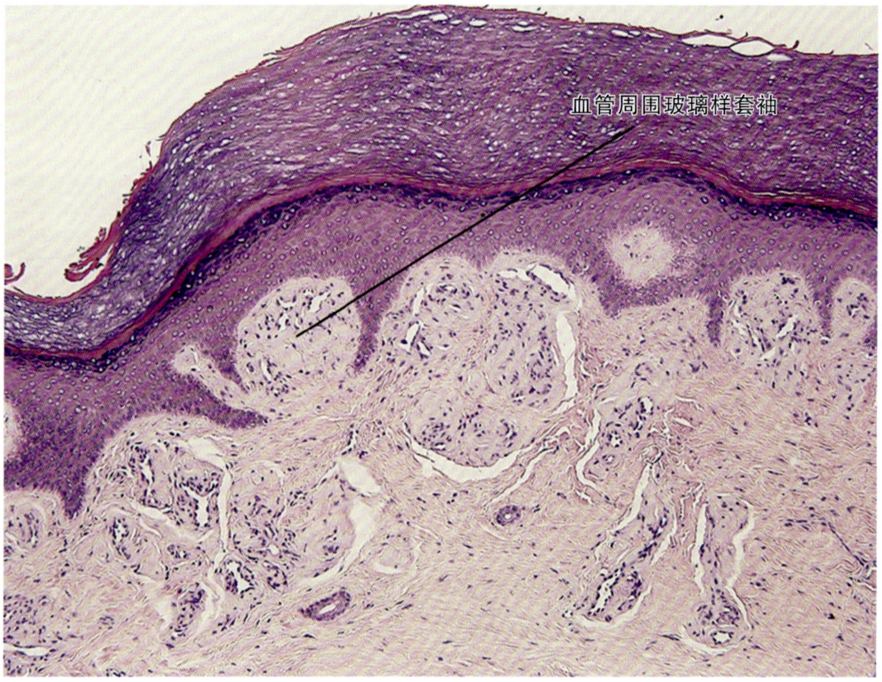

图 14-23 红细胞生成性原卟啉病(EPP)。

胶样粟丘疹(colloid milium)

主要特征

- 真皮乳头增宽,其内充满淡粉色有裂隙的沉积物。

成人型发生于严重日光损伤的基础上,主要累及面部、颈部和手背。沉积物是严重日光变性的终产物,可被淀粉样物质染色剂轻度着色(结晶紫、刚果红、硫黄素T),但宝塔红染色阴性。儿童型无日光损伤基础,累及头颈部。刚果红染色阴性,但抗角蛋白抗体染色阳性,证实这些沉积物来源于变性角质形成细胞。

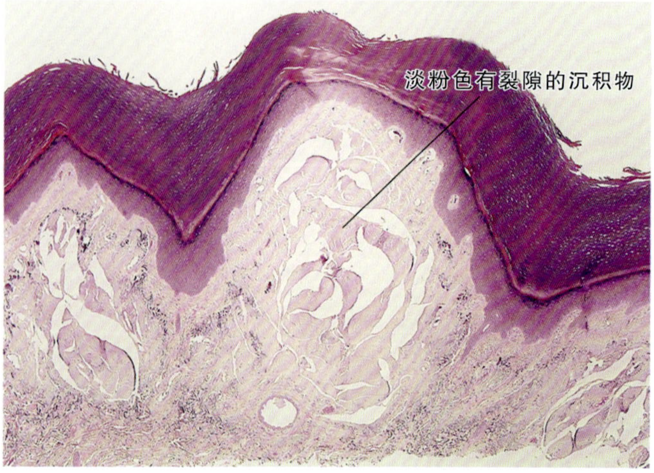

图 14-24 胶样粟丘疹。

黏液囊肿(mucocele)

主要特征

- 内含黏蛋白的假囊肿腔。
- 囊腔周围为黏蛋白吞噬细胞和肉芽组织。

黏液囊肿是由于小唾液腺分泌导管破裂,伴有黏蛋白溢出至结缔组织所致。下唇及颊黏膜最常受累。发生在口腔底部的称作舌下囊肿。

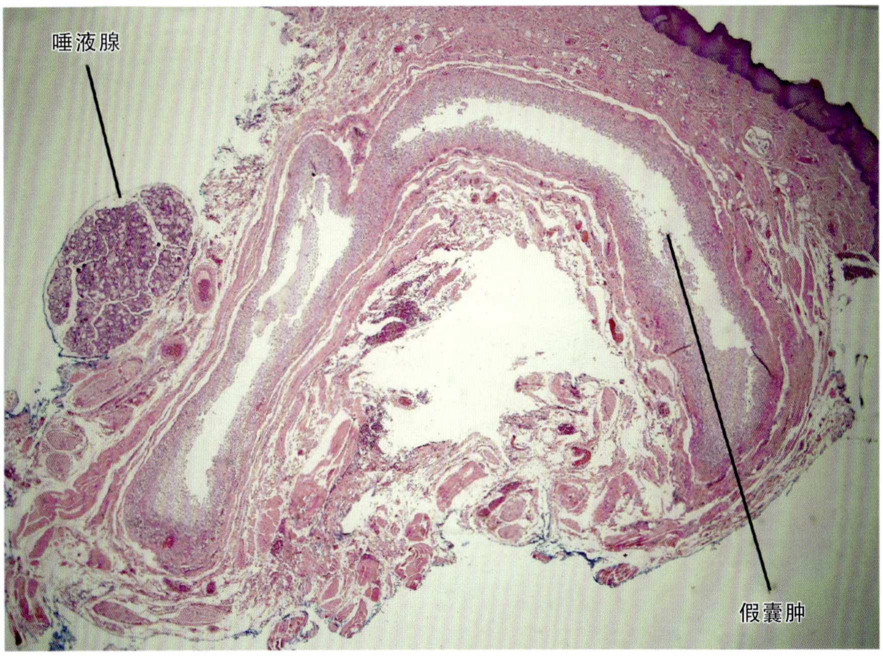

图 14-25 黏液囊肿。

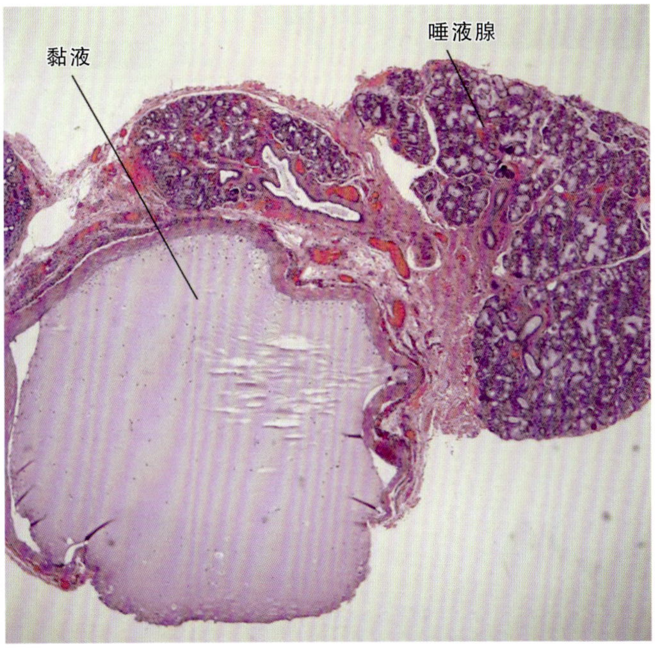

图 14-26 黏液囊肿。

草酸盐沉积症(oxalosis)

主要特征

- 棕黄色、放射状排列的、具折光性的针状结晶。
- 可有血管受累及血栓形成,特别是在原发疾病中。

原发性草酸盐沉积症是常染色体隐性遗传病,与血清草酸盐产生过多有关。患者表现为反复草酸钙结石和肾衰竭。血管草酸盐沉积导致网状青斑、手足发绀症、肢端坏疽及溃疡。

继发性草酸盐沉积症见于乙二醇中毒、维生素 C 摄入过量、维生素 B_6 缺乏、各种肠道疾病、反复口服抗生素导致肠道内草酸盐降解菌的清除及慢性血液透析。继发性草酸盐沉积症患者皮肤表现源于血管外草酸盐沉积。

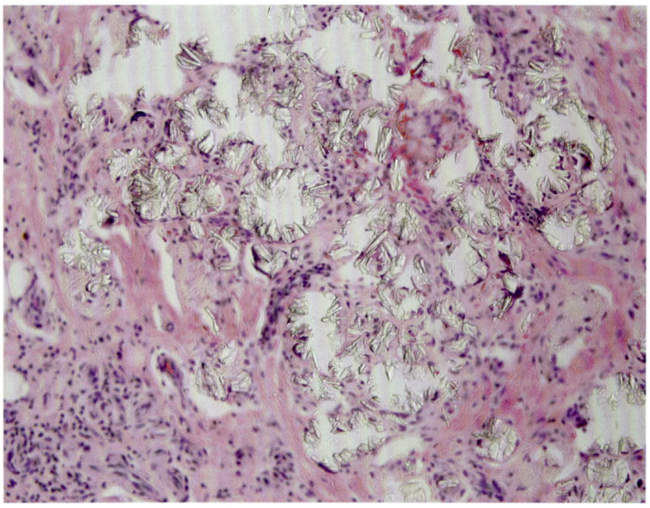

图 14–27 草酸盐沉积症。

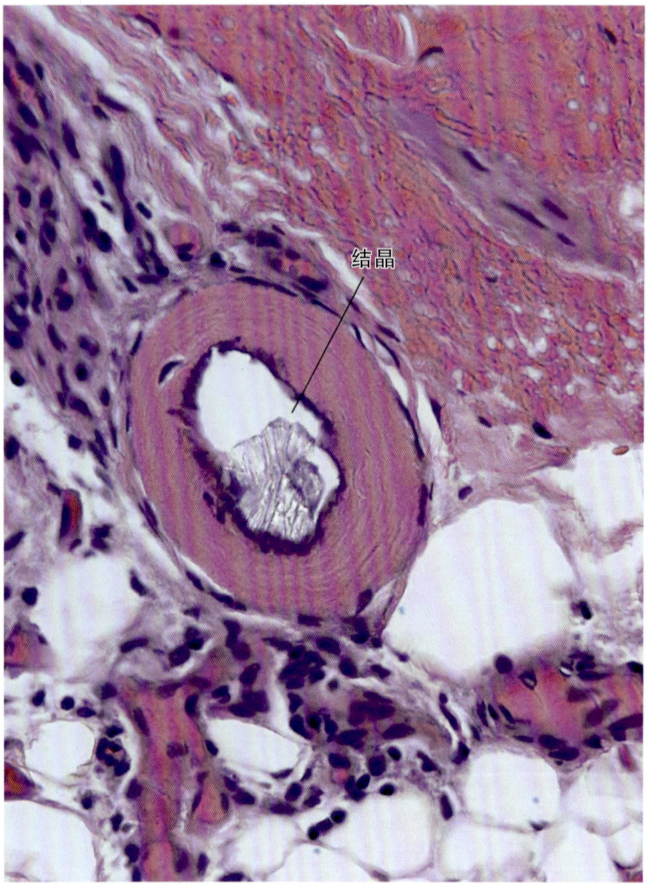

图 14–28 草酸盐沉积症。

（刘小扬 译 纪超 陈雪 审校）

推荐阅读

Blackmon JA, Jeffy BG, Malone JC, et al. Oxalosis involving the skin: case report and literature review. Arch Dermatol 2011;147(11):1302–5.

Girardi M, Kay J, Elston DM, et al. Nephrogenic systemic fibrosis: clinicopathological definition and workup recommendations. J Am Acad Dermatol 2011;65(6): 1095–1106.e7.

Hashimoto K, Nakayama H, Chimenti S, et al. Juvenile colloid milium: Immunohistochemical and ultrastructural studies. J Cutan Pathol 1989;16(3):164–74.

Kövary PM, Vakilzadeh F, Macher E, et al. Monoclonal gammopathy in scleredema. Observations in three cases. Arch Dermatol 1981;117(9):536–9.

Kucher C, Xu X, Pasha T, et al. Histopathologic comparison of nephrogenic fibrosing dermopathy and scleromyxedema. J Cutan Pathol 2005;32(7):484–90.

Markova A, Lester J, Wang J, et al. Diagnosis of common dermopathies in dialysis patients: a review and update. Semin Dial 2012;25(4):408–18.

Masuda C, Mohri S, Nakajima H. Histopathological and immunohistochemical study of amyloidosis cutis nodularis atrophicans – comparison with systemic amyloidosis. Br J Dermatol 1988;119(1):33–43.

Saad AG, Zaatari GS. Scrotal calcinosis: is it idiopathic? Urology 2001;57(2):365.

Yanagihara M, Mehregan AH, Mehregan DR. Staining of amyloid with cotton dyes. Arch Dermatol 1984;120(9):1184–5.

第15章 皮肤附属器疾病

Dirk M. Elston

非炎症性脱发(non-inflammatory alopecia)

活检中的横断面切片(即水平面)通常在诊断非炎症性脱发中更有价值。如果做连续深度切片,纵向切片也可以用于观察。同时观察横断面和纵切面可以提高确诊率。

男性型脱发(pattern alopecia;雄激素性表面无毛发,androgenetic balding)

主要特征

- 毛囊单位的微小化。
- 毛囊直径不等(anisotrichosis)。
- 在活检纵切面中,与直径相匹配,毛发到达不同的层面。
- 生长期/休止期毛囊的比例减小。
- 可见到许多具有正常直径和血运的残留纤维束。

男性型脱发的最基本组织学特征是毛囊进行性微小化,常见于头皮中央,且非同步出现。活检可见毛囊直径不等,常见毛囊漏斗部局部海绵水肿(轻度皮脂溢出性毛囊炎)。病程较长者可见日光弹力纤维变性及坏死的纤维束,进展期可见明显增多的毳毛(毛干细于内毛根鞘的宽度)。皮脂腺可增大,男性多见。

休止期脱发(telogen effluvium)

主要特征

- 休止期毛发增多。

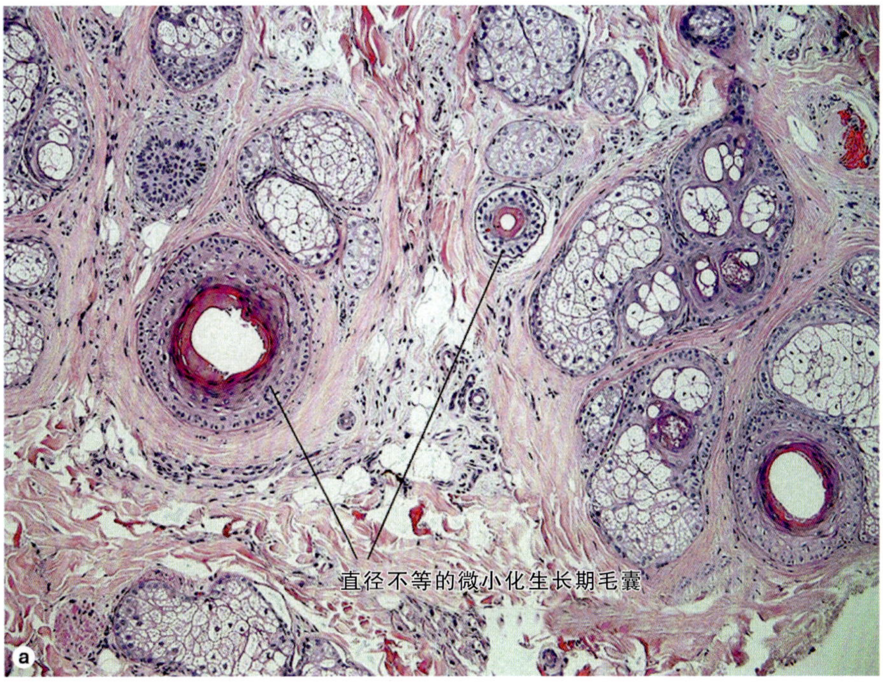

图 15–1 (a,b)男性型脱发。(待续)

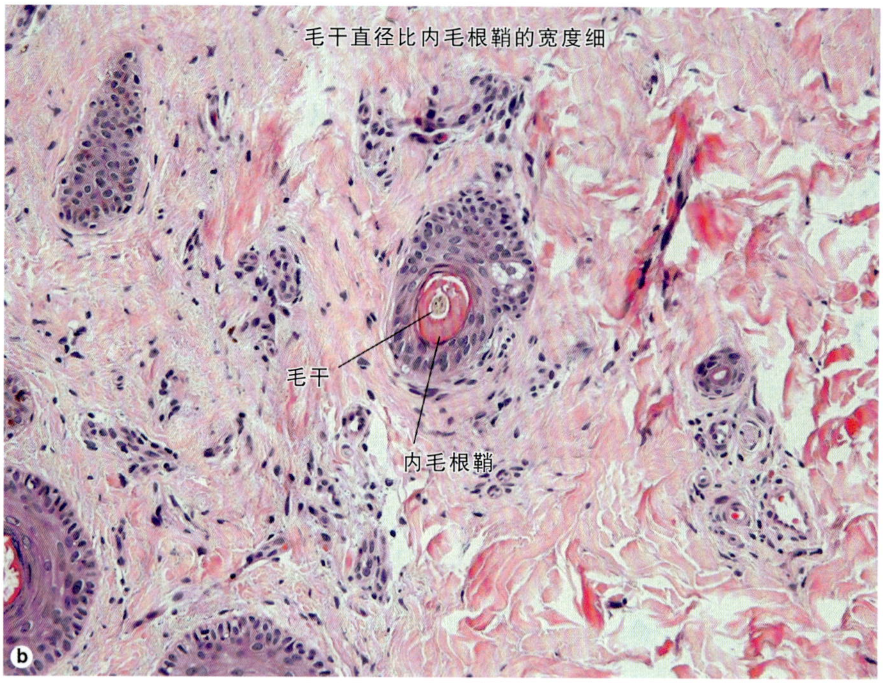

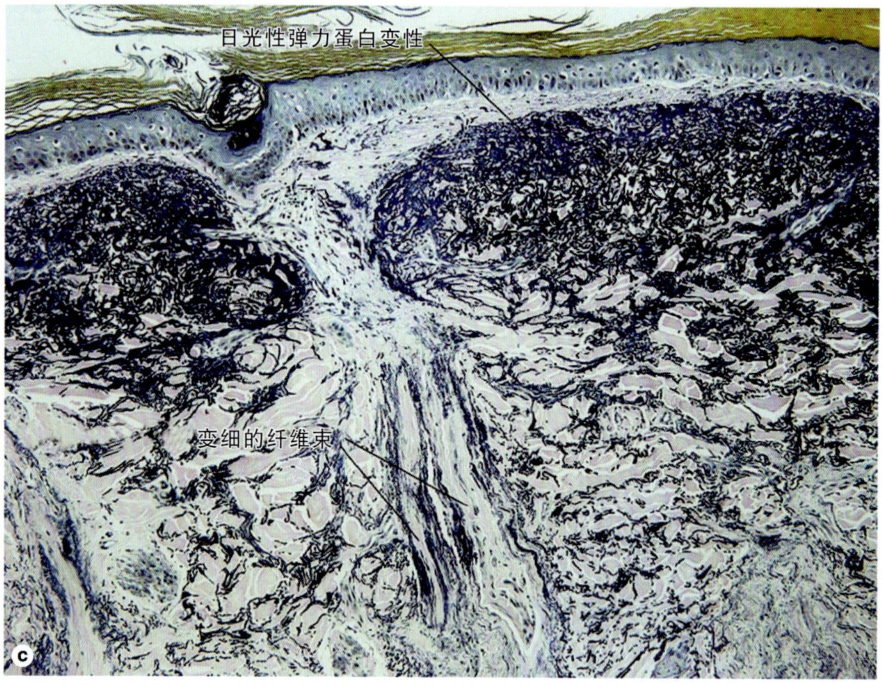

图 15-1(续) (c)日光性弹力蛋白变性和变细的纤维束(Verhoeff-van Gieson 染色)。(待续)

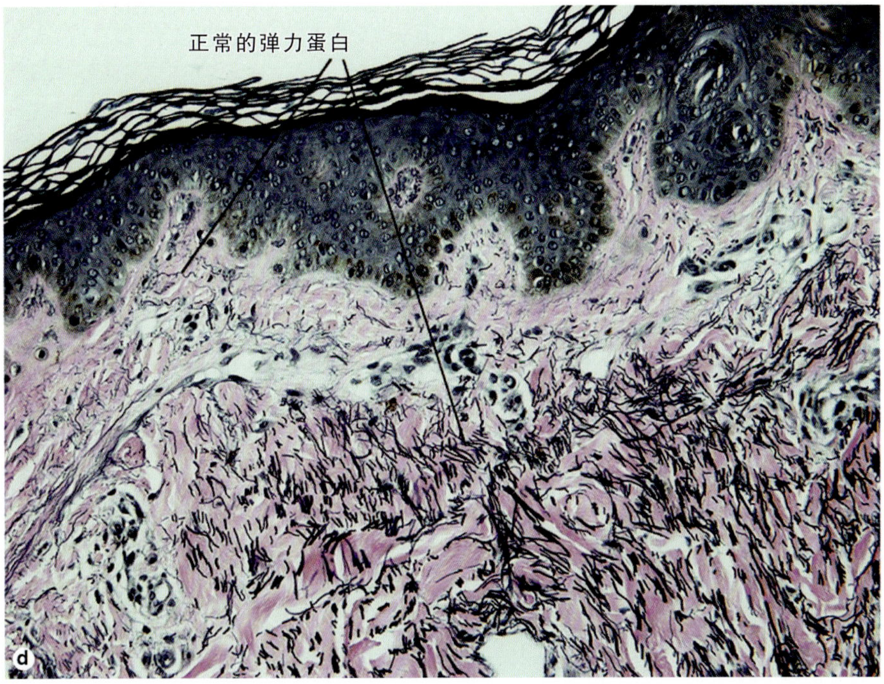

图 15–1(续)　(d)正常弹力组织(作为对比,Verhoeff–van Gieson 染色)。

休止期脱发患者有较多的休止期毛发,与男性型脱发的毛囊微小化不同,休止期脱发是由于毛发生长期的提前中断引起的(如发热、节食)。男性型脱发因生长期缩短也可以导致生长期/休止期毛囊比例改变，但较发热、节食等导致的生长期缩短程度较弱。

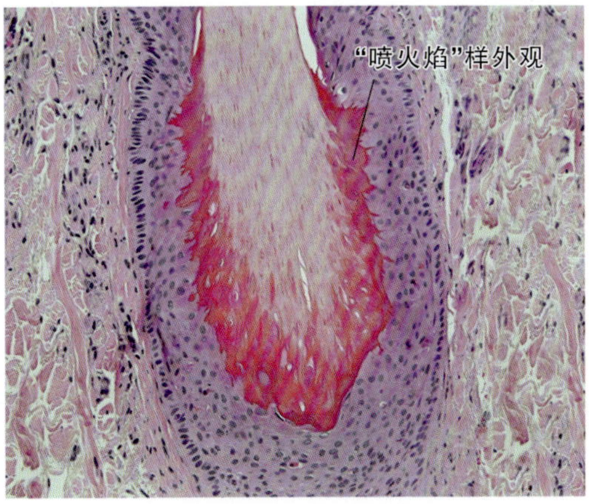

图 15–2　休止期脱发:休止期毛发。

拔毛癖(trichotillomania;trichotillosis)

主要特征

- 空的生长期毛囊。
- 许多退行期毛囊中可见凋亡的角质形成细胞(图 15.3c)。
- 毛囊漏斗部的色素管型。
- 毛发软化。

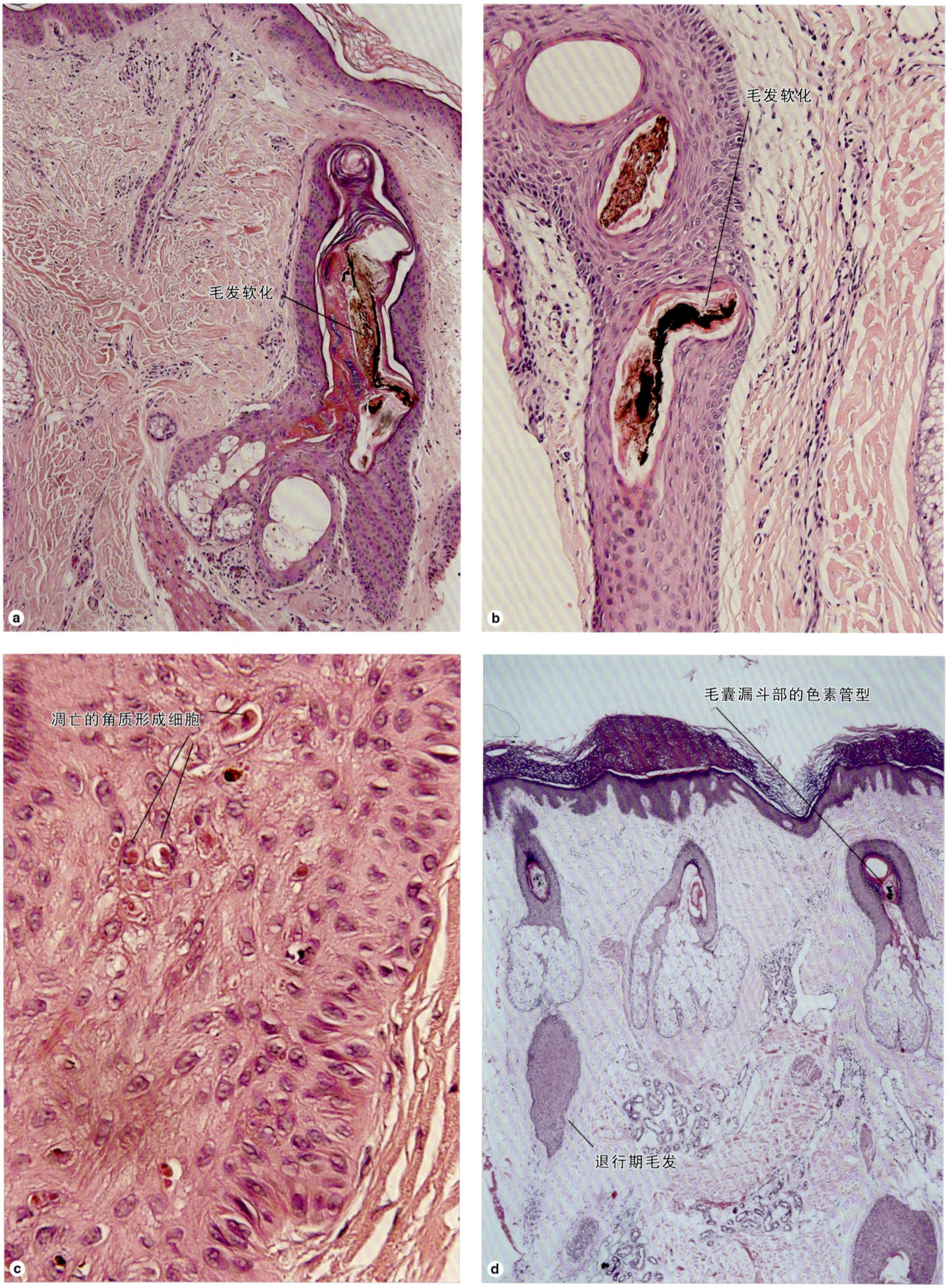

图 15–3 拔毛癖。（待续）

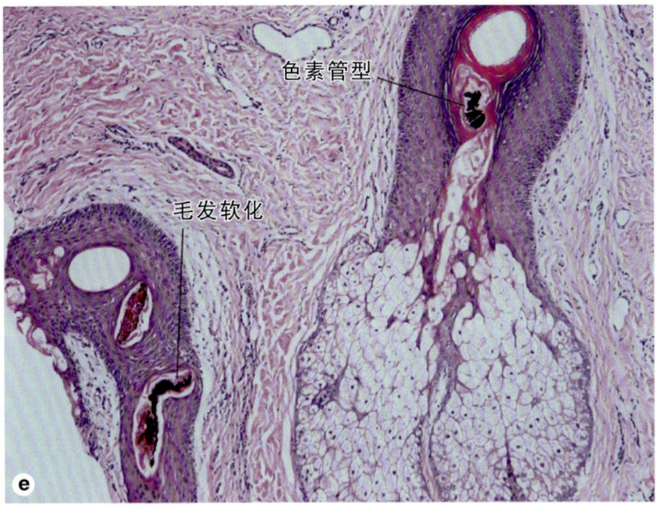

图 15-3(续)

牵拉性脱发(traction alopecia)

主要特征

- 与拔毛癖相似的组织学特征。

炎症性非瘢痕性脱发(inflammatory non-scarring alopecia)

活检切片可以是纵向的,也可以是横向的,多建议采用连续切片。同时结合横断面和纵切面观察可提高确诊率。

斑秃(alopecia areata)

主要特征

- 在毛球水平的淋巴细胞浸润。
- 残留的纤维束中可见淋巴细胞。
- 残留的纤维束中可见嗜酸性粒细胞。
- 残留的纤维束中可见黑色素颗粒。
- 毛囊微小化。
- 生长期/休止期毛发比例降低。
- 休止期毛发增多。
- 毛囊管中可见黑色素颗粒管型。
- 毛囊漏斗部扩张。

淋巴细胞似乎以毛球中的黑色素细胞为靶细胞。白发不受累。炎症通常导致毛母质损伤,毛干变细、断裂及毛囊单位微小化。

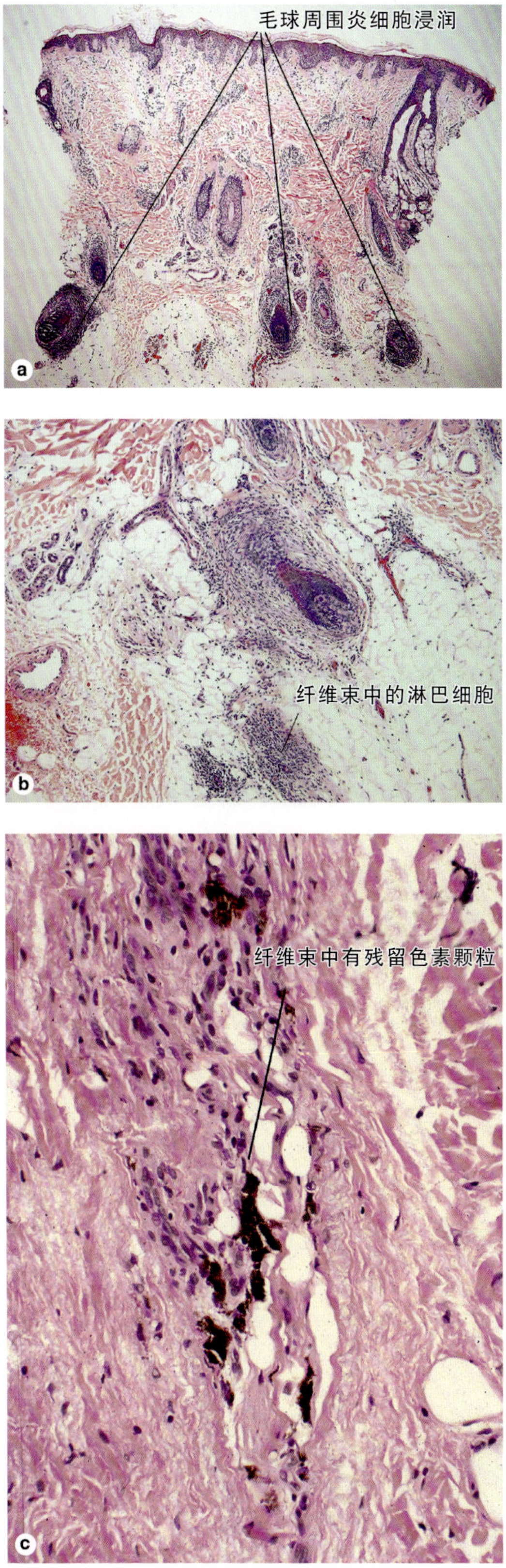

图 15-4 斑秃。

鉴别诊断(表 15–1)

男性型脱发

- 均可见毛囊微小化，生长期/休止期毛发比例降低以及许多残留的纤维束。
- 在毛囊管腔中无退行期毛发、无黑色素颗粒管型；无毛球水平的淋巴细胞浸润以及残留纤维束中无淋巴细胞、嗜酸性粒细胞和黑色素颗粒。

拔毛癖

- 在毛囊管腔中均见退行期毛发和黑色素颗粒管型。
- 无毛囊微小化，无毛球水平的淋巴细胞浸润，残留的纤维束中无淋巴细胞、嗜酸性粒细胞和黑色素颗粒。

表 15–1 斑秃、男性型脱发和拔毛癖特征比较

特征	斑秃	男性型脱发	拔毛癖
毛囊微小化	有	有	无
生长期/休止期比例	降低	降低	增加或降低
残留的纤维束	增加	增加	正常
退行期毛发	可见	很少	可见
毛囊管腔中黑色素颗粒管型	可见	无	可见
纤维束中黑色素颗粒	可见	无	无
毛球周围淋巴细胞浸润	可见	无	无
纤维束中淋巴细胞	可见	无	无
纤维束中嗜酸性粒细胞	可见	无	无

梅毒性脱发(syphilitic alopecia)

主要特征

- 可有与斑秃相似的病理特征。
- 浆细胞浸润(约 2/3 患者中可见)。

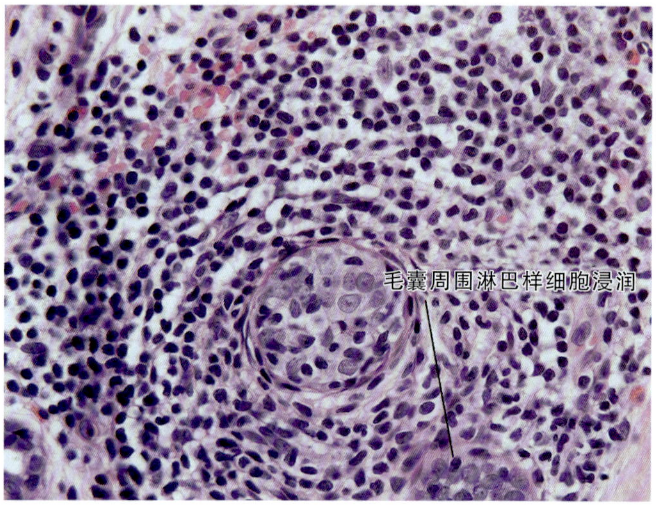

图 15–5 梅毒性脱发。

黏蛋白性脱发(alopecia mucinosa)

主要特征

- 毛囊上皮有黏蛋白沉积。
- 淋巴细胞浸润程度不一。
- 可能伴发蕈样肉芽肿(皮肤 T 细胞淋巴瘤)。

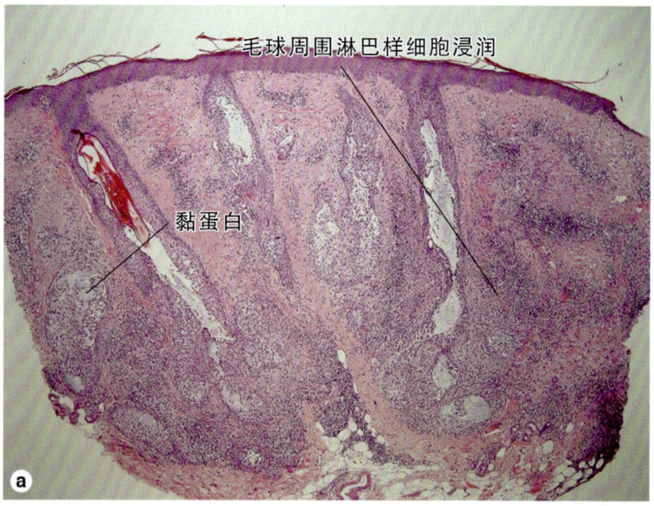

图 15–6 黏蛋白性脱发。(待续)

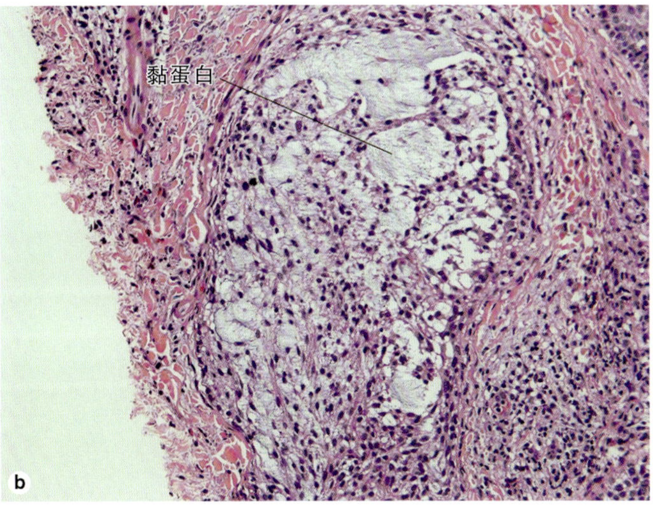

图 15-6(续)

亲毛囊性蕈样肉芽肿 (folliculotropic mycosis fungoides；皮肤 T 细胞淋巴瘤，cutaneous T-cell lymphoma)

主要特征

- 毛囊上皮内有体积大、着色较深并呈多角形的淋巴细胞。
- 淋巴细胞沿真表皮交界处的表皮侧可呈带状分布。
- 深染的淋巴细胞周围有白色空隙(犹如枕头上的煤块)，很少有海绵水肿。

真皮乳头纤维化明显。免疫组化标记可检测到总 T 抗原的表达缺失，如 CD7，T 细胞受体基因重排检测通常阳性。

头癣和 Majocchi 真菌性毛囊炎(tinea capitis and Majocchi's fungal folliculitis)

主要特征

- 混合性细胞浸润，可见中性粒细胞和不同程度的嗜酸性粒细胞浸润。
- 毛干内外见真菌孢子。

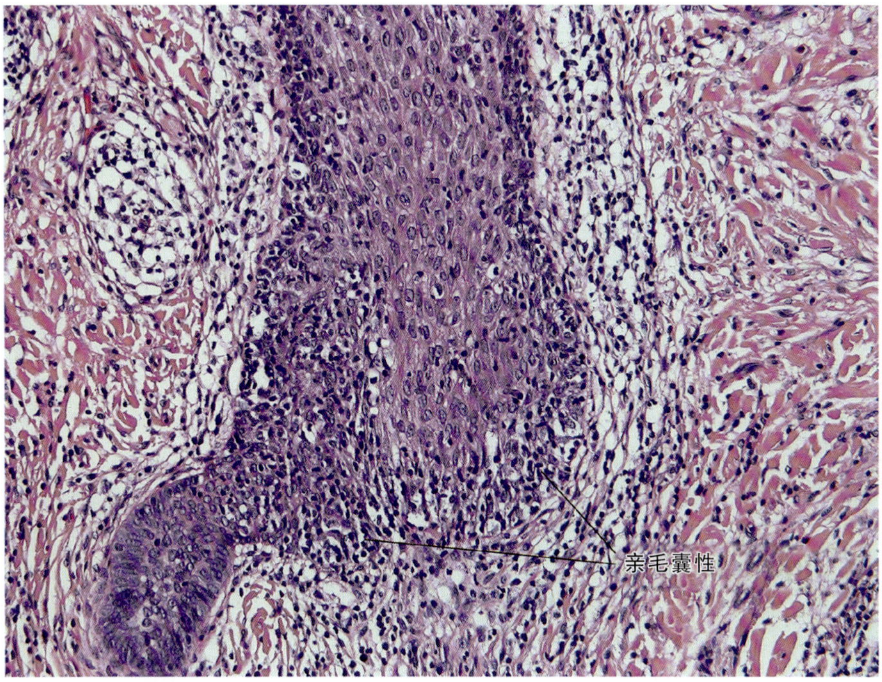

图 15-7　亲毛囊性蕈样肉芽肿。

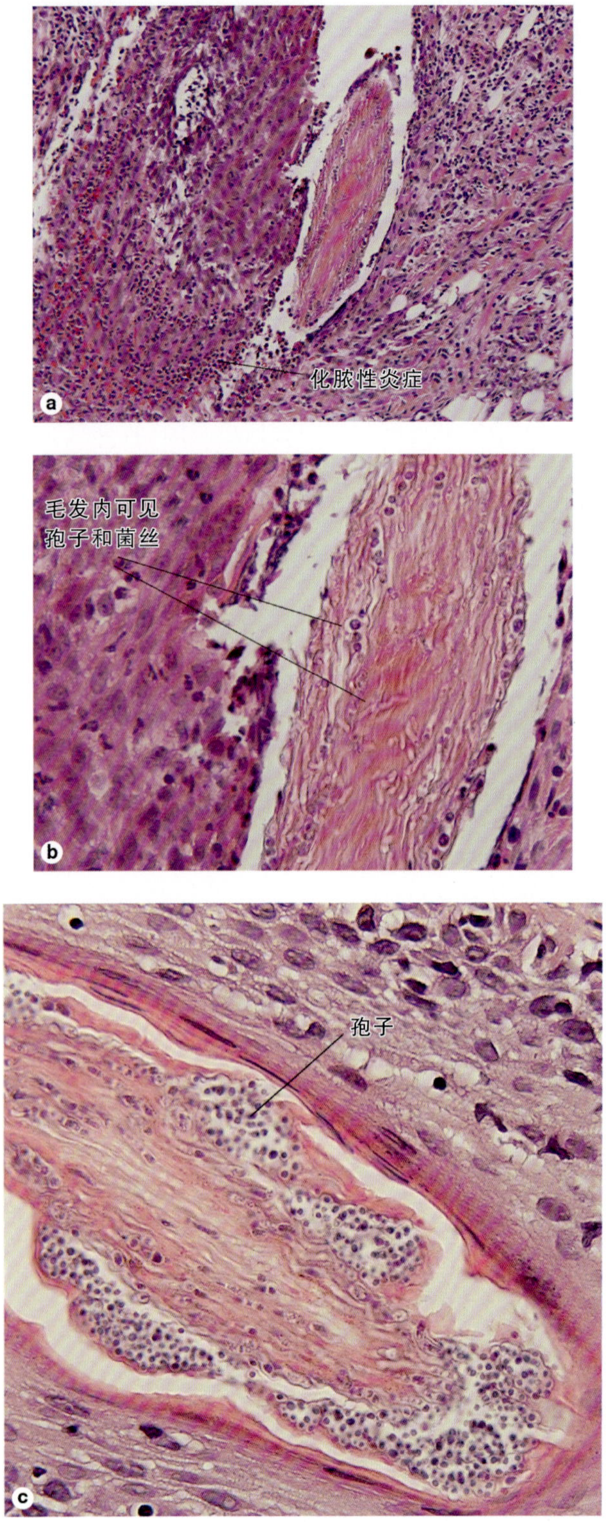

图 15-8 Majocchi 肉芽肿。

寻常性痤疮(acne vulgaris)

主要特征

- 毛囊漏斗部充满板层状角蛋白和碎屑。
- 可能存在化脓性炎症。

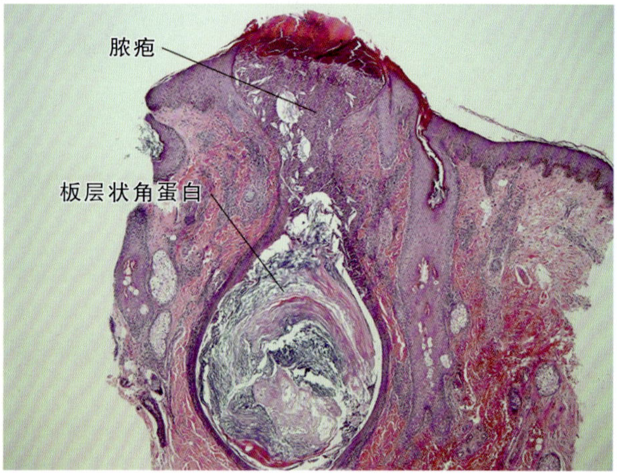

图 15-9 痤疮。

瘢痕性脱发(cicatricial alopecia)

采用连续纵向切片能更好地显示,从而明确诊断瘢痕性脱发。同时观察纵切面和横断面能提高确诊率。

红斑狼疮(lupus erythematosus)

主要特征

- 毛囊峡部水平可见淋巴样细胞浸润。
- 真表皮交界处可见空泡性或苔藓样浸润。
- 致密的角化过度。
- 毛囊角栓。
- 基底膜增厚。
- 真表皮交界处色素失禁(黑皮病)。
- 垂直柱状排列的淋巴细胞浸润。
- 血管周围淋巴样细胞浸润。
- 淋巴细胞累及汗腺螺旋导管。
- 真皮胶原纤维间黏蛋白沉积。
- 可并发狼疮性脂膜炎。
- 直接免疫荧光:真表皮交界处基底膜带有连续的IgG、IgA、IgM 和补体 C3 颗粒状沉积("满堂亮"现象,参见第 7 章)。

各个时期盘状红斑狼疮的病理改变不尽相同。早期组织学改变仅见毛囊周围黏液性纤维化及局灶性界面皮炎,直接免疫荧光检查往往阴性。活检最好选取已存在至少 3 个月的活动性皮损。终末期皮损内可见真皮全层瘢痕形成。

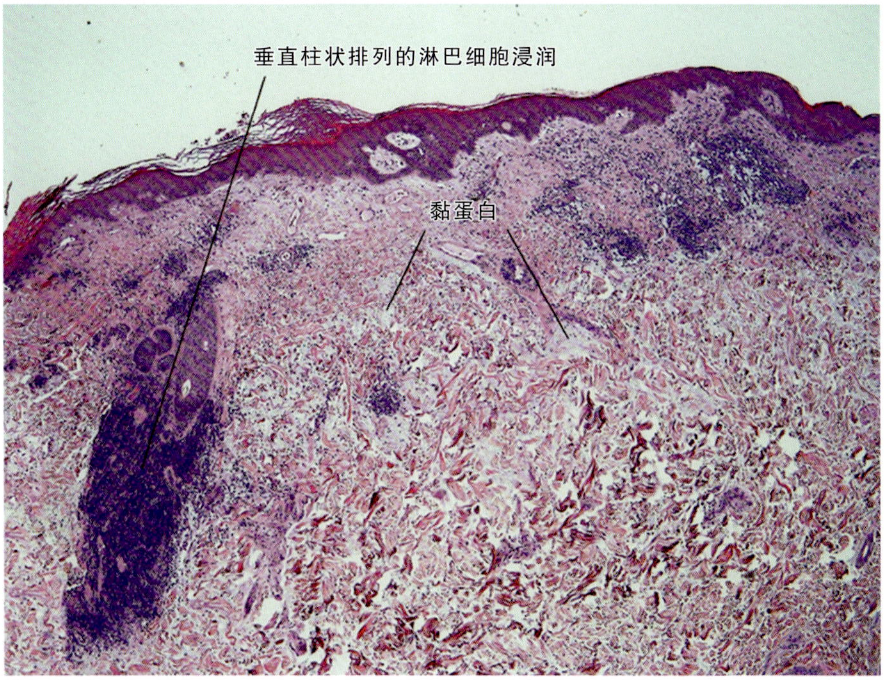

图 15-10 红斑狼疮。

毛发扁平苔藓(lichen planopilaris,LPP)

主要特征

- 毛囊漏斗部水平的淋巴细胞浸润。
- 苔藓样界面皮炎。
- 整个纤维束中可见细胞样小体,即胶样小体。
- 直接免疫荧光:可见纤维素蓬松线状沉积和细胞样小体。

和红斑狼疮相似,毛发扁平苔藓的病理改变也根据病程不同而不同(表 15-2)。早期组织学改变仅见毛囊周围黏液纤维化和周围淋巴样细胞浸润, 浸润倾向于毛囊漏斗部。而红斑狼疮倾向于侵犯毛囊峡部。直接免疫荧光检查:早期通常阴性,进展期见真表皮交界处胶样小体和纤维素蓬松线状沉积。终末期皮损见毛囊漏斗部周围楔形瘢痕。

表 15-2 盘状红斑狼疮和毛发扁平苔藓的特征比较

特征	盘状红斑狼疮	毛发扁平苔藓
角化过度	可见	可见
界面皮炎	空泡样或苔藓样	苔藓样
色素失禁	可见	可见
淋巴细胞浸润	围绕毛囊峡部	围绕毛囊漏斗部
基底膜增厚	可见	无
真皮黏蛋白沉积	可见	无
淋巴细胞累及汗腺螺旋导管	可见	无
脂肪小叶纤维样变性	偶见	无
直接免疫荧光	活动性皮损可见“满堂亮”现象,偶见细胞样小体	阴性或可见细胞样小体和纤维素蓬松线状沉积
终末期瘢痕	贯穿整个真皮层	局灶性楔形瘢痕

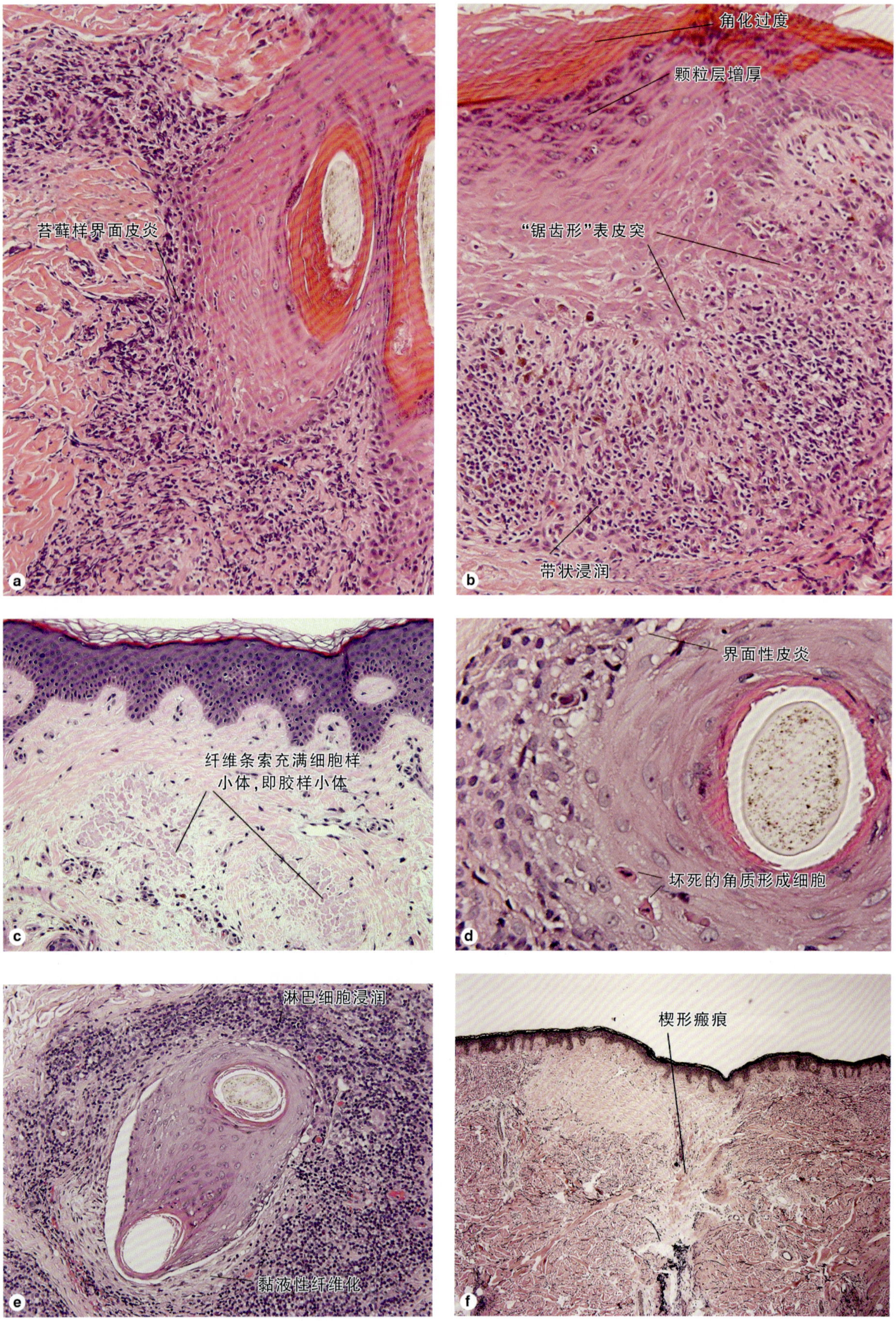

图 15-11 (a~e)毛发扁平苔藓。(f)毛发扁平苔藓的漏斗部的楔形瘢痕(Verhoeff-van Gieson 染色)。

特发性假性斑秃(idiopathic pseudopelade)

主要特征

• 萎缩的深红色真皮层。

• 宽"树干样"的残留纤维管束。

• 完整的弹力纤维鞘。

• 真皮层增厚的弹力组织。

大部分毛发扁平苔藓患者的脱发斑呈乳白色瘢痕斑片,且有终末阶段毛发的改变。约 10%的患者具有相似临床症状但活检不同于其他类型的脱发。真皮层收缩呈深嗜酸性,胶原纤维间空隙缺失,就像烘干机里缩水的毛衣。残留的纤维束增宽且透明样变,但弹力纤维鞘完整。由于病变部位的牵拉,周围真皮的弹力纤维增厚且重新旋转排列。

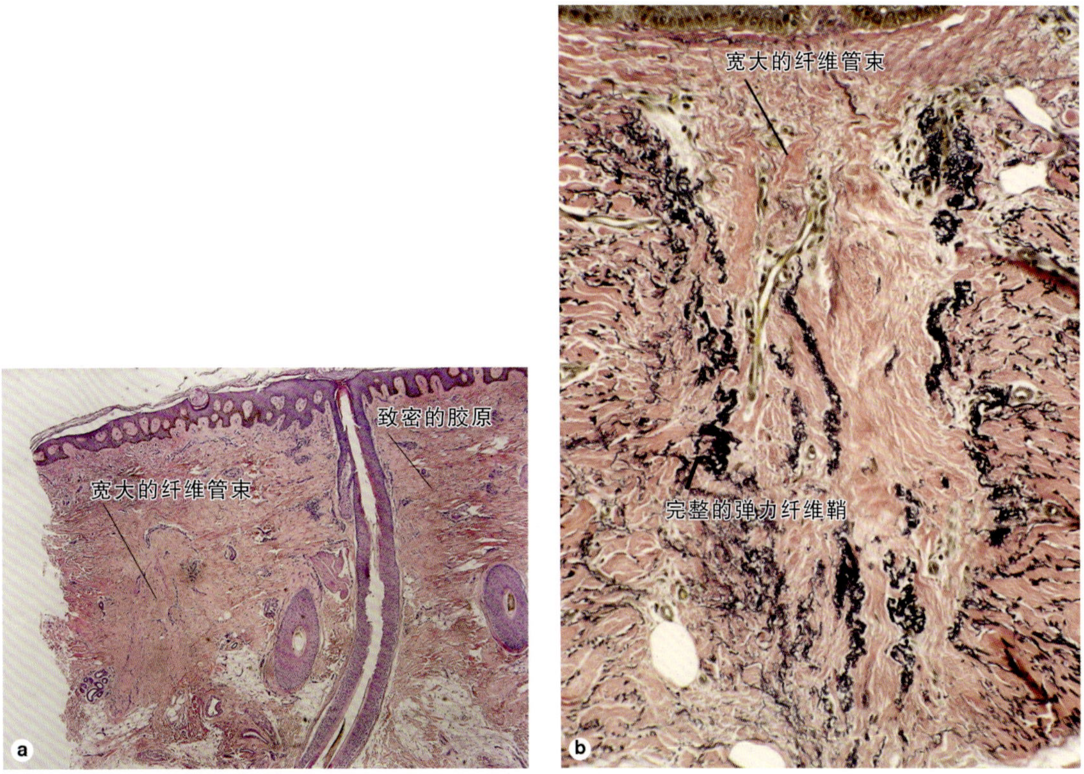

图 15-12 (a)特发性假性斑秃。(b)特发性假性斑秃(Verhoeff-van Gieson 染色)。

中央离心性瘢痕性脱发(central centrifugal cicatricial alopecia,CCCA)

主要特征

• 头部中央区脱发。

• 混合病因(包括特发性假性斑秃、毛发扁平苔藓以及终末期的脱发性毛囊炎)。

切割性蜂窝织炎(dissecting cellulitis)

主要特征

• 临床上类似结节囊肿性痤疮。

• 真皮深部和皮下处形成的脓肿、窦道及肉芽样组织。

脱发性毛囊炎(folliculitis decalvans)

主要特征

• 化脓性毛囊炎。

• 弹力组织染色阳性的楔形瘢痕(类似于毛发扁平苔藓)。

• "娃娃头束样"簇绒状毛发。

脱发性毛囊炎患者表现为头皮成批、复发出现的毛囊性脓疱,引起瘢痕性脱发。组织学上观察类似葡萄球菌感染毛囊炎。皮损取材可培养出葡萄球菌,长期抗葡萄球菌治疗可有效。

患者如果是瘢痕疙瘩性痤疮伴进行性脱发,表现常与脱发性毛囊炎重叠。

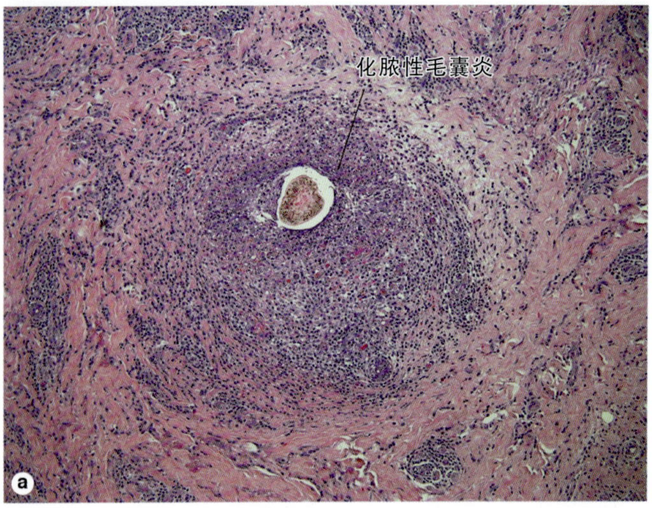

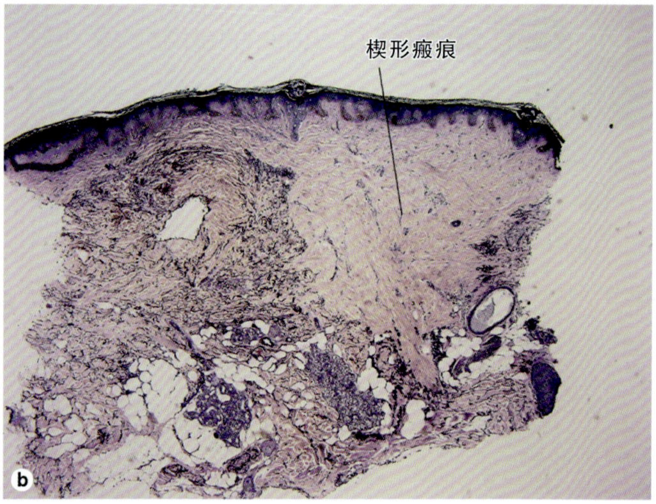

图 15-13 (a)脱发性毛囊炎。(b)楔形瘢痕(Verhoeff-van Gieson 染色)。

瘢痕疙瘩性痤疮(acne keloidalis)

参见第 13 章,第 243 页。

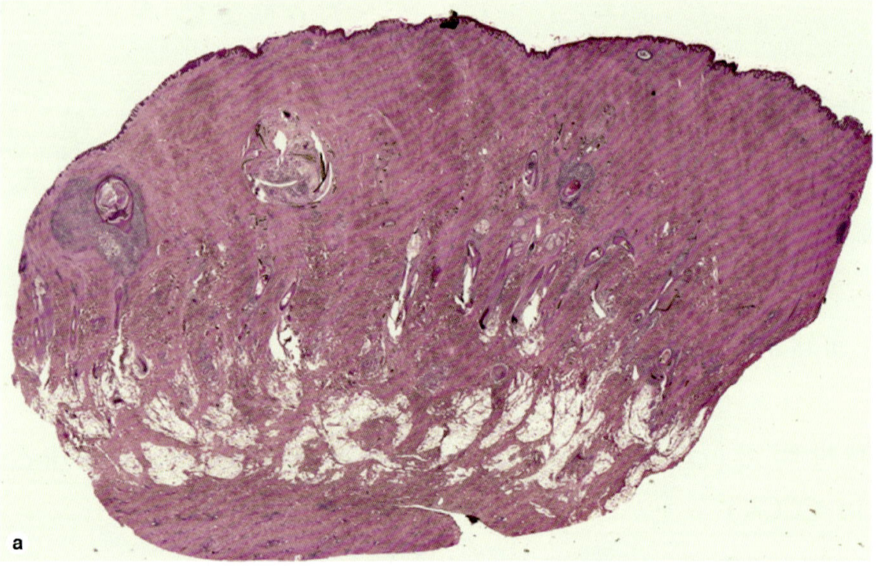

图 15-14 瘢痕疙瘩性痤疮。(待续)

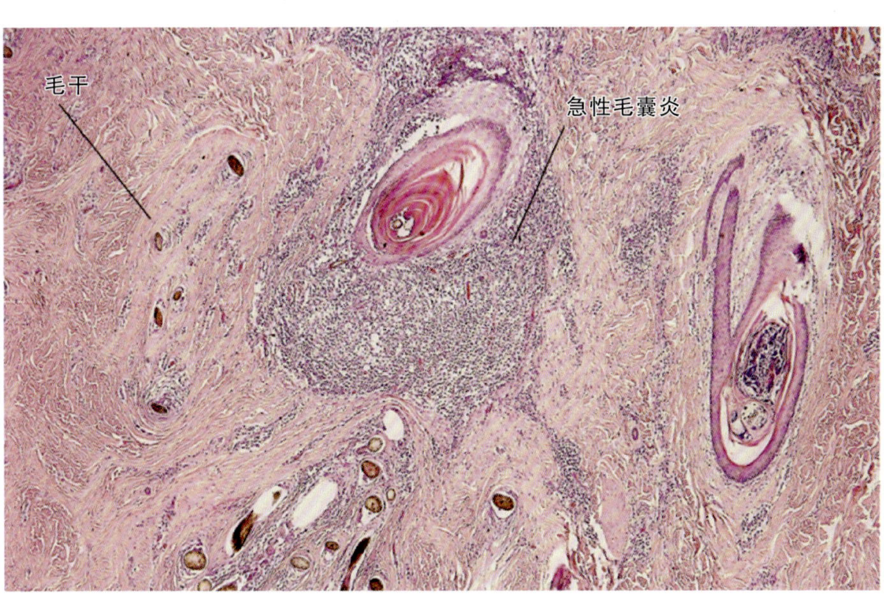

图 15-14(续)

急性朗格汉斯细胞组织细胞增生症(acute Langerhans cell histiocytosis;组织细胞增多症 X,histiocytosis X)

主要特征

- 围绕毛囊漏斗部的上皮样组织细胞浸润。
- 真皮毛囊漏斗部常见上部形成的炎症性痂。
- 周边水肿和红细胞外渗。
- 常见散在的嗜酸性细胞。
- 免疫组化显示其表达 S-100、CD1a、花生凝集素和 Langerin 染色阳性。
- 电镜下可见 Birbeck 颗粒。

在低倍镜下观察具有毛囊漏斗部炎表现。但浸润的细胞不是淋巴细胞而是组织细胞，表现为胞质丰富、偏心性呈深灰色泡状细胞核,可见肾形胞核。周围真皮苍白水肿,伴红细胞外渗。

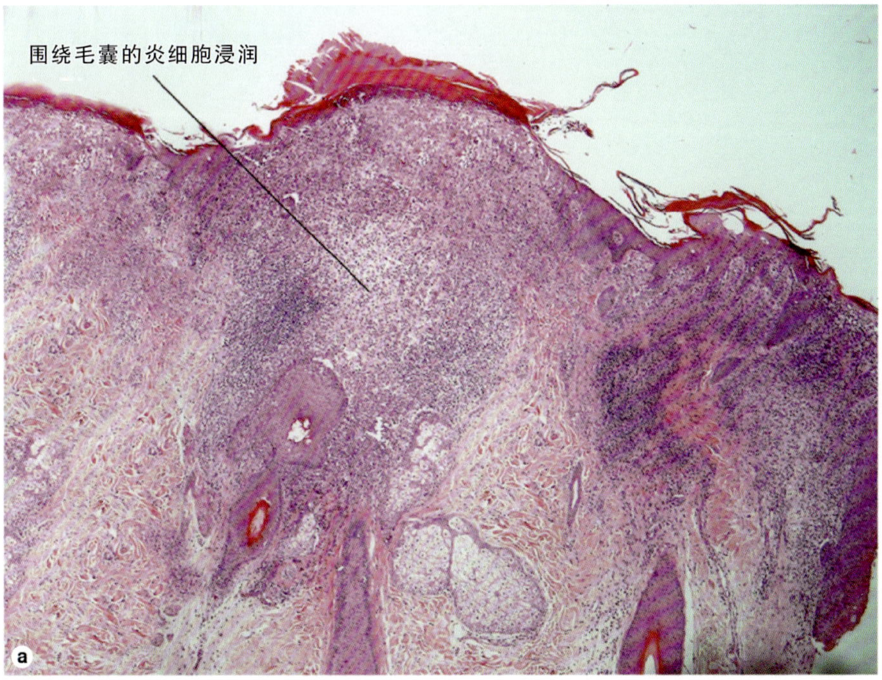

图 15-15 急性朗格汉斯细胞组织细胞增生症。(待续)

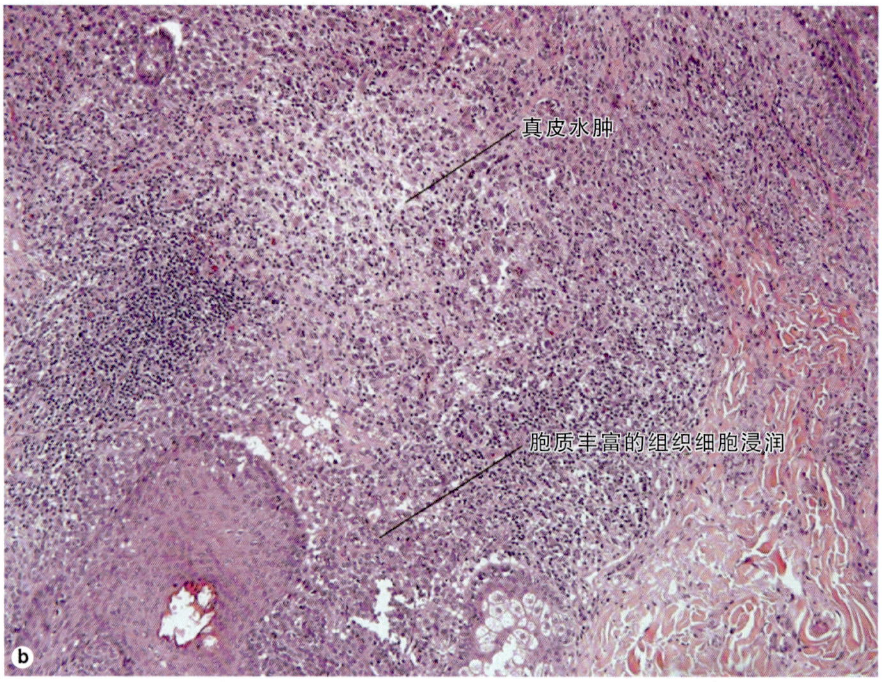

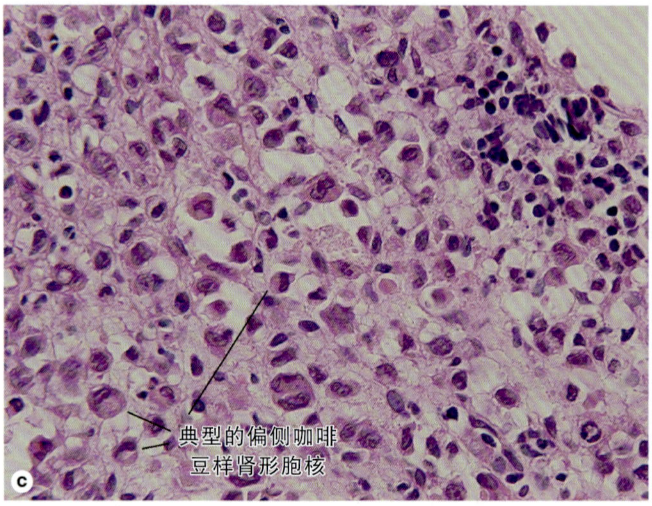

图 15-15(续)

痱子(miliaria)

主要特征

- 末端汗管处表皮海绵水肿,伴有表皮内水疱或脓疱形成。

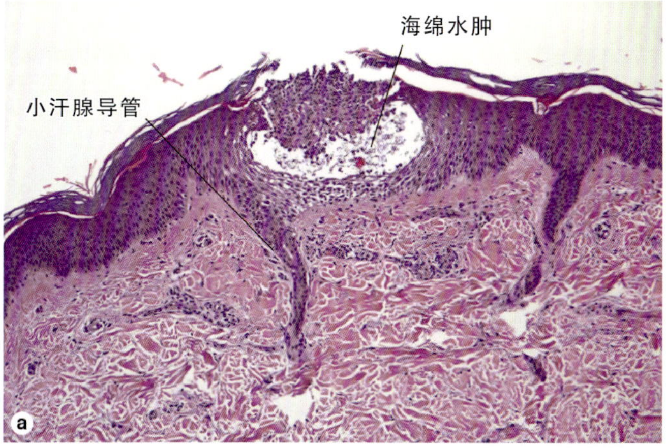

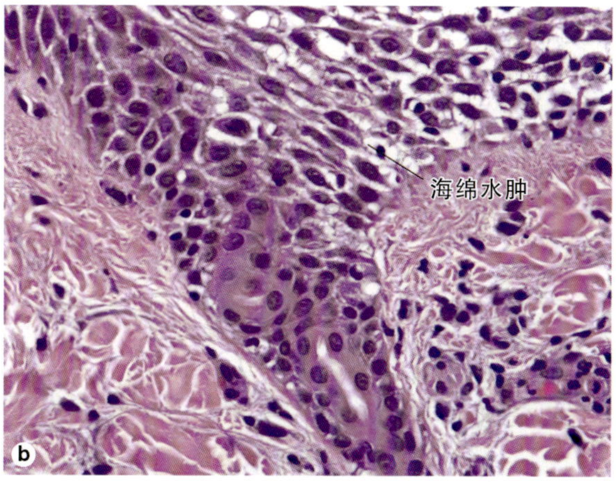

图 15–16　痱子。

中性粒细胞性小汗腺炎(neutrophilic eccrine hidradenitis)

主要特征

- 小汗腺内见中性粒细胞。

白血病患者接受化疗期间常发生中性粒细胞性小汗腺炎,但也有相关报道在白血病发病前出现,提示可能是副肿瘤综合征。儿童的特发性中性粒细胞小汗腺炎可发生于跖部,且培养出假单胞菌属。

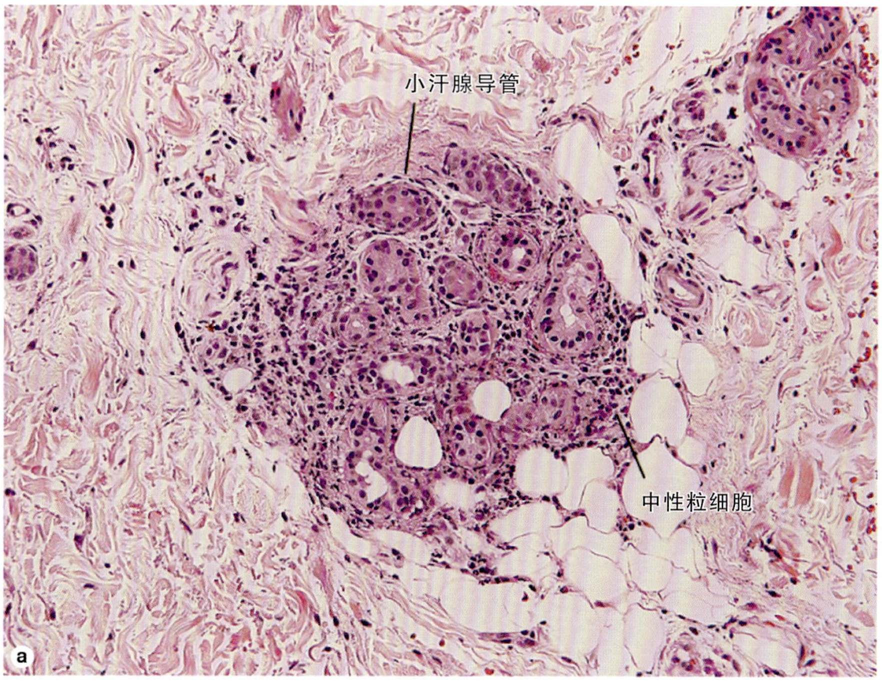

图 15–17　中性粒细胞性小汗腺炎。(待续)

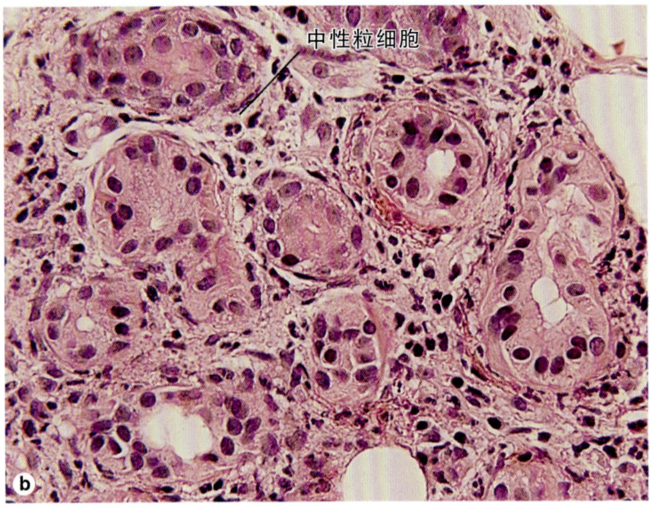

图 15-17(续)

化脓性汗腺炎(hidradenitis suppurativa)

主要特征

- 皮疹常累及腋窝及生殖器腹股沟区。
- 通常有顶泌汗腺。
- 化脓性毛囊炎可有脓肿形成。
- 化脓和肉芽肿性的窦道形成。
- 肉芽组织坏死。
- 顶泌汗腺周围有炎症反应。

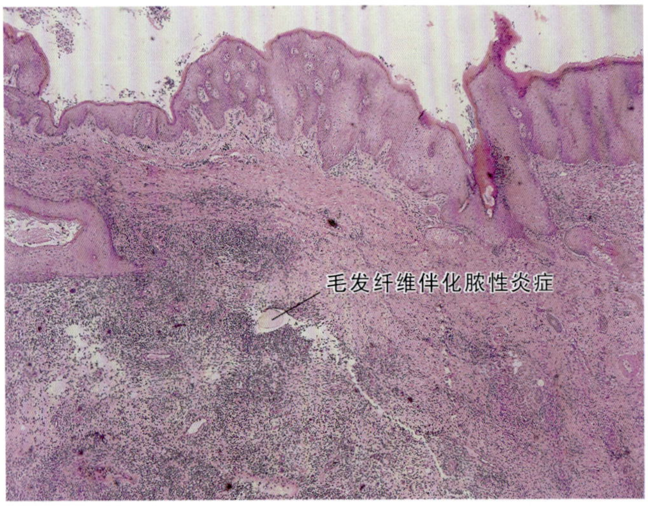

图 15-18 化脓性汗腺炎。

耳郭假性囊肿(pseudocyst of the auricle)

主要特征

- 软骨变性,形成腔隙结构。

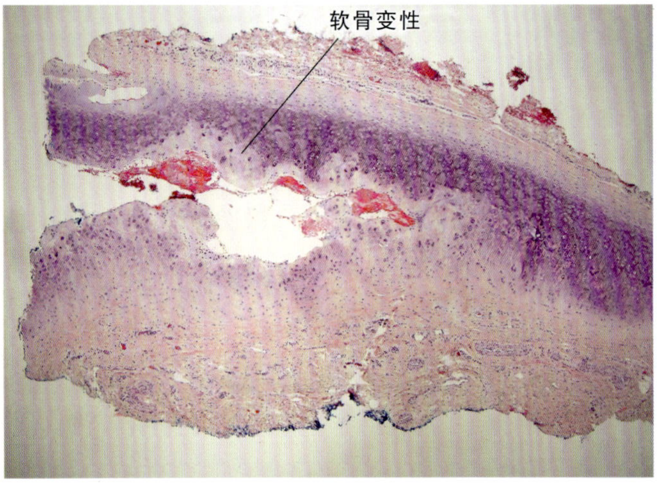

图 15-19 耳郭假性囊肿。

复发性多软骨炎(relapsing polychondritis)

主要特征

- 软骨周围(软骨膜)中性粒细胞浸润。
- DIF 显示软骨膜 IgG/A/M 和 C3 连续带状颗粒状沉积(“满堂亮”现象)。

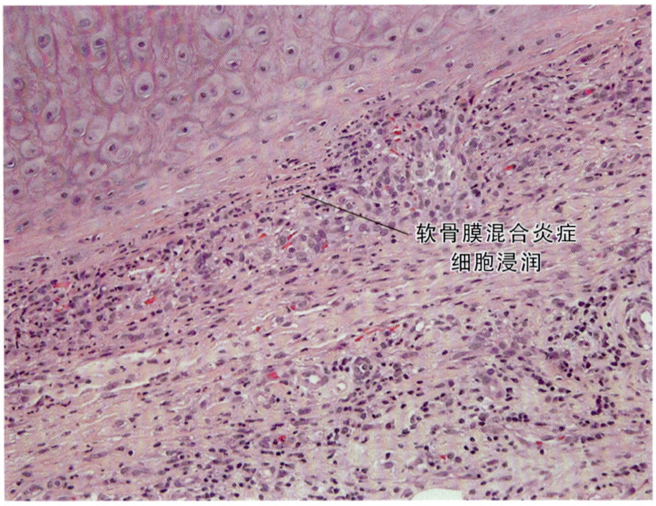

图 15-20 复发性多软骨炎。

(郑松 译 纪超 高兴华 审校)

推荐阅读

Abedini R, Kamyab Hesari K, Daneshpazhooh M, et al. Validity of trichoscopy in the diagnosis of primary cicatricial alopecias. Int J Dermatol 2016;55(10):1106–14.
Childs JM, Sperling LC. Histopathology of scarring and nonscarring hair loss. Dermatol Clin 2013;31(1):43–56.
Elston DM. Vertical vs. transverse sections: both are valuable in the evaluation of alopecia. Am J Dermatopathol 2005; 27(4):353–6.
Elston DM. What's new in the histologic evaluation of alopecia and hair-related disorders? Dermatol Clin 2012; 30(4):685–94.
Elston DM, Ferringer T, Dalton S, et al. A comparison of vertical versus transverse sections in the evaluation of alopecia biopsy specimens. J Am Acad Dermatol 2005; 53(2):267–72.
Elston DM, McCollough ML, Bergfeld WF, et al. Eosinophils in fibrous tracts and near hair bulbs: a helpful diagnostic feature of alopecia areata. J Am Acad Dermatol 1997; 37(1):101–6.
Elston DM, McCollough ML, Warschaw KE, et al. Elastic tissue in scars and alopecia. J Cutan Pathol 2000;27(3): 147–52.
Jackson AJ, Price VH. How to diagnose hair loss. Dermatol Clin 2013;31(1):21–8.
LaSenna C, Miteva M. Special stains and immunohistochemical stains in hair pathology. Am J Dermatopathol 2016;38(5):327–37.
Peckham SJ, Sloan SB, Elston DM. Histologic features of alopecia areata other than peribulbar lymphocytic infiltrates. J Am Acad Dermatol 2011;65(3):615–20.
Templeton SF, Santa Cruz DJ, Solomon AR. Alopecia: histologic diagnosis by transverse sections. Semin Diagn Pathol 1996;13(1):2–18.
Trachsler S, Trueb RM. Value of direct immunofluorescence for differential diagnosis of cicatricial alopecia. Dermatology 2005;211(2):98–102.
Wohltmann WE, Sperling L. Histopathologic diagnosis of multifactorial alopecia. J Cutan Pathol 2016;43(6):483–91.

第16章 脂膜炎

Dirk M. Elston

在间隔性脂膜炎中，炎症可侵及脂肪小叶。在小叶性脂膜炎中，炎症也常累及间隔。因此，鉴别间隔性脂膜炎和小叶性脂膜炎的最佳方法是观察脂肪小叶的结构。间隔性脂膜炎的脂肪小叶完整，脂肪细胞的大小和形状均一，镜下形似一碗烤燕麦片。在小叶性脂膜炎中，脂肪小叶坏死，常可见噬脂细胞，大多数情况下大小、形状不同的游离脂质聚集成池，镜下形似一碗鸡汤。但某些例外情况（如硬皮病、新生儿皮下脂肪坏死、类固醇诱导的脂肪坏死）可导致脂肪凝固。在这些疾病中，凝固的脂肪无法融合。在胰腺性脂膜炎中，坏死的脂肪细胞胞膜钙化，同样也抑制了脂质的融合。

间隔性脂膜炎（septal panniculitis）

结节性红斑是间隔性脂膜炎的代表疾病。感染偶尔可引起小叶间隔的坏死和炎症，而不引起脂肪小叶的坏死。α_1-抗胰蛋白酶缺乏偶尔可引起小叶间隔的液化坏死，而不引起脂肪小叶的坏死。

结节性红斑（erythema nodosum）

主要特征

- 间隔性脂膜炎（少或无脂肪小叶坏死）。
- 急性期小叶间隔中性粒细胞浸润。
- 慢性期单一核细胞浸润及形成肉芽肿性炎症。
- Miescher 肉芽肿：肉芽肿中央形成裂隙。

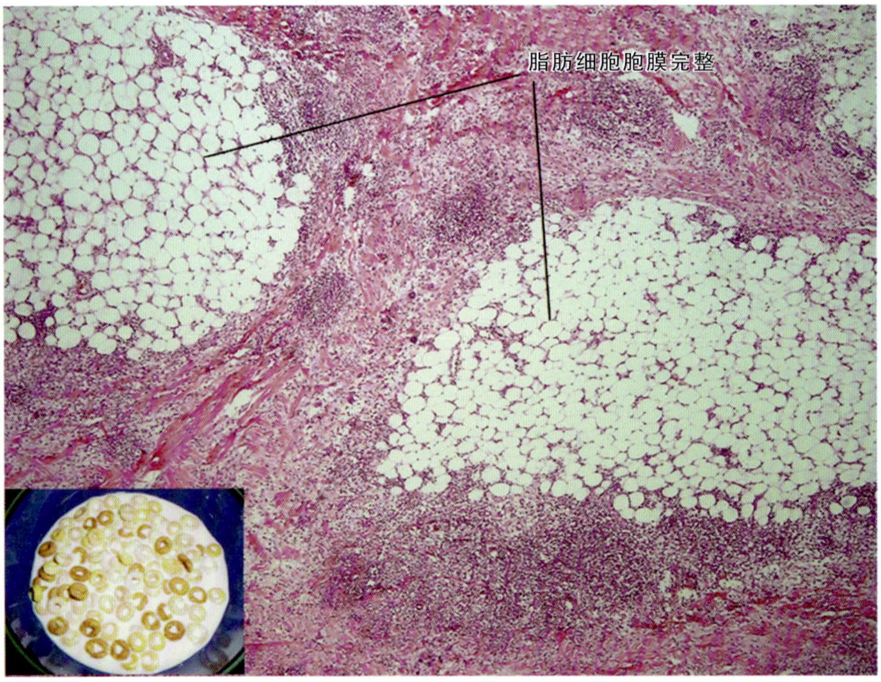

图 16–1 间隔性脂膜炎。

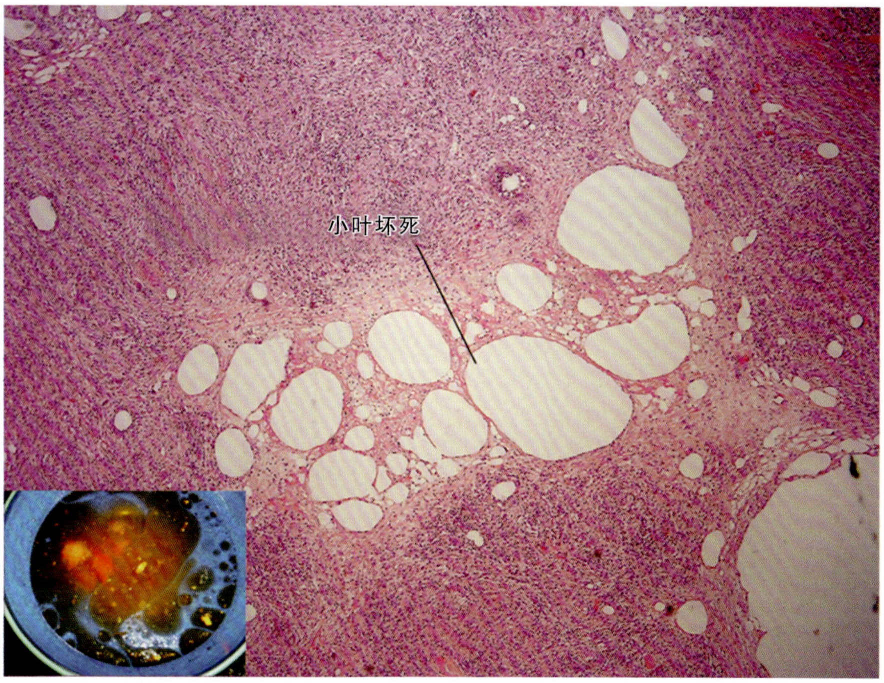

图 16–2 小叶性脂膜炎。

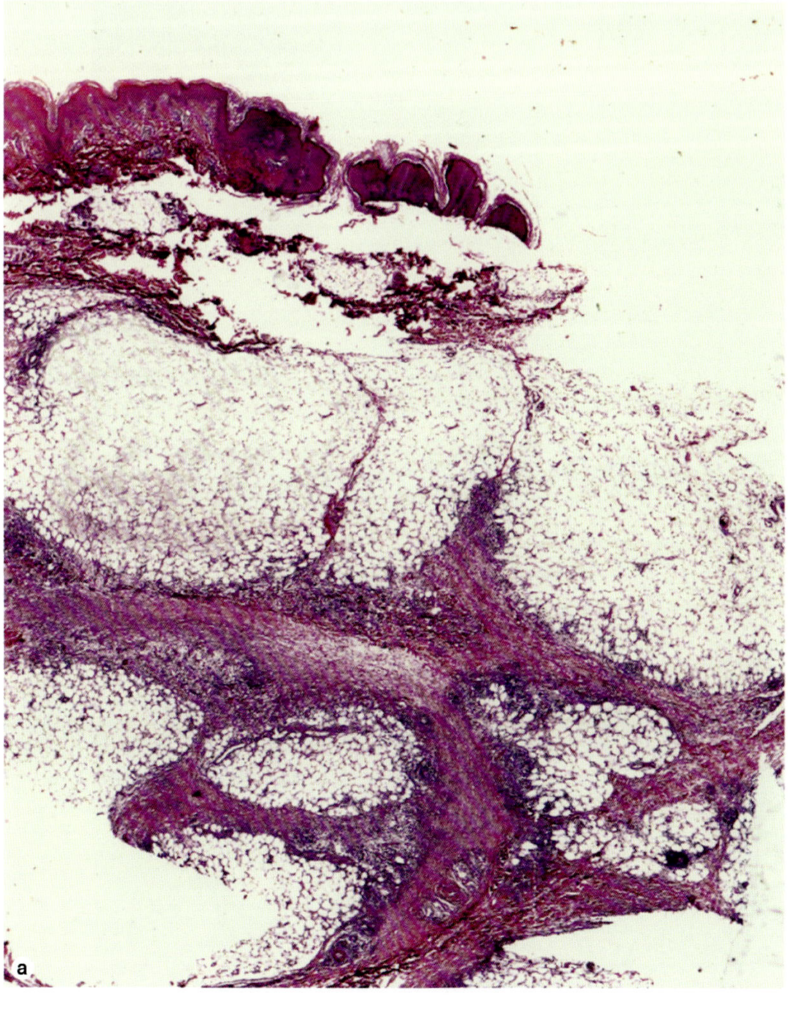

图 16–3 结节性红斑。(待续)

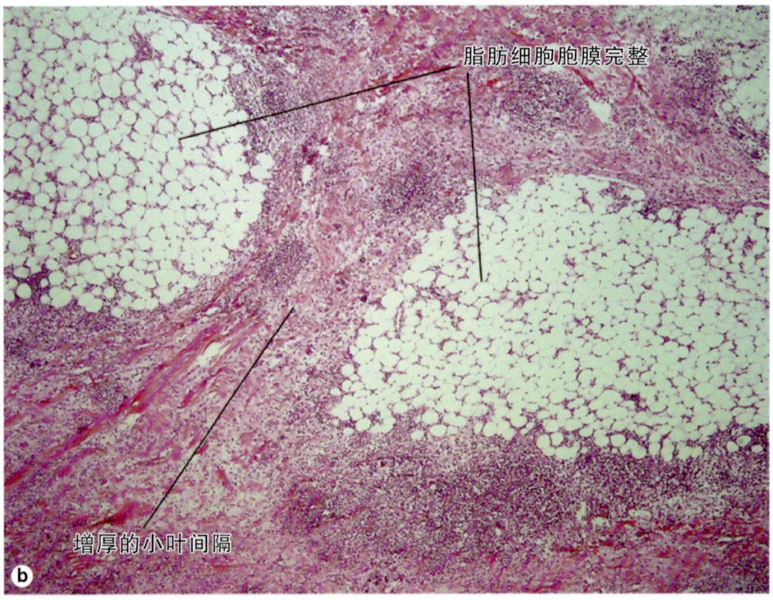
脂肪细胞胞膜完整
增厚的小叶间隔
b

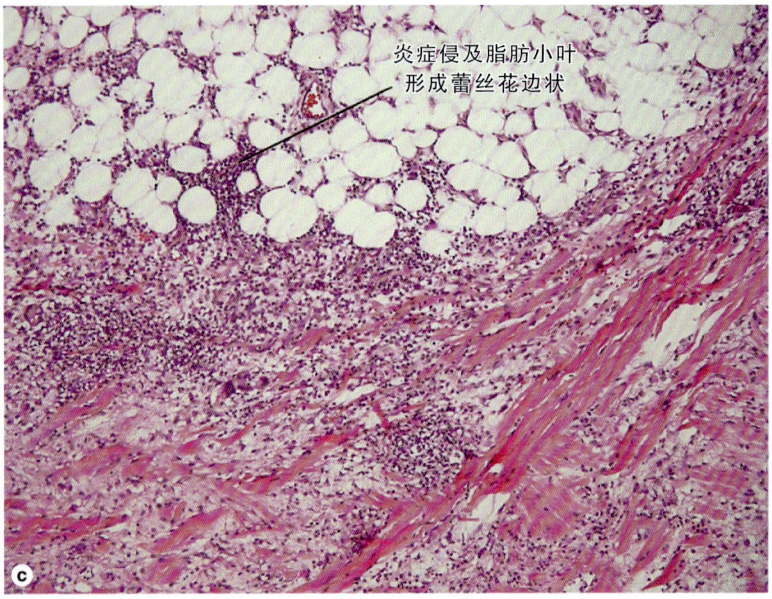
炎症侵及脂肪小叶
形成蕾丝花边状
c

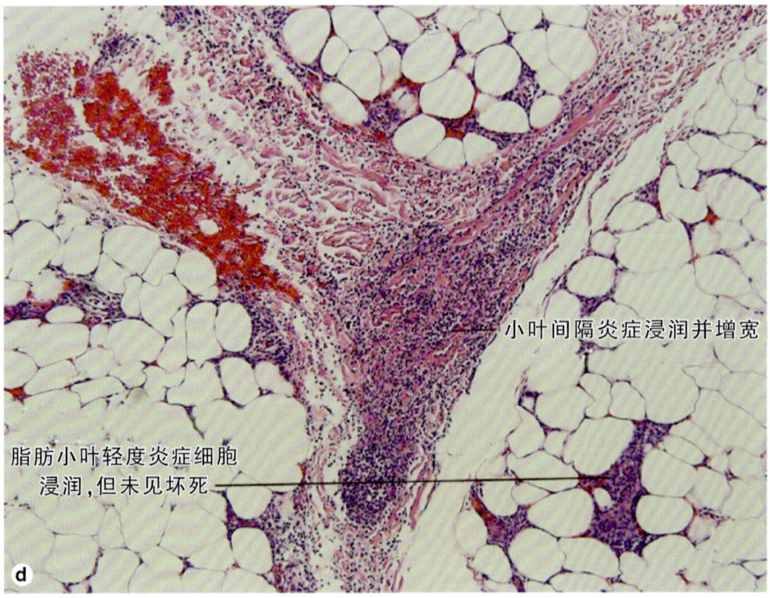
小叶间隔炎症浸润并增宽
脂肪小叶轻度炎症细胞
浸润，但未见坏死
d

图 16-3(续)

小叶性脂膜炎（lobular panniculitis）

狼疮性脂膜炎（lupus panniculitis；深在性红斑狼疮，lupus profundus）

主要特征

- 脂肪小叶坏死（“鸡汤”样）。
- 脂肪周围纤维蛋白和透明环包绕。
- 结节性淋巴细胞浸润。

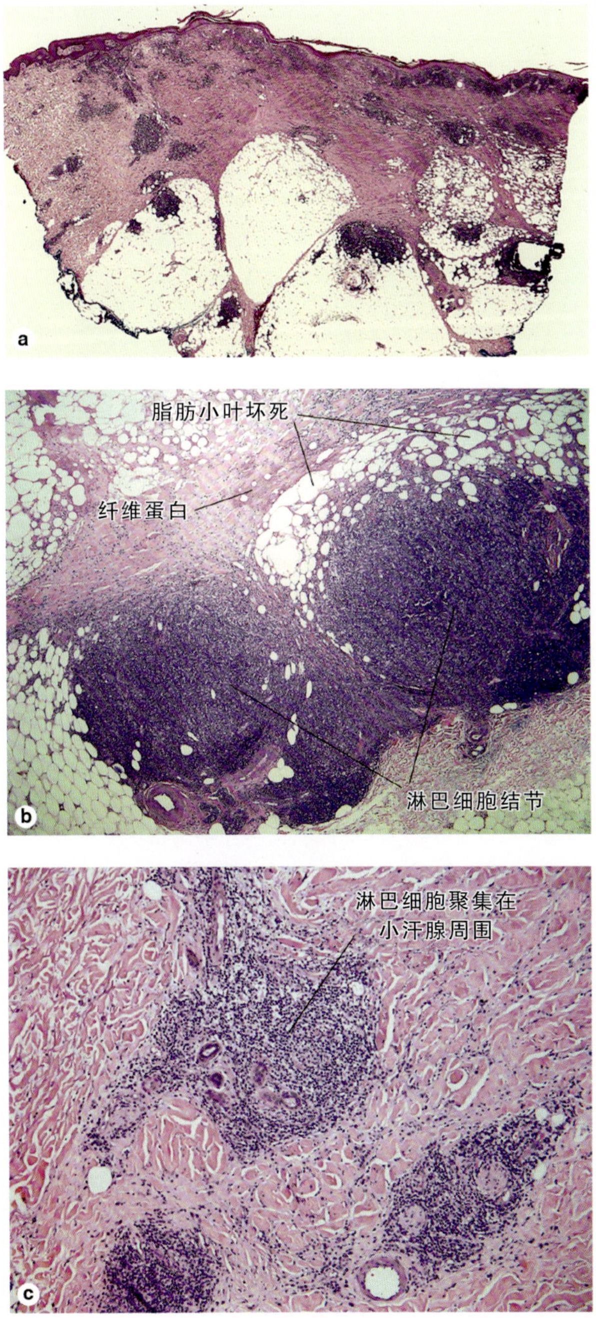

图 16-4　狼疮性脂膜炎。

结缔组织病在少数情况会出现非特异的肉芽肿性脂膜炎，但上述表现是狼疮性脂膜炎的特征性改变。结节性淋巴细胞浸润灶中常见浆细胞。狼疮性脂膜炎也可伴有红斑狼疮的其他特征，如真皮硬化，也可出现脂膜改变（脂质空泡呈嗜酸性“霜花样”或“蕨样”边缘）。

提示

皮下脂膜炎样淋巴瘤也可出现相同的病理表现。支持狼疮性脂膜炎诊断的病理表现包括界面皮炎、反应性生发中心的淋巴滤泡、包含浆细胞的混合细胞浸润，以及 T 细胞受体 γ 链基因重排检测阴性。然而应当注意，在一些淋巴瘤患者皮损中，也具有界面改变和真皮内黏蛋白沉积。

胰腺性脂膜炎（pancreatic panniculitis）

主要特征

- 脂肪小叶坏死伴钙化，钙化显现出坏死脂肪细胞的轮廓。

胰腺性脂膜炎可发生于胰腺炎和胰腺肿瘤。

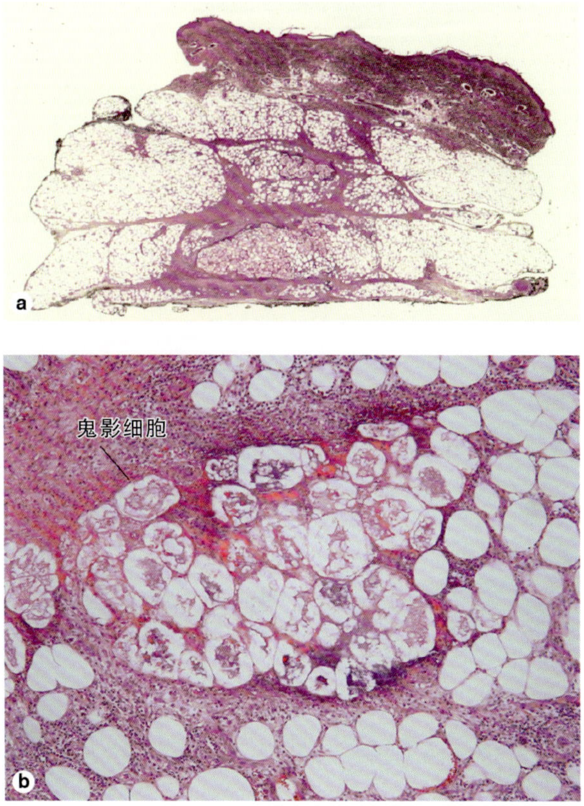

图 16-5　胰腺性脂膜炎。

新生儿皮下脂肪坏死(subcutaneous fat necrosis of the newborn)

主要特征

• 脂肪小叶坏死伴脂肪结晶(凝固的脂肪无法融合成“鸡汤”样)。

• 脂肪细胞内放射状结晶。

• 肉芽肿性炎症。

鉴别诊断

• 类固醇诱导的脂肪坏死(又名类固醇激素后脂膜炎)病理改变相同。

• 新生儿硬肿病具有相同的结晶,但没有炎症。

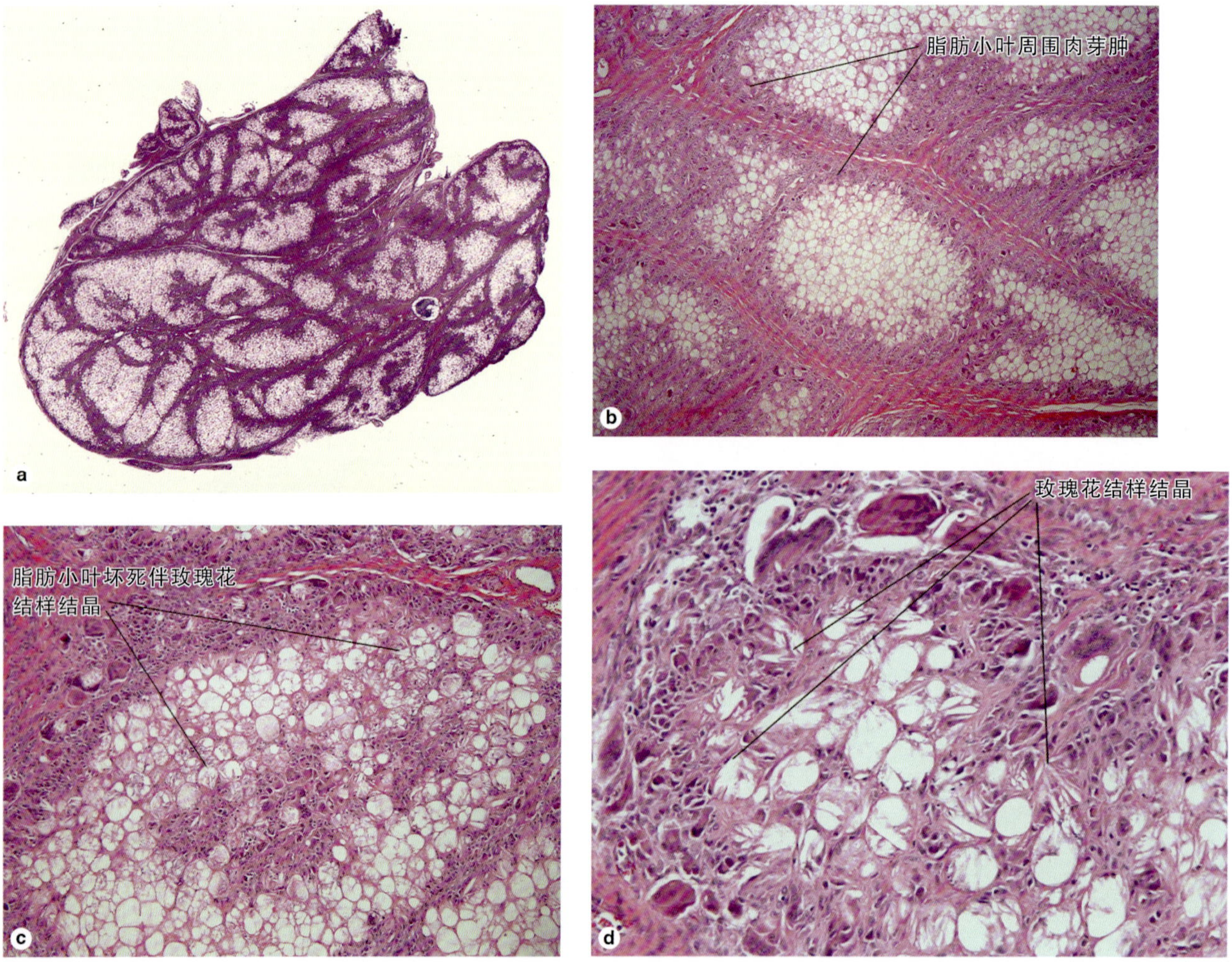

图 16-6 新生儿皮下脂肪坏死。

嗜酸性脂膜炎(eosinophilic panniculitis)

主要特征

- 间隔和小叶内嗜酸性粒细胞浸润。
- 不同程度的坏死。

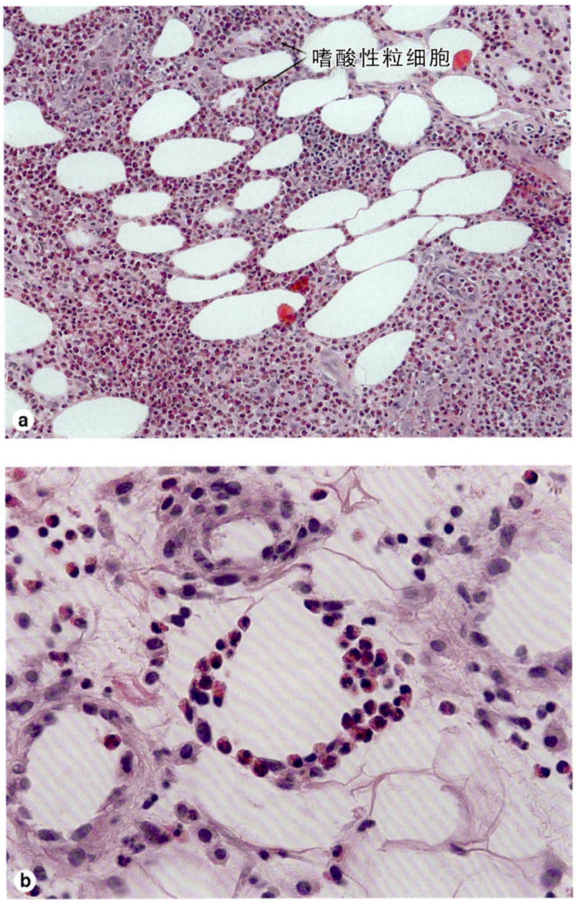

图 16–7 嗜酸性脂膜炎。

病因

- Churg–Strauss 综合征。
- 寄生虫感染。
- 节肢动物叮咬。
- 嗜酸性粒细胞增多综合征。

化脓性和肉芽肿性脂膜炎(suppurative and granulomatous panniculitis)

主要特征

- 小叶性脂膜炎。
- 化脓性和肉芽肿性浸润。
- 通常由感染引起。
- 可能为人工性。

以肉芽肿性损害为主,可能与脂肪代谢障碍或结缔组织病相关。

结节性血管炎/Bazin 硬红斑[nodular vasculitis/erythema induratum(EI)of Bazin]

主要特征

- 脂肪小叶坏死(“鸡汤”样)。
- 多核巨细胞。
- 间隔中常见结节性中性粒细胞性血管炎。
- 常见干酪样坏死。

EI 通常见于小腿。液化的脂肪可从皮损处渗出。当患者 PPD 试验结果阴性时,一些学者诊断为“结节性血管炎”,而当 PPD 试验结果阳性时诊断为 EI。可通过聚合酶链反应检测皮损内分枝杆菌抗原。

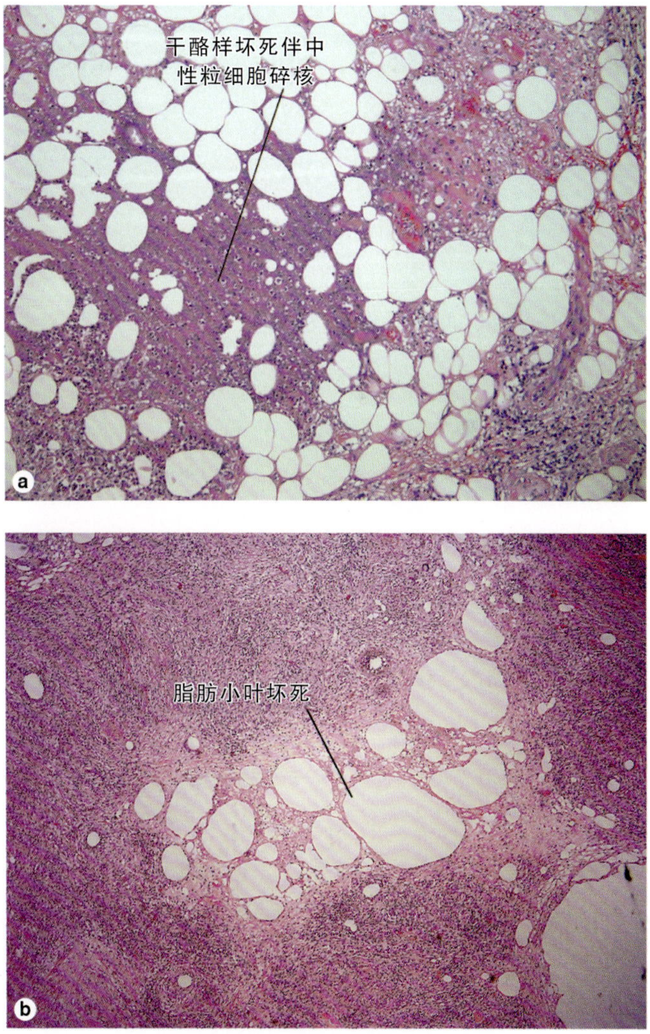

图 16–8 硬红斑。(待续)

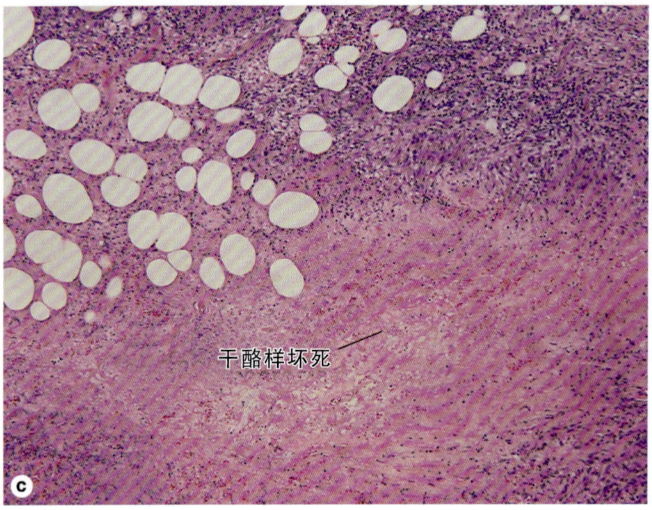

图 16-8(续)

α_1-抗胰蛋白酶缺乏(Alpha$_1$-antitrypsin deficiency)

主要特征

- 中性粒细胞浸润。
- 脂肪坏死,不同程度的肉芽肿性浸润。
- 可见小叶间隔液化坏死。

鉴别诊断

应排除感染因素。骨髓增生异常综合征也可发生中性粒细胞性脂膜炎。

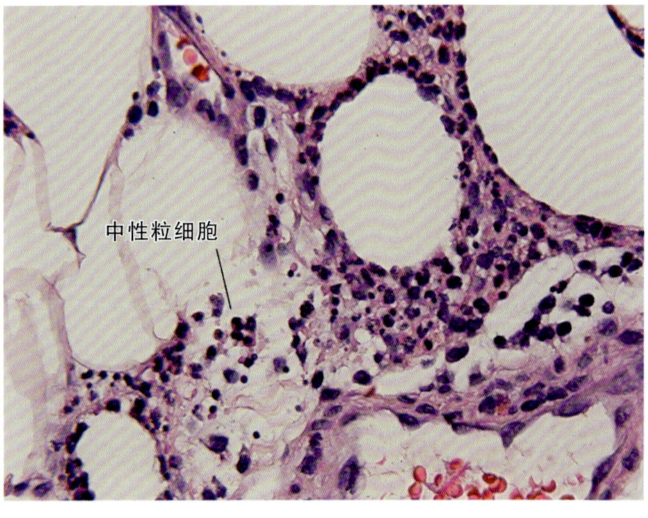

图 16-9 α_1-抗胰蛋白酶缺乏。

脂性硬皮病(lipodermatosclerosis;淤积性脂膜炎,stasis panniculitis)

主要特征

- 脂肪小叶坏死(“鸡汤”样)。
- 脂膜改变(“霜花”样)。
- 伴有淤积性改变。

提示

脂膜改变存在于多种小叶性脂膜炎,包括狼疮性脂膜炎。

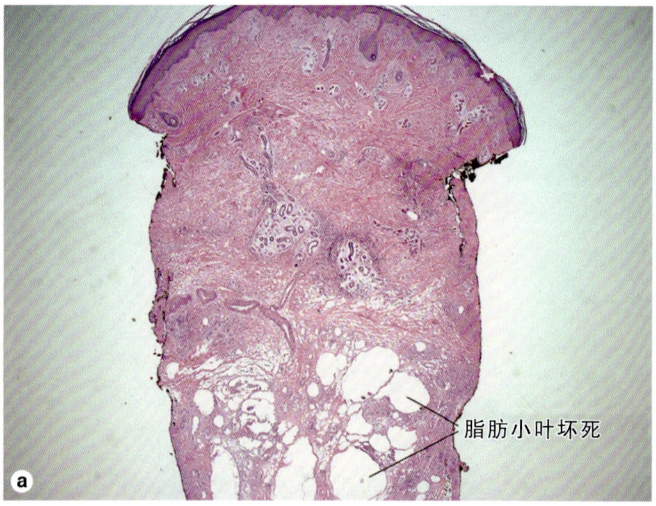

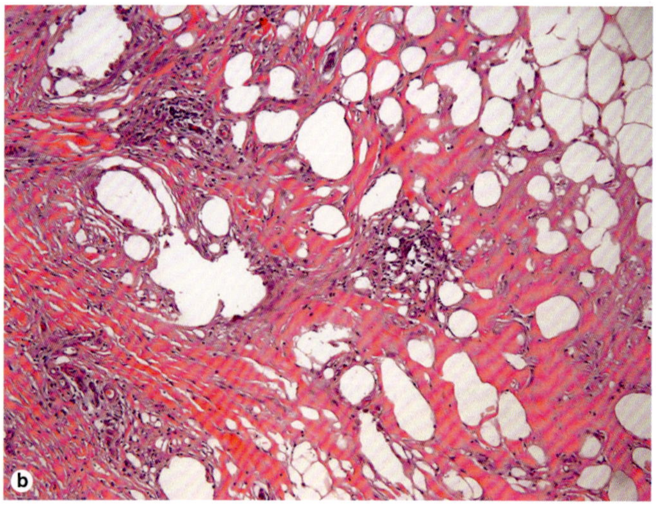

图 16-10 脂性硬皮病。(待续)

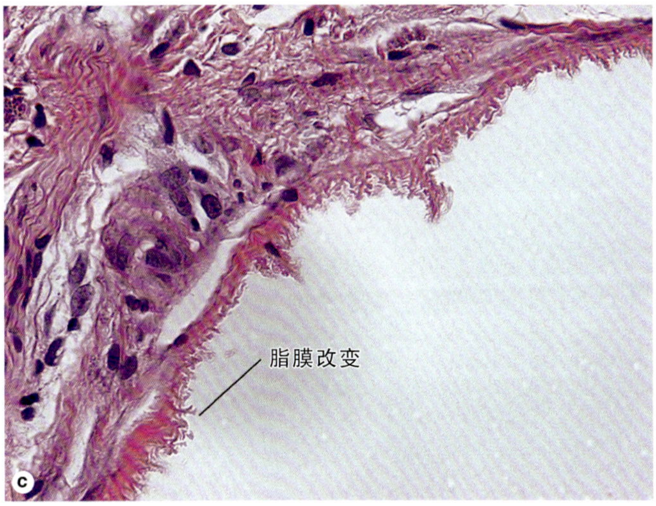

图 16–10（续）

组织细胞吞噬性脂膜炎（cytophagic histiocytic panniculitis）

主要特征

- 小叶性脂膜炎。
- “豆袋细胞”。

组织细胞吞噬性脂膜炎可继发于感染或淋巴瘤。患者常死于出血。豆袋细胞是指吞噬了炎症细胞和红细胞的组织细胞。

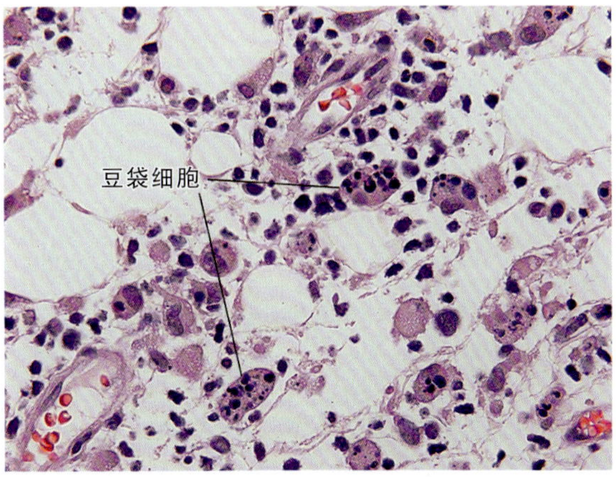

图 16–11　组织细胞吞噬性脂膜炎。

外伤性脂肪坏死（traumatic fat necrosis;“移动性包膜脂肪瘤”，“mobile encapsulated lipoma”）

主要特征

- 类似于小叶性脂膜炎。
- 纤维性包膜。

皮下脂膜炎样淋巴瘤（subcutaneous panniculitis-like lymphoma）

主要特征

- 类似于小叶性脂膜炎。
- 可与狼疮性脂膜炎非常相似。
- 异型淋巴细胞环绕脂肪细胞。
- 可见 NK 和 γ–δ 表型。

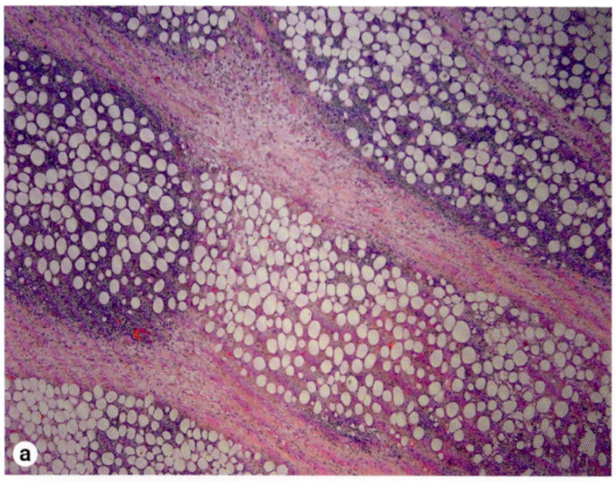

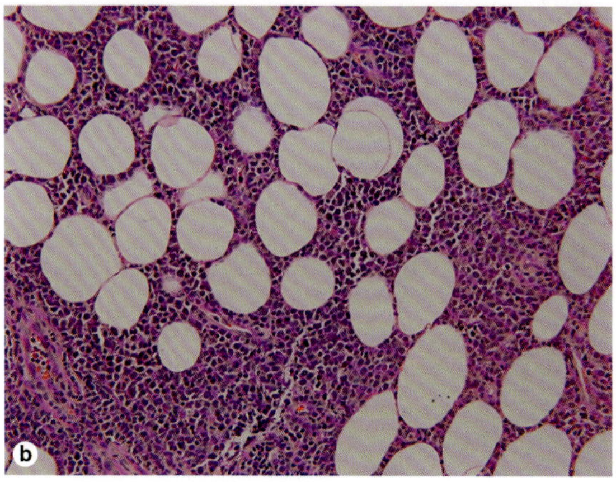

图 16–12　皮下脂膜炎样淋巴瘤。（待续）

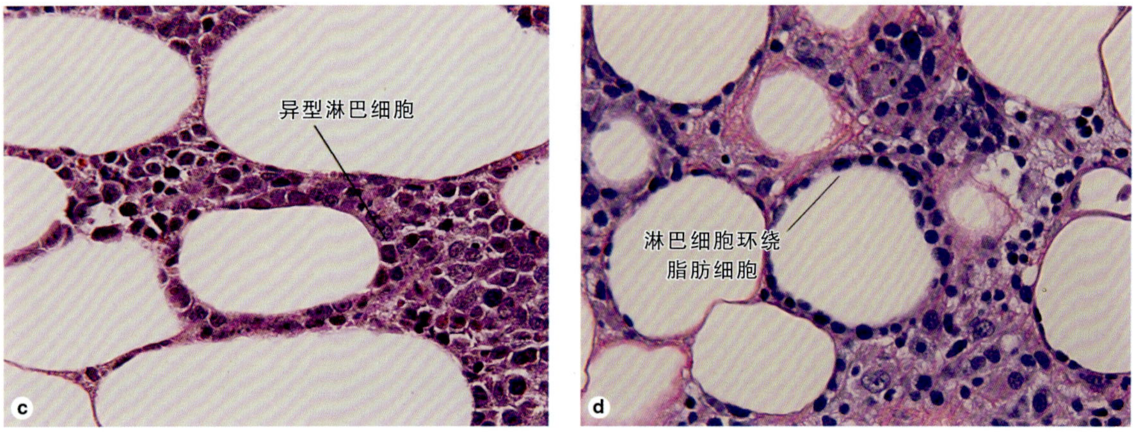

图 16–12(续)

(胡坚 译 纪超 陈雪 审校)

推荐阅读

Geraminejad P, DeBloom JR 2nd, Walling HW, et al. Alpha-1-antitrypsin associated panniculitis: the MS variant. J Am Acad Dermatol 2004;51(4):645–55.

Gonzalez EG, Selvi E, Lorenzini S, et al. Subcutaneous panniculitis-like T-cell lymphoma misdiagnosed as lupus erythematosus panniculitis. Clin Rheumatol 2006;26(2):244–6.

Heymann WR. Panniculitis. J Am Acad Dermatol 2005;52(4):683–5.

Ma L, Bandarchi B, Glusac EJ. Fatal subcutaneous panniculitis-like T-cell lymphoma with interface change and dermal mucin, a dead ringer for lupus erythematosus. J Cutan Pathol 2005;32(5):360–5.

Massone C, Kodama K, Salmhofer W, et al. Lupus erythematosus panniculitis (lupus profundus): clinical, histopathological, and molecular analysis of nine cases. J Cutan Pathol 2005;32(6):396–404.

McBean J, Sable A, Maude J, et al. Alpha1-antitrypsin deficiency panniculitis. Cutis 2003;71(3):205–9.

Phelps RG, Shoji T. Update on panniculitis. Mt Sinai J Med 2001;68(4–5):262–7.

Requena L, Sánchez Yus E. Panniculitis. Part II. Mostly lobular panniculitis. J Am Acad Dermatol 2001;45(3):325–61.

Schneider JW, Jordaan HF. The histopathologic spectrum of erythema induratum of Bazin. Am J Dermatopathol 1997;19(4):323–33.

Sutra-Loubet C, Carlotti A, Guillemette J, et al. Neutrophilic panniculitis. J Am Acad Dermatol 2004;50(2):280–5.

细菌、螺旋体和原虫感染

第 17 章

Dirk M. Elston

细菌性疾病(bacterial diseases)

脓疱疮(impetigo)

主要特征

- 中性粒细胞性脓痂。
- 成串或成簇排列的球菌。

脓疱疮表现为中性粒细胞在角质层聚集。在 HE 染色的切片中常可见到微生物,可能需要做进一步的革兰染色和细菌培养。

鉴别诊断

中性粒细胞在角质层聚集的疾病，可易记为 PTICSS:即银屑病(Psoriasis)、癣(Tinea)、脓疱疮(Impetigo)、念珠菌感染(Candida)、脂溢性皮炎(Seborrheic dermatitis)、梅毒(Syphilis)。

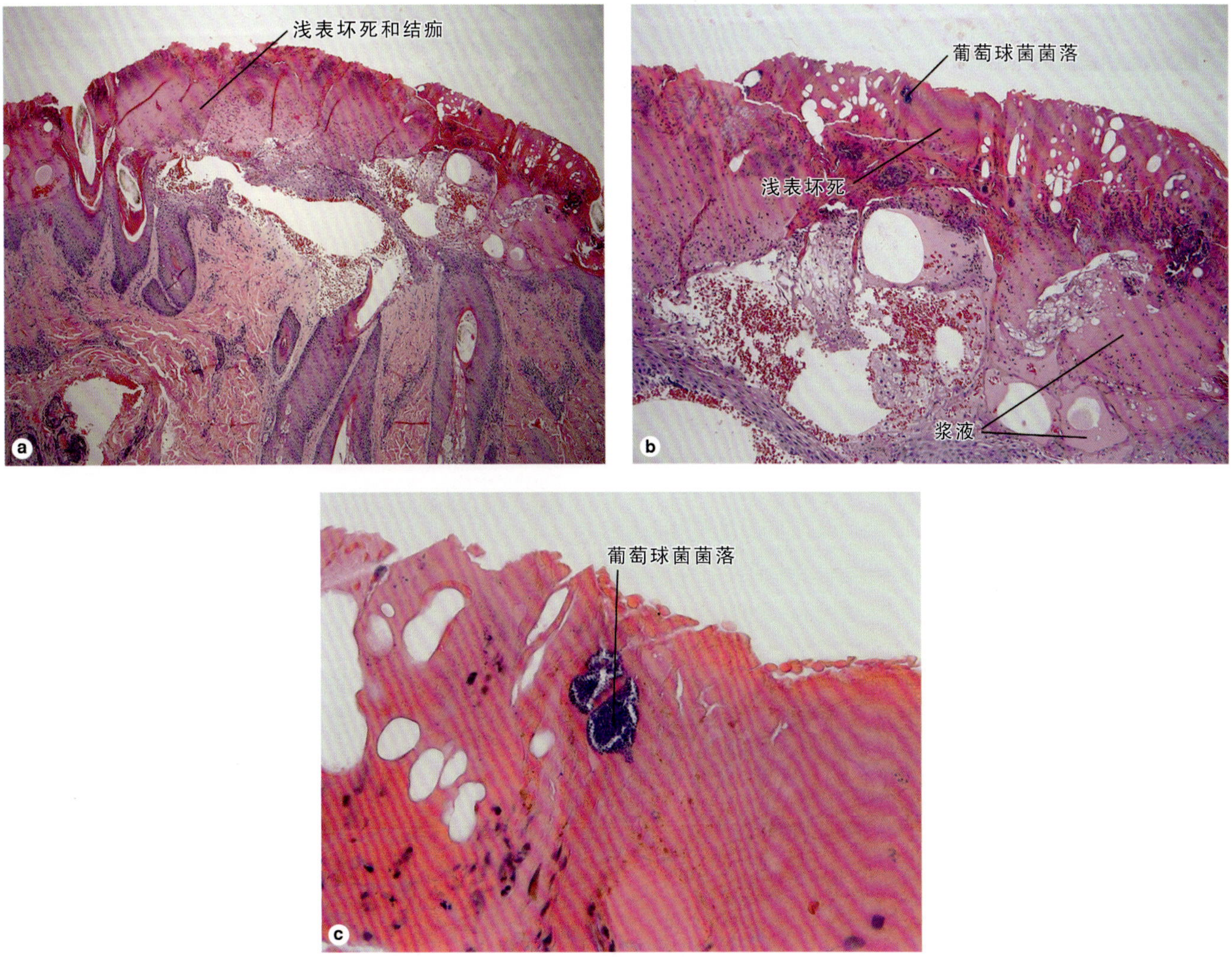

图 17-1　脓疱疮。

大疱性脓疱疮(bullous impetigo)

主要特征

- 角质层下大疱。
- 颗粒层内棘细胞松解。

鉴别诊断

葡萄球菌性烫伤样皮肤综合征(staphylococcal scalded-skin syndrome)和落叶型天疱疮也表现为相同部位的棘层松解。

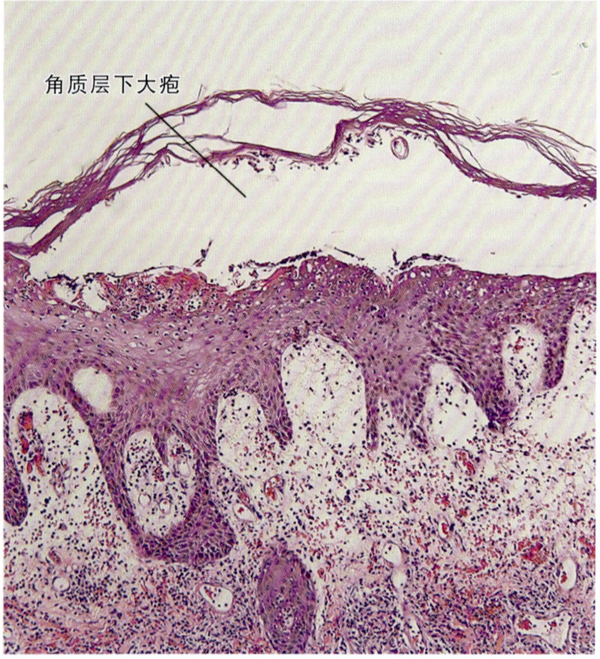

图 17-2 大疱性脓疱疮。

化脓性毛囊炎(suppurative folliculitis)

主要特征

- 毛囊或毛囊周围的化脓性炎症。
- 角质层局灶性结痂。
- 真皮内垂直柱状分布的化脓性炎症。

不一定在每个切面中都可以见到毛囊。在部分切面中,可能仅在真皮层见到一些炎症细胞的聚集。显微镜下鉴别诊断包括细菌感染(包括疖病、热浴缸毛囊炎)、真菌感染、化学性毛囊炎、痤疮、玫瑰痤疮以及脓疱性药疹。

葡萄状菌病(botryomycosis)

主要特征

- 组织中葡萄球菌组成的大颗粒。
- 脓肿和窦道。

临床上,葡萄状菌病可能类似足菌肿。颗粒状物显示的是巨大葡萄球菌菌落。

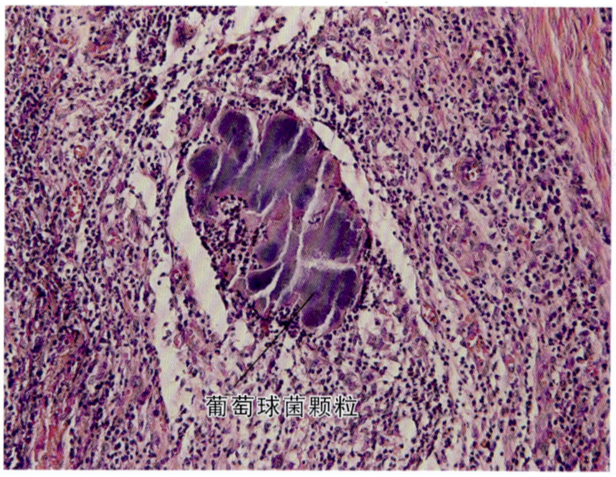

图 17-3 葡萄状菌病。

窝状角质松解症(pitted keratolysis)

主要特征

- 肢端皮肤。
- 角质层可见浅窝或凹陷。
- 浅窝底部可见棒状物和球菌。

窝状角质松解症很少活检,因为根据临床表现和气味(所谓的"毒袜综合征",toxic sock syndrome)很容易诊断。微球菌和类白喉菌属均可出现(坐皮肤球菌和棒状杆菌)。

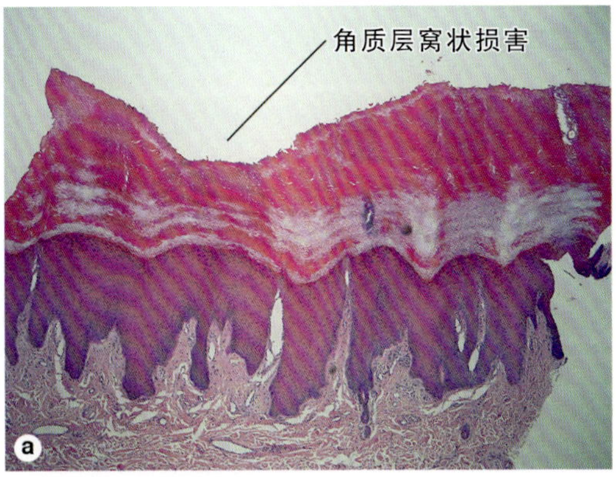

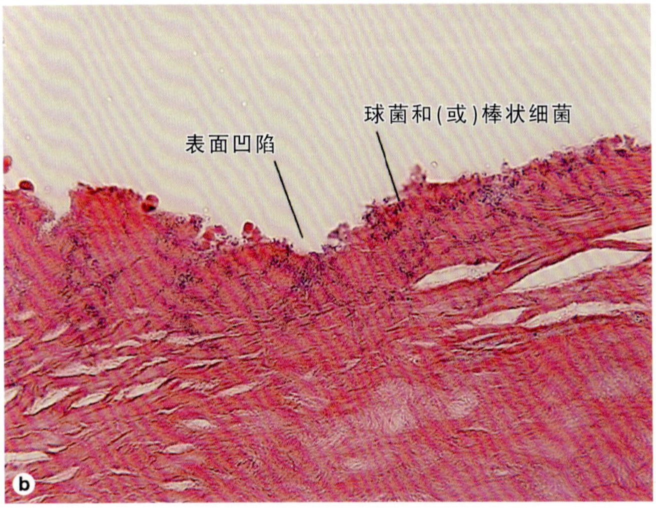

图 17-4 窝状角质松解症。

红癣(erythrasma)

主要特征

- 棒状细菌形成垂直于角质层分布的丝状物。
- 不同程度的炎症。

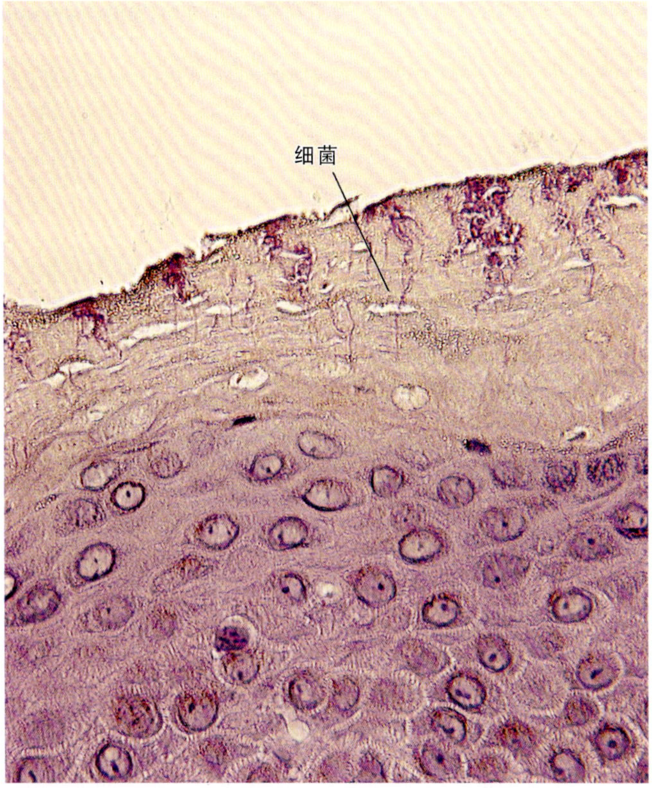

图 17-5 红癣。

坏疽性臁疮(ecthyma gangrenosum)

主要特征

- 真皮深层血管坏死。
- 围绕在血管周围的双染性杆菌(浅蓝色云雾)。
- 血管周围无炎症浸润。
- 不同程度的出血和皮肤坏死。

坏疽性臁疮通常为假单胞菌属(pseudomonas)败血症的表现。

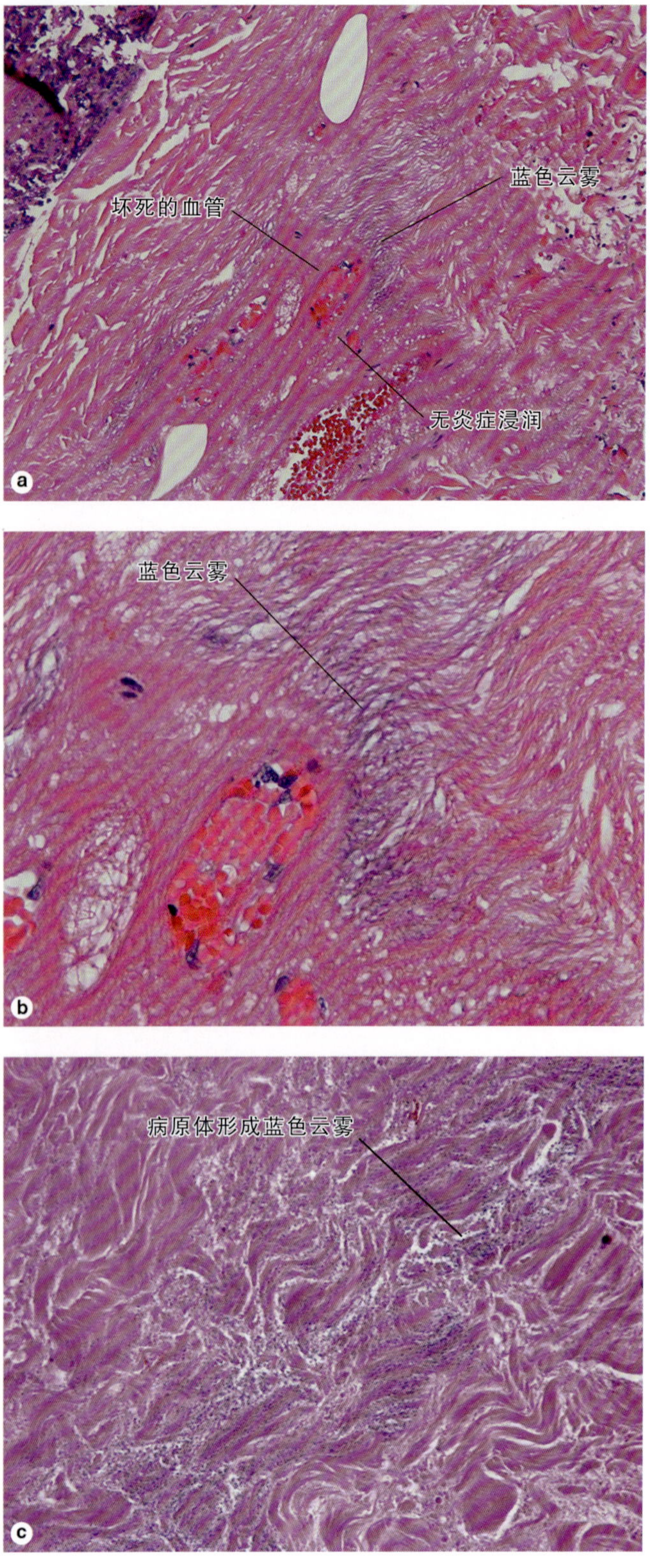

图 17-6 坏疽性臁疮。

鼻硬结病(rhinoscleroma)

主要特征

- 大量浆细胞浸润。
- Russell 小体。
- Mikulicz 细胞(类似麻风球)。

鼻硬结病是由鼻硬结克雷伯菌引起的。主要表现为混合性炎症浸润,其中包含许多浆细胞。Russell 小体是指胞质充满亮粉色免疫球蛋白的浆细胞（“妊娠的浆细胞”),可能见不到细胞核。Mikulicz 细胞是指包含大量成团杆菌的组织细胞。

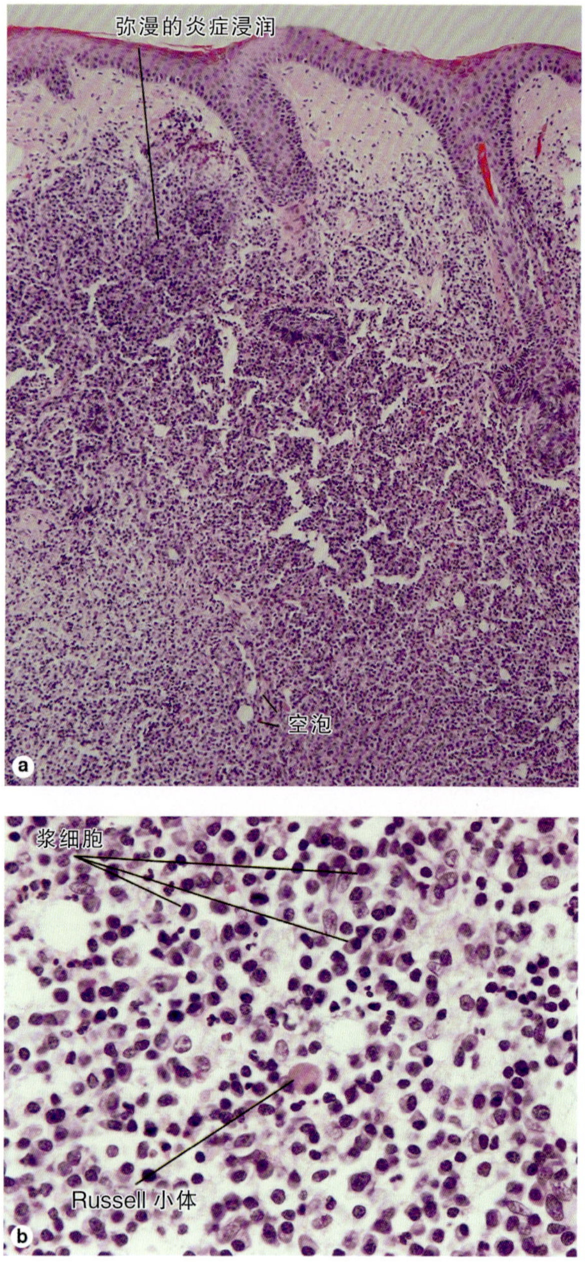

图 17-7 鼻硬结病。

软下疳(chancroid)

主要特征

- 溃疡。
- 表面坏死、纤维素及中性粒细胞。
- 肉芽组织。
- 肉芽组织下见大量浆细胞。
- 革兰染色和培养可能见到细菌。

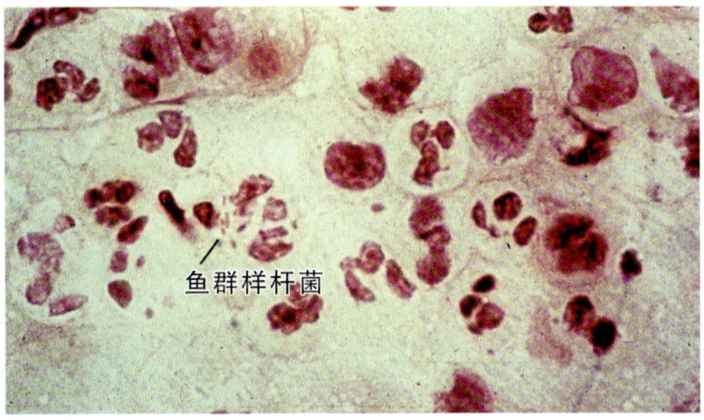

图 17-8 软下疳。

腹股沟肉芽肿(granuloma inguinale)

主要特征

- 假上皮瘤样增生伴嗜中性粒细胞性脓肿。
- 组织细胞内见微生物(Donovan 小体/杜诺凡小体)。

像制作电镜标本一样用树脂包埋进行极薄切片,可以更好地观察到微生物。

鉴别诊断

假上皮瘤样增生伴表皮内脓疱(pseudoepitheliomatous hyperplasia with intraepidermal pustules,PEH and pus)见于如下疾病,易记短句为:"Here come big green leafy veggies"。

- 卤化物皮病(Here—halogenoderma)。
- 着色真菌病(Come—chromomycosis)。

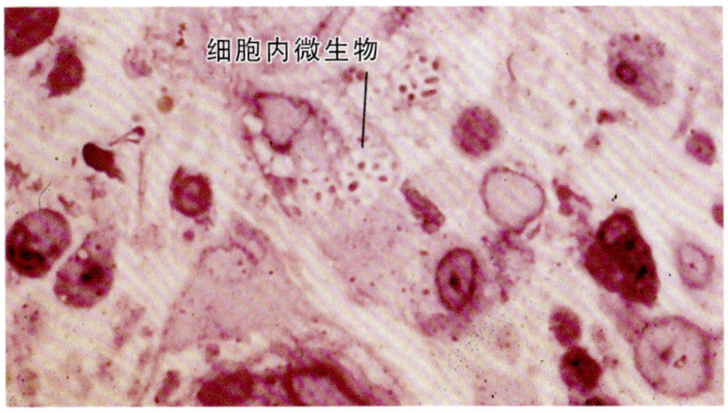

图 17-9 腹股沟肉芽肿。

- 芽生菌病(Big—blastomycosis)。
- 腹股沟肉芽肿(Green—granuloma inguinale)。
- 利什曼病(Leafy—leishmaniasis)。
- 增殖性天疱疮(Veggies—pemphigus vegetans)。

软斑病(malakoplakia)

主要特征

- 革兰阴性细菌的慢性感染。
- 组织细胞内的类球形细菌菌落 (von Hansenman 细胞)。
- 同心圆形钙化(Michaelis-Gutmann 小体)。

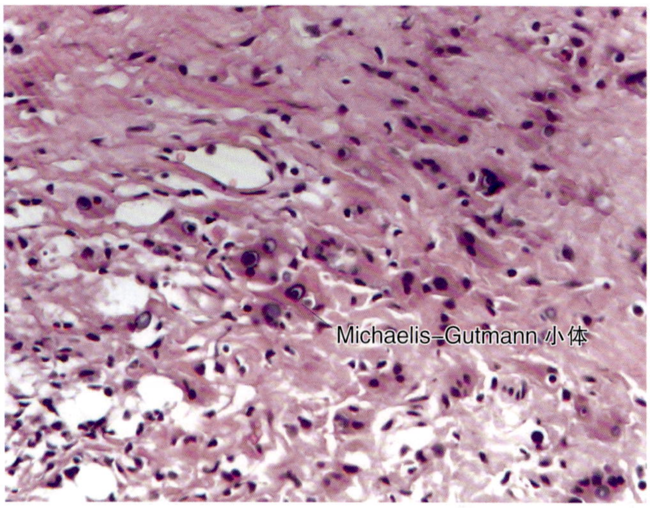

图 17-10 软斑病。

麻风(leprosy)

未定类麻风可能只表现为神经周围的轻度炎症以及洋葱皮样纤维化。界限类麻风 (borderline leprosy)的特点介于瘤型麻风和结核样型麻风之间。新的分类体系常将麻风分为多菌性(病谱中瘤型麻风一端)和少菌性(结核样型一端)。

瘤型麻风(lepromatous leprosy)

主要特征

- 血管周围淋巴组织细胞浸润。
- 丰富的双染性胞质。
- 无浸润带,可伴有组织细胞片状分布。
- 可见麻风球。

麻风球由双染性的分枝杆菌聚集而成。Fite 抗酸染色时分枝杆菌呈强阳性。

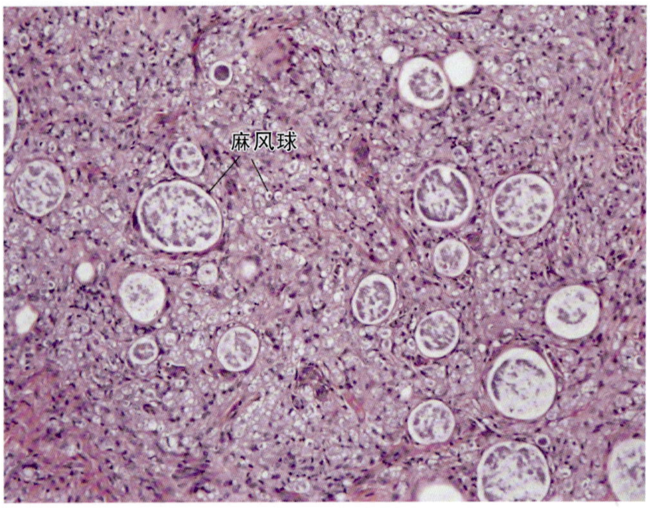

图 17-11 瘤型麻风。

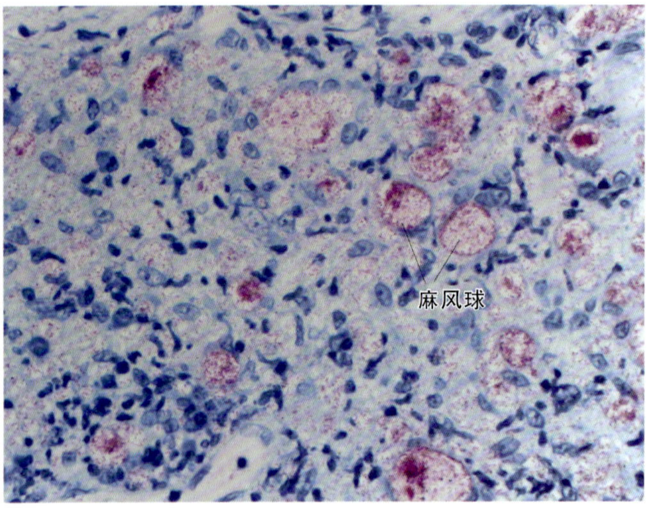

图 17-12 瘤型麻风(Fite 抗酸染色)。

结核样型麻风(tuberculoid leprosy)

主要特征

- 真皮内与表皮平行分布的上皮样肉芽肿（“淡紫色腊肠”）。
- Fite 染色中常无法找到病原体。

结核样型麻风以高度细胞免疫为特点。罕见麻风杆菌。深层神经血管丛周围有肉芽肿性炎症浸润。皮损处常伴感觉功能障碍。

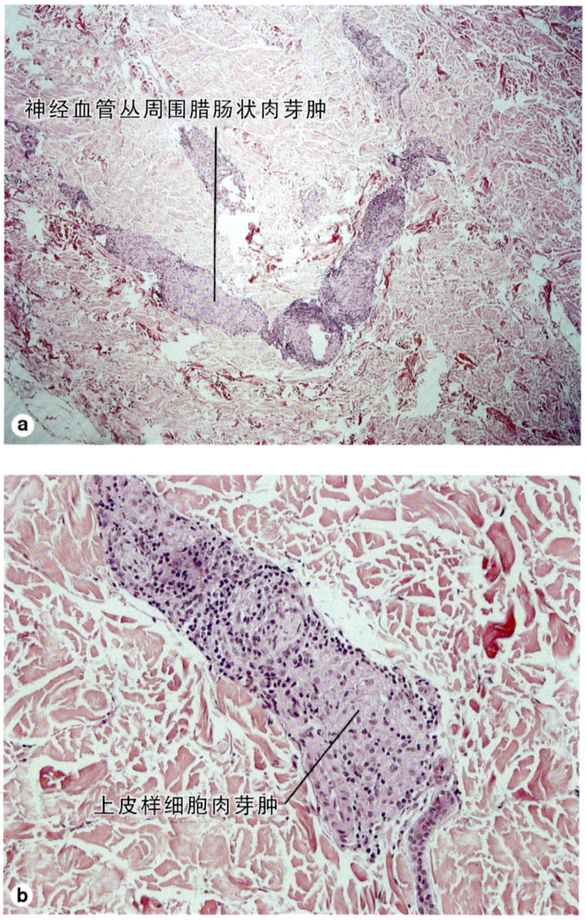

图 17-13 结核样型麻风。

组织样麻风瘤(histoid leprosy)

主要特征

- 通常为醋氨苯砜(长效氨苯砜)治疗所致。
- 纤维性结节。
- 可见麻风球。

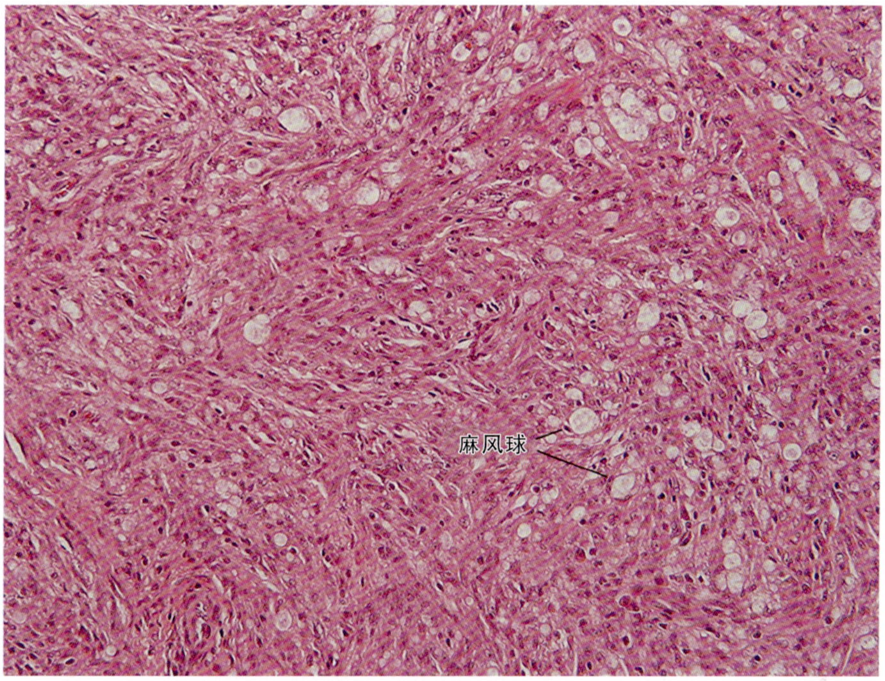

图 17-14 组织样麻风瘤。

麻风反应(leprosy reactions)

1 型反应:逆向或降级反应(reversal or downgrading reaction)

主要特征

- 淋巴性和肉芽肿性炎症。
- 以神经血管束为中心。

逆向反应常发生于抗菌治疗开始后。抗菌治疗后,患者的细胞免疫恢复。增强的Ⅳ型免疫反应可造成神经血管束的损伤。

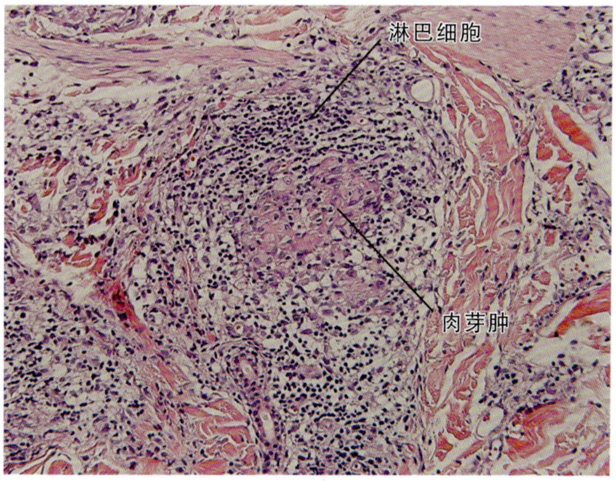

图 17-15 逆向反应。

2 型反应：麻风结节性红斑（erythema nodosum leprosum）

主要特征

- 在原有的麻风皮损处出现白细胞碎裂性血管炎。
- 神经周围洋葱皮样纤维化。
- 麻风球。

麻风结节性红斑属Ⅲ型免疫反应，无循环免疫复合物，但在皮损处可以见到局灶性抗原–抗体复合物沉积。

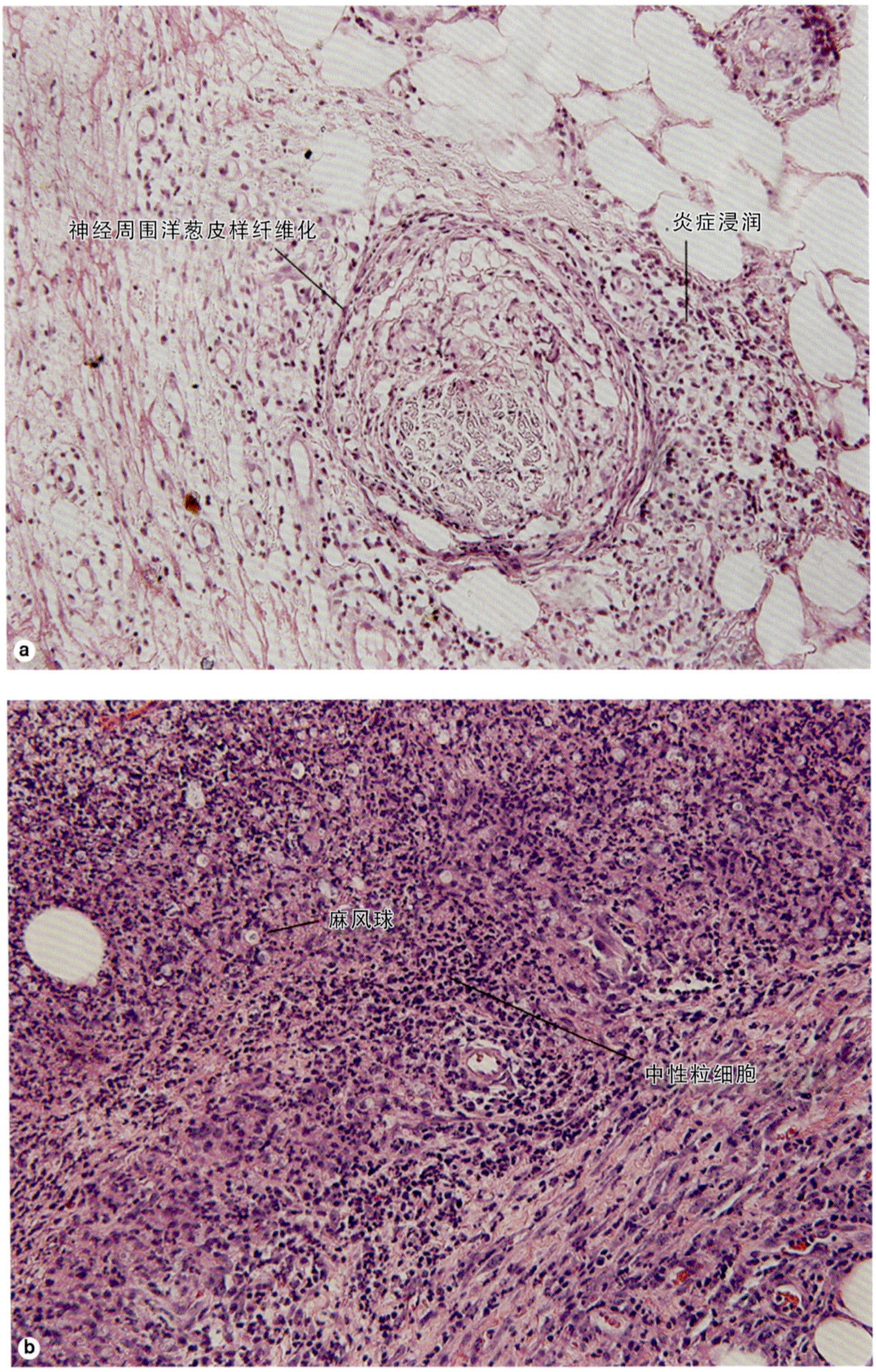

图 17–16　麻风结节性红斑。

3 型反应：卢西奥现象(Lucio phenomenon)

主要特征

- 通常见于播散性瘤型麻风患者无皱纹处皮肤，无结节。
- 小动脉周围大量的病原菌及炎症、血栓形成。
- 卫星状梗死灶。

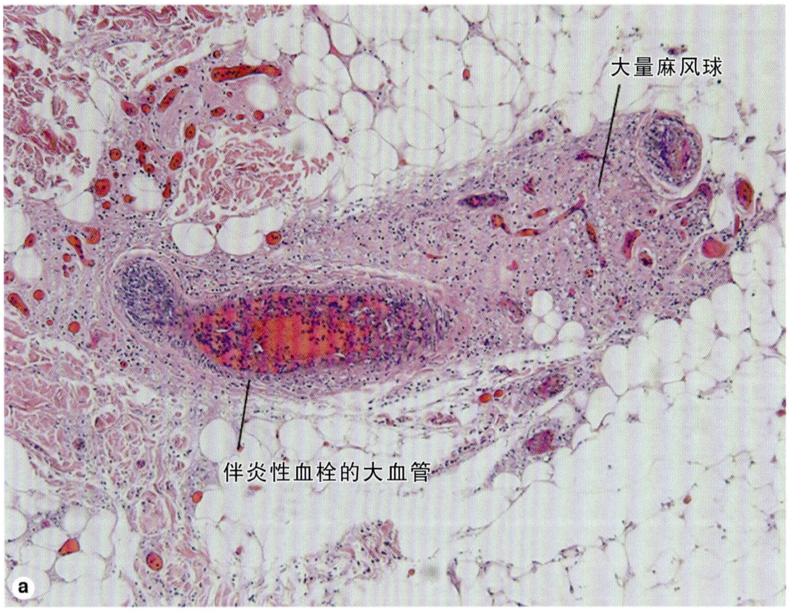

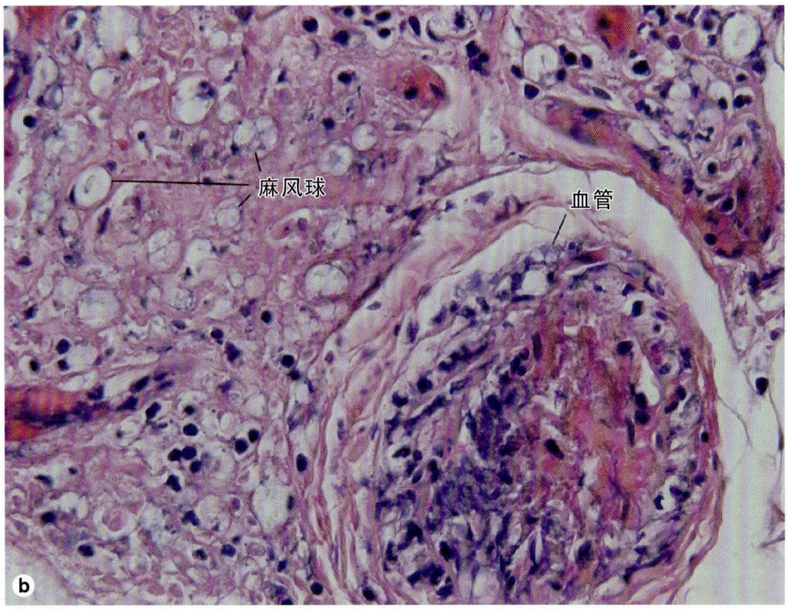

图 17-17 卢西奥现象。(Courtesy of David M. Scollard，MD，PhD)(待续)

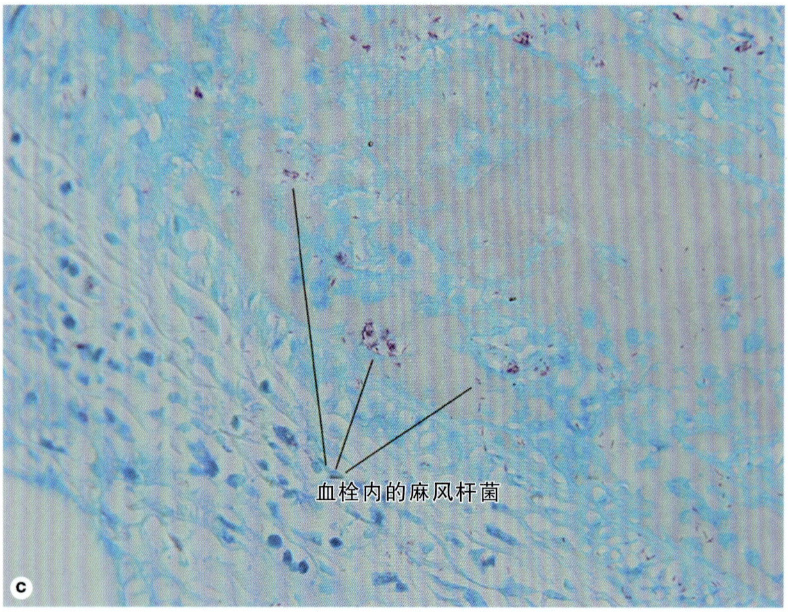

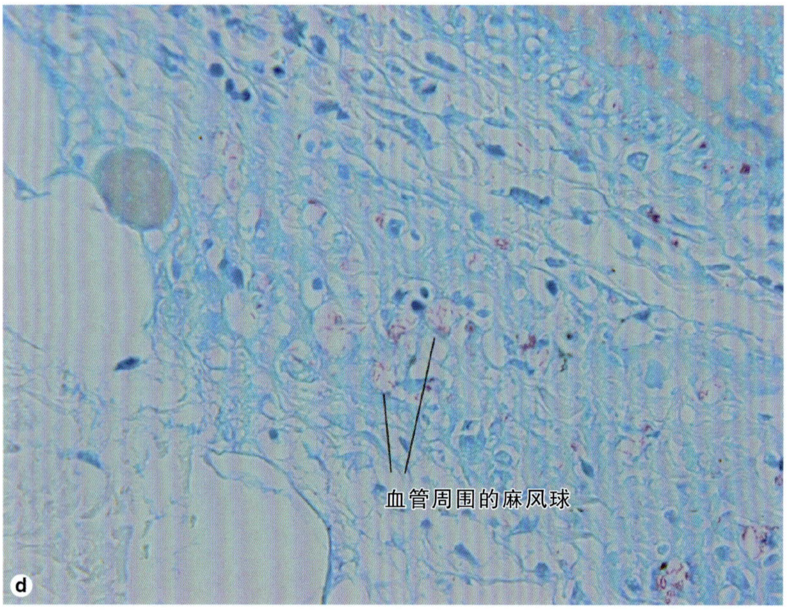

图 17–17(续)

结核(tuberculosis)

主要特征

- 早期化脓性炎症反应。
- 晚期为中央干酪样坏死性肉芽肿。

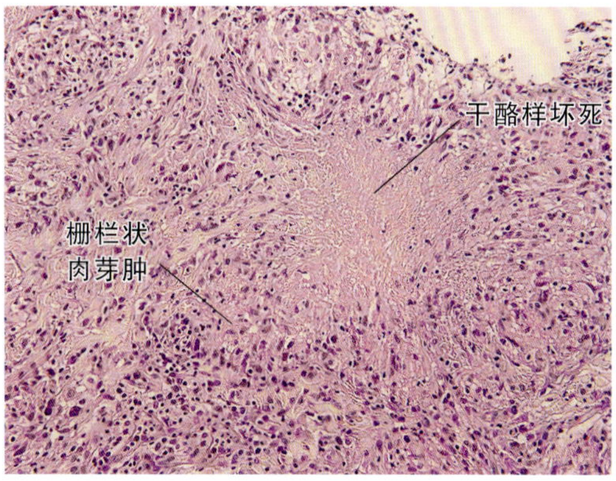

图 17-18 原发性接种结核。

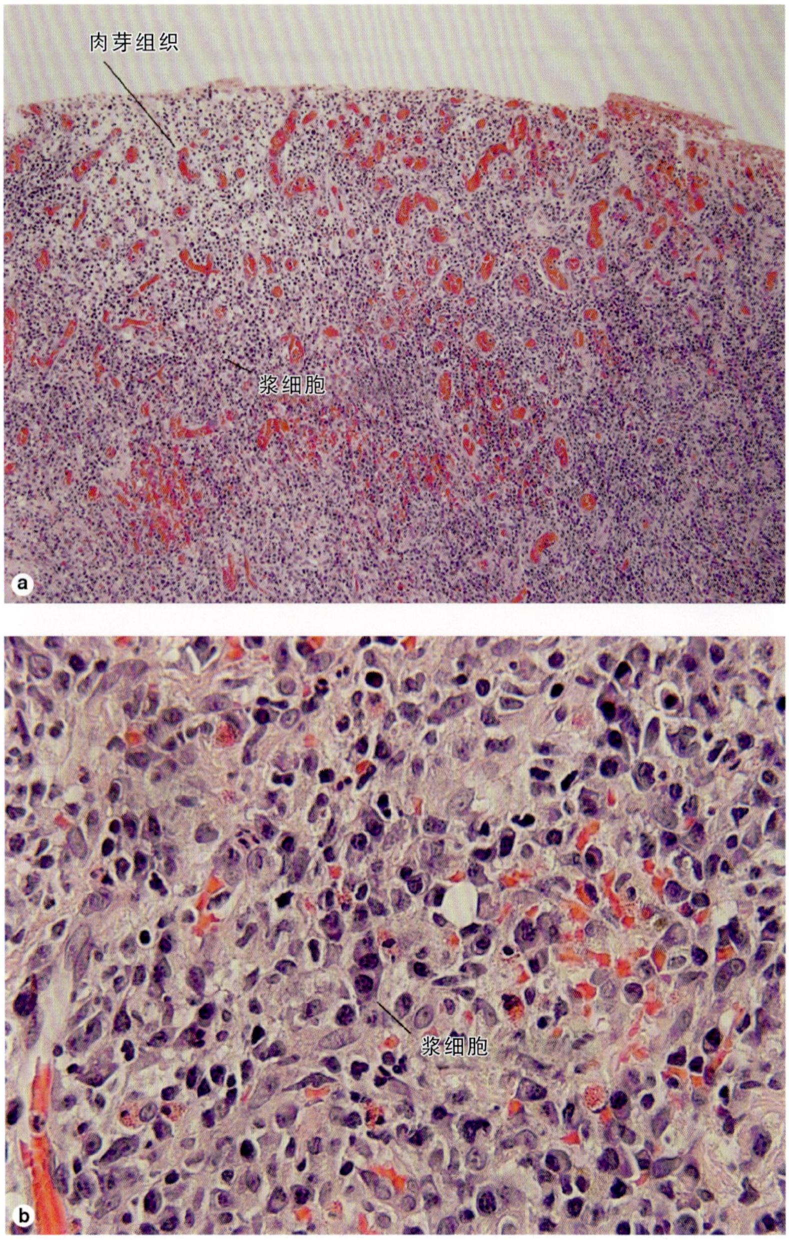

图 17-19 (a,b)梅毒硬下疳 HE 染色。

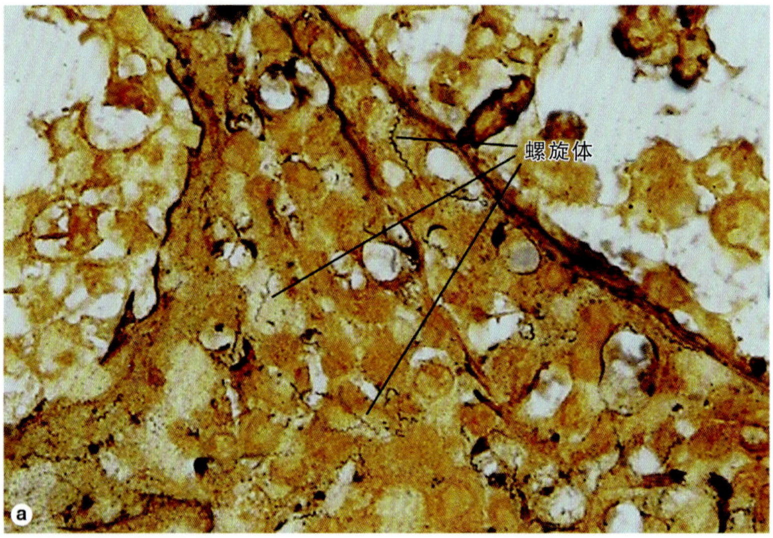

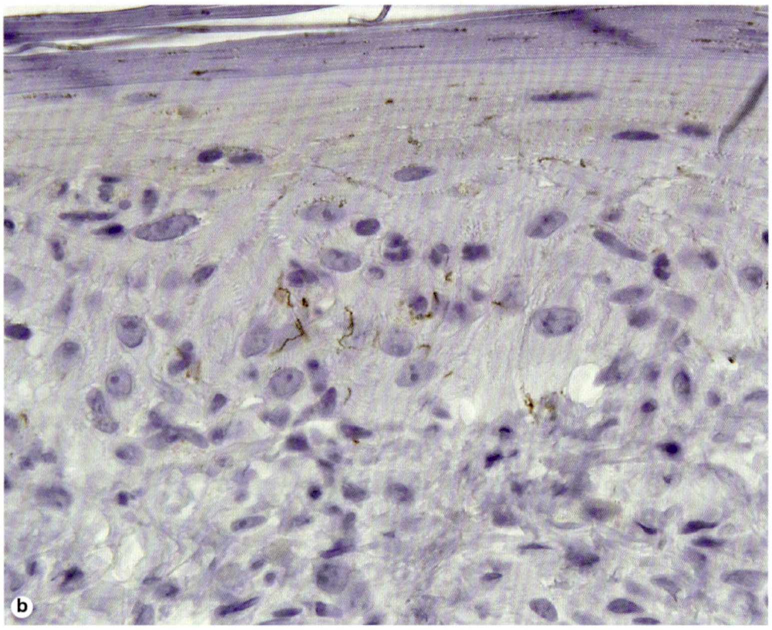

图 17–20 梅毒螺旋体。(a)Steiner 染色。(b)免疫组化染色。

螺旋体所致疾病(spirochete-mediated diseases)

梅毒硬下疳(syphilitic chancre)

主要特征

- 溃疡。
- 表层可见坏死、纤维素及中性粒细胞。
- 肉芽组织。
- 肉芽组织下可见大量浆细胞。
- 免疫学染色或银染色可见到螺旋体。

梅毒硬下疳和软下疳(chancroid)组织病理学改变相似。通常软下疳的溃疡更深、更软,疼痛感更明显,且常见化脓性淋巴结炎。二者需要做染色、培养及血清学检查以鉴别。

二期梅毒(secondary syphilis)

主要特征

- 空泡性界面皮炎,伴细长表皮突的银屑病样增生或皮突消失。
- 角质层见中性粒细胞。
- 约 2/3 的病例可见浆细胞。
- 小血管腔内皮肿胀闭塞。
- 血管周围胞质丰富的淋巴细胞和组织细胞浸润。
- 真皮间质性炎症(“杂乱真皮”)。

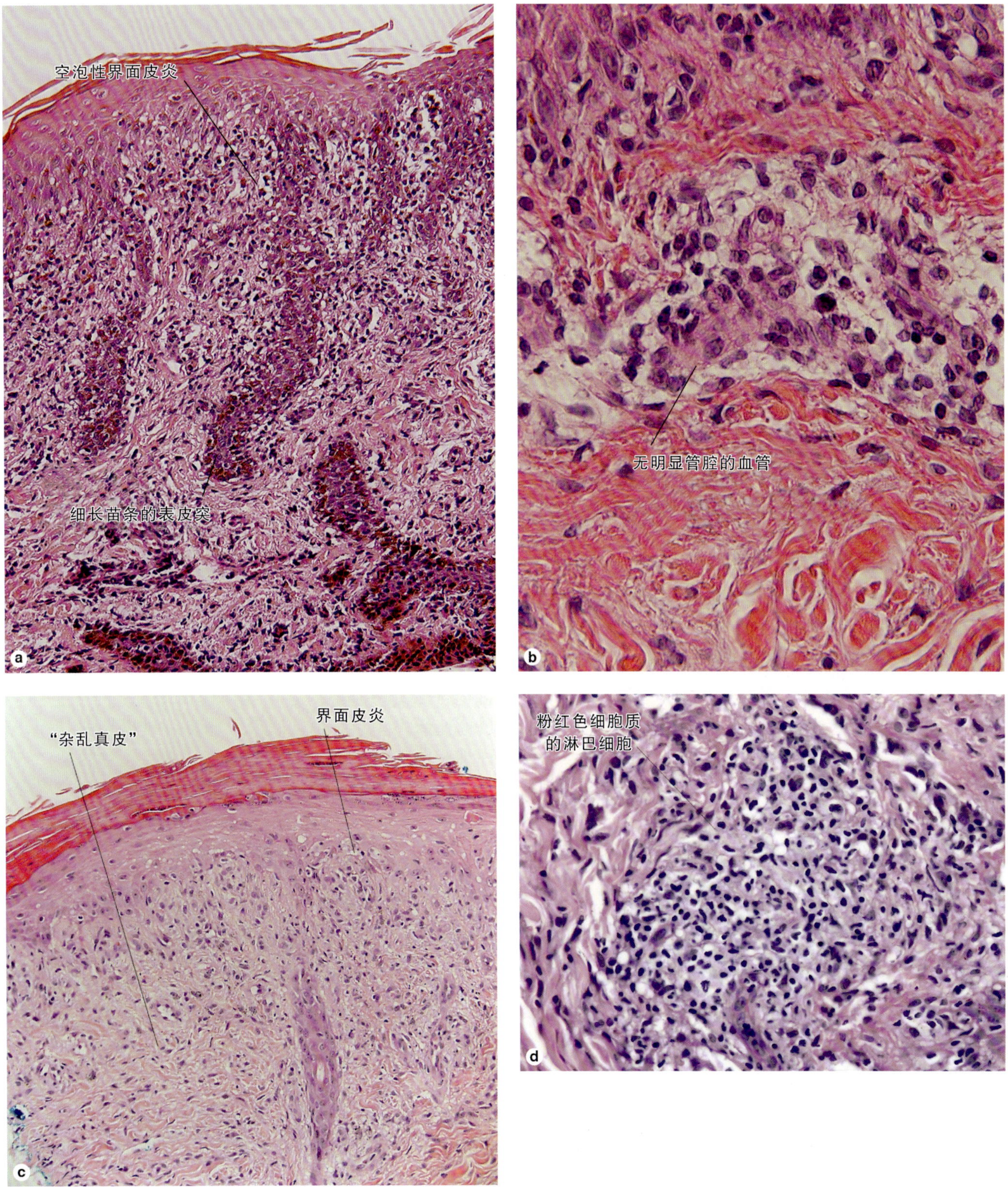

图 17-21　二期梅毒。(待续)

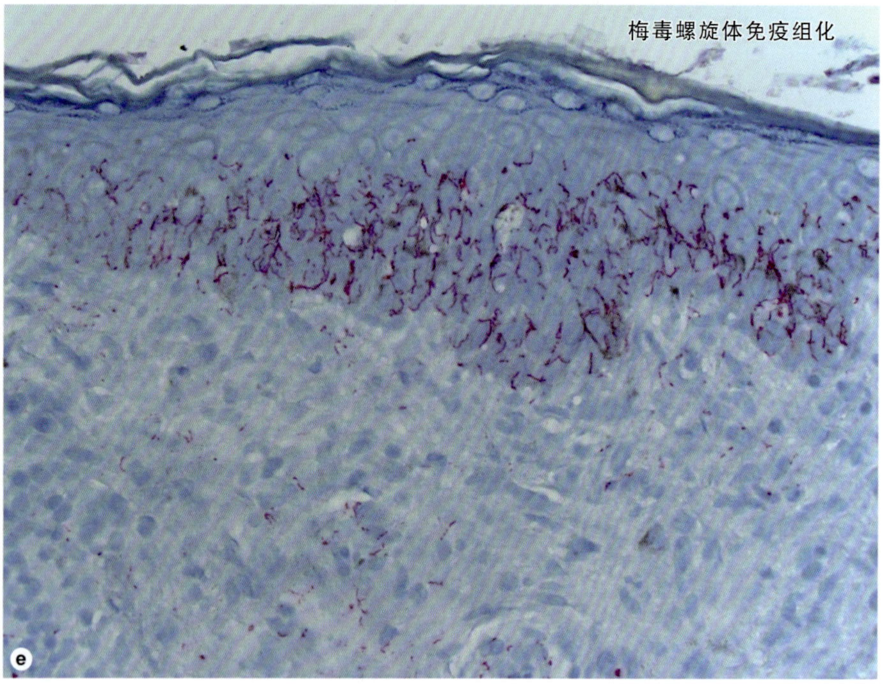

图 17-21(续)

二期梅毒的临床症状和组织学改变均有多变性。发现任何可疑表现都应做免疫学染色或银染色、临床评估及血清学检查。抗体浓度过高会出现假阴性结果,即前带反应(prozone reaction)。抗原轻度过量时最有利于抗原-抗体复合物合成,而当抗体浓度过高时,该复合物的合成会受到抑制。血清可能需要稀释多倍才能出现阳性结果。

病理切片检查常能提示诊断。其他疾病所致的空泡性界面皮炎常伴随表皮突消失,而二期梅毒的特征表现为空泡性界面皮炎合并棘层肥厚伴表皮突细长改变。这种模式被称为"冰柱"或"冰锥"型棘层肥厚。有些学生发现这样记忆很有用:梅毒(性传播疾病)有细长的"性感"的表皮突,伴空泡性界面皮炎。角质层中常见中性粒细胞。2/3 的患者切片中可见浆细胞。真皮内的小血管由于内皮肿胀可见不到管腔。另一个有助于诊断的特点是血管周围有丰富胞质的淋巴细胞和组织细胞的浸润。显微镜扫视下判断是肉芽肿性炎症还是淋巴细胞炎症浸润可能比较困难。轻微的间质浸润也常可以见到,给人一种细胞较多的"杂乱真皮"的印象。需要注意的是,尽管很多二期梅毒的病例符合前面提到的描述,那些只符合 5 条或更少的诊断特征的患者可能更容易表现为伴表皮突消失的界面皮炎,同时伴有杂乱的真皮、内皮细胞肿胀和(或)过多细胞质的淋巴细胞。

三期梅毒(tertiary syphilis)

主要特征

- 肉芽肿。
- 通常看不到病原体。

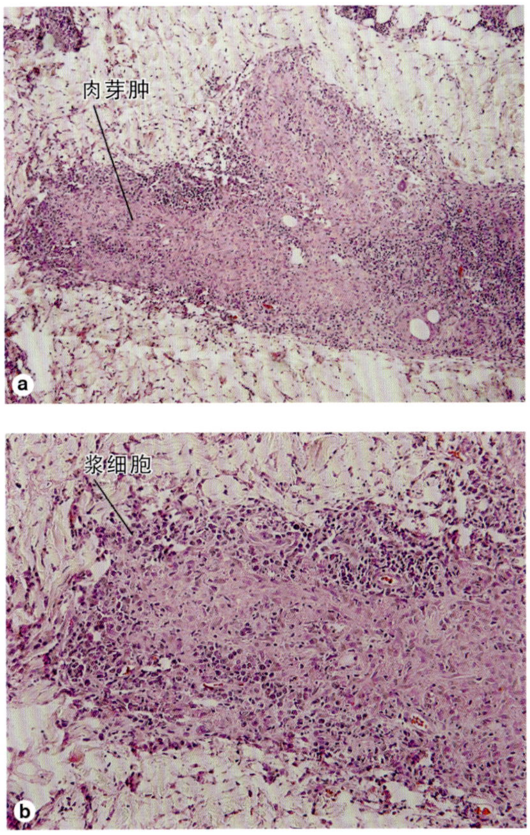

图 17–22　三期梅毒。

莱姆病(Lyme disease)

游走性红斑(erythema migrans)

主要特征

• 血管周围炎症细胞浸润多样(常为浅深层淋巴细胞浸润,但也可为其他类型)。

• 可能有浆细胞。

• 可能有嗜酸性粒细胞。

• 银染色切片中,在真皮浅层血管周围可能见到螺旋体。

组织学特点是非特异性的。该病通常依靠临床或培养做出诊断。

慢性萎缩性肢端皮炎(acrodermatitis chronica atrophicans)

主要特征

• 真皮萎缩,胶原纤维束变细、稀疏。

• 脂肪层以及大的皮下血管向上移位。

• 真皮全层稀疏的淋巴组织细胞带状浸润。

在疾病的发展阶段,硬斑病样皮损的病理表现可以是间质肉芽肿性炎症浸润,与环状肉芽肿相似。

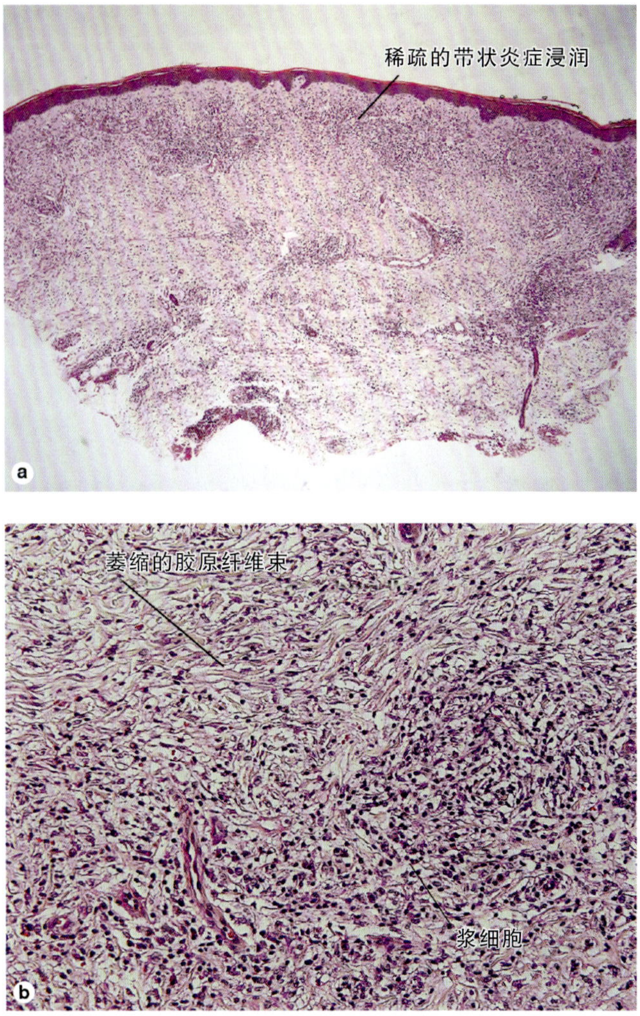

图 17–23　慢性萎缩性肢端皮炎。

原虫疾病(protozoan diseases)

利什曼病(Leishmaniasis)

主要特征

• 肉芽肿性皮炎。

• 浆细胞常见。

• 细胞内病原体。

• 病原体常线状排列在空泡边缘。

病原体在大小和形态上都与组织胞浆菌类似,有动基体,但可能很难看到。病原体在组织细胞内的分布有助于疾病诊断。组织胞浆菌属的病原体常为均匀分布,且被假包膜包绕。相比之下,利什曼原虫缺少假包膜。它们可以随意排列,或线状排列在空泡边缘,像梳妆镜或电影银幕上的灯泡。培养、PCR 以及核酸序列定量扩增对于组织中利什曼原虫的检测、分型以及定量都是较敏感的检测技术。

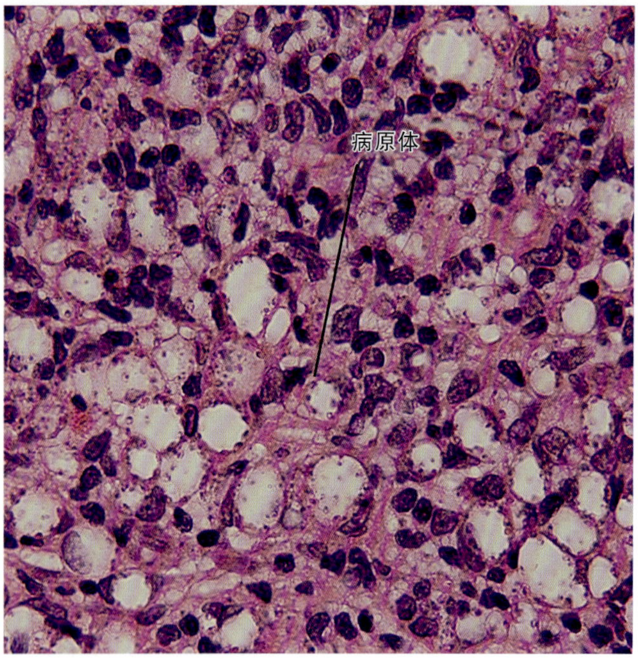

图 17-24 利什曼病。

棘阿米巴病(acanthamoeba)

主要特征

- 深层血管坏死。
- 血管壁上病原体。

阿米巴滋养体初看可能类似于大的具有折光性细胞核的组织细胞。仔细观察可以发现阿米巴滋养体具有特征性的外观,如图 17-25。血管受侵和坏死是该病的典型改变,也有报道可见脂肪小叶坏死。播散性阿米巴病常与 HIV 感染或使用免疫抑制药物有关。在接种有大肠杆菌的琼脂平板培养基上培养阿米巴,可见阿米巴特征性的运动轨迹。

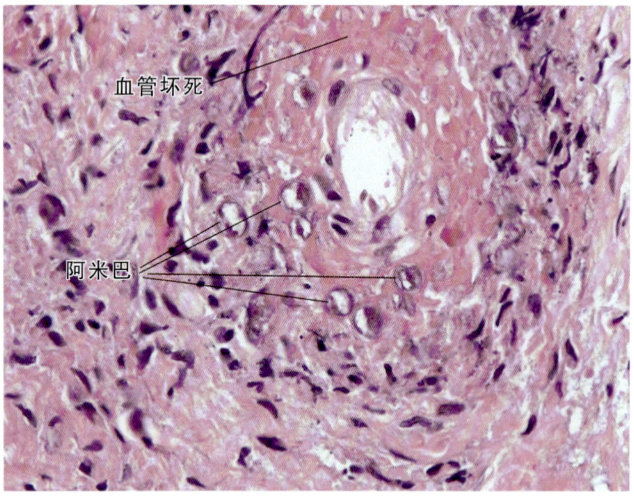

图 17-25 棘阿米巴感染。

(刘萍 译 吴琼 陈雪 审校)

推荐阅读

Crotty MP, Krekel T, Burnham CA, et al. New gram-positive agents: the next generation of oxazolidinones and lipoglycopeptides. J Clin Microbiol 2016;54(9):2225–32.

Engelkens HJ, ten Kate FJ, Vuzevski VD, et al. Primary and secondary syphilis: a histopathological study. Int J STD AIDS 1991;2(4):280–4.

Flamm A, Parikh K, Xie Q, et al. Histologic features of secondary syphilis: A multicenter retrospective review. J Am Acad Dermatol 2015;73(6):1025–30.

Kaur C, Thami GP, Mohan H. Lucio phenomenon and Lucio leprosy. Clin Exp Dermatol 2005;30(5):525–7.

Lockwood DN, Nicholls P, Smith WC, et al. Comparing the clinical and histological diagnosis of leprosy and leprosy reactions in the INFIR cohort of Indian patients with multibacillary leprosy. PLoS Negl Trop Dis 2012;6(6):e1702.

Mathur MC, Ghimire RB, Shrestha P, et al. Clinicohistopathological correlation in leprosy. Kathmandu Univ Med J (KUMJ) 2011;9(36):248–51.

McBroom RL, Styles AR, Chiu MJ, et al. Secondary syphilis in persons infected with and not infected with HIV-1: a comparative immunohistologic study. Am J Dermatopathol 1999;21(5):432–41.

Moreno C, Kutzner H, Palmedo G, et al. Interstitial granulomatous dermatitis with histiocytic pseudorosettes: a new histopathologic pattern in cutaneous borreliosis. Detection of Borrelia burgdorferi DNA sequences by a highly sensitive PCR-ELISA. J Am Acad Dermatol 2003;48(3):376–84.

Pandhi RK, Singh N, Ramam M. Secondary syphilis: a clinicopathologic study. Int J Dermatol 1995;34(4):240–3.

Raval RC. Various faces of Hansen's disease. Indian J Lepr 2012;84(2):155–60.

Vargas-Ocampo F. Analysis of 6000 skin biopsies of the national leprosy control program in Mexico. Int J Lepr Other Mycobact Dis 2004;72(4):427–36.

Wilson TC, Legler A, Madison KC, et al. Erythema migrans: a spectrum of histopathologic changes. Am J Dermatopathol 2012;34(8):834–7.

Wohlrab J, Rohrbach D, Marsch WC. Keratolysis sulcata (pitted keratolysis): clinical symptoms with different histological correlates. Br J Dermatol 2000;143(6):1348–9.

第 18 章 真菌感染

Dirk M. Elston

皮肤癣菌病(tinea)

主要特征

- 角质层中的无色素菌丝。

角质层嗜酸性,致密或呈网篮状,可见角化不全或中性粒细胞聚集。

鉴别诊断

中性粒细胞在角质层聚集的疾病,可易记为 PTIC-SS:银屑病(Psoriasis)、癣(Tinea)、脓疱疮(Impetigo)、念珠菌病(Candida)、脂溢性皮炎(Seborrheic dermatitis)、梅毒(Syphilis)。

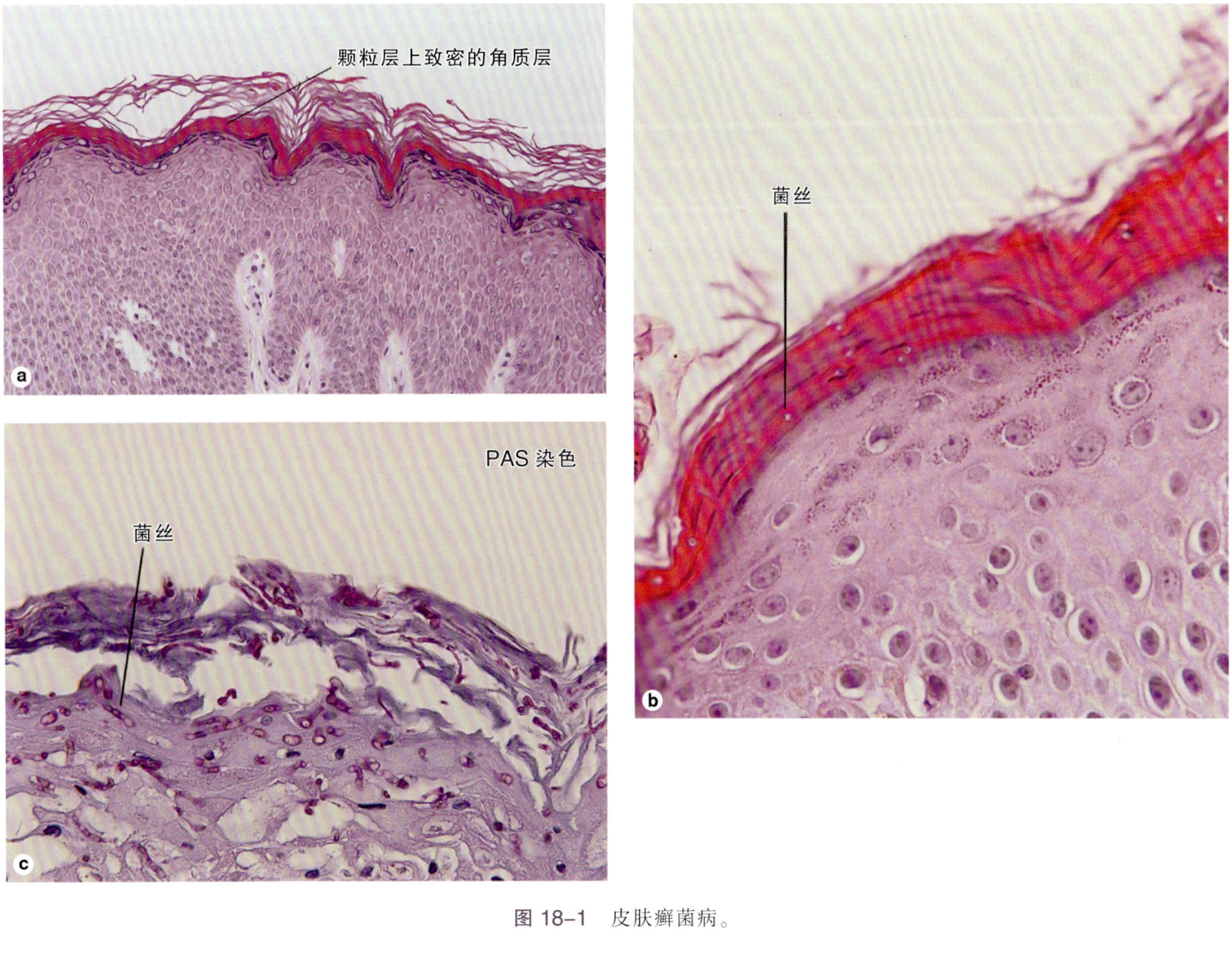

图 18-1　皮肤癣菌病。

提示

皮肤癣菌病的角质层通常呈网篮状，但颗粒层上可见一条窄的致密嗜酸性带。在这个致密带内可见圆形的菌丝横断面。

提示

如有脱屑，可刮除进行镜检。如不清楚鳞屑成分，可以做PAS染色。

水疱型皮肤癣菌病(bullous tinea)

主要特征

- 真皮乳头显著水肿。
- 角质层无色素性菌丝。

表皮常可见网状退行性变，可见多种细胞浸润(主要是淋巴细胞，也可见一些中性粒细胞及嗜酸性粒细胞)。

鉴别诊断

真皮乳头明显水肿的皮肤病：多形性日光疹、冻疮或Sweet综合征。水疱型皮肤癣菌病一般见不到Sweet综合征中出现的结节性或弥漫性中性粒细胞浸润以及核碎裂。多形性日光疹及冻疮均仅见淋巴细胞浸润，冻疮中可见血管周围浸润的淋巴细胞水肿。

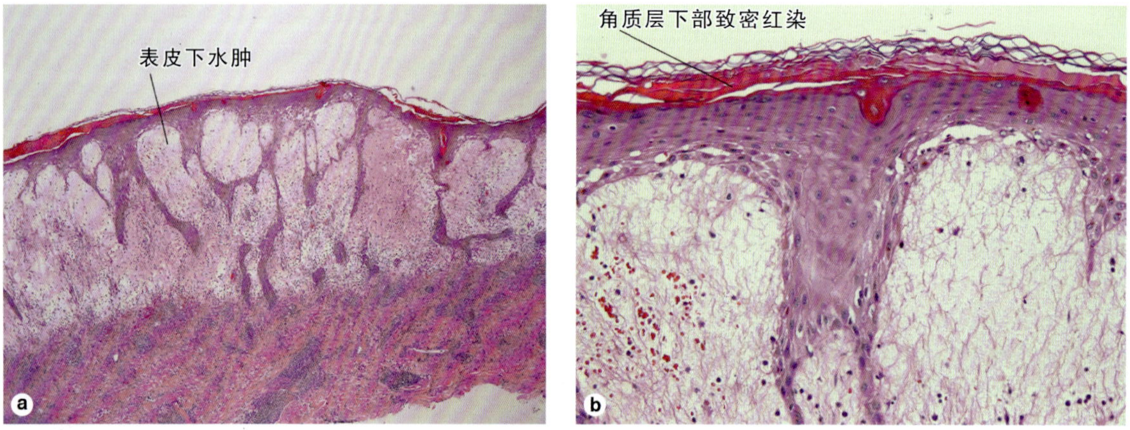

图18-2 水疱型皮肤癣菌病。

甲真菌病(onychomycosis)

主要特征

- 甲下碎屑中过碘酸-希夫(PAS)染色阳性的菌丝。

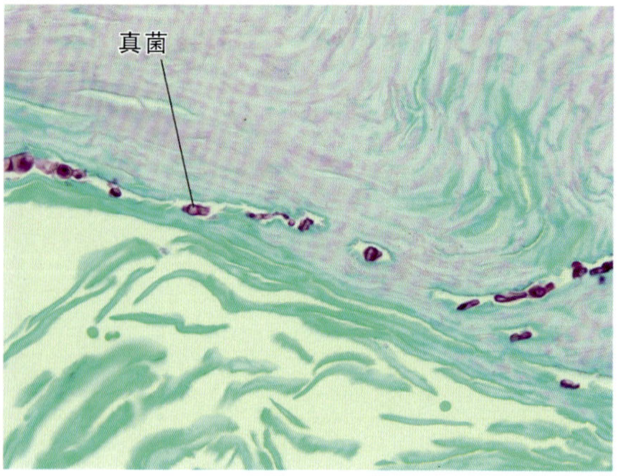

图18-3 甲真菌病(PAS染色)。

花斑糠疹(tinea versicolor)

主要特征

- 疏松板层状或网篮状角化过度。
- 角质层中可见大量圆形孢子及短的弯曲菌丝（“意大利面及肉丸”）。

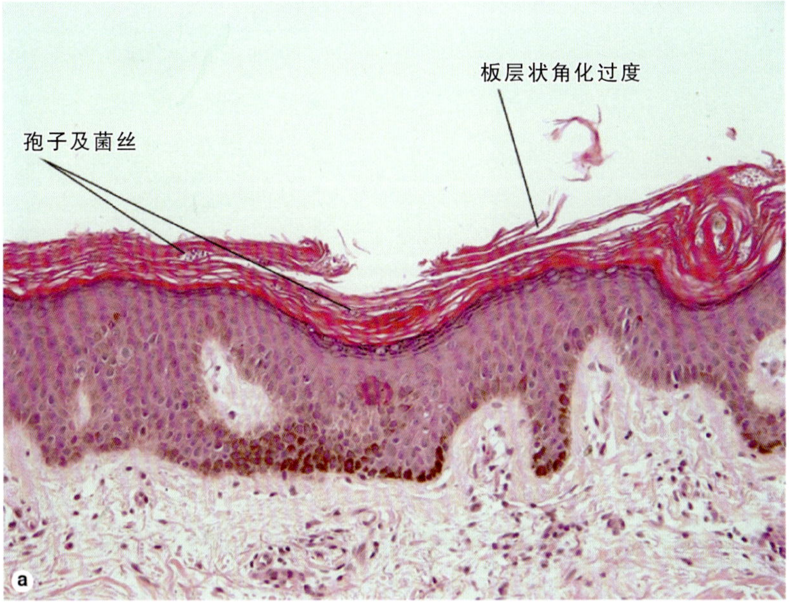

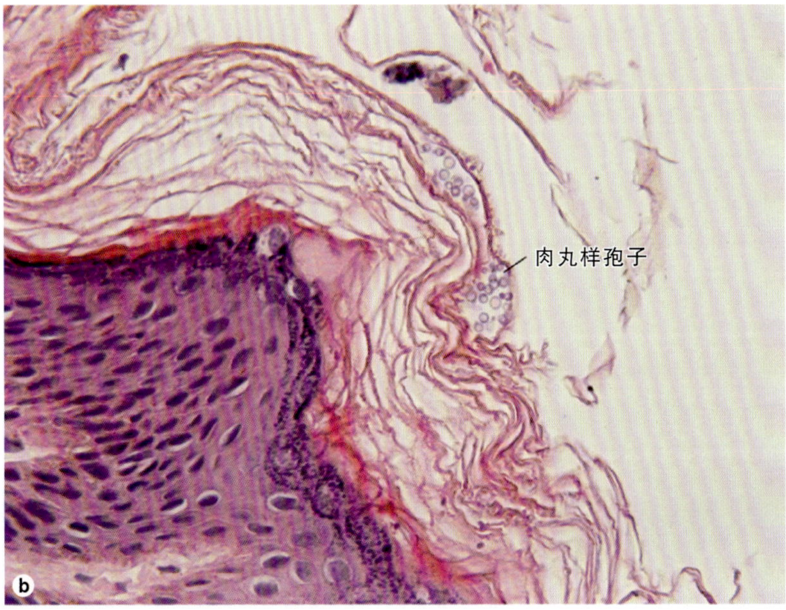

图 18–4　花斑糠疹。

念珠菌病(candidiasis)

主要特征

- 角质层中假菌丝。
- 通常垂直排列。
- 角质层中通常可见中性粒细胞。
- 通常可见角化过度及结痂。

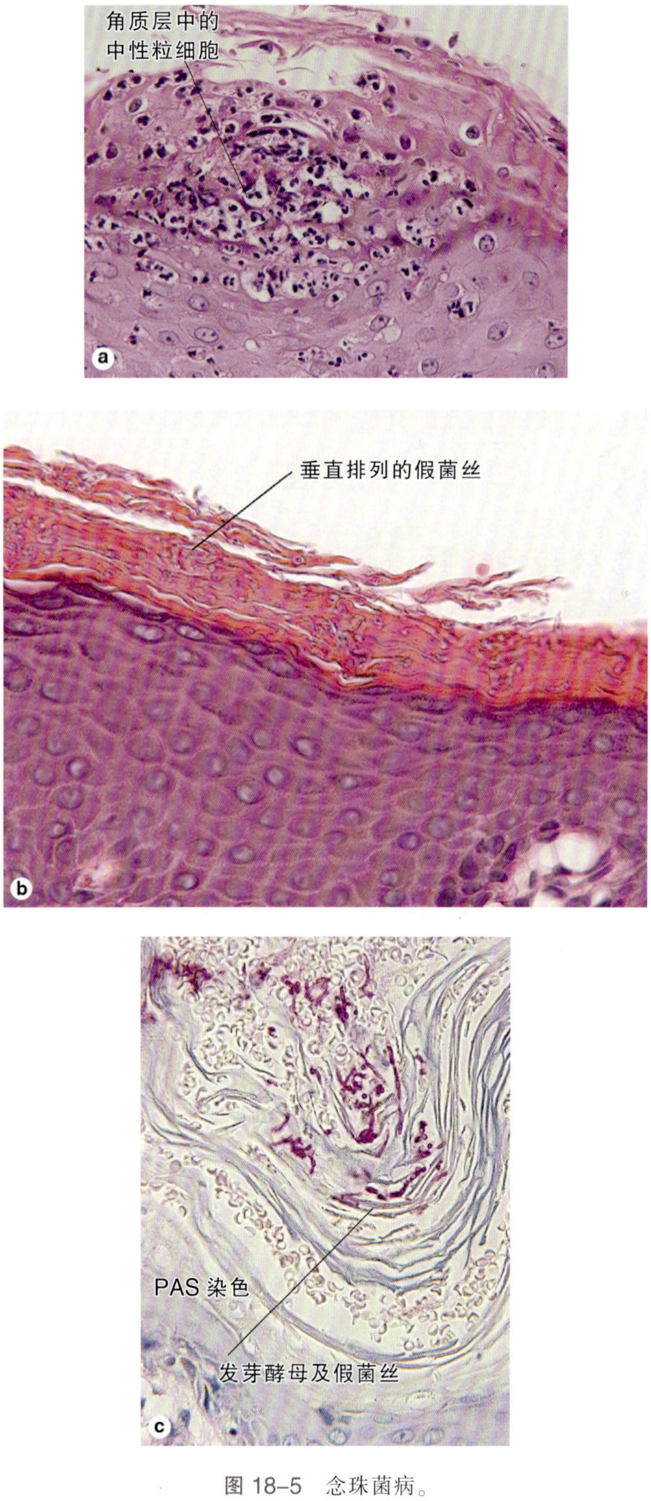

图 18-5 念珠菌病。

鉴别诊断

中性粒细胞在角质层聚集的疾病:PTICSS(参见上文)

有时可见发芽酵母,或类似皮肤癣菌菌丝的假菌丝。皮肤癣菌菌丝在角质层中多水平排列,而念珠菌假菌丝多垂直排列。

球孢子菌病(coccidioidomycosis)

主要特征

- 大型内孢囊,灰色蕾丝状,颗粒状细胞质。
- 大小、形态均一。
- 细胞壁有折光性。
- 有时可见内孢子。

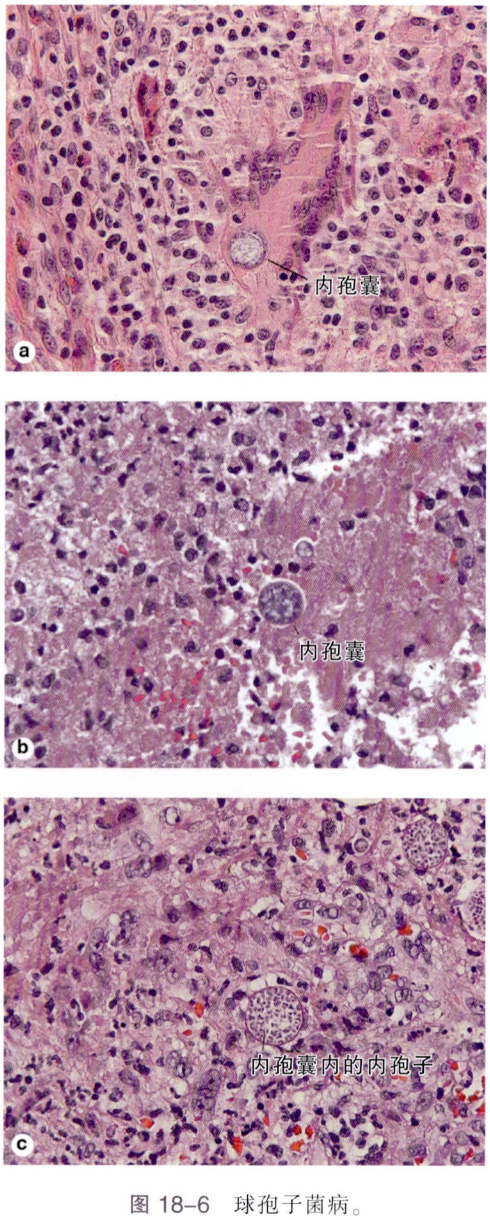

图 18-6 球孢子菌病。

球孢子菌病是美国西南部及加利福尼亚地区的地方性疾病。室温下，球孢子菌非常容易在琼脂培养基上生长，培养的球孢子菌具有高度传染性，因此深部真菌感染不能在普通环境中进行培养。

隐球菌病(cryptococcosis)

主要特征

- 多形性酵母菌，大小及形状显著不同。
- 透明的凝胶状荚膜中内含小群的菌体（“凝胶状共生地”）。
- 荚膜物质的数量与肉芽肿样浸润呈反比。

其他深部真菌的大小及形状都具有特征性，但隐球菌大小及形状各不相同。这种微生物具有“群居性”，成簇分布于黏蛋白荚膜勾勒出的透明间隙中。荚膜被黏蛋白卡红染成红色。尽管它们在组织中从不表现为褐色，隐球菌 Fontana-Masson 黑色素染色阳性。在 HIV 患者中表现为有脐凹的、软疣样的皮损。

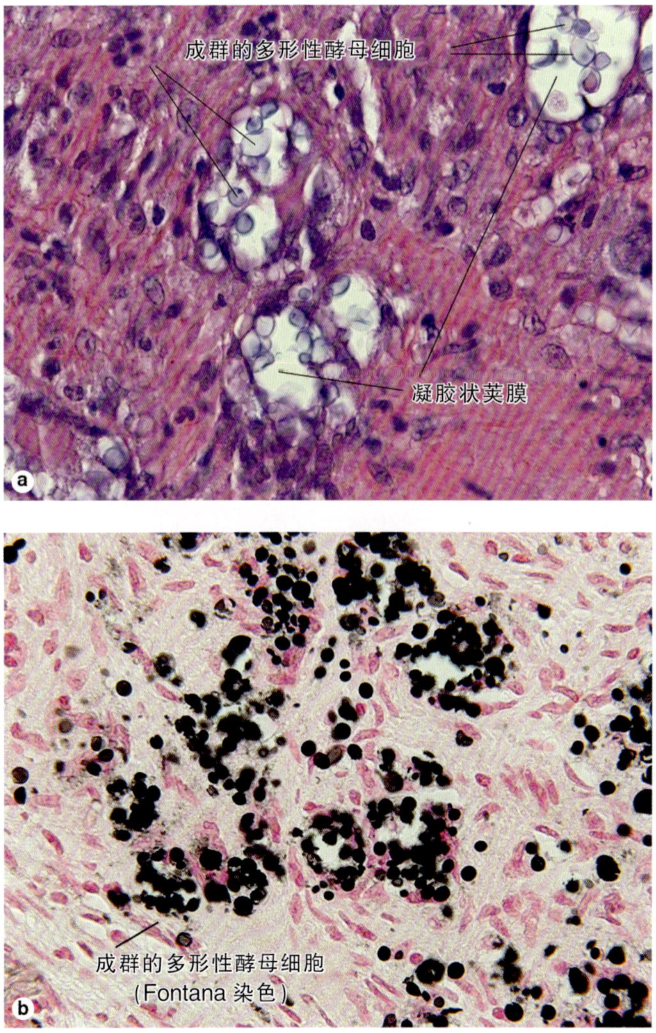

图 18-7　隐球菌病。

芽生菌病(blastomycosis)

主要特征

- 表皮内脓疱，假上皮瘤样增生。
- 真菌数量较少，常在巨细胞内，大小及形态一致。
- 厚、有折光性、不对称的细胞壁。
- 细胞核深染。
- 如果可见出芽，基底通常较宽阔。

芽生菌病通常由皮炎芽生菌所致，皮损表现为典型的进展缓慢的疣状斑块，中心结痂，边缘隆起。

鉴别诊断

假上皮瘤样增生伴表皮内脓疱(PEH and pus)见于如下疾病，易记短句为：“Here come big green leafy veggies”。

- 卤化物皮病(Here—halogenoderma)。
- 着色真菌病(Come—chromomycosis)。
- 芽生菌病(Big—blastomycosis)。
- 腹股沟肉芽肿(Green—granuloma inguinale)。
- 利什曼病(Leafy—leishmaniasis)。
- 增殖性天疱疮(Veggies—pemphigus vegetans)。

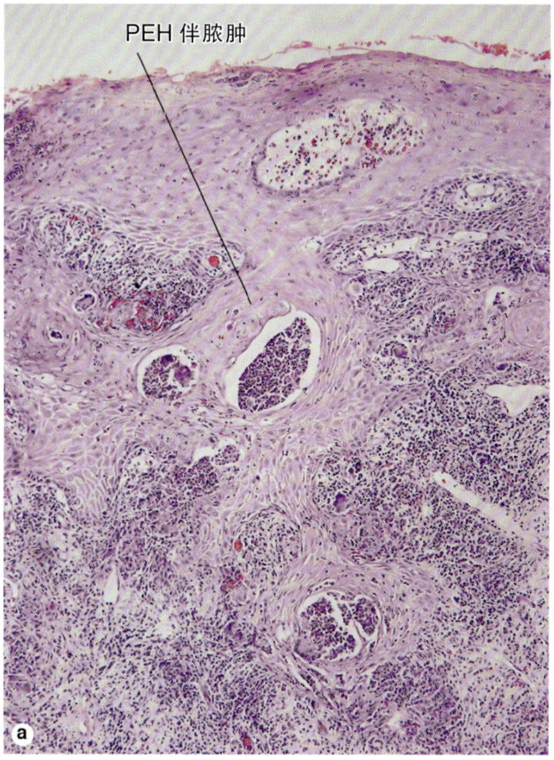

图 18-8　芽生菌病假上皮瘤样增生(PEH)。(待续)

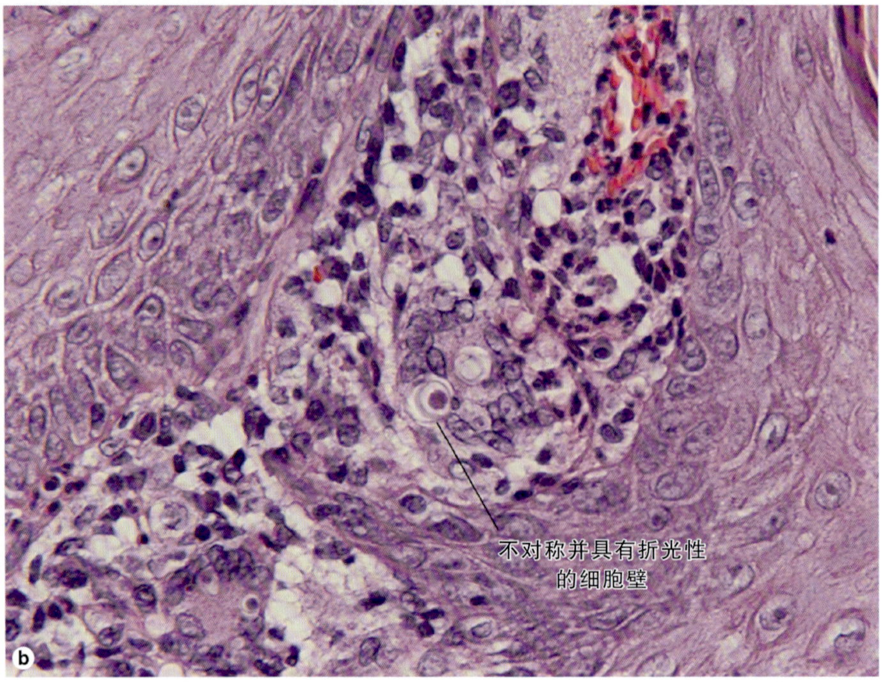

图 18–8(续)

副球孢子菌感染(paracoccidioides infection; 南美芽生菌病,South American "blastomycosis")

主要特征

- 小的酵母细胞(巴西副球孢子菌)。
- 无皮炎芽生菌样的厚而折光的细胞壁和偏心的细胞核。
- 出芽,基底狭窄。
- 偶见水手驾驶盘样的出芽。

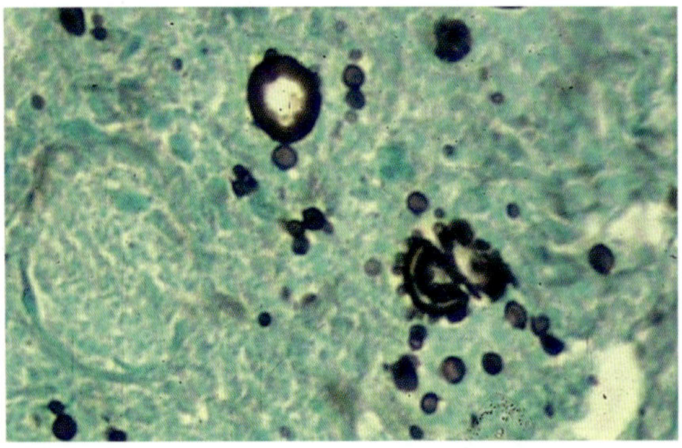

图 18–9 副球孢子菌感染(Grocott 六胺银染色)。

组织胞浆菌病(histoplasmosis)

主要特征

- 组织细胞内小点状的均一性孢子。
- 每个孢子被一假性荚膜包绕。
- 均匀分布在组织细胞内。

尽管被称为荚膜组织胞浆菌,该菌属并不具有真正的荚膜。该菌与利什曼原虫在大小和形态上相似,但不具备动基体。这种微生物在组织细胞中的分布对于诊断十分有帮助。荚膜组织胞浆菌分布均匀且周围有一个假性荚膜包绕。相反,利什曼原虫由于没有假荚膜,它们或随机分布,或在空泡边缘呈线状排列,就像梳妆镜或电影银幕上的灯泡。在空洞性损害或血管内,组织胞浆菌可以产生菌丝相。

鉴别诊断

寄生于组织细胞中的疾病,易记为"pH girl":

- 马内菲青霉病(非常像组织胞浆菌病)(Penicillium marneffei)。
- 组织胞浆菌病(Histoplasmosis)。
- 腹股沟肉芽肿(Granuloma inguinale)。
- 鼻硬结病(Rhinoscleroma)。
- 利什曼病(Leishmaniasis)。

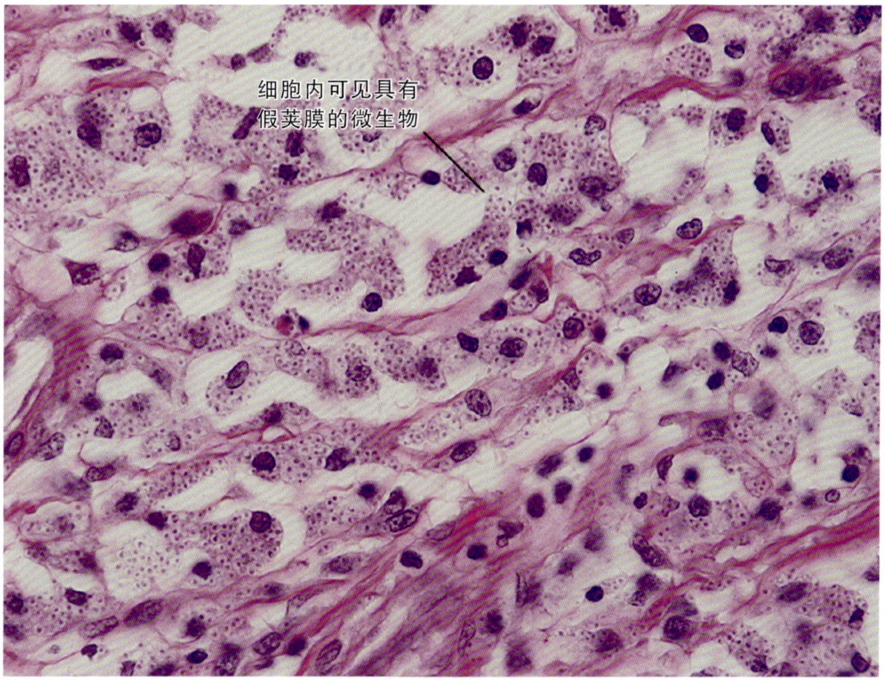

图 18–10 组织胞浆菌病。

非洲组织胞浆菌病(African histoplasmosis)

主要特征

- 大量组织细胞及多核巨细胞内病原体。
- 巨细胞内均匀分布的病原体。

杜氏组织胞浆菌与荚膜组织胞浆菌感染的不同主要表现在真菌大小以及多核巨细胞的存在。这种病原体的大小及形状与瘢痕疙瘩芽生菌病相似,但没有后者的特征性"串珠"链。

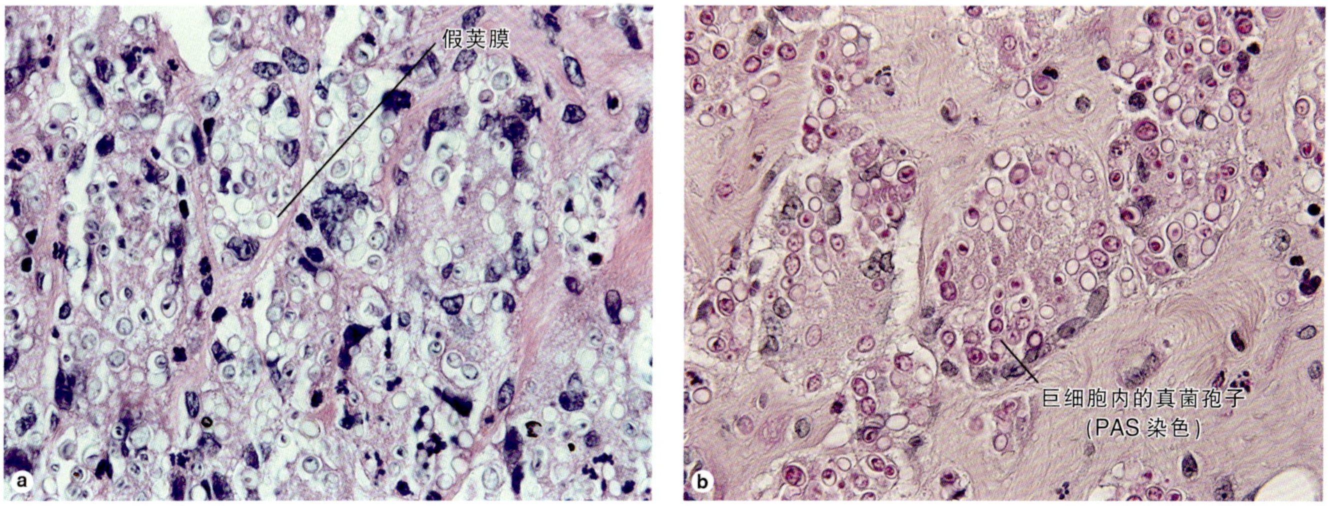

图 18–11 非洲组织胞浆菌病。

罗伯真菌病(Lobomycosis;瘢痕疙瘩芽生菌病,keloidal blastomycosis)

主要特征

- 微生物体形较大(与非洲组织胞浆菌病中的病原体大小相同)。
- 经常存在于组织细胞和多核巨细胞中。
- 特征性的串珠链。

罗伯真菌病由 Lacazia loboi 引起。这种真菌与非洲组织胞浆菌的大小及形态相似，但经常排列成链状，孢子貌似儿童玩要的串珠链。在海豚的活体组织检查中，该真菌的大小明显小于其在人体组织中。

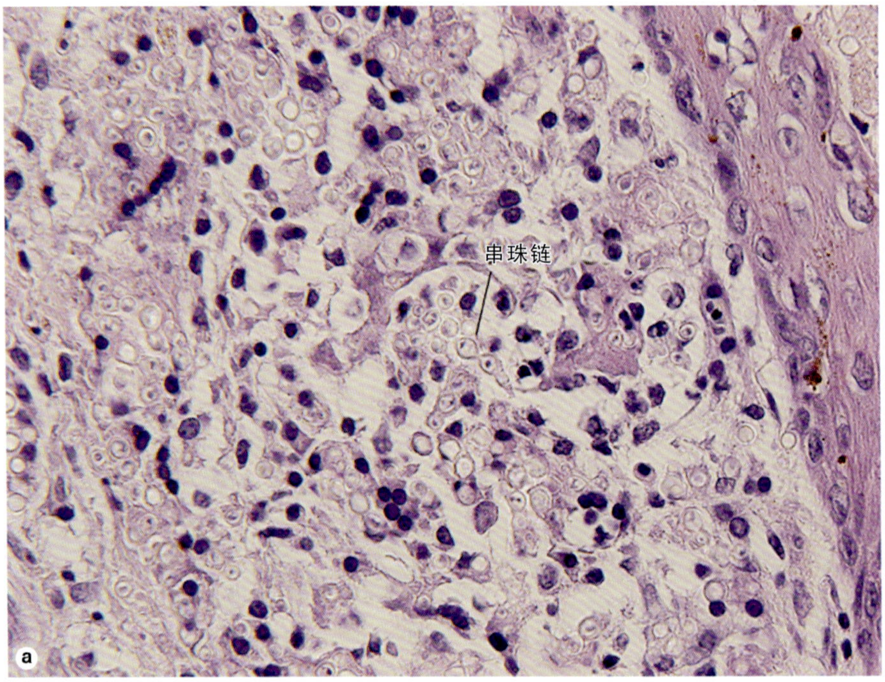

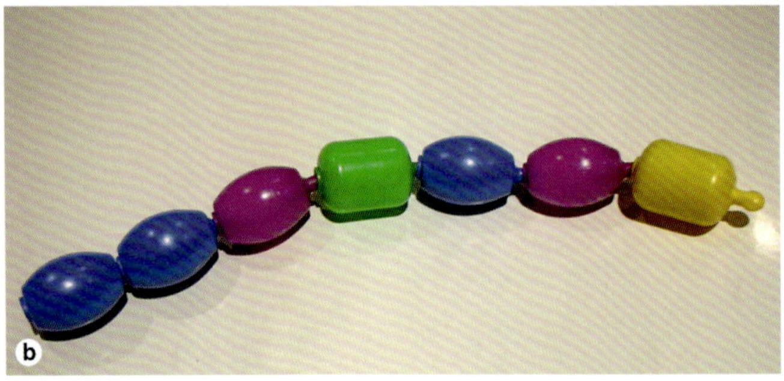

图 18-12 (a)罗伯真菌病。(b)对比:串珠链。

孢子丝菌病(sporotrichosis)

主要特征

- 星状脓肿，周围肉芽肿形成。
- 偶见雪茄样酵母。

孢子丝菌病形成特征性的星状脓肿。有时亦可见假上皮瘤样增生。日本的部分病例中有大量真菌，但通常来说，真菌数量很少，培养的阳性率要高于特殊染色。在形成星状脓肿(stellate abscesses)的病例中，有些表现为沿淋巴管播散(表现为沿淋巴管分布的结节)，有些表现为溃疡腺样播散(溃疡及化脓性淋巴结炎)。临床与病理相联系有助于缩小鉴别诊断范围。

鉴别诊断

皮肤星状脓肿，可易记为 CLATS：

- 猫抓病(Cat scratch)。
- 性病淋巴肉芽肿(Lymphogranuloma venereum)。
- 非典型分枝杆菌感染(Atypical mycobacteria)(海分枝杆菌常见)。
- 兔热病(Tularemia)。
- 孢子丝菌病(Sporotrichosis)。

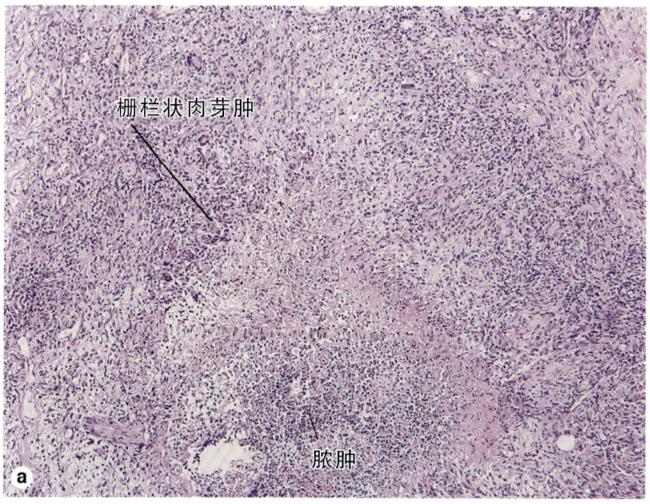

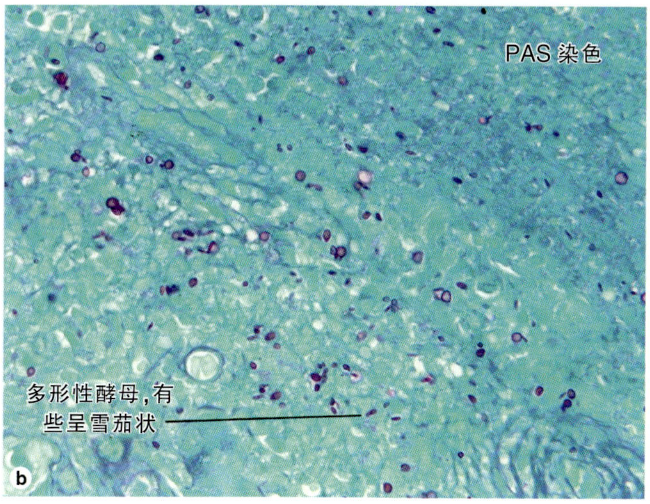

图 18-13 孢子丝菌病。

提示

淋巴管炎综合征	溃疡腺样综合征
孢子丝菌病	兔热病
利什曼病	性病淋巴肉芽肿
非典型分枝杆菌感染	猫抓病
奴卡菌病	马鼻疽
芽生菌病	类鼻疽
	软下疳
	鼠疫
	结核病

足菌肿(mycetomas)

真菌性足菌肿(eumycetoma)

主要特征

- 充满中性粒细胞的窦道(类似于星状脓肿)。
- 化脓性病灶内的颗粒。
- 由真菌菌丝组成的颗粒。
- 颗粒外围棒状的 Splendore-Hoeppli 现象。

真菌足菌肿是由真正的真菌所致的足菌肿，颗粒由真菌菌丝组成，可有色素。颗粒的周围可见由免疫球蛋白聚集形成的红色棒状 Splendore-Hoeppli 现象。

提示

暗色颗粒的真菌足菌肿病原菌可以这样来记忆："My lousy greasy jeans are black"。

- 足马杜拉分枝菌(My—Madurella mycetomatis)。
- 小球腔菌属(Lousy—Leptosphaeria spp.)。
- 灰马杜拉霉(Greasy—M. grisea)。
- 甄氏外瓶霉(Jeans—Exophiala jeanselmei)。
- 暗色的(Are black—pigmented)。

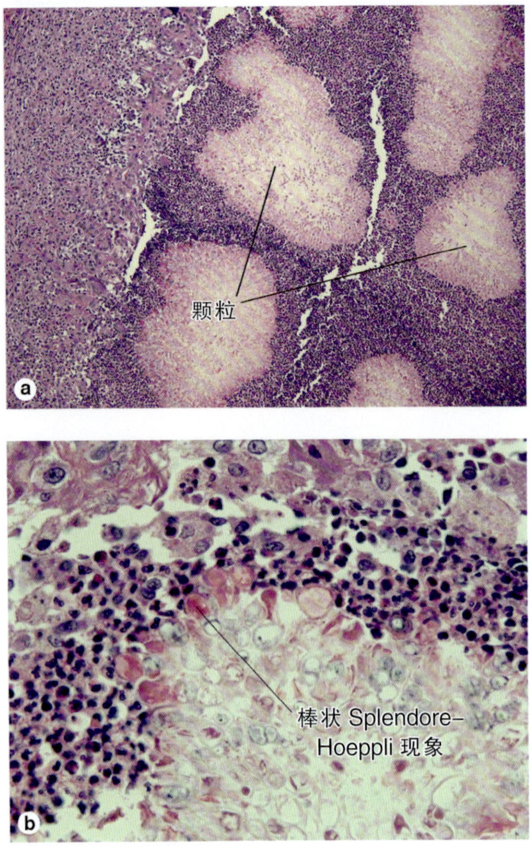

图 18-14 真菌性足菌肿。

放线菌性足菌肿(actinomycetomas)

主要特征

- 充满中性粒细胞的窦道(类似于星状脓肿)。
- 化脓病灶内的颗粒。
- 由丝状细菌组成的颗粒。
- 颗粒周围光滑的 Splendore-Hoeppli 现象。

放线菌性足菌肿由丝状细菌 (filamentous bacteria) 引起,但放在真菌病章节讨论,因为该病与真菌性足菌肿非常相似。颗粒颜色通常较浅。马杜拉放线菌属的颗粒一般为粉红或红色,但某些马杜拉放线菌颗粒为白色或黄色。

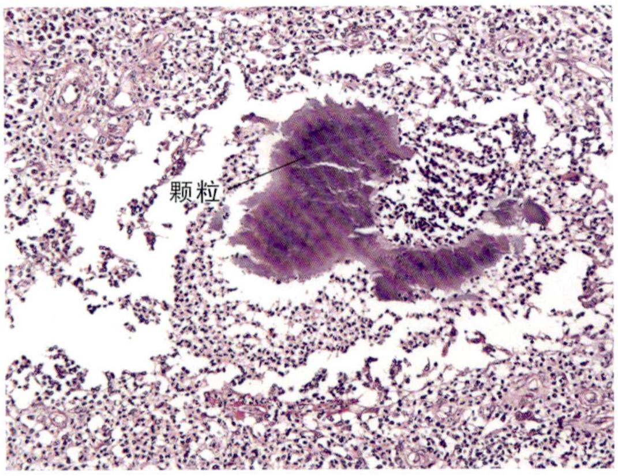

图 18-15 放线菌性足菌肿。

暗色颗粒真菌足菌肿	无色颗粒真菌足菌肿	放线菌性足菌肿
足菌肿马杜拉霉	波氏假阿利什霉	巴西奴卡菌
小球腔菌属	枝顶孢属	星状奴卡菌
灰马杜拉霉	镰刀菌属	南非奴卡菌
甄氏外瓶霉	毁灭柱孢菌	以色列放线菌
	新龟甲属	索马里链霉菌
	皮肤癣菌	白氏马杜拉放线菌
		马杜拉放线菌

黑癣(tinea nigra)

主要特征

- 肢端皮肤。
- 角质层金色至棕色菌丝。

黑癣常由威尼克外瓶霉所致,在炎热、潮湿的天气多见,通常发生于手掌或足跖。

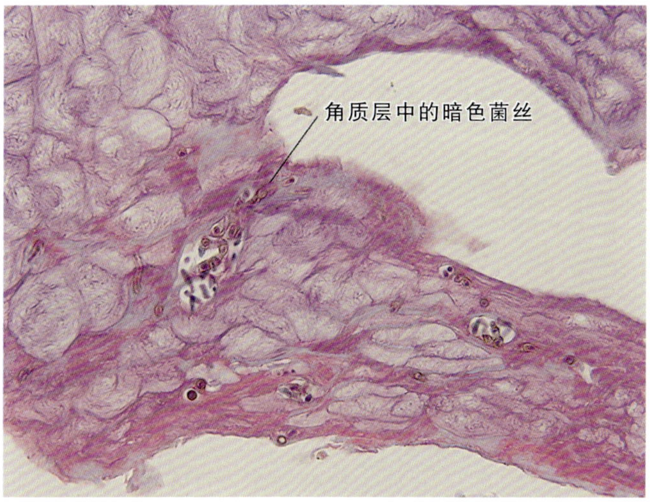

图 18–16　黑癣。

暗色丝孢霉病(phaeohyphomycosis)

主要特征

- 组织中色素性菌丝。
- 通常为厚壁,伴有水泡状肿胀及多泡状胞质。

暗色丝孢霉病由一大类黑色霉菌 (black molds)所致(暗色真菌,霉菌)。可见由组织细胞及多核巨细胞围绕的空腔。这种模式可被称为暗色真菌性“囊肿”(phaeomycotic cyst)。有暗色真菌囊肿的患者一般都是免疫正常患者,常见的致病菌是甄氏外瓶霉。而侵袭性暗色丝孢霉病见于免疫受损患者,常见的致病菌是穗状离蠕孢。

提示

菌丝壁的色素有时并不明显。暗色霉菌的线索包括厚的折光性细胞壁及多泡的细胞质。有些暗色真菌的菌丝形成典型的圆形膨胀。使用 Fontana–Masson 黑色素染色来鉴别色素浅的暗色真菌并不可行,因为有些不含色素的真菌(包括接合菌及皮肤癣菌)也会着色。

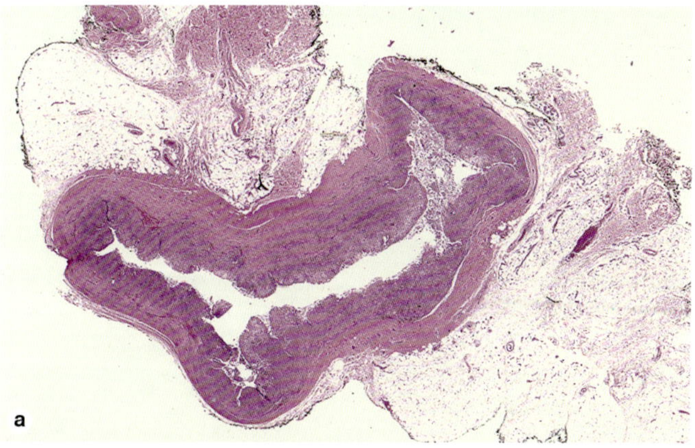

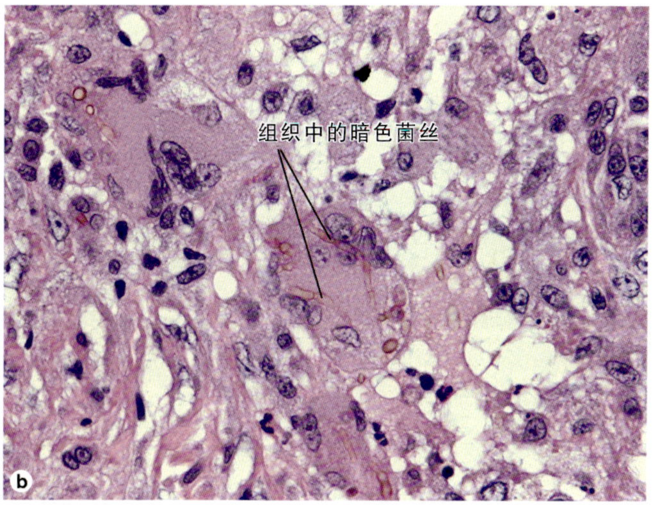

图 18–17　暗色丝孢霉病。

着色真菌病(chromomycosis;着色芽生菌病,chromoblastomycosis)

主要特征

- 假上皮瘤样增生及表皮内脓疱。
- Medlar 小体:“铜币”“硬壳小体”。

在巨细胞及化脓性病灶内可见成群的圆形铜色 Medlar 小体。有时它们存在于木质的碎屑中。硬壳小体内可见内部分隔。

提示

着色真菌病由以下病原体引起:

- 紧密着色霉(Compact—Fonsecaea compacta)。
- 卡氏枝孢瓶霉(Dead—Cladosporium carrionii)。
- 播水喙枝孢霉(Wet—Rhinocladiella aquaspersa)。
- 疣状瓶霉(Warty—Phialophora verrucosa)。
- 裴氏着色霉(Feet—Fonsecaea pedrosoi)。

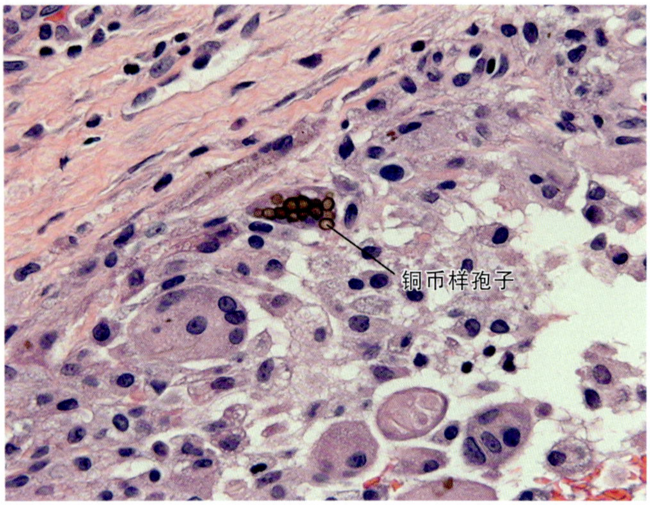

图 18-18 着色真菌病。

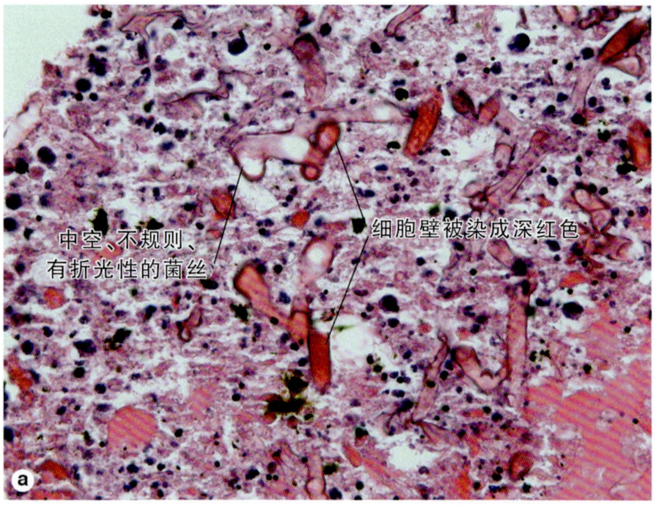

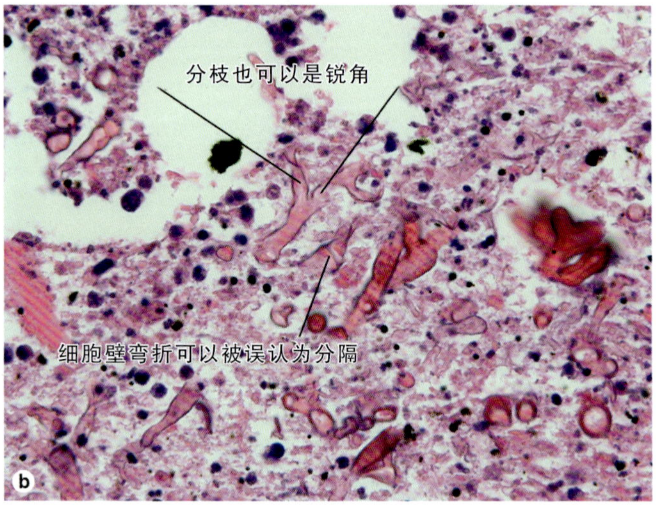

图 18-19 根霉属感染。

接合菌病(zygomycosis)

毛霉目感染（mucorales infection；毛霉病，mucormycosis）

主要特征

- 宽阔、中空、粗大不平、折光的菌丝。
- 侵犯血管。
- 组织坏死。

尽管菌丝直角分枝多见，也有些分枝呈锐角。菌丝无隔，但菌丝的扭曲及弯折常被误认为有隔。体现这种无隔特点的线索包括菌丝看上去中空，因为没有隔膜来保留细胞质。用于培养的组织必须小心切成碎块而不应研磨，因为研磨常容易导致无隔菌丝失去活性。致病菌包括根霉、犁头霉、毛霉、小克银汉霉、鳞质霉、根毛霉、瓶霉、被孢霉和科克霉属等。对于真菌的染色，如 PAS 和六胺银染色(GMS)着色不佳，但革兰染色能很好着色。

虫霉目感染（entomophthorales infection；虫霉病，entomophthoromycosis）

主要特征

- 惰性感染。
- 组织中的表现类似接合菌。

冠状耳霉引起鼻周感染性疾病。林蛙粪霉属引起非面部皮肤更大范围的皮下损害。Splendore-Hoeppli 现象常见，表现为嗜酸性免疫球蛋白袖套状包绕菌丝。疫霉病，一种菌丝样水生微生物导致的皮肤病也有类似表现。

透明丝孢霉病（包括曲霉病及镰刀菌病）(hyalohyphomycosis，including aspergillosis and fusariosis)

主要特征

- 组织中狭窄、无色素性菌丝。

• 显著的蓝色多泡状细胞质。
• 细胞壁纤细、不明显。
• 有分隔。
• 45°角分枝。
• 侵犯血管导致组织坏死。
• 镰刀菌可能有类似暗色真菌的泡状肿胀，但没有离孺孢（最常见的侵袭性暗色真菌）样特征性的厚而折光的细胞壁。

透明丝孢霉病指由除毛霉以外的无色素性霉菌导致的侵袭性感染。由于该类真菌的亲血管性，这一类疾病中常见组织坏死。这些真菌均产生有隔菌丝，菌丝中的隔膜可以在纤细细胞壁中保留蓝色多泡的细胞质，而这种蓝色的细胞质较几乎不可见的细胞壁更为明显。例外的情况见于 Splendore–Hoeppli 现象（嗜酸性免疫球蛋白）包绕细胞壁时，这种免疫球蛋白不像几丁质一样具有折光性。死亡菌丝肿胀，直径增加，类似接合菌，但其细胞壁淡染，不像接合菌细胞壁厚且具有折光性。

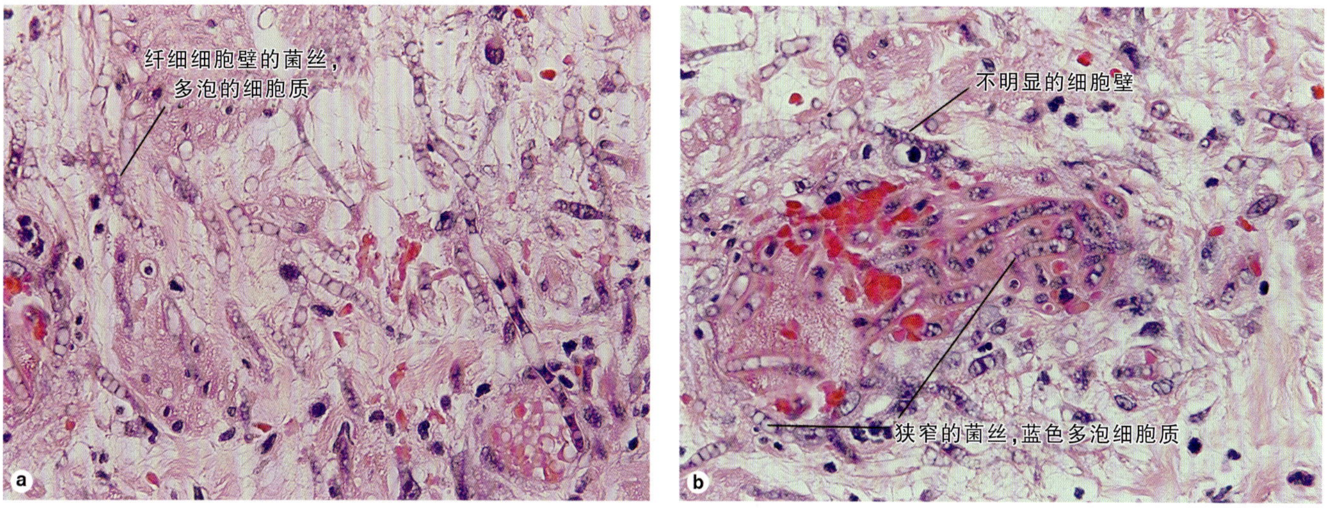

图 18–20　曲霉病。

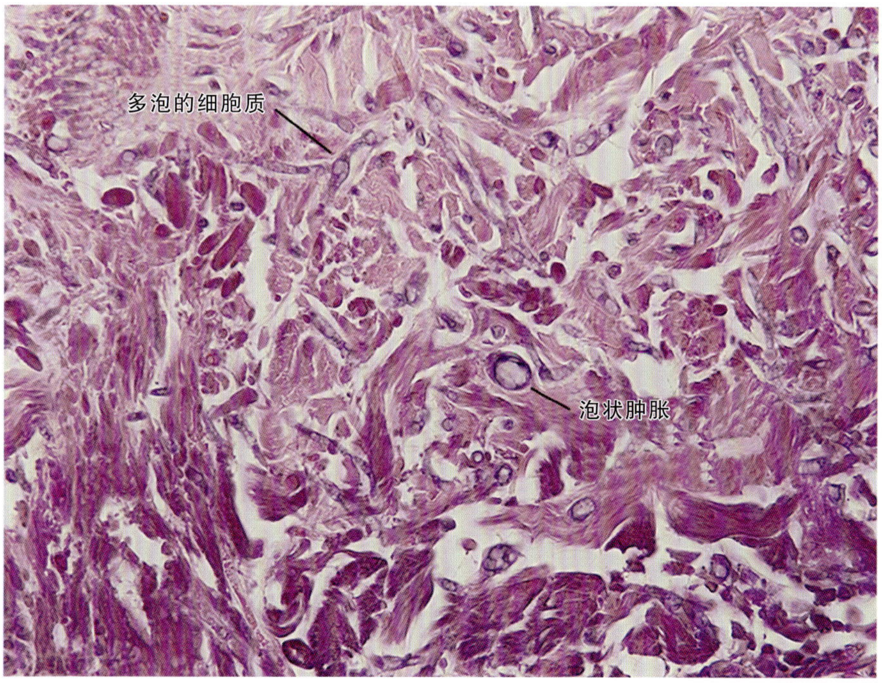

图 18–21　镰刀菌病。

无绿藻病(protothecosis)

主要特征

- 桑葚胚(英式足球样)。
- 非桑葚胚具有典型的眼球样外观。

无绿藻属可在树的附着物,如苔藓等中找到,通常归属于藻类(无色的)。

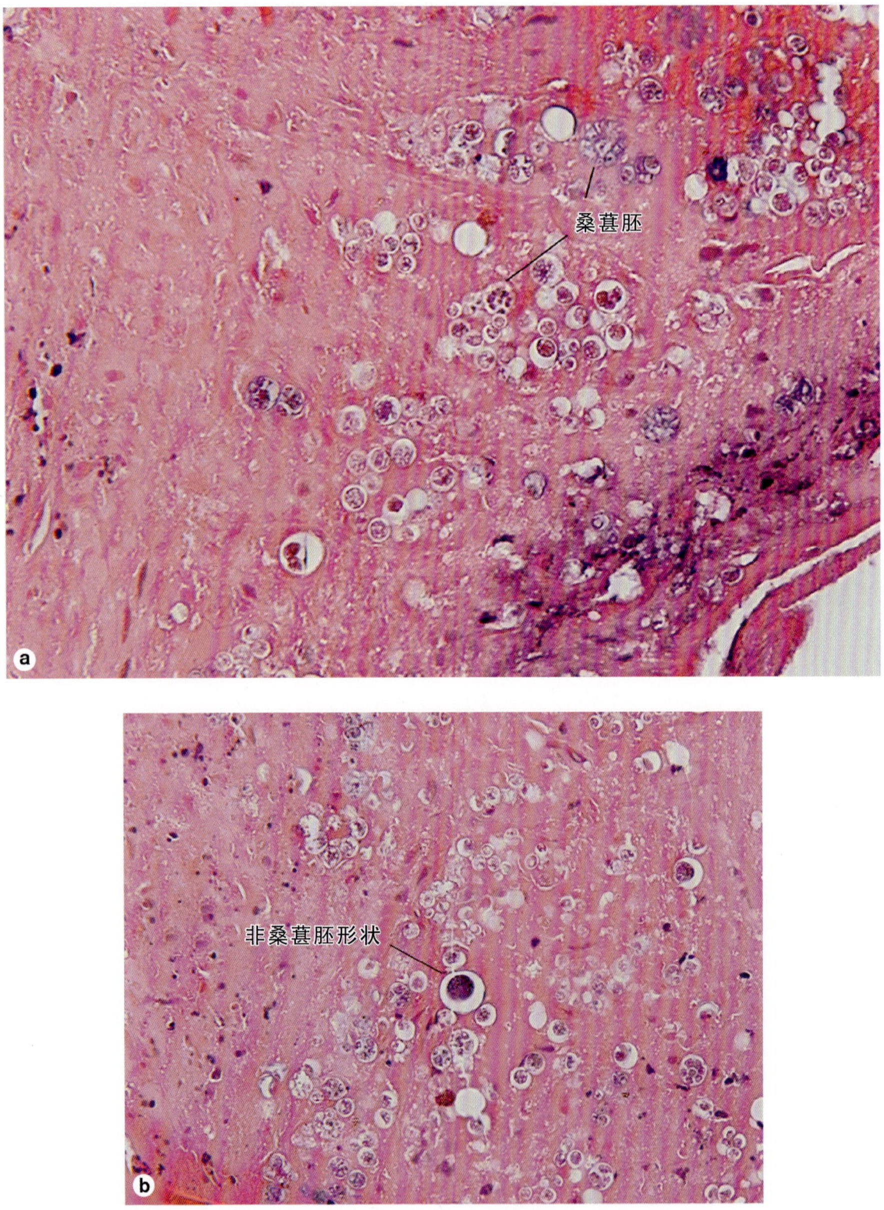

图 18-22 无绿藻病。

鼻孢子菌病(rhinosporidiosis)

主要特征

- 巨大的孢子囊内有很多内生孢子。
- 不能繁殖的滋养细胞类似于球孢子菌,但中心有一个小核。

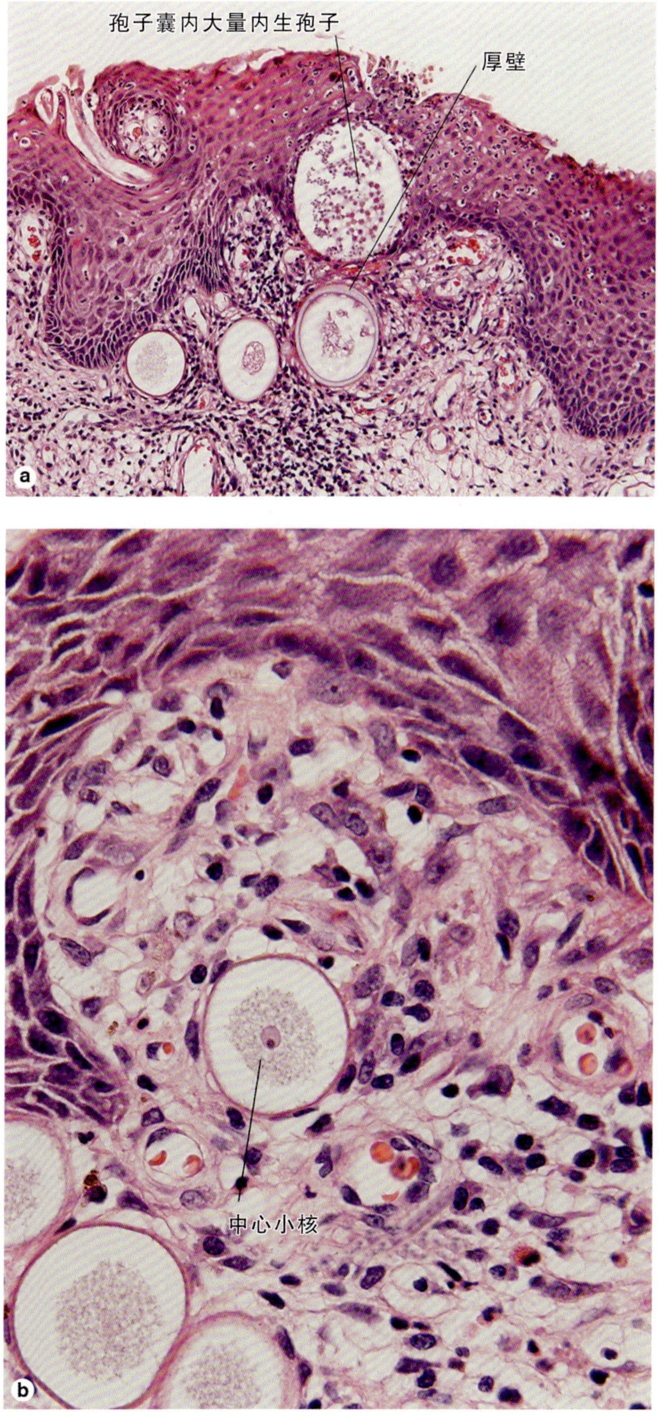

图 18–23　鼻孢子菌病。

鼻孢子菌被归为真菌或原生生物,约 50%的临床表现为肉芽肿,孢子囊破裂时表现为化脓性反应。可见经表皮排出(transepithelial elimination)孢子囊。这种微生物需要与细菌协同性生长。当与藻青菌铜绿微囊藻一起生长时,可完成培养。这些微生物均可在池塘的水中找到。

(袁云雁 译　吴琼 李厚敏 李若瑜 审校)

推荐阅读

Arseculeratne SN, Panabokke RG, Atapattu DN. Lymphadenitis, trans-epidermal elimination and unusual histopathology in human rhinosporidiosis. Mycopathologia 2002;153(2):57–69.

Bracca A, Tosello ME, Girardini JE, et al. Molecular detection of Histoplasma capsulatum var. capsulatum in human clinical samples. J Clin Microbiol 2003;41(4):1753–5.

Haubold EM, Cooper CR Jr, Wen JW, et al. Comparative morphology of Lacazia loboi (syn. Loboa loboi) in dolphins and humans. Med Mycol 2000;38(1):9–14.

Hu S, Chung WH, Hung SI, et al. Detection of Sporothrix schenckii in clinical samples by a nested PCR assay. J Clin Microbiol 2003;41(4):1414–18.

Husain S, Alexander BD, Munoz P, et al. Opportunistic mycelial fungal infections in organ transplant recipients: emerging importance of non-Aspergillus mycelial fungi. Clin Infect Dis 2003;37(2):221–9.

Kantrow SM, Boyd AS. Protothecosis. Dermatol Clin 2003;21(2):249–55.

Makannavar JH, Chavan SS. Rhinosporidiosis – a clinicopathological study of 34 cases. Indian J Pathol Microbiol 2001;44(1):17–21.

Minotto R, Bernardi CD, Mallmann LF, et al. Chromoblastomycosis: a review of 100 cases in the state of Rio Grande do Sul, Brazil. J Am Acad Dermatol 2001;44(4):585–92.

Perfect JR. The triple threat of cryptococcosis: it's the body site, the strain, and/or the host. MBio 2012;3(4):pii: e00165-12.

Ramesh A, Deka RC, Vijayaraghavan M, et al. Entomophthoromycosis of the nose and paranasal sinus. Indian J Pediatr 2000;67(4):307–10.

Revankar SG, Patterson JE, Sutton DA, et al. Disseminated phaeohyphomycosis: review of an emerging mycosis. Clin Infect Dis 2002;34(4):467–76.

Shinozaki M, Okubo Y, Sasai D, et al. Development and evaluation of nucleic acid-based techniques for an auxiliary diagnosis of invasive fungal infections in formalin-fixed and paraffin-embedded (FFPE) tissues. Med Mycol J 2012;53(4):241–5.

Talhari S, Talhari C. Lobomycosis. Clin Dermatol 2012;30(4):420–4.

第19章 病毒感染、寄生虫和节肢动物所致疾病

Dirk M. Elston

病毒感染(viral infections)

疣(warts)

寻常疣(verruca vulgaris)

主要特征

- 外生性。
- 乳头瘤样增生。
- 致密、嗜酸红染的角化过度。
- 在乳头状隆起之间的凹陷处，可见颗粒层增厚、透明角质颗粒粗大。
- 乳头样隆起顶端有圆形角化不全，呈垂直排列。
- 乳头样隆起顶端常可见出血和浆液。
- 可见数目不等的挖空细胞。

活检显示致密的角质层、透明角质颗粒粗大、颗粒层增厚以及乳头瘤样增生。乳头瘤样增生常向内弯曲。血管扩张常见。可见挖空细胞(koilocytes，空泡化细胞，核深染皱缩)。偶可见到胞质内红色包涵体。

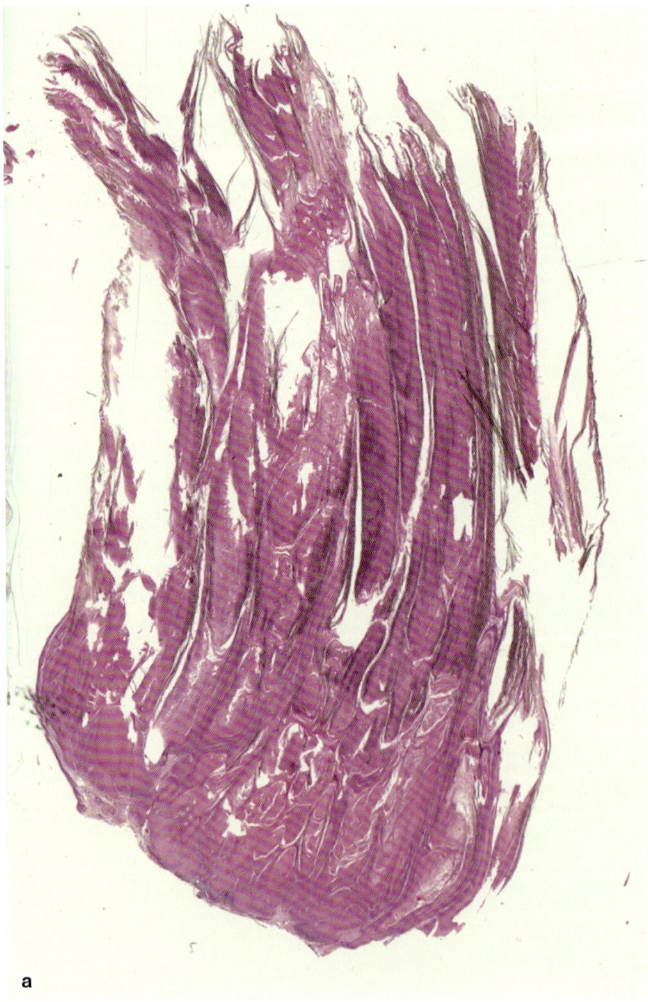

图 19-1 寻常疣。(待续)

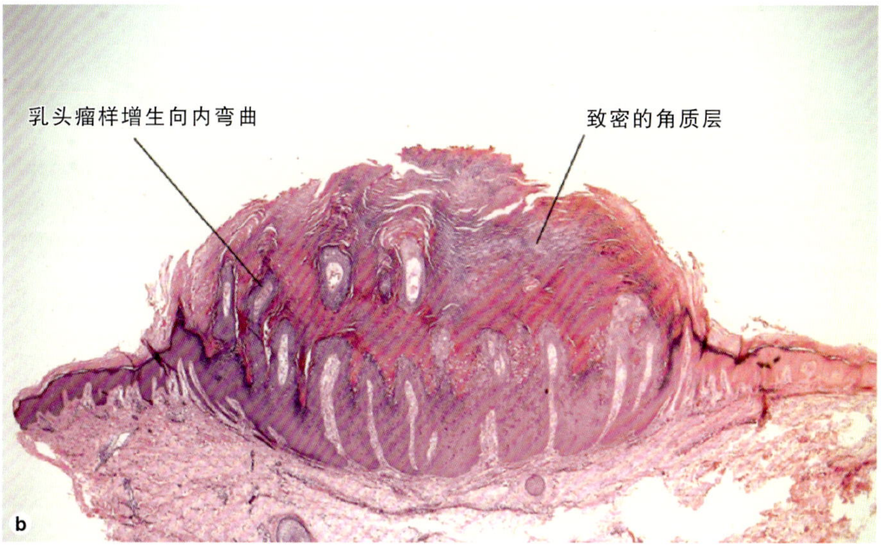

图 19-1(续)

蚁冢疣(myrmecia)

主要特征

- 掌跖深在性疣,临床表现为蚁冢样。
- 内生性。
- 胞质内可见粗大、红染的包涵体。

蚁冢疣与人乳头状瘤病毒 1(HPV-1)感染有关。

扁平疣(verruca planta, flat wart)

主要特征

- 粗糙的网篮状角化过度。
- 常见颗粒层增厚。
- “鸟眼”样细胞(类似于挖空细胞,但无皱缩的核)。

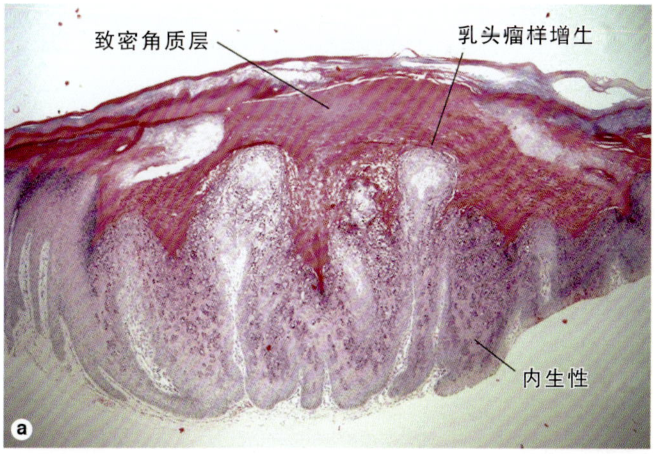

图 19-2　蚁冢疣。(待续)

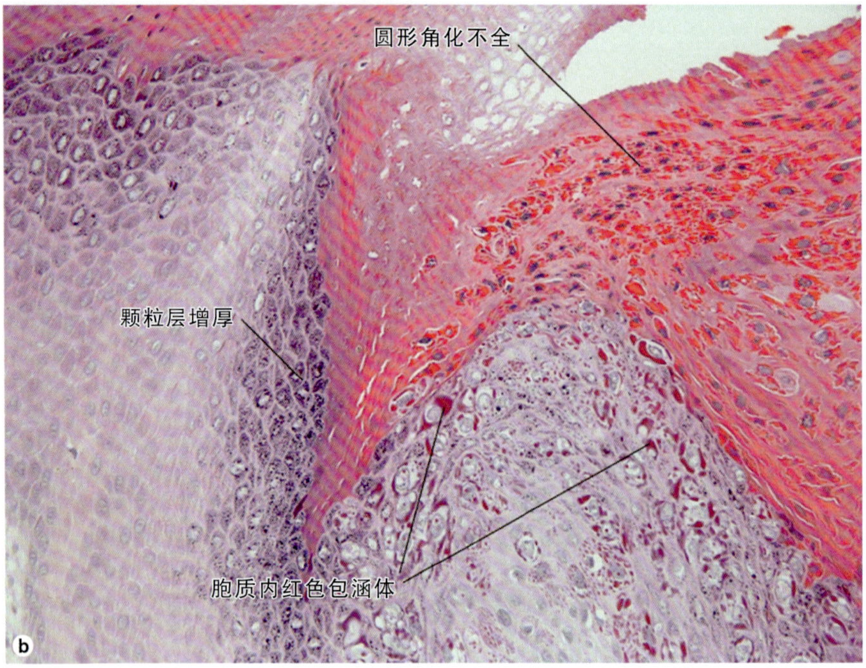

图 19-2(续)

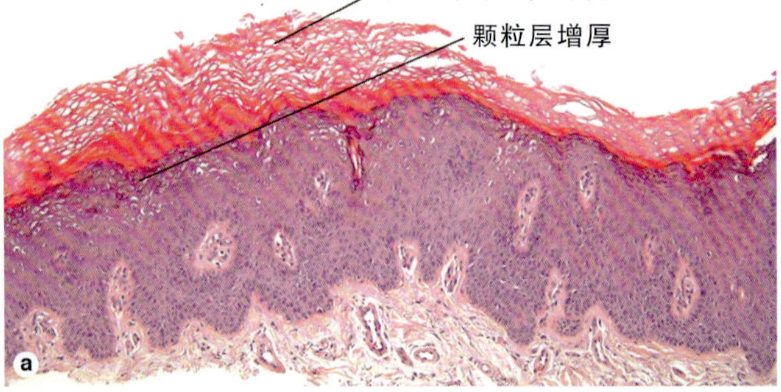

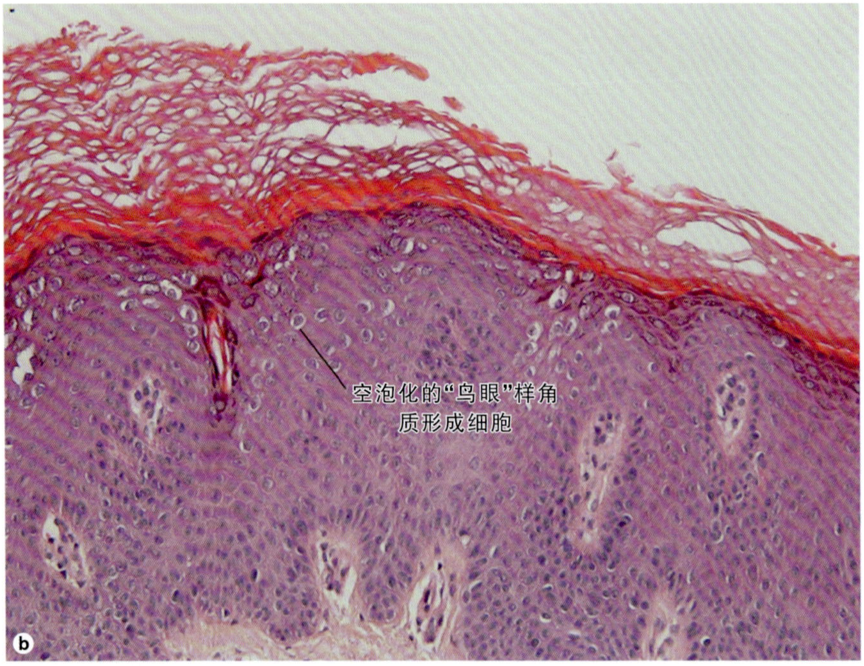

图 19-3 (a,b)扁平疣。(待续)

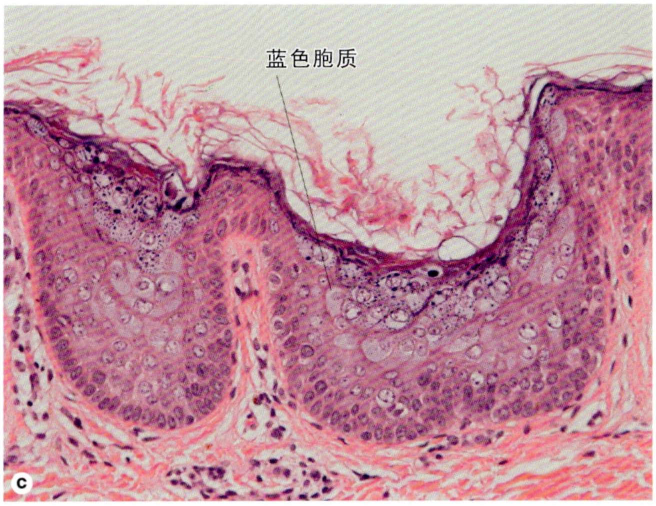

图 19–3(续)　(c)扁平疣伴有特征性疣状表皮发育不良改变。

疣状表皮发育不良(epidermodysplasia verruciformis,EDV)

主要特征

• 广泛分布,具有蓝色泡沫样胞质的扁平疣。

尖锐湿疣(condyloma acuminatum)

主要特征

• 生殖器部位良性棘皮瘤。

• 常见致密角质层、圆形角化不全、粗大的透明角质颗粒及颗粒层增厚。

• 可见空泡状角质形成细胞,核大、灰暗为其特征。

• 少见真正的挖空细胞。

尖锐湿疣通常可出现角囊肿,类似于脂溢性角化症,不同的是尖锐湿疣有致密的角质层、圆形角化不全(round parakeratosis)、粗大的透明角质颗粒及颗粒层增厚,以及灰暗、大核的空泡化角质形成细胞。原位杂交可鉴定人乳头状瘤病毒(HPV)的类型。

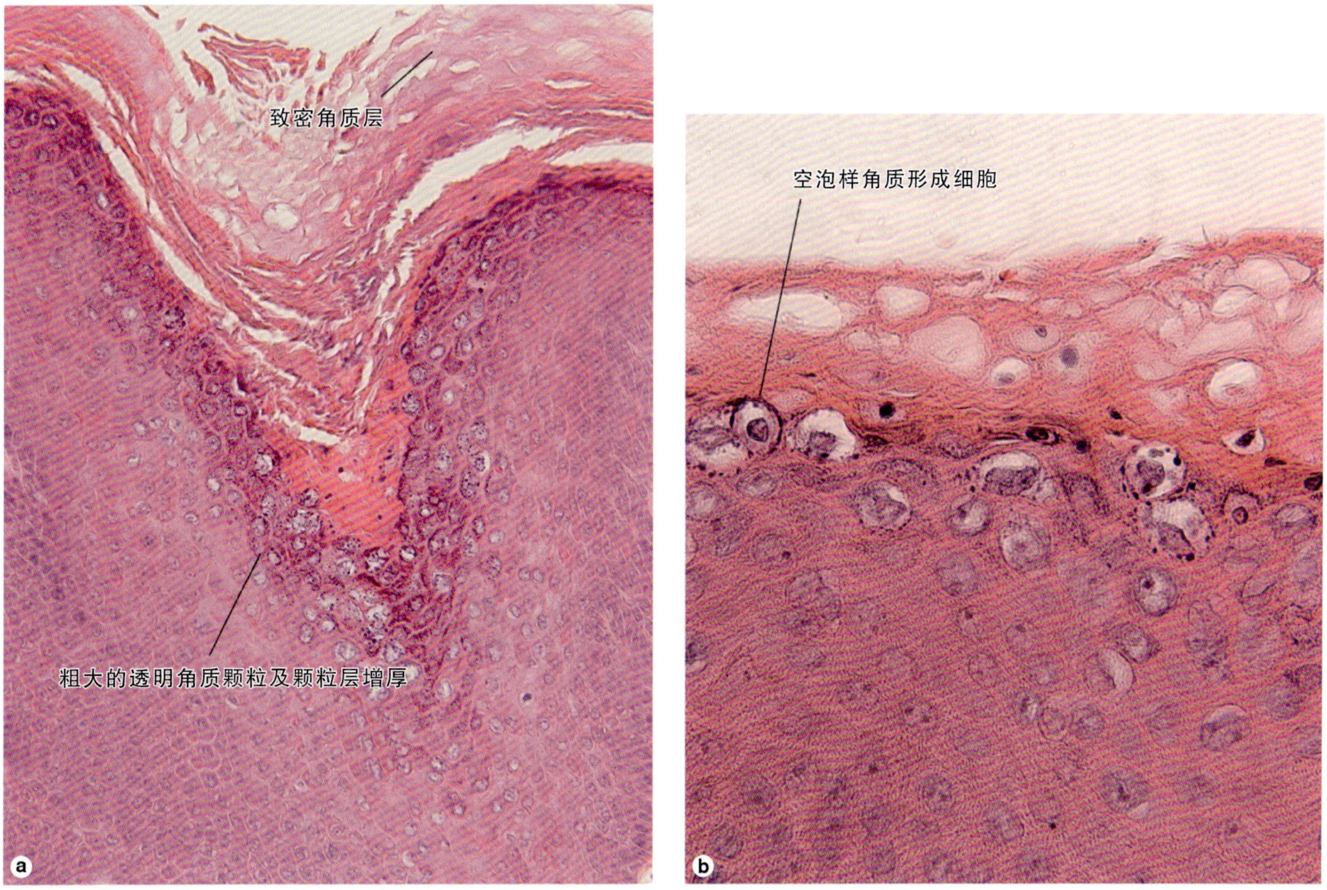

图 19–4　(a,b)尖锐湿疣。(待续)

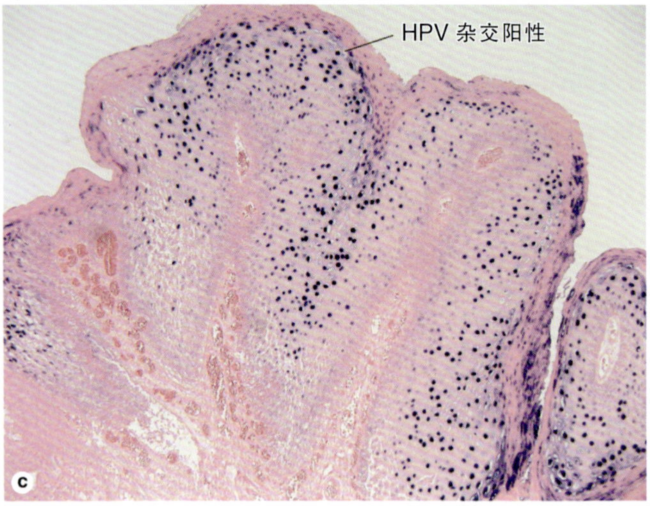

图 19-4(续) (c)原位杂交示低危型 HPV(HPV-6,11)感染的尖锐湿疣。

鲍温样丘疹病(Bowenoid papulosis)

主要特征

- HPV-16 感染最常见。
- 有细胞异型性。

鲍温样丘疹病临床上表现为生殖器部位散在的粉红色、棕色或灰色皮损。皮损通常基底固着、无蒂,而不是乳头瘤样或菜花样。组织病理学改变可从湿疣样伴有散在不典型细胞到表皮全层细胞异型性,后者与鲍温病难以鉴别。

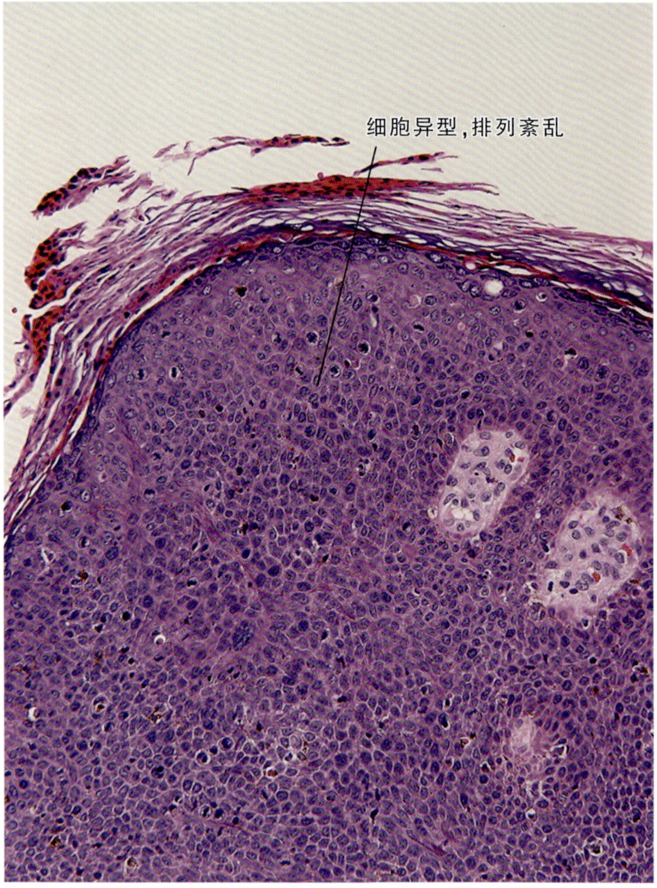

图 19-5 鲍温样丘疹病。

Heck 病(Heck disease)

主要特征

- 局灶性口腔黏膜上皮增生。
- 角化过度伴圆形角化不全。
- 上皮苍白。
- 与 HPV-13 和 HPV-32 感染有关。

提示

疣的类型	HPV 类型
寻常疣	1、2、4
扁平疣	3、5
跖疣	1(蚁冢疣)、2、4(镶嵌疣)
疣状表皮发育不良	5、8 及其他多种类型
Buschke-Löwenstein 瘤(巨大型尖锐湿疣，Buschke-Löwenstein tumor)	6、11
屠夫疣(Butcher's wart)	7 及其他类型
喉部乳头状瘤(laryngeal papillomas)	6、11
生殖器不典型增生(genital dysplasia)	16、18、31、33、35 等
Heck 局灶性口腔黏膜增生	13、32
甲下鳞状细胞癌(subungual squamous cell carcinoma)	16

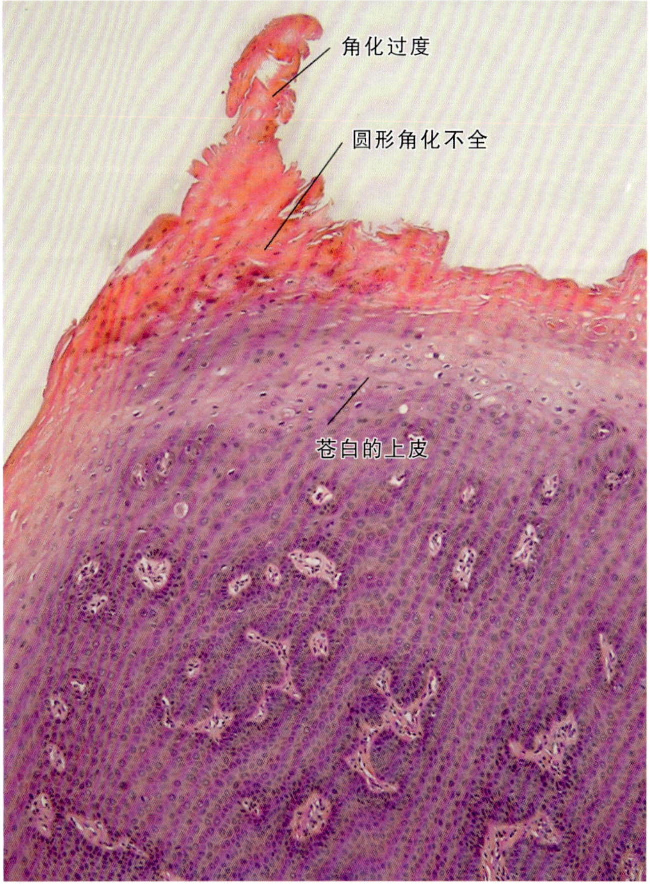

图 19-6　Heck 病。

疣状囊肿(verrucous cyst；囊性乳头状瘤，cystic papilloma)

主要特征

- 囊壁呈疣状改变的囊肿。

人乳头状瘤病毒感染毛囊可以引起疣状囊肿，跖部的汗腺导管感染亦可引起，囊壁改变类似于蚁冢疣。

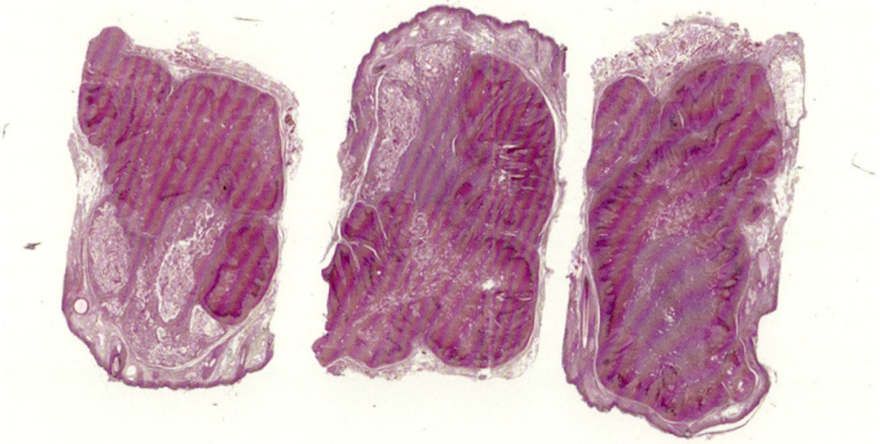

a

图 19-7　疣状囊肿。(待续)

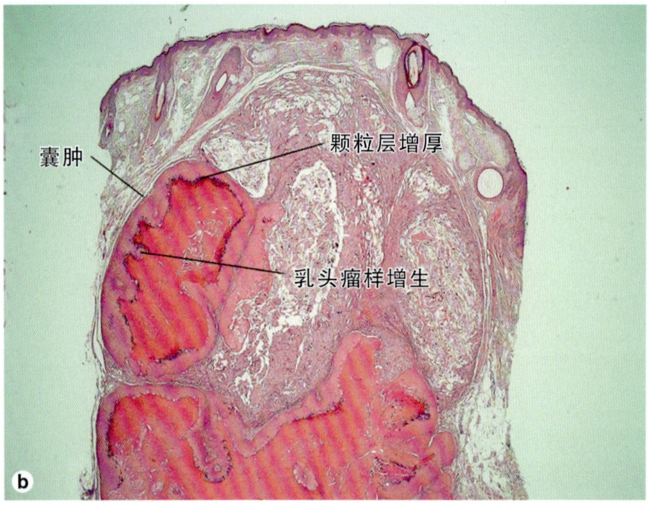

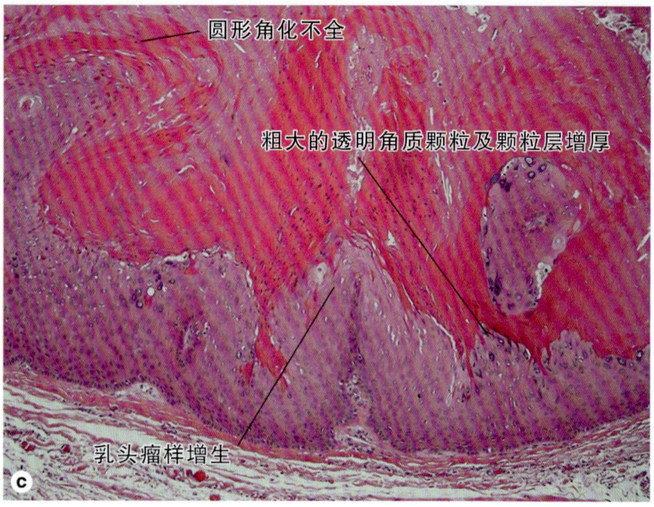

图 19-7(续)

疱疹病毒感染(herpetic infections)

单纯疱疹(herpes simplex)

主要特征

- 角质形成细胞气球样变性。
- 可见多核角质形成细胞,伴细胞核相互挤压铸型。
- 疱疹性细胞病变效应(染色质浓集在核的边缘,形成嗜碱性的蛋壳样外观)。
- 可有轻微的白细胞碎裂性血管炎样表现。

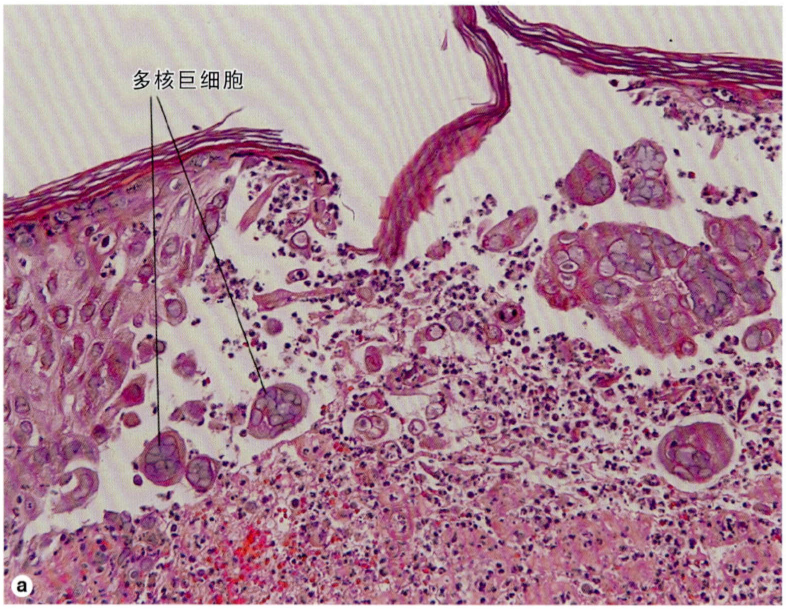

图 19-8 单纯疱疹。(待续)

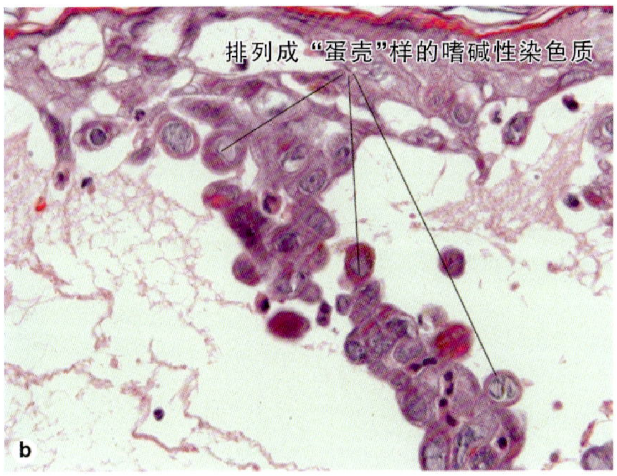

图 19-8(续)

带状疱疹(herpes zoster；水痘-带状疱疹病毒，varicella-zoster：VZV)

主要特征

- 角质形成细胞气球样变性。
- 可见多核角质形成细胞，伴细胞核相互挤压铸型。
- 疱疹性细胞病变效应（染色质浓集在核的边缘，形成嗜碱性的蛋壳样外观）。
- 显著的白细胞碎裂性血管炎表现。

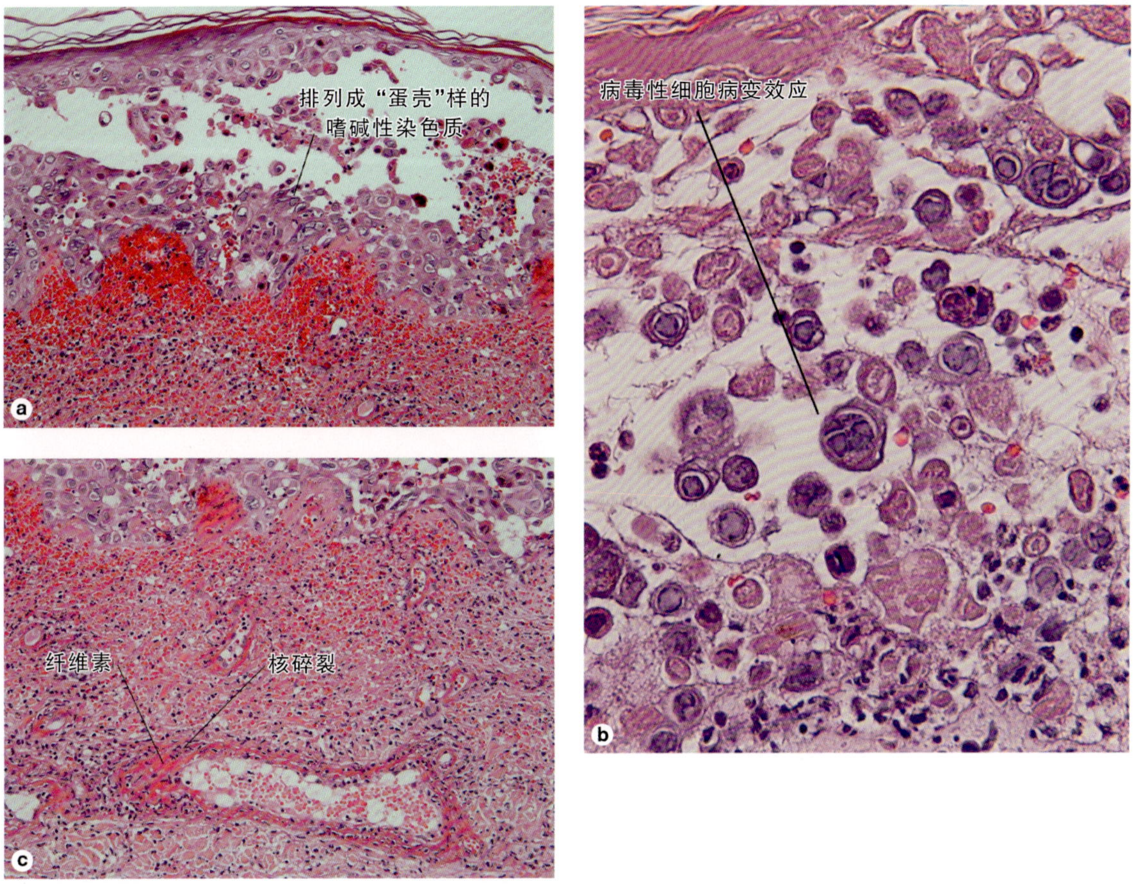

图 19-9　带状疱疹。

水痘(chicken pox,VZV)

主要特征

- 角质形成细胞气球样变性。
- 可见多核角质形成细胞,伴细胞核相互挤压铸型。
- 疱疹性细胞病变效应(染色质浓集在核的边缘,形成嗜碱性的蛋壳样外观)。
- 可有轻微的白细胞碎裂性血管炎表现。

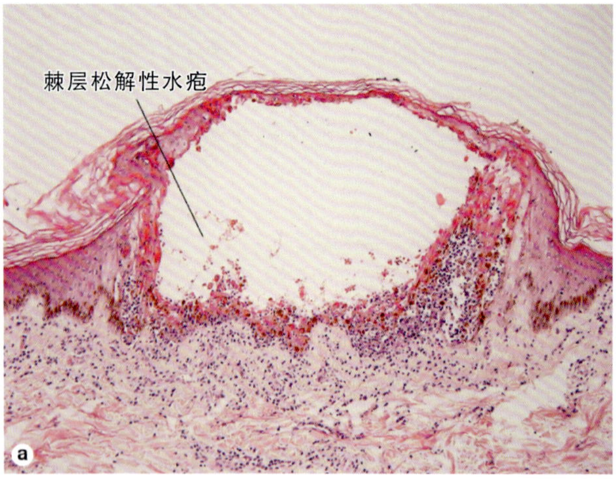

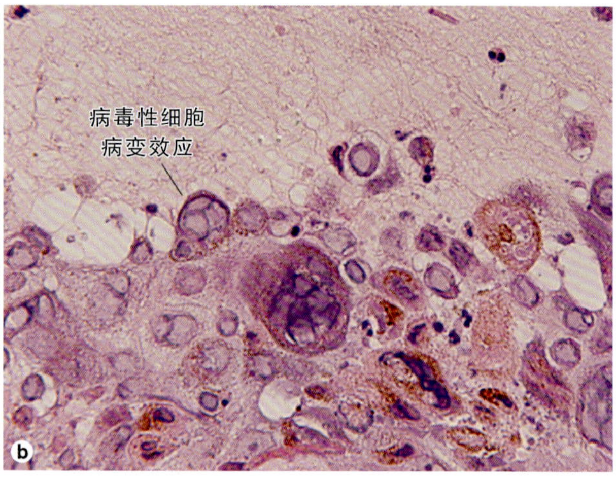

图 19-10 水痘。

疣状水痘-带状疱疹病毒感染(verrucous VZV infection)

主要特征

- 致密的角化过度。
- 不同程度的乳头瘤样增生。
- 毛囊疱疹性细胞病变效应。

毛囊上皮内可见多核巨细胞,染色质浓集于核周呈环状,伴细胞核相互挤压铸型。这种模式常见于免疫抑制的患者,尤其是 HIV 感染者。

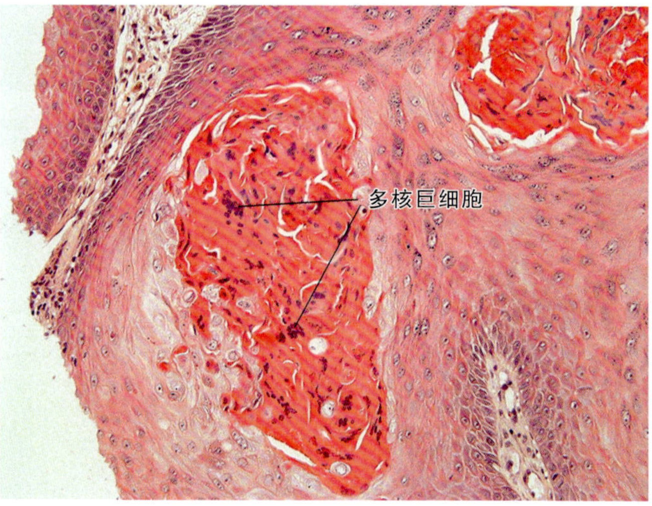

图 19-11 疣状带状疱疹。

巨细胞病毒(cytomegalovirus)

主要特征

- 内皮细胞大,核呈"猫头鹰眼"样。
- 胞质丰富或稀少。

HIV 感染者若感染巨细胞病毒,不一定引起溃疡,而是在溃疡内病毒再活化。各种原因所致的溃疡均可发现病毒性细胞病变效应。这提示临床医生应注意寻找巨细胞病毒累及视网膜的证据。

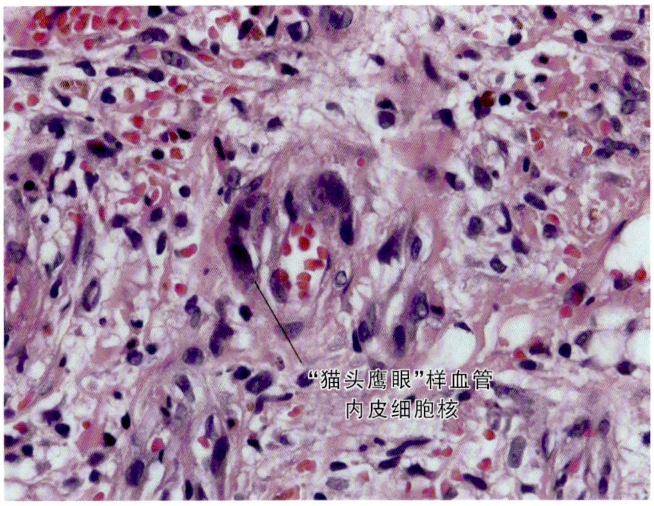

图 19-12 巨细胞病毒感染。

痘病毒和副痘病毒感染 (pox and parapox infections)

天花(smallpox;痘疮,variola)

主要特征

- 表皮坏死,常伴网状变性。
- 胞质内嗜酸性包涵体。
- 核内也可见包涵体。

刮片中可见被 Gispen 改进银染法染成黑色的 Guarnieri 小体,由更小的 Paschen 小体聚集而成。

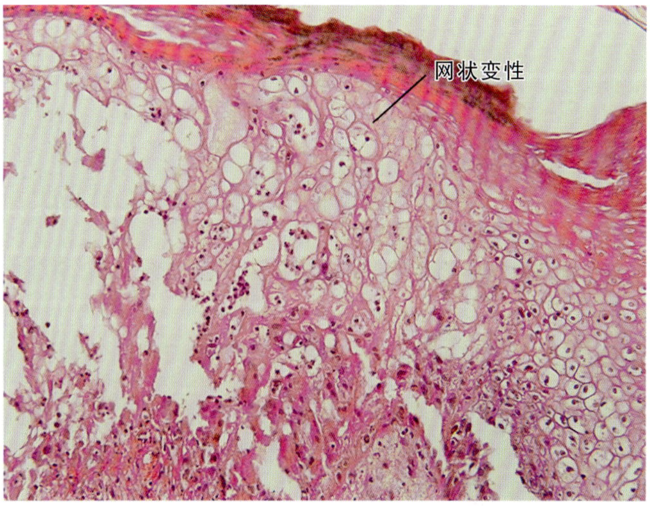

图 19-13 天花。

猴痘（monkey pox）

主要特征

- 基底层角质形成细胞气球样变性。
- 表皮坏死。
- 海绵水肿。
- 多形性细胞呈带状浸润。
- 浅深层血管周围和附属器周围细胞浸润。
- 多核合胞体角质形成细胞。
- 动物接触史。

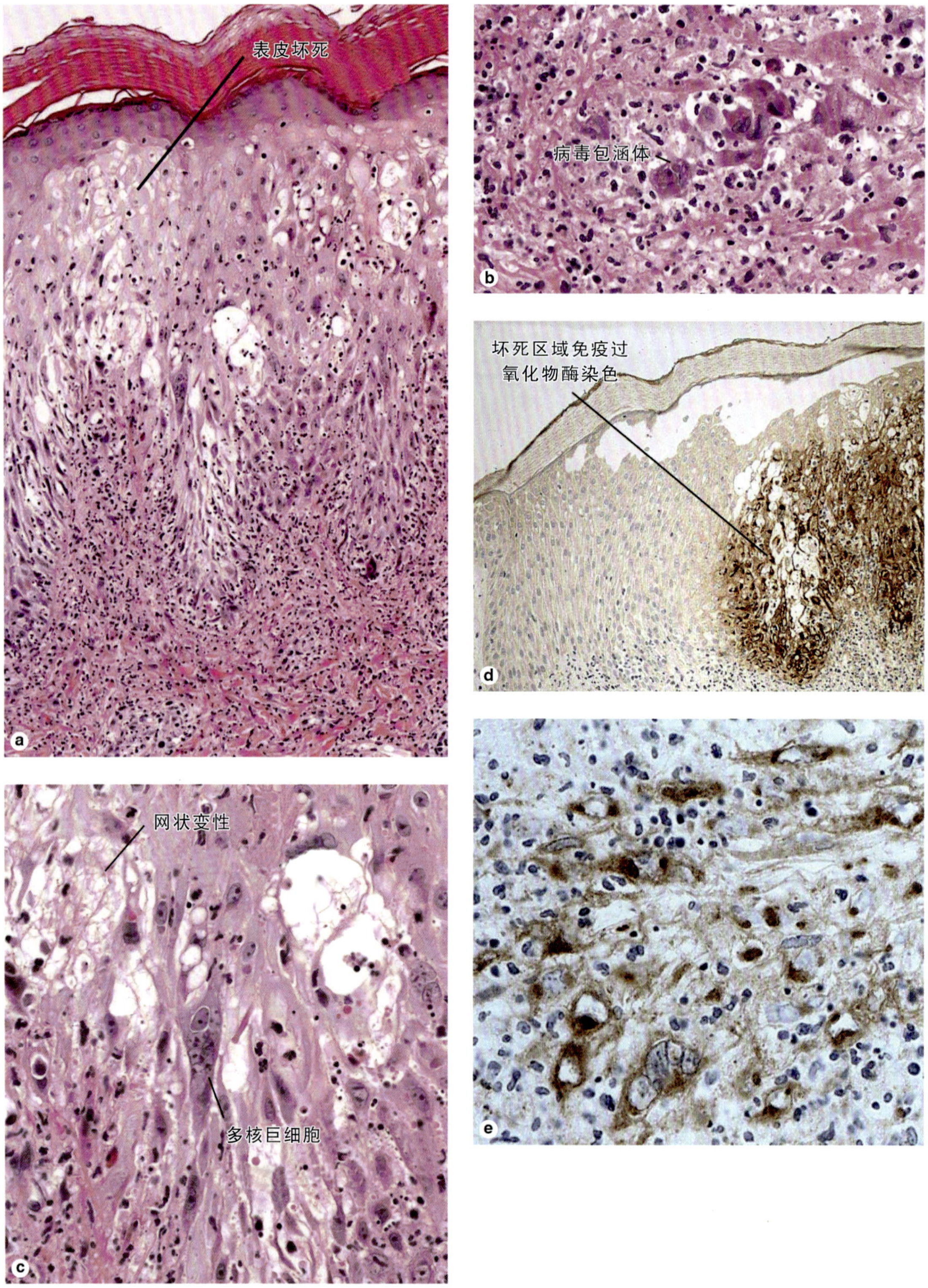

图 19–14 猴痘。(Courtesy of Erik Stratman, MD.)

传染性软疣（molluscum contagiosum）

主要特征

- 杯状皮损，边缘呈扇形。
- 可见 Henderson-Paterson 小体（软疣小体）。

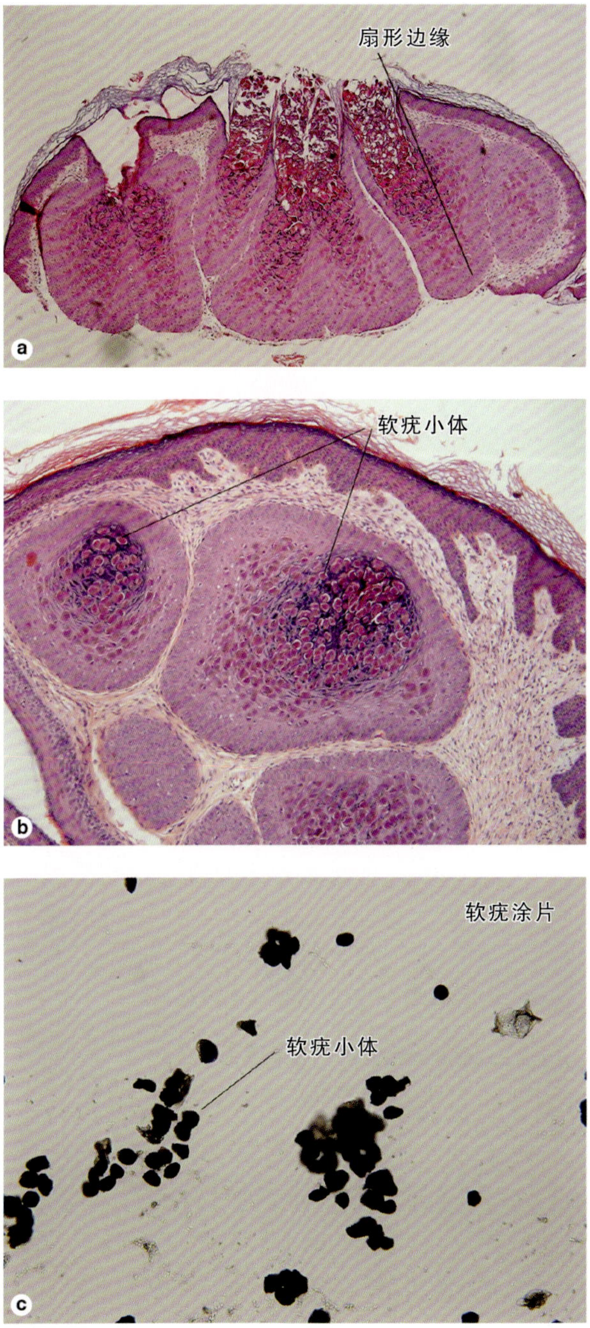

图 19-15 传染性软疣。

传染性软疣具有典型的胞质内包涵体，容易被识别。包涵体逐渐成熟，可由嗜酸性逐渐变成嗜碱性。

羊痘和挤奶人结节（orf and milker's nodules）

主要特征

- 表皮坏死。
- 病毒包涵体（胞质内和核内均可见）。
- 动物接触史。

羊痘和挤奶人结节由不同病毒引起，但组织病理学表现相似。每个皮损都经过一系列临床阶段，每个阶段的组织病理学表现也不同。在疣状期，表皮表现出内生性线状增生，真皮乳头水肿伴毛细血管扩张，可见致密的淋巴细胞为主的浸润，常见浆细胞和组织细胞。亦可见到病毒包涵体、透明角质颗粒聚集及胞质空泡化。

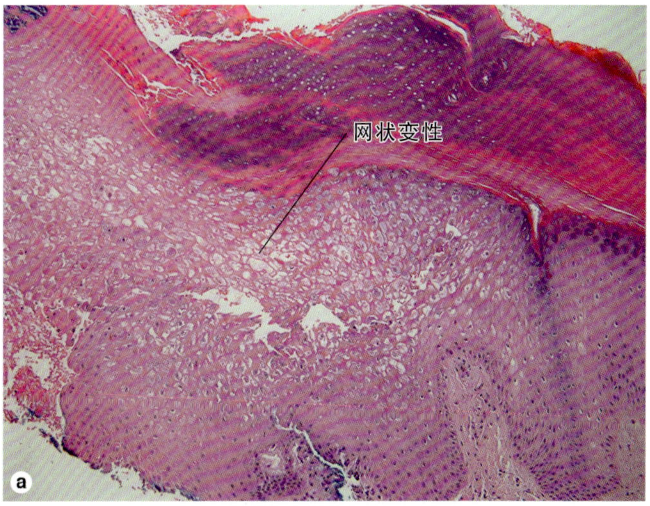

图 19-16 羊痘结节。（待续）

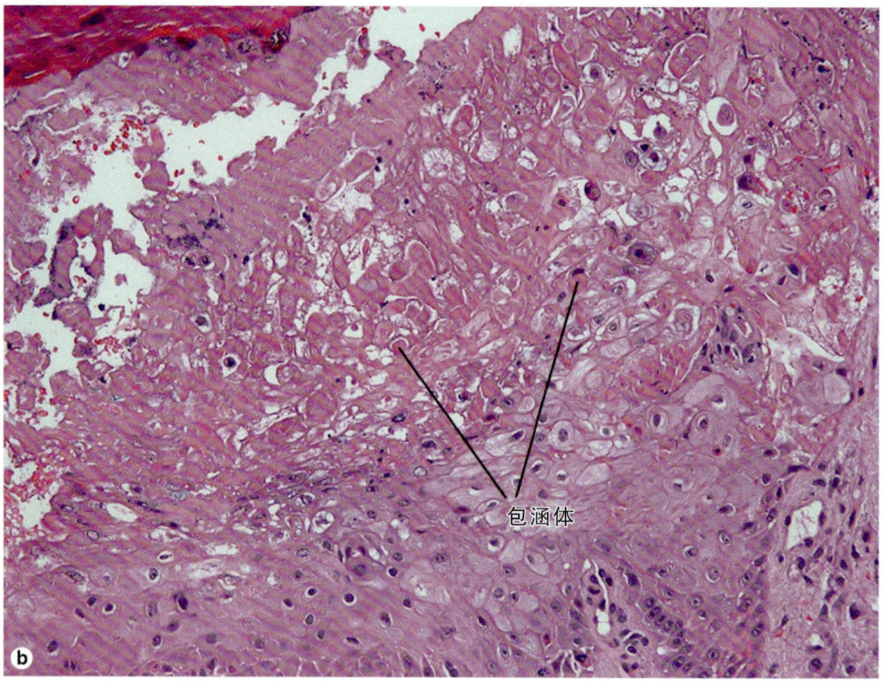

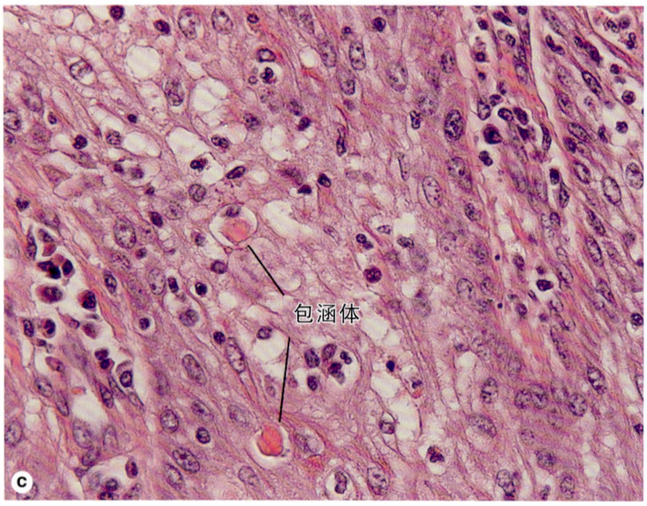

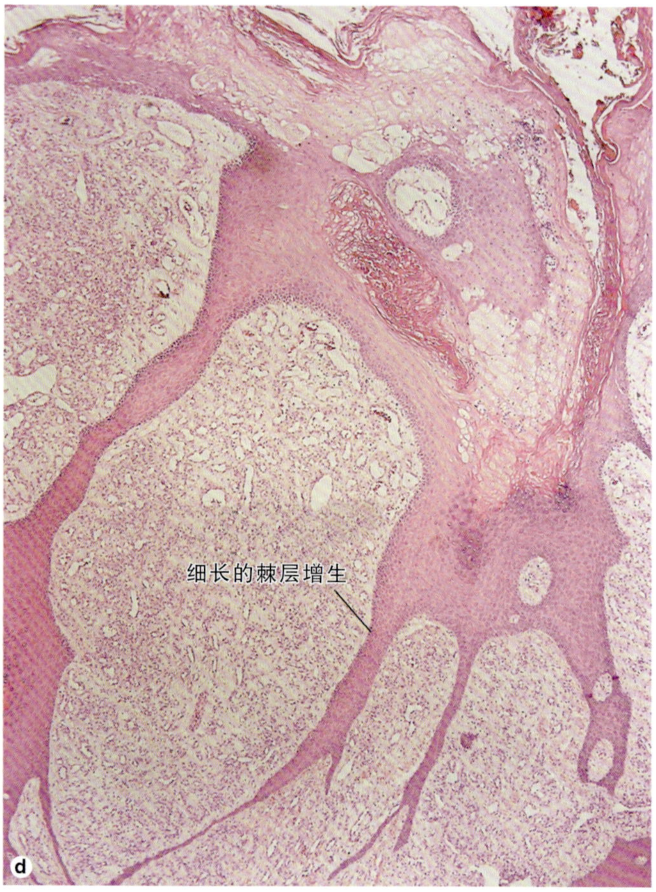

图 19–16(续)

Gianotti-Crosti 综合征(Gianotti-Crosti syndrome)

主要特征

- 肢端丘疹综合征。
- 与多种病毒感染有关,在意大利以乙型肝炎病毒感染最为显著。
- 在美国,肢端丘疹水疱综合征极少由乙型肝炎病毒引起。
- 微小结痂。
- 海绵水肿。
- 真皮乳头水肿。
- 浅层血管周围淋巴细胞浸润。

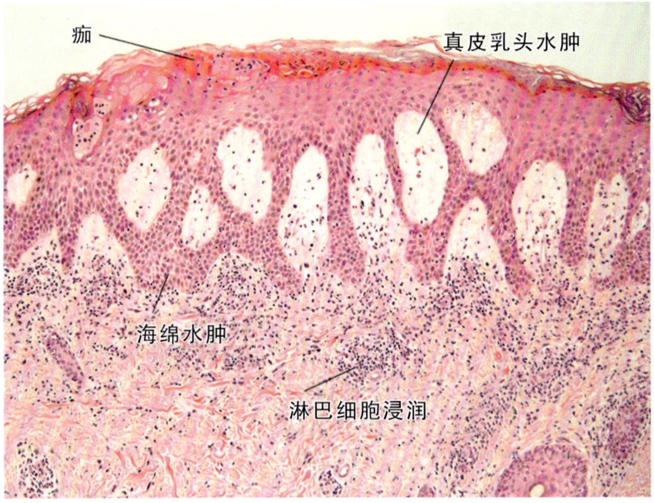

图 19-17 Gianotti-Crosti 综合征。

手足口病(hand, foot, and mouth syndrome)

主要特征

- 分布在手指、足趾、手掌、足底、口唇及臀部的卵圆形水疱或溃疡。
- 由柯萨奇病毒 16 型或其他病毒感染所致。
- 角质形成细胞网状变性和气球样变性。

口腔毛状白斑(oral hairy leukoplakia)

主要特征

- HIV 相关的 EB 病毒(Epstein-Barr virus, EBV)感染。
- 特征性的核斑点征。
- EBER 原位杂交(EB 病毒编码区域, Epstein-Barr encoding region)有助于确认。

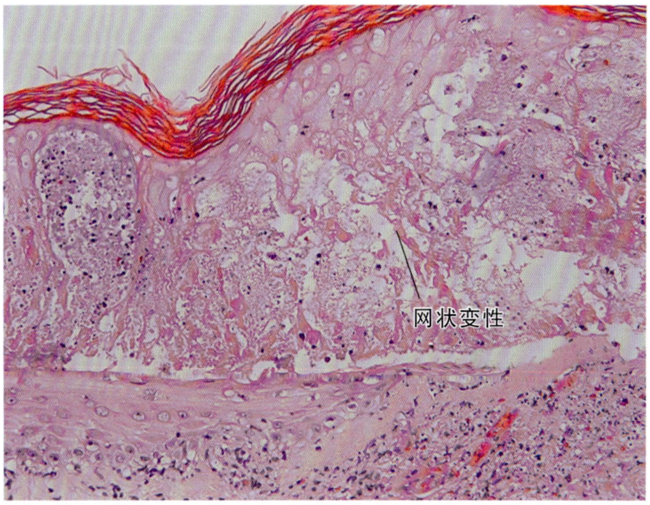

图 19-18 手足口病。

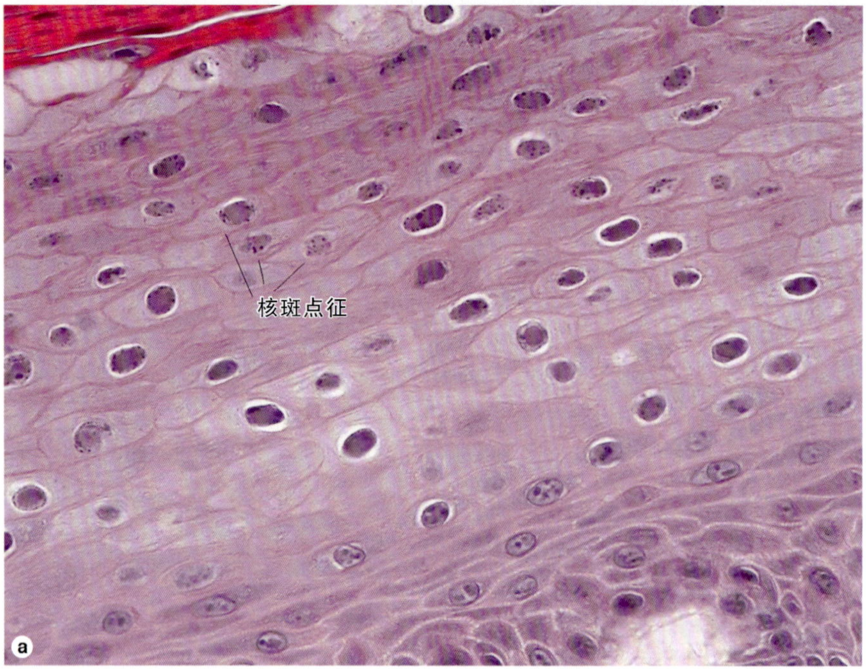

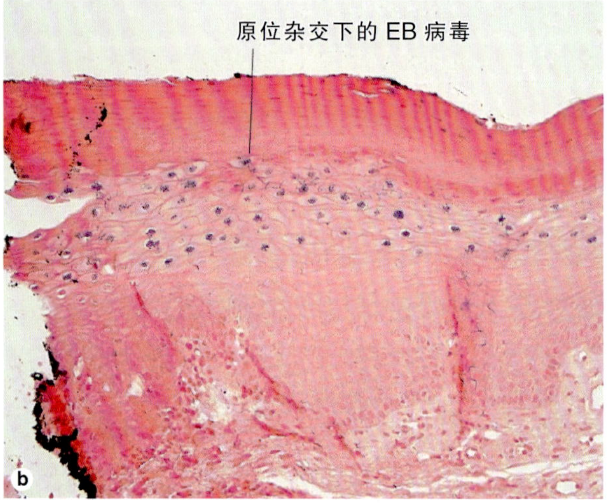

图 19–19 口腔毛状白斑。

口腔白色海绵痣(oral white sponge nevus)(与口腔毛状白斑对比)

主要特征

- 非病毒感染导致。
- 无核斑点征。
- 核周红色带状角化不良。

病毒相关性毛囊发育不良(viral-associated trichodysplasia;棘状毛囊发育不良,trichodysplasia spinulosa)

主要特征

- HIV 相关的多瘤病毒感染毛囊。
- 特征性的嗜酸性包涵体。

吸虫、绦虫和线虫(flukes, tapeworms and roundworms)

吸虫(flukes)

血吸虫病(schistosomiasis)

主要特征

- 可见虫卵,内有点状内容物。
- 混合性炎症反应,常见肉芽肿。

裂体吸虫(血吸虫)为一种吸虫,皮肤受累常发生于生殖器部位。埃及血吸虫最为常见。

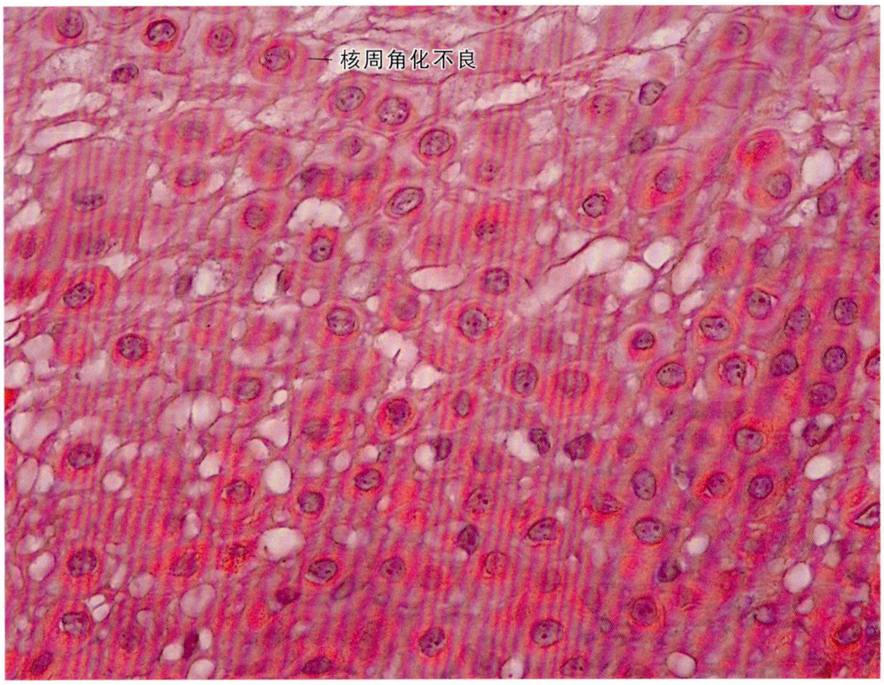

图 19-20　口腔白色海绵痣(作为对比)。

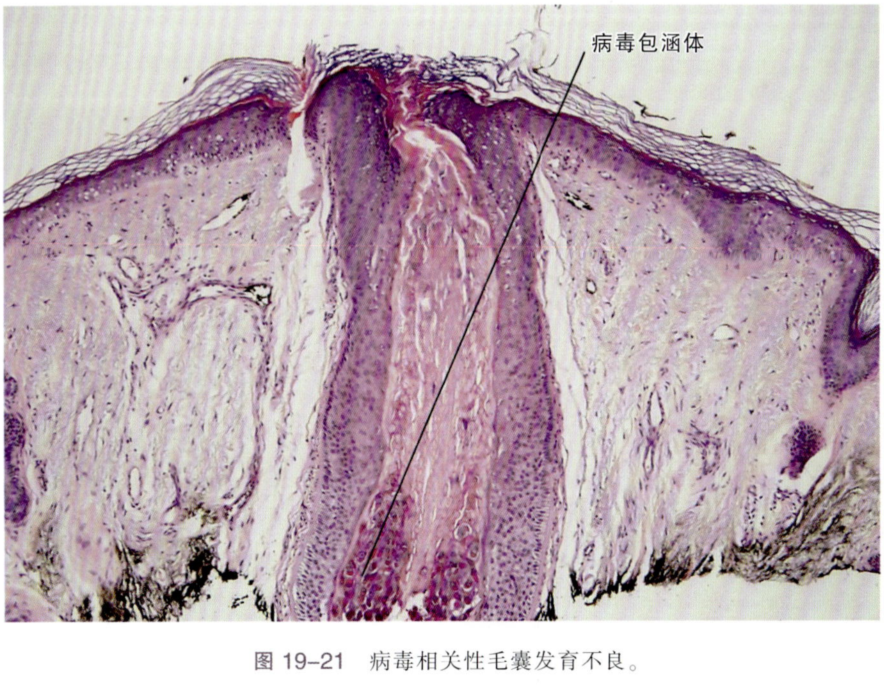

图 19-21　病毒相关性毛囊发育不良。

提示

血吸虫卵的识别：

- 埃及血吸虫——卵壳薄，顶端有一与虫卵长轴平行的纤细体棘(图 19–23)。
- 曼氏血吸虫——卵壳厚，有折光性，粗大的体棘与卵体成角(图 19–24)。
- 日本血吸虫——虫卵圆，有折光性，无明显体棘(图 19–25)。

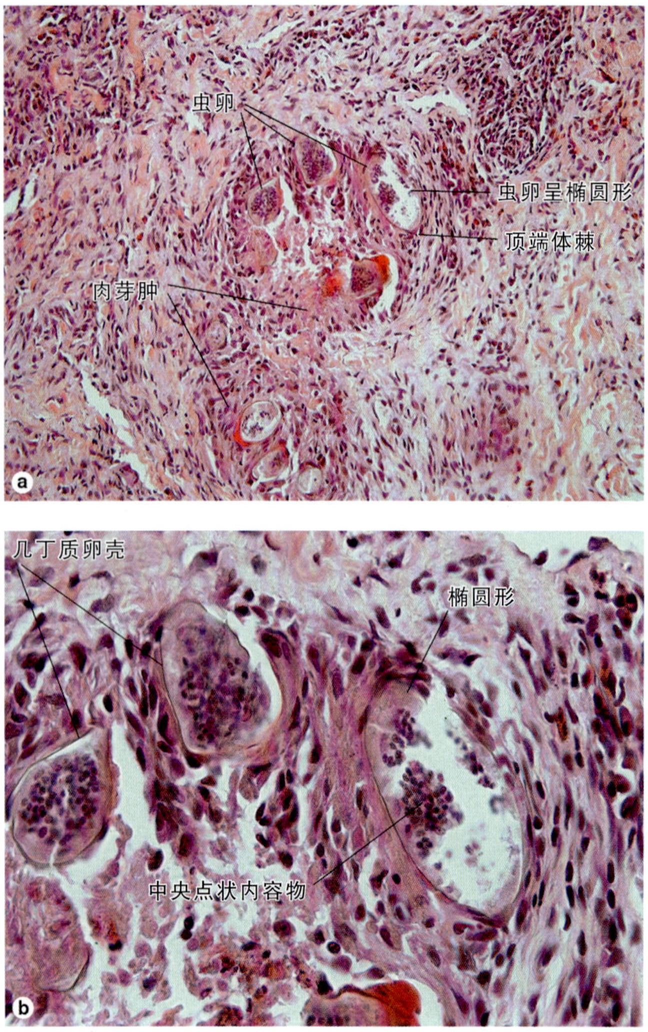

图 19–22　皮肤血吸虫病。

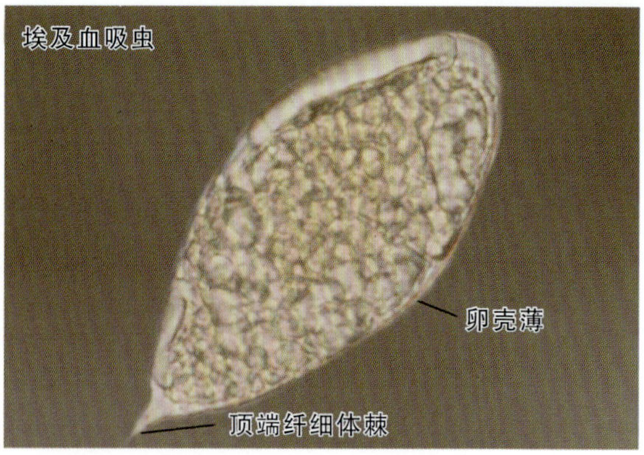

图 19–23　埃及血吸虫。

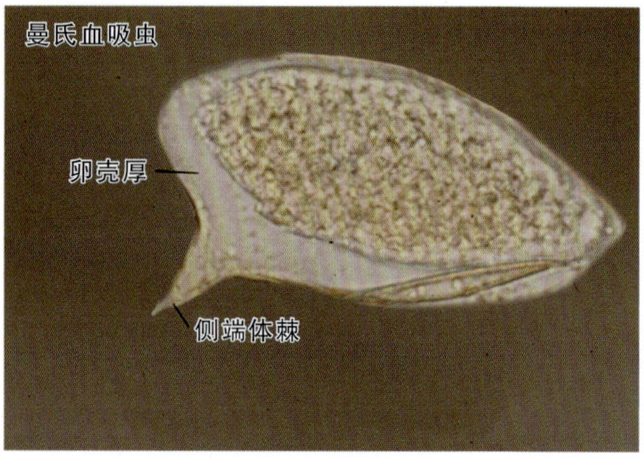

图 19–24　曼氏血吸虫。

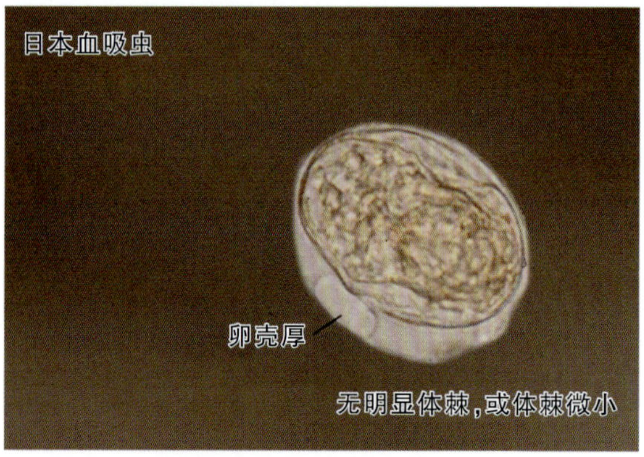

图 19–25　日本血吸虫。

扁形虫(flatworms)

主要特征

- 分泌性皮层，层叠的皮层下细胞。
- 钙化小体。
- 平滑肌。
- 无肠管。

迭宫绦虫是一种典型的绦虫，可引起裂头蚴病。绦虫缺乏肠管，所以通过皮层细胞吸收营养素，亦不能排泄废物，所以将废物钙化成钙化小体。

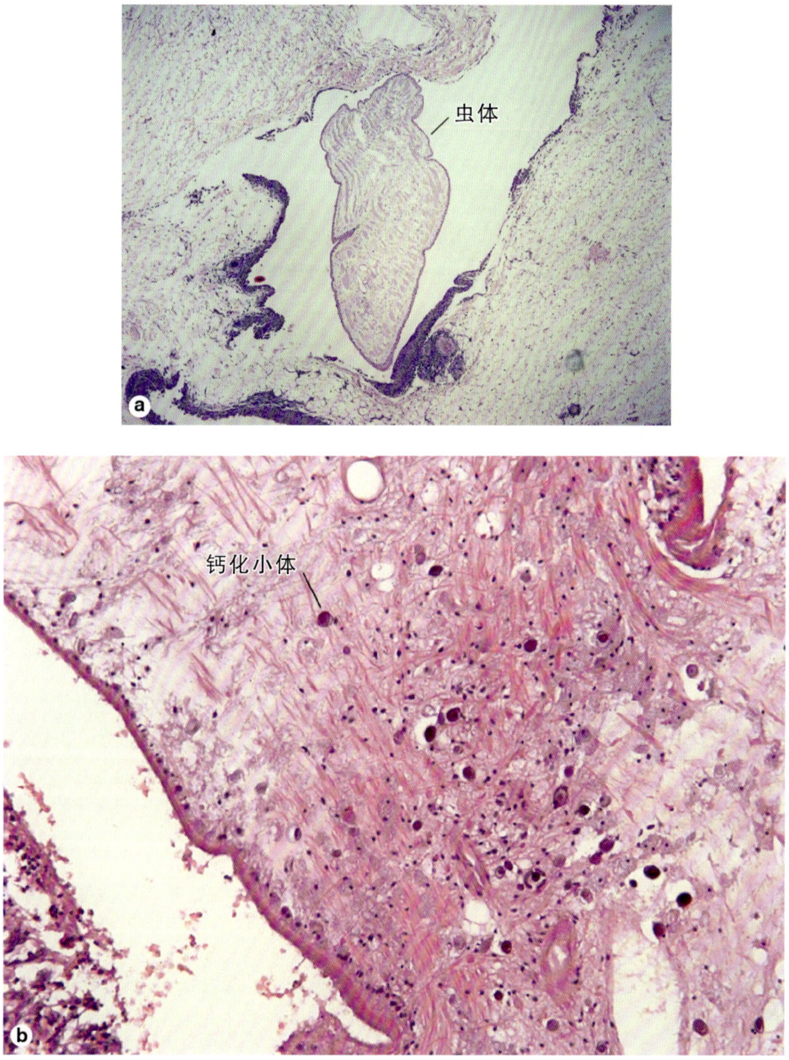

图 19-26　裂头蚴病。

芽殖裂头蚴(sparganum proliferum)

主要特征

- 多房性虫囊。
- 高倍镜下可见扁形虫的特征表现。

鉴别诊断

大多数扁形虫囊具有类似的特点,一些绦虫可见头节(钩环)。囊虫可退化到只剩一圈上皮细胞。

线虫(roundworms)

象皮肿(elephantiasis)

主要特征

- 丝状线虫位于淋巴管内。
- 引起炎症反应导致淋巴水肿。

表 19-1　恶丝虫嵴的分型

类别	嵴的类型
细恶丝虫	宽/断裂的
匍行恶丝虫	窄/尖锐
熊恶丝虫	远间隔/圆形
犬恶丝虫	无

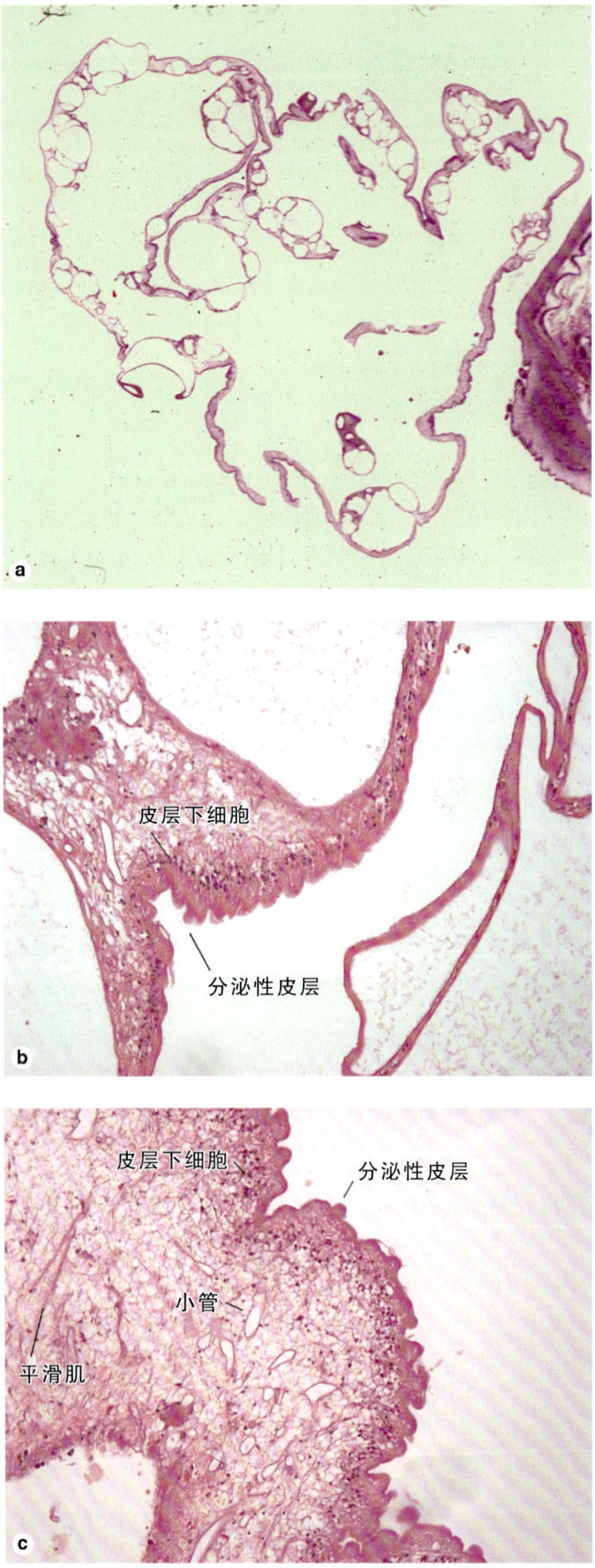

图 19-27 芽殖裂头蚴。(Courtesy of Richard Bernert, MD.)

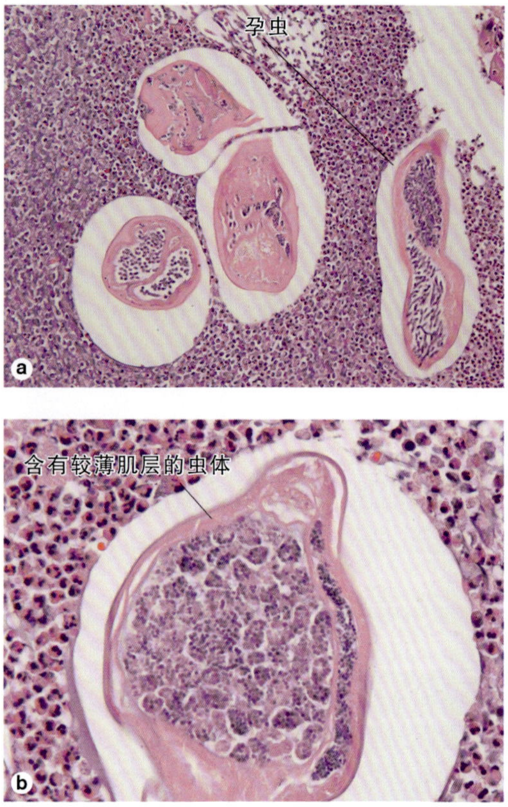

图 19-28 象皮肿。(Courtesy of Brooke Army Medical Center teaching file.)

盘尾丝虫病(onchocerciasis)

盘尾丝虫病由盘尾丝虫引起,是一种由蚋属黑蝇传播的仅寄生于人体的寄生虫。

盘尾丝虫瘤(onchocercoma)

主要特征

- 蜷曲的成虫球界限清楚。
- 雌虫与雄虫。
- 雌虫妊娠。
- 有薄层横纹肌。
- 波纹状皮层。

盘尾丝虫瘤为蜷曲虫体的"交配球",雌虫具成对子宫,内可见微丝蚴。盘尾丝虫的肌肉组织纤细,常被比喻成已婚的成年人不再去健身房而肌肉松弛。这与人畜共患性恶丝虫形成鲜明对比,后者肌肉层肥厚。在人恶丝虫病中,很容易识别单个的虫体,人恶丝虫的肌肉很发达。

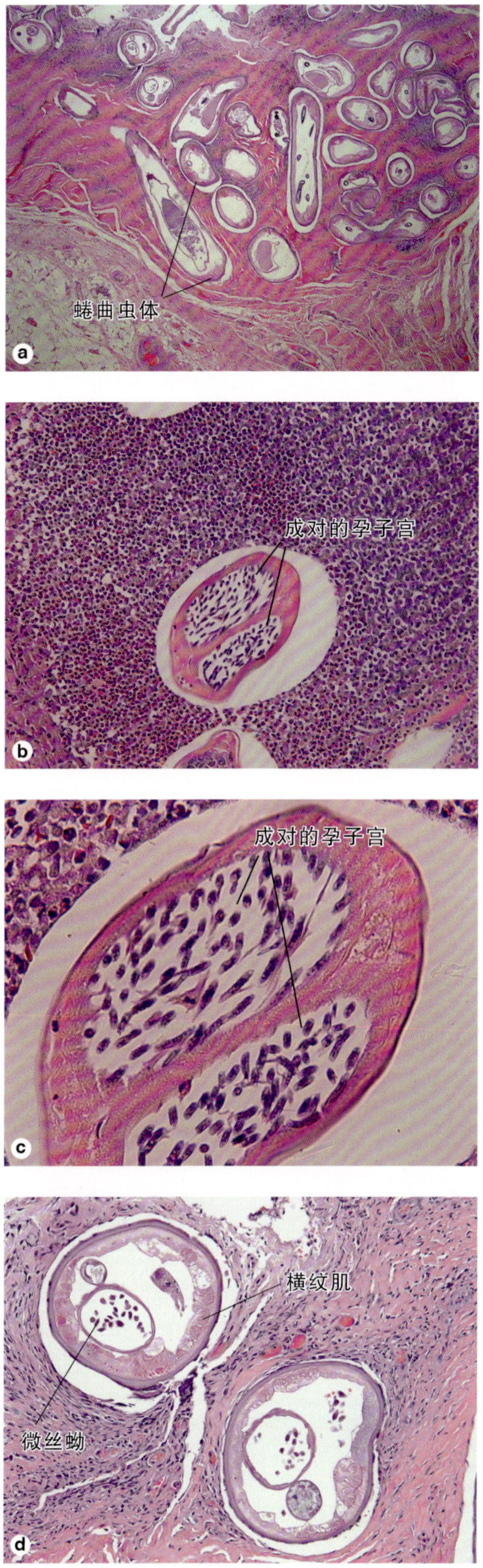

图 19–29　盘尾丝虫瘤。

盘尾微丝蚴病（onchocerca microfilaria）

主要特征

- 大的微丝蚴可存在于淋巴管中或游离在真皮中。
- 大的头隙和尾隙。
- 成对卵圆形尾核。

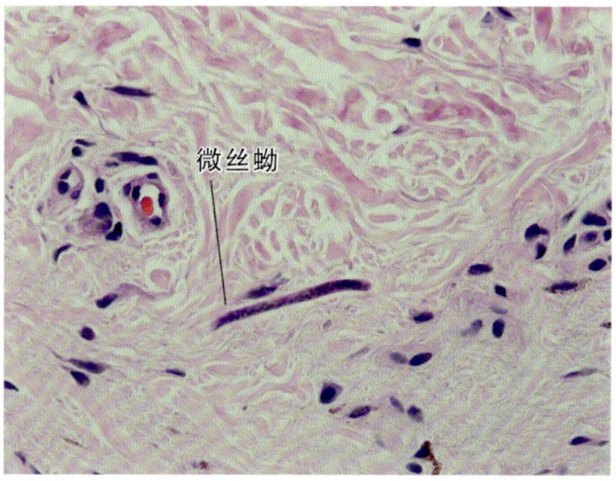

图 19–30　盘尾微丝蚴病。

恶丝虫病（dirofilariasis）

主要特征

- 肌肉层肥厚，被侧索分隔开。
- 内部可见几丁质嵴。

早期皮损表现为中性粒细胞和嗜酸性粒细胞混合浸润的脓肿。晚期病理活检示 1~3cm 肉芽肿性结节，周围绕以致密嗜酸性纤维素。人类只是恶丝虫的偶然性宿主，因此往往只见到单个成虫，而不会出现繁殖，也不会有微丝蚴存在。侵犯人体的大多数病例与细恶丝虫相关。伊蚊、疟蚊和库蚊是大多数恶丝虫的传播媒介，而厄氏恶丝虫是由蚋属黑蝇传播的。

所有的恶丝虫在侧索部位均有内部侧缘增厚的皮层。细恶丝虫可见明显的约 10μm 厚的锐利的嵴。皮层有多层，纤维呈直角纵横编织排列。恶丝虫具有肠管，雌虫可见非妊娠期的双子宫。虫体末端没有纵嵴。在这个部位，子宫弯曲成钩，因此横切面可见到 4 个或更多的子宫切面。

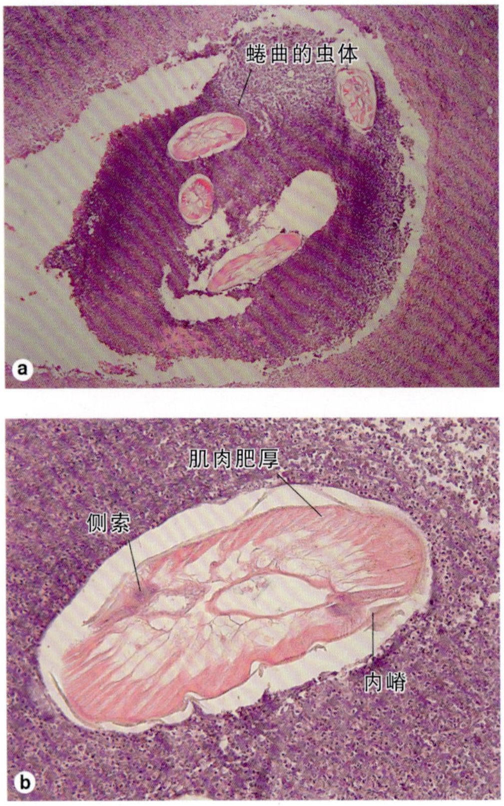

图 19-31 皮下细恶丝虫病。

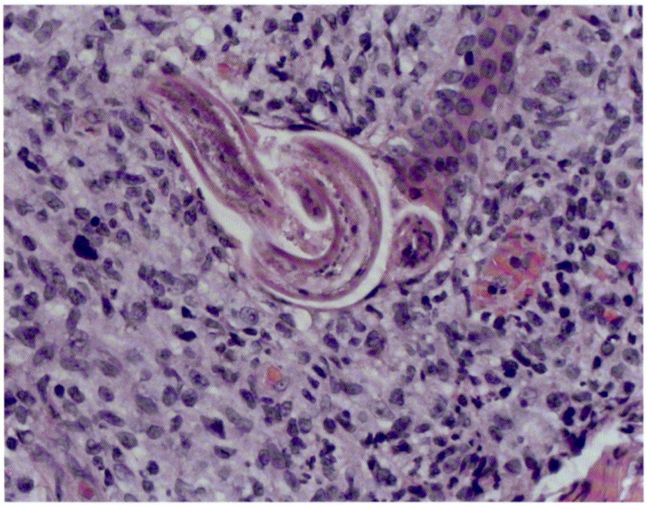

图 19-33 钩虫。

蛲虫(pinworm)

主要特征

• 小肠蠕虫病(蛲虫感染)通常影响肛门,也可发生肛周和外阴脓肿。

• 两侧的外嵴看上去如同深色的棘刺。

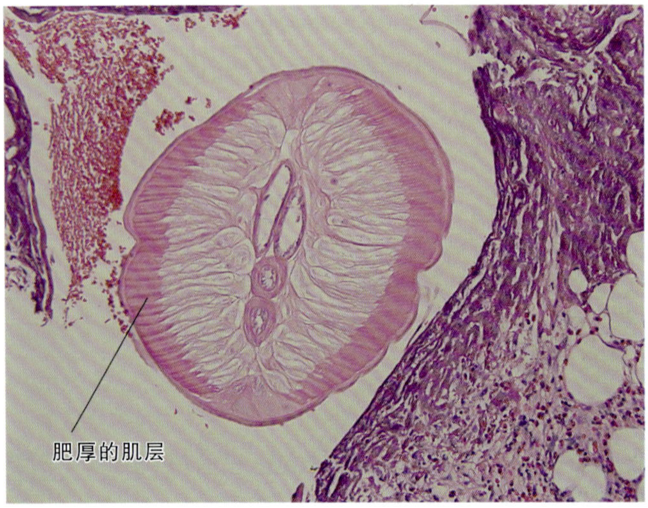

图 19-32 厄氏恶丝虫。

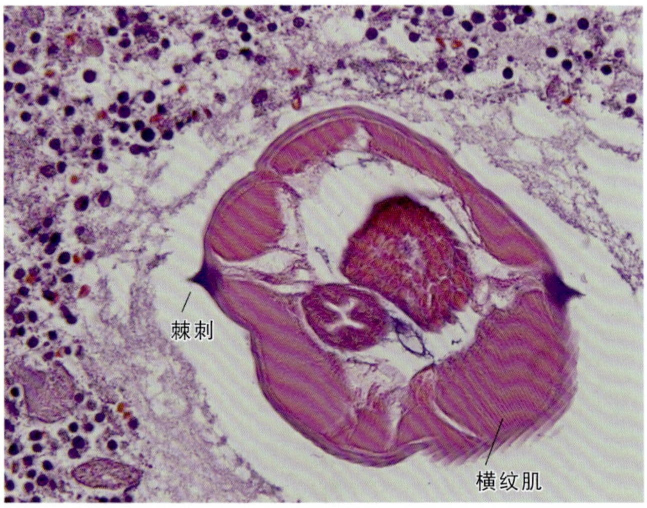

图 19-34 蛲虫。

钩虫(hookworm)

主要特征

• 嵴状皮层。

• 因虫体特征性的弯曲而得名。

颚口线虫病(gnathostomiasis)

主要特征

• 嗜酸性粒细胞增多,匐行性损害和暴露风险。

• 皮层、肠细胞,以及特征性的大的侧索。

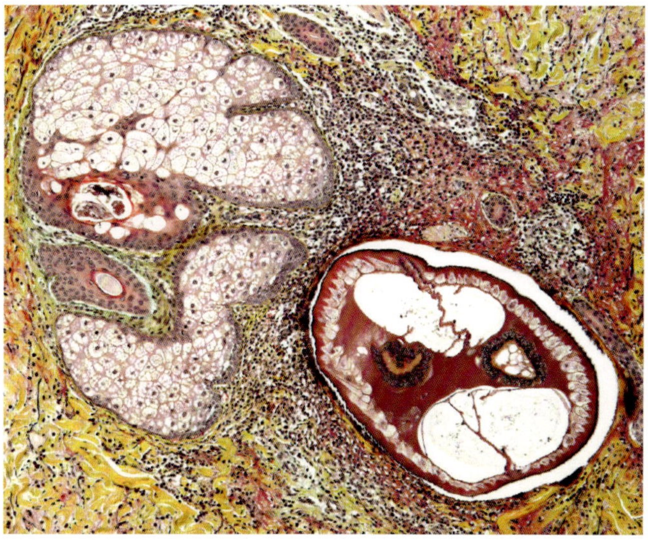

图 19-35　颚口线虫病。Movat 五色套染染色。(Courtesy of Javier Banquera.)

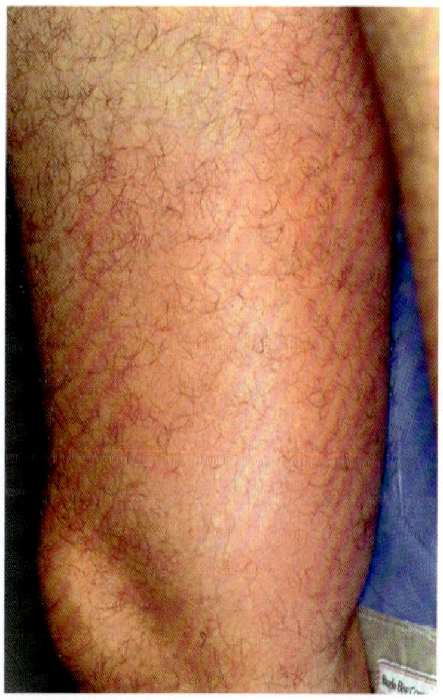

图 19-36　颚口线虫病。(Courtesy of Javier Banquera.)

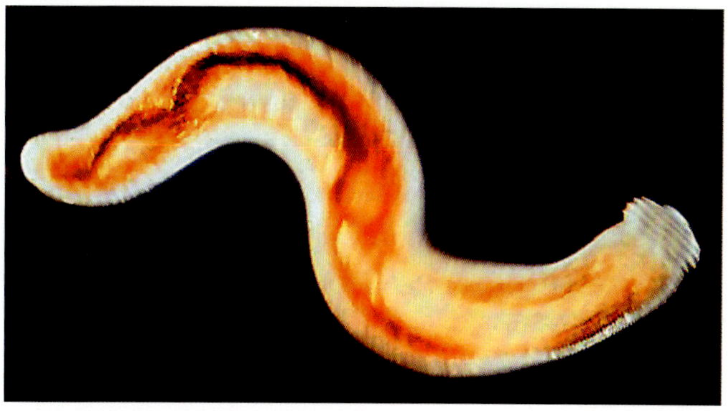

图 19-37　颚口线虫病。磷钨酸苏木精染色 (PTAH stain)。(Courtesy of Javier Banquera.)

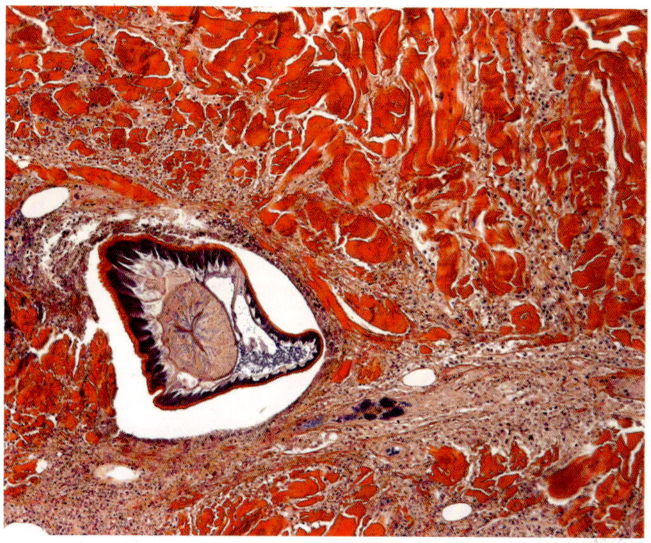

图 19-38　颚口线虫病。磷钨酸苏木精染色。(Courtesy of Javier Banquera.)

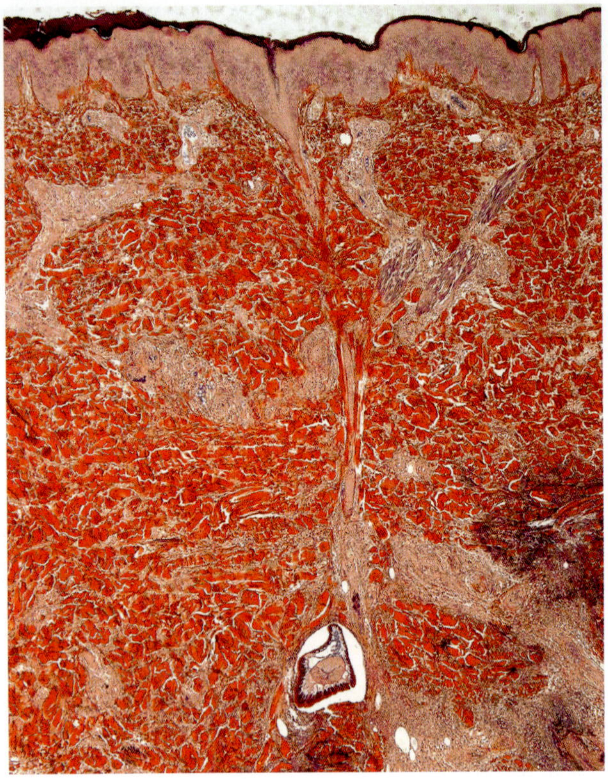

图 19–39 颚口线虫病。磷钨酸苏木精染色。(Courtesy of Javier Banquera.)

节肢动物(anthropods)

疥疮(scabies)

主要特征

- 角质层可见疥螨、虫卵或排泄物。
- 卷曲的及猪尾状几丁质。
- 真皮浸润类似于虫咬皮炎。
- 偶尔可见表皮下大疱,疱内有嗜酸性粒细胞。

疥螨引起的真皮内宿主反应类似于昆虫叮咬反应,表现为血管周围淋巴细胞和嗜酸性粒细胞呈楔形浸润。若找到疥螨、虫卵或排泄物可明确诊断。角质层内卵圆形空隙提示应当继续在深切片中寻找完整的虫体。虫体碎片和卵向内卷曲,形成角质层内的卷轴。完整的虫体可见内部横纹肌和背侧棘突。挪威疥在覆有厚痂的角质层内可见到多个疥螨。

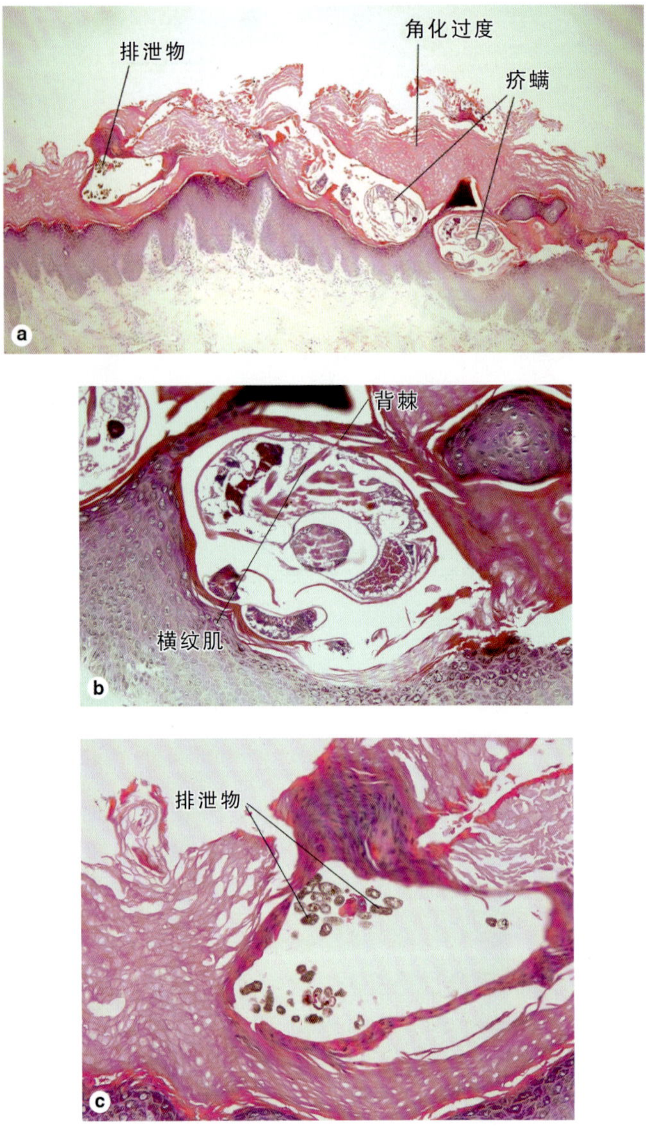

图 19–40 疥疮。

提示

疥疮与大疱性类天疱疮的病理表现相似,因其可表现为含有嗜酸性粒细胞的大疱且免疫荧光阳性。儿童疥疮可引起朗格汉斯细胞浸润,与朗格汉斯细胞组织细胞增生症相似。而存在 CD30 阳性细胞的病例则与淋巴瘤样丘疹病相似。

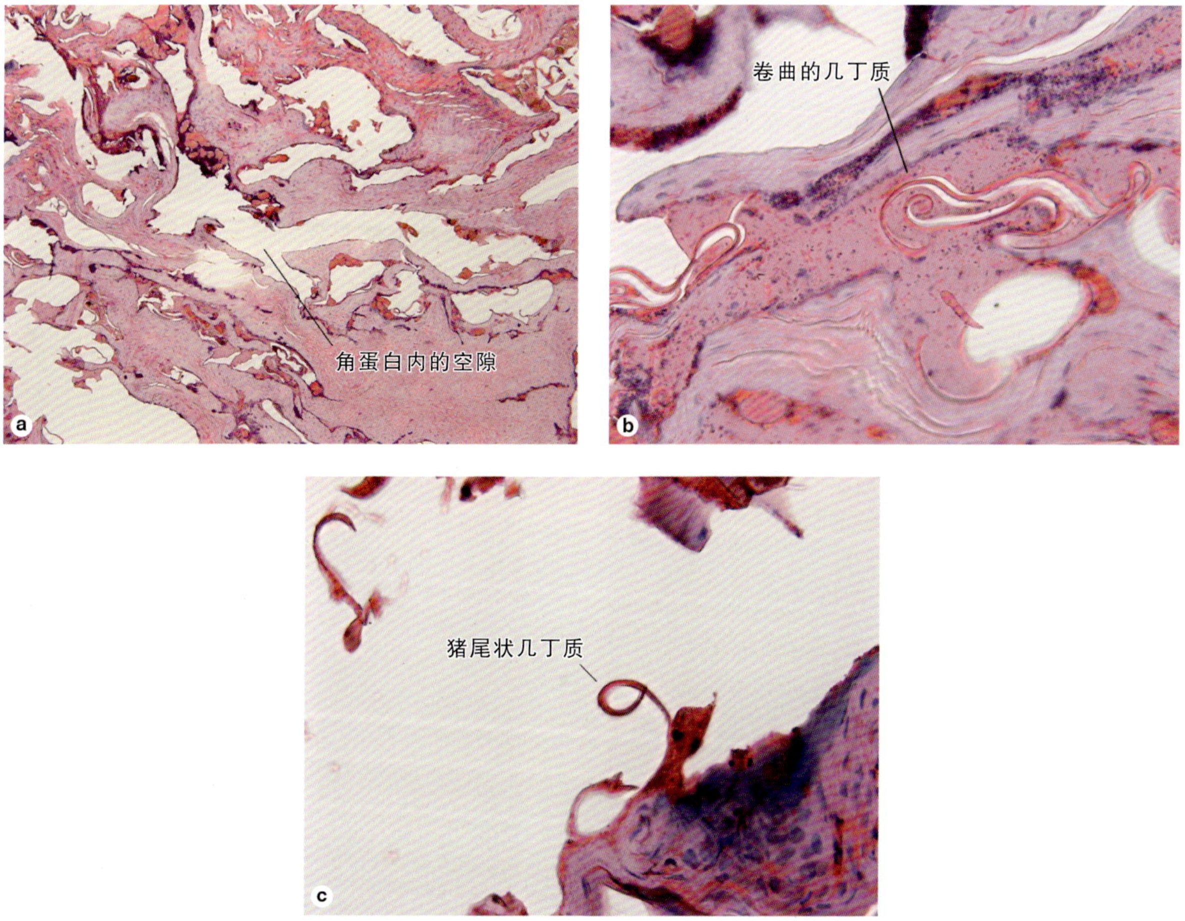

图 19–41 厚痂性疥疮(挪威疥)。

昆虫叮咬和蜇伤(bites and stings)

昆虫叮咬(insect bite)

主要特征

- 血管周围致密的淋巴细胞浸润,呈楔形分布。
- 嗜酸性粒细胞浸润。
- 不同程度的血管损伤。
- 不同程度的不典型淋巴细胞。

昆虫蜇伤(insect sting)

主要特征

- 多种表现。
- 火蚁叮咬会引起荨麻疹样反应,继以迟发性反应,表现为纤维素沉积和嗜酸性粒细胞浸润,或充满中性粒细胞的脓疱。

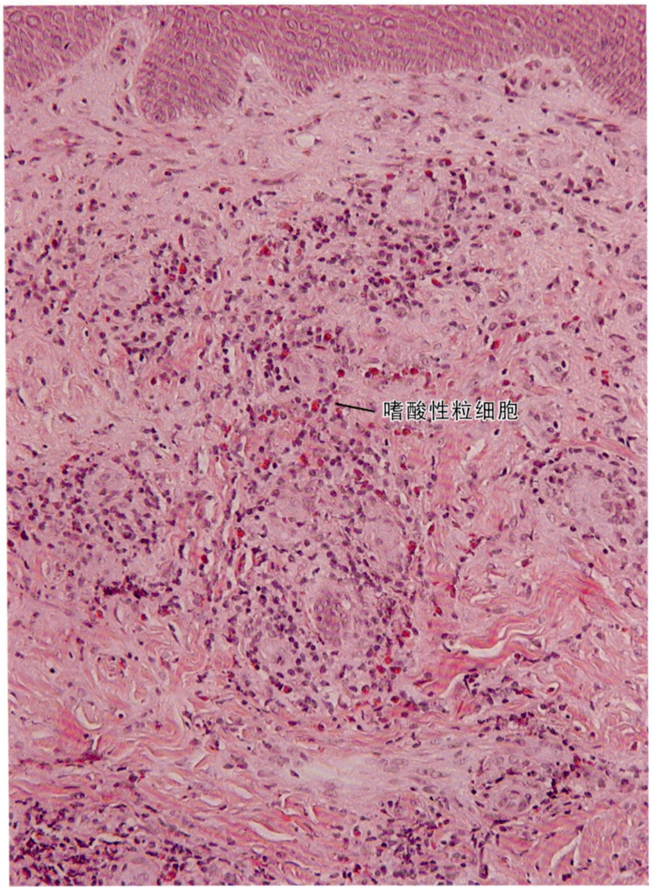

图 19-42 昆虫叮咬。

蜱(tick)

主要特征

- 着色的口器嵌在皮肤中。
- 真皮中可见中性粒细胞性炎症和坏死。
- 厚的几丁质体壁。
- 横纹肌。
- 肠管内充满血液。

蜱叮咬(tick bite)

主要特征

- 楔形坏死区域。
- 早期中性粒细胞浸润。
- 晚期多形性表现,不同程度的嗜酸性粒细胞和不典型淋巴细胞浸润。
- 可有较多的 CD30 阳性细胞。
- 不同程度的血管损伤。

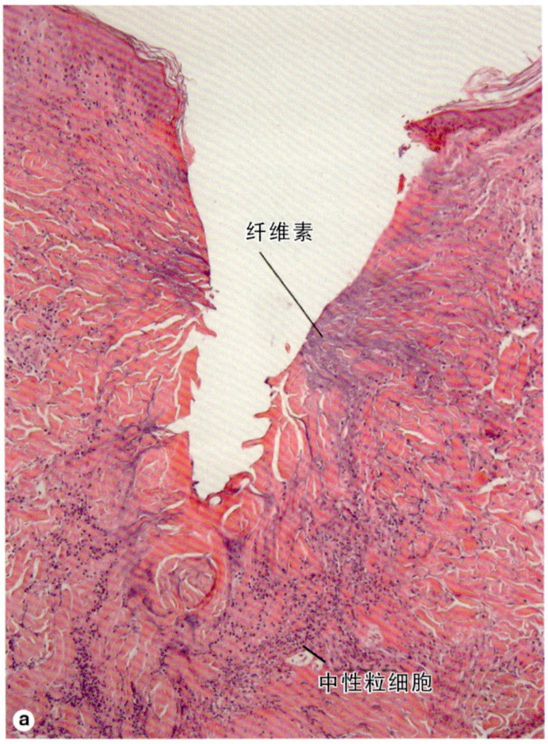

图 19-43 蜱叮咬。(待续)

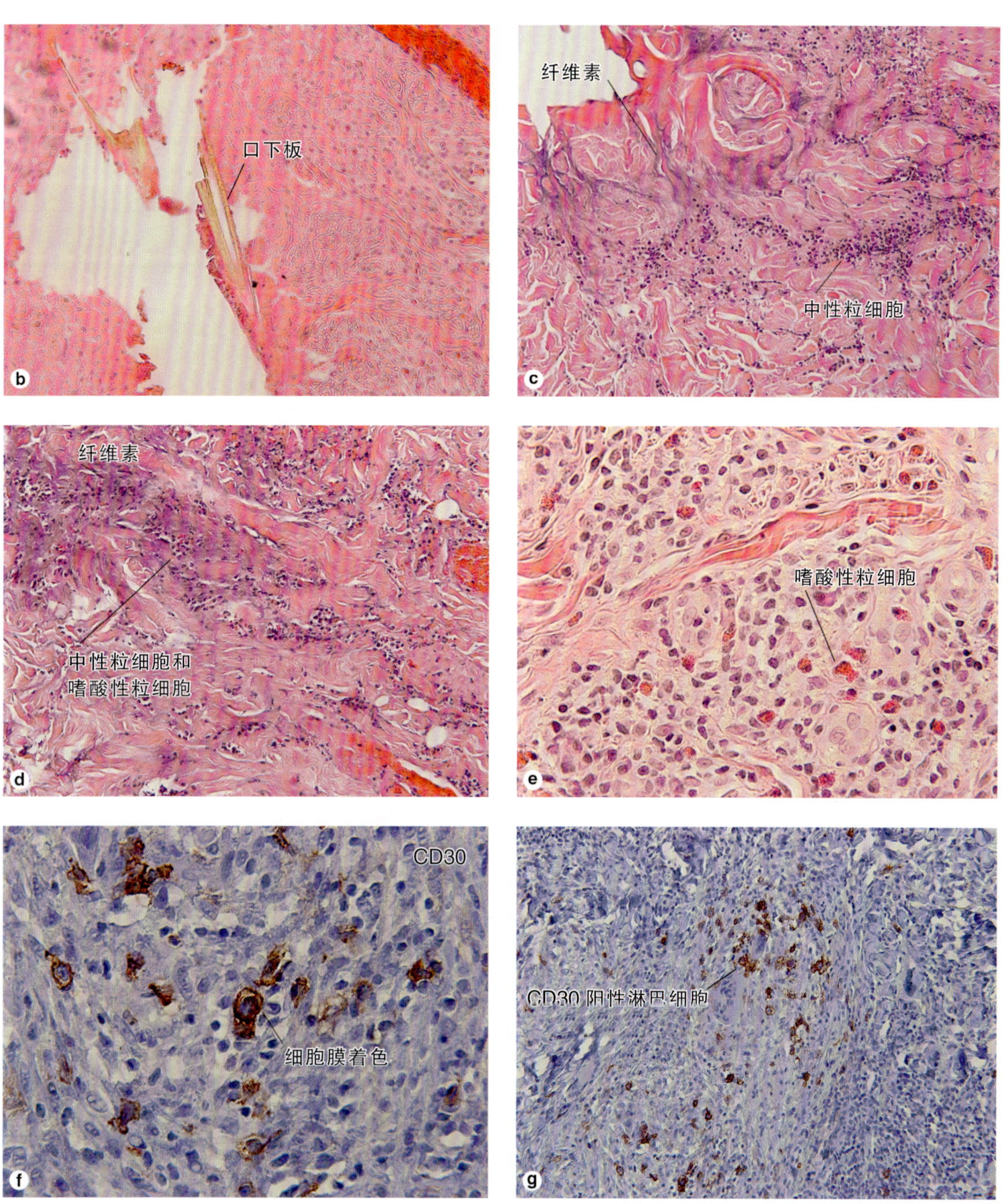
口下板
b
纤维素
中性粒细胞
c
纤维素
中性粒细胞和
嗜酸性粒细胞
d
嗜酸性粒细胞
e
CD30
细胞膜着色
f
CD30 阳性淋巴细胞
g

图 19-43（续）

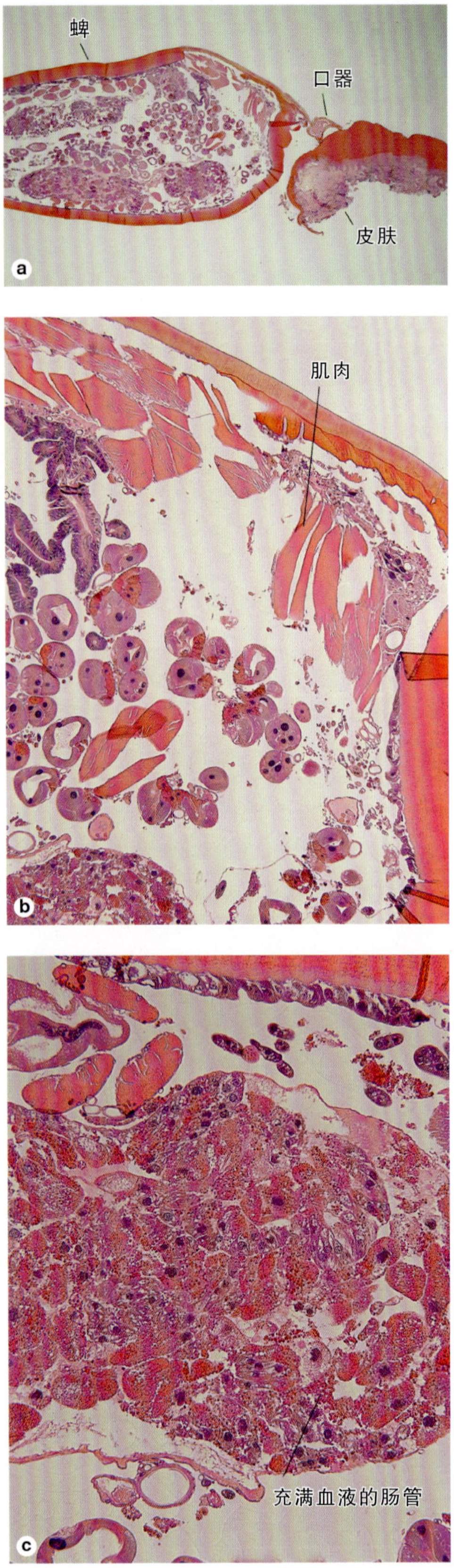

图 19-44 蜱。

蜘蛛咬伤(spider bite)

主要特征

- 多种表现。
- 棕色遁蛛咬伤表现为皮肤坏死,其下为中性粒细胞浸润带以及不同程度小、大血管血管炎。

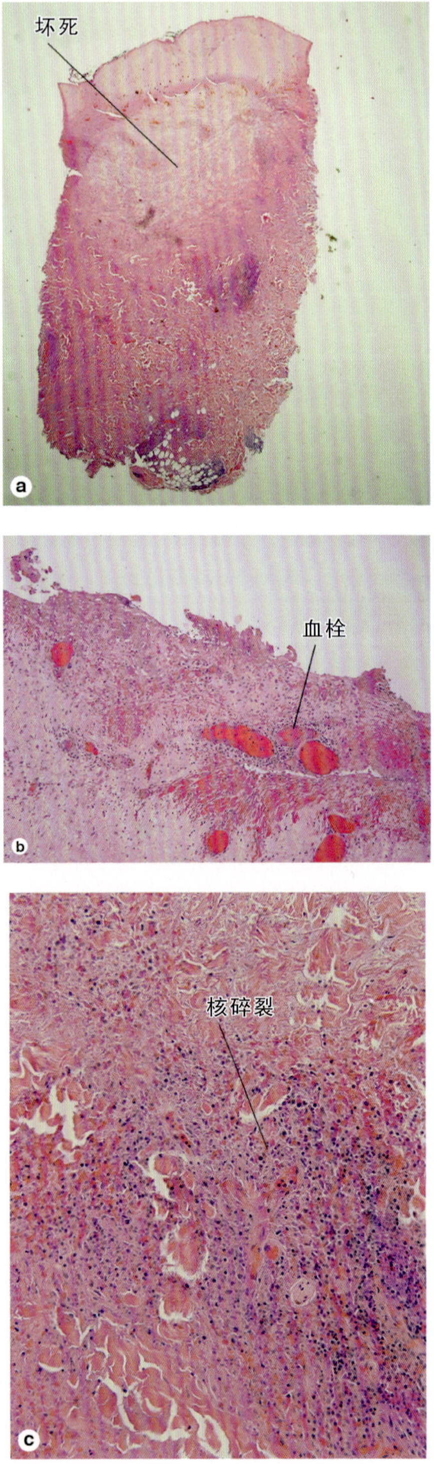

图 19-45 棕色遁蛛咬伤。

蝇蛆病(myiasis)

主要特征

- 苍蝇幼虫具有厚的波纹状几丁质壳。
- 色素性刚毛。
- 横纹肌。
- 有肠管。

潜蚤病(tungiasis)

主要特征

- 肢端皮肤。
- 寄生于接近体表的部位。
- 可见妊娠的雌蚤。
- 红色中空的小管。
- 肠管里充满血液。
- 横纹肌。

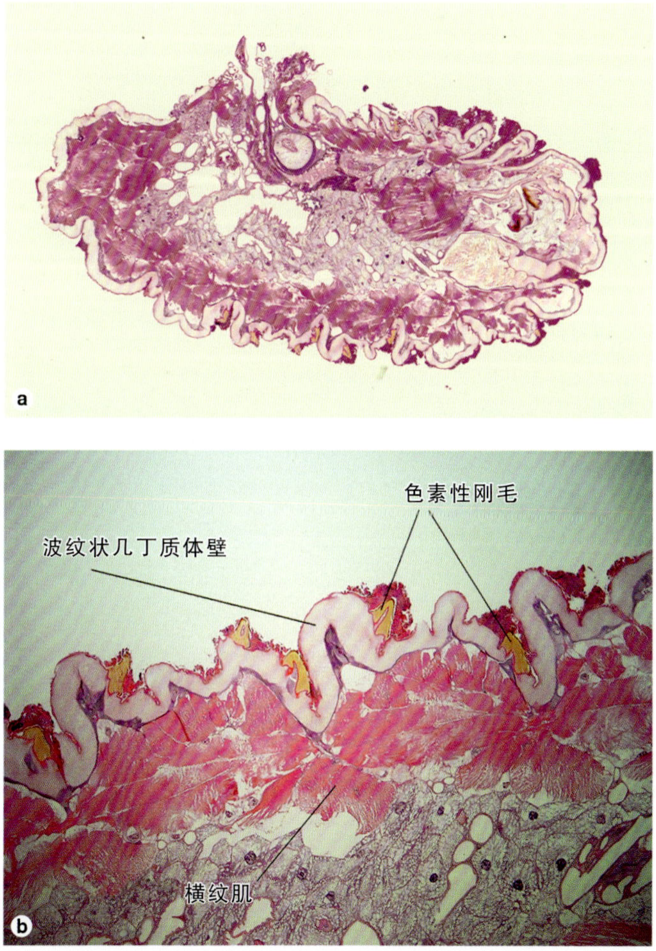

图 19-46 蝇蛆病。

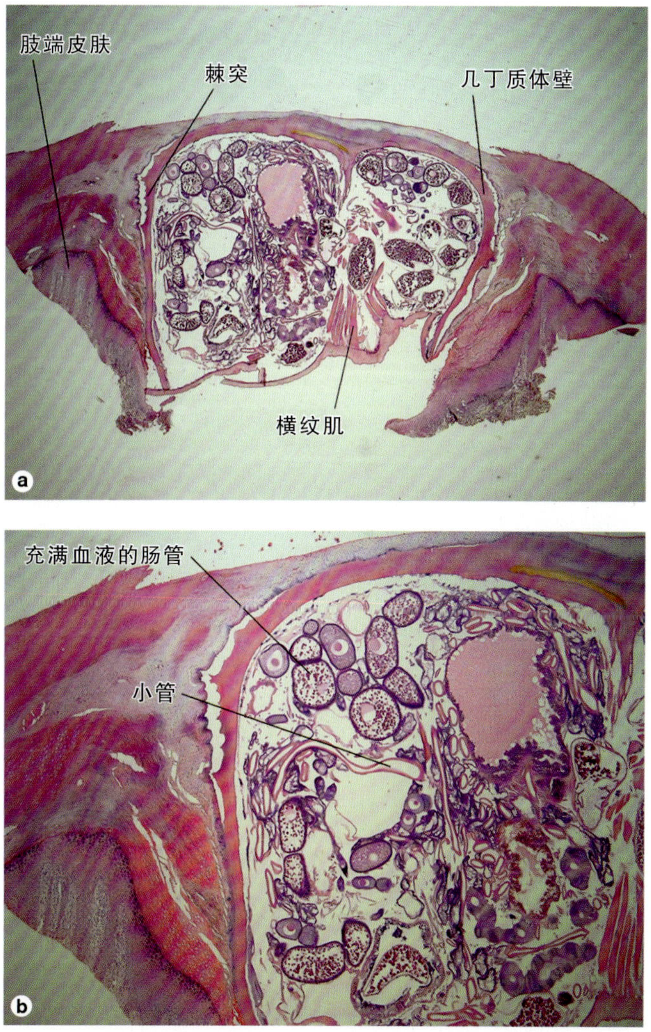

图 19-47 潜蚤病。

(张思 译 吴琼 金江 审校)

推荐阅读

Bayer-Garner IB. Monkeypox virus: histologic, immunohistochemical and electron-microscopic findings. J Cutan Pathol 2005;32(1):28–34.

Brar BK, Pall A, Gupta RR. Bullous scabies mimicking bullous pemphigoid. J Dermatol 2003;30(9):694–6.

Burch JM, Krol A, Weston WL. Sarcoptes scabiei infestation misdiagnosed and treated as Langerhans cell histiocytosis. Pediatr Dermatol 2004;21(1):58–62.

Burroughs RF, Elston DM. What's eating you? Human Dirofilaria infections. Cutis 2003;72(4):269–72.

Crowson AN, Saab J, Magro CM. Folliculocentric herpes: a clinicopathological study of 28 patients. Am J Dermatopathol 2017;39(2):89–94.

Elston DM, Eggers JS, Schmidt WE, et al. Histological findings after brown recluse spider envenomation. Am J Dermatopathol 2000;22(3):242–6.

Fagan WA, Collins PC, Pulitzer DR. Verrucous herpes virus infection in human immunodeficiency virus patients. Arch Pathol Lab Med 1996;120(10):956–8.

Mukherjee A, Ahmed NH, Samantaray JC, et al. A rare case of cutaneous larva migrans due to Gnathostoma sp. Indian J Med Microbiol 2012;30(3):356–8.

Nikkels AF, Snoeck R, Rentier B, et al. Chronic verrucous varicella zoster virus skin lesions: clinical, histological, molecular and therapeutic aspects. Clin Exp Dermatol 1999;24(5):346–53.

Santesteban R, Feito M, Mayor A, et al. Trichodysplasia spinulosa in a 20-month-old girl with a good response to topical cidofovir 1. Pediatrics 2015;136(6):e1646–9.

Uthida-Tanaka AM, Sampaio MC, Velho PE, et al. Subcutaneous and cerebral cysticercosis. J Am Acad Dermatol 2004;50:S14.

Yang Y, Ellis MK, McManus DP. Immunogenetics of human echinococcosis. Trends Parasitol 2012;28(10):447–54.

第20章 纤维性肿瘤

Dirk M. Elston, Christine J. Ko, Tammie Ferringer

皮肤纤维瘤(dermatofibroma)

主要特征

- 间质梭形细胞增生。
- 胶原包绕。
- 上方表皮平板状棘层肥厚。
- 常见毛囊诱导。
- 可出现具有环状脂质的噬含铁血黄素巨细胞或血管周围胶原环。
- ⅩⅢa 因子阳性。
- CD34 阴性。

皮肤纤维瘤均为纤维组织细胞增生，典型表现呈同心状花纹模式，另一典型特点为肿瘤的某些区域细胞致密，而其他区域硬化且细胞少。肿瘤上方的表皮棘层肥厚，常见初级毛芽或毛囊皮脂腺结构。在肿瘤的边缘，可以见到胶原包绕(胶原球)。肿瘤可呈花边状延伸至脂肪组织浅层。

含有环状脂质的噬含铁血黄素巨细胞对皮肤纤维瘤具有诊断意义。这种细胞类似于含有含铁血黄素的 Touton 巨细胞，中央为粉红色胞质，周围绕以花环样排列的胞核，而核环的周边既有脂质又有含铁血黄素。

免疫组化染色有助于鉴别细胞型皮肤纤维瘤和隆突性皮肤纤维肉瘤。在皮肤纤维瘤中，大的星状细胞ⅩⅢa 因子阳性。周围基质 CD34 阳性，但中央的肿瘤呈阴性(内皮细胞除外)。

鉴别诊断

- 对于细胞致密的肿瘤，即使其上方表皮棘层肥厚并存在真皮胶原包绕现象，也应排除隆突性皮肤纤维肉瘤的可能。应做 CD34 和ⅩⅢa 因子免疫组化染色。
- 细胞核呈长束状平行排列的现象提示黑色素细胞肿瘤。结节状淋巴样细胞聚集提示结缔组织增生性黑色素瘤。应做 S100 染色。
- 螺旋状细胞核平行于表皮排列提示皮肤肌纤维瘤。

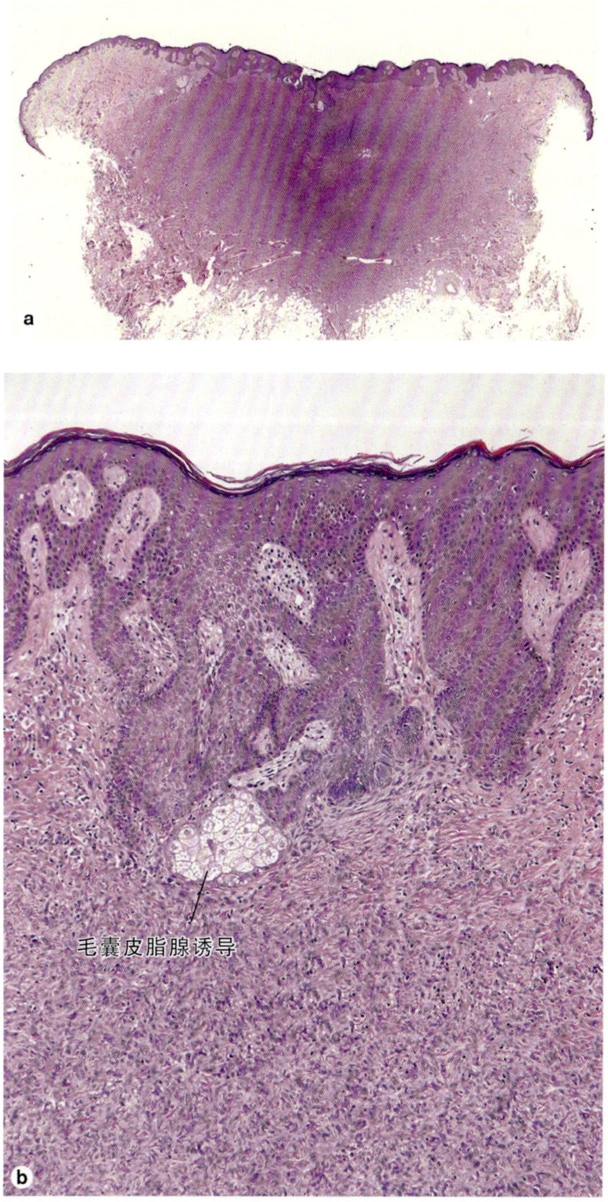

图 20-1 皮肤纤维瘤。(待续)

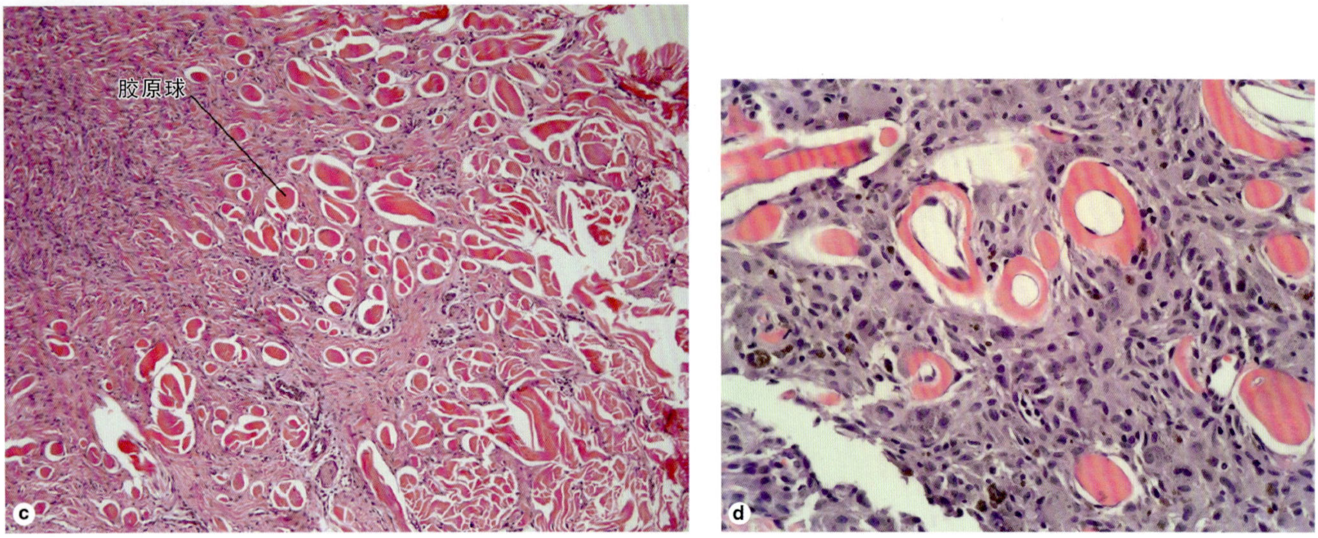

图 20-1(续) (c,d)显示特征性的胶原球和胶原圈。

提示

- ⅩⅢa 因子在皮肤纤维瘤、面部纤维性丘疹、血管纤维瘤、获得性肢端纤维角化瘤、多形性未分化肉瘤中呈阳性。
- CD34 在隆突性皮肤纤维肉瘤、多形性纤维瘤、硬化型纤维瘤、梭形细胞脂肪瘤和肾源性系统性硬化症中呈阳性。
- CD34 在硬斑病中表达丢失。

动脉瘤样皮肤纤维瘤(aneurysmal dermatofibroma;硬化性血管瘤,sclerosing hemangioma)

主要特征

- 皮肤纤维瘤的一种类型。
- 血管动脉瘤样扩张。

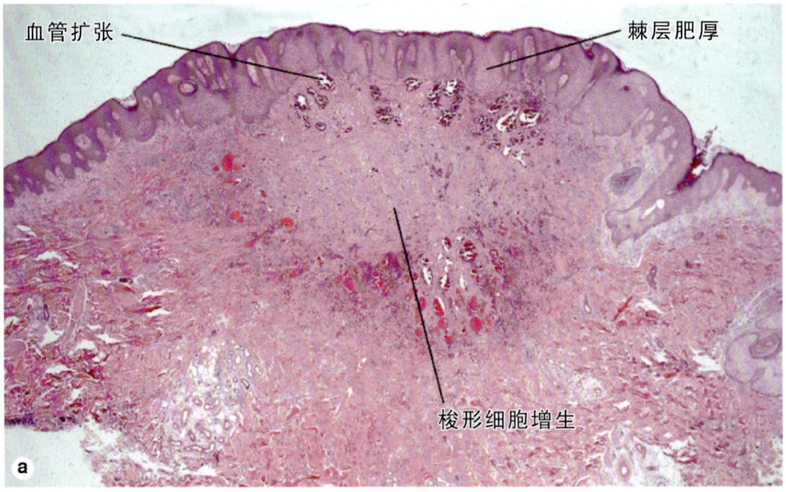

图 20-2 动脉瘤样皮肤纤维瘤。(待续)

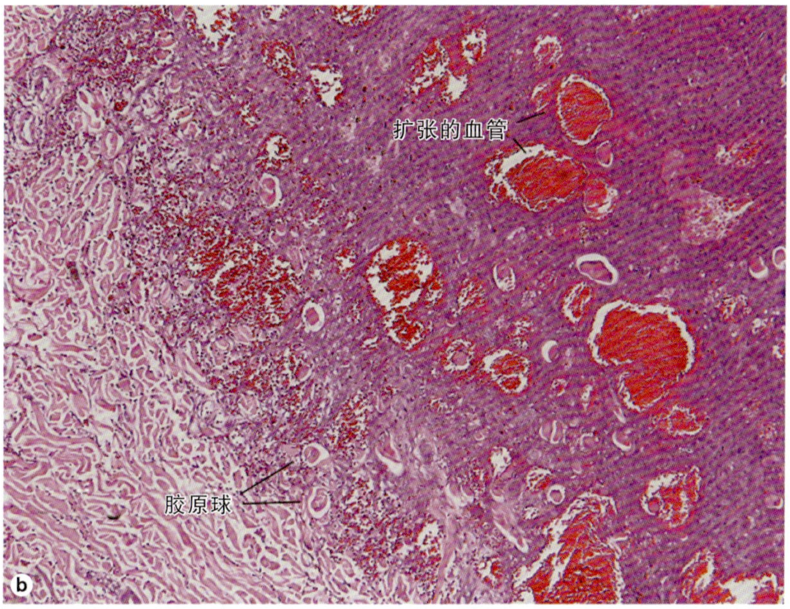

图 20-2(续)

纤维性组织细胞瘤(fibrous histiocytoma)

主要特征

- 皮肤纤维瘤的一型。
- 组织细胞样大细胞,泡状细胞核、核仁明显。

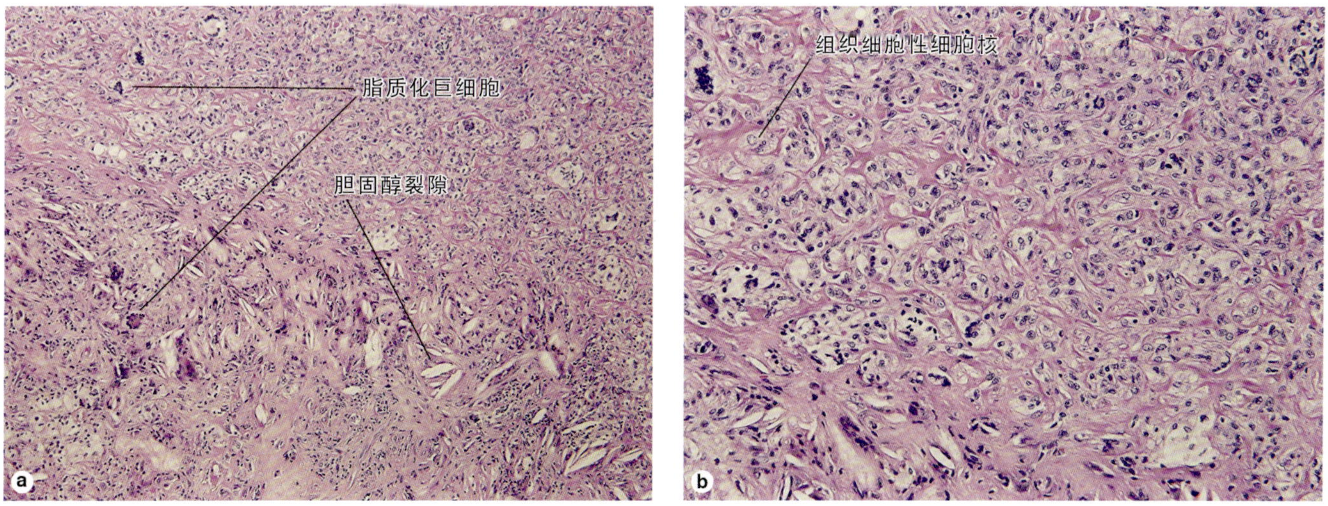

图 20-3　纤维性组织细胞瘤。(待续)

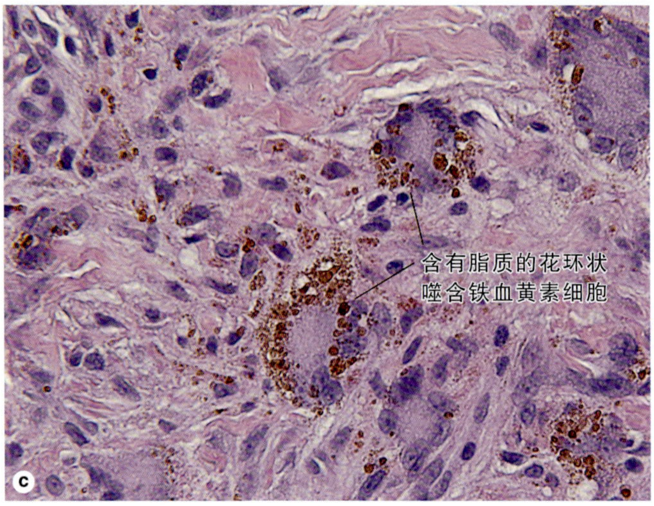

图 20-3(续)

伴有“怪物”细胞的皮肤纤维瘤(dermatofibroma with monster cells)

主要特征

- 细胞体积巨大,泡状细胞核,核仁明显。
- 有时核深染。
- 尽管大细胞显得令人担忧,但病变呈完全良性。

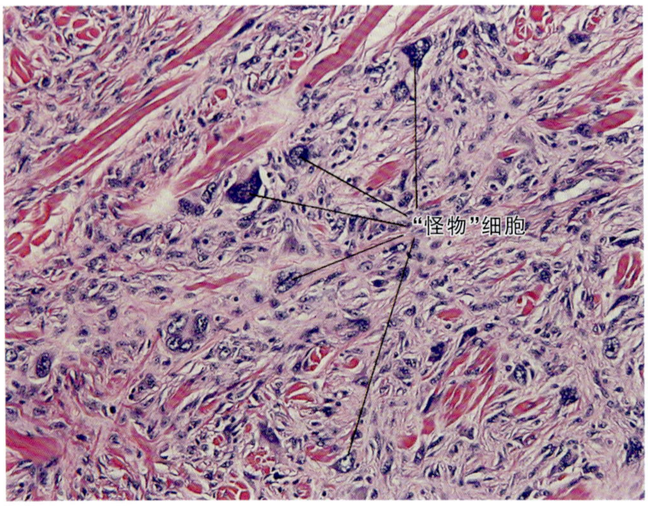

图 20-4 伴有“怪物”细胞的皮肤纤维瘤。

多核细胞血管组织细胞瘤(multinucleate cell angiohistiocytoma)

主要特征

- 真皮上部见增生的毛细血管和小静脉。
- 间质中可见多核细胞。
- 胶原束轻度增粗。

这种病变组织来源不确定,可能是反应性的而非肿瘤性的病变。最常发生于中老年女性,好发于手背、大腿和小腿上,表现为单发或多个群集的无症状的红棕色至紫色丘疹或斑块。

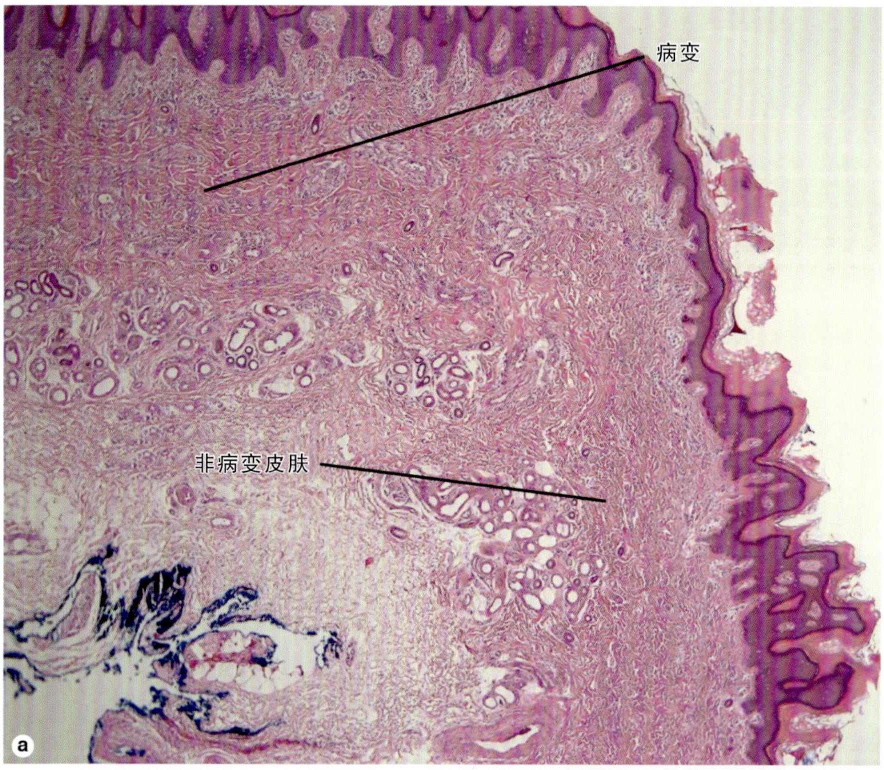

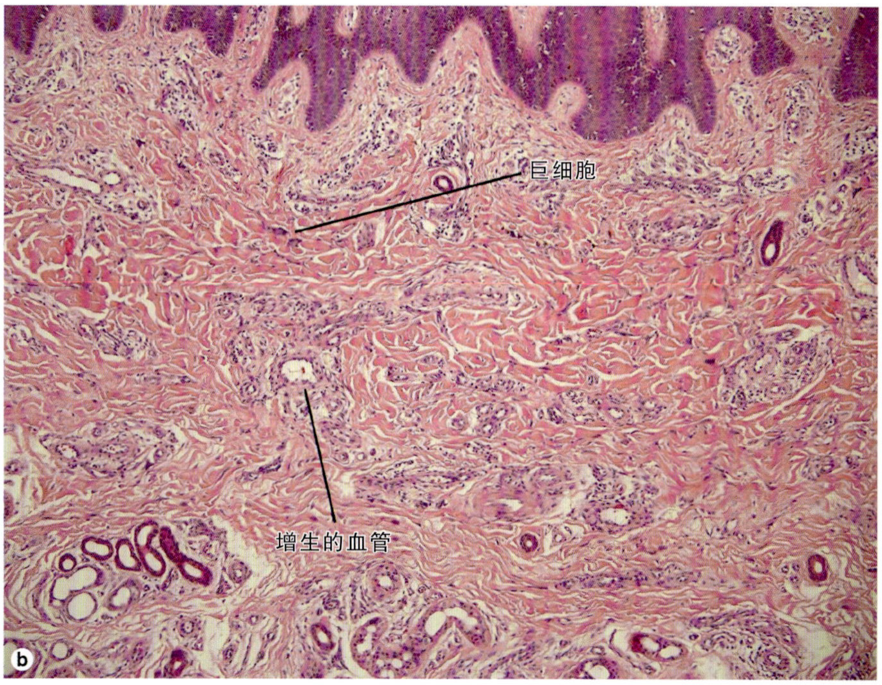

图 20–5 多核细胞血管组织细胞瘤。(待续)

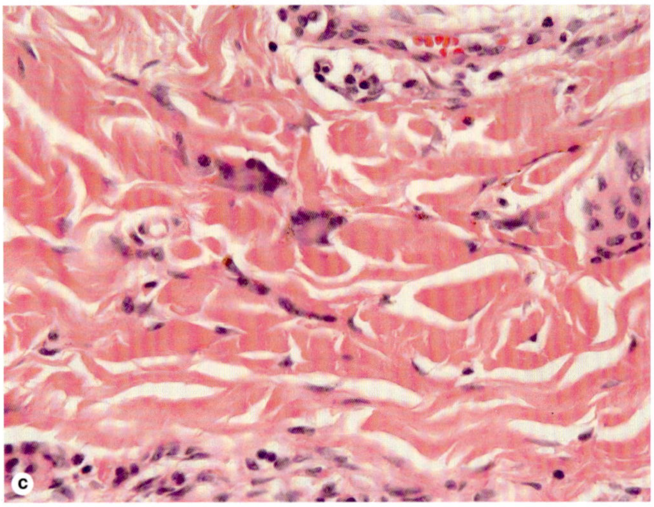

图 20-5(续)

成人肌纤维瘤(adult myofibroma)

主要特征

- 中央呈蓝色的结节。
- 肌成纤维细胞。
- 周边可见纤维血管性增生。

结节中央的蓝色类似于软骨色调,周边的血管增生可呈鹿角样血管,类似于血管周皮细胞瘤。

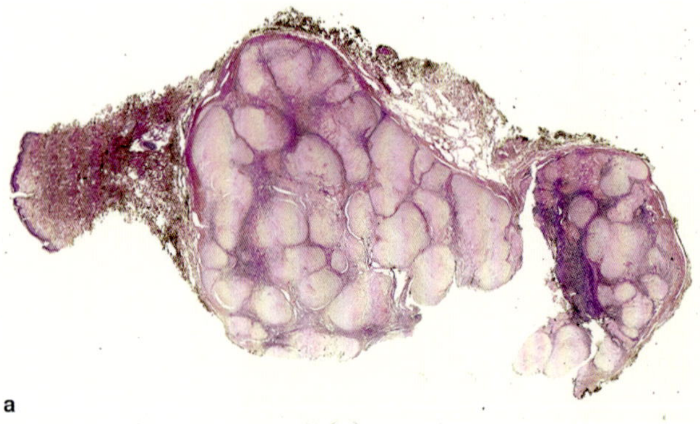

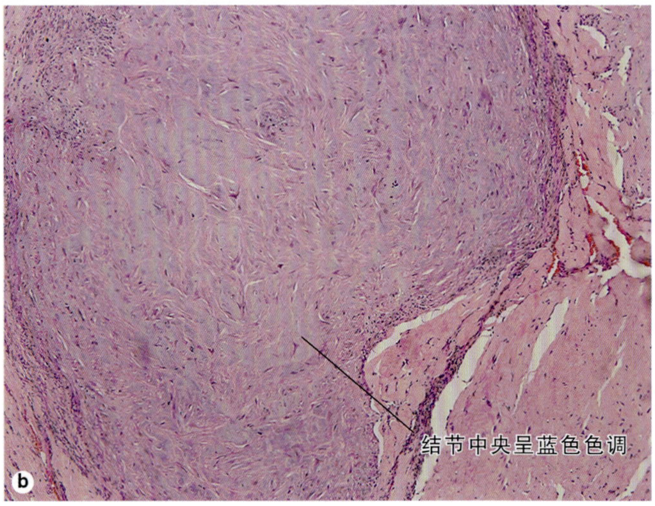

图 20-6 (a~c)成人肌纤维瘤。(待续)

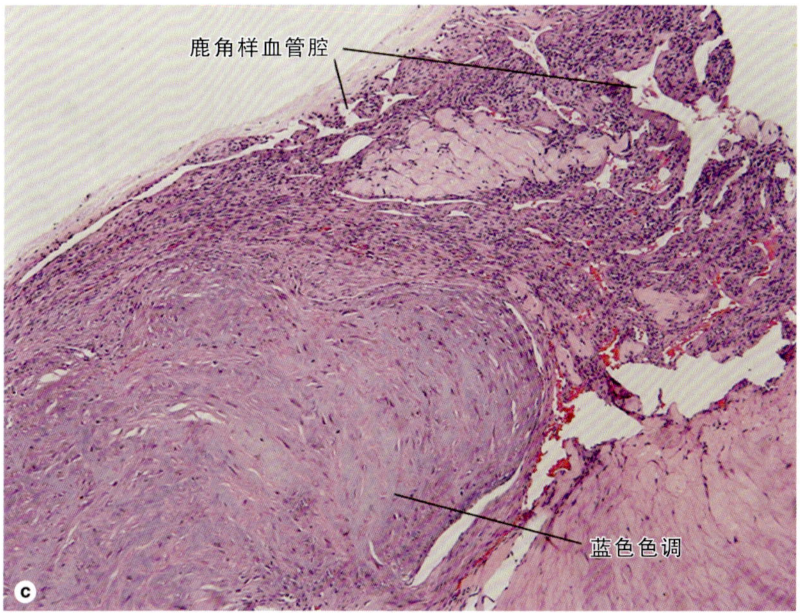

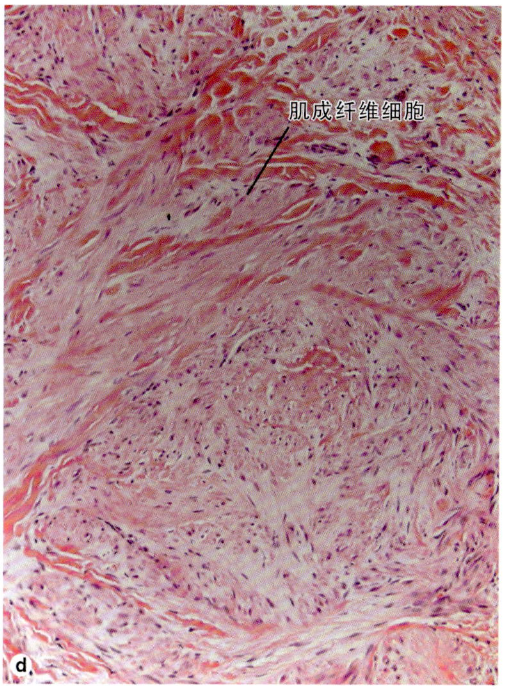

图 20-6(续)　(d)幼年肌纤维瘤缺少周边的血管性增生。

幼年肌纤维瘤(juvenile myofibroma)

主要特征

- 成束的螺旋状肌成纤维细胞。
- 无蓝色少细胞性结节和周边的血管增生。

皮肤肌纤维瘤(dermatomyofibroma)

主要特征

- 肿瘤呈斑块样。
- 梭形细胞平行于皮面排列。
- 增生的细胞“尊重”(不影响)附属器结构。
- 一些肌成纤维细胞的胞核呈螺丝样外观。
- Verhoeff-van Gieson 染色可见粗的弹力纤维。

扫视下,皮肤肌纤维瘤的最显著特点是梭形细胞胞核呈水平排列,细胞的增生不影响附属器结构(尤其是毛囊)。毛囊外观正常,细胞的增生延伸至毛囊一侧,并从另一侧继续延伸,不影响毛囊。

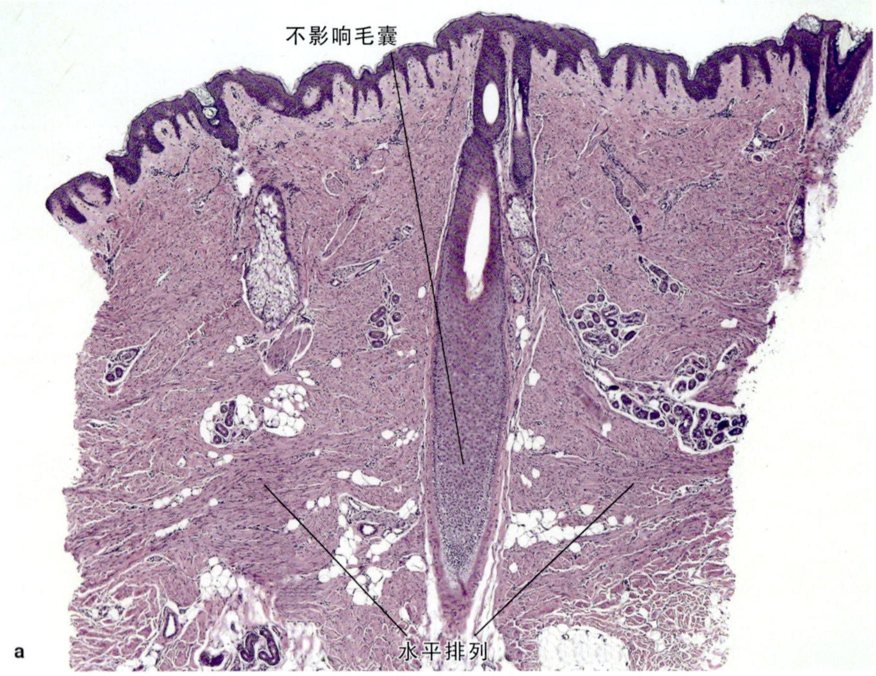

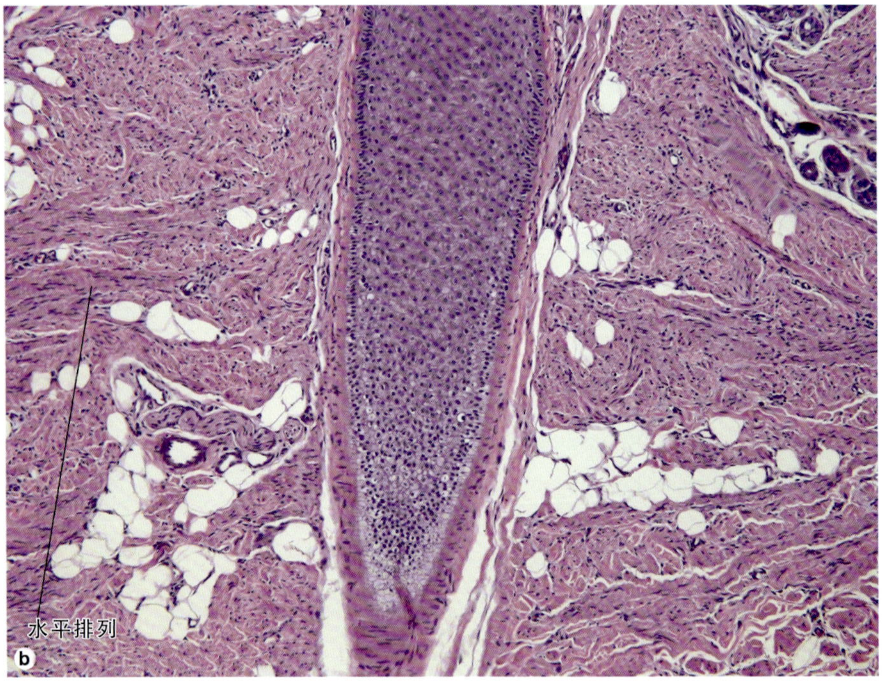

图 20-7 皮肤肌纤维瘤。(待续)

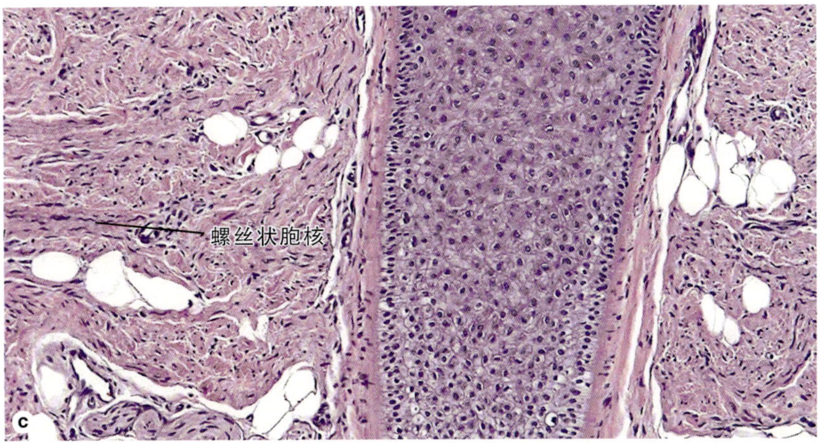

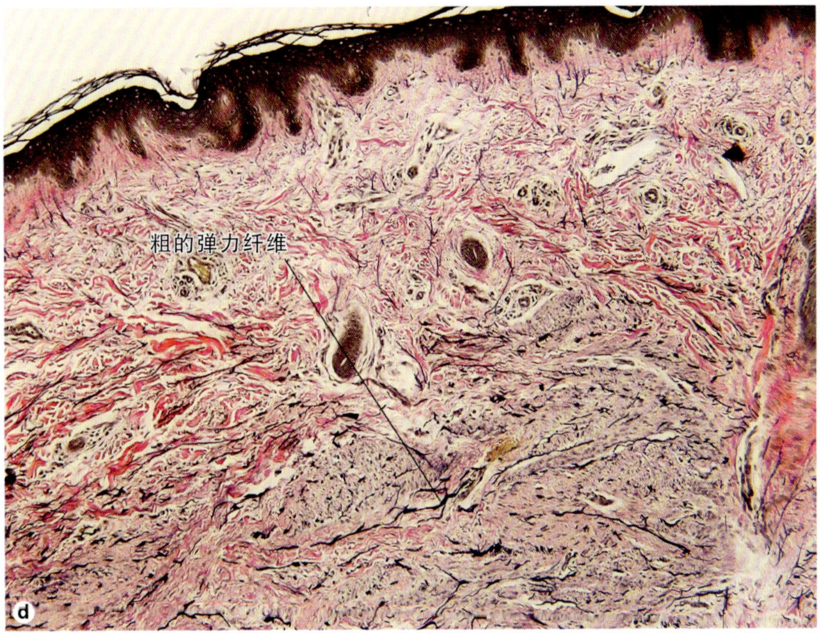

图 20-7(续)　(d) Verhoeff-van Gieson 弹力染色。

纤维瘤病(fibromatosis)

主要特征

- 肌成纤维细胞增生。
- 局部浸润,但不转移。
- 螺旋状的肌成纤维细胞。

纤维瘤病包括 Dupuytren 挛缩(手部)、Peyronie 病(阴茎)和 Ledderhose 跖部纤维瘤病(足部)。所有的纤维瘤病均显示螺旋状的肌成纤维细胞和胶原。Ledderhose 病容易形成大的涡状结节。

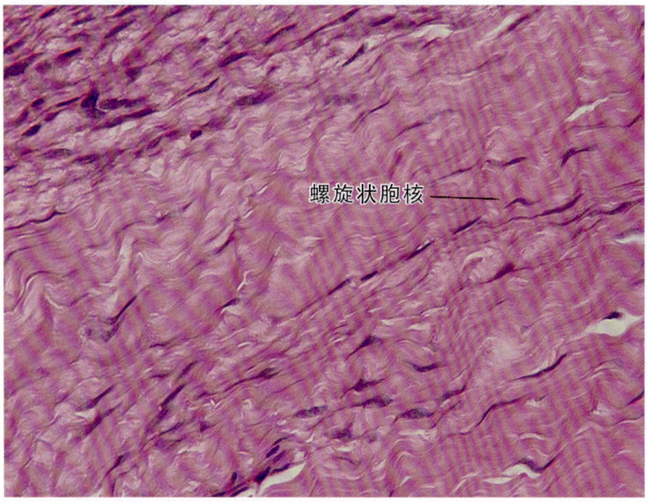

图 20-8 Dupuytren 挛缩。

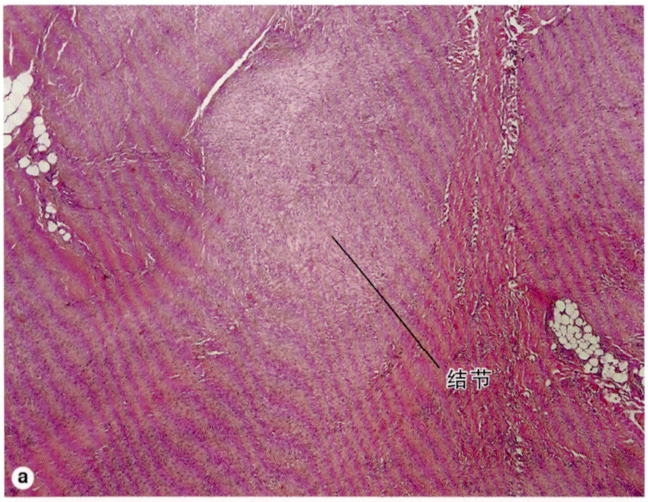

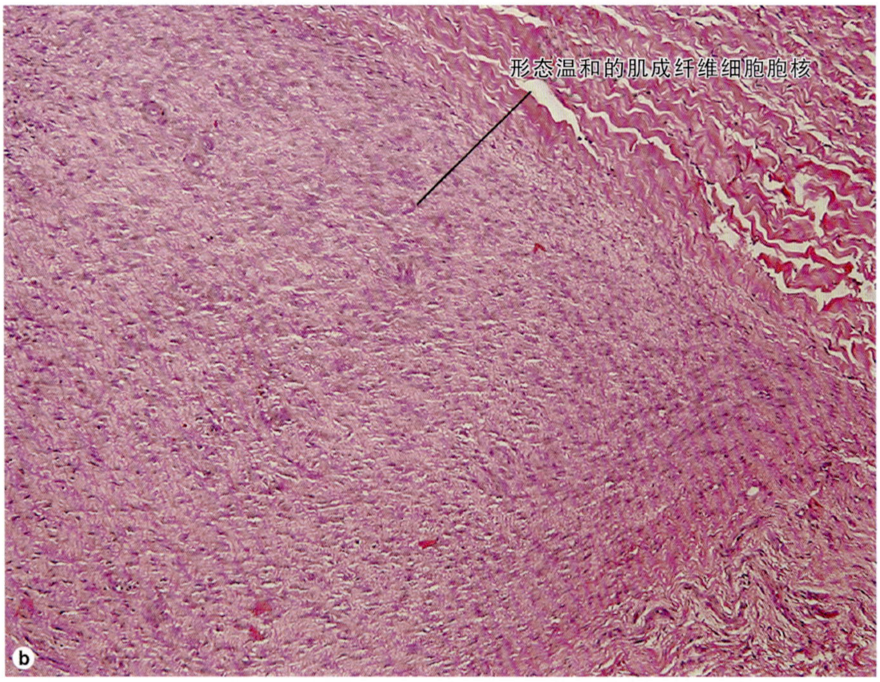

图 20-9 Ledderhose 病。

婴儿肌纤维细胞病(infantile myofibromatosis)

主要特征

- 肌成纤维细胞增生。
- 局部浸润,但不转移。
- 螺旋状的肌纤维细胞。

该病有自行消退倾向。皮损浅表者预后很好,某些累及内脏的病例可致命。在一组研究中,>50%的患者在出生时或生后不久发病,大约 80%为单发皮损,50%发生在头颈部。早期以未分化且不成熟的组织细胞为主,随着皮损成熟,出现典型的肌成纤维细胞特征。皮损细胞的细胞性逐渐下降,纤维化更加明显。

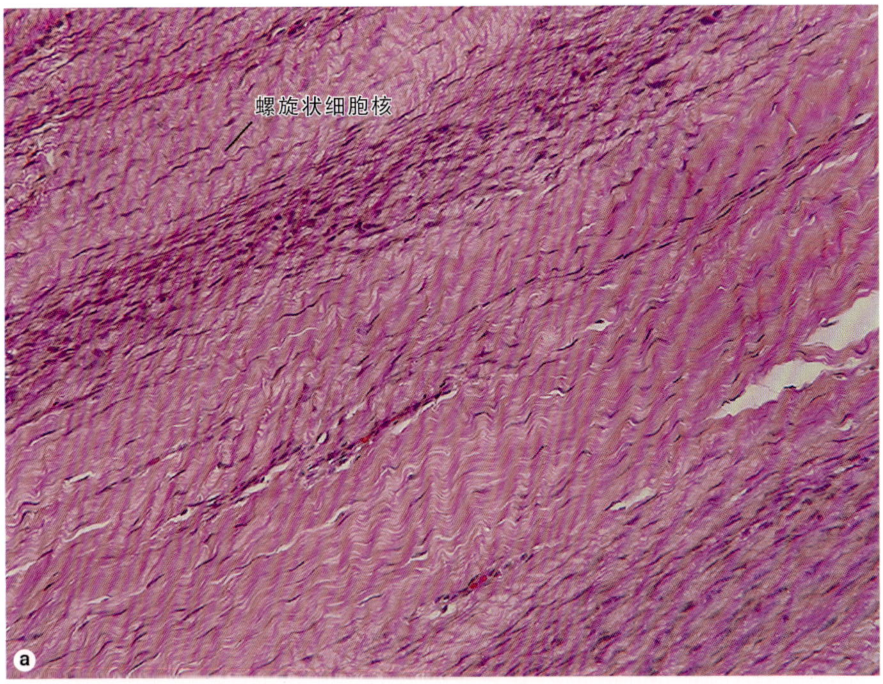

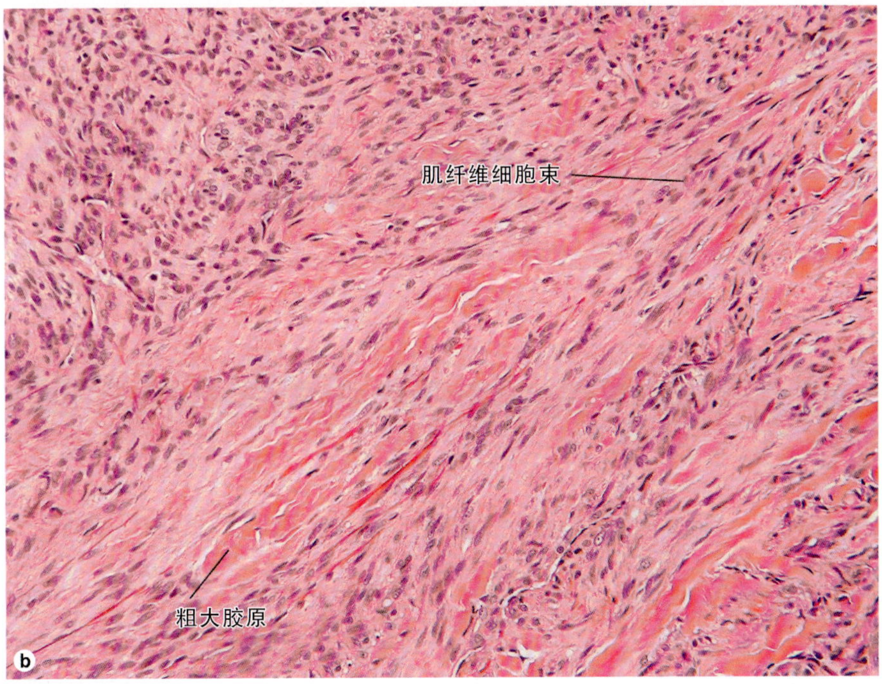

图 20–10　婴儿肌纤维细胞病。(待续)

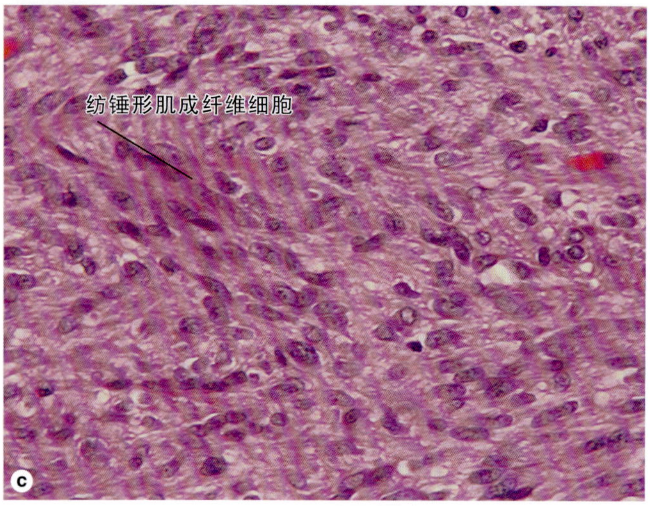

图 20-10(续)

幼年透明样纤维瘤病(juvenile hyaline fibromatosis)

主要特征

- 常染色体隐性遗传。
- 手、头皮、耳、面中部的结节样皮损。
- 牙龈增生。
- 关节挛缩、骨质疏松。
- 真皮内结节状透明样纤维化。
- 与 CMG2 或 ANTXR2 突变有关（基因位于染色体 4q21,编码毛细血管形态蛋白 2)。

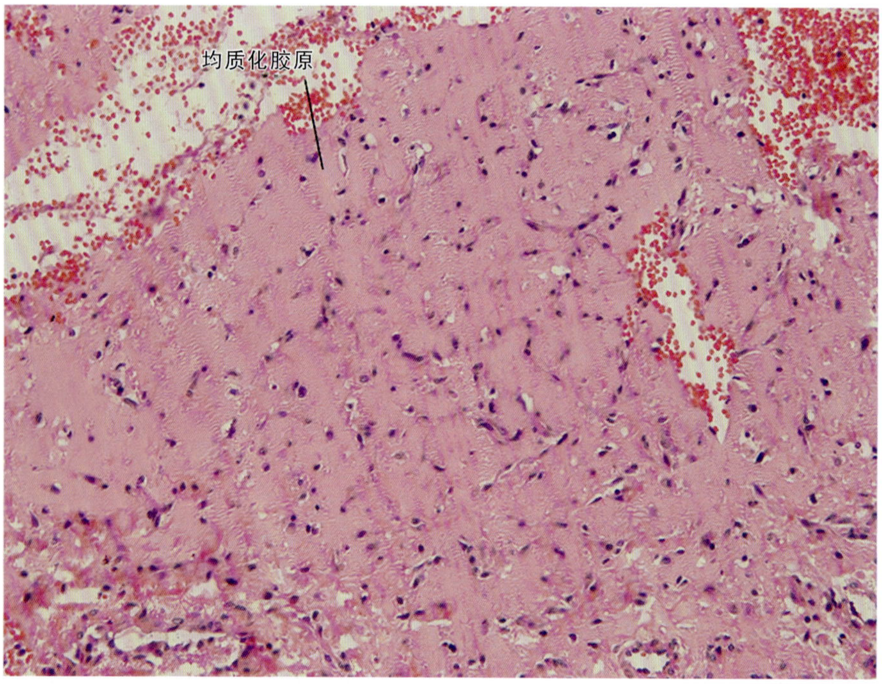

图 20-11 幼年透明样纤维瘤病。

瘢痕(scar)

主要特征

- 成纤维细胞水平排列。
- 血管垂直排列。
- 弹力组织消失(参见第 13 章)。

增生性瘢痕(hypertrophic scar)

主要特征

- 成纤维细胞和血管呈涡纹状增生。

瘢痕疙瘩(keloid)

主要特征

- 成纤维细胞和血管呈涡纹状增生。
- 中央见无定形"泡泡糖"样胶原束。

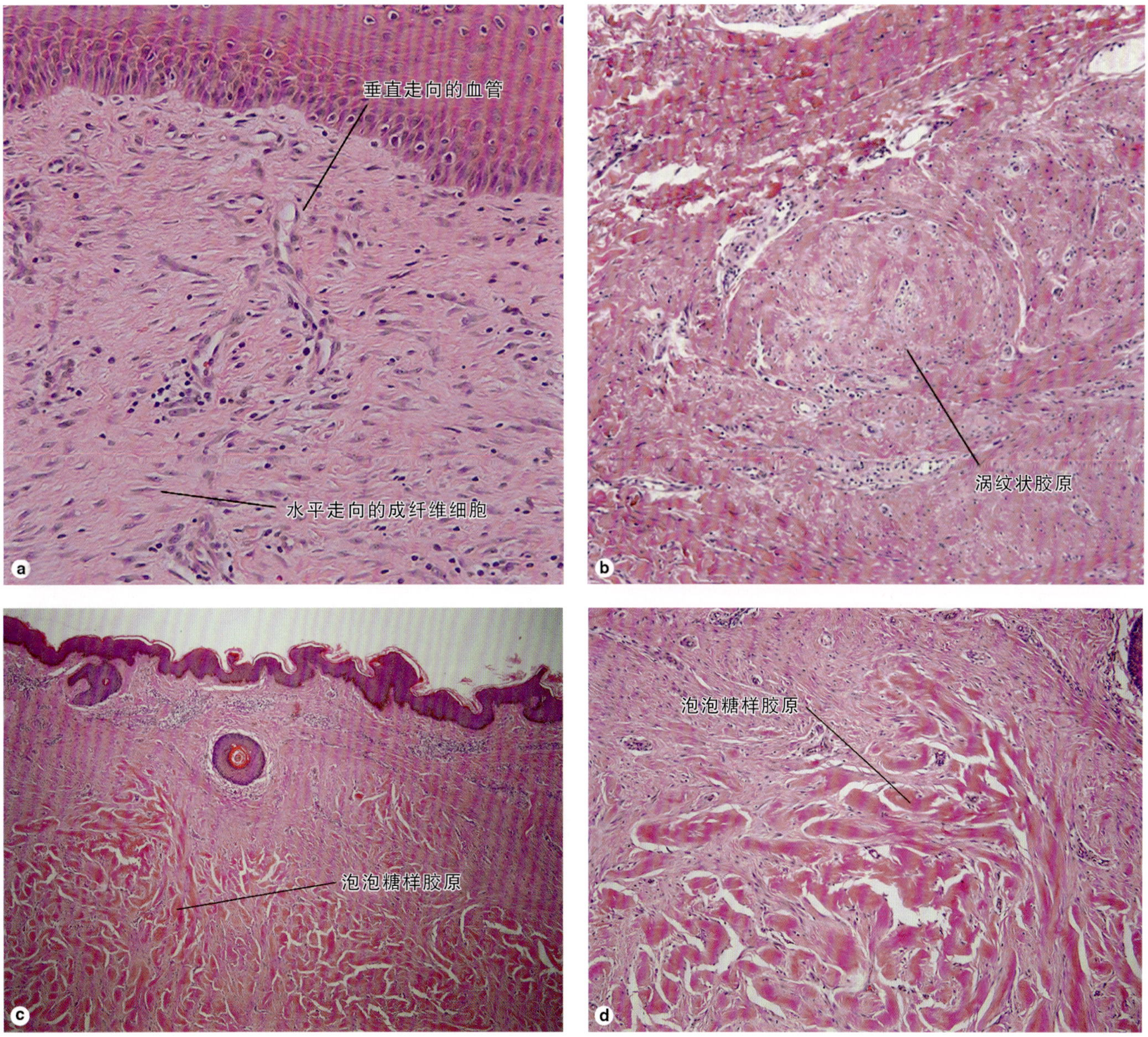

图 20-12 (a)瘢痕。(b)增生性瘢痕。(c,d)瘢痕疙瘩形成于增生性瘢痕涡纹中。

化生性滑膜囊肿(metaplastic synovial cyst)

主要特征

- 衬有绒毛状、滑膜样突起的囊腔。
- 部分绒毛突起为纤维素性。

这种真皮内结节通常发生于之前的手术或外伤部位,为假性囊肿,无真正的上皮内衬。常有炎性肉芽组织或瘢痕,可见多核巨细胞和多个正常核分裂象。

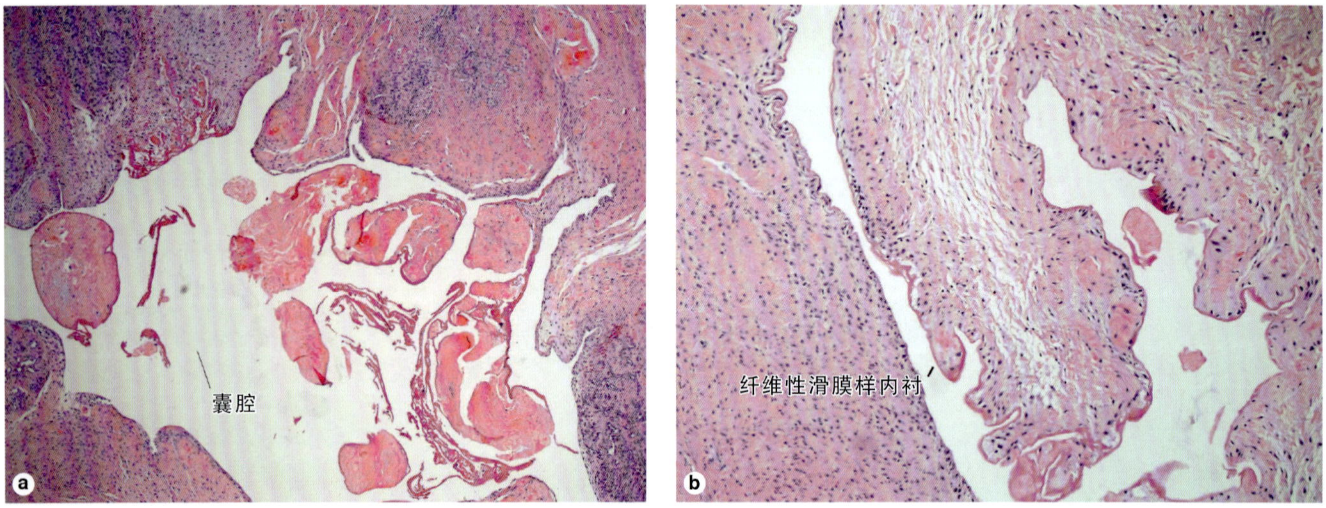

图 20-13 化生性滑膜囊肿。

婴儿纤维错构瘤(fibrous hamartoma of infancy)

主要特征

- 良性组织无序生长。
- 有黏液样区域、成熟的纤维化区域和脂肪组织。
- 器官样(分隔)外观。
- 周围皮肤有"幼儿"皮肤特征。

幼儿的皮肤特征为胶原束纤细,染色深红。可见许多成纤维细胞胞核。脂肪细胞和附属器结构较小。

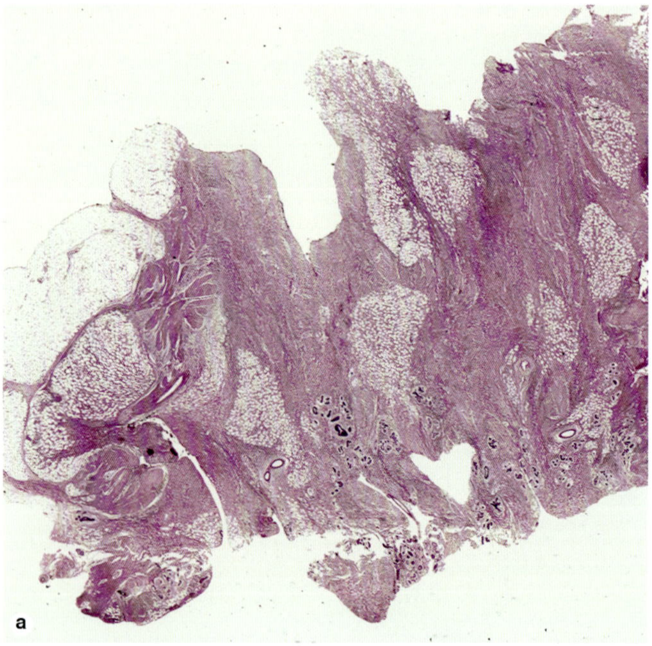

图 20-14 婴儿纤维错构瘤。(待续)

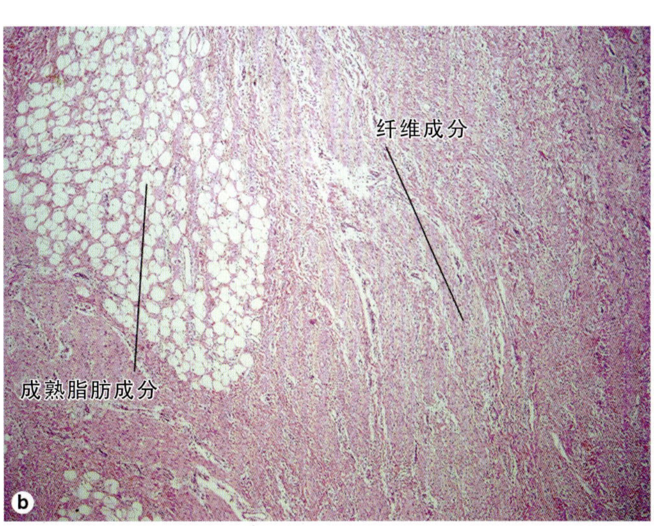

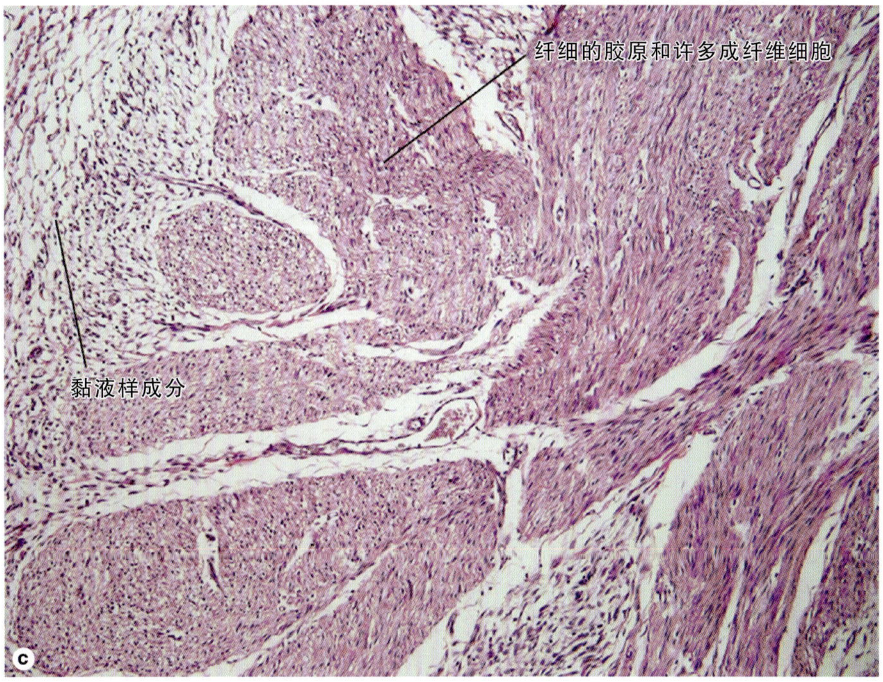

图 20-14(续)

婴儿肢端纤维瘤(infantile digital fibroma;包涵体纤维瘤,inclusion body fibroma)

主要特征

- 肢端皮肤。
- 纵横交错的纤维束。
- 梭形细胞伴红色包涵体。

婴儿肢端纤维瘤也称为复发性婴儿肢端纤维瘤或侵袭性肢端纤维瘤病。本病为良性,但常常向深部延伸,且切除后复发率高。包涵体用磷酸钨酸苏木素(PTAH)染色时为紫色,用 HE 染色和 Masson 三色染色均呈红色。肌动蛋白阳性。

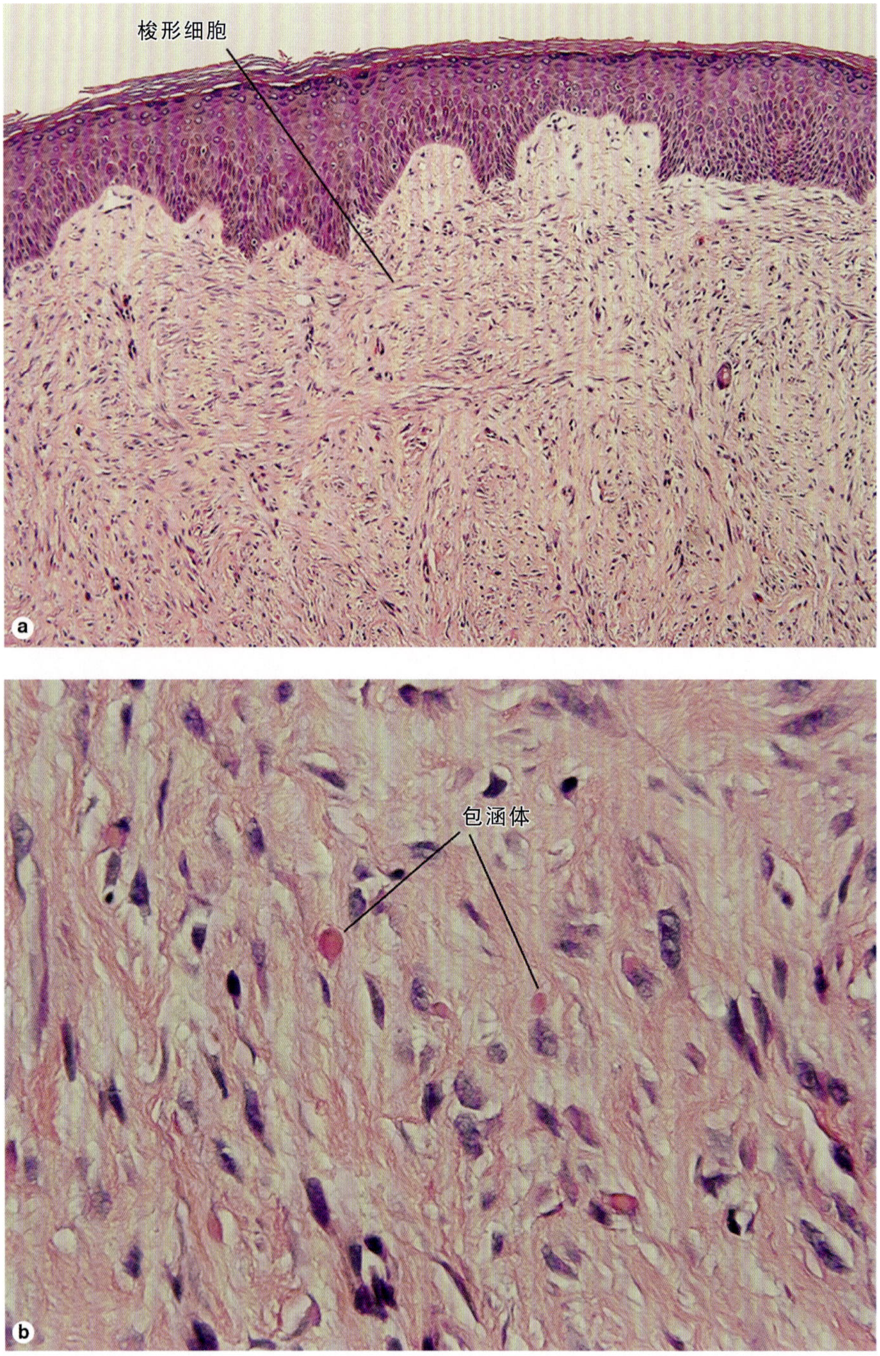

图 20-15 婴儿肢端纤维瘤。

腱鞘巨细胞瘤(giant cell tumor of the tendon sheath)

主要特征

- 破骨细胞样巨细胞。
- 饱满的成纤维细胞。
- 局部有致密胶原。
- 常有含铁血黄素沉着。

破骨细胞样巨细胞的细胞核随意排列，细胞质染色为深粉红色至双染性，边缘呈扇贝形，与毗邻组织分界较清楚。

腱鞘纤维瘤(fibroma of tendon sheath)

主要特征

- 没有巨细胞的腱鞘巨细胞瘤。
- 常见特征性的饱满的成纤维细胞。

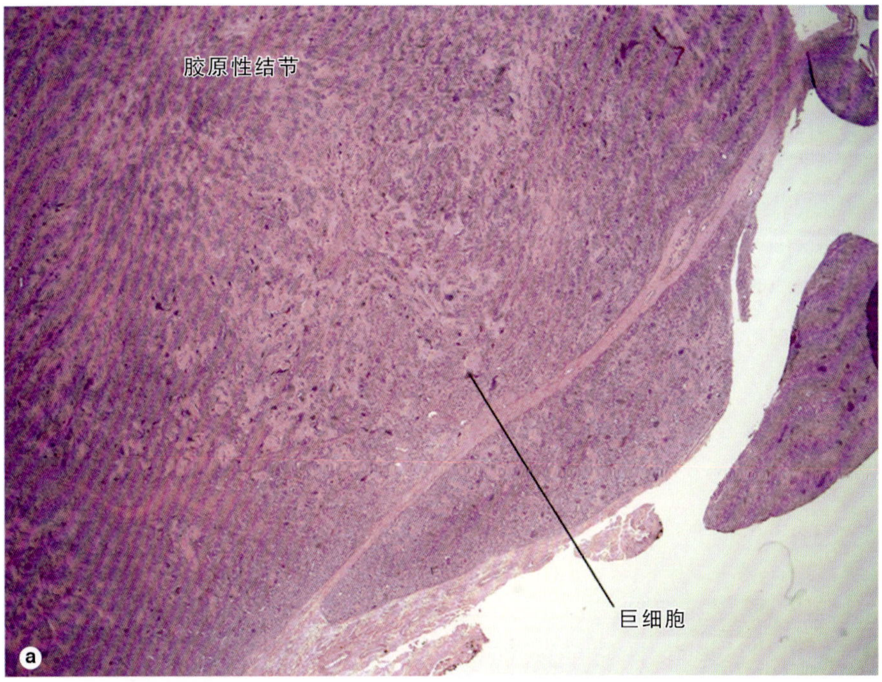

图 20-16　腱鞘巨细胞瘤。(待续)

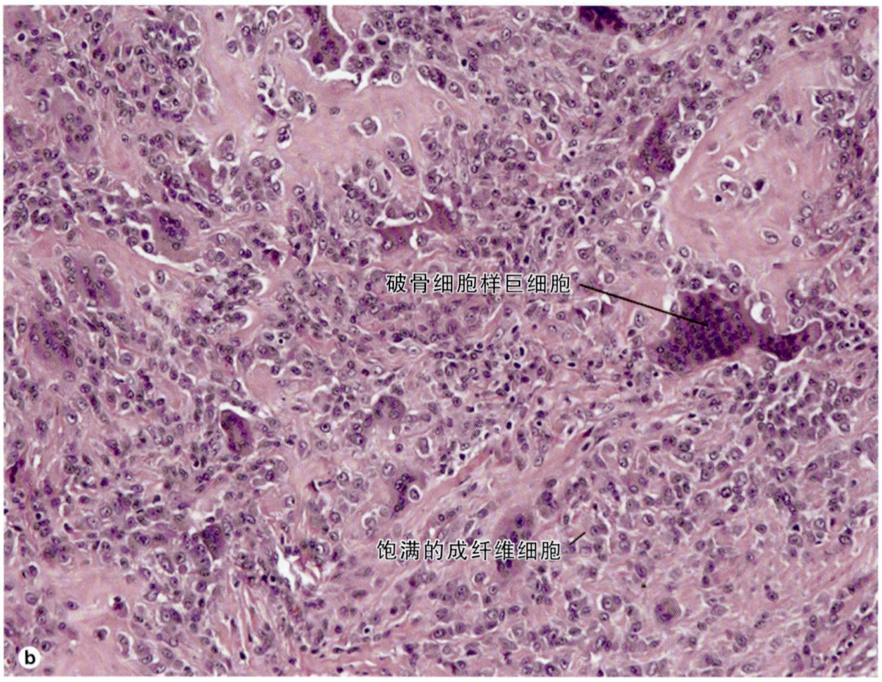

图 20-16(续)

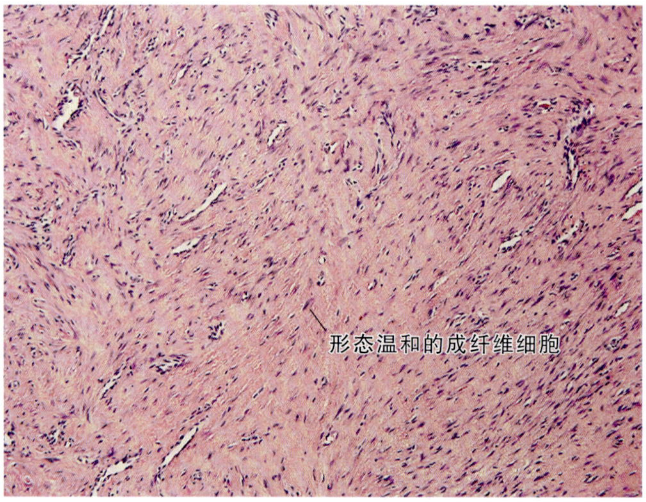

图 20-17 腱鞘纤维瘤。

软组织巨细胞肿瘤

主要特征

- 边界清晰的多结节性软组织肿瘤。
- 单个核细胞和破骨细胞性巨细胞。
- 在 50%的病例中周边有化生的骨组织。
- 出血性囊性区。

该病多见于成人四肢,类似于发生于软组织的骨巨细胞肿瘤,也被称为低度恶性潜能巨细胞肿瘤。核分裂象常见,但无病理性核分裂。单个核细胞和破骨细胞样巨细胞 CD68 阳性。

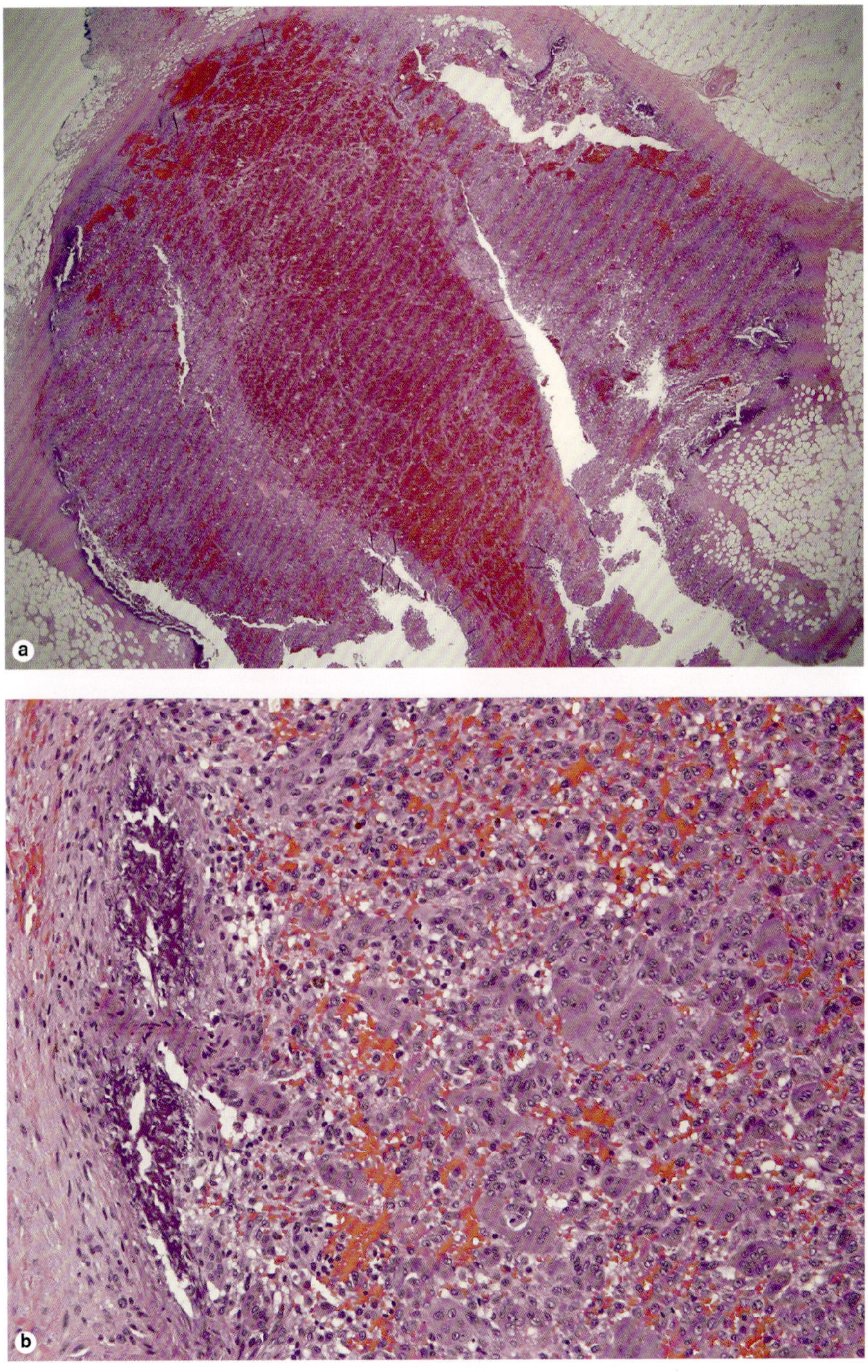

图 20-18 软组织巨细胞肿瘤。

背部弹力纤维瘤(elastofibroma dorsi)

主要特征

- 较大的纤维性肿瘤。
- 整个瘤团内可见弹力纤维沉积。
- 弹力纤维呈串珠状。

如该病名称所示,背部弹力纤维瘤一般发生在背部。

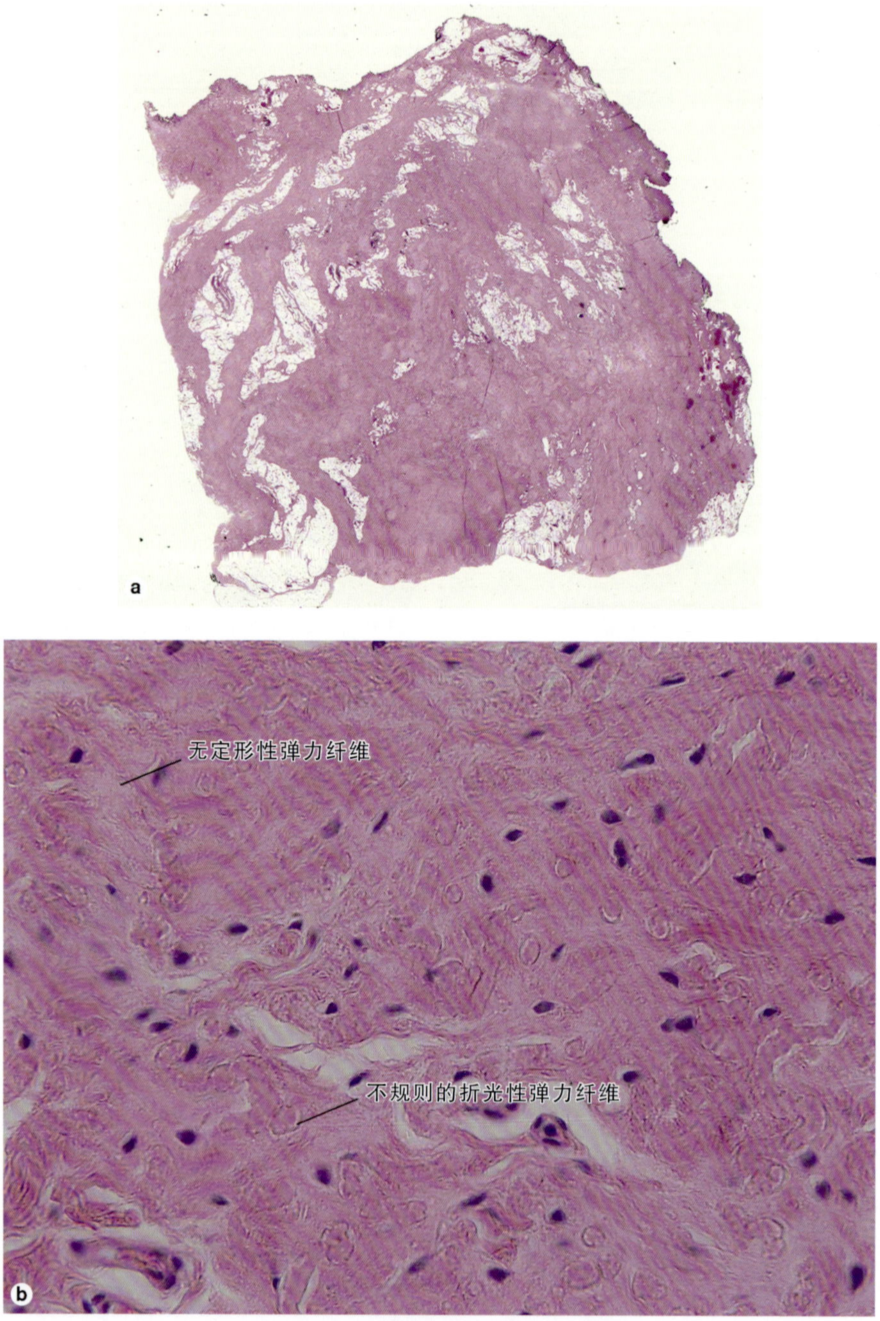

图 20-19 背部弹力纤维瘤。(待续)

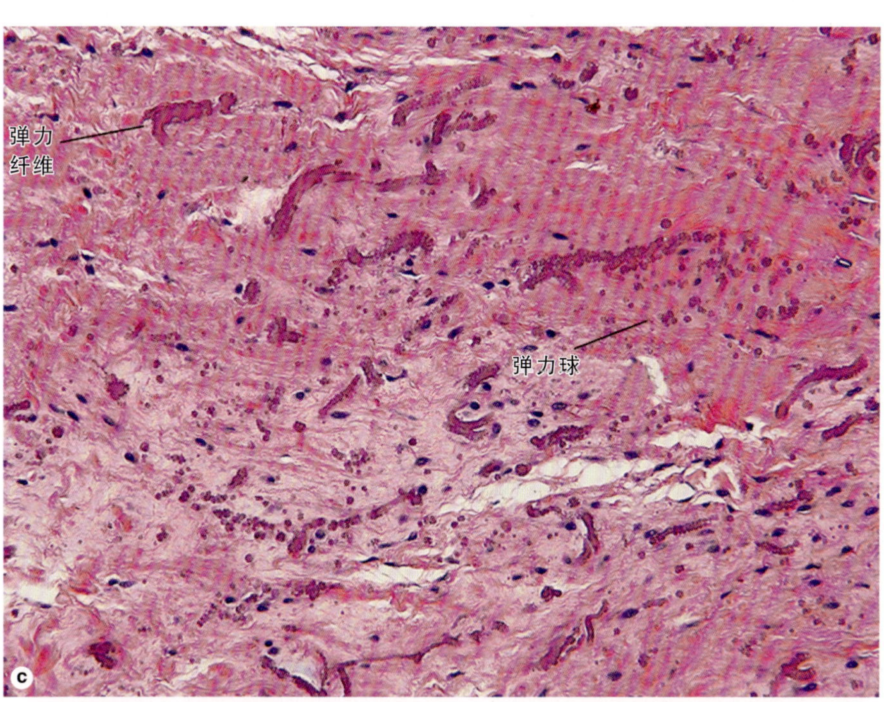

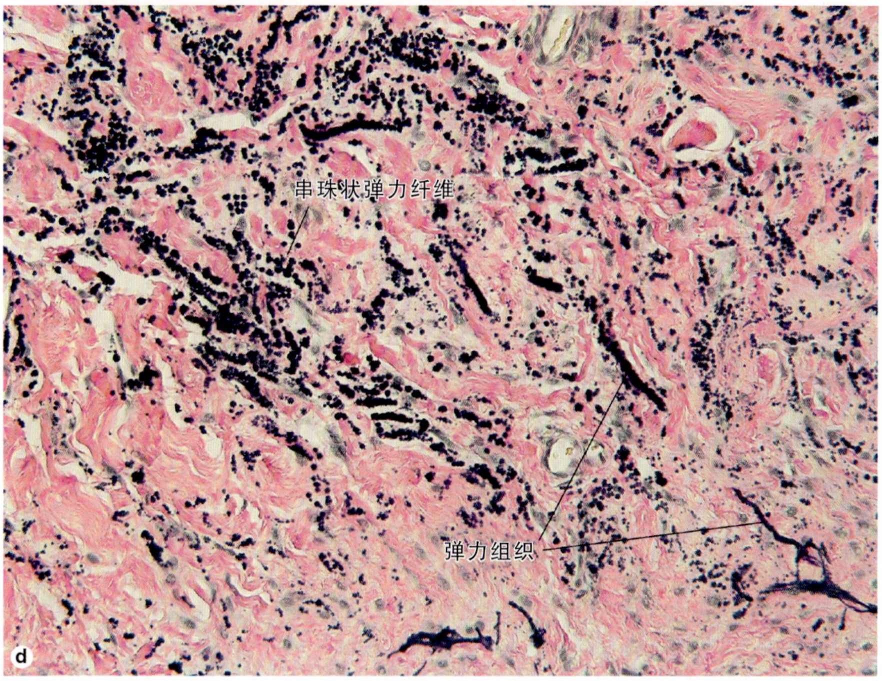

图 20-19(续)　(d) Verhoeff-van Gieson 染色。

硬化性纤维瘤(sclerotic fibroma)

主要特征

- 胶原模式类似于梵·高的“星空”。
- 少细胞。
- 可能是 Cowden 综合征的一个标志物。

因为与 Cowden 综合征相关，硬化性纤维瘤应被视为一个独立的疾病。其他纤维性肿瘤，特别是皮肤纤维瘤也可见类似的少细胞区。

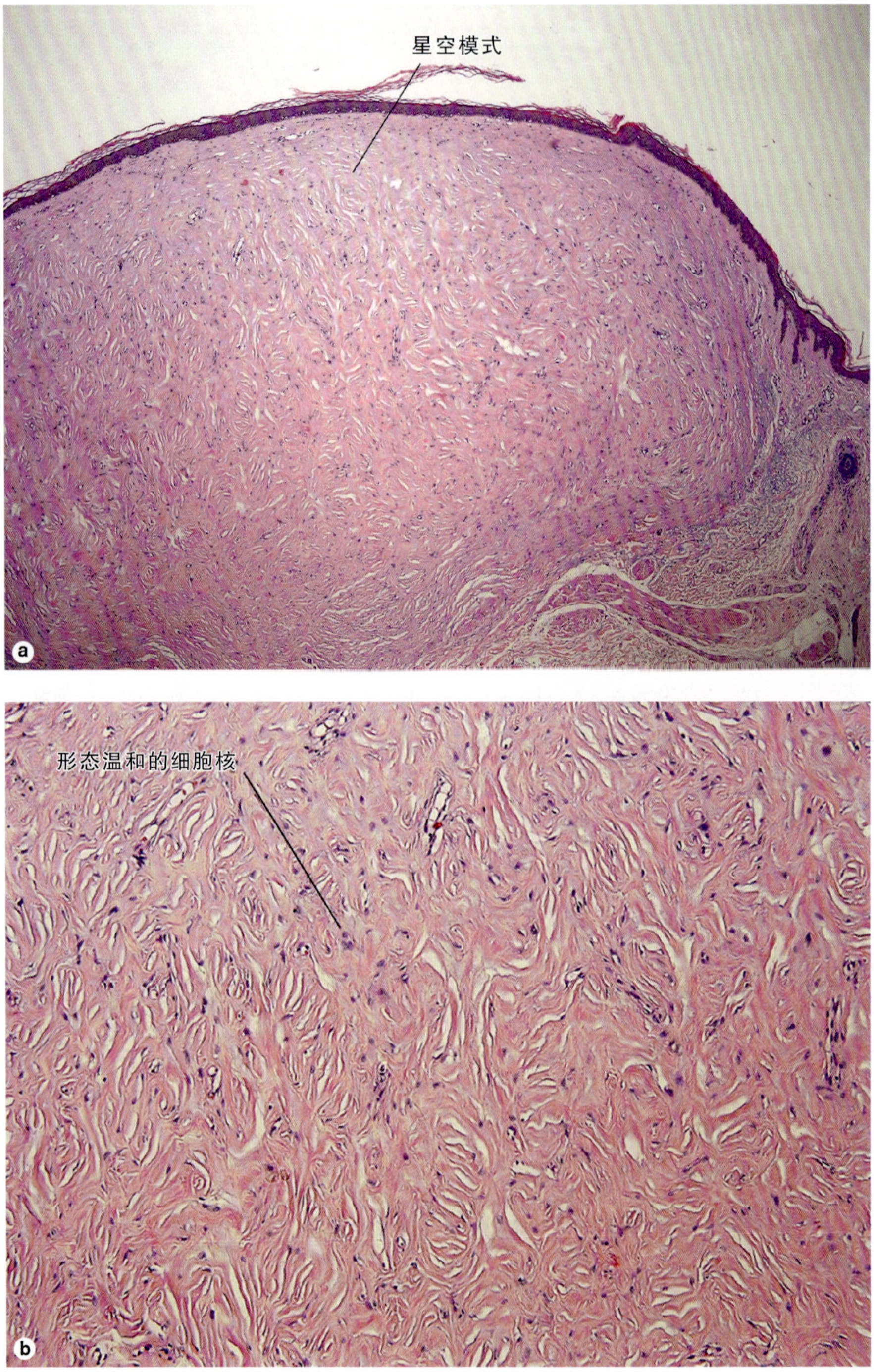

图 20-20 硬化性纤维瘤。

多形性纤维瘤(pleomorphic fibroma)

主要特征

- 散在分布的大而深染的星状细胞核。
- 细胞少。
- 无核分裂象。

尽管有大而深染的胞核,但多形性纤维瘤为良性病变。病变内散在分布深染的星状胞核,类似纤维性丘疹中的星状细胞核。星状细胞虽然与纤维性丘疹的星状细胞相似,但通常呈 CD34 阳性。可出现多核细胞,但无有丝分裂象。曾报道过兼具硬化性纤维瘤和多形性纤维瘤重叠特征的肿瘤。

胶原性纤维瘤（collagenous fibroma;促纤维增生性成纤维细胞瘤,desmoplastic fibroblastoma）

主要特征

- 蓝色色调的胶原性基质。
- 细胞稀少,散在梭形或星形成纤维细胞。

此类肿瘤最常发生于成人的皮下组织,可累及不同部位,包括手臂、腿、手和足。肿瘤通常边界清晰,但可局部浸润周边组织,血管成分不明显,以此鉴别促纤维增生性成纤维细胞瘤与细胞型纤维瘤病。没有核分裂象。S100、CD34 和结蛋白均阴性。有报道 11q12 克隆异常。

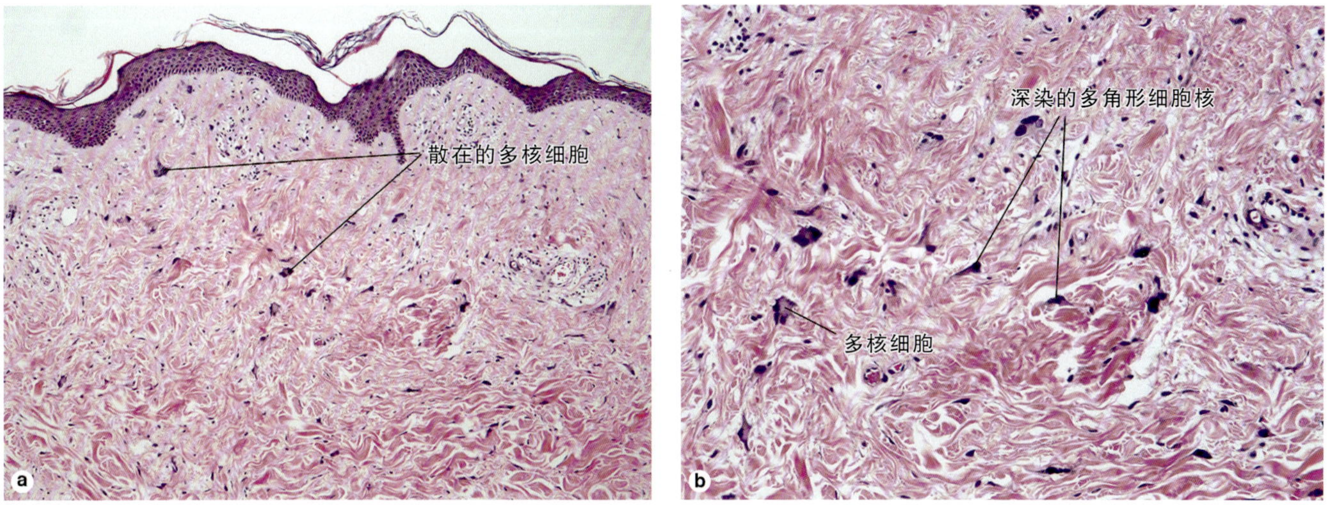

图 20-21　多形性纤维瘤。

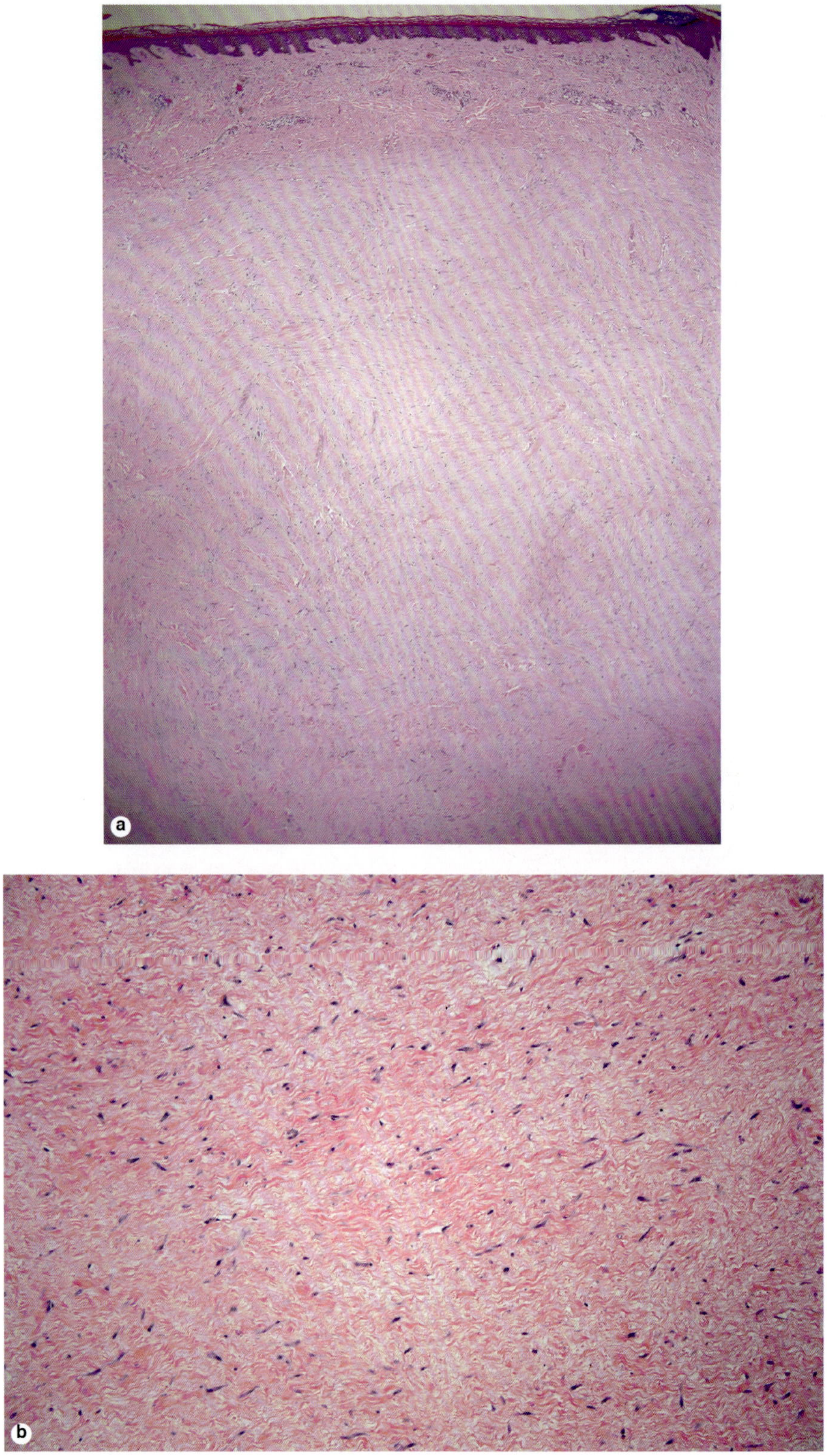

图 20-22　胶原性纤维瘤。

颈背型纤维瘤(nuchal-type fibroma; 颈背胶原病, collagenosis nuchae)

主要特征

- 肿瘤边界不清,由粗的胶原束和极少量成纤维细胞组成。

该纤维瘤好发于年轻人及中年人,表现为后颈部弥漫性浸润和肿胀,但也可发生于其他部位,此时称作颈背型纤维瘤。该病与硬肿症和糖尿病有关。病变的组织学与 Gardner 综合征的纤维瘤难以区分。韧带样纤维瘤病和颈背型纤维瘤易发生混淆,但韧带样纤维瘤病一般细胞成分更多,且明显浸润周边组织。

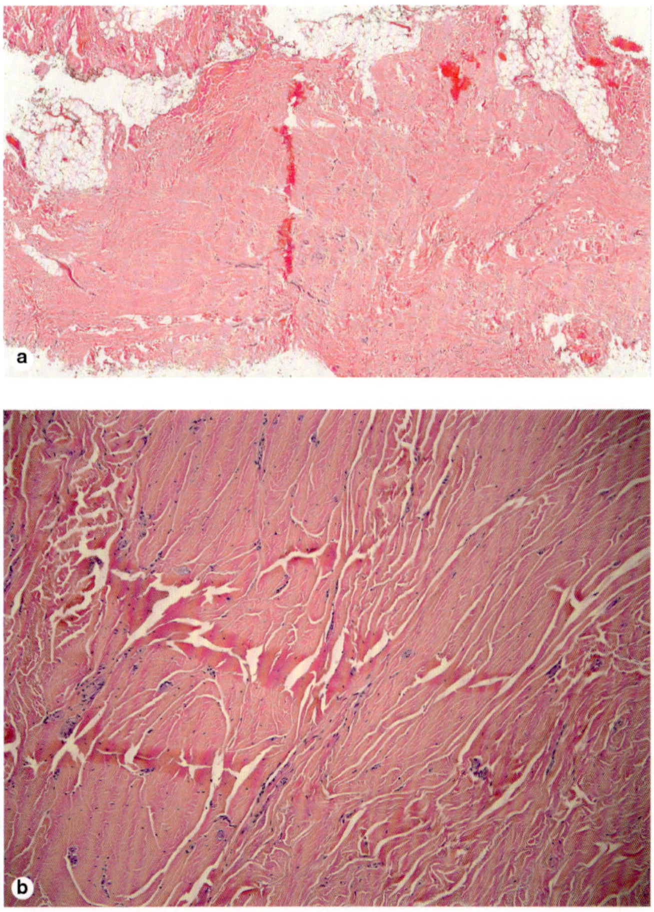

图 20-23 颈背型纤维瘤。

血管纤维瘤(angiofibromas)

主要特征

- 血管周围同心圆形纤维化。
- 星状间质细胞,XIIIa 因子阳性。

在结节性硬化症中,血管纤维瘤又称为皮脂腺腺瘤或 Koenen 甲周纤维瘤。多发性血管纤维瘤也可见于Ⅰ型多发性内分泌肿瘤(MENⅠ)和Ⅱ型神经纤维瘤病。

发生于面部时,单发性血管纤维瘤是最常见的变异型,即我们所称面部纤维性丘疹。发生于阴茎则称为阴茎珍珠状丘疹。获得性肢端纤维角化瘤与此病密切相关。

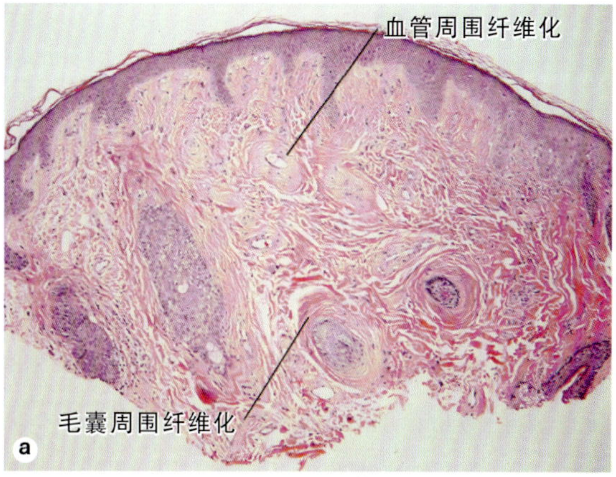

图 20-24 血管纤维瘤。(待续)

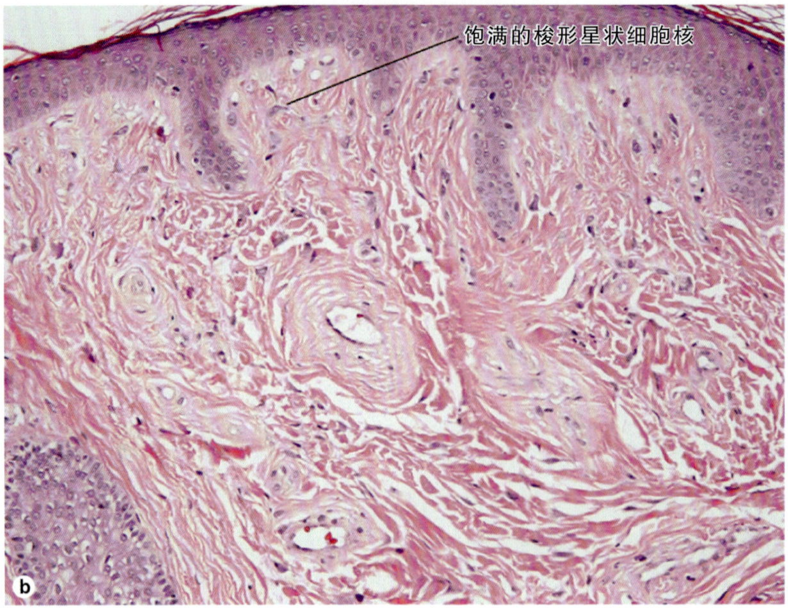

图 20-24(续)

面部纤维性丘疹(fibrous papule of the face; 良性纤维性丘疹,benign fibrous papule; 孤立性血管纤维瘤,solitary angiofibroma)

主要特征

- 为血管纤维瘤的常见变异型。
- 血管周围同心圆形纤维化。
- ⅩⅢa 因子阳性的星状间质细胞。
- 在真表皮交界处可出现较大的金字塔形黑色素细胞。

对纤维性丘疹进行浅表刮取活检提示可能为黑色素细胞性病变,因为真表皮交界处可见较大的黑色素细胞。在免疫染色技术出现之前,这些真皮的星状细胞被认为是变性的黑色素细胞。

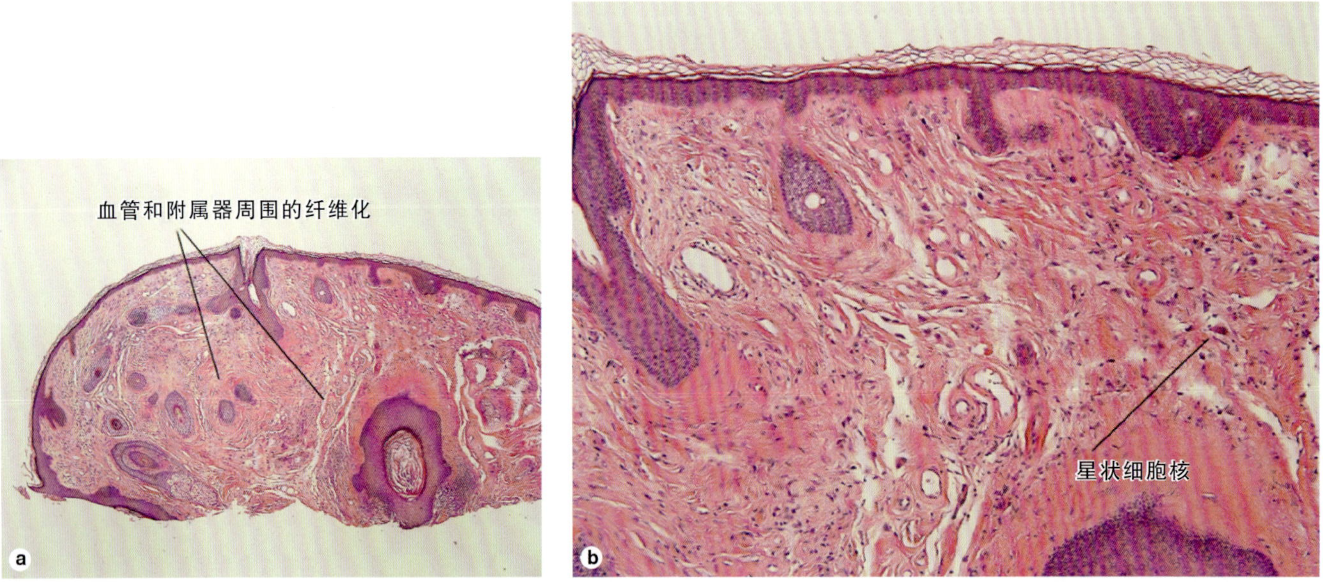

图 20-25 面部纤维性丘疹。(待续)

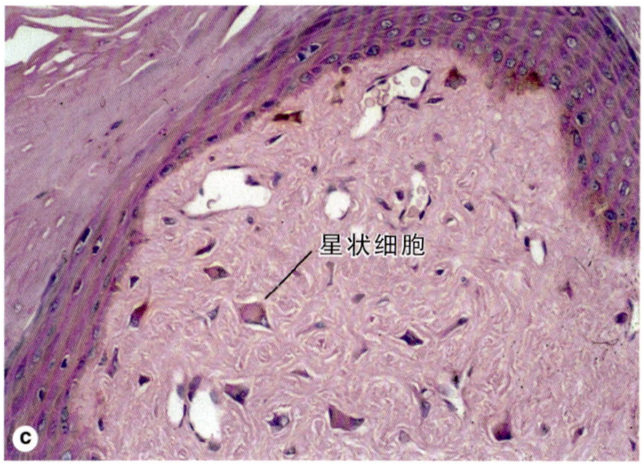

图 20-25（续）

获得性肢端纤维角化瘤（acquired digital fibrokeratoma）

主要特征

- 肢端皮肤。
- 角化过度、棘层肥厚、颗粒层增生。
- 梭形细胞和胶原常与周围皮肤表面垂直。
- 可见星状间质细胞，ⅩⅢa 因子阳性。

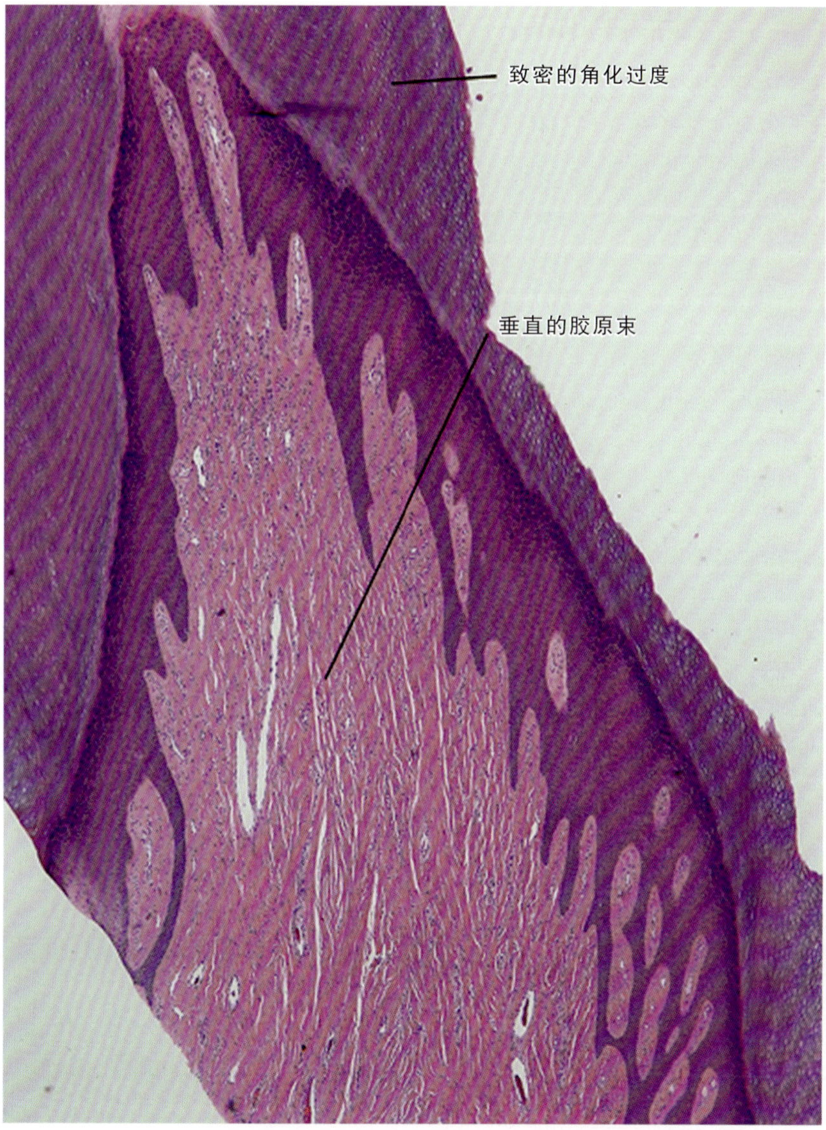

图 20-26　获得性肢端纤维角化瘤。

结节性筋膜炎(nodular fasciitis)

主要特征

- “组织培养”般的成纤维细胞。
- 红细胞外渗。
- 疏松的黏液样结构。
- 灶性炎症细胞浸润。

结节性筋膜炎早期表现为疏松、黏液样，随着时间的推移，形成粗大的红色胶原束，伴红细胞外渗和炎症细胞结节状浸润。星状成纤维细胞看上去似组织培养中的成纤维细胞。

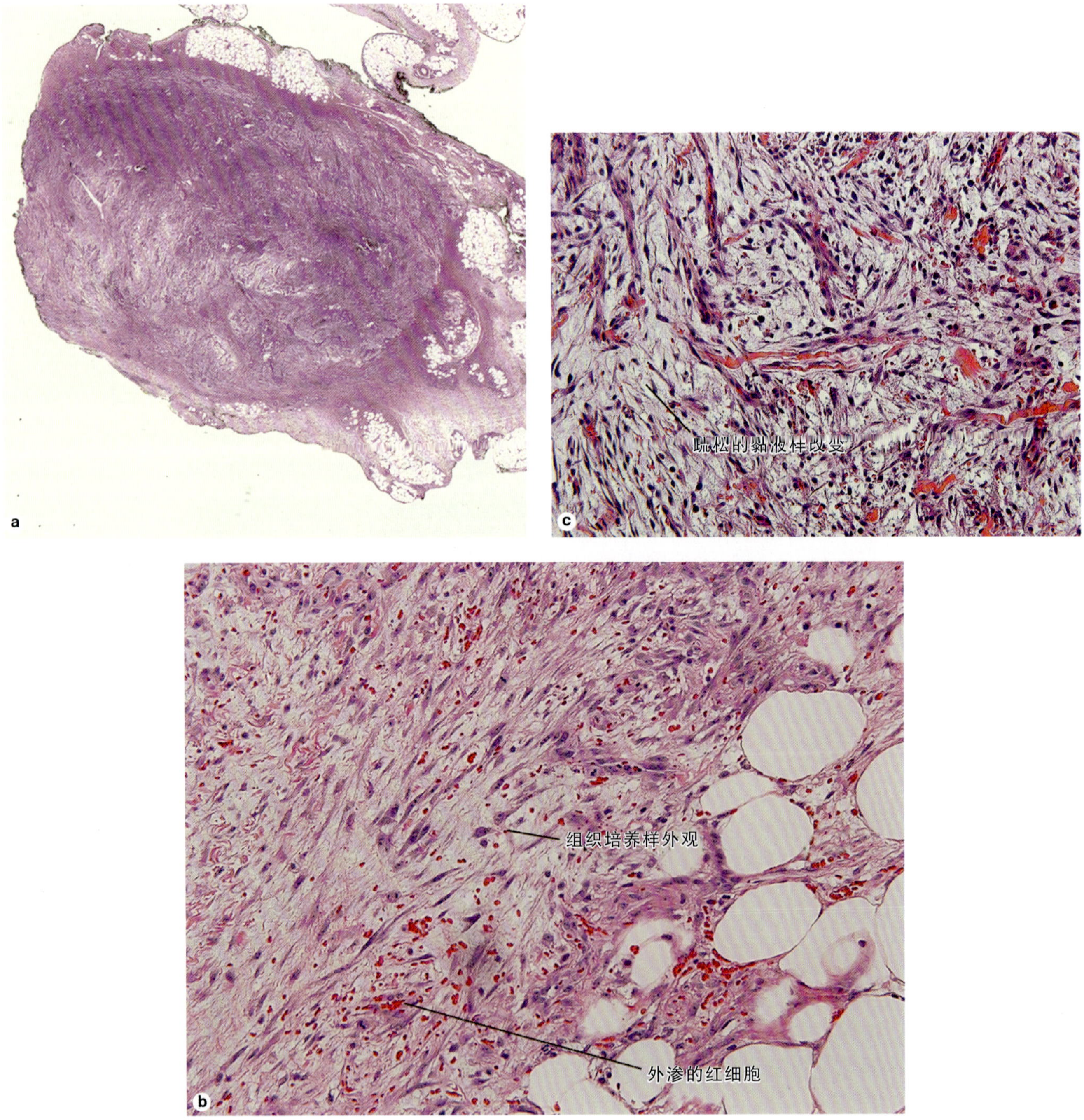

图 20-27 结节性筋膜炎。

颅筋膜炎(cranial fasciitis)

主要特征

- 结节性筋膜炎的变异型,发生于幼儿头部。

增生性筋膜炎(proliferative fasciitis)

主要特征

- 结节性筋膜炎的变异型。
- 神经节样巨细胞。
- 周边可见胶原包绕。

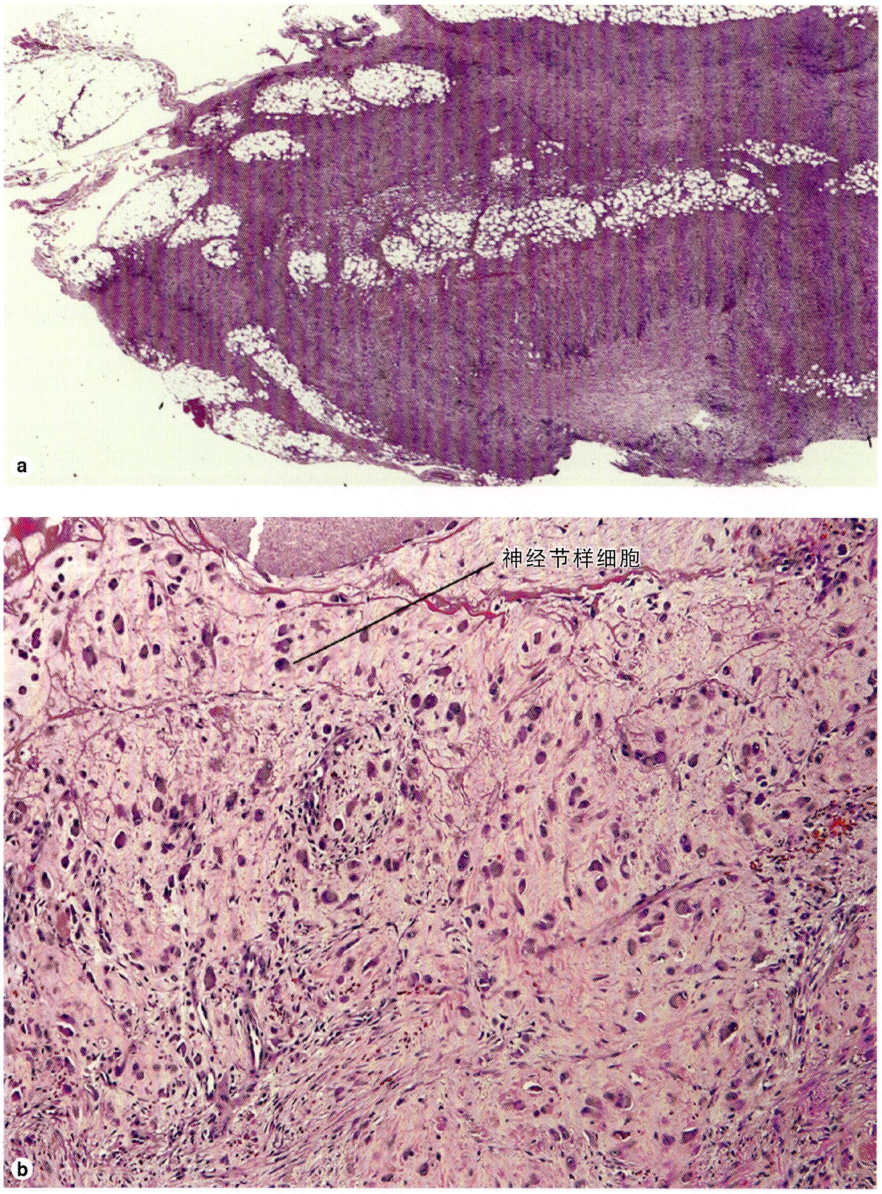

图 20-28 增生性筋膜炎。

血管内筋膜炎(intravascular fasciitis)

主要特征

- 结节性筋膜炎的变异型,累及外周血管(通常是静脉)的管腔和管壁。
- 裂隙可在局部将增生成分和血管壁隔开。

血管内筋膜炎往往表现为年轻人上肢或头颈部的小肿块,有时呈细长形。虽然有时与恶性肿瘤的血管侵袭相混淆,但血管内筋膜炎为良性病变,很少复发。组织学与结节性筋膜炎相似,可见黏液样基质中成簇的成纤维细胞,伴正常的核分裂象和红细胞外渗。可见大量多核区细胞,黏液样基质不明显。

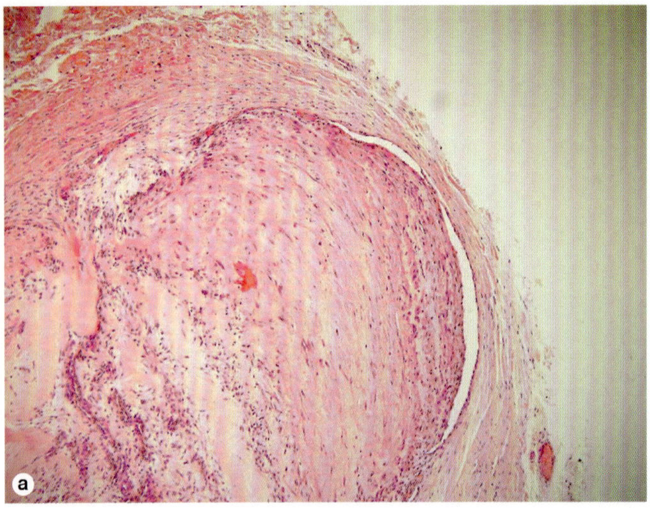

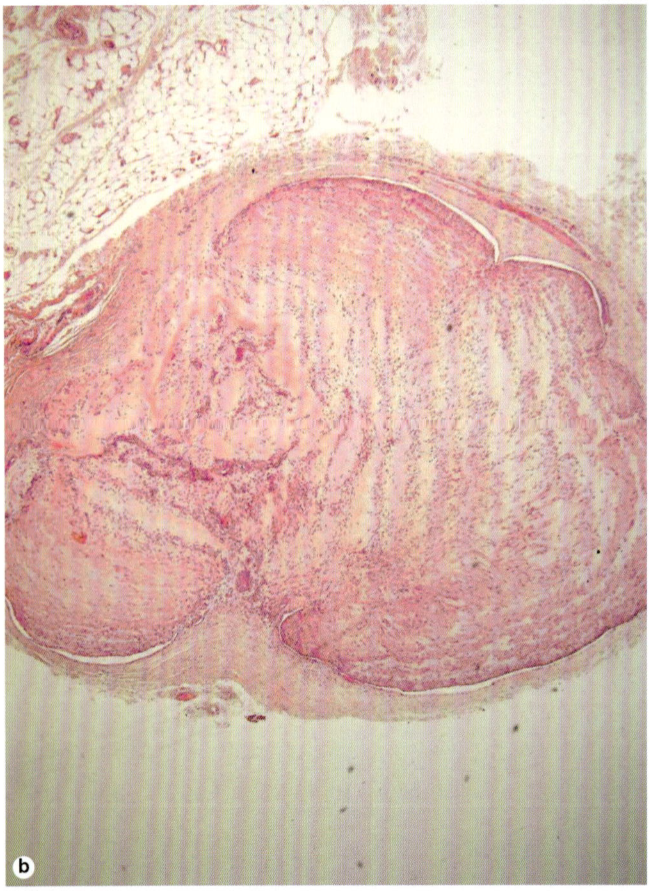

图 20-29 血管内筋膜炎。

缺血性筋膜炎(ischemic fasciitis；非典型性褥疮纤维组织增生，atypical decubital fibroplasia)

主要特征

- 中央纤维素样坏死，周边包绕着反应性及看似不典型性的星状或神经节样成纤维细胞，基质呈纤维化至黏液样。
- 周边有血管增生(肉芽组织)呈区块状包绕。
- 常有核分裂象，但无病理性核分裂，细胞密度不高。
- 可见血栓。

缺血性筋膜炎表现为皮下肿块，上方皮肤通常无溃疡，发生于老年人和(或)行动不便者。病变位于骨性隆起上方，如髋部或肩部。

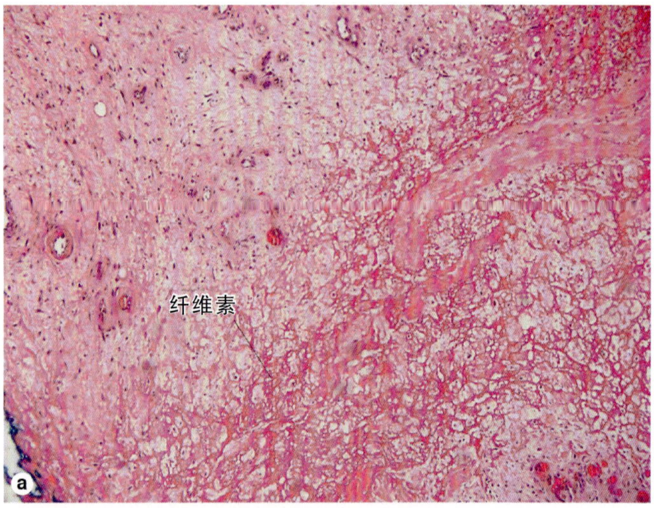

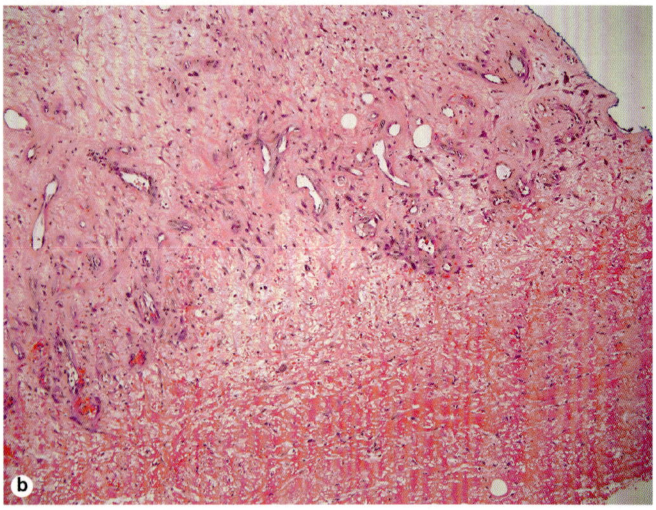

图 20-30 缺血性筋膜炎。(待续)

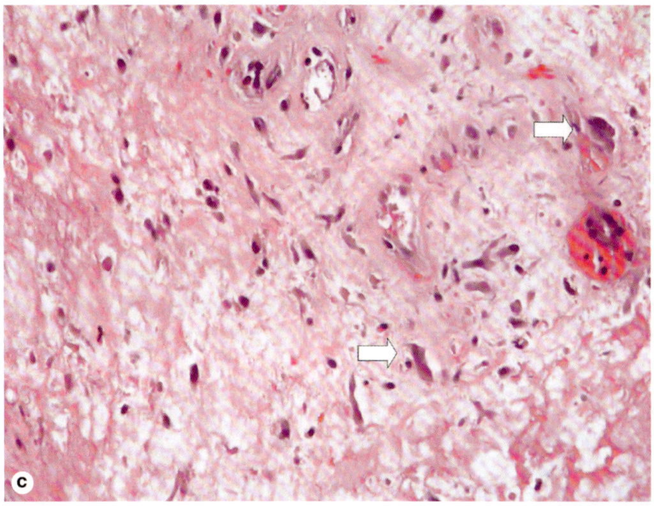

图 20-30（续）　大而深染的星状胞核。

钙化性腱鞘纤维瘤（calcifying aponeurotic fibroma）

主要特征

- 局部呈软骨样，可伴或不伴钙化，偶尔有破骨细胞样细胞；周边有饱满的上皮样成纤维细胞呈栅栏状包绕。
- 肢体远端。
- 常见于儿童和青少年。

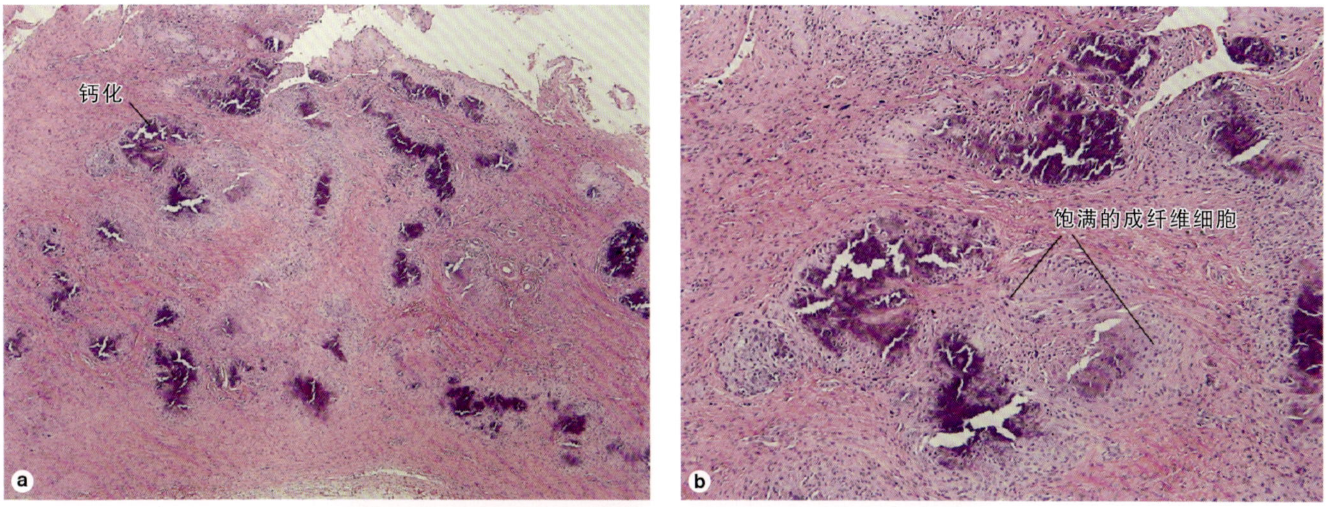

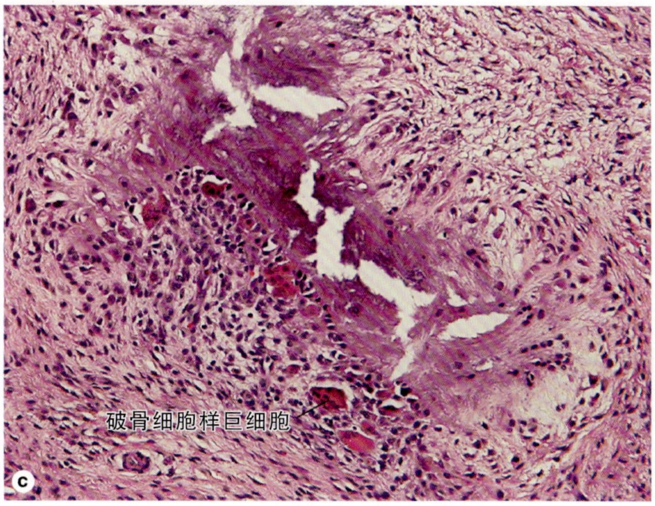

图 20-31　钙化性腱鞘纤维瘤。

软组织骨化性纤维黏液样肿瘤(ossifying fibromyxoid tumor of soft parts)

主要特征

- 边界清晰,分叶状。
- 条索或成巢的小而圆至多角形细胞嵌于纤维黏液样基质中。
- 常有成熟骨的不完整外壳。

皮损常常表现为中年人四肢的皮下肿块,S100蛋白弥漫阳性。恶性病变表现为核异型,细胞密度增高,在50个高倍视野中有至少两个核分裂象(HPF)。

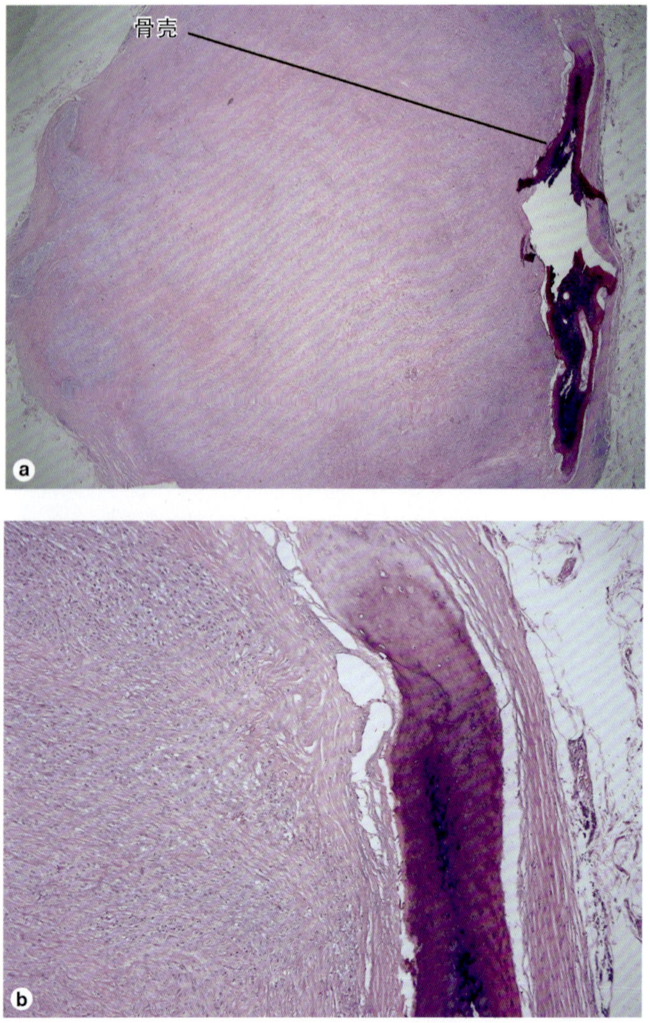

图 20-32 软组织骨化性纤维黏液样肿瘤。

交界性肿瘤(borderline tumors)

韧带样瘤(侵袭性纤维瘤病)(desmoid tumor/aggressive fibromatosis)

主要特征

- 细长、形态温和的梭形肌成纤维细胞区被长束状胶原所分隔。
- 形态温和的细胞核。
- 深部浸润和复发倾向。
- 表达β-连环蛋白(beta catenin)。
- 多数为散发,但可能与Gardner综合征有关。

腹部外韧带样瘤维瘤起源于肌肉组织周围的筋膜和结缔组织,尤其是肩、骨盆带和大腿。最常发生于少年和青年人。

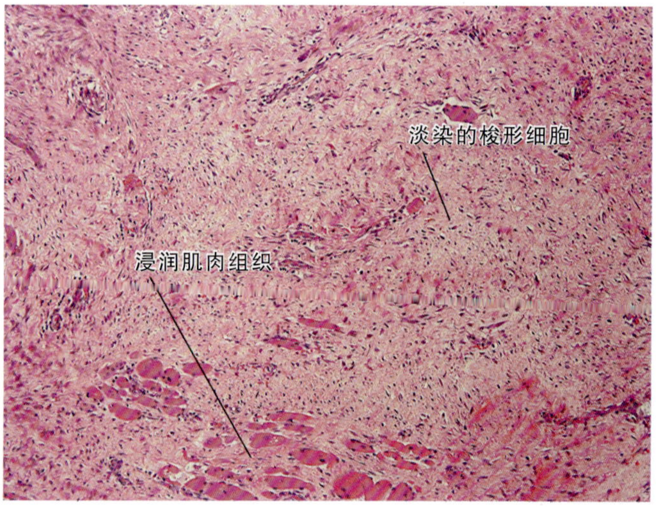

图 20-33 韧带样瘤。

丛状纤维组织细胞肿瘤(plexiform fibrohistiocytic tumor)

主要特征

- 丛状分布的肌成纤维细胞样的纺锤形及梭形细胞。
- 组织细胞和破骨细胞样巨细胞的结节(双相肿瘤)。
- 细胞多形性和核分裂比例多少不等。

丛状纤维组织细胞肿瘤是中间恶性的肿瘤,发生于儿童和青年人,常累及一侧手臂。

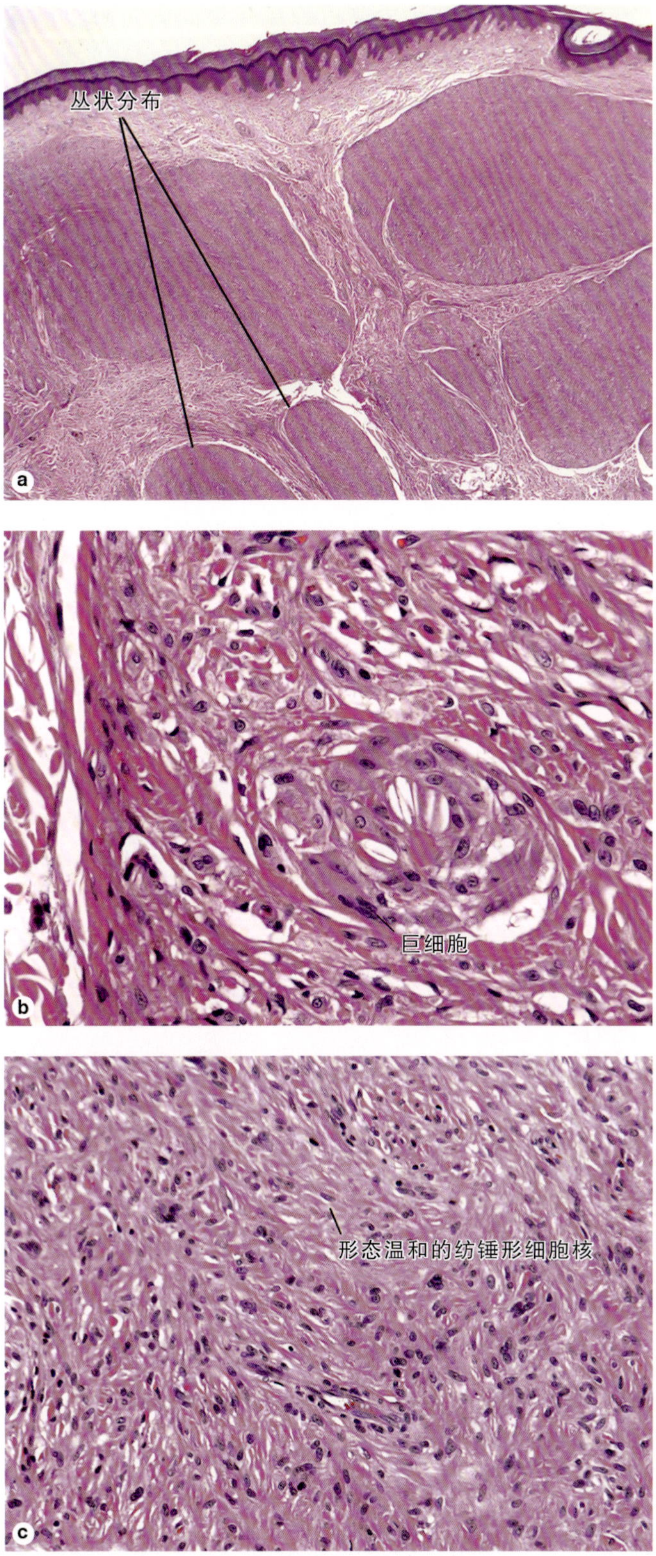

图 20-34　丛状纤维组织细胞肿瘤。

孤立性纤维性肿瘤(solitary fibrous tumor)

主要特征

- 肿瘤边界清晰。
- 无序型模式。
- 血管外皮细胞瘤样的分枝状血管网。
- CD34 阳性。

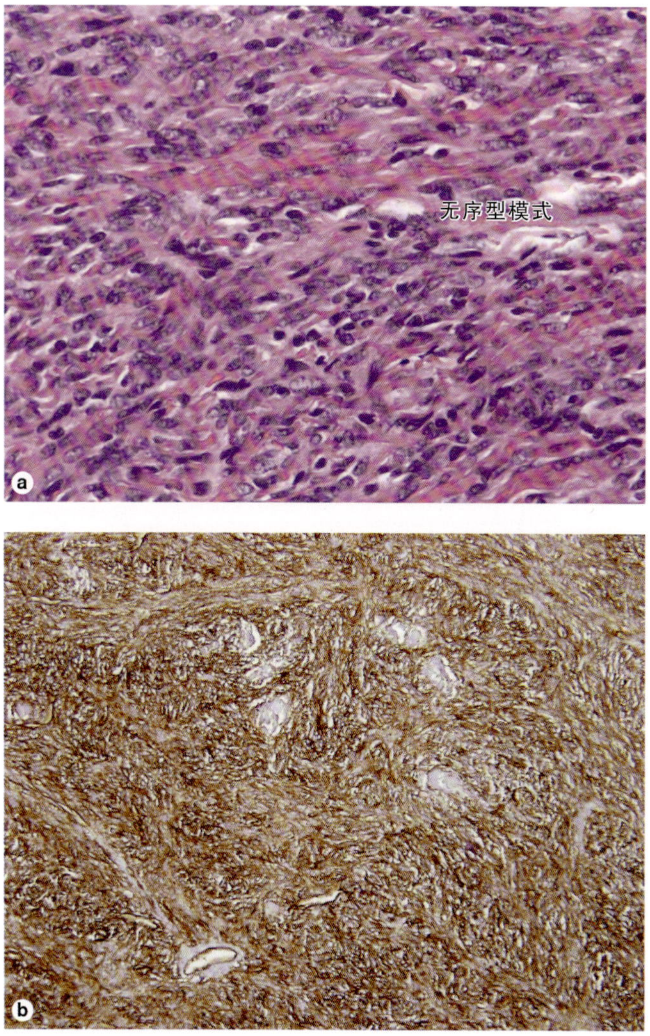

图 20-35　孤立性纤维性肿瘤。(b)CD34。

恶性肿瘤(malignant tumors)

隆突性皮肤纤维肉瘤(DFSP)(dermatofibrosarcoma protuberans)

主要特征

- 细胞多而致密。
- 席纹状(编织状)模式。
- 呈蜂巢样浸润脂肪组织。
- 在脂肪中形成与表皮平行的纤维层。
- 表皮突通常变平。
- CD34 阳性,XIIIa 因子阴性。

隆突性皮肤纤维肉瘤以蜂巢样浸润脂肪组织。随着肿瘤的进展,肿瘤细胞在脂肪组织中形成平行层,如同分层蛋糕,而脂肪细胞(似糖霜)夹在其中。当细胞核沿长轴被切时表现为深染的梭形核,沿短轴被切时则表现为浅灰色卵圆形核。通常伴有染色体易位,特别是t(17;22)。色素性隆突性皮肤纤维肉瘤被称为Bednar肿瘤。

提示

隆突性皮肤纤维肉瘤中偶尔会出现表皮棘层增厚和胶原包绕现象。如果肿瘤细胞密度较高并浸润脂肪,应该行CD34染色。

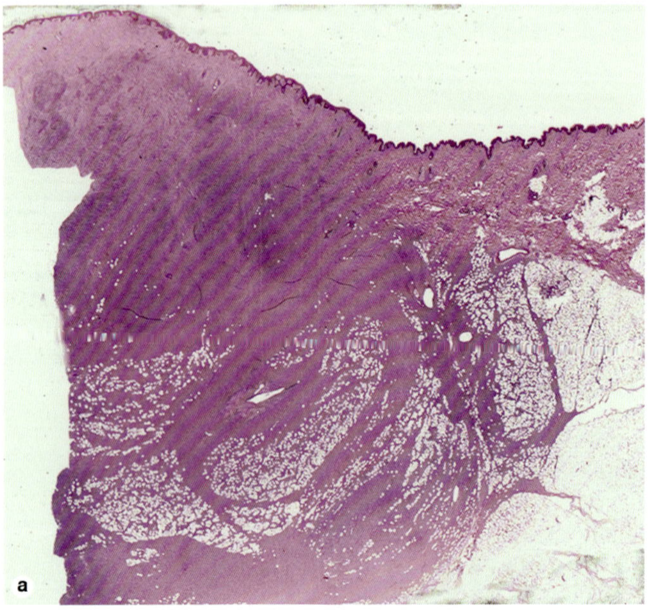

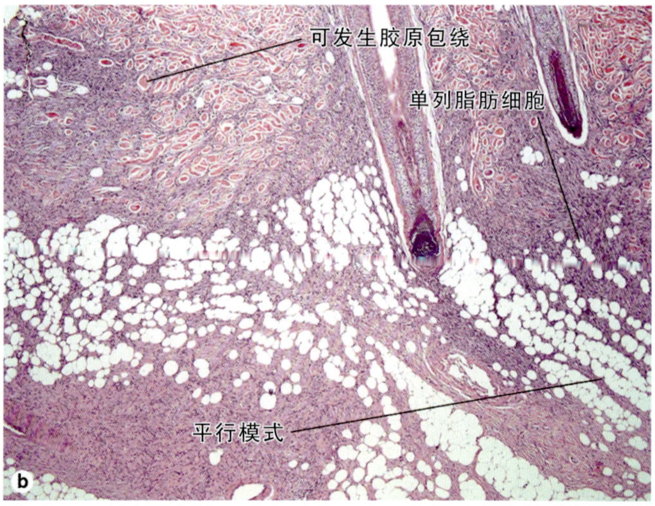

图 20-36 隆突性皮肤纤维肉瘤。(待续)

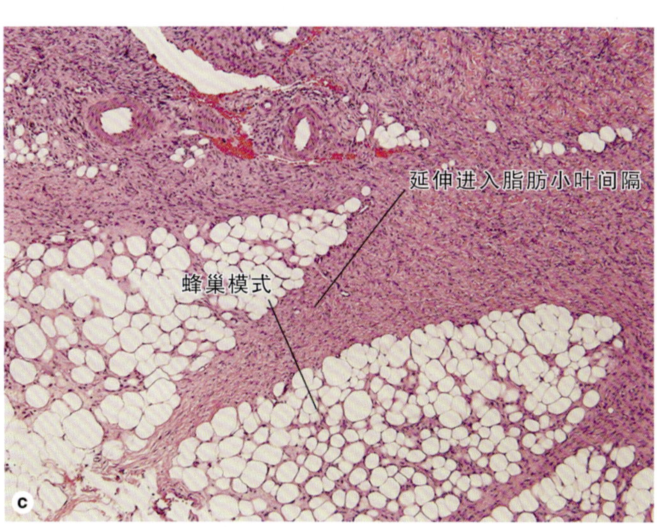

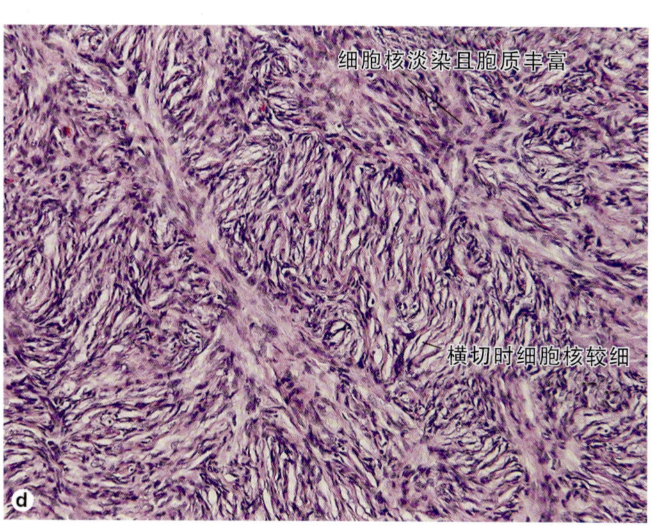

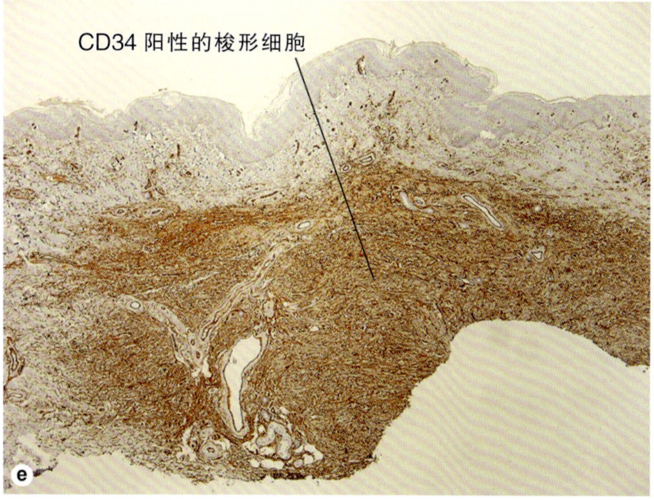

图 20-36(续)

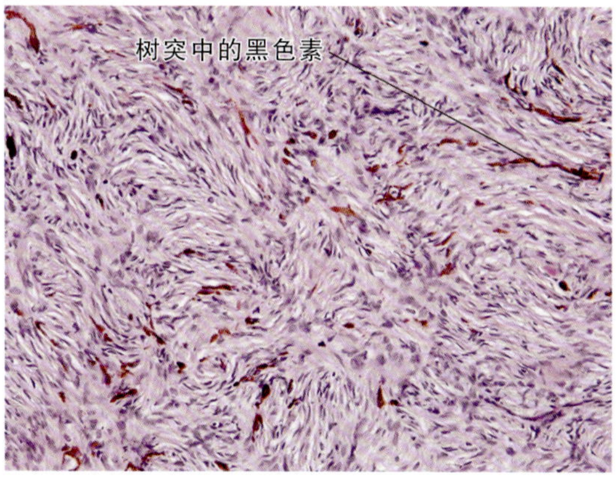

图 20-37 Bednar 肿瘤。

巨细胞成纤维细胞瘤(giant cell fibroblastoma)

主要特征

- 幼年型隆突性皮肤纤维肉瘤。
- 血管样空隙中衬有多核巨细胞。

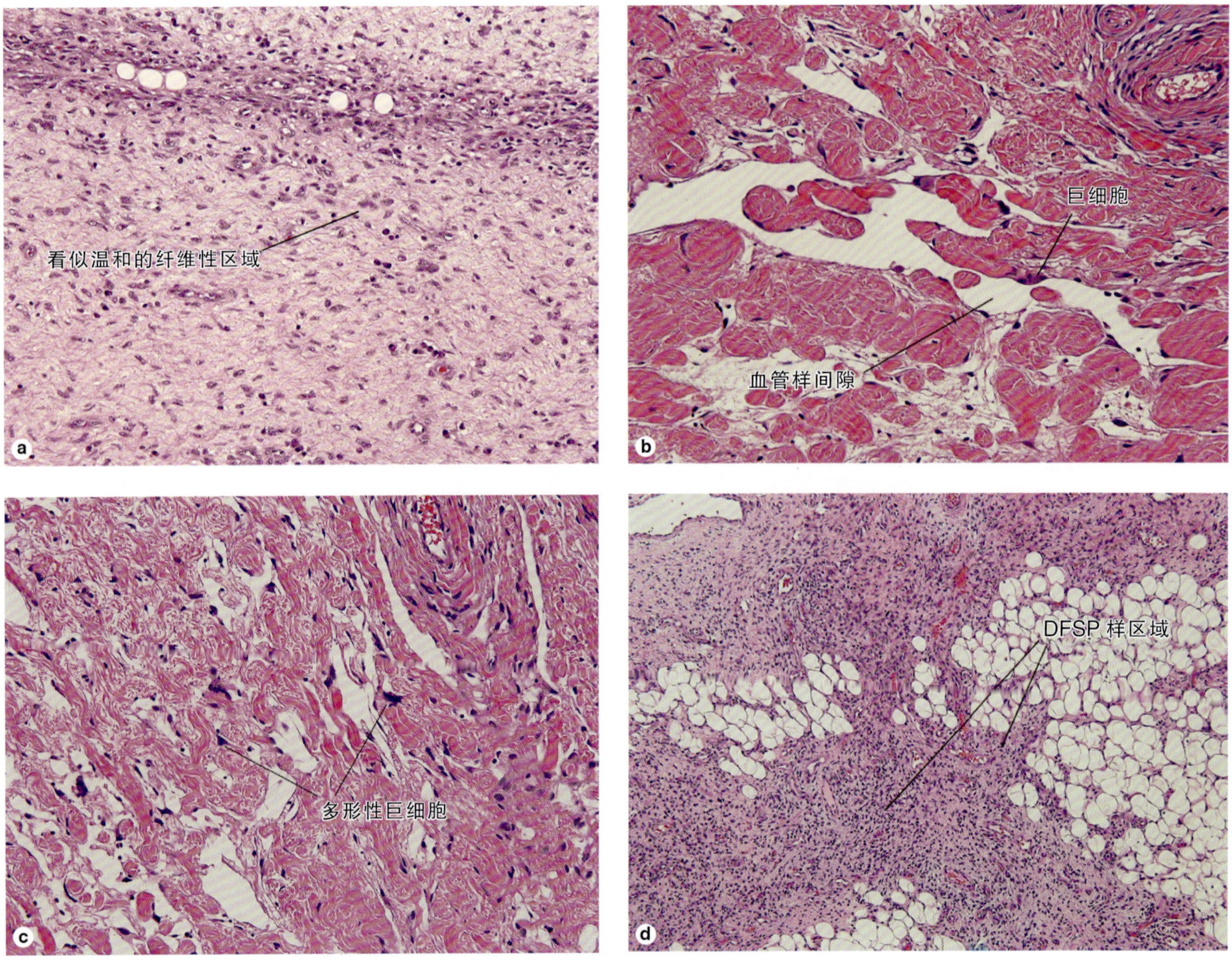

图 20-38 巨细胞成纤维细胞瘤。

纤维肉瘤(fibrosarcoma)

主要特征

- 多而致密的细胞。
- 常常呈鱼骨样和杉树样模式。
- 多少不等的核分裂。
- 细胞核可大而深染。

很多纤维肉瘤呈鱼骨样和杉树样模式。隆突性皮肤纤维肉瘤是具有席纹状和蜂窝模式的一种纤维肉瘤;相反,皮肤纤维瘤和血管周皮细胞瘤呈花体模式。

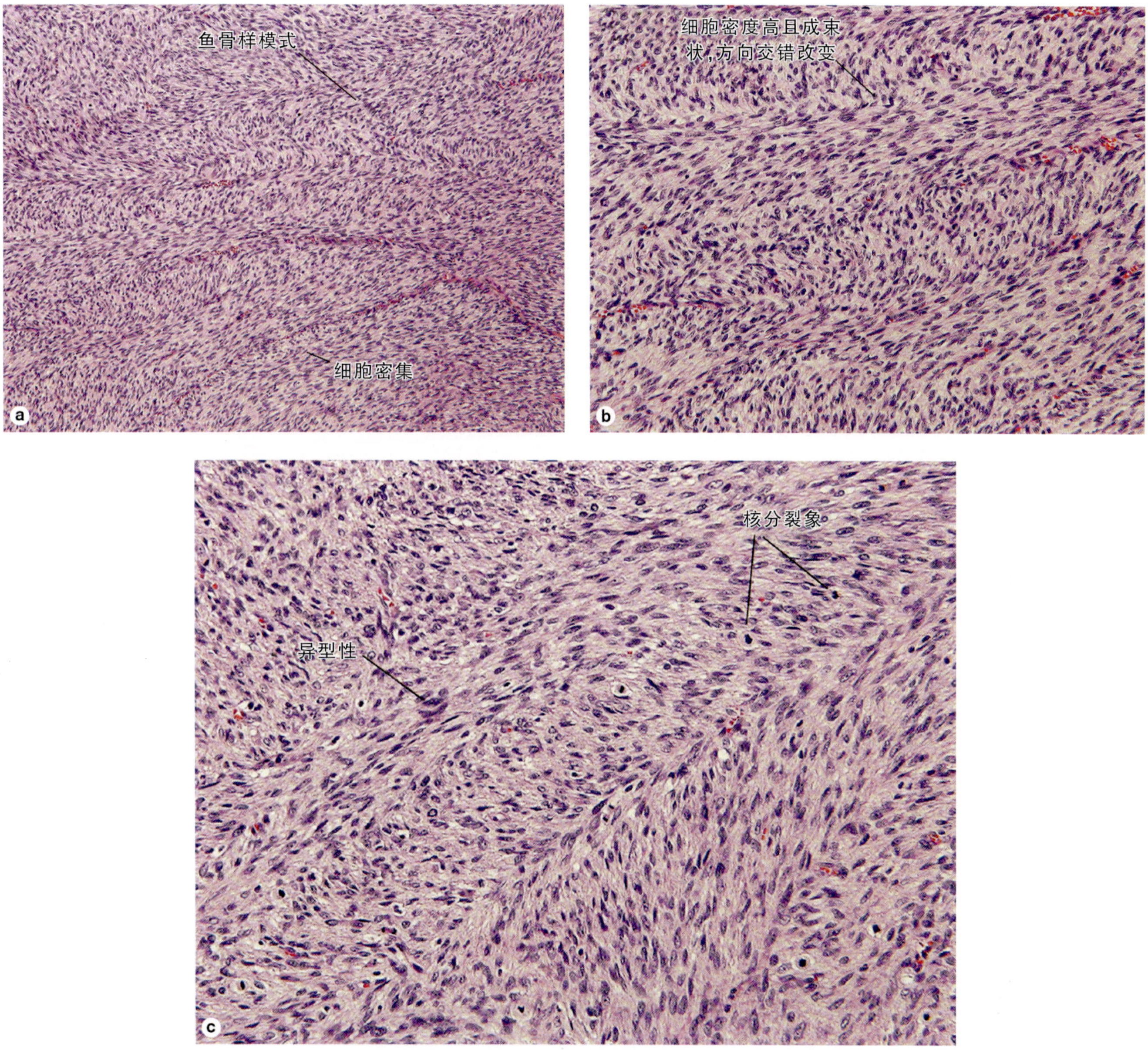

图 20-39　纤维肉瘤。

非典型纤维黄瘤(atypical fibroxanthoma, AFX)

主要特征

- CD10、S100A6、前胶原(procollagen)均呈阳性,但这些染色都为非特异性,此病仍为排他性诊断。
- 非典型的多形性细胞或梭形细胞。

一些学者认为非典型纤维黄瘤是一种多形性未分化肉瘤的浅表变异型。

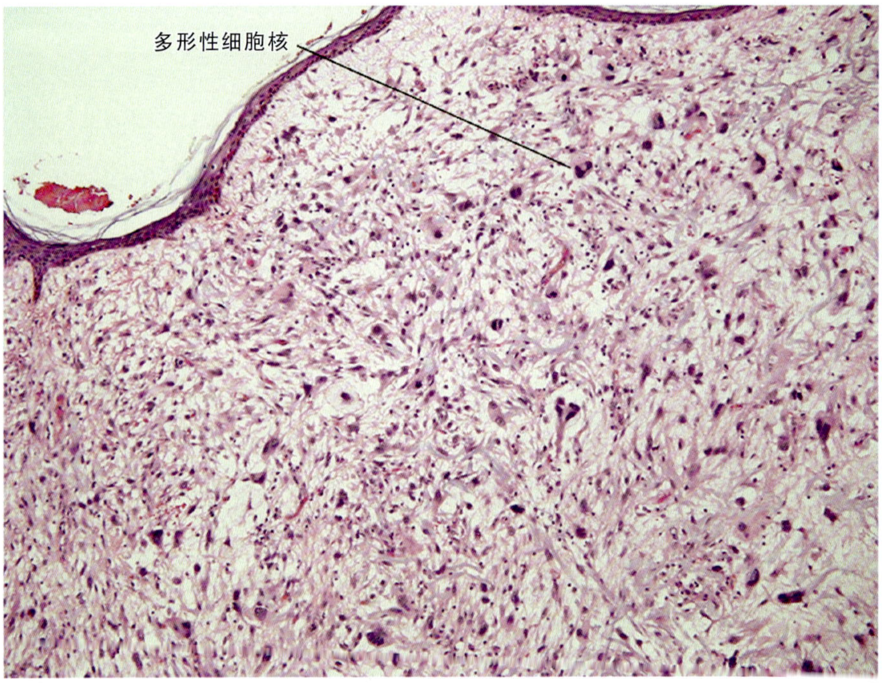

图 20-40 多形性非典型纤维黄瘤(AFX)。

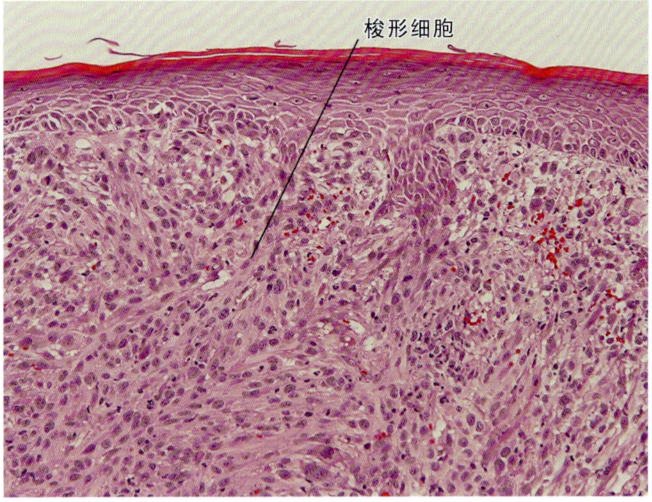

图 20-41 梭形细胞非典型纤维黄瘤(AFX)。

多形性未分化肉瘤(pleomorphic undifferentiated sarcoma)

主要特征

- 异质性的软组织肉瘤。
- 有多形性、黏液样、炎性及其他变异型。

恶性纤维组织细胞瘤(MFH)在新近的分类中不再作为一种独立诊断，但被视为多形性未分化肉瘤的亚型。既往称为浅表性恶性纤维组织细胞瘤的浅表真皮肿瘤多数归入了肌纤维肉瘤的分类当中。

上皮样肉瘤(epithelioid sarcoma)

主要特征

- 类似栅栏状肉芽肿。
- 双相性(在上皮样细胞和梭形细胞之间转化)。
- 肿瘤中央坏死。
- 角蛋白和波形蛋白均阳性。

上皮样肉瘤好发于年轻人肢端,可能被误诊为假性风湿结节而延误治疗。

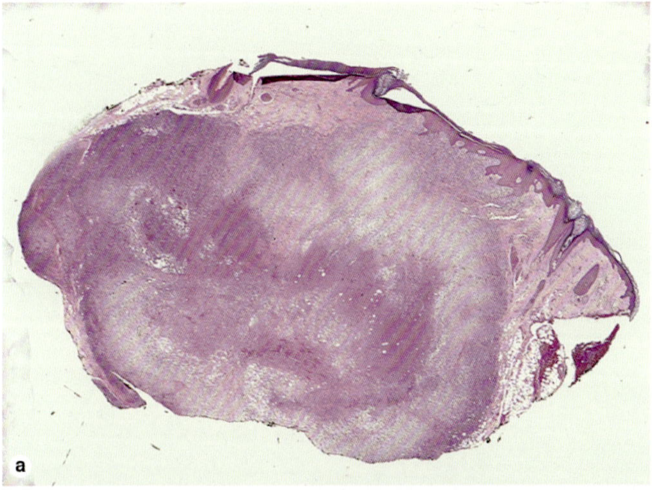

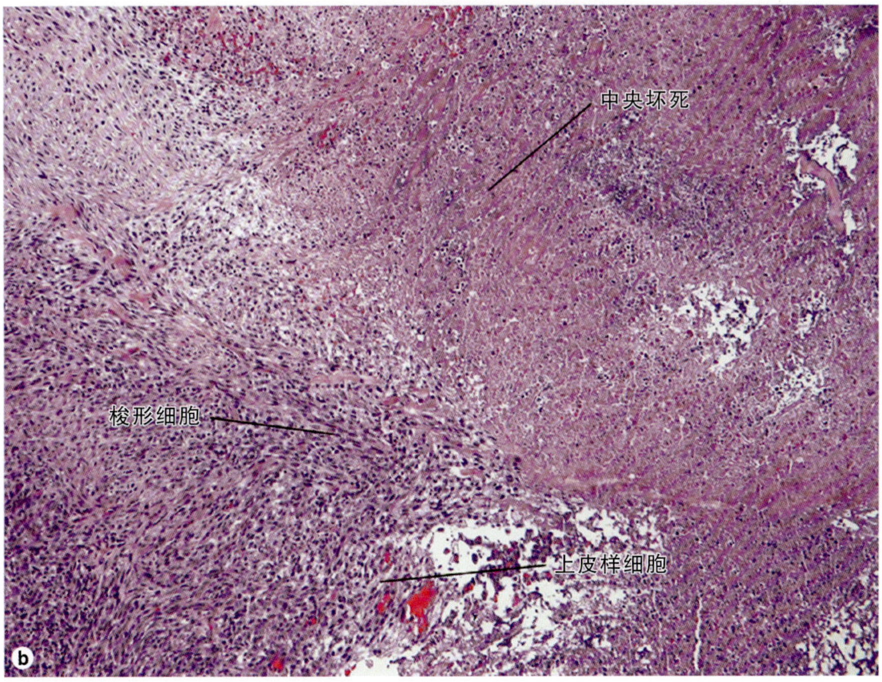

图 20–42 上皮样肉瘤。(待续)

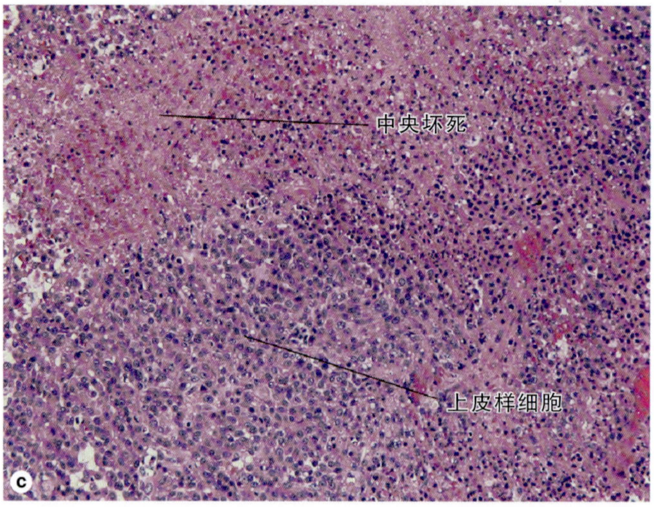

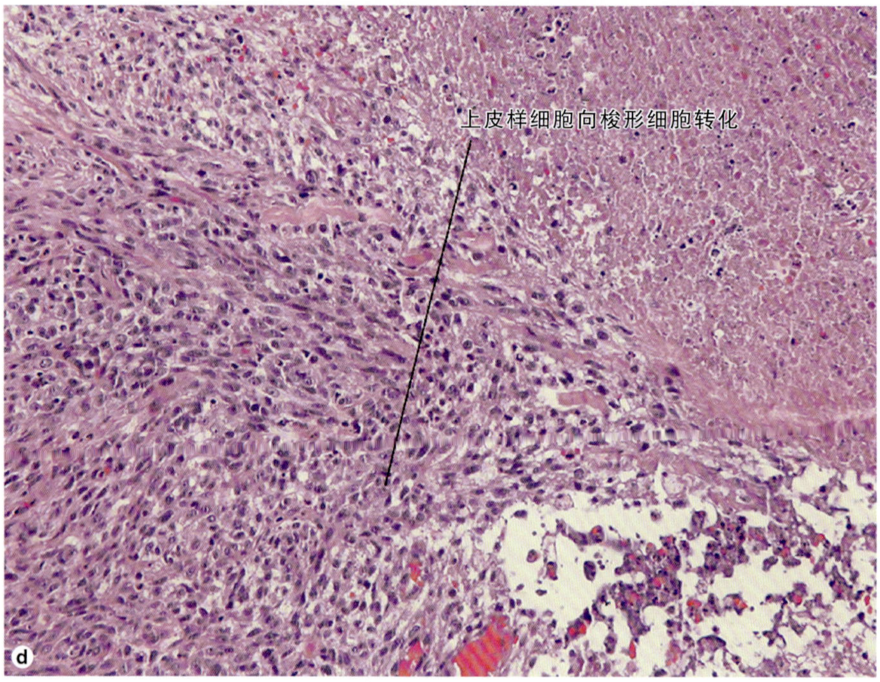

图 20-42(续)

滑膜肉瘤(synovial sarcoma)

主要特征

- 可表现为双相性肿瘤(上皮样细胞和梭形细胞混合)。
- 通常位于深部软组织。
- 角蛋白和上皮膜抗原(EMA)阳性。
- t(X;18)(p11;q11)染色体易位。

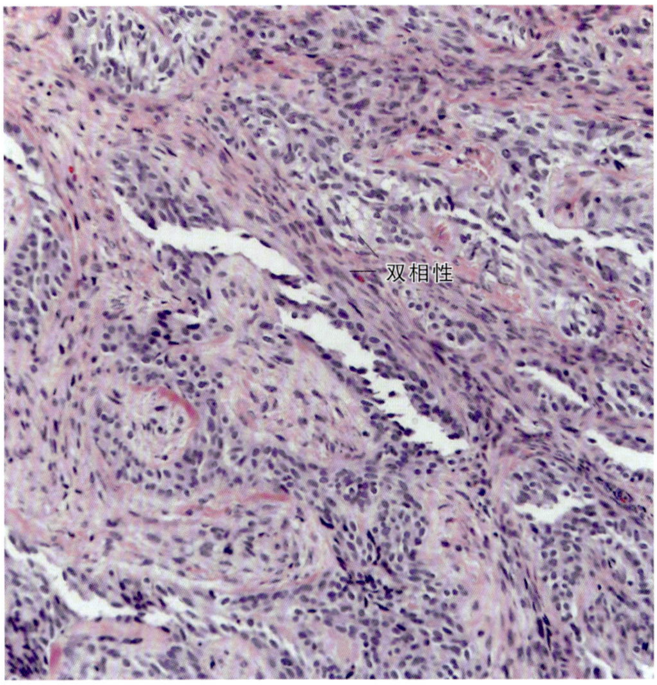

图 20-43 滑膜肉瘤。

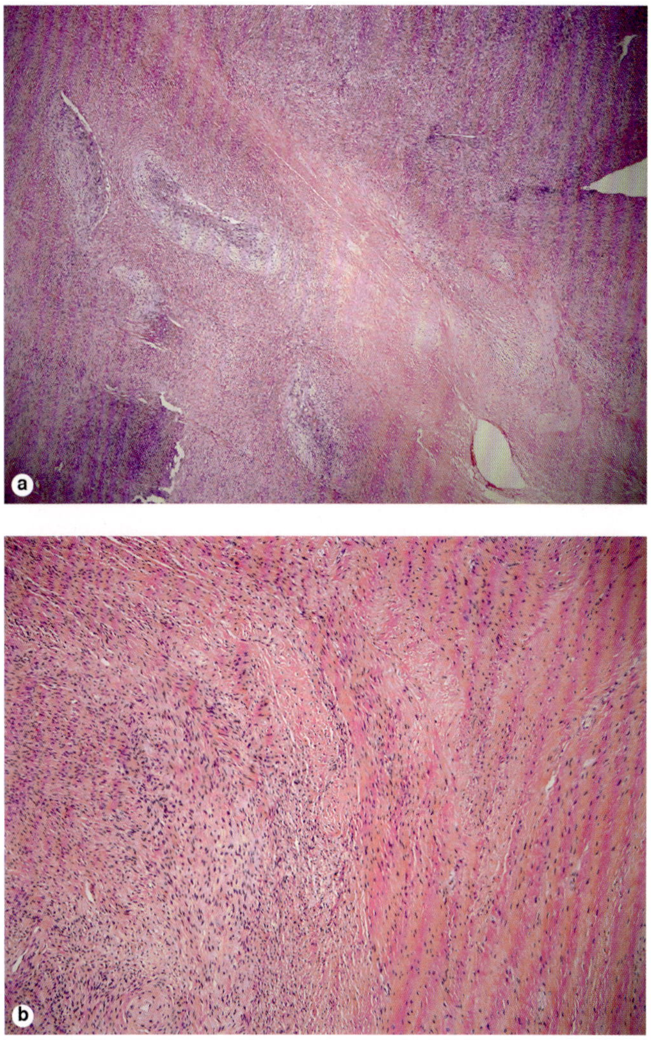

图 20-44 低度恶性纤维黏液样肉瘤。

低度恶性纤维黏液样肉瘤(low-grade fibromyxoid sarcoma,LGFMS)

主要特征

- 从胶原性区域向黏液性区域骤然转换。
- 涡纹状或束状分布的梭形细胞。
- 看似温和的梭形细胞和低核分裂率具有欺骗性。
- 血管明显伴大量血管周围细胞,尤其在黏液区。

低度恶性纤维黏液样肉瘤常发生于 30~40 岁成年人的近端肢体或躯干,位置深在。伴大玫瑰花结的透明性梭形细胞肿瘤是该病的形态学变异型,表现为中央区域呈无细胞的胶原区,其周边袖口般分布着饱满的肿瘤细胞。多数 LGFMS 与 t(7;16)密切相关,形成 FUS 和 CREB3L2 融合基因。

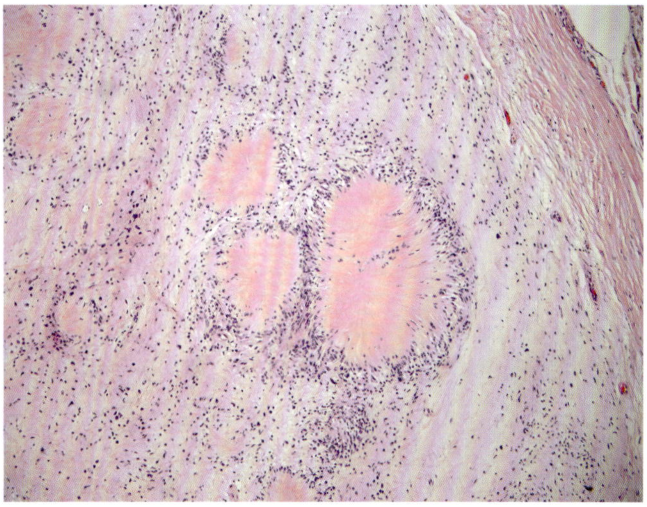

图 20-45 伴大玫瑰花结的透明性梭形细胞肿瘤。

(周英 译 伍洲炜 刘业强 陆前进 审校)

推荐阅读

Argenta AE, Chen W, Davis A, et al. A review of eight unusual pediatric skin and soft-tissue lesions: diagnosis, workup, and treatment. J Plast Reconstr Aesthet Surg 2015;68(12):1637–46.
Billings SD, Folpe AL. Cutaneous and subcutaneous fibrohistiocytic tumors of intermediate malignancy: an update. Am J Dermatopathol 2004;26(2):141–55.
Clarke LE. Fibrous and fibrohistiocytic neoplasms: an update. Dermatol Clin 2012;30(4):643–56.
Costigan DC, Doyle LA. Advances in the clinicopathological and molecular classification of cutaneous mesenchymal neoplasms. Histopathology 2016;68(6):776–95.
Evans HL. Low-grade fibromyxoid sarcoma: a clinicopathologic study of 33 cases with long-term follow-up. Am J Surg Pathol 2011;35(10):1450–62.
Iijima S, Suzuki R, Otsuka F. Solitary form of infantile myofibromatosis: a histologic, immunohistochemical, and electron microscopic study of a regressing tumor over a 20-month period. Am J Dermatopathol 1999;21(4):375–80.
Koch M, Freundl AJ, Agaimy A, et al. Atypical fibroxanthoma - histological diagnosis, immunohistochemical markers and concepts of therapy. Anticancer Res 2015;35(11):5717–35.
Martín-López R, Feal-Cortizas C, Fraga J. Pleomorphic sclerotic fibroma. Dermatology 1999;198(1):69–72.
Parish LC, Yazdanian S, Lambert WC, et al. Dermatofibroma: a curious tumor. Skinmed 2012;10(5):268–70.
Stanford D, Rogers M. Dermatological presentations of infantile myofibromatosis: a review of 27 cases. Australas J Dermatol 2000;41(3):156–61.
Tani M, Komura A, Ichihashi M. Dermatomyofibroma (plaqueformige dermale fibromatose). J Dermatol 1997;24(12):793–7.
Terrier-Lacombe MJ, Guillou L, Maire G, et al. Dermatofibrosarcoma protuberans, giant cell fibroblastoma, and hybrid lesions in children: clinicopathologic comparative analysis of 28 cases with molecular data – a study from the French Federation of Cancer Centers Sarcoma Group. Am J Surg Pathol 2003;27(1):27–39.

第21章 脂肪、肌肉、软骨和骨组织肿瘤

Tammie Ferringer

脂肪(fat)

脂肪瘤(lipoma)

主要特征

- 肿瘤边界清晰,有完整的薄包膜。
- 成熟的脂肪细胞。
- 纤维间隔不明显。

脂肪瘤多表现为深部软组织或皮下组织的无症状、可移动的质软结节。组织学上,脂肪瘤外覆薄包膜,由成片的成熟脂肪细胞组成,与皮下组织正常的脂肪细胞难以区分。每个脂肪细胞内含有单个空泡,核常偏向一侧。瘤体的纤维间隔薄且纤细,不易被察觉,间隔内可见稀疏的薄壁血管。肌内脂肪瘤常见于前额,成熟的脂肪细胞替代肌肉组织并分隔胶原纤维。

多发性脂肪瘤可发生于一些少见的综合征中。家族性多发性脂肪瘤病为常染色体显性遗传,表现为成人早期出现大量缓慢生长的皮下组织、深部或内脏脂肪瘤。良性对称性脂肪瘤病,又称 Madelung 病,好发于中年男性,常有多发性损害,在颈部呈“马颈圈”样分布。痛性肥

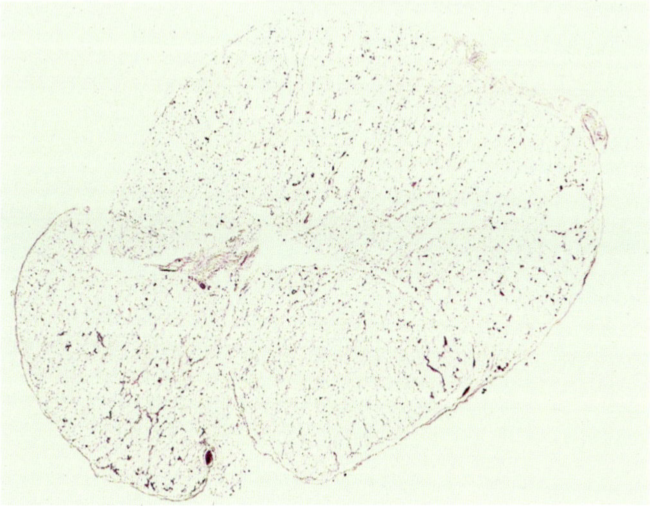

图 21-1　脂肪瘤。

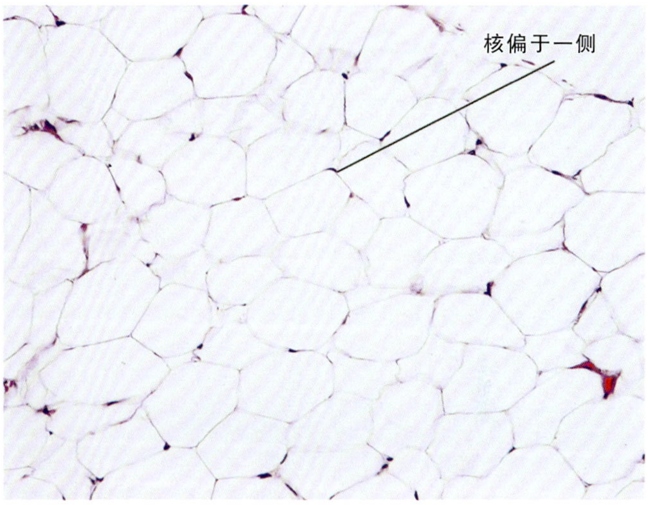

图 21-2　脂肪瘤。

胖症(Dercum 病)患者通常较为肥胖,在小腿、腹部和臀部出现疼痛性、局限或弥漫性的脂肪沉积,有时与体质虚弱和心理失调有关。脂肪瘤可为 Gardner 综合征、Bannayan-Zonana 综合征、Cowden 综合征和 Proteus 综合征的表现之一。

血管脂肪瘤(angiolipoma)

主要特征

- 脂肪瘤内有毛细血管增生。
- 管腔内常见红细胞和散在的纤维素微血栓。

临床常有触痛,女性好发,有多发倾向且好发于前臂。

鉴别诊断

以下疼痛性肿瘤的鉴别诊断可以记忆为“BANGLE”:

- 蓝色橡皮疱样痣(Blue rubber bleb)。
- 血管脂肪瘤(Angiolipoma)。
- 神经瘤(Neuroma)。
- 血管球瘤(Glomus tumor)。
- 平滑肌瘤(Leiomyoma)。
- 小汗腺螺旋腺瘤(Eccrine spiradenoma)。

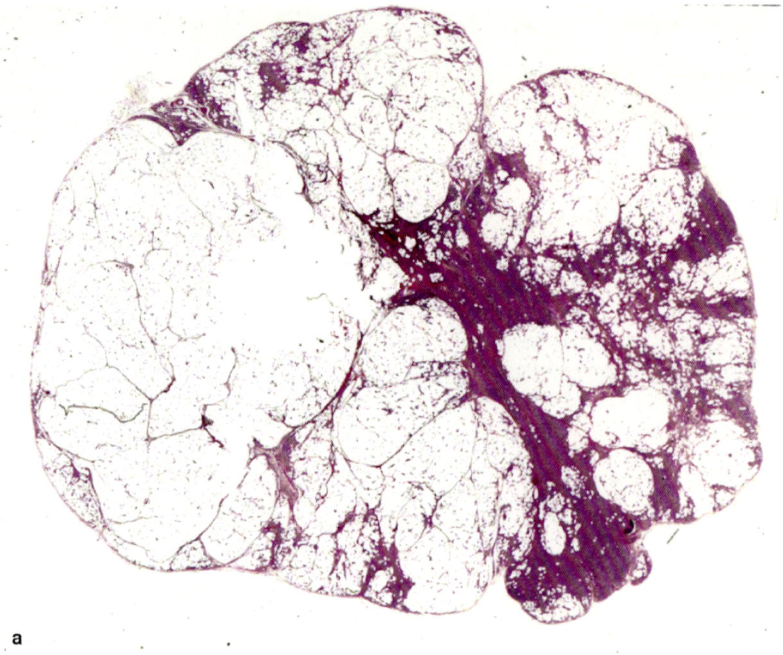

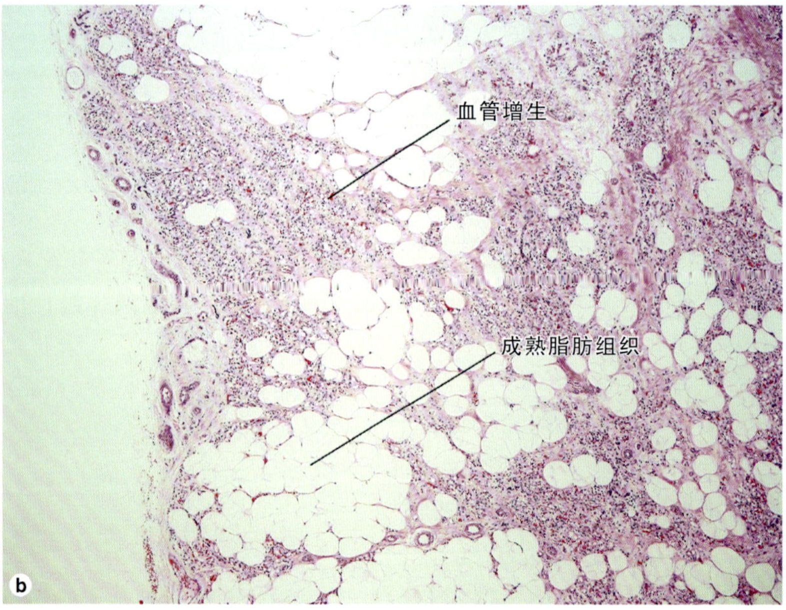

图 21-3 血管脂肪瘤。

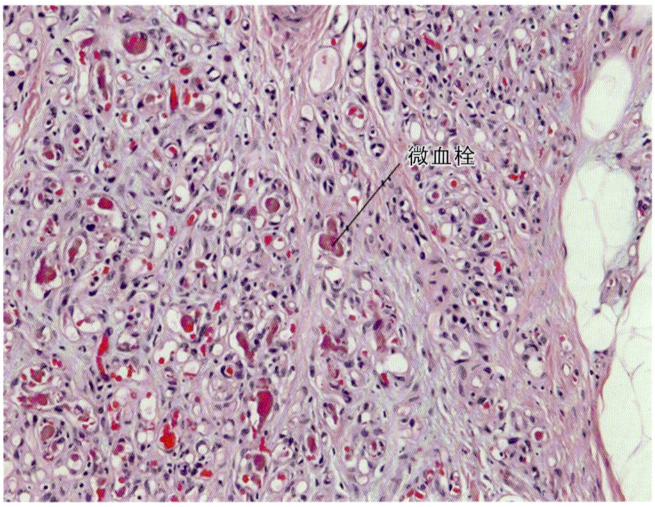

图 21-4　血管脂肪瘤。

梭形细胞脂肪瘤（spindle cell lipoma）

主要特征

- 局限性成熟的脂肪肿瘤，间杂形态温和的梭形细胞区域以及数量不等的胶原。
- 病变早期可见梭形细胞区呈黏液样，伴有较多肥大细胞。
- 无脂肪母细胞及核分裂象。
- 梭形细胞 CD34 阳性。
- “绳状”胶原束。

本病常见于老年男性，表现为颈后、肩部以及上背部的孤立性皮损。本病较普通脂肪瘤质地更为坚实，与周围组织粘连更明显。

鉴别诊断

当梭形细胞和黏液样成分占优势时，可能误诊为神经来源或成纤维细胞增生性疾病，特别是弥漫性神经纤维瘤。

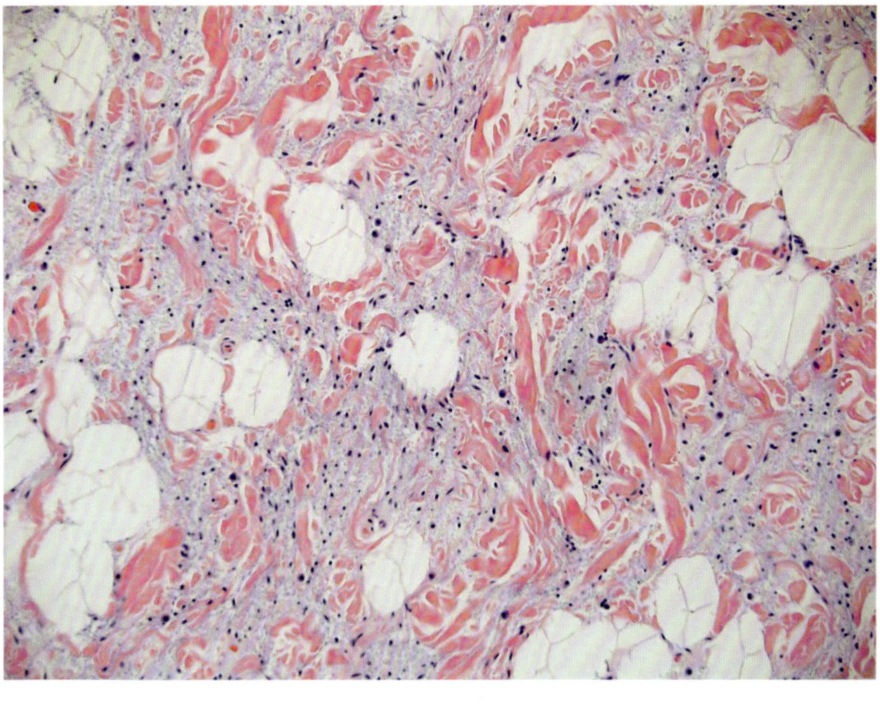

图 21-5　梭形细胞脂肪瘤。

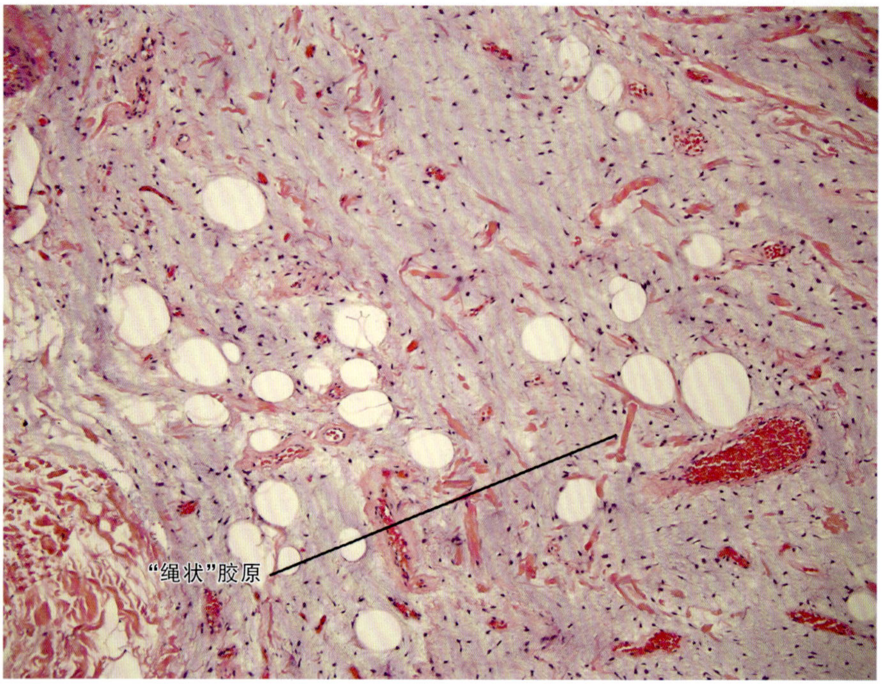

图 21-6 梭形细胞脂肪瘤。

纤维脂肪瘤（fibrolipoma）

主要特征

- 肿瘤边界清晰,包含成熟脂肪细胞和成熟胶原束。

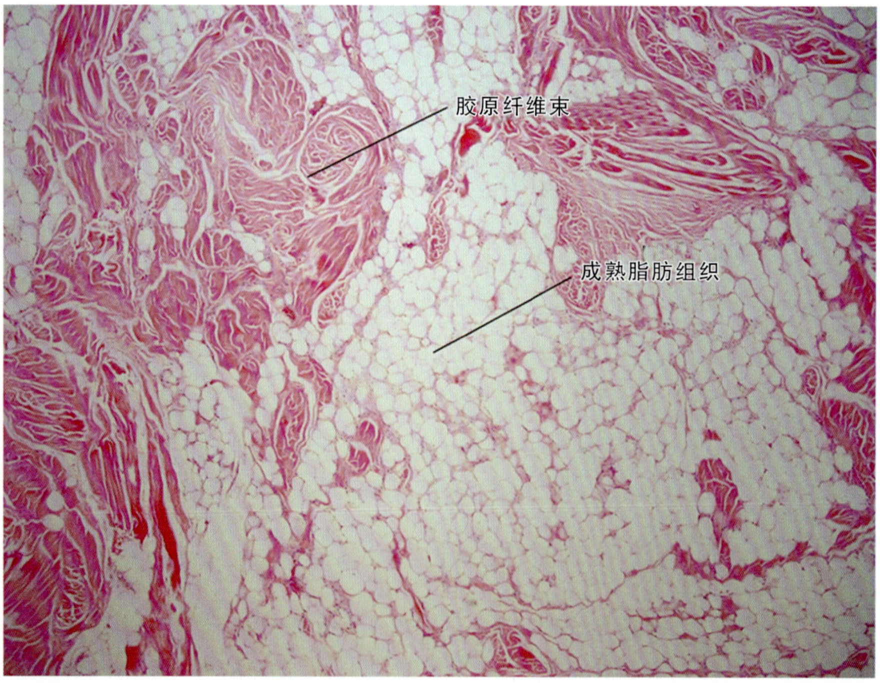

图 21-7 纤维脂肪瘤。

多形性脂肪瘤（pleomorphic lipoma）

主要特征

- 肿瘤边界清晰，具有花瓣状多核细胞，多个核相互重叠排列于细胞边缘，呈花瓣状。
- 可有核深染。
- 可出现类似于梭形细胞脂肪瘤中的黏液样区和“绳状”胶原束。

多形性脂肪瘤质地坚实，分布与梭形细胞脂肪瘤类似，好发于老年男性的颈部和肩胛带区域。

鉴别诊断

多形性脂肪瘤边界清晰，位置表浅，花瓣状细胞（floret 细胞），核分裂罕见，无成脂肪细胞，据此可与多形性脂肪肉瘤相鉴别。成脂肪细胞是不成熟的脂肪细胞，其细胞核可偏向一侧（印戒成脂肪细胞），也可位居中央，被脂肪空泡挤压而扇贝状（桑葚成脂肪细胞）。脂肪肉瘤常发生于深部软组织，尤其是腹膜后，但可累及皮肤。脂肪肉瘤中的血管呈分枝状，形似“铁丝网”样（chicken wire）改变。

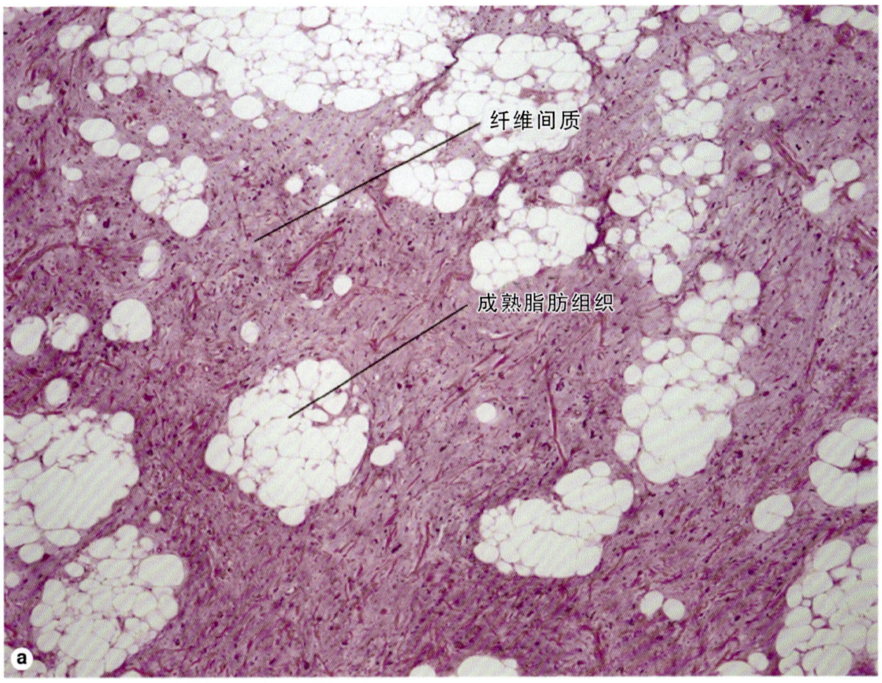

图 21-8　多形性脂肪瘤。（待续）

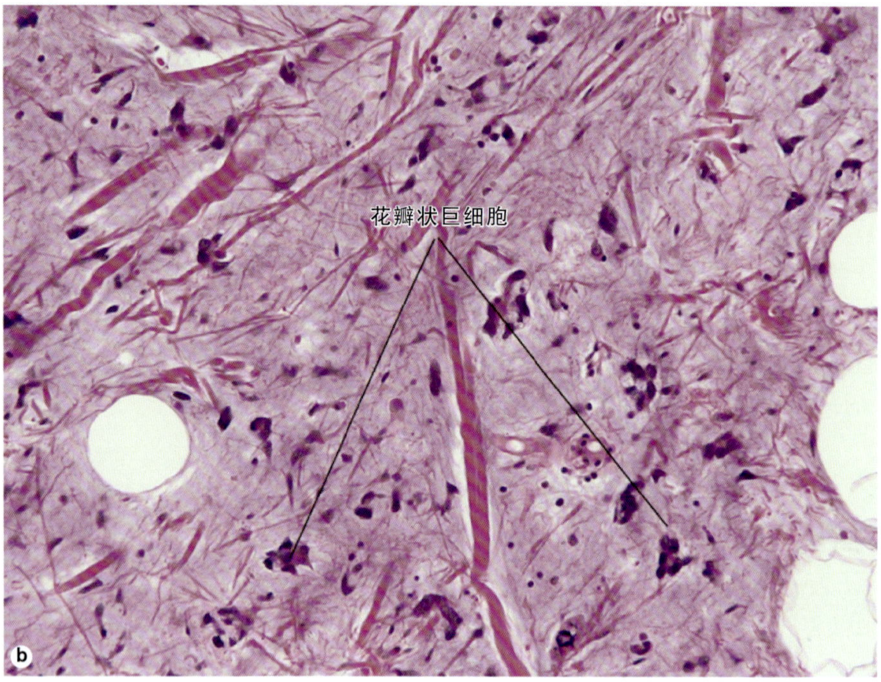

图 21-8(续)

非典型脂肪瘤性肿瘤(atypical lipomatous tumor,ALT)

主要特征

- 高分化的脂肪肉瘤。
- 脂肪细胞大小不一。
- 间隔附近可见异性细胞。
- 免疫组化或荧光原位杂交（FISH）显示 MDM2、CDK4 阳性。

多形性与黏液样脂肪肉瘤(pleomorphic and myxoid liposarcoma)

- 脂肪细胞大小不一。
- 桑葚或印戒成脂肪细胞。
- 血管呈分枝状分布(chicken-wire)。

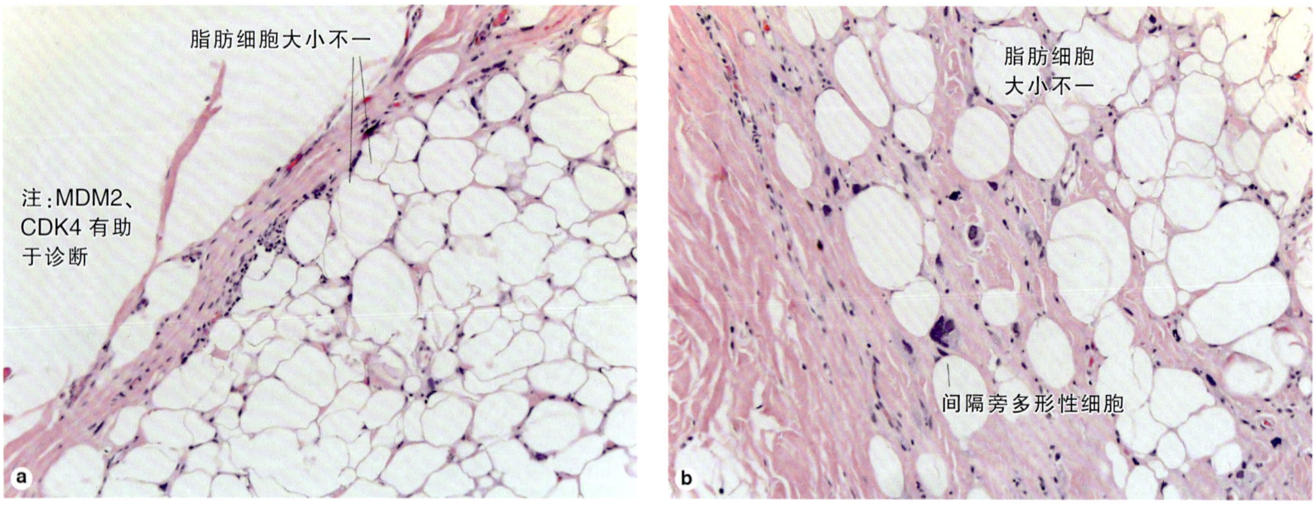

图 21-9 非典型脂肪瘤性肿瘤。

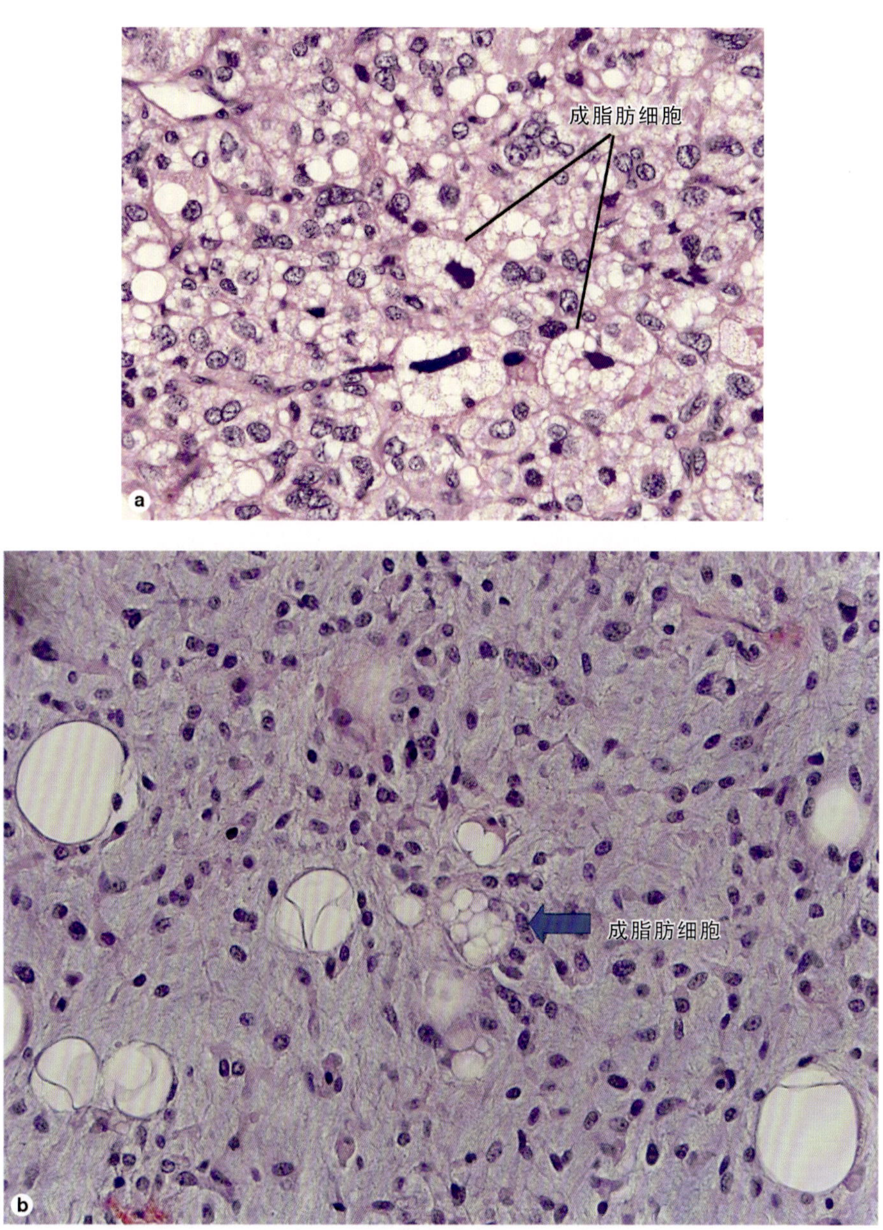

图 21-10　脂肪肉瘤。(a)多形性脂肪肉瘤。(b)黏液样脂肪肉瘤。

血管肌脂肪瘤(angiomyolipoma)

主要特征

- 边界清晰的肿瘤。
- 肌性血管管壁的平滑肌呈辐辏状增生。
- 成熟脂肪组织。

皮肤血管肌脂肪瘤少见,表现为孤立性,无痛性皮下结节。好发于中年男性,常见于四肢。与肾脏血管肌脂肪瘤不同,皮肤血管肌脂肪瘤与结节性硬化症不相关。一些学者认为本病是混有成熟脂肪组织的血管平滑肌瘤。

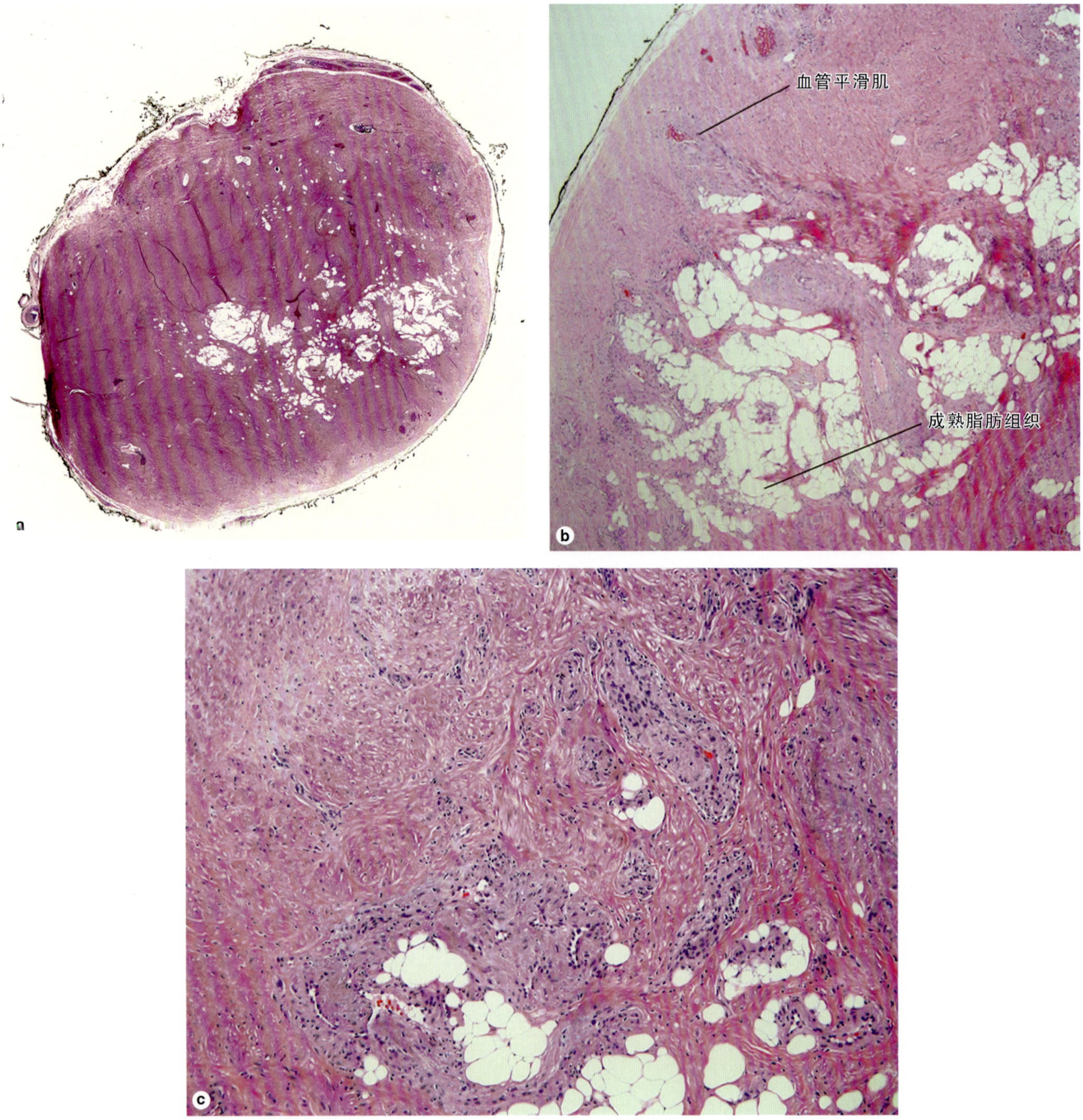

图 21-11 (a~c)血管肌脂肪瘤。

冬眠瘤(hibernoma)

主要特征

- 边界清晰的肿瘤。
- 具有多个空泡的“桑葚细胞”。

冬眠瘤少见,向棕色(胎儿)脂肪分化。棕色脂肪分布于胎儿的全身。然而,成人冬眠瘤主要分布于肩胛带区域、颈后部以及腋窝的皮下组织。瘤体的棕色是由于肿瘤含有明显的血管并且富含线粒体所致。

在大多数冬眠瘤中,可见胞核位于中央的桑葚细胞。有时也可见到较小的具有颗粒状胞浆和单个空泡的细胞。

鉴别诊断

脂肪肉瘤的脂肪母细胞核深染,呈扇贝状。且瘤体较大,边界不清,有分枝状血管模式。

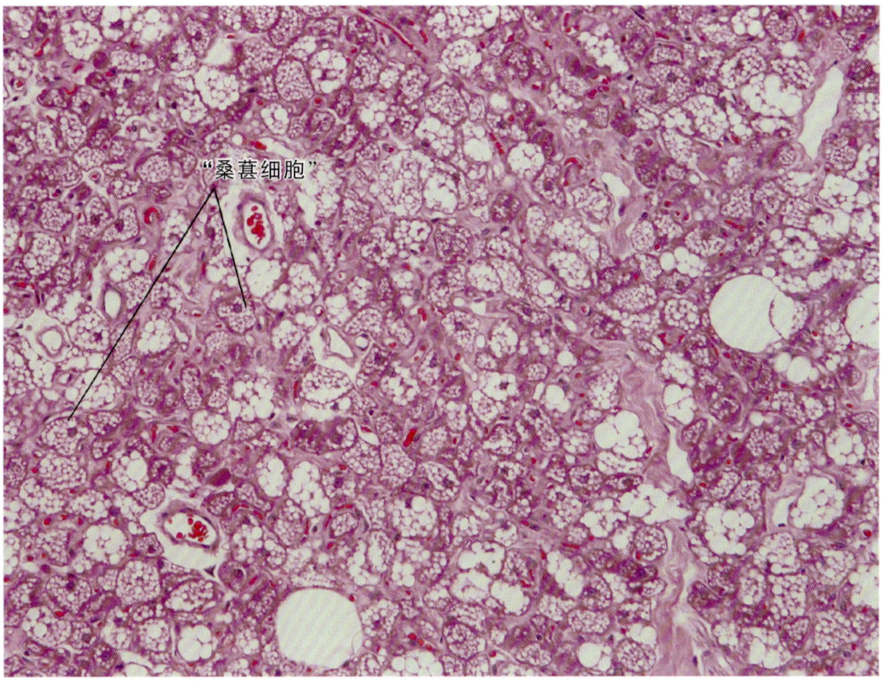

图 21-12 冬眠瘤。

Hoffmann 和 Zurhelle 浅表脂肪瘤样痣(nevus lipomatosis superficialis of Hoffmann and Zurhelle)

主要特征

- 成熟脂肪细胞取代大部分真皮组织。

浅表脂肪瘤样痣通常好发于髋部或臀部,表现为多发性、质软的黄褐色丘疹或结节,融合成斑块或呈线状分布。偶尔可出现播散性全身受累,引起广泛的皮肤褶皱,称为 Michelin 轮胎婴儿综合征 (Michelintire baby syndrome)。较大的、基底较宽的皮赘也有相似的临床表现。

鉴别诊断

组织学鉴别诊断包括 Goltz 综合征 (局灶性真皮发育不全)和陈旧性皮内痣。Goltz 综合征是一种 X 连锁显性遗传的综合征,皮损沿 Blaschko 线分布。陈旧性皮内痣可发生广泛的脂肪退行性变,但局部仍有残存的痣细胞成分。

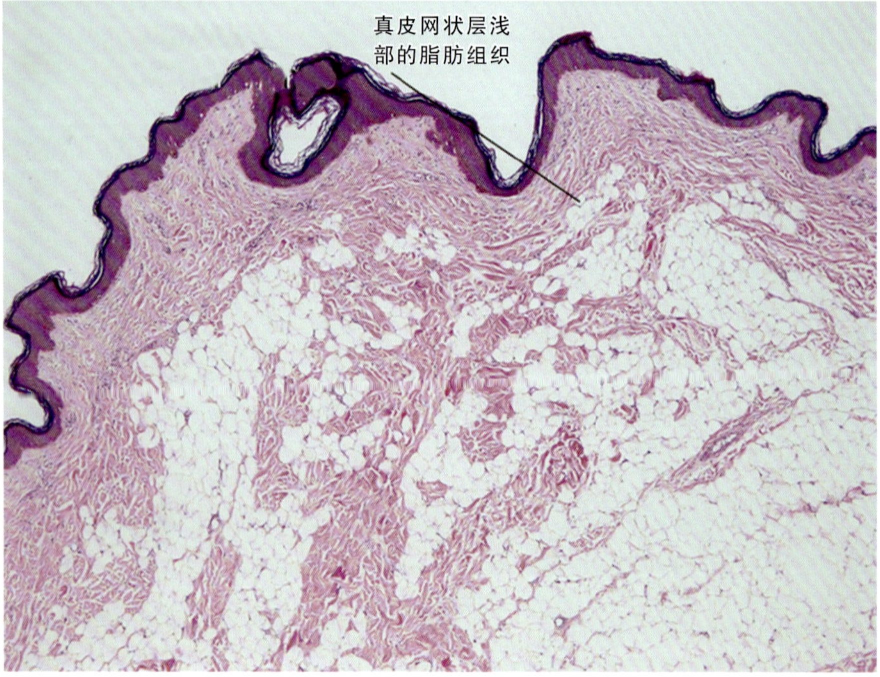

图 21-13 浅表脂肪瘤样痣。

可移动有包膜的脂肪瘤（mobile encapsulated lipoma；有包膜的脂肪坏死、结节性囊肿性脂肪坏死，encapsulated fat necrosis，nodular-cystic fat necrosis）

主要特征

- 坏死的脂肪组织小叶被纤维组织包裹。

本病临床上表现为可移动的病变，通常与创伤有关。坏死的脂肪由细胞核消失的脂肪细胞组成。

肌肉（muscle）

平滑肌错构瘤（smooth muscle hamartoma）

主要特征

- 真皮内大量杂乱排列的平滑肌。

本病多分布于腰骶部或肢体近端，表现为先天性的毛囊性丘疹组成的斑块。Becker 痣与平滑肌错构瘤为同一谱系病变，但 Becker 痣皮肤表面可见色素沉着并呈现多毛。

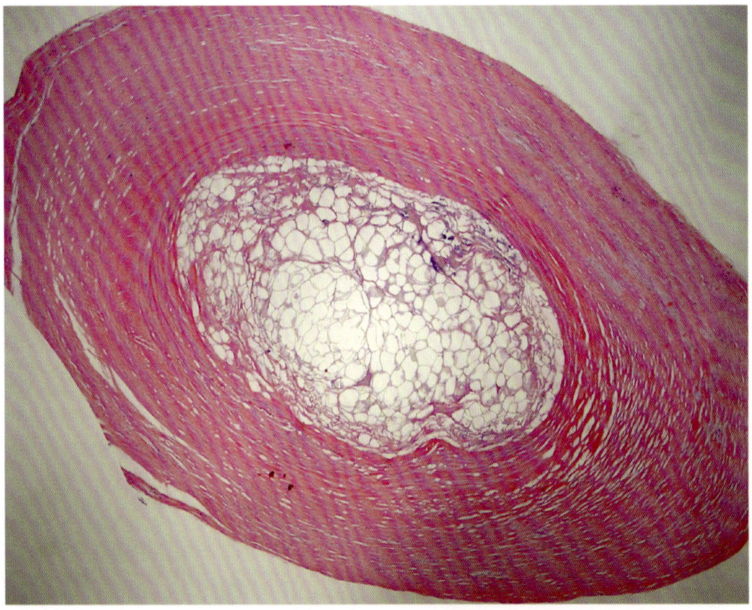

图 21-14　可移动有包膜的脂肪瘤。

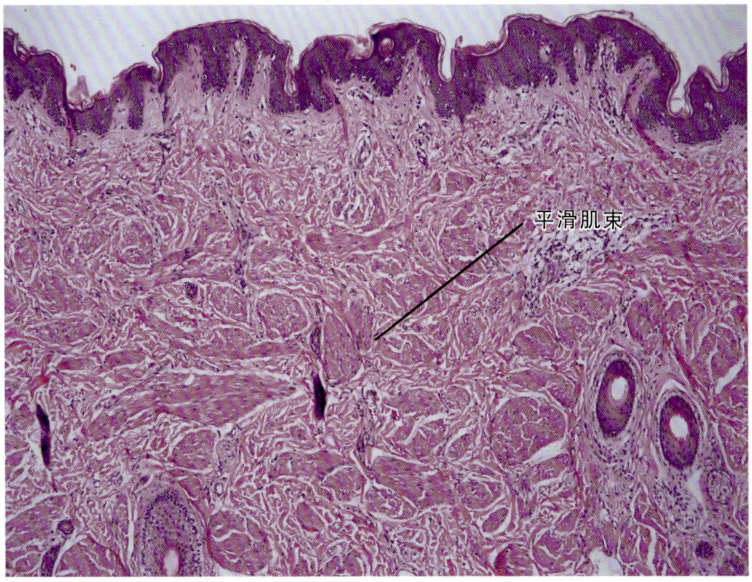

图 21-15　平滑肌错构瘤。

平滑肌瘤(leiomyoma)

平滑肌瘤是良性的平滑肌肿瘤。正常情况下,平滑肌见于皮肤立毛肌、血管壁、乳房以及生殖器皮肤(乳晕或肉膜肌)。起源于这些部位的平滑肌瘤称为毛发平滑肌瘤、血管平滑肌瘤、生殖器部位平滑肌瘤。

平滑肌细胞的主要特征是有细长的雪茄形核,核的两端钝圆。横切面可见核周空泡,为肌细胞提供糖原。

毛发平滑肌瘤(piloleiomyoma)

主要特征

- 边界清晰但无包膜的真皮结节。
- 平滑肌交叉成束,似"增强型"的立毛肌。
- 无有丝分裂。
- 核密度与正常平滑肌相似。

毛发平滑肌瘤起源于立毛肌,通常表现为多发、质地坚实的红褐色病变。好发于20~30岁。皮损可单发、群集或线状分布。刺激或暴露在寒冷环境中可诱发疼痛。

多发性病变与女性乳头状肾细胞癌和子宫平滑肌瘤(纤维样瘤)相关。这一组临床表现称为Reed综合征,为常染色体显性遗传,由延胡索酸水合酶基因突变所导致。

鉴别诊断

平滑肌错构瘤是由较小平滑肌束构成,这些平滑肌束稀疏分布在较大范围的斑片或斑块样皮损中。

毛发平滑肌瘤的肌束需要与胶原纤维鉴别,前者的细胞核两端钝圆,呈雪茄形,核旁可见空泡,而胶原中成纤维细胞核呈较短的纺锤形。平滑肌细胞的胞浆较成纤维细胞更为明显。三色染色显示:平滑肌细胞呈红色而胶原呈蓝绿色。平滑肌细胞可用平滑肌肌动蛋白(SMA)和结蛋白进行免疫组化标记。

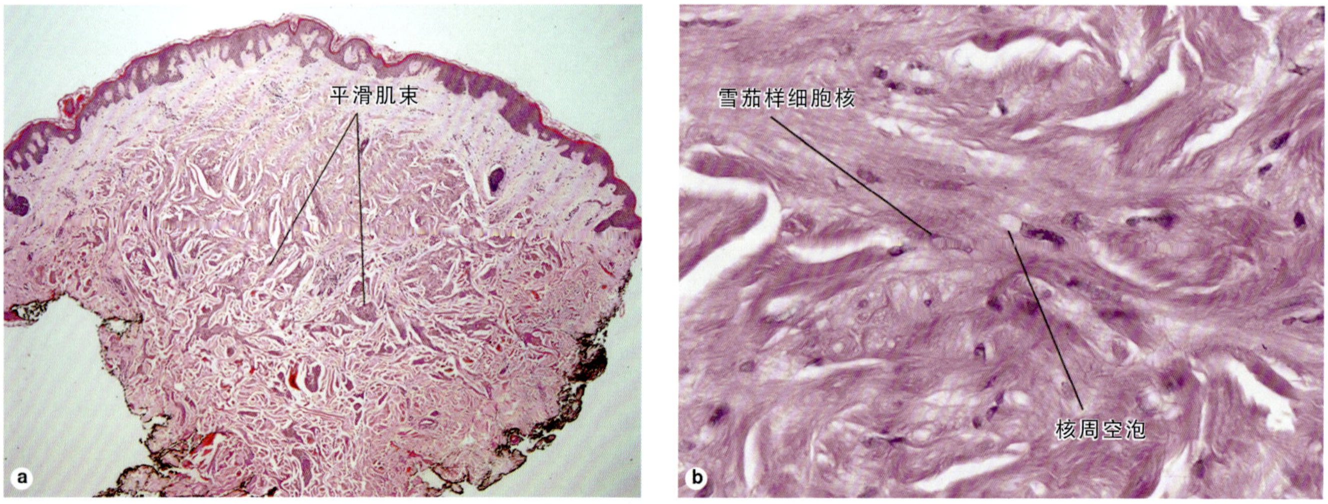

图 21-16 毛发平滑肌瘤。

血管平滑肌瘤（angioleiomyoma）

主要特征

- 由平滑肌构成的皮下结节，其间可见圆形和裂隙状的血管腔。

血管平滑肌瘤通常表现为疼痛性皮下结节，多位于下肢，好发于中年人群。50%以上的病变出现自发性疼痛。每个血管都有数层平滑肌，融合形成血管间平滑肌束。

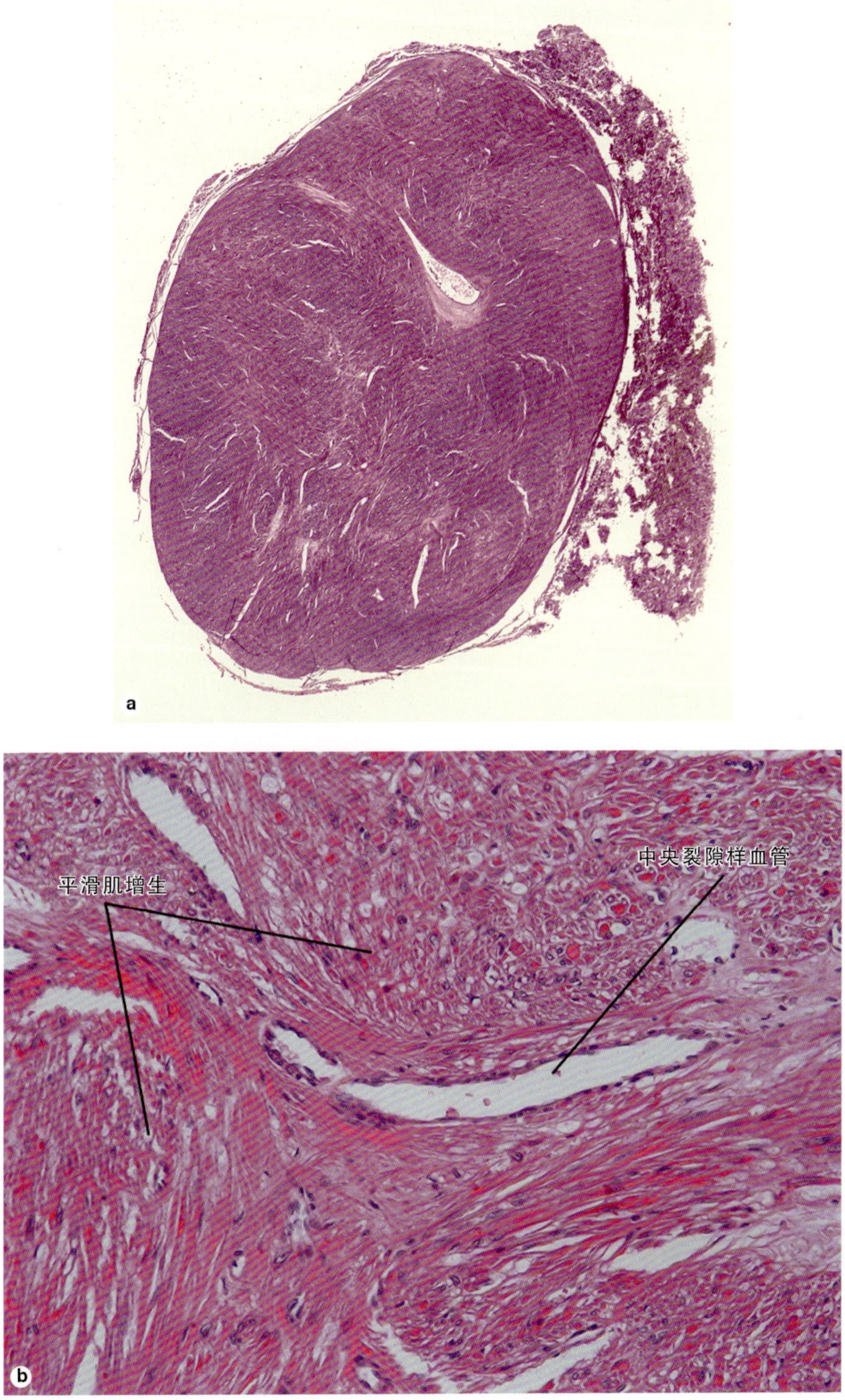

图 21-17　血管平滑肌瘤。

平滑肌肉瘤(leiomyosarcoma)

主要特征

- 细胞密度高。
- 可见有丝分裂象及核异型。

浅表或真皮平滑肌肉瘤来源于立毛肌或生殖器平滑肌。好发于中年男性的四肢伸侧。30%的病例可出现复发,但转移极罕见。

皮下平滑肌肉瘤可能起源于血管平滑肌,病变较大,更易转移,1/3 的病例可转移到肺、其他软组织部位以及肝脏。

与平滑肌瘤类似,平滑肌肉瘤由相互交织成束的纺锤形细胞组成,细胞核两端钝圆,胞质呈嗜酸性。但是,平滑肌肉瘤细胞密度更高,核质比增大。具有数量不等的有丝分裂象。皮下平滑肌肉瘤细胞多形性、核异型更为明显,有丝分裂象更多,且可出现灶性坏死。

鉴别诊断

尽管常有边界带,真皮平滑肌肉瘤可紧贴表皮,需要与其他梭形细胞肿瘤进行鉴别。免疫组化染色可用于鉴别诊断。

- 梭形鳞状细胞癌(角蛋白阳性)。
- 平滑肌肉瘤(结蛋白阳性)。
- 非典型纤维黄瘤(排除性诊断)。
- 黑色素瘤(S100 阳性)。

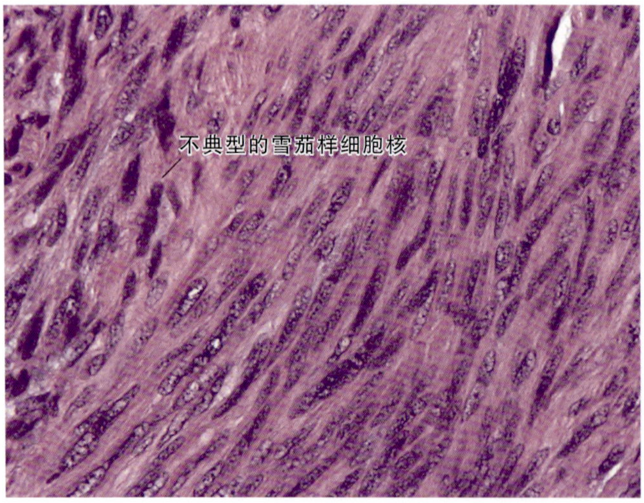

图 21-18 平滑肌肉瘤。

软骨与骨(cartilage and bone)

皮肤骨瘤(osteoma cutis)

主要特征

- 真皮或皮下可见骨组织。
- 有类似正常骨组织的哈氏管、骨陷窝中骨细胞和破骨细胞。

皮肤中骨的形成可为原发也可为继发。在正常皮肤上出现的病变即为原发。原发性皮肤骨化可发生于 Albright 遗传性骨营养不良以及皮肤骨瘤中。继发性皮肤骨化由原有病变化生而来,如毛母质瘤、软骨样汗管瘤、皮内痣(Nanta 痣)、痤疮瘢痕、硬皮病或皮肌炎。

皮肤骨化组织中的成骨细胞起源于纤维结缔组织,导致膜内成骨而非软骨内成骨。唯一例外的是,软骨样汗管瘤可出现软骨内成骨。

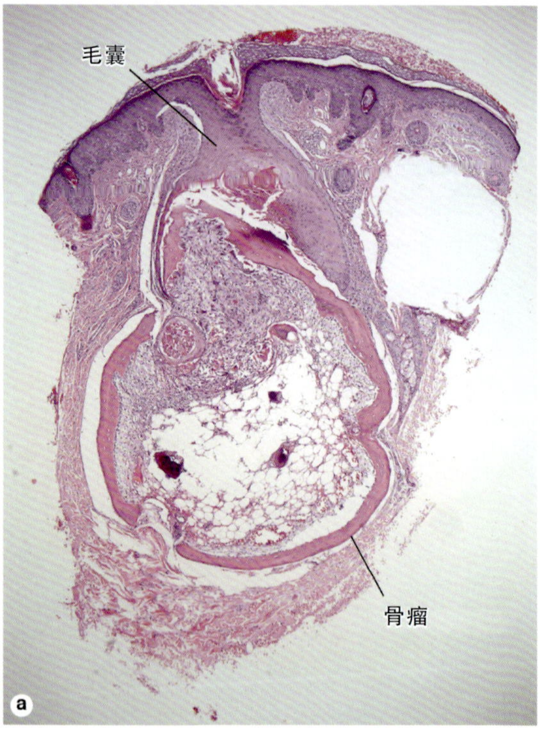

图 21-19 皮肤骨瘤。(待续)

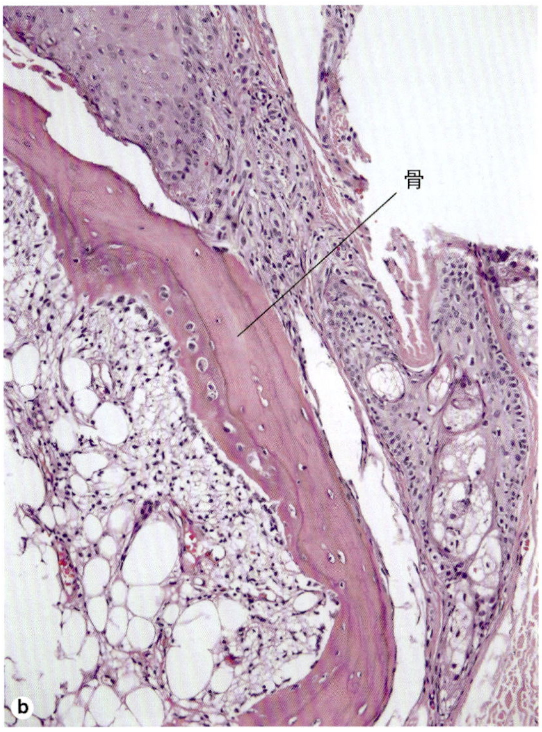

图 21–19（续）

副耳（accessory tragus；软骨残余，cartilaginous rest）

主要特征

- 含有大量毫毛毛囊结构的纤维血管性息肉。
- 可见脂肪组织与软骨组织。

副耳是先天性病变，通常位于耳前区，但有时也可累及颈部。极少情况下与眼–耳–脊柱发育不良综合征（Goldenhar 综合征）有关。

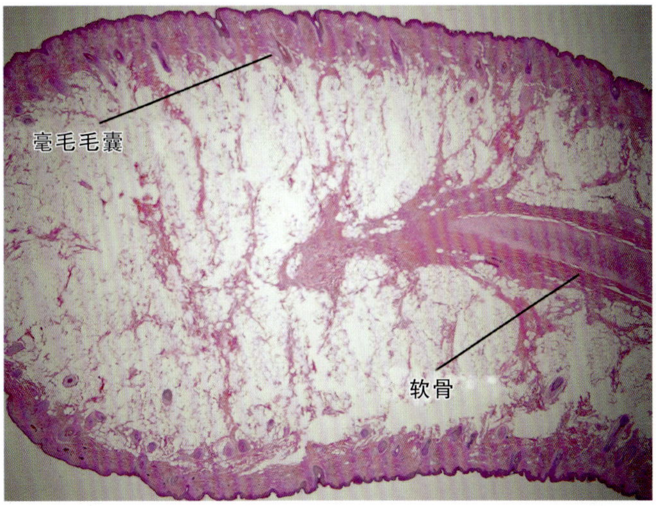

图 21–20　副耳，扫视镜下图。

软骨瘤（chondroma）

主要特征

- 边界清晰，由大量成熟透明软骨组成。
- 软骨陷窝中有单个或群集分布的软骨细胞。

软组织软骨瘤常累及中年人手指。病变中可见钙化。

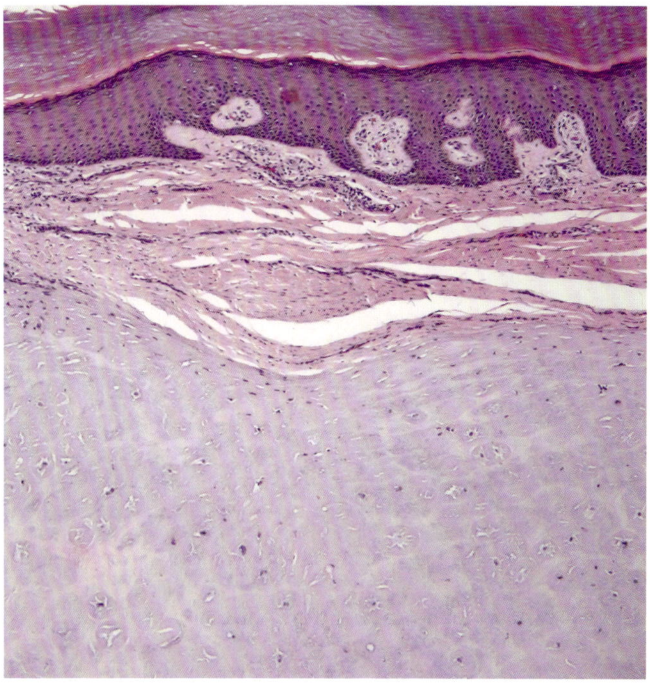

图 21–21　软骨瘤。

脊索瘤（chordoma）

主要特征

- 纤维间隔的分叶状结构。
- 瘤细胞呈片状、条索状或散在分布于软骨样基质中。
- 丰富的淡染泡沫样胞浆（空泡状）。
- 无软骨瘤中的陷窝或软骨样汗管瘤中的导管。

本病起源于残留的脊索组织，通常沿着脊柱中线分布，尤其好发于骶尾区。皮肤可直接受累或转移受累。S100、波形蛋白以及角蛋白均为阳性。副脊索瘤在组织学上与脊索瘤相似，但主要分布于四肢，常靠近肌腱、滑膜或骨组织。皮肤副脊索肿瘤与皮肤肌上皮瘤相关。

甲下外生骨疣（subungual exostosis）

主要特征

- 具有纤维软骨帽的骨柄。

病变发生于甲板之下，导致甲下角化过度、甲剥离或甲畸形。最常见于踇趾。甲下骨组织与下方的骨组织无皮质和髓质相连。

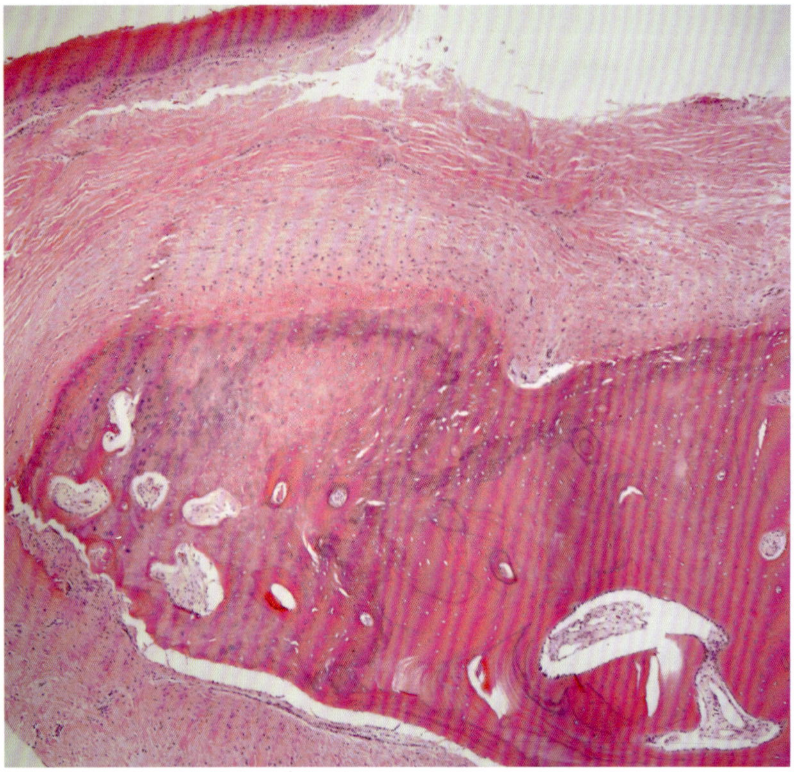

图 21-22 甲下外生骨疣。

（王文明 译 伍洲炜 刘业强 晋红中 审校）

推荐阅读

Clay MR, Martinez AP, Weiss SW, et al. MDM2 Amplification in Problematic Lipomatous tumors: analysis of FISH testing criteria. Am J Surg Pathol 2015;39(10):1433–9.

Dixon AY, McGregor DH, Lee SH. Angiolipomas: an ultrastructural and clinicopathological study. Hum Pathol 1981;12(8):739–47.

Ferringer T. Immunohistology and molecular studies of smooth muscle and neural cutaneous tumors. *In*: Plaza JA, Prieto V, editors. Applied immunohistochemistry in the evaluation of skin neoplasms. Switzerland: Springer; 2016.

Fields JP, Helwig EB. Leiomyosarcoma of the skin and subcutaneous tissue. Cancer 1981;47(1):156–69.

Fletcher CD, Martin-Bates E. Spindle cell lipoma: a clinicopathological study with some original observations. Histopathology 1987;11(8):803–17.

Hamilton J, Tan J, Mudhar HS. Unilateral pleomorphic lipoma of the eyebrow. Ocul Oncol Pathol 2015;2(1):20–3.

Hurt MA, Santa Cruz DJ. Nodular-cystic fat necrosis. A reevaluation of the so-called mobile encapsulated lipoma. J Am Acad Dermatol 1989;21(3 Pt 1):493–8.

Jansen T, Romiti R, Altmeyer P. Accessory tragus: report of two cases and review of the literature. Pediatr Dermatol 2000;17(5):391–4.

Jensen ML, Jensen OM, Michalski W, et al. Intradermal and subcutaneous leiomyosarcoma: a clinicopathological and immunohistochemical study of 41 cases. J Cutan Pathol 1996;23(5):458–63.

Lee SK, Jung MS, Lee YH, et al. Two distinctive subungual pathologies: subungual exostosis and subungual osteochondroma. Foot Ankle Int 2007;28(5):595–601.

Mehregan AH, Tavafoghi V, Ghandchi A. Nevus lipomatosus cutaneus superficialis (Hoffmann-Zurhelle). J Cutan Pathol 1975;2(6):307–13.

Mehregan DA, Mehregan DR, Mehregan AH. Angiomyolipoma. J Am Acad Dermatol 1992;27(2 Pt 2):331–3.

Newman PL, Fletcher CD. Smooth muscle tumours of the external genitalia: clinicopathological analysis of a series. Histopathology 1991;18(6):523–9.

Raj S, Calonje E, Kraus M, et al. Cutaneous pilar leiomyoma: clinicopathologic analysis of 53 lesions in 45 patients. Am J Dermatopathol 1997;19(1):2–9.

Shen J, Shrestha S, Rao PN, et al. Pericytic mimicry in well-differentiated liposarcoma/atypical lipomatous tumor. Hum Pathol 2016;54:92–4.

Shmookler BM, Enzinger FM. Pleomorphic lipoma: a benign tumor simulating liposarcoma. A clinicopathologic analysis of 48 cases. Cancer 1981;47(1):126–33.

Svoboda RM, Mackay D, Welsch MJ, et al. Multiple cutaneous metastatic chordomas from the sacrum. J Am Acad Dermatol 2012;66(6):e246–7.

Thompson J, Squires S, Machan M, et al. Cutaneous mixed tumor with extensive chondroid metaplasia: a potential mimic of cutaneous chondroma. Dermatol Online J 2012;18(3):9.

第22章 神经系统肿瘤

Tammie Ferringer

神经纤维瘤(neurofibroma)

主要特征

- 排列松散的淡染黏液样基质。
- 梭形细胞散乱排列,其细胞核呈波浪或S状。
- 可见许多肥大细胞。

神经纤维瘤可为单发。多发性、广泛分布的神经纤维瘤是神经纤维瘤病(von Recklinghausen 病)的典型特征,临床上该病可表现为皮肤的“牛奶咖啡斑”、腋窝雀斑,虹膜部位的色素沉着性错构瘤(Lisch 结节)。

弥漫性神经纤维瘤(diffuse neurofibroma)

主要特征

- 低倍镜下可见真皮组织广泛被浸润的脂肪所取代。
- 高倍镜下可见到神经纤维瘤的典型改变。

鉴别诊断

隆突性皮肤纤维肉瘤具有相似的生长模式,并且可呈黏液样,与弥漫性神经纤维瘤表现非常相似。虽然二者CD34均可呈阳性,但是神经纤维瘤的S100阳性可将二者区别开来。梭形细胞脂肪瘤在镜下可类似,但表现为包膜完整的结节。

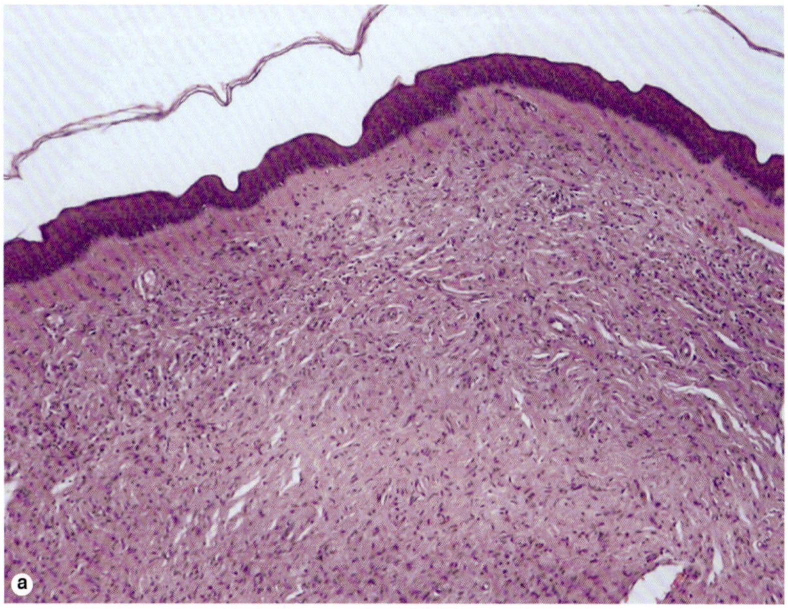

图 22-1 神经纤维瘤。(待续)

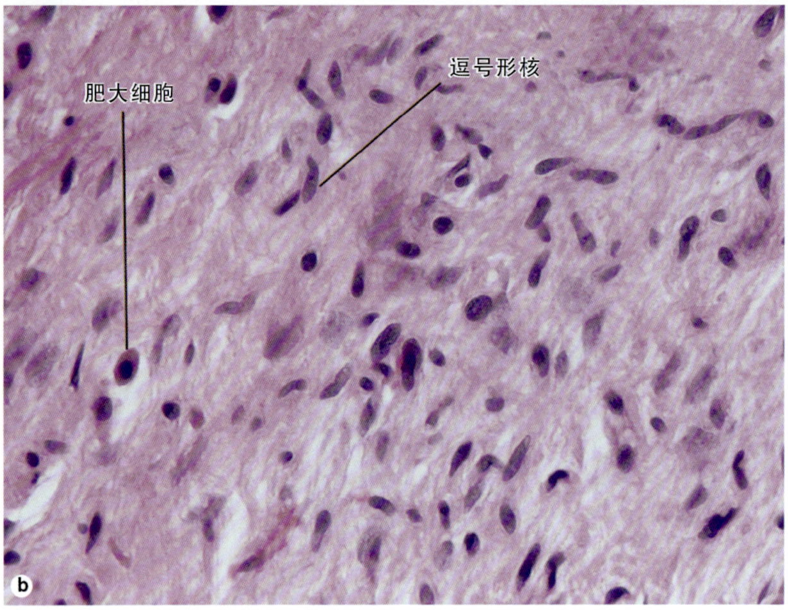

图 22-1(续)

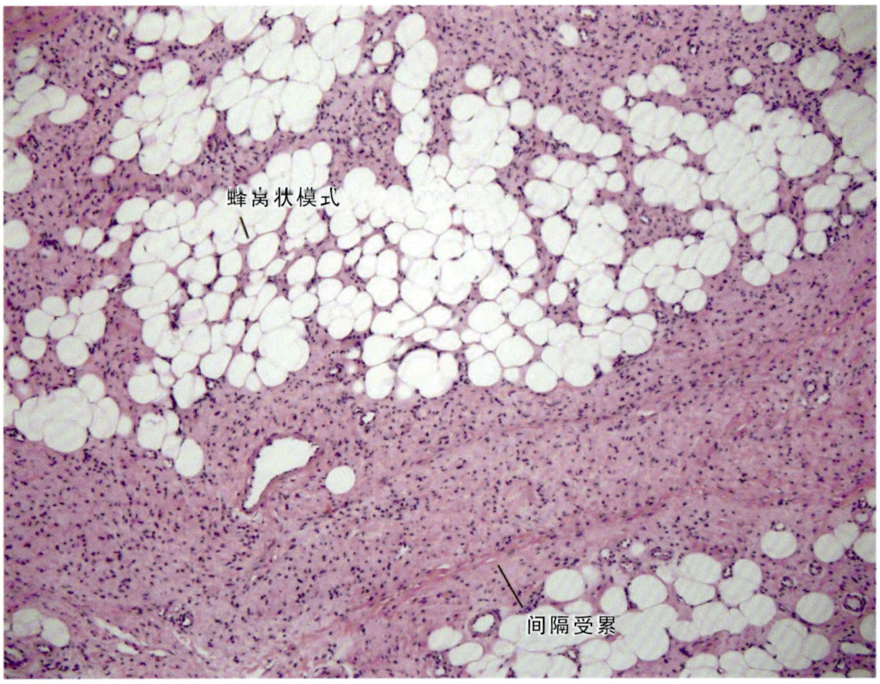

图 22-2 弥漫性神经纤维瘤。

丛状神经纤维瘤(plexiform neurofibroma)

主要特征

- 神经纤维瘤的巨大束支被神经束膜包绕。
- 常包埋于弥漫性神经纤维瘤中。

丛状神经纤维瘤临床上常被形容为“蠕虫包”,这是神经纤维瘤病的一种特征性表现。弥漫性和丛状神经纤维瘤可能是由于杂合性丢失、剩余的正常 NF1 等位基因片段缺失导致局部肿瘤抑制蛋白的缺如所致。

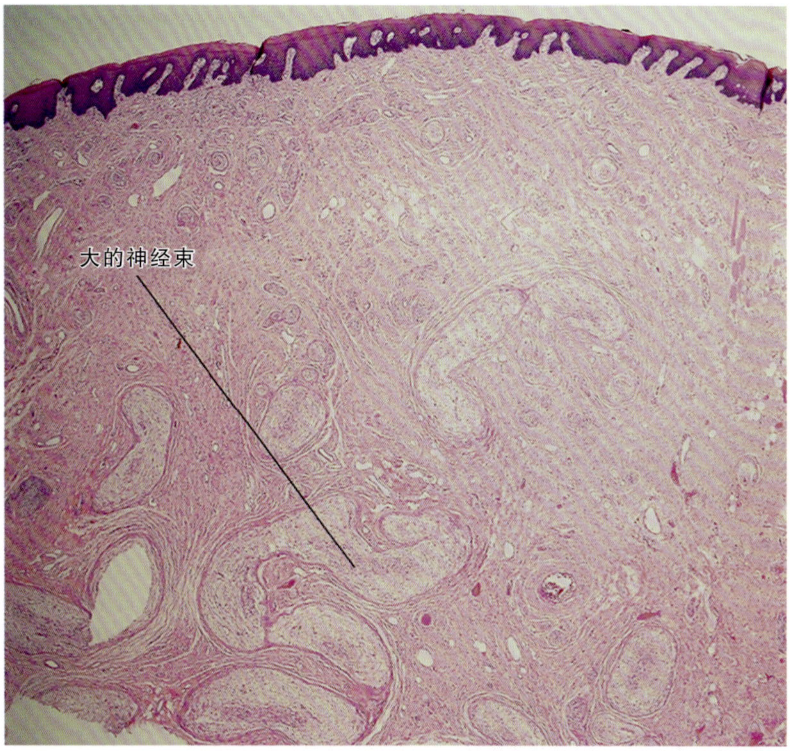

图 22-3 丛状神经纤维瘤。

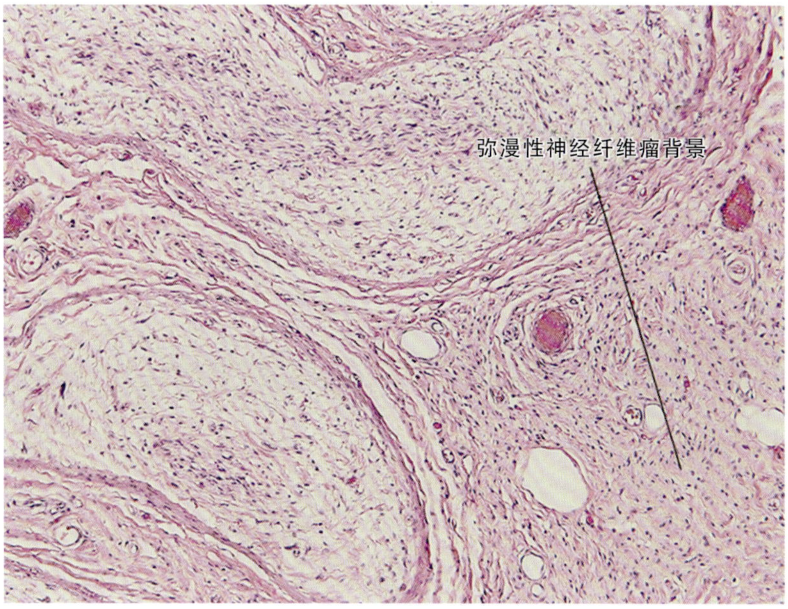

图 22-4 丛状神经纤维瘤。

神经鞘瘤(schwannoma)

主要特征

- 肿瘤位于真皮深层和皮下,外有包膜。
- 生长于神经内,将轴突向外周挤压,导致疼痛。
- Antoni A 型组织包含平行排列的细胞核并被无核区域所间隔(Verocay 小体)。
- 硬神经鞘瘤几乎全部由 Antoni A 型组织构成。
- Antoni B 型组织主要表现为发生于被膜下的水肿性间质退行性改变。
- 软神经鞘瘤几乎全部由 Antoni B 型组织构成。

神经鞘瘤为圆形至卵圆形的包膜肿瘤,包膜下有新月形水肿带。硬性神经鞘瘤的典型表现为许多 Verocay 小体,而软性神经鞘瘤是由疏松的水肿组织和广泛扩张的透明化血管构成的包膜肿瘤。

砂粒体型色素性神经鞘瘤含有砂粒体和黑素,是神经鞘瘤的一个异型,常与 Carney 综合征有关(包括黏液瘤、点状皮肤色素沉着和内分泌异常)。

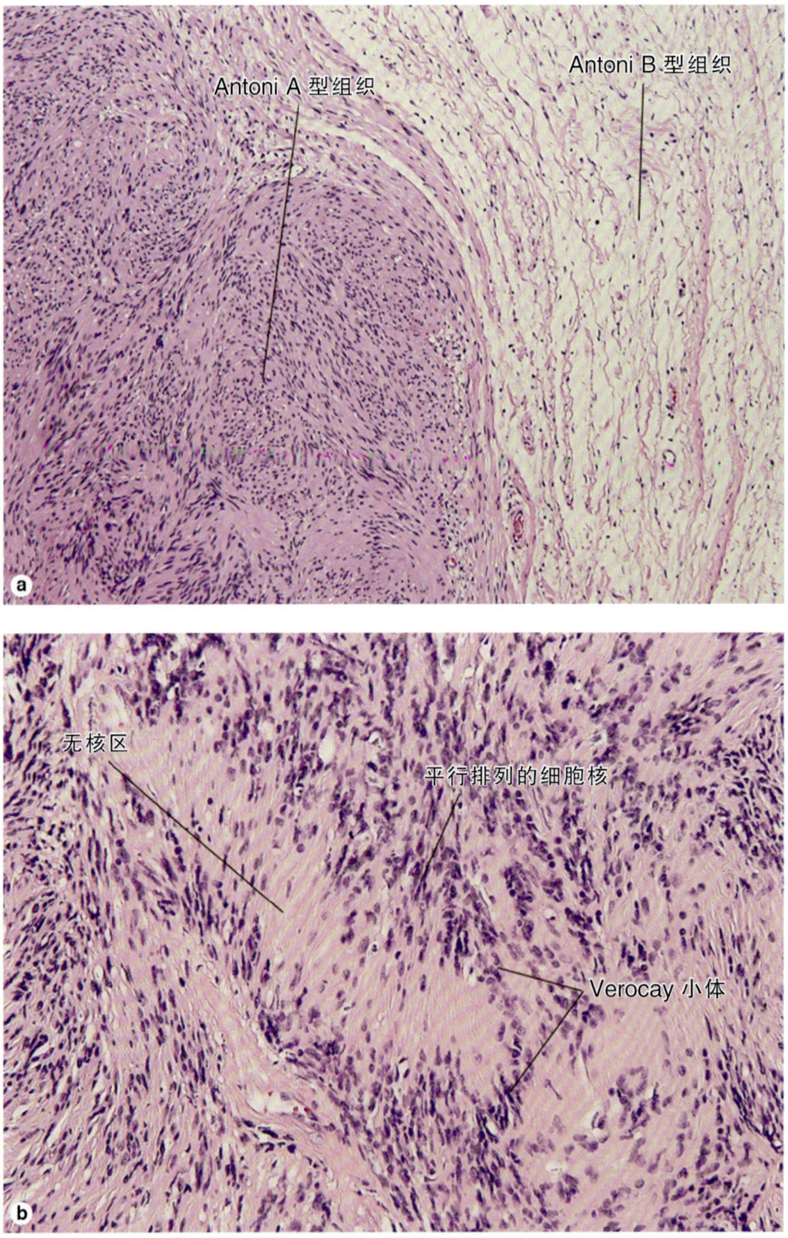

图 22-5 (a)神经鞘瘤。(b)神经鞘瘤(Verocay 小体)。

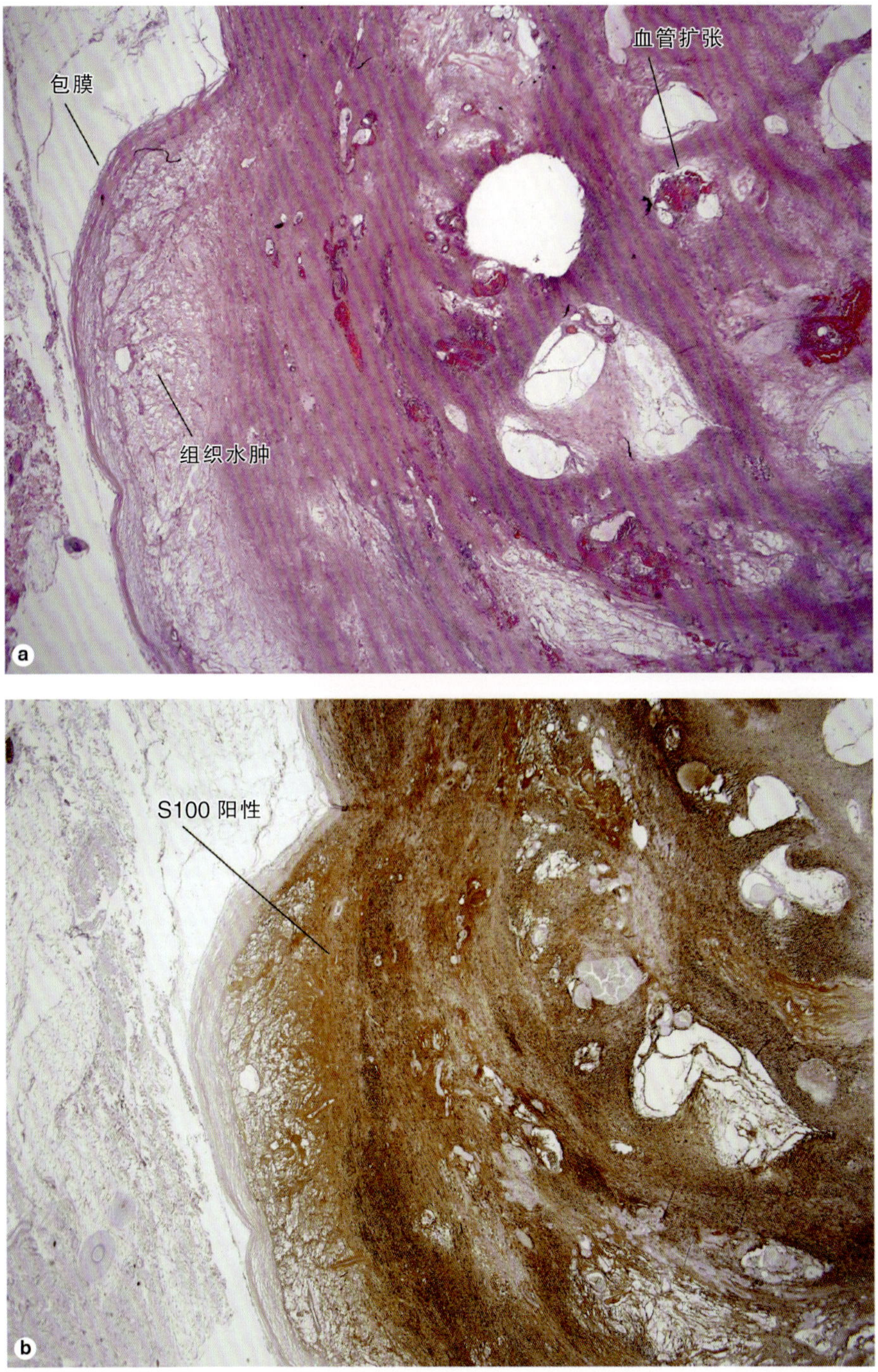

图 22-6　(a)软性神经鞘瘤(主要为 Antoni B 组织)。(b)软性神经鞘瘤(S100 免疫染色)。

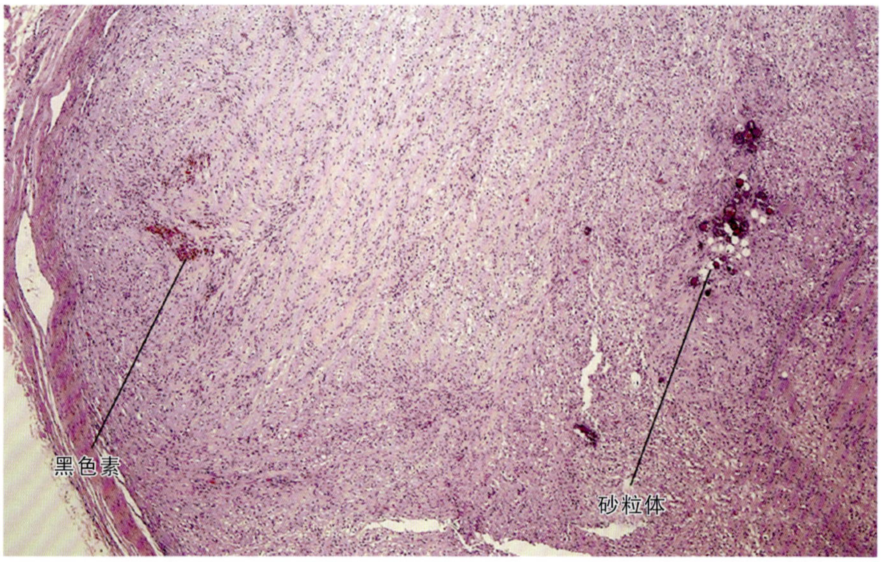

图 22-7　砂粒体型黑色素性神经鞘瘤。

“古老型”神经鞘瘤(“Ancient”schowannoma)

主要特征

- 良性神经鞘瘤,核多形,深染。
- 无核分裂象。

神经鞘瘤中的这种“返祖”现象是一种退行性改变。缺乏核分裂象以及无膨胀性生长是良性“古老型”神经鞘瘤区别于恶性外周神经鞘瘤(malignant peripheral nerve sheath tumors,MPNST)的标志。MPNST 通常来源于神经纤维瘤而不是神经鞘瘤。

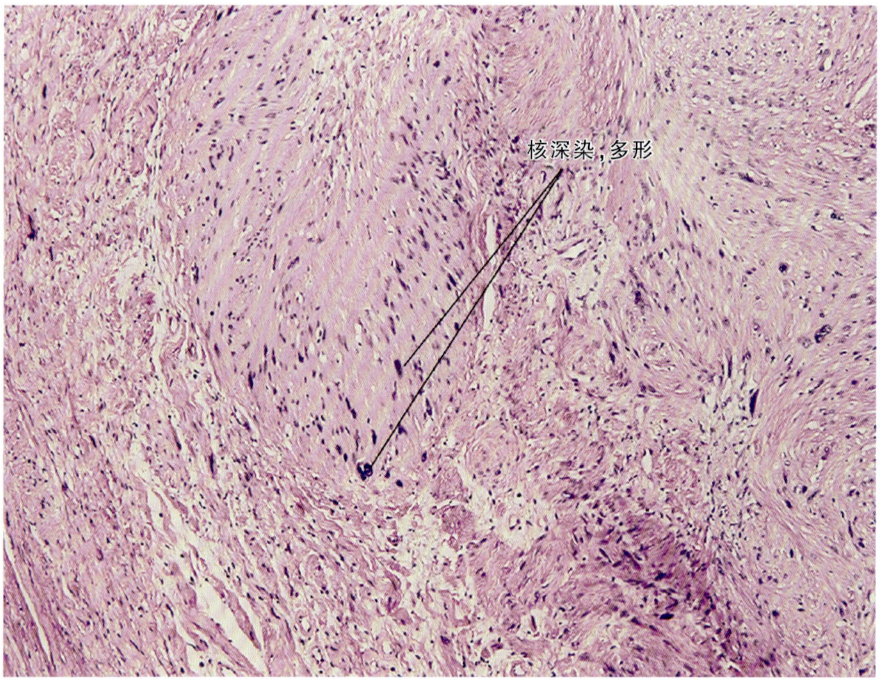

图 22-8　“古老型”神经鞘瘤。

神经瘤(neuromas)

神经瘤一种是神经髓鞘瘤，组织内轴突细胞和施万细胞大体上呈 1:1 比例。

创伤性神经瘤(traumatic neuroma)

主要特征

- 多个神经束包埋于纤维性瘢痕中。
- 神经束之间有裂隙。

创伤性神经瘤主要发生于容易引起外伤的四肢。再生的神经干纵向生长导致复杂的折叠。在横断面表现为多个离断的神经纤维束。

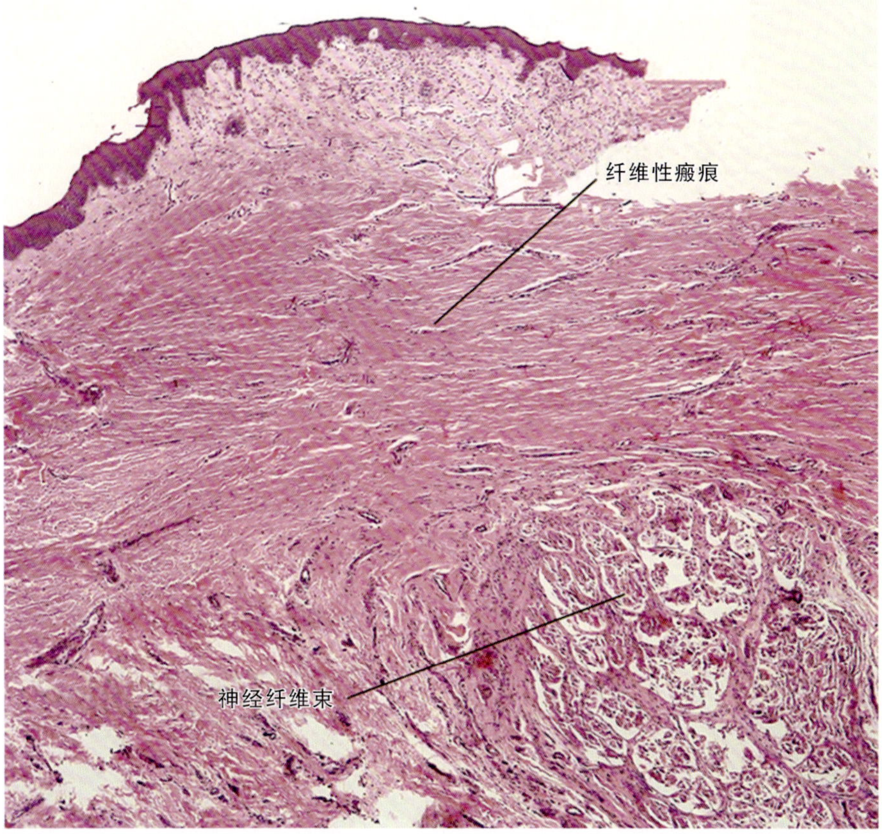

图 22-9　创伤性神经瘤。

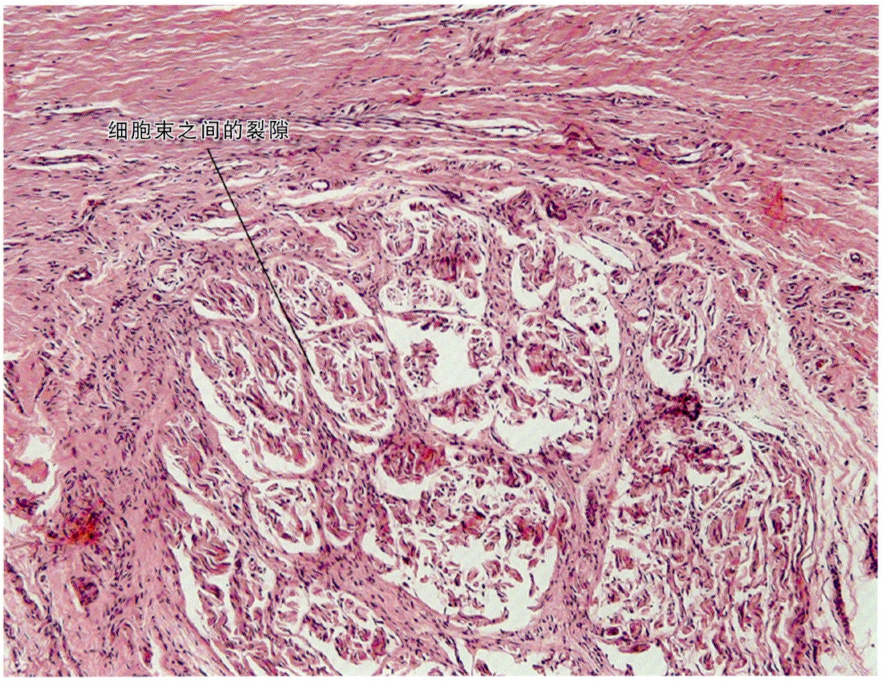

图 22-10 创伤性神经瘤。

上皮鞘神经瘤(epithelial sheath neuroma)

主要特征

- 真皮浅层内的大神经。
- 神经周围有鳞状上皮鞘。

上皮鞘神经瘤类似于鳞状细胞癌的神经侵袭。两者的区别在于,前者上皮细胞形态温和,真皮浅层可见正常情况下不会出现的大的神经。上皮鞘表现为良性假上皮瘤样增生和小汗腺导管的鳞状化生。

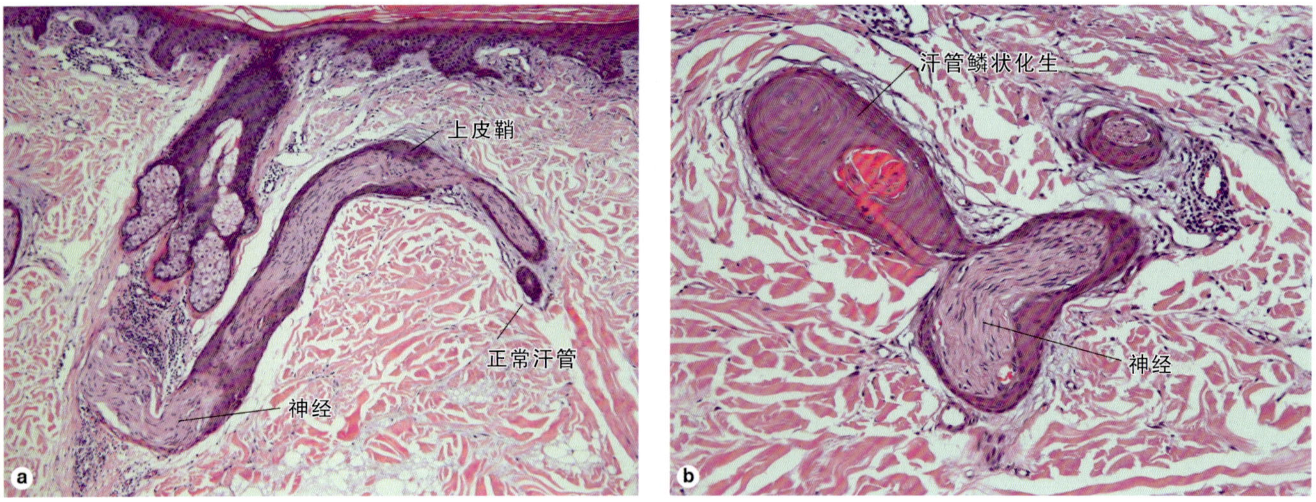

图 22-11 上皮鞘神经瘤。

栅栏状包膜神经瘤（palisaded encapsulated neuroma）

主要特征

- 好发于真皮浅层，被膜较细薄。
- 梭形细胞束被裂隙分隔。

栅栏状包膜神经瘤为孤立，无痛性丘疹，好发于面部中下部。由于镜下通常见不到栅栏状结构，仅有一个不明显的包膜，因此该病名称并不十分贴切。该病组织学上与多发性内分泌肿瘤综合征（multiple endocrine neoplasia syndrome）Ⅱb 型中的黏膜神经瘤相似。后者为一种 RET 原癌基因突变导致的常染色体显性遗传病，除多发性黏膜神经瘤外，尚有马方综合征体型、甲状腺髓样癌、嗜铬细胞瘤以及甲状旁腺功能亢进症等表现。

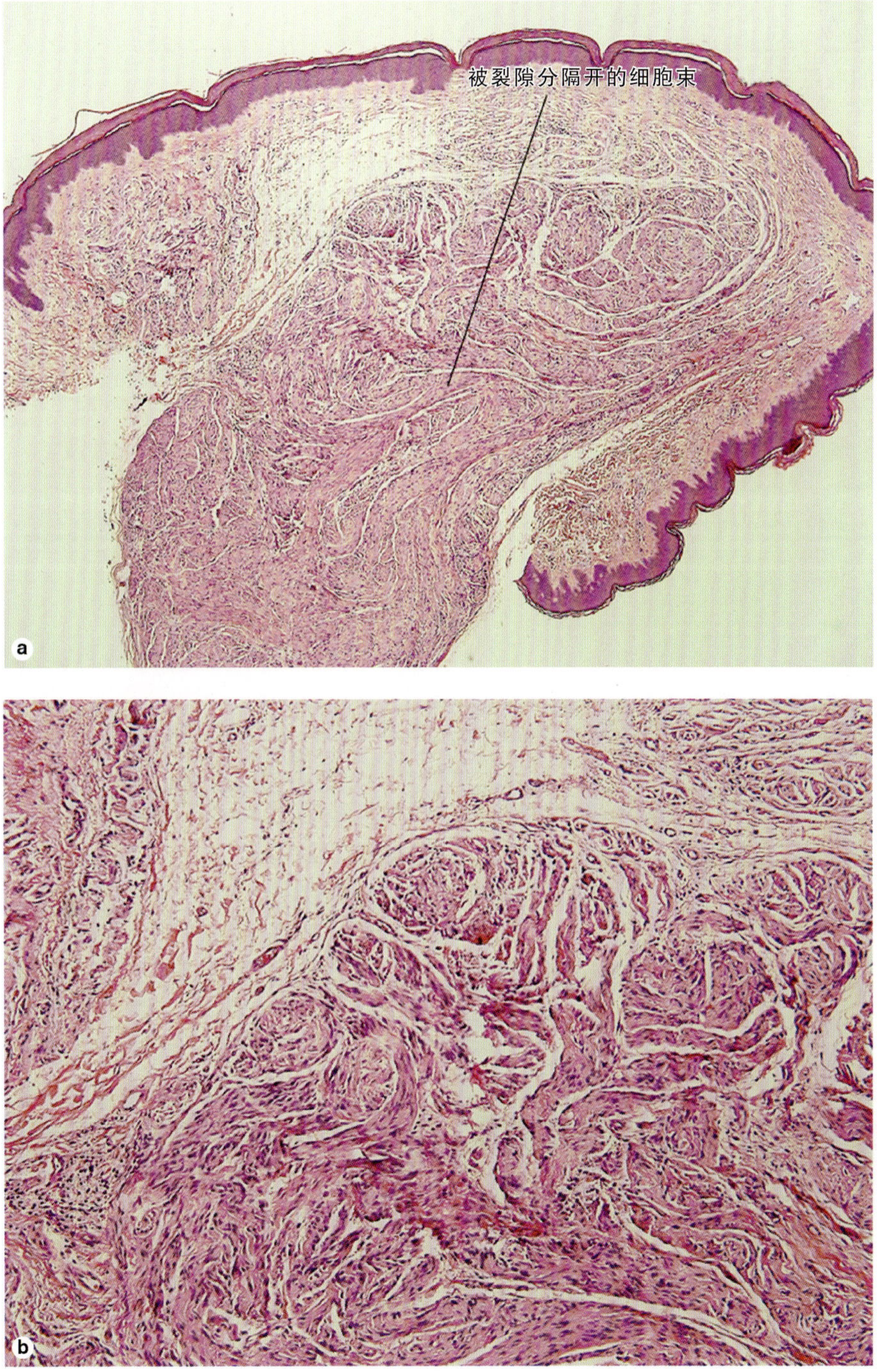

图 22-12　栅栏状包膜神经瘤。

鉴别诊断

与神经鞘瘤不同，栅栏状包膜神经瘤好发于面部皮肤，肿瘤位置较为表浅，毗邻有皮脂腺和小的毳毛毛囊。此外，神经鞘瘤无被裂隙分隔的梭形细胞束。

多指/趾症(supernumerary digit；残留性多指/趾症，rudimentary polydactyly)

主要特征

- 伴有神经束的肢端丘疹。
- 可见骨或者软骨组织。

多指/趾症表现为先天性的丘疹，常位于第五指根部沿着尺侧缘长出。

鉴别诊断

获得性指(趾)部纤维角化瘤也可表现为肢端丘疹；但无神经束，可见大的因子XIIIa阳性星状胶质细胞，胶原纤维常呈纵向条状排列。

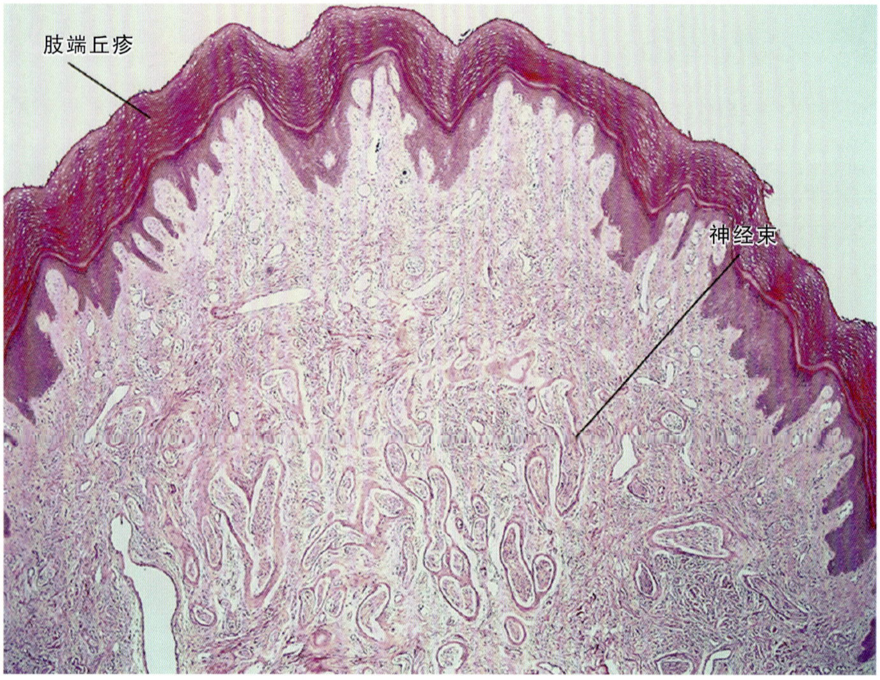

图 22-13 多指/趾症。

Merkel细胞癌(Merkel cell carcinoma；原发性皮肤神经内分泌癌，primary neuroendocrine carcinoma of the skin；小梁状癌，trabecular carcinoma)

主要特征

- 由小蓝细胞构成，胞质较少，细胞核排列紧密，呈片状或者小梁状。
- 常见核铸型、凋亡细胞和核分裂象。
- 突触素、铬粒素、神经元特异性烯醇酶阳性。
- CK20阳性，呈核周点状模式。

在电子显微镜下观察到膜结合的致密核心颗粒是其特征性表现。转移性小(燕麦)细胞肺癌也可出现蓝色细胞，但是CK20是阴性的，而甲状腺转录因子(TTF-1)阳性。此外，针对小蓝细胞肿瘤，需要鉴别的还有淋巴瘤，后者造血标志物阳性，可帮助鉴别。黑色素瘤为S100阳性。神经母细胞瘤常表现为长形，有棱角的“胡萝卜型”蓝色细胞，并且可排列成花结样。已在80%的Merkel细胞癌中鉴定出Merkel细胞多瘤病毒。

鉴别诊断

对于镜下“小蓝细胞”肿瘤的镜下鉴别诊断，可以用英文单词 LEMONS 来概括和帮助记忆，即：

- 淋巴瘤（Lymphoma）。
- 尤文肉瘤（Ewing sarcoma）。
- Merkel 细胞癌/黑色素瘤（Merkel cell carcinoma/melanoma）。
- 肺部燕麦细胞癌（Oat cell carcinoma of the lung）。
- 神经母细胞瘤（Neuroblastoma）。
- 小细胞内分泌癌（Small cell endocrine carcinoma）。

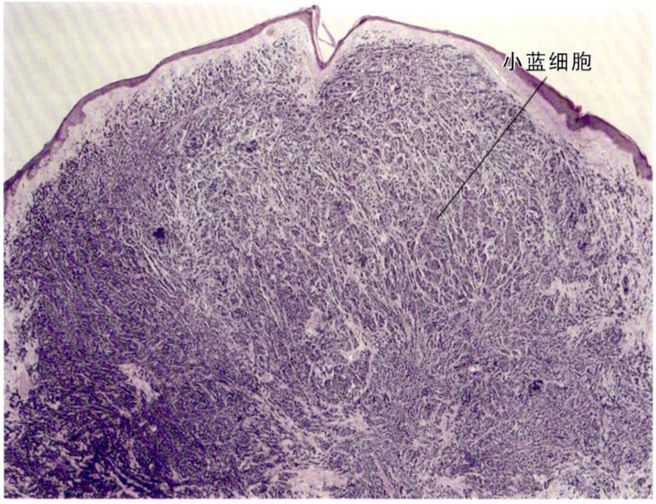

图 22-14　Merkel 细胞癌。

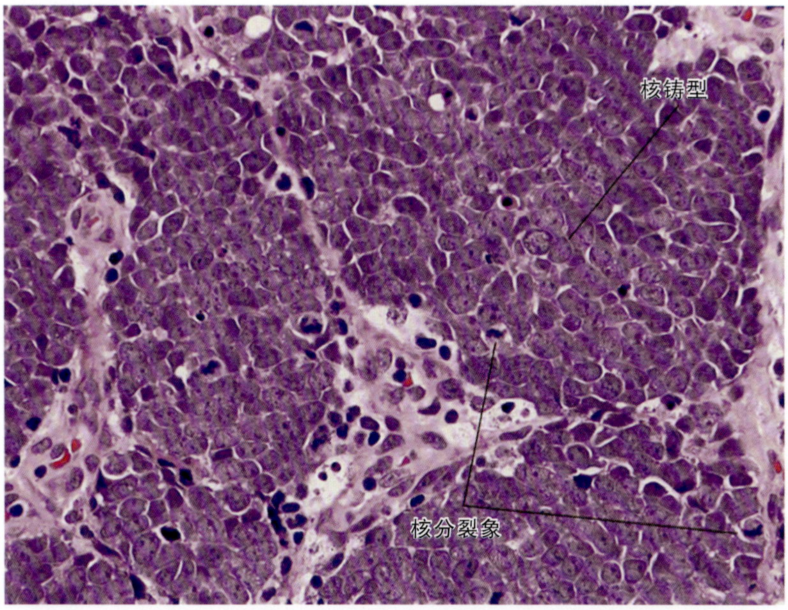

图 22-15　Merkel 细胞癌。

颗粒细胞瘤(granular cell tumor)

主要特征

• 瘤细胞较大，多角形，呈片状排列，胞质富含弱酸性颗粒，细胞核位于中央。

• 散在分布的圆形，大的嗜酸性溶酶体颗粒(pustulo-ovoid bodies of Milian)。

• 上方的假上皮瘤样增生可被误诊为鳞状细胞癌。

• S100 和 SOX-10 阳性。

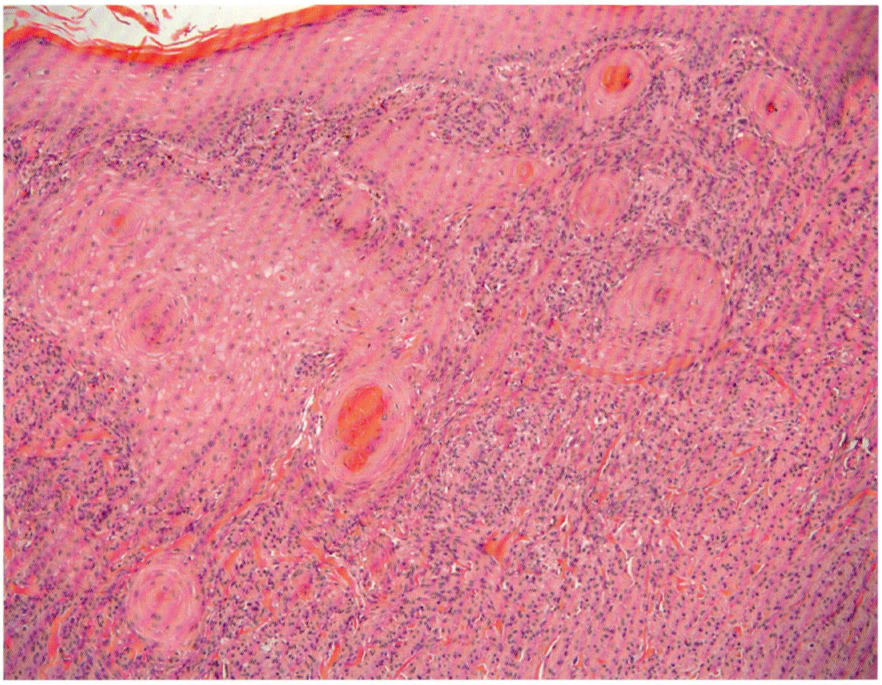

图 22-16 颗粒细胞瘤伴假上皮瘤样增生。

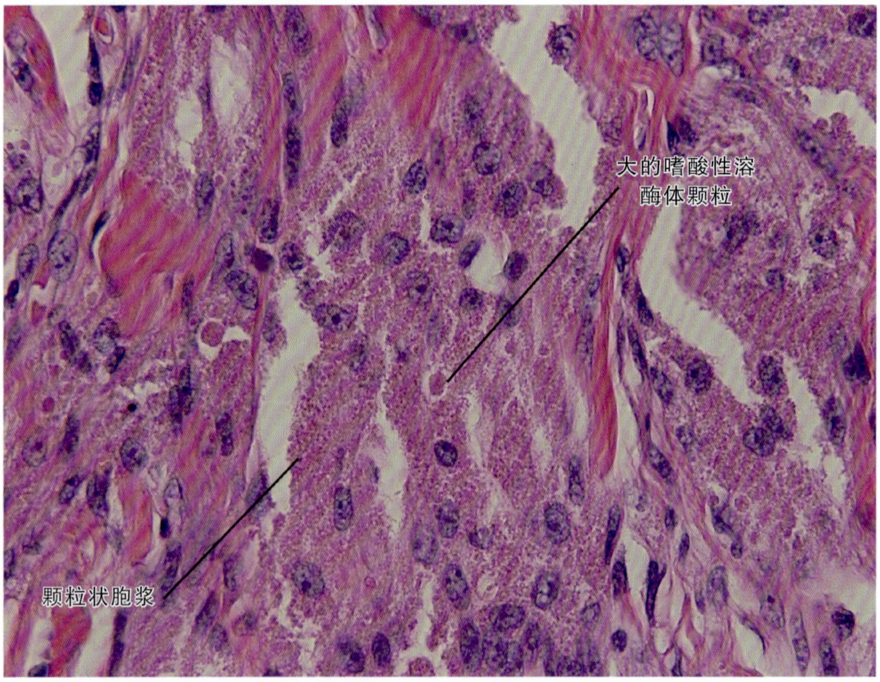

图 22-17 颗粒细胞瘤。

颗粒细胞瘤是施万细胞来源的肿瘤,可以发生于任何部位,最常见于舌部。胞浆中的颗粒为吞噬溶酶体。即使细胞学形态温和,其生物学行为却可为恶性,而瘤体较大者应视其为潜在恶性。

神经鞘黏液瘤(neurothekeoma)

神经鞘黏液瘤是一种良性肿瘤, 分为黏液样型、混合型和细胞型三种不同亚型。黏液样型 S100 呈强阳性,与之相反,细胞型则由具有施万细胞、平滑肌细胞、肌成纤维细胞、成纤维细胞部分特征的未分化细胞所构成。细胞型神经鞘黏液瘤可能与丛状纤维组织细胞瘤密切相关。

黏液样型神经鞘黏液瘤(myxoid neurothekeoma;nerve sheath myxoma)

主要特征

- 多个黏液小叶,内含少许星形细胞。
- S100 阳性。

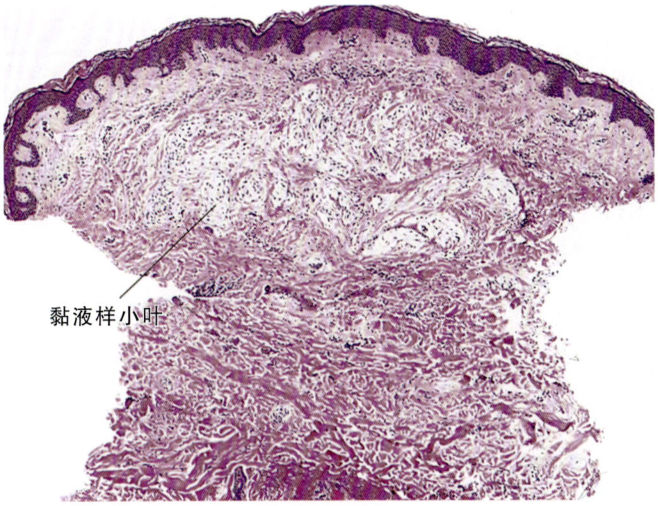

图 22-18 黏液样型神经鞘黏液瘤。

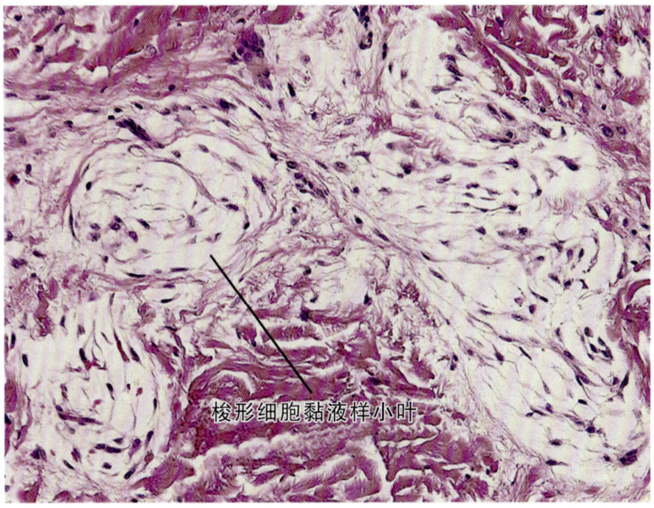

图 22-19 黏液样型神经鞘黏液瘤。

细胞型神经鞘黏液瘤(cellular neurothekeoma)

主要特征

- 巢状或呈束状分布的上皮样或梭形细胞。
- 中度细胞多形性和核深染。
- 黏液性基质无或者较少。
- S100 阴性,但 S100A6、PGP9.5 和 NKI/C3 阳性。

虽然细胞型神经鞘黏液瘤 S100 和结蛋白阴性,但有时平滑肌肌动蛋白、神经元特异性烯醇酶和ⅩⅢa 因子阳性。此外,通过抗原提取物检测,NK1/C-3、S100A6 和 PGP9.5 常呈阳性。S100A6 阳性也可见于组织细胞肿瘤,包括非典型纤维黄瘤和 Spitz 痣。

鉴别诊断

在组织学上,细胞型神经鞘黏液瘤易与黑色素细胞病变如 Spitz 痣相混淆。S100 阳性强烈提示黑色素细胞病变。细胞型神经鞘黏液瘤ⅩⅢa 因子有时呈阳性反应,可导致与上皮样纤维组织细胞瘤之间的鉴别诊断困难,而 S100A6 呈阳性可使该病与梭形非典型纤维黄瘤难以鉴别。相比之下,非典型纤维黄瘤很少见到成束分布的肿瘤细胞。鉴于细胞型神经鞘黏液瘤的平滑肌肌动蛋白阳性率有一定变化,因此应注意与上皮样毛发平滑肌瘤之间的鉴别诊断。细胞型神经鞘黏液瘤缺乏结蛋白有助于将二者区分开。

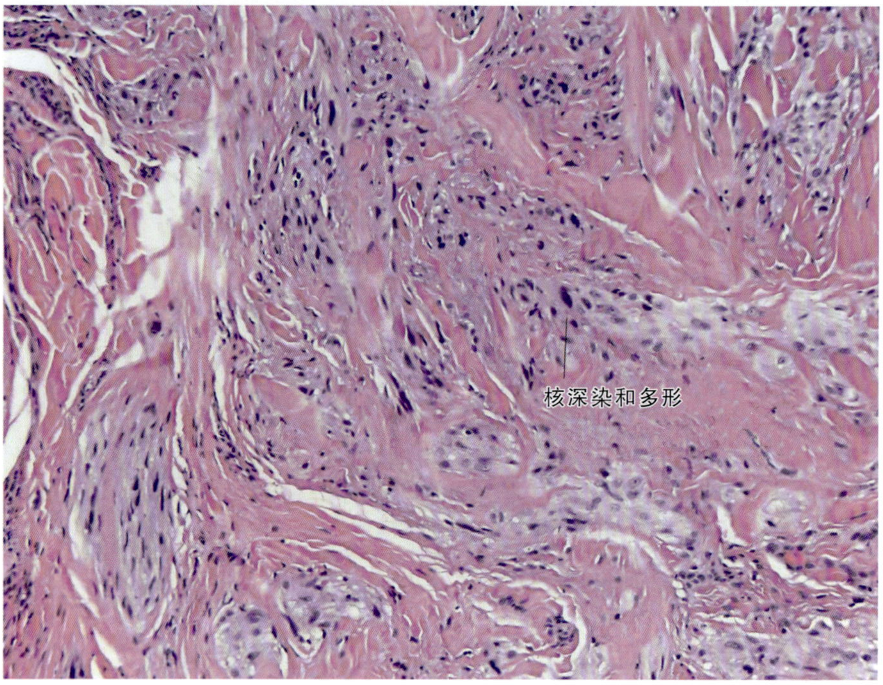

图 22-20 细胞型神经鞘黏液瘤。

恶性外周神经鞘瘤(malignant peripheral nerve sheath tumor,MPNST;神经纤维肉瘤,neurofibrosarcoma; 恶性神经鞘瘤,malignant schwannoma)

主要特征

- 神经纤维瘤发生恶变,尤其是丛状神经纤维瘤。
- 交叉的梭形细胞束。
- 膨胀性生长。
- 细胞密度的增加比细胞的异型性改变更具有特征性。
- 可能有核分裂象,但并不多见。

可出现灶性不同方向的分化,包括灶性骨样、软骨样、横纹肌样,以及腺癌和血管肉瘤的改变。伴有局限性横纹肌肉瘤的恶性外周神经鞘瘤称之为恶性蝾螈瘤。S100 染色在恶性外周神经鞘瘤中往往呈灶性弱阳性,而在镜下表现类似的结缔组织增生性黑色素瘤中,则呈弥漫阳性。

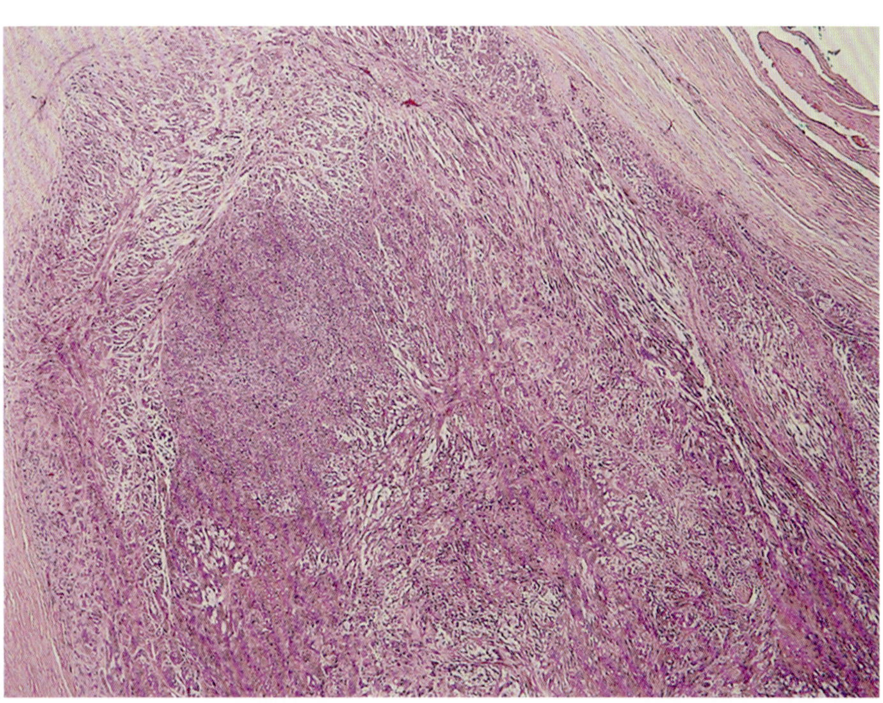

图 22-21　恶性外周神经鞘瘤。

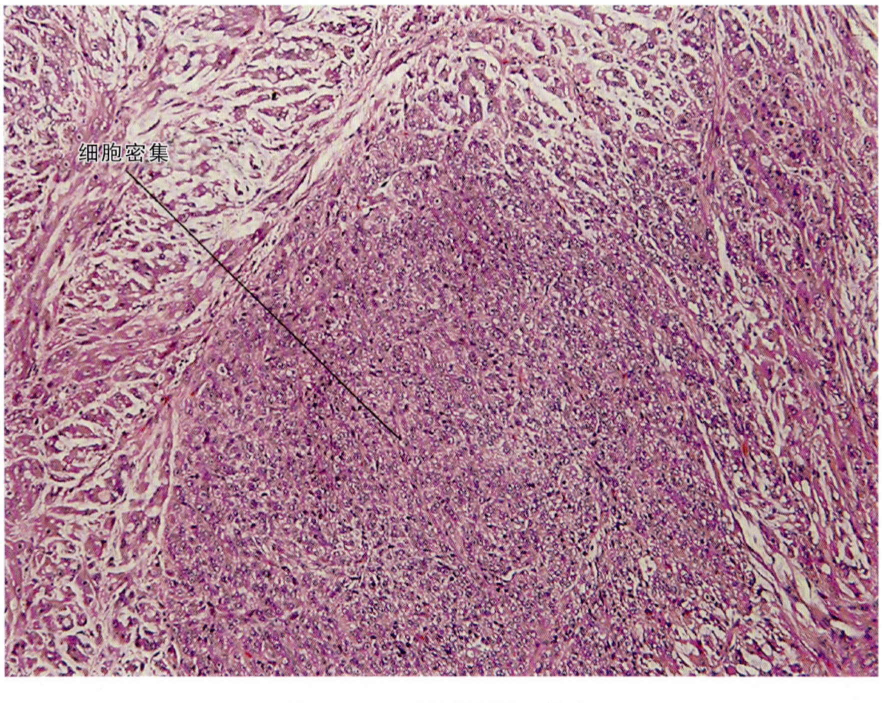

图 22-22　恶性外周神经鞘瘤。

皮肤神经节细胞瘤(cutaneous ganglioneuroma)

主要特征

• 真皮局限性施万细胞集合,细胞核均一、波浪状弯曲。

• 混合较大多边形神经节细胞,细胞核圆而偏心,可见明显核仁。

神经节细胞的胶质纤维酸性蛋白阳性。在节细胞神经瘤组织中,可见到成熟节细胞散在分布于施万细胞的背景中,相比之下,在神经节细胞迷芽瘤中,仅有增生的神经节细胞,无支撑性的神经瘤样基质。

神经束膜瘤(perineurioma)

主要特征

• 边界清晰的梭形细胞肿瘤,细胞胞质突起,双极、细长状。

• 细胞束相互平行或洋葱皮样同心圆状排列。

神经束膜瘤的变异类型包括:神经内型、软组织型、硬化型和皮肤型。硬化型常见于成人手部,以显著的透明化间质为其特征。软组织神经束膜瘤通常由较多的细胞组成。神经束膜细胞偶尔可呈上皮细胞样。上述肿瘤EMA、GLUT1 和 claudin-1 阳性,S100 阴性。

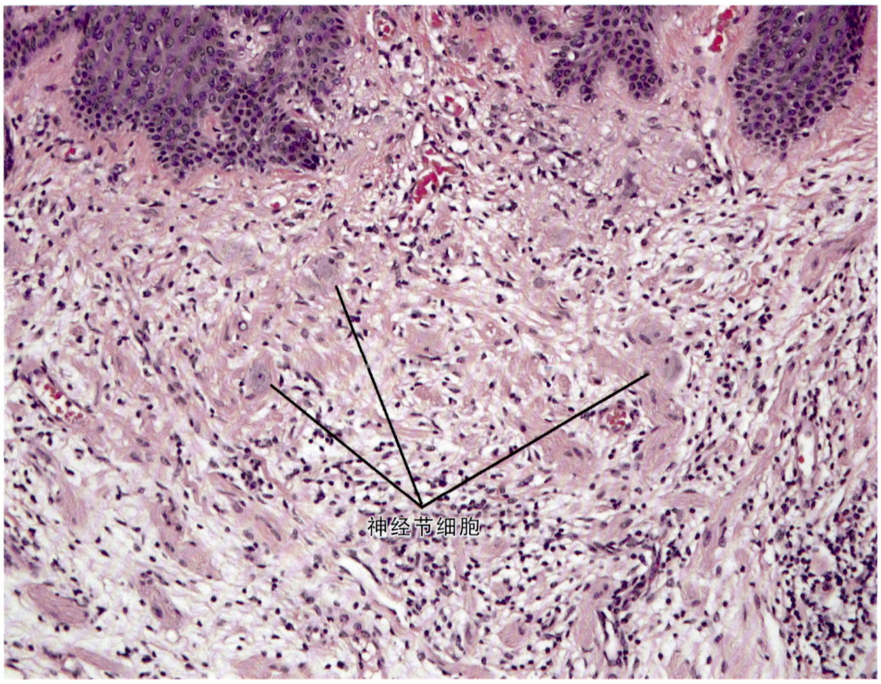

图 22-23 皮肤神经节细胞瘤。

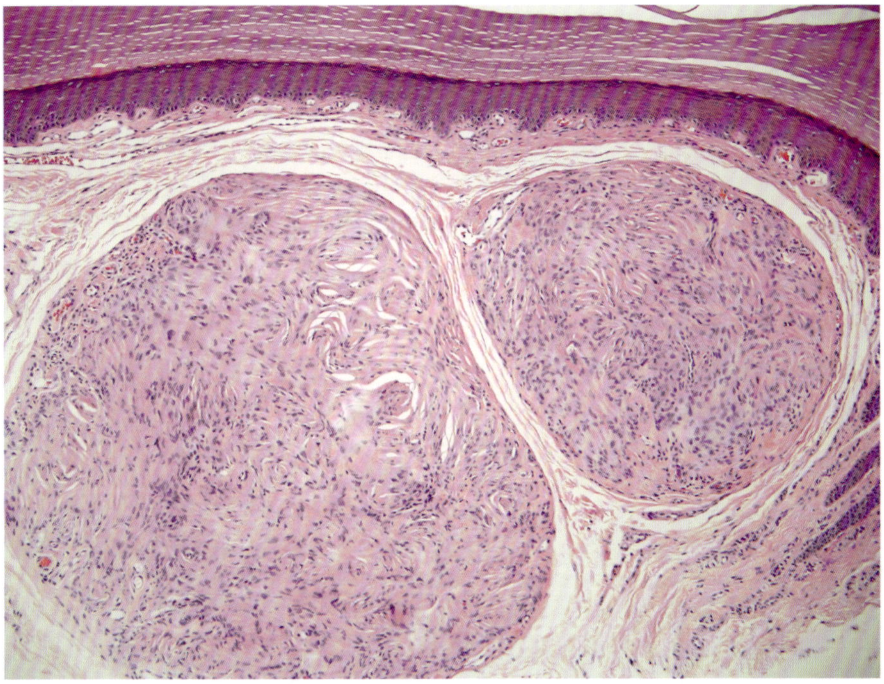

图 22-24　硬化性神经束膜瘤。

神经胶质异位症(glial heterotopia;鼻胶质瘤,nasal glioma)

主要特征

- 疏松的神经元基质中可见星形细胞,细胞核呈圆泡状。

典型皮损为先天性的结节或息肉,出现在鼻部或者鼻周,因此也称为鼻胶质瘤。外科手术前必须通过神经影像学检查排除其与额叶相连。灶性可见核深染的少突神经胶质细胞,S100 和 GFAP 阳性。

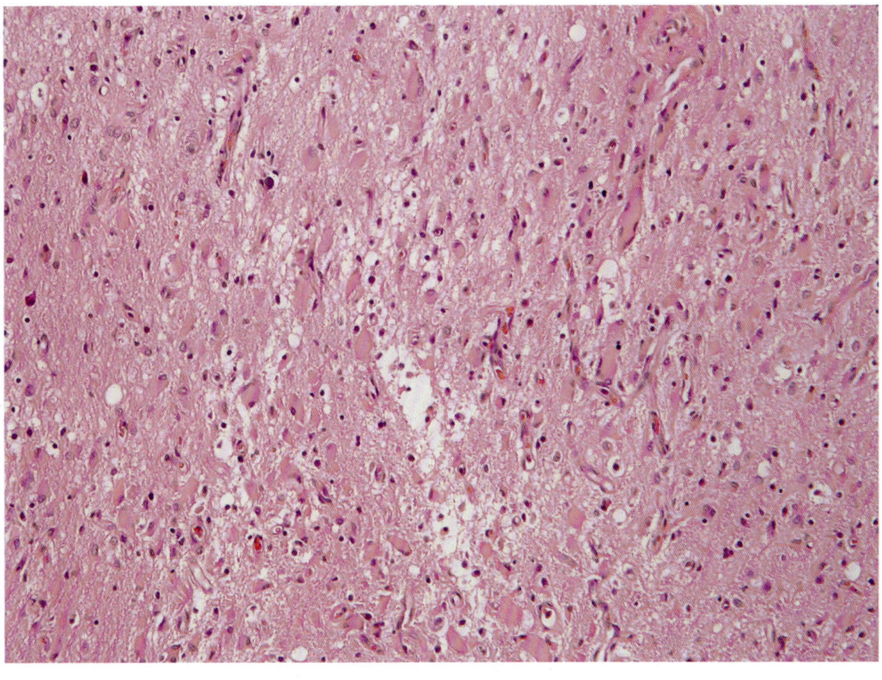

图 22-25　鼻胶质瘤。

脑膜异位症(meningeal heterotopia;残留性脑膜膨出,rudimentary meningocele)

主要特征

- 胶原束之间的假血管瘤样裂隙。
- 裂隙内衬小的圆形上皮样脑膜细胞。
- 脑膜上皮细胞包绕着胶原束。
- 可见砂粒体。

病灶侵及皮肤,常称之为皮肤脑膜瘤(cutaneous meningiomas);然而只有Ⅲ型病变才是颅内脑膜瘤病灶的延续或转移。Ⅰ型和Ⅱ型有分化成熟的可能,并且无骨缺损。Ⅰ型是最常见的脑膜异位症。该病为先天性发病,又称为异位脑膜错构瘤(ectopic meningothelial hamartoma)、残留性或游离型脑膜膨出(rudimentary or sequestered meningocele)。脑膜细胞EMA阳性。

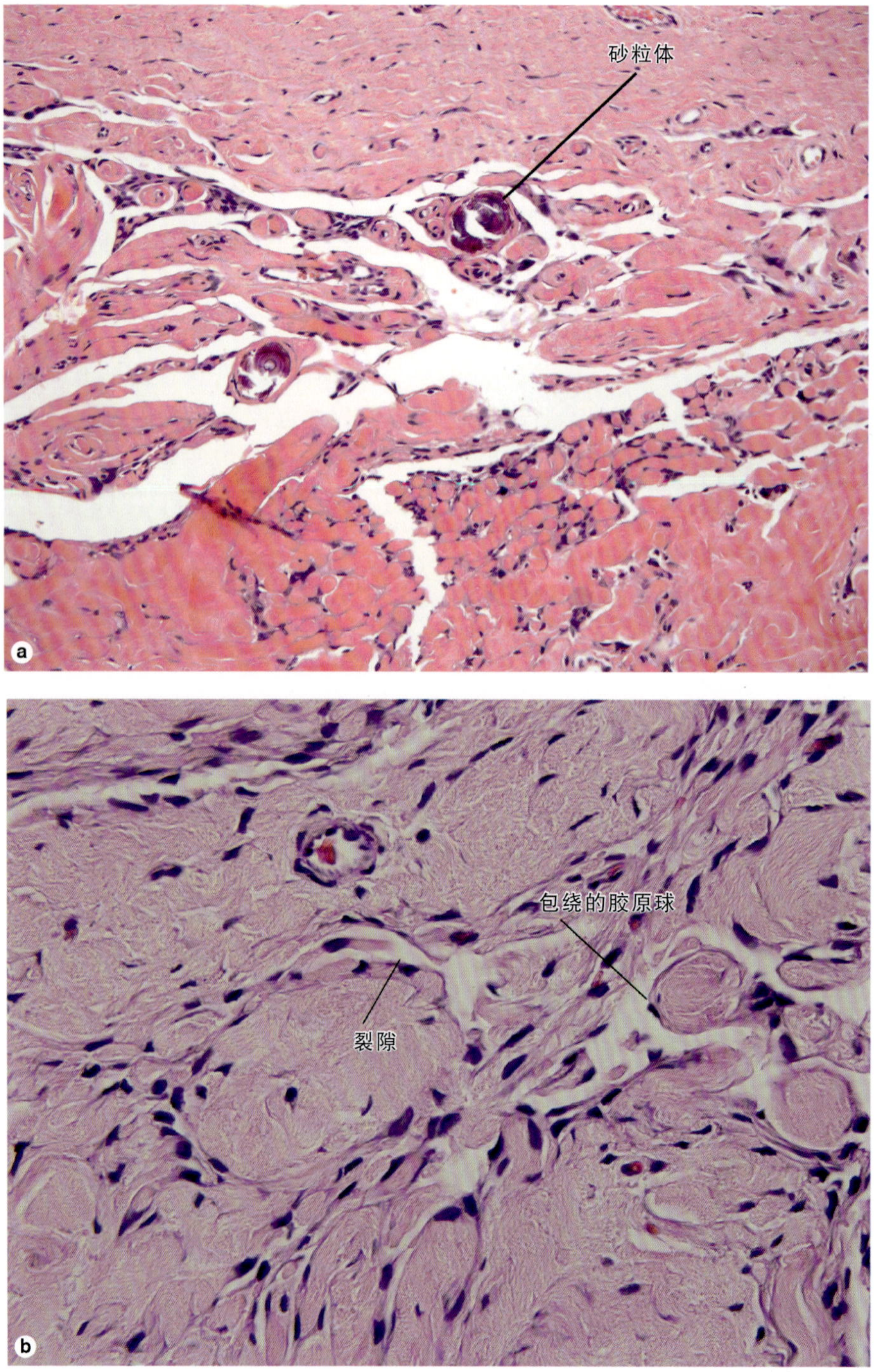

图 22-26 残留性脑膜膨出。

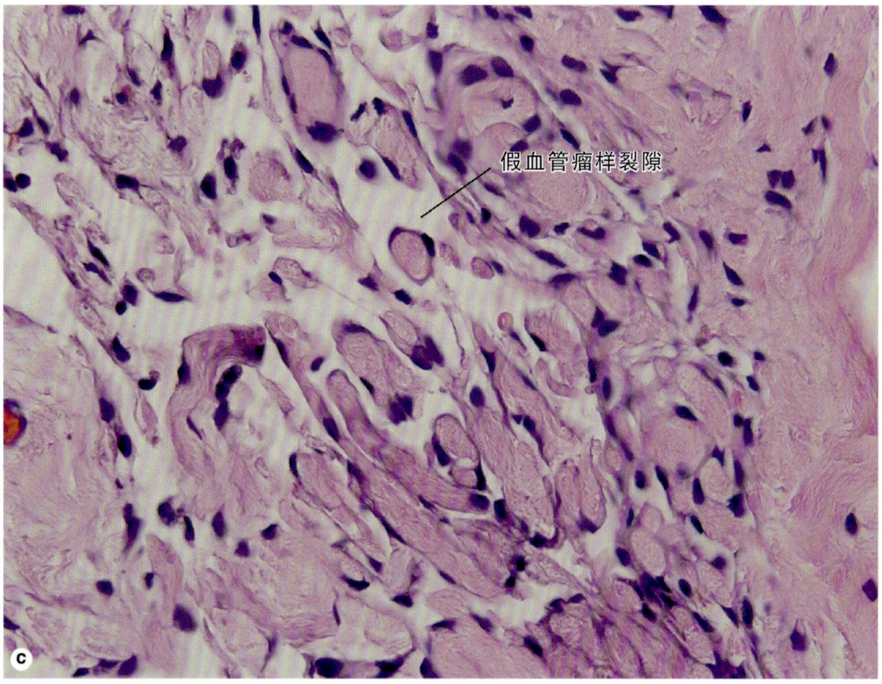

图 22-26（续）

脑膜瘤（meningioma）

主要特征

- 最常见的原发性脑肿瘤，有许多组织学变异。
- 级别从良性到高度恶性。
- 可能由于颅骨受侵蚀而出现在皮肤。
- 脑膜上皮亚型常见脑膜上皮性旋涡及砂粒体。

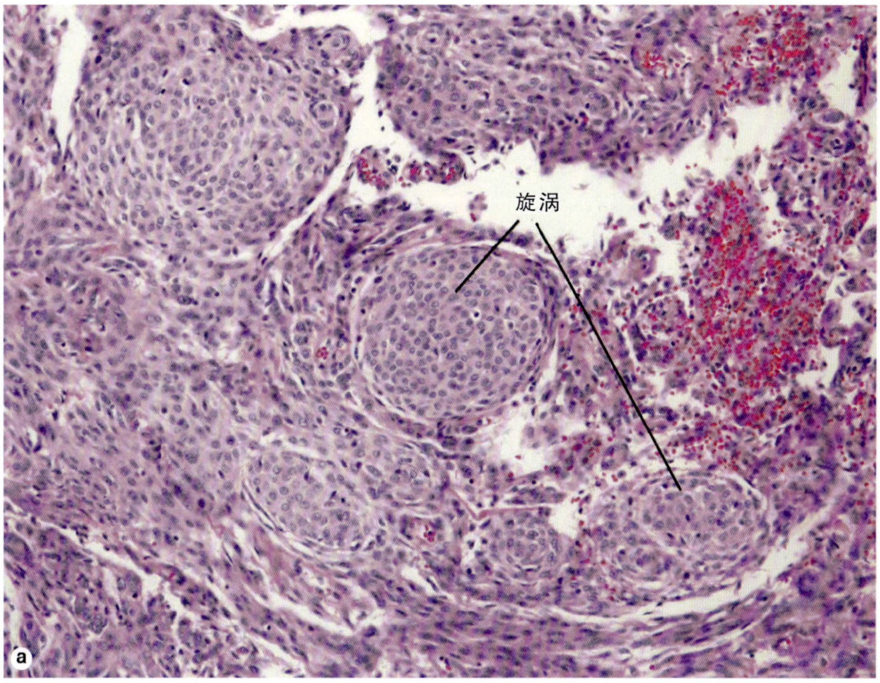

图 22-27　脑膜瘤。

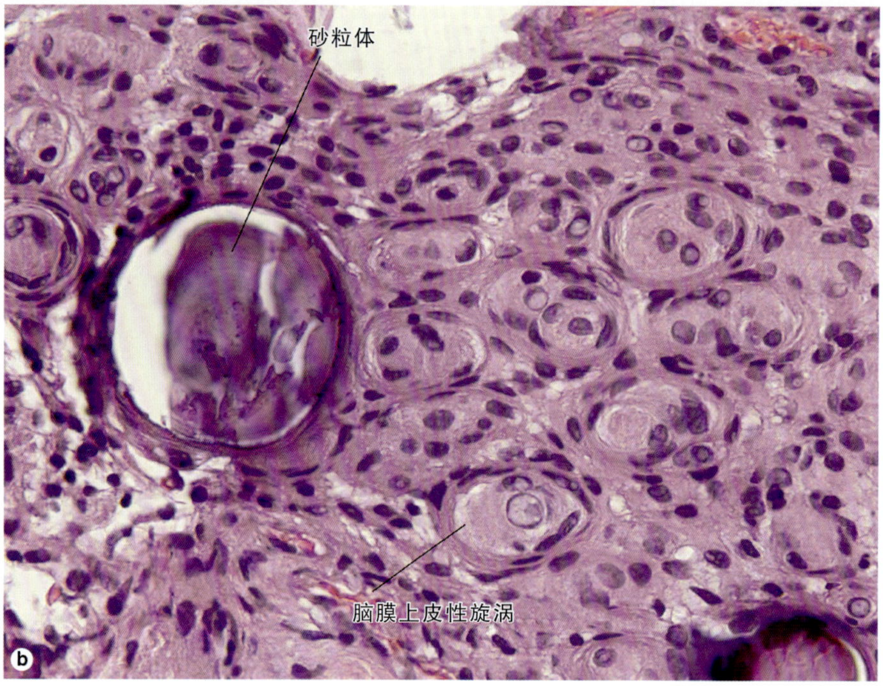

图 22-27(续)

神经母细胞瘤(neuroblastoma)

主要特征

- 神经外胚层起源的原发肿瘤。
- 由未成熟的神经母细胞组成。
- 小而圆的蓝色细胞肿瘤,常伴有盐或胡椒粉状核染色质。
- 扁而细长的“胡萝卜形”细胞。
- 可形成玫瑰花结状。
- 预后因素包括组织学亚型、肿瘤分化程度、分期、诊断年龄和 MYCN 基因表达情况。

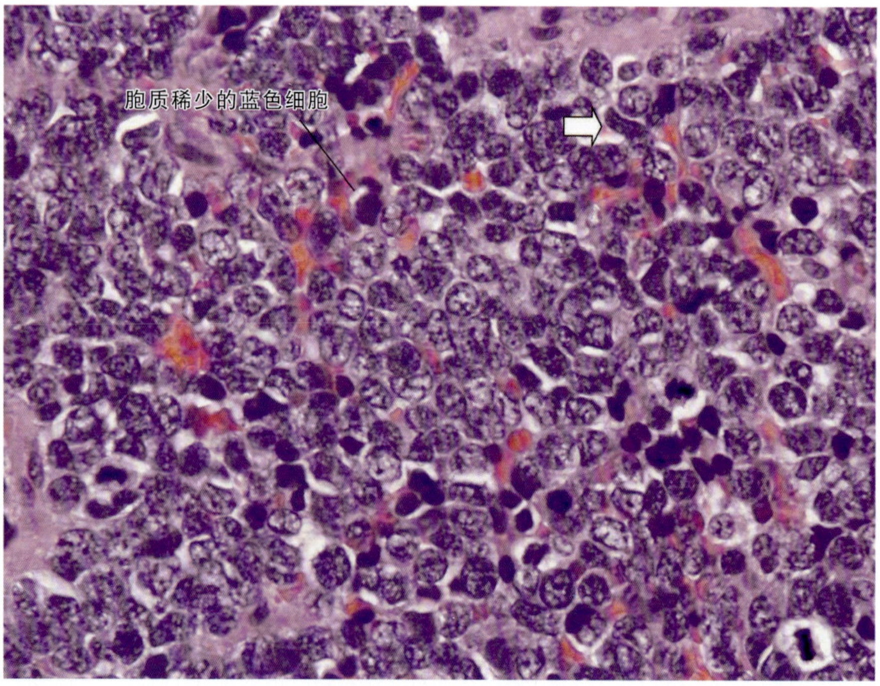

图 22-28 神经母细胞瘤。

(张舒煜 译 杜旭峰 审校)

推荐阅读

Argenyi ZB. Cutaneous neural heterotopias and related tumors relevant for the dermatopathologist. Semin Diagn Pathol 1996;13(1):60–71.

Argenyi ZB, Balogh K, Abraham AA. Degenerative ("ancient") changes in benign cutaneous schwannoma. A light microscopic, histochemical and immunohistochemical study. J Cutan Pathol 1993;20(2):148–53.

Argenyi ZB, Kutzner H, Seaba MM. Ultrastructural spectrum of cutaneous nerve sheath myxoma/cellular neurothekeoma. J Cutan Pathol 1995;22(2):137–45.

Calonje E, Wilson-Jones E, Smith NP, et al. Cellular "neurothekeoma": an epithelioid variant of pilar leiomyoma? Morphological and immunohistochemical analysis of a series. Histopathology 1992;20(5):397–404.

Carney JA, Stratakis CA. Epithelioid blue nevus and psammomatous melanotic schwannoma: the unusual pigmented skin tumors of the Carney complex. Semin Diagn Pathol 1998;15(3):216–24.

Chambers PW, Schwinn CP. Chordoma. A clinicopathologic study of metastasis. Am J Clin Pathol 1979;72(5):765–76.

Dewit L, Albus-Lutter CE, de Jong AS, et al. Malignant schwannoma with a rhabdomyoblastic component, a so-called triton tumor. A clinicopathologic study. Cancer 1986;58(6):1350–6.

Ducatman BS, Scheithauer BW. Malignant peripheral nerve sheath tumors with divergent differentiation. Cancer 1984;54(6):1049–57.

Ferringer T. Immunohistology and Molecular Studies of Smooth Muscle and Neural Cutaneous Tumors. *In*: Plaza JA, Prieto V, editors. Applied Immunohistochemistry in the Evaluation of Skin Neoplasms. Switzerland: Springer; 2016.

Hirano-Ali SA, Bryant EA, Warren SJ. Epithelial sheath neuroma: evidence supporting a hyperplastic etiology and epidermal origin. J Cutan Pathol 2016;43(6):531–4.

Kluwe L, Friedrich RE, Mautner VF. Allelic loss of the NF1 gene in NF1-associated plexiform neurofibromas. Cancer Genet Cytogenet 1999;113(1):65–9.

Macarenco RS, Ellinger F, Oliveira AM. Perineurioma: a distinctive and underrecognized peripheral nerve sheath neoplasm. Arch Pathol Lab Med 2007;131(4):625–36.

Miedema JR, Zedek D. Cutaneous meningioma. Arch Pathol Lab Med 2012;136(2):208–11.

Wallace CA, Hallman JR, Sangueza OP. Primary cutaneous ganglioneuroma: a report of two cases and literature review. Am J Dermatopathol 2003;25(3):239–42.

Wang AR, May D, Bourne P, et al. PGP9.5: a marker for cellular neurothekeoma. Am J Surg Pathol 1999;23(11):1401–7.

第23章 血管肿瘤

Dirk M. Elston

血管角皮瘤(angiokeratoma)

主要特征

- 角化过度。
- 棘层肥厚。
- 扩张的薄壁血管与表皮相接。
- 类似"充血的脂溢性角化症"。

淋巴管瘤(lymphangioma)

主要特征

- 临床表现形似"蛙卵"。
- 类似管腔内含有淋巴液的血管角化瘤,但是几乎没有红细胞。
- D2-40 阳性。

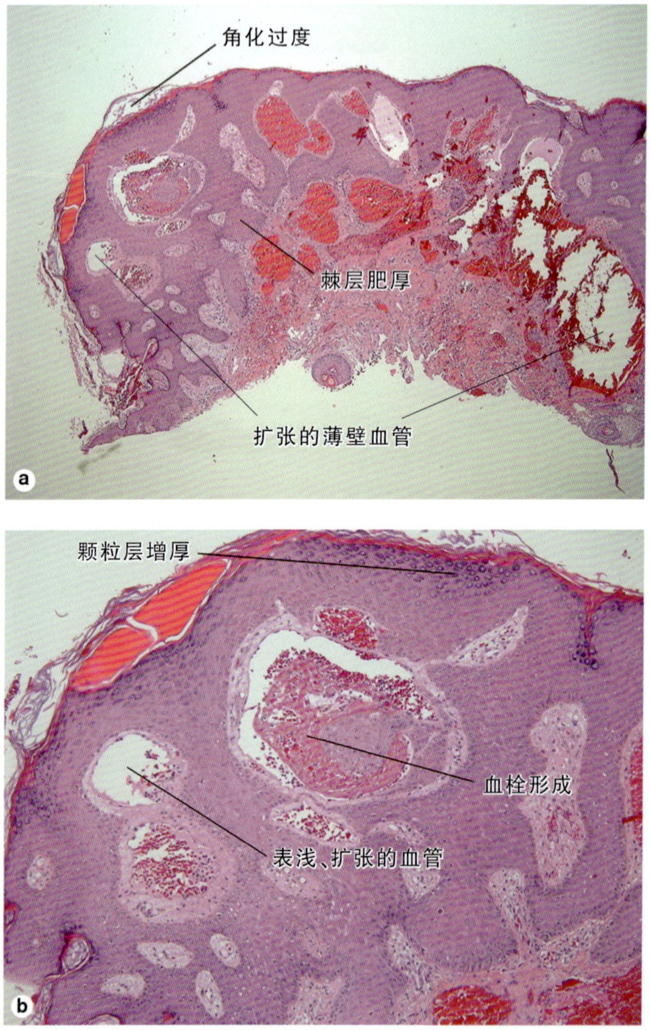

图 23-1 血管角皮瘤。

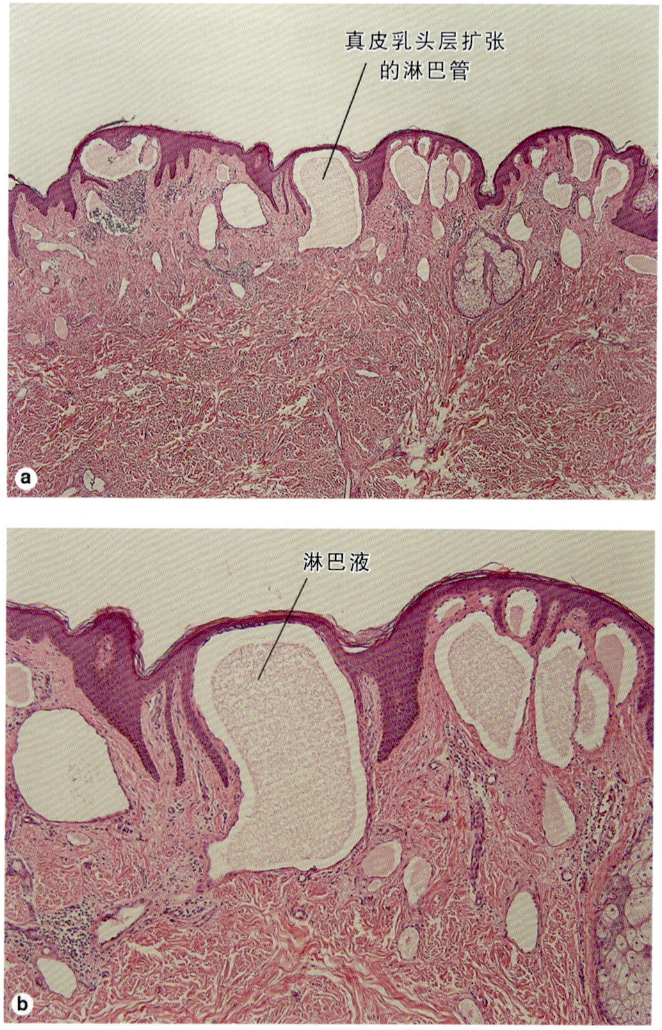

图 23-2 淋巴管瘤。

鲜红斑痣(nevus flammeus)

主要特征

- 扩张的毛细血管大小的血管管腔。

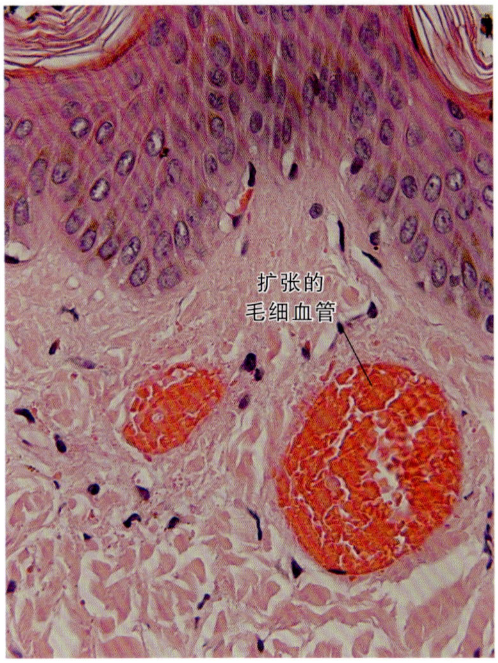

图 23-3 鲜红斑痣。

匐行性血管瘤 (angioma serpiginosum)

主要特征

- 真皮乳头层和真皮浅层扩张扭曲的毛细血管。
- 血管缺乏碱性磷酸酶活性。

匐行性血管瘤通常表现为女性患者下肢进行性血管损害。初期扩张的血管表现为成簇的微小斑点，后融合成为匐行状。皮损受到创伤后易出血。

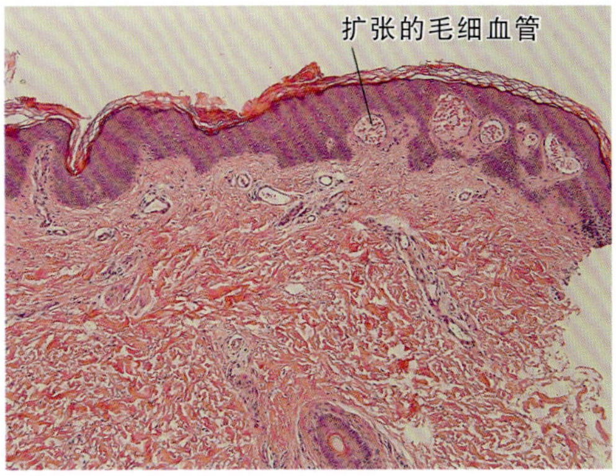

图 23-4 匐行性血管瘤。

静脉湖(venous lake)

主要特征

- 不规则的、薄壁的扩张血管。
- 活检后血管往往呈塌陷状。

静脉湖好发于老年人，常见于唇部及耳部。肉眼下皮损颜色可能较深，但是按压后易褪色。

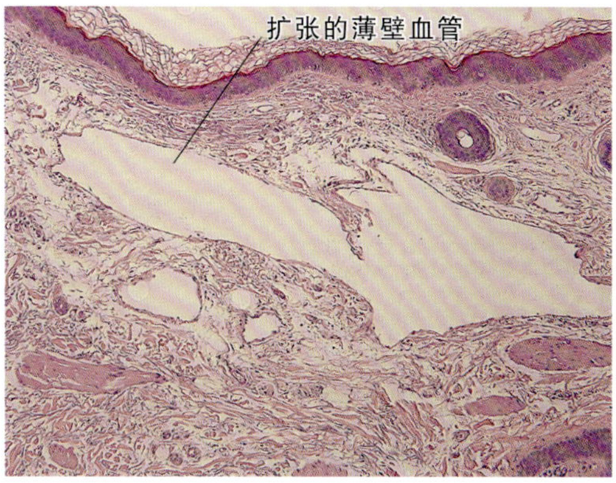

图 23-5 静脉湖。

血管球瘤(glomus tumor)

主要特征

- 成行排列的圆形深色核细胞，细胞质较少(呈“黑珍珠串”)。
- 血管球细胞围绕纤薄的血管腔。
- 常有压痛。

提示

- 正常血管球可见于指(趾)侧面。骶尾部有一大的生理性尾骨体。
- 血管球细胞是由平滑肌细胞演变而来(SMA阳性/CD31阴性)。
- 一般来说，血管平滑肌染色稳定表达波形蛋白和平滑肌肌动蛋白，但结蛋白染色稳定性较差。

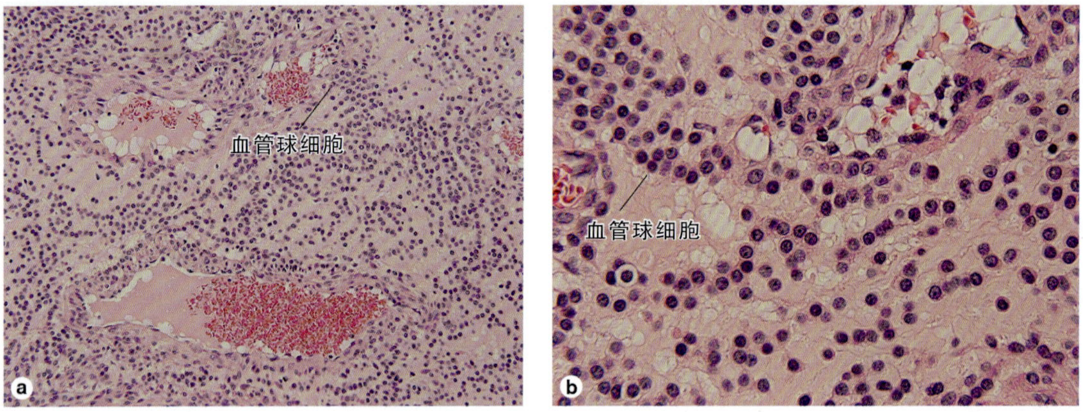

图 23-6 血管球瘤。

球血管瘤(glomangioma)

主要特征

- 通常为多发。
- 1~2 层的血管球细胞环绕着明显的血管。

通常球血管瘤的血管管壁比血管球瘤的血管管壁更厚。球血管瘤被描述为含少量血管球细胞的血管畸形，而血管球瘤则被描述为围绕着不明显血管的血管球细胞组成的肿瘤。

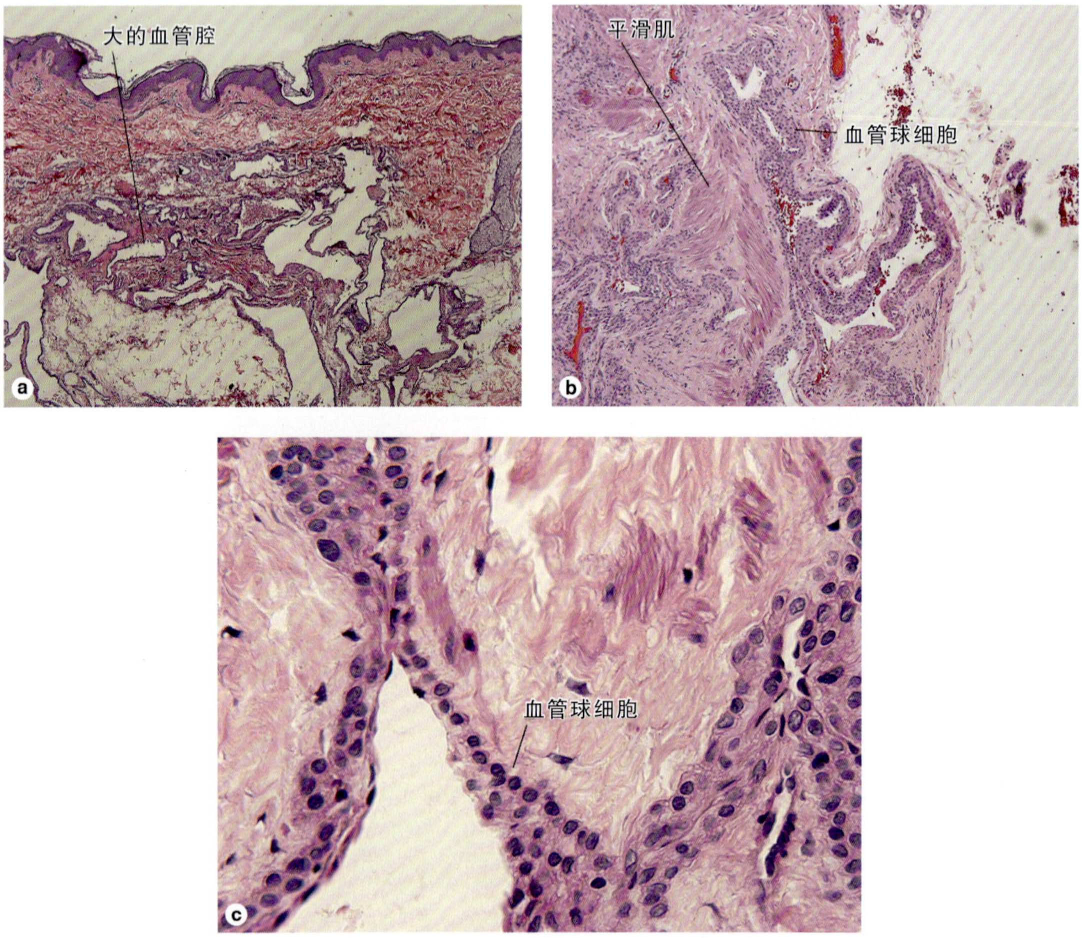

图 23-7 球血管瘤。

化脓性肉芽肿(pyogenic granuloma)

主要特征

- 新发的小叶状毛细血管瘤。
- 早期病变为致密的内皮细胞。
- 晚期病变有更多扩张的血管、糜烂及结痂形成。
- 常见领圈状表皮。
- 通常表面有脓疱形成。

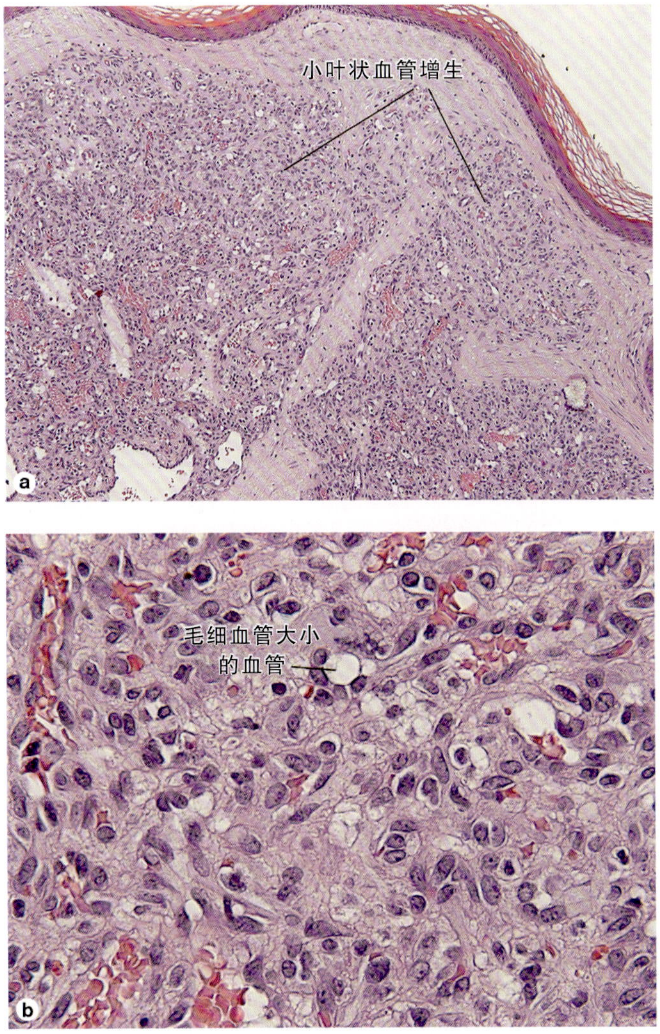

图 23-8 化脓性肉芽肿。

杆菌性血管瘤病(bacillary angiomatosis)

主要特征

- 通常没有明显的分叶。
- 病变中有成簇的中性粒细胞浸润。
- 镜下有嗜双色性微生物。

鉴别诊断

化脓性肉芽肿呈分叶状。虽然化脓性肉芽肿通常有表皮结痂,但与杆菌性血管瘤病相比,没有特征性的深层成簇聚集的中性粒细胞。

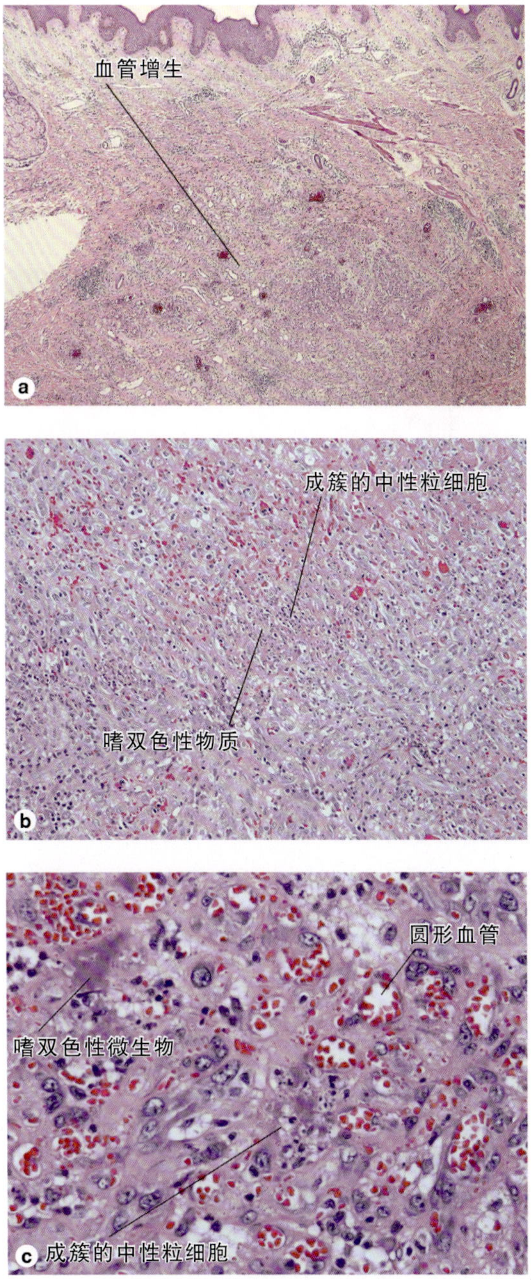

图 23-9 杆菌性血管瘤。

樱桃状血管瘤(cherry angioma)

主要特征

- 为毛细血管瘤。
- 血管壁呈淡粉色,玻璃样变。

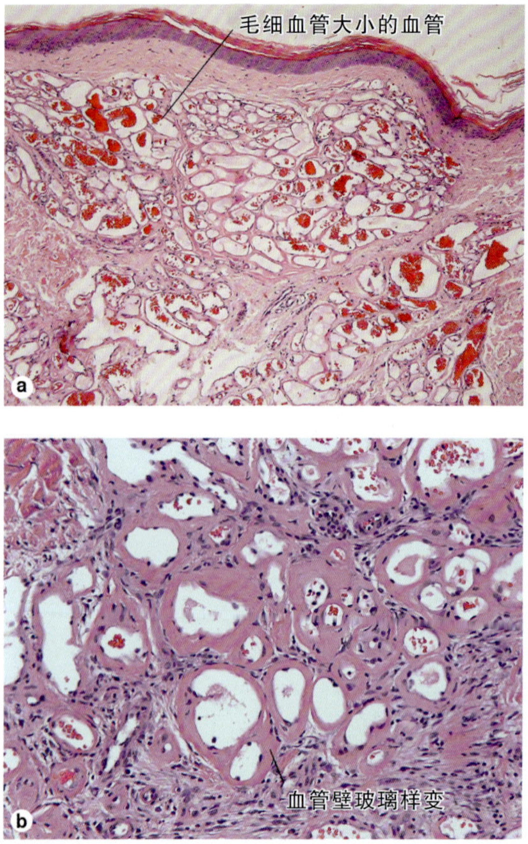

图 23-10　樱桃状血管瘤。

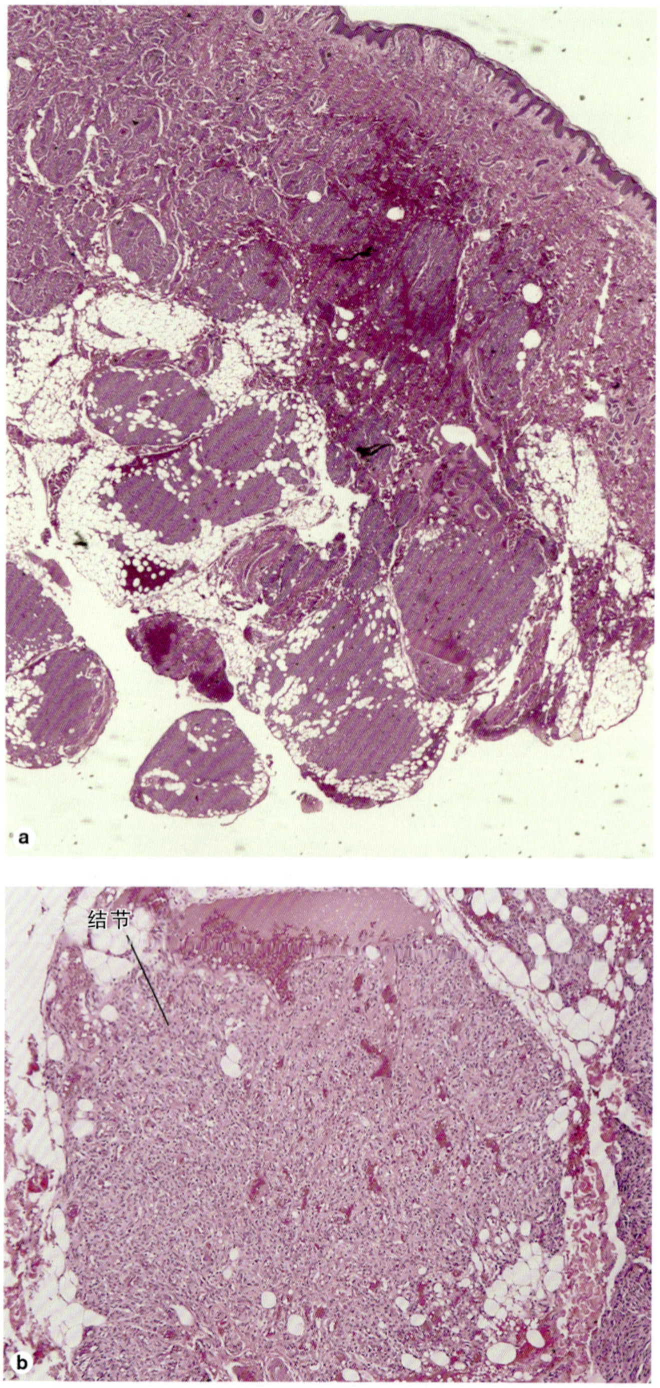

图 23-11　婴儿血管瘤。(待续)

婴儿血管瘤(infantile hemangioma)

主要特征

- 早期病变可见致密的内皮细胞。
- 晚期病变有较多扩张的血管。
- 葡萄糖转运蛋白 1(GLUT1)阳性。

鉴别诊断

快速消退型先天性血管瘤（rapidly involuting congenital hemangioma,RICH）和不消退型先天性血管瘤(noninvoluting congenital hemangioma,NICH）在出生时就完全出现,并且呈 GLUT1 阴性。

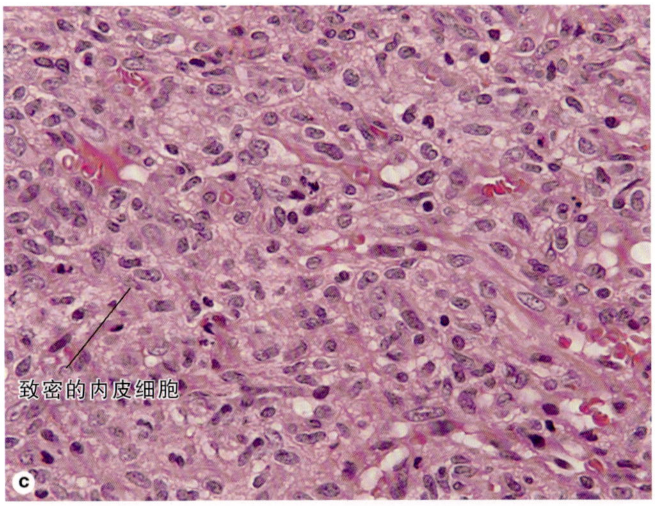

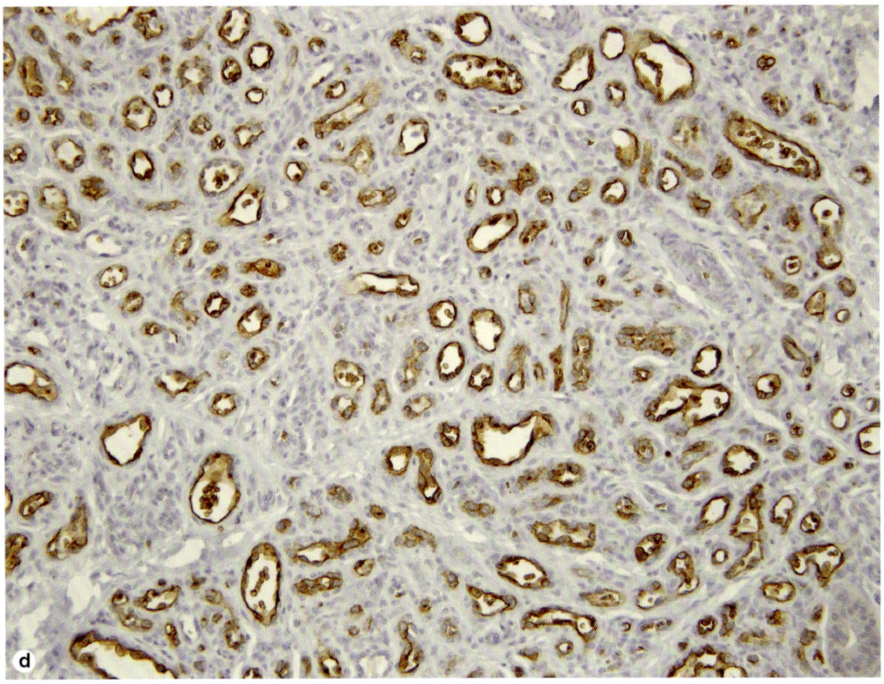

图 23-11(续) (d)GLUT1 染色。

伴嗜酸性粒细胞增多的血管淋巴样增生（angiolymphoid hyperplasia with eosinophilia）

主要特征

- 中央有鞋钉样内皮细胞的厚壁血管。
- 外周小血管增生。
- 淋巴细胞结节状聚集，伴嗜酸性粒细胞浸润。

亚型包括组织细胞样血管瘤和上皮细胞样血管瘤。其中组织细胞样内皮细胞较为常见。

木村病(Kimura disease)

主要特征

- 无中央鞋钉样内皮细胞的厚壁血管。
- 深部淋巴样结节伴嗜酸性粒细胞浸润。
- 外周血嗜酸性粒细胞增多。
- IgE 升高。
- 好发于东亚及东南亚国家。
- 皮下组织淋巴样结节。
- 淋巴结肿大。

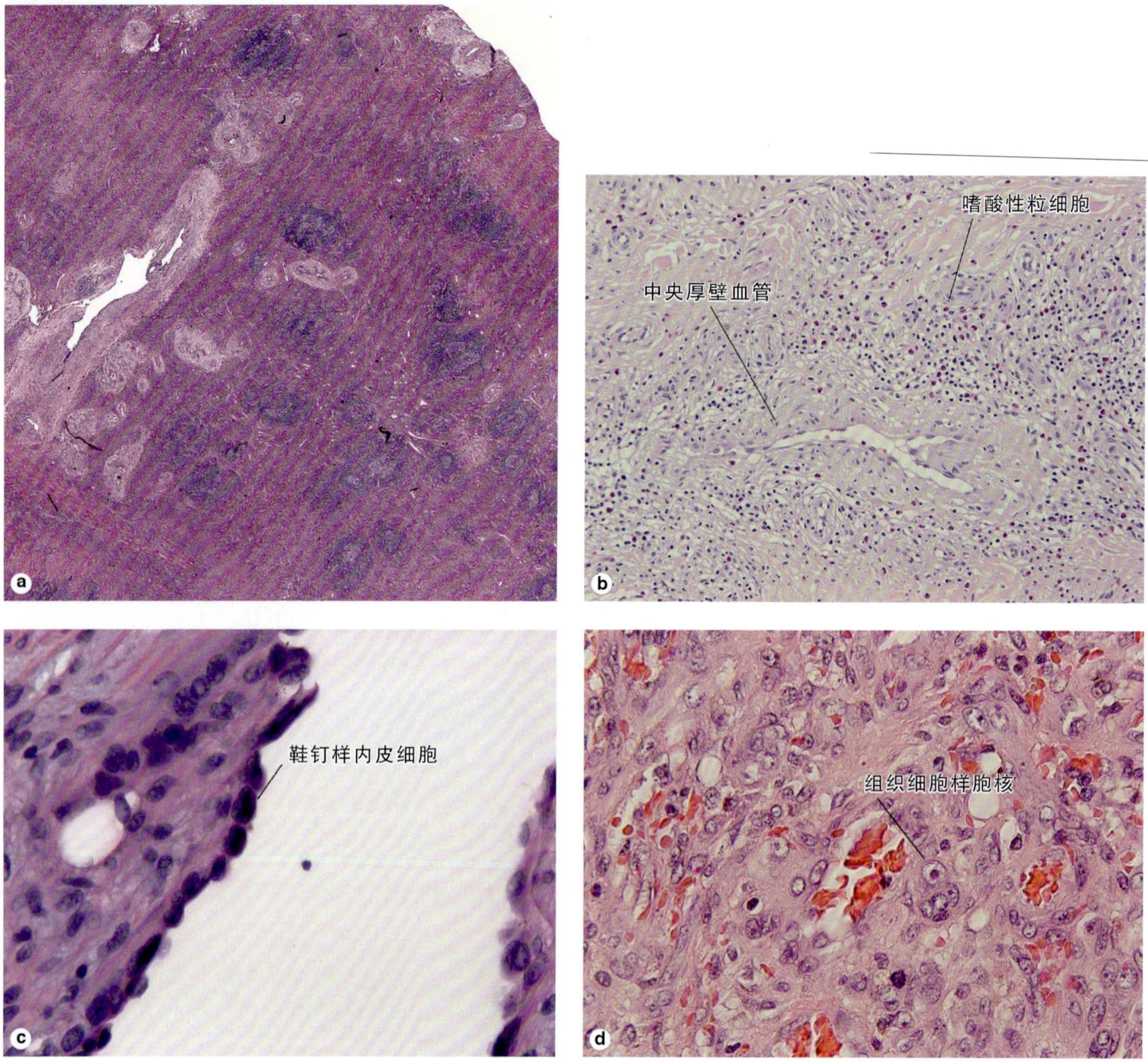

图 23-12 伴嗜酸性粒细胞增多的血管淋巴样增生。

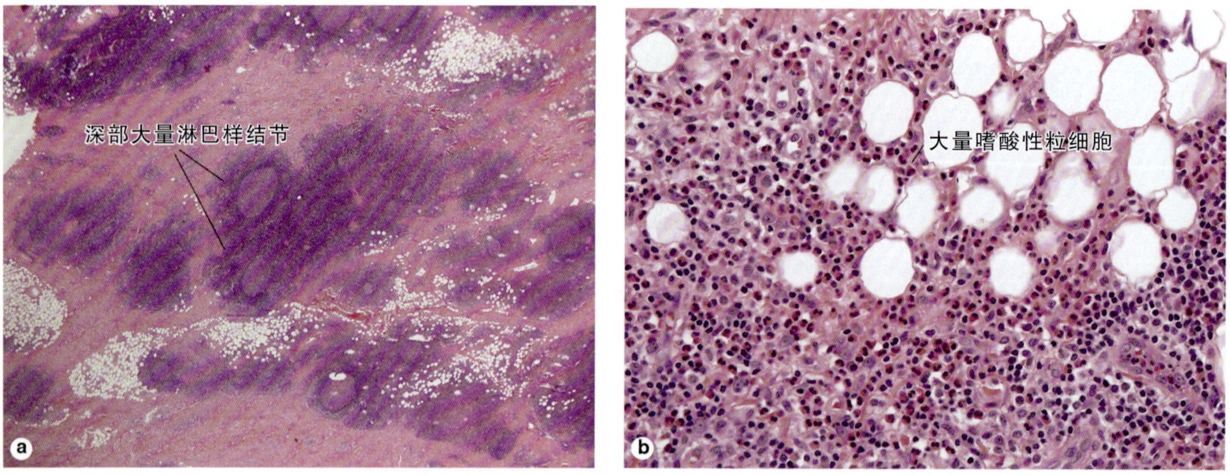

图 23-13 木村病。(Courtesy of James Fitzpatrick, MD.)

Masson 血管内乳头状内皮细胞增生 (intravascular papillary endothelial hyperplasia of Masson, IPEH)

主要特征

- 血管腔内有血栓再通。
- 血栓中有纤维蛋白。
- 乳头样突出物的中心有玻璃样变的核心。

IPEH 可以发生在任何一个血管腔内。在血管角皮瘤中较为常见。

动静脉畸形(arteriovenous malformation；动静脉血管瘤, arteriovenous hemangioma)

主要特征

- 厚壁及薄壁血管均存在。
- 厚壁血管常位于中央部位。

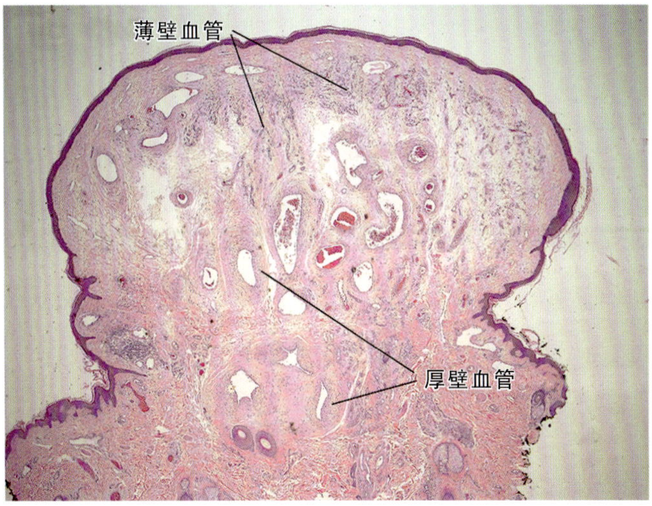

图 23-15 动静脉畸形。

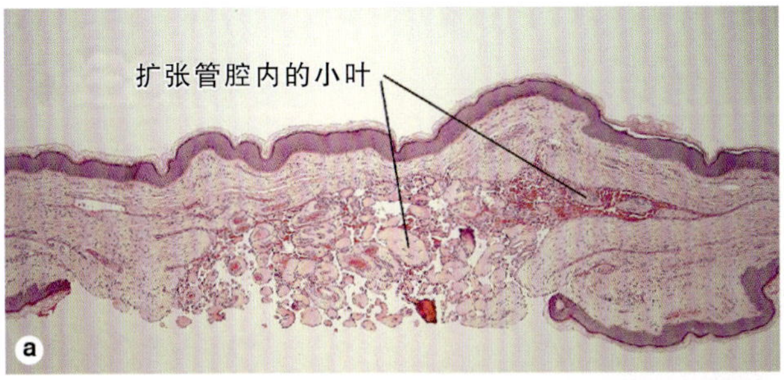

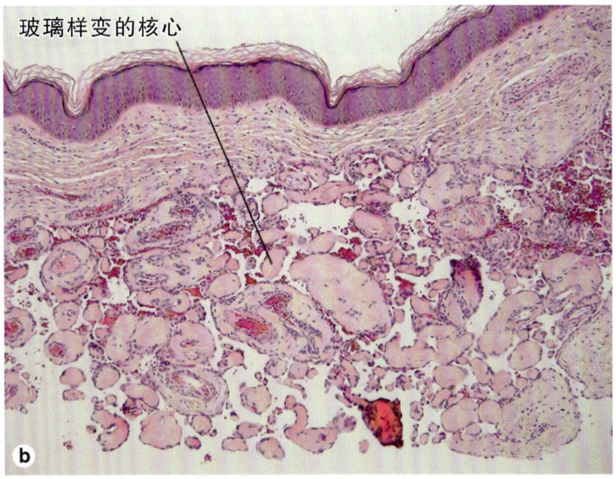

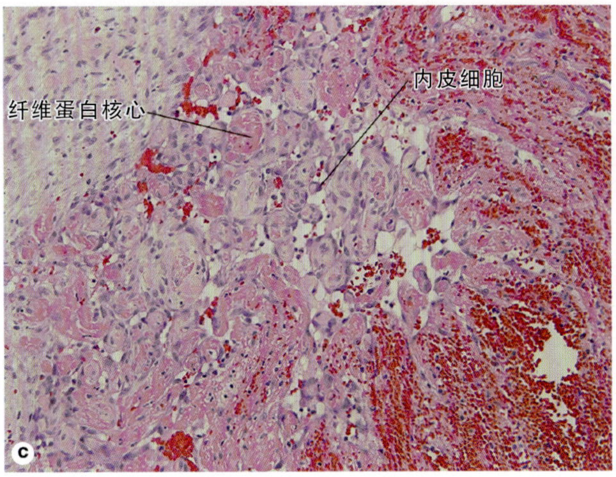

图 23-14 血管内乳头状内皮细胞增生。

靶样含铁血黄素沉积性血管瘤(targetoid hemosiderotic hemangioma;鞋钉样血管瘤,hobnail hemangioma)

主要特征

- 皮损中央浅层有扩张的血管伴鞋钉样细胞核。
- 周围小血管增生。
- 周围增生的血管倾向于包绕原血管及皮肤附属器(类似卡波西肉瘤)。
- 有含铁血黄素沉积。

靶样含铁血黄素沉积性血管瘤可能是由于原已存在的血管瘤受到创伤引起。

小汗腺血管瘤样错构瘤(eccrine angiomatous hamartoma)

主要特征

- 离散的小叶结构。
- 每个小叶都由毛细血管、成熟的小汗腺和汗腺导管组成。

通常是一个单发的蓝色结节。虽然图中病例位于背部,但病变常累及肢端。结节可有压痛。

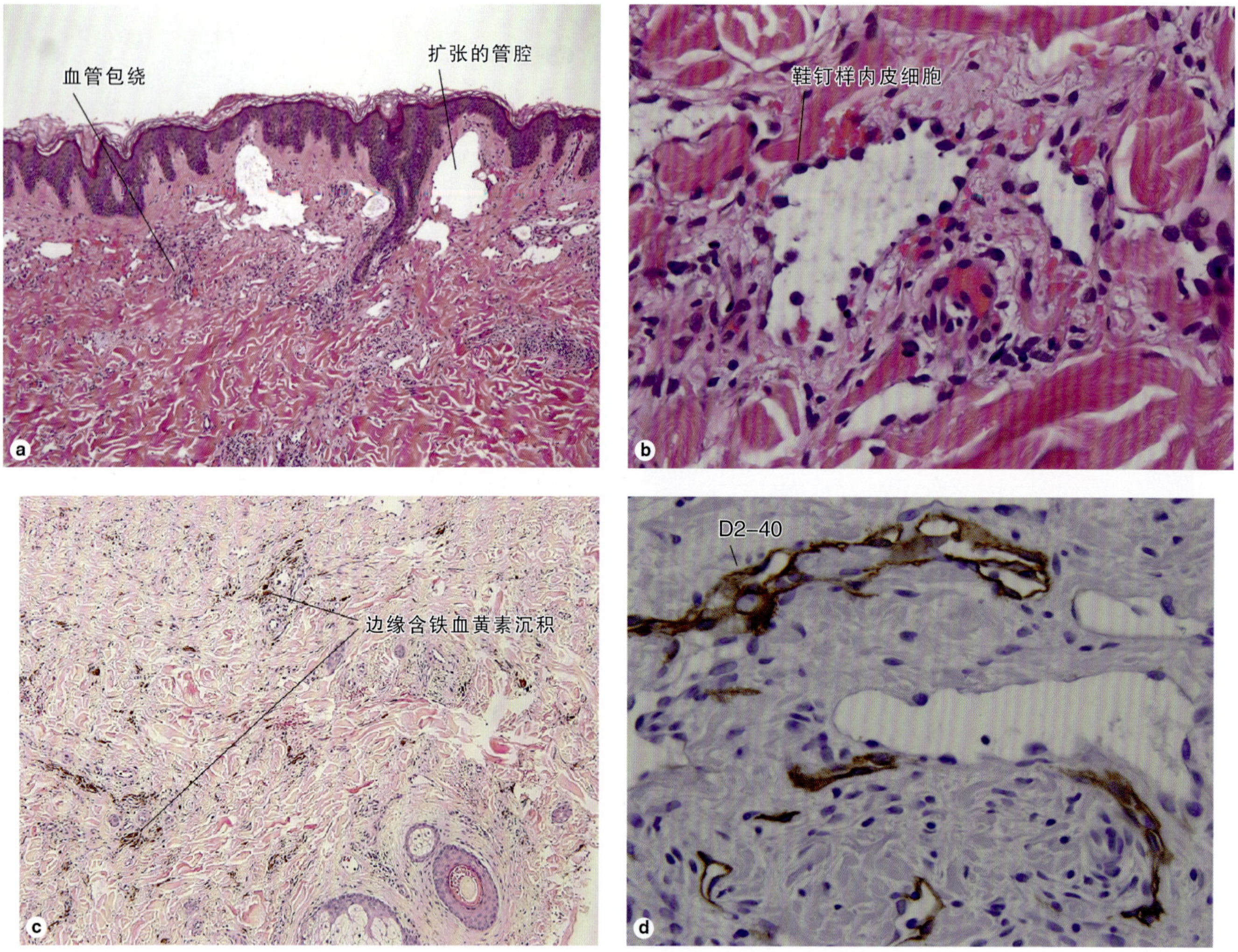

图 23-16 靶样含铁血黄素沉积性血管瘤。(d)D2-40 仅染色增生的薄壁血管,而扩张的鞋钉样内皮细胞血管呈阴性。

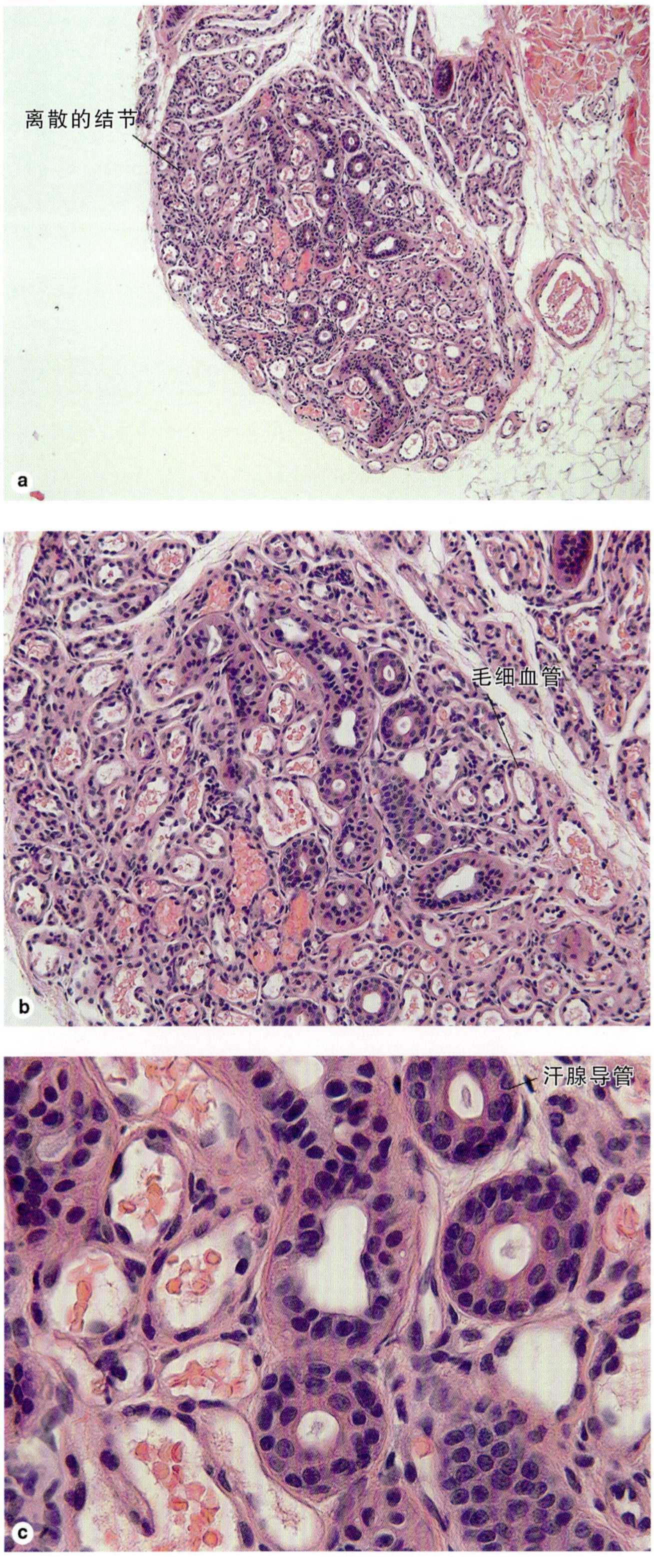

图 23-17　小汗腺血管瘤样错构瘤。

肾小球样血管瘤(glomeruloid hemangioma)

主要特征

- 扩张的血管腔内有毛细血管袢,类似肾小球。
- 游离、变性的红细胞。

肾小球样血管瘤与 POEMS 综合征(Crow-Fukase 综合征、多发性神经病、脏器肿大、内分泌疾病、M 蛋白以及皮肤病变)和 Castleman 病相关。可见两种内皮细胞:一种是有大的泡状核,开放型染色质,胞浆丰富;另一种的细胞核位于基底,染色质致密,少量胞质。不伴有 POEMS 综合征的病变称之为乳头状血管瘤(papillary hemangioma)。

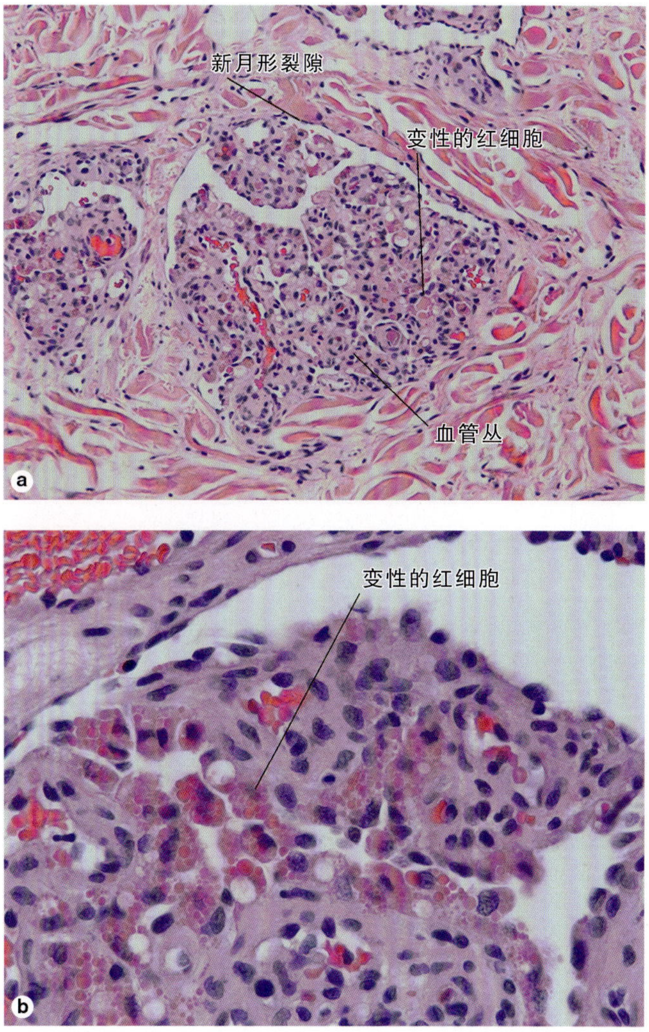

图 23-18　肾小球样血管瘤。

微静脉性血管瘤(microvenular hemangioma)

主要特征

• 形态单一、管腔小的细长血管。

• 有周细胞环绕。

有时见于 POEMS 综合征。

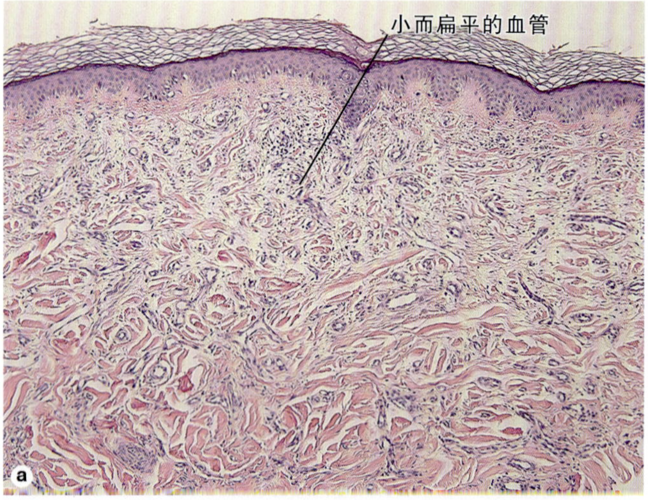

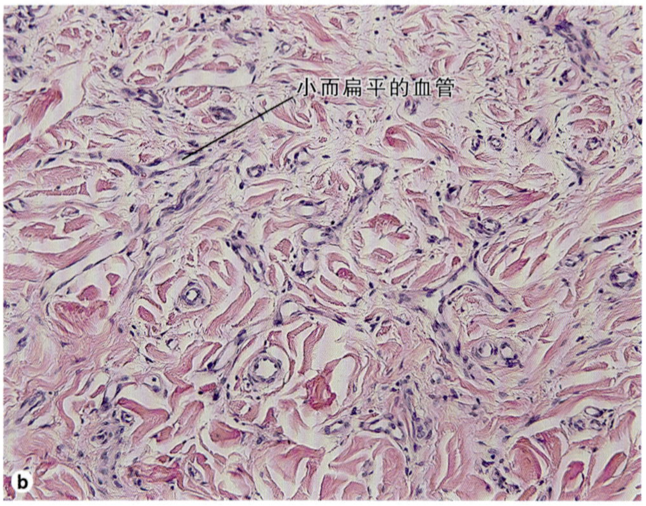

图 23-19 微静脉性血管瘤。

丛状血管瘤(tufted angioma;血管母细胞瘤,angioblastoma)

主要特征

• 真皮内毛细血管成丛状,类似“炮弹状”。

• 临床上表现为缓慢扩大的斑块,常见于儿童的肩部。

鉴别诊断

• 肾小球样毛细血管瘤可见游离变性的红细胞,以及丛状突出形成的新月形的间隙。

• 皮肤化脓性肉芽肿在小叶间有绳索状胶原(ropey collagen)的纤维性间隔。

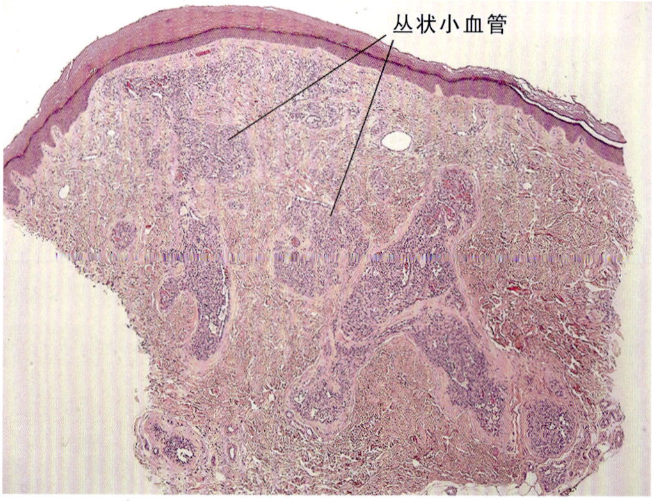

图 23-20 丛状血管瘤。

肌周细胞瘤(myopericytoma;血管周肌样瘤,perivascular myoid tumor)

主要特征

- 细胞呈圆形至卵圆形,胞浆嗜双色性。
- 呈同心圆状洋葱皮样结构围绕血管管腔分布。
- 可能有血管外皮细胞瘤样鹿角状血管。

肿瘤细胞表达 SMA、钙调蛋白和钙调蛋白结合蛋白,偶见结蛋白灶性表达。肌周细胞瘤与肌纤维瘤、血管球瘤、血管外皮细胞瘤和血管平滑肌瘤有重叠的特征。该肿瘤细胞比血管球细胞体积更大,胞质更多。

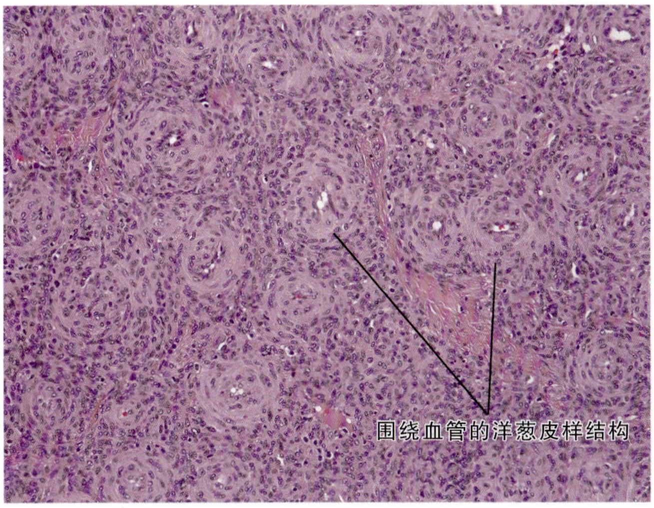

图 23-21　肌周细胞瘤。

血管周围上皮样细胞瘤,PEComa(perivascular epithelioid cell tumor)

主要特征

- 具有血管周围透明细胞和上皮样特征的间质肿瘤,共表达黑色素细胞和肌肉标志物。
- 血管周围透明细胞可呈上皮样或梭形。
- S100 阴性,HMB-45 阳性,Mart-1 阳性。

血管周围上皮样细胞瘤包括血管周围透明细胞瘤、透明细胞“糖”瘤(Clear Cell “Sugar” Tumor)以及结节性硬化症的血管平滑肌脂肪瘤。这些肿瘤大多表现为良性,尽管有些时候也可表现为高级别的肿瘤。

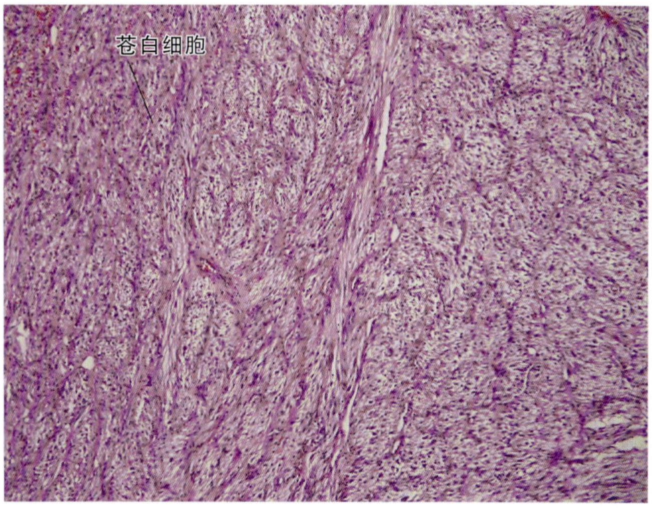

图 23-22　血管周围上皮样细胞瘤。

卡波西样血管内皮瘤(Kaposiform hemangioendothelioma)

主要特征

- 大的分叶状结构。
- 不像簇状血管瘤那样边界清晰。
- 可累及到深层组织。
- 由梭形内皮细胞组成。
- 可见狭缝状,裂隙状和鹿角状血管腔。
- 深达软组织和骨。

Kasabach-Merritt 综合征常与卡波西样血管内皮瘤或丛状血管瘤相关,杂合性肿瘤也曾有报道。

提示

卡波西样血管内皮瘤 CD34 阳性染色限于管腔内皮细胞，丛状血管瘤 CD34 阳性内皮细胞增多,伴少量肌动蛋白阳性细胞,而婴儿血管瘤表现为肌动蛋白阳性细胞的数量超过 CD34 阳性细胞。

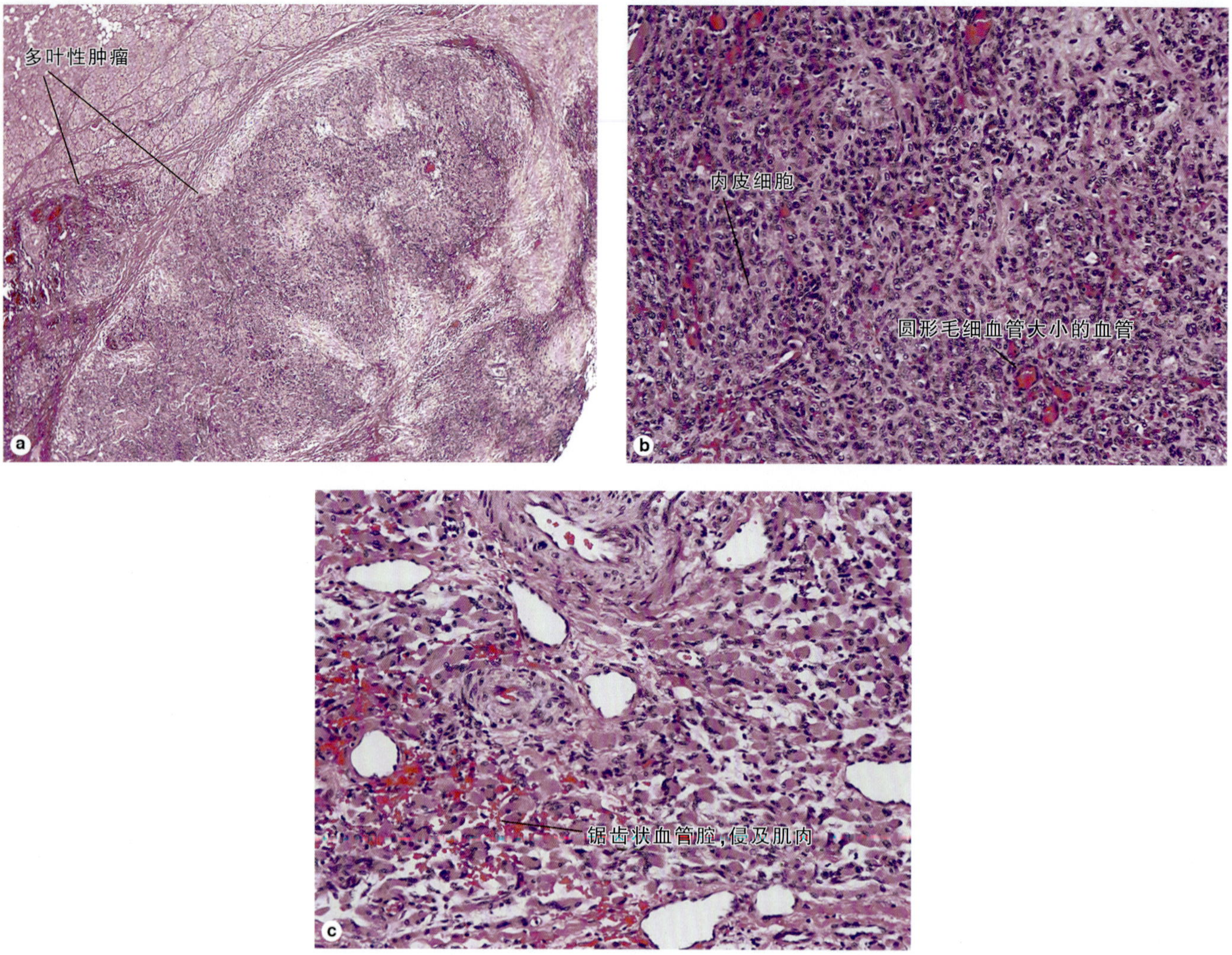

图 23-23 卡波西样血管内皮瘤。

多形性透明变性血管扩张性肿瘤(pleomorphic hyalinizing angiectatic tumor，PHAT)

主要特征

- 显著扩张的透明变血管。
- 核深染的梭形或多形性细胞。
- 低有丝分裂指数。
- 核内偶见假包涵体。
- 皮损细胞胞质中有含铁血黄素。

PHAT 部分为纤维性肿瘤，部分为血管来源，其最具代表性的特征为透明变性的血管，所以我们将其放在本章节进行阐述。PHAT 发病年龄范围较广(可见于 10~89 岁，中位年龄 51 岁)，最好发于下肢。该肿瘤常复发，被归类为交界性肿瘤或低级别肉瘤。PHAT 中 CD34 强阳性表达，S100、CD31、结蛋白、SMA、角蛋白和 EMA 均为阴性。也有报道 CD99 和 VEGF 的阳性表达。

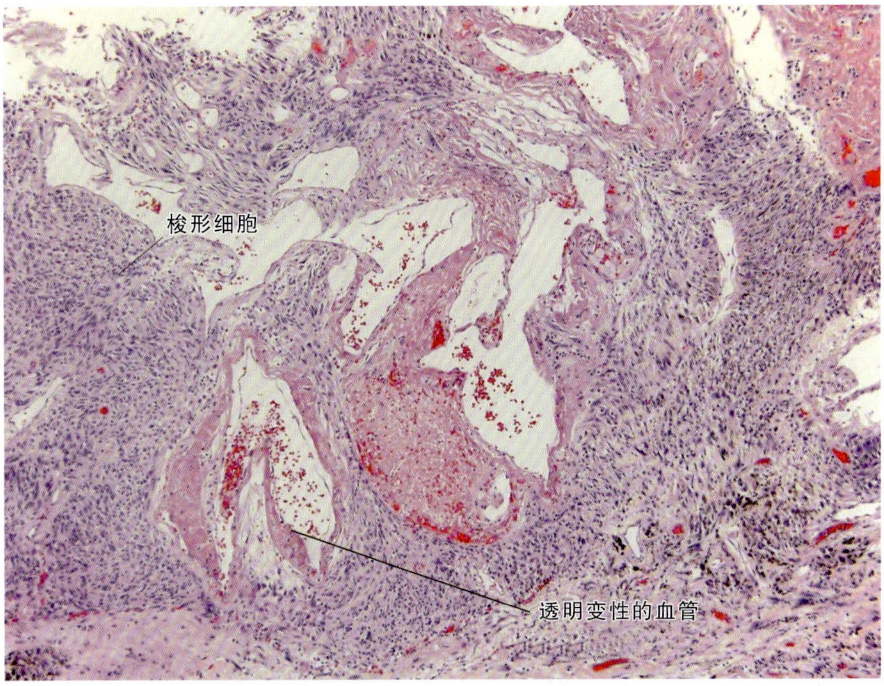

图 23-24　多形性透明变性血管扩张性肿瘤。

血管外皮细胞瘤(hemangiopericytoma)

主要特征

- 衬有内皮细胞的血管被增生的外皮细胞包绕。
- 梭形细胞呈同心圆或花纹状排列。
- 扩张的鹿角状血管腔。
- 大多实为伴鹿角状血管增生的孤立性纤维瘤。

血管外皮细胞瘤好发于皮肤和软组织。从组织学上区分良性和恶性血管外皮细胞瘤较困难。瘤体大和核分裂象多提示有恶性趋势。婴儿肿瘤一般仅限于皮肤,预后良好。

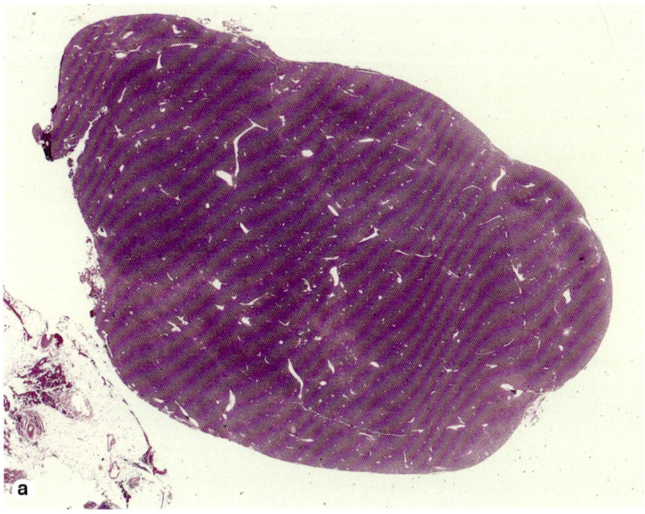

图 23-25　血管外皮细胞瘤。(待续)

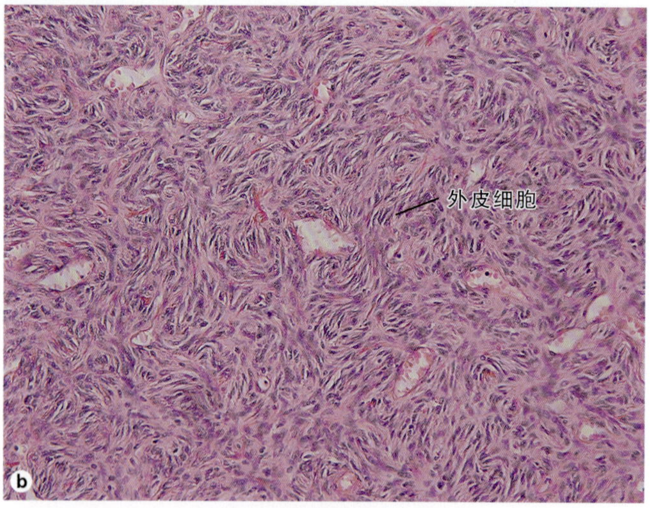

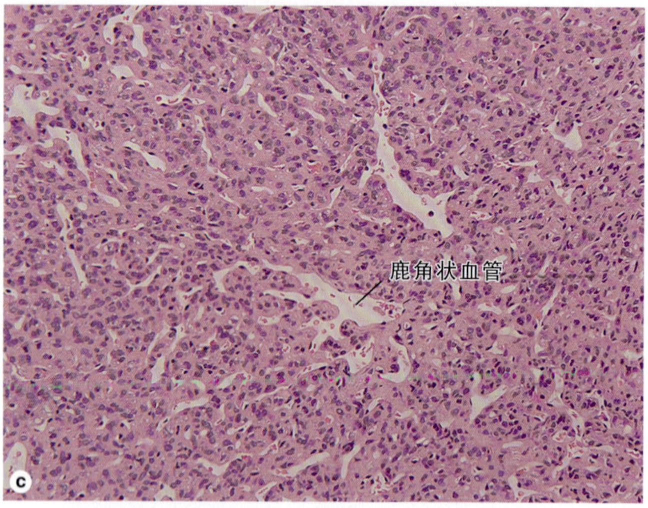

图 23-25(续)

梭形细胞血管瘤(spindle cell hemangioma；梭形细胞血管内皮细胞瘤，spindle cell hemagioendothelioma)

主要特征

- 扫视下，类似“出血性肺”的肺泡样腔隙结构。
- 可见梭形细胞形成的实性区域。
- 可见静脉石形成。

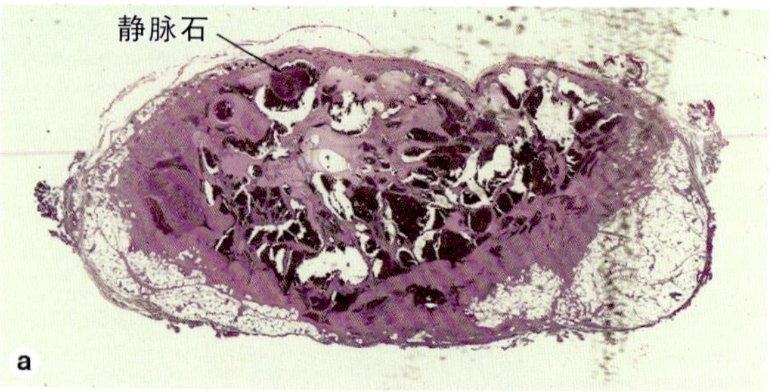

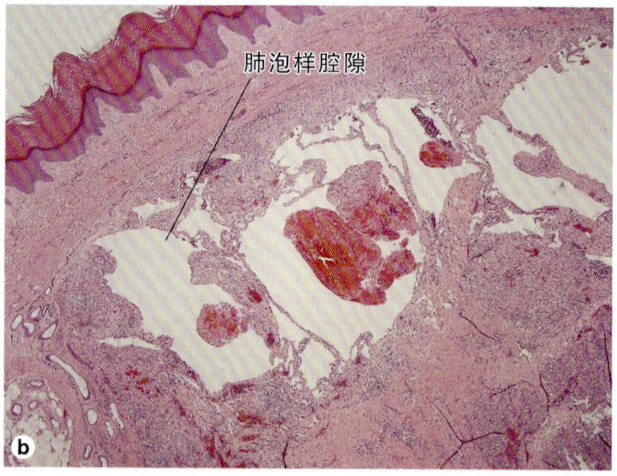

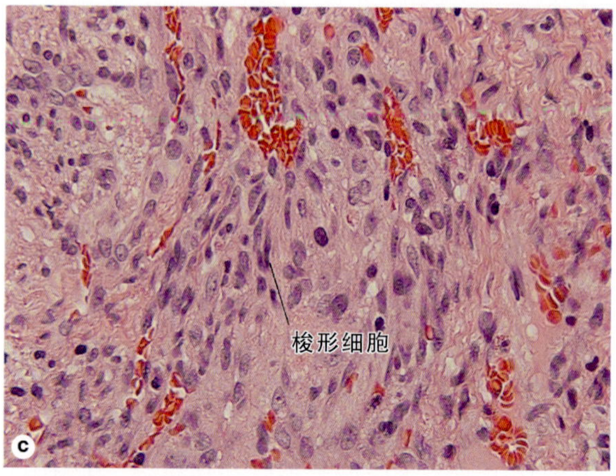

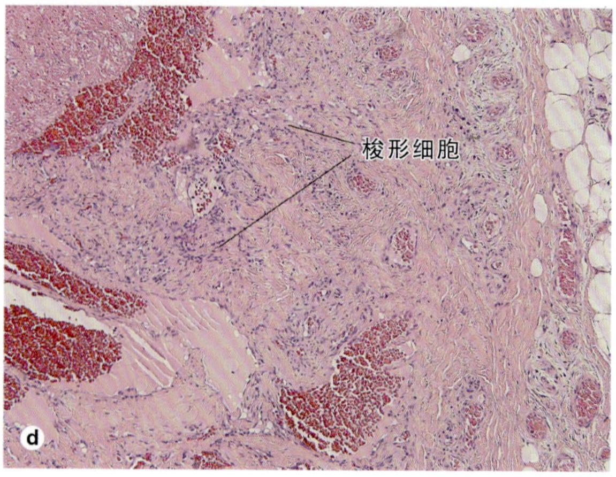

图 23-26 梭形细胞血管瘤。

上皮样血管内皮细胞瘤(epithelioid hemangioendothelioma)

主要特征

- 扩张的血管腔,伴有上皮样细胞及梭形细胞组成的实性区域。
- 可见胞质内腔隙。
- 程度不等的异型性和核分裂象。

上皮样血管内皮瘤好发于青少年的四肢,视为低级别恶性肿瘤为宜。

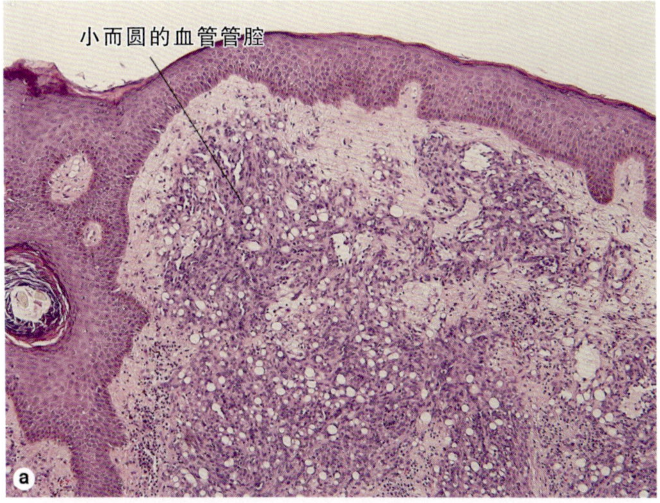

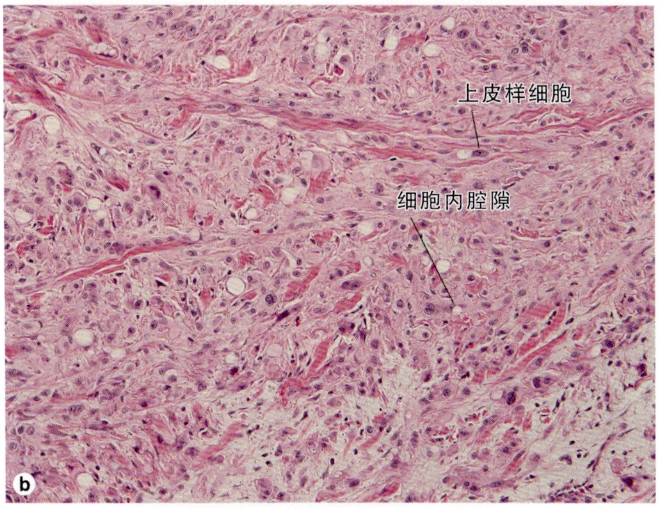

图 23-27 上皮样血管内皮细胞瘤。

网状血管内皮细胞瘤(retiform hemangioendothelioma)

主要特征

- 树枝状血管类似睾丸网结构。

网状血管内皮细胞瘤是一种低级别的血管肉瘤,好发于年轻人的四肢。

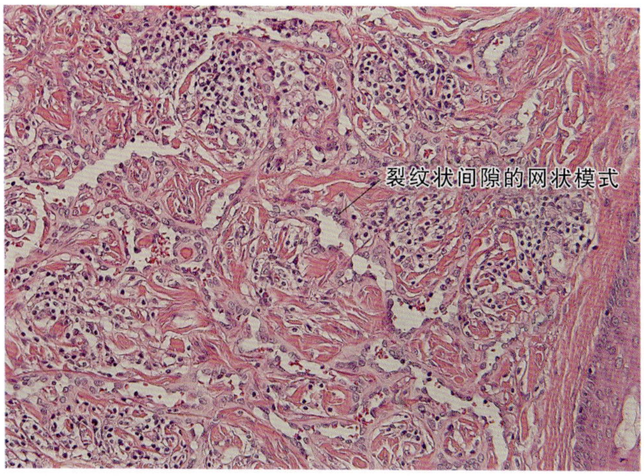

图 23-28 网状血管内皮细胞瘤。

血管肉瘤(angiosarcoma)

主要特征

- 胶原束之间有裂纹状间隙。
- 血管腔内衬核深染的内皮细胞。
- 结节性区域的细胞通常为上皮样,异型性明显。

血管肉瘤通常在老年患者的前额或头皮出现瘀青样的皮损。上皮样亚型可能出现结节。Stewart-Treves 综合征指四肢淋巴水肿发展成血管肉瘤,患者通常有放射治疗史。

提示

血管肉瘤的标记:

- Ⅷ因子(不可靠)。
- CD34(染色较纯,底色少,但特异性差)。
- CD31(特异性高,但底色较明显)。
- ERG-1(核着色)。
- 欧洲荆豆凝集素(染色纯,可标记血管内皮细胞和上皮细胞)。
- D2-40 阳性(淋巴管着色,可用于多数血管肉瘤及多数与 Kasabach-Merritt 综合征相关的肿瘤)。
- MYC 在放疗后血管肉瘤中表达增加,但在放疗后非典型血管病变(AVL)中并无表达。

鉴别诊断

弥漫性皮肤血管瘤病是对瘀血或缺血的反应性获得性良性血管增生。通常发生在动静脉瘘或巨大的下垂乳房部位。患者往往为重度吸烟者。特点是边界不清、频繁溃疡的紫红色斑块。新生血管常将胶原束分开，但无异型性和核分裂象。

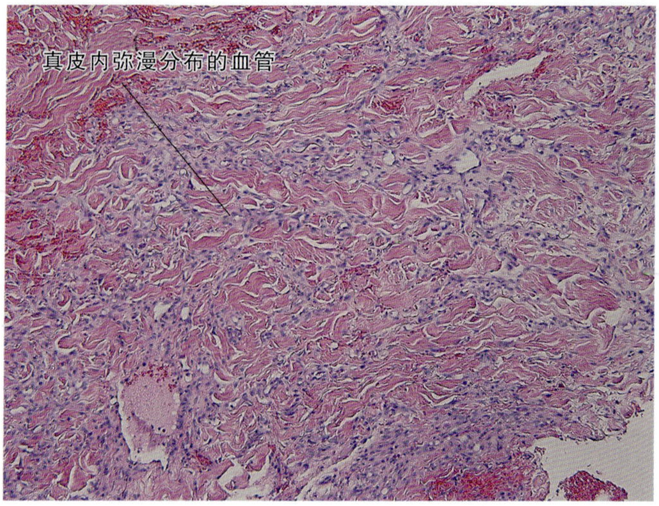

图 23-30 弥漫性皮肤血管瘤病。

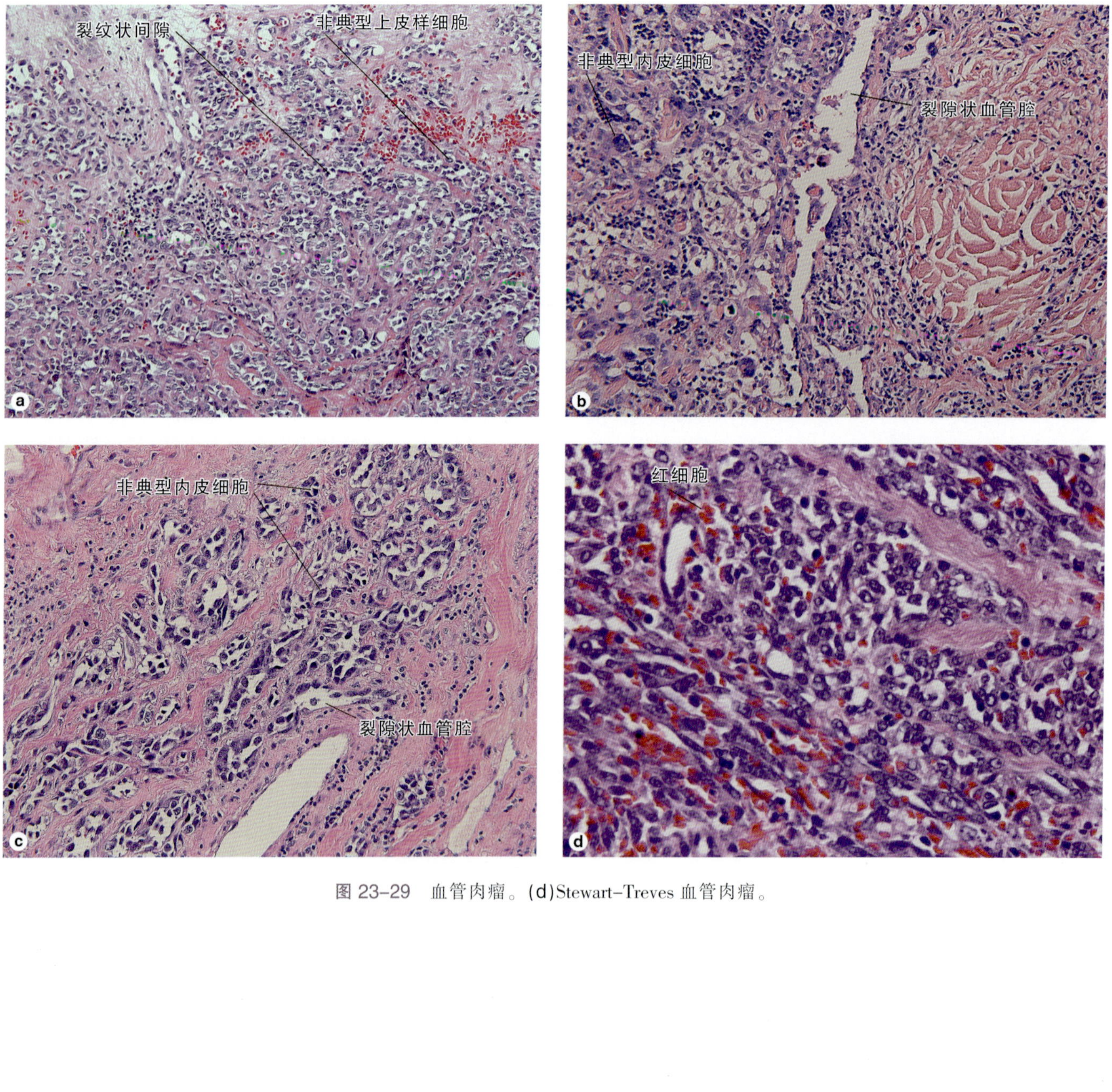

图 23-29 血管肉瘤。(d)Stewart-Treves 血管肉瘤。

非典型血管病变(atypical vascular lesion,AVL)

主要特征

- 薄壁、不规则至鹿角状血管的增生,相互吻合极少,单层无非典型内皮细胞。
- 通常局限于真皮内。

非典型血管病变通常局限于乳房部位,出现于放射治疗后数年。临床上皮损初起为多发的、小的、紫粉色至红褐色丘疹,镜下边界清晰。虽然最初被认为是良性肿瘤(获得性进行性淋巴管瘤或皮肤良性淋巴管瘤样丘疹),目前许多作者认为其可能是血管肉瘤的前兆。因此,目前推荐进行密切的临床随访或是病变区域全部切除。MYC 表达提示诊断应为血管肉瘤而不是非典型血管病变。血管肉瘤在真皮内浸润深度更深,血管吻合更多,可见细胞异型性以及多层的内皮细胞。

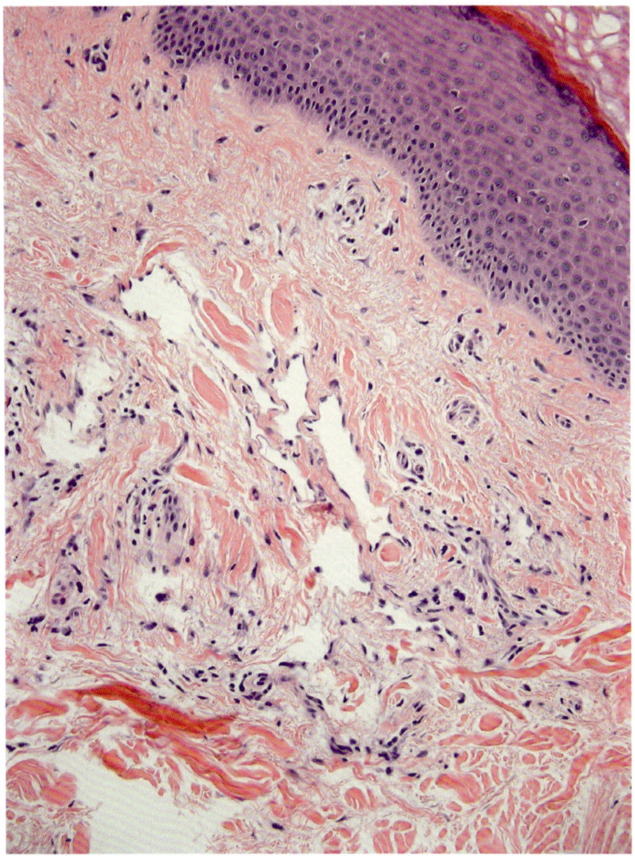

图 23-31 非典型血管病变。

卡波西肉瘤(Kaposi sarcoma)

主要特征

- HHV-8 相关。
- 分为斑片期、斑块期和肿瘤期。

早期斑片期卡波西肉瘤(early-patch-stage Kaposi sarcoma)

主要特征

- 奇特的鹿角状扩张的淋巴样血管。
- 可见浆细胞。

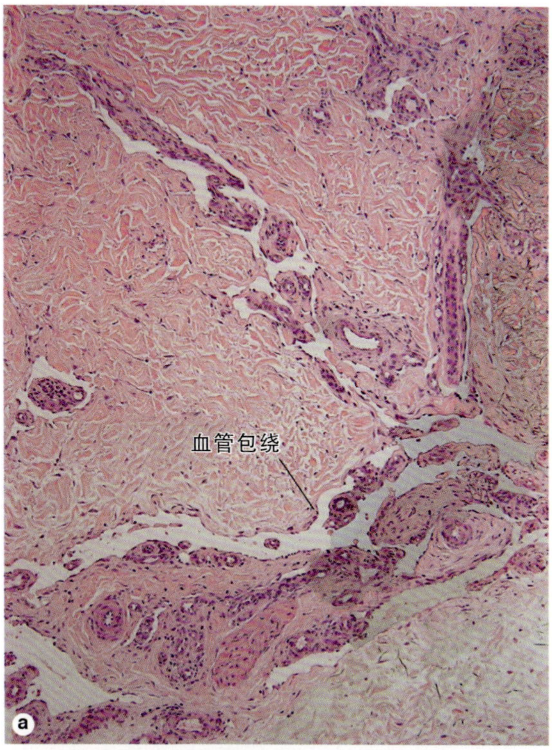

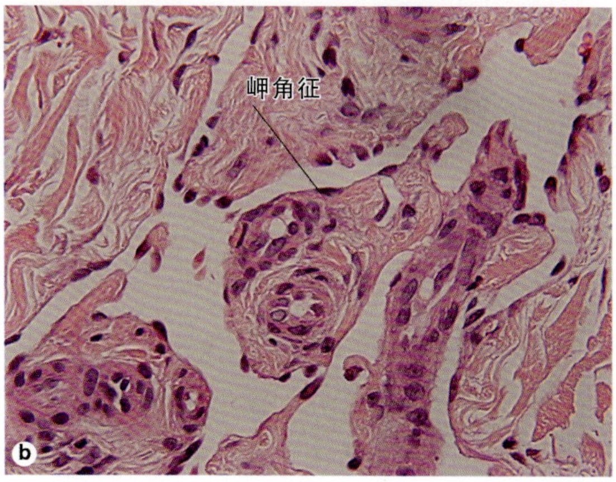

图 23-32 早期斑片期卡波西肉瘤。(待续)

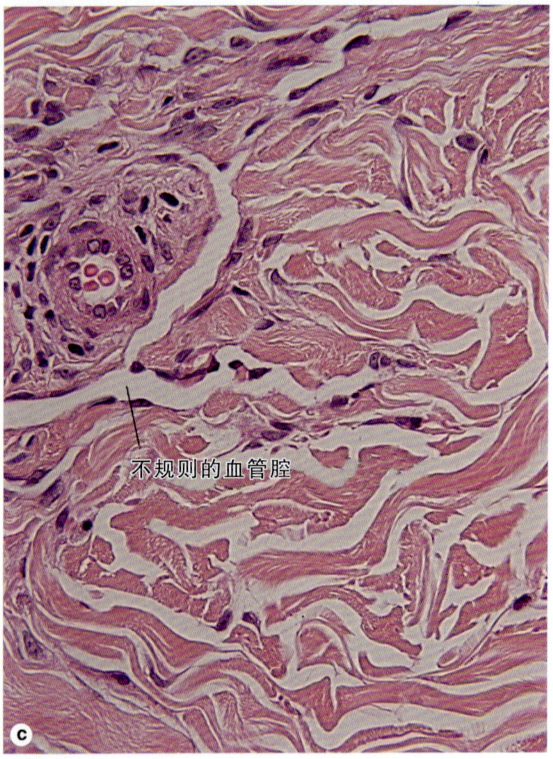

图 23-32(续)

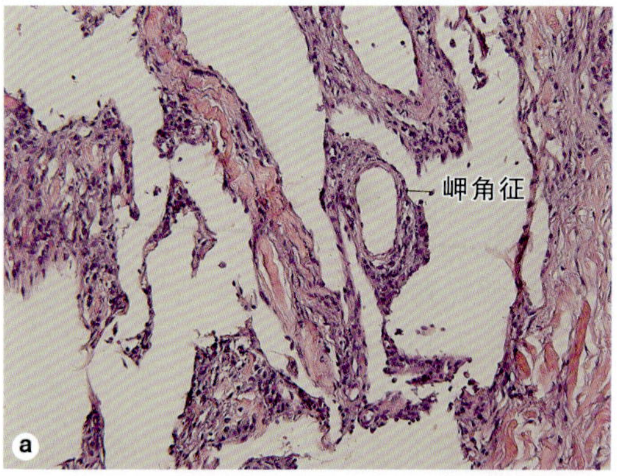

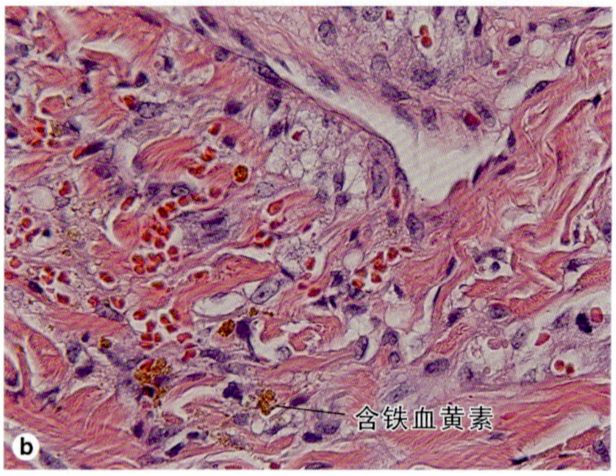

图 23-33 斑块期卡波西肉瘤。

晚期斑片/斑块期卡波西肉瘤(later-patch/plaque Kaposi sarcoma)

主要特征

- 真皮病变广泛，包绕皮肤附属器及原血管结构(译者注：原文中“Busy dermis”意指真皮病变广泛，使得真皮呈“熙熙攘攘、热闹非凡”状)。
- 病变区着色不深(淡染)。
- 可见岬角征。

卡波西肉瘤的斑块皮损的特征是“血管包绕”。原血管和附属器结构被新生血管包绕，并常延伸进入湖状扩张间隙(promontory sign，岬角征)。

结节性卡波西肉瘤(nodular Kaposi sarcoma)

主要特征

- 结节由相互平行的梭形细胞束组成。
- 梭形细胞间可见红细胞。
- 可见嗜酸性小球。
- 可见核分裂象。
- 可见含铁血黄素。

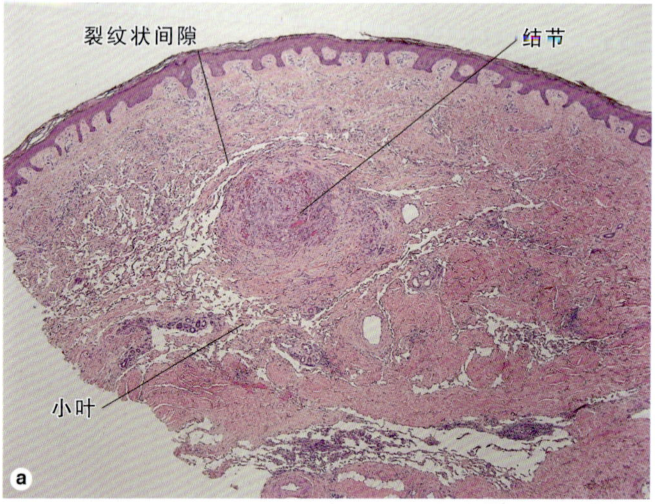

图 23-34 (a，b)结节性卡波西肉瘤。(待续)

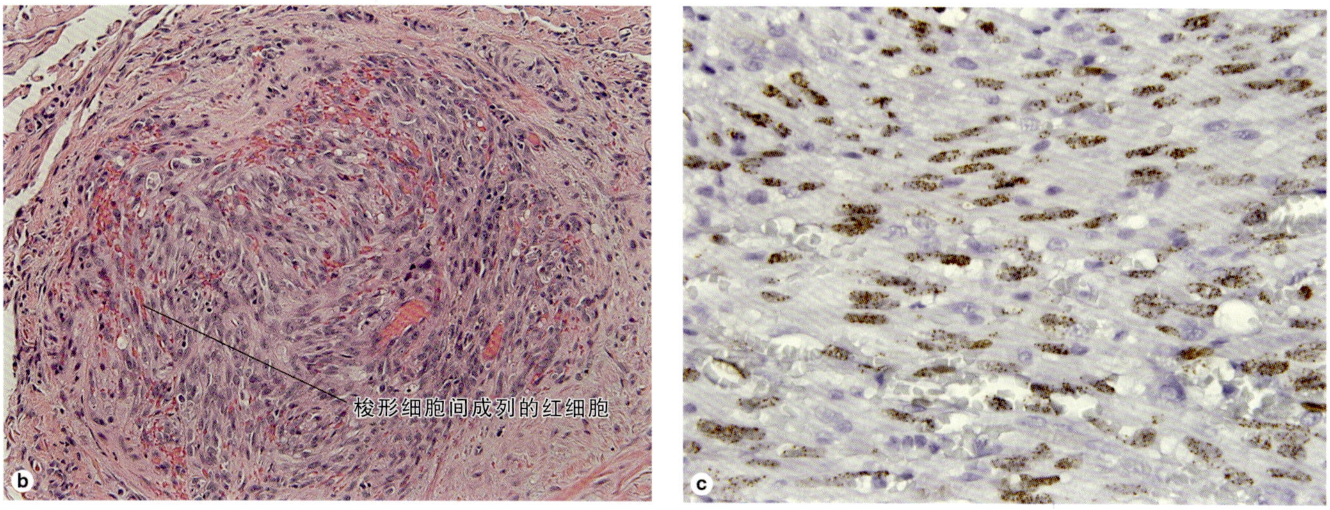

图 23-34(续) (c)HHV-8 免疫染色。

(王雨馨 译 杜旭峰 李文海 审校)

推荐阅读

Alvarez-Mendoza A, Lourdes TS, Ridaura-Sanz C, et al. Histopathology of vascular lesions found in Kasabach-Merritt syndrome: review based on 13 cases. Pediatr Dev Pathol 2000;3(6):556–60.

Ayturk UM, Couto JA, Hann S, et al. Somatic activating mutations in GNAQ and GNA11 are associated with congenital hemangioma. Am J Hum Genet 2016;98(4):789–95.

Berenguer B, Mulliken JB, Enjolras O, et al. Rapidly involuting congenital hemangioma: clinical and histopathologic features. Pediatr Dev Pathol 2003;6(6):495–510.

Billings SD, Folpe AL, Weiss SW. Epithelioid sarcoma-like hemangioendothelioma. Am J Surg Pathol 2003;27(1):48–57.

Chu CY, Hsiao CH, Chiu HC. Transformation between Kaposiform hemangioendothelioma and tufted angioma. Dermatology 2003;206(4):334–7.

Kishimoto S, Takenaka H, Shibagaki R, et al. Glomeruloid hemangioma in POEMS syndrome shows two different immunophenotypic endothelial cells. J Cutan Pathol 2000;27(2):87–92.

Liu Q, Jiang L, Wu D, et al. Clinicopathological features of Kaposiform hemangioendothelioma. Int J Clin Exp Pathol 2015;8(10):13711–18. eCollection 2015.

Mentzel T, Partanen TA, Kutzner H. Hobnail hemangioma ("targetoid hemosiderotic hemangioma"): clinicopathologic and immunohistochemical analysis of 62 cases. J Cutan Pathol 1999;26(6):279–86.

Nayler SJ, Rubin BP, Calonje E, et al. Composite hemangioendothelioma: a complex, low-grade vascular lesion mimicking angiosarcoma. Am J Surg Pathol 2000;24(3):352–61.

Reis-Filho JS, Paiva ME, Lopes JM. Congenital composite hemangioendothelioma: case report and reappraisal of the hemangioendothelioma spectrum. J Cutan Pathol 2002;29(4):226–31.

Requena L, Kutzner H. Hemangioendothelioma. Semin Diagn Pathol 2013;30(1):29–44.

Requena L, Sangueza OP. Cutaneous vascular neoplasms. Part II. J Am Acad Dermatol 1997;37:887.

Requena L, Sangueza OP. Cutaneous vascular neoplasms. Part III. J Am Acad Dermatol 1998;38:143.

Sangüeza OP. Update on vascular neoplasms. Dermatol Clin 2012;30(4):657–65.

第 24 章 皮肤 T 细胞淋巴瘤、NK 细胞淋巴瘤和髓系白血病

David J. DiCaudo

皮肤 T 细胞淋巴瘤和 NK 细胞淋巴瘤（cutaneous T-cell lymphoma and NK-cell Lymphoma）

蕈样肉芽肿(mycosis fungoides, MF)

斑片期(patch stage)

主要特征

- 淋巴细胞沿真表皮交界处(dermal-epidermal junction)呈列队排列[类似空泡化界面皮炎(vacuolar interface dermatitis),每个空泡内可见一个淋巴细胞]。
- 淋巴细胞大而深染,且核不规则,可见核周空晕(perinuclear haloes)(似枕头上的煤块)。
- Pautrier 微脓肿(Pautrier microabscesses)(表皮内异型淋巴细胞聚集,体积比真皮内募集的良性淋巴细胞大)。
- 真皮浅层淋巴细胞呈轻微的带状浸润(bandlike infiltrate)。
- 真皮乳头层硬化(sclerosis)。
- 嗜酸性粒细胞和坏死的角质形成细胞罕见。

蕈样肉芽肿是最常见的皮肤淋巴瘤(cutaneous lymphoma)。绝大多数 MF 临床为惰性,在几年甚至几十年内缓慢进展。MF 临床分为三期:斑片期、斑块期和肿瘤期。斑片期的典型皮损为圆形或卵圆形、粉红色或黄褐色斑片,好发于躯干。皮损可能是不对称的,或瘙痒的。无论是临床还是病理上,早期 MF 有时很难与湿疹样皮炎(eczematous dermatitis)相鉴别。在诊断斑片期蕈样肉芽肿的时候,多处活检往往是有帮助的,因为刮取活检可以获取面积较广的皮损。蕈样肉芽肿的典型免疫表型(immunophenotype)为 CD3 阳性、CD4 阳性、CD8 阴性及 CD30 阴性。异常的免疫表型常见(伴正常 T 细胞标记的丢失,如 CD7)。T 细胞受体(T-cell receptor)基因的克隆性重排(clonal rearrangement)有助于诊断,但在早期病例可能是阴性。

鉴别诊断

- 皮炎:通常可见更显著的海绵水肿,更少的表皮内淋巴细胞浸润。
- 苔藓样药疹:典型病例可见凋亡的角质形成细胞和嗜酸性粒细胞。
- 淋巴瘤样药疹:组织病理改变很相似,但见到 Pautrier 微脓肿(Pautrier microabscesses)则更支持蕈样肉芽肿的诊断。

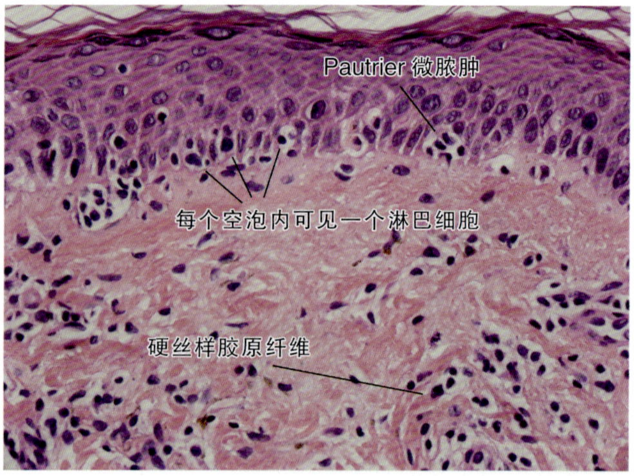

图 24-1 斑片期蕈样肉芽肿。

表 24-1 成熟 T/NK 细胞肿瘤(WHO 淋巴瘤分类 2016 修订版)

蕈样肉芽肿
Sézary 综合征
成人 T 细胞白血病/淋巴瘤
原发性皮肤 CD30 阳性淋巴增殖性疾病
淋巴瘤样丘疹病
原发性皮肤间变性大细胞淋巴瘤
皮下脂膜炎样 T 细胞淋巴瘤
结外 NK/T 细胞淋巴瘤,鼻型
外周 T 细胞淋巴瘤,非特指型
原发性皮肤侵袭性亲表皮性 CD8 阳性细胞毒性 T 细胞淋巴瘤*
原发性皮肤 γ/δ T 细胞淋巴瘤
原发性皮肤 CD4 阳性小/中 T 细胞淋巴增殖性疾病*
滤泡性 T 细胞淋巴瘤*
血管免疫母细胞性 T 细胞淋巴瘤
原发性皮肤肢端 CD8 阳性 T 细胞淋巴瘤*
种痘样水疱病样淋巴增殖性疾病

*星号表示暂定类。

Data from Swerdlow SH, Campo E, Pileri SA, et al. The 2016 revision of the World Health Organization classification of lymphoid neoplasms. Blood. 2016;127(20):2375-2390.

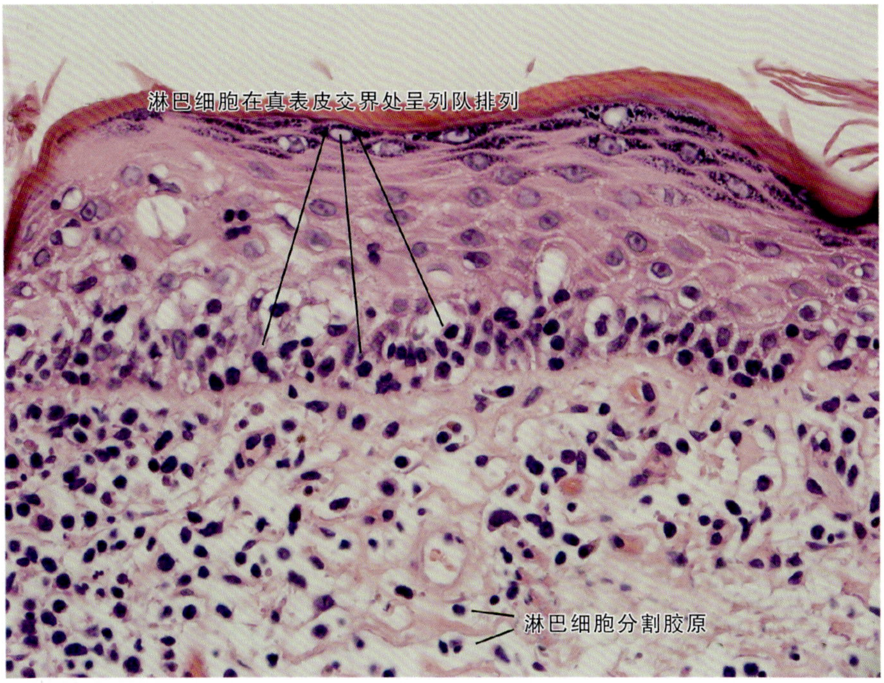

图 24-2　斑片期蕈样肉芽肿。

斑块期(plaque stage)

主要特征

- 与斑片期相似,但在真皮上层有更致密的带状浸润。
- 真皮内可见异型淋巴细胞。

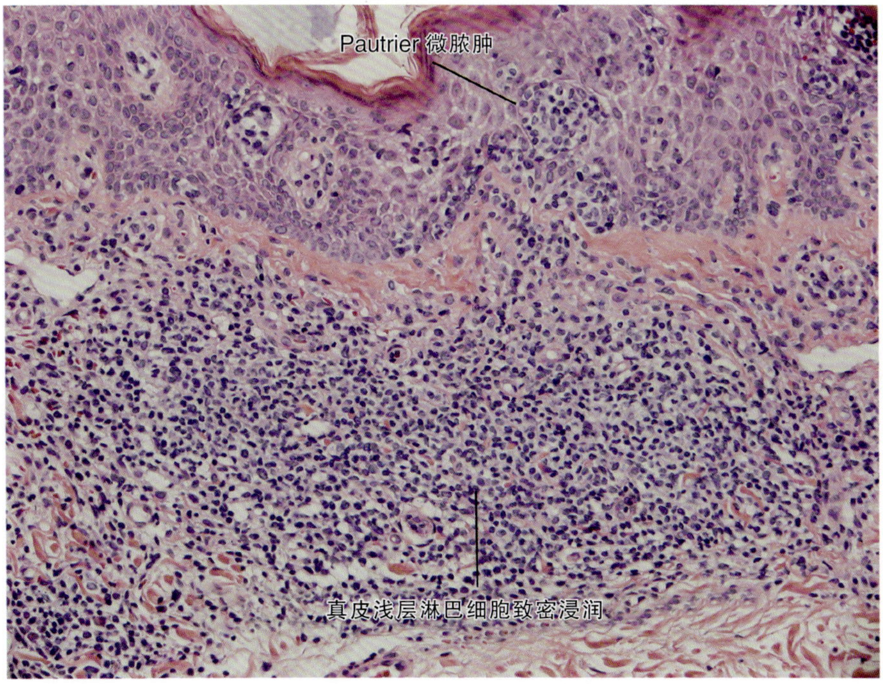

图 24-3　斑块期蕈样肉芽肿。

肿瘤期(tumor stage)

主要特征

- 在真皮浅深层可见致密的淋巴细胞结节状浸润。
- 真皮内可见大量异型淋巴细胞。
- 有些病例出现淋巴细胞的大细胞转化。
- 有些病例表达 CD30。
- 随着病情进展,亲表皮性(epidermotropism)消失。

随着患病时间增加,蕈样肉芽肿患者出现肥厚性斑块或肿块。斑片期患者通常生存期较长,而肿瘤期患者预后较差。

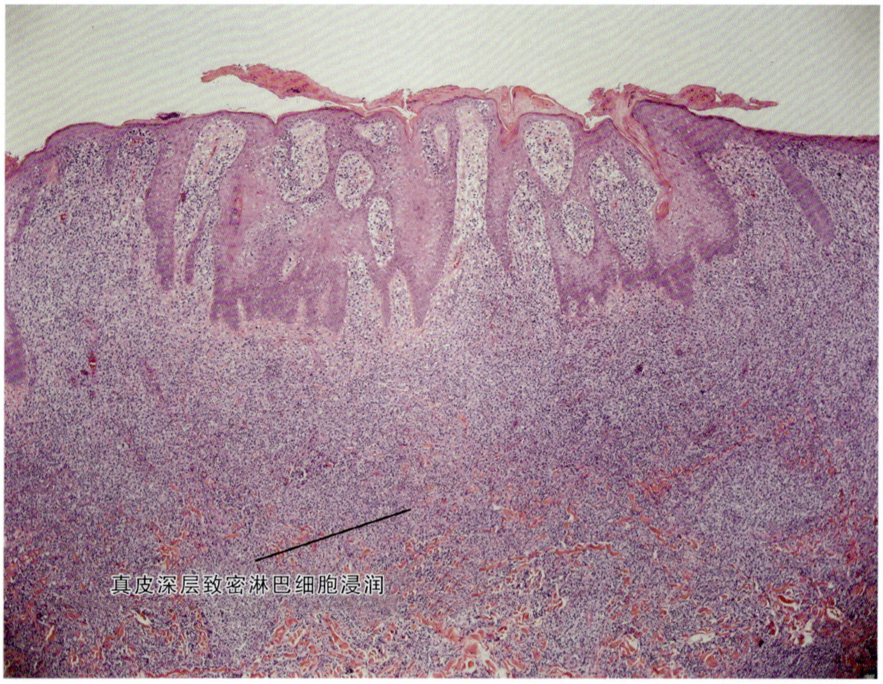

图 24-4 肿瘤期蕈样肉芽肿。

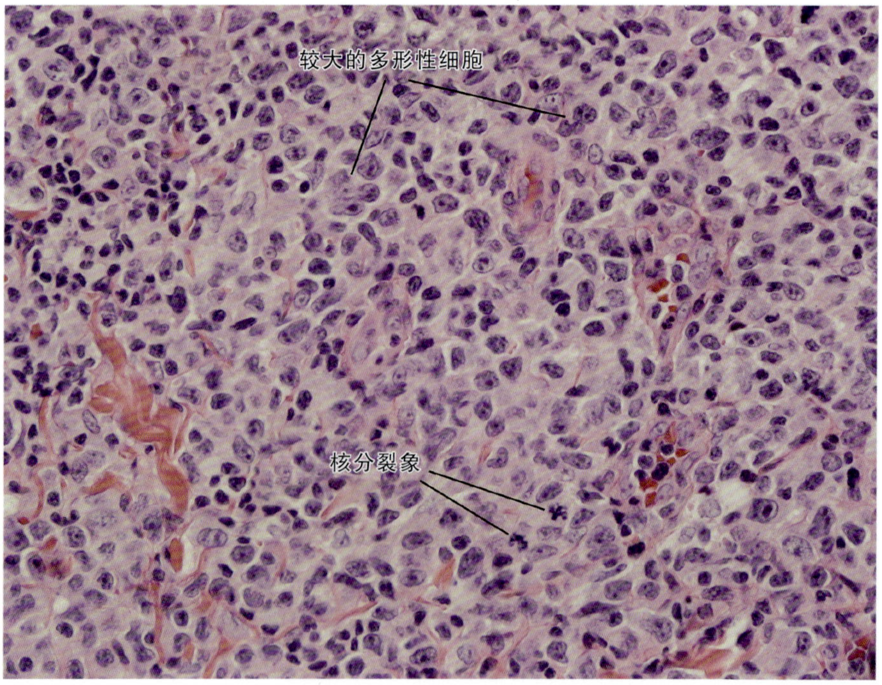

图 24-5 肿瘤期蕈样肉芽肿。

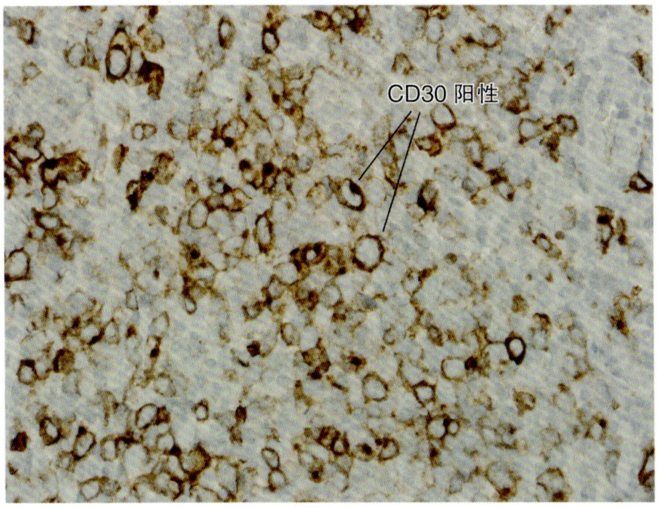

图 24-6　肿瘤期蕈样肉芽肿。

Paget 样网织细胞增生症（Pagetoid reticulosis variant）

主要特征

- 肢体远端单发或多发的斑片、斑块。
- 大的异型淋巴细胞广泛的浸润表皮。
- CD3 阳性。
- CD4 阳性、CD8 阴性或 CD4 阴性、CD8 阳性。
- 真皮乳头层可见反应性小淋巴细胞。

目前，Paget 样网织细胞增生症特指 Woringer-Kolopp 型，临床表现为肢端一个至数个斑片或斑块，预后好。播散性 Ketron-Goodman 型网织细胞增生症已被重新分类至皮肤 T 细胞淋巴瘤的其他类型。

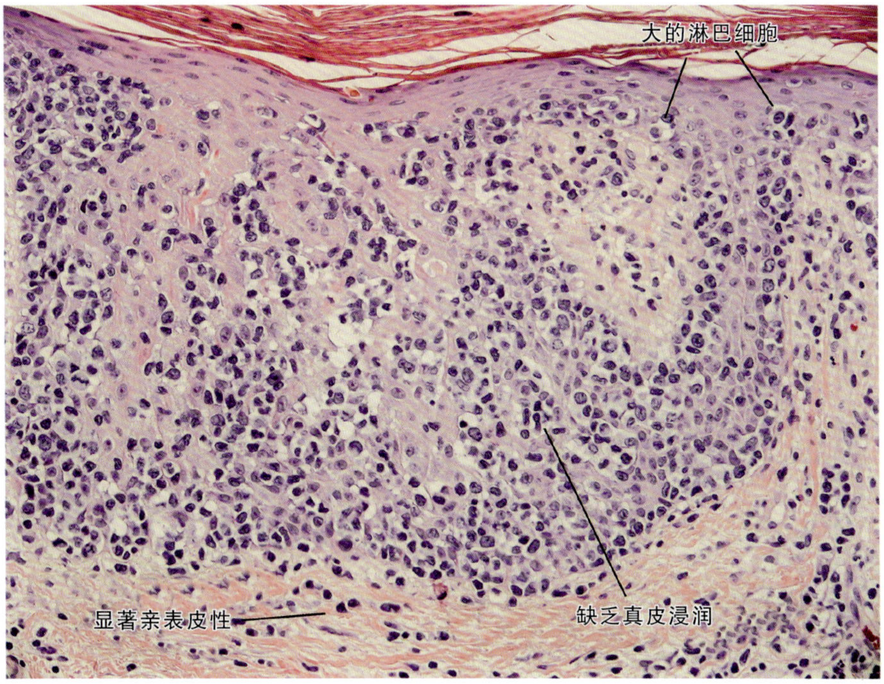

图 24-7　Paget 样网织细胞增生症。

亲毛囊性蕈样肉芽肿（folliculotropic variant）

主要特征

- 异型淋巴细胞浸润毛囊上皮。
- 毛囊上皮基底细胞样改变和上皮增生。
- 嗜酸性粒细胞常见。
- 毛囊黏蛋白沉积（follicular mucinosis）（毛囊上皮内的黏液池）。
- 表皮常无受累。
- 大部分病例 CD3 阳性、CD4 阳性、CD8 阴性。

亲毛囊性蕈样肉芽肿（folliculotropic variant of MF）表现为毛囊性丘疹和形似沼泽的不平斑块，最常累及头颈部。常可见毛囊黏蛋白沉积。本型比传统类型的 MF 进展得更早。

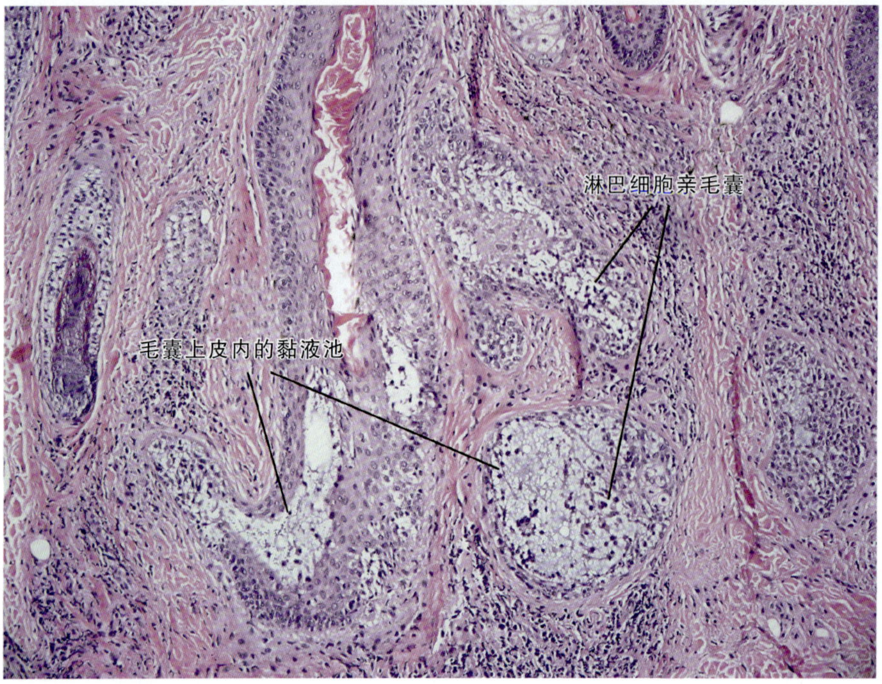

图 24-8 亲毛囊性蕈样肉芽肿。

肉芽肿性皮肤松弛症(granulomatous slack skin)

主要特征

- 间擦部位(intertriginous regions)皮肤的松垂性皱褶。
- 起病隐匿，可由斑片、丘疹或斑块发展而来。
- 真皮及皮下组织广泛浸润，伴或不伴表皮受累。
- 小 T 淋巴细胞侵入表皮，轻度异型性。
- 体积庞大的多核巨细胞 (multinucleate giant cells)内含无数个细胞核，细胞核呈花环样排列。
- 多核巨细胞吞噬淋巴细胞。
- 真皮水肿或纤维化。
- 真皮弹性纤维(elastic fibers)消失。
- 免疫表型 CD3 阳性、CD4 阳性、CD8 阴性。

肉芽肿性皮肤松弛症是 MF 的一个罕见亚型，临床缓慢进展。本病临床表现显著、独特，成熟皮损表现为身体屈曲部位如腋窝、腹股沟处可见大量的皮肤皱褶。多篇文献报道本病与结内霍奇金淋巴瘤(Hodgkin lymphoma)有关。

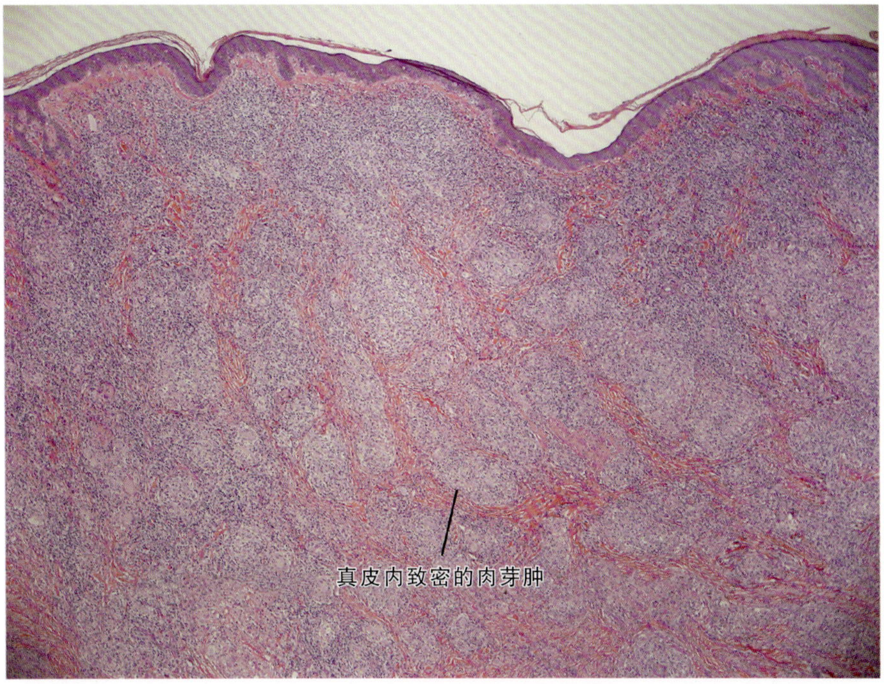

图 24-9　肉芽肿性皮肤松弛症。

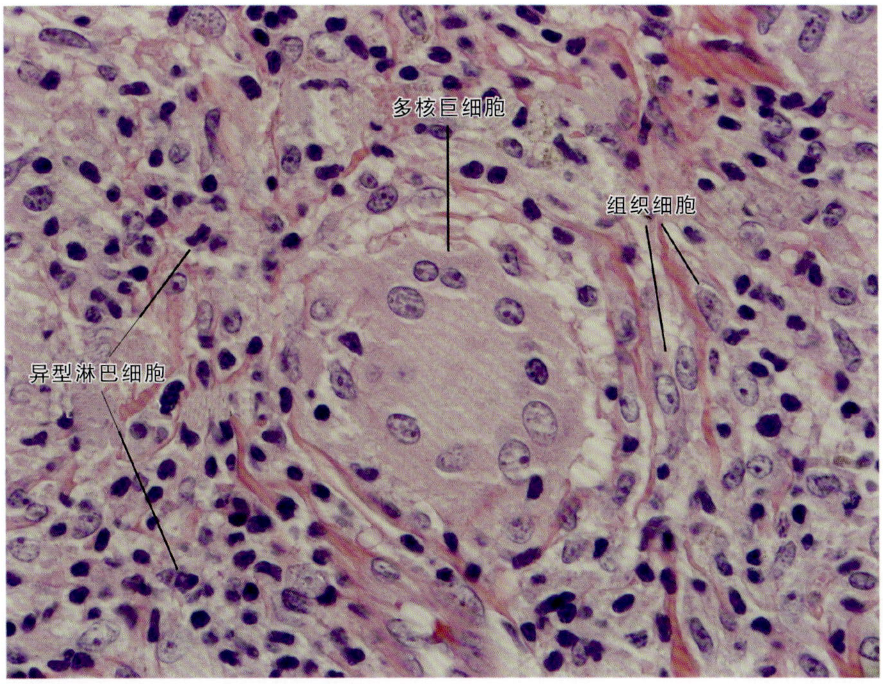

图 24-10　肉芽肿性皮肤松弛症。

Sézary 综合征(Sézary syndrome)

主要特征

- 红皮病,伴全身瘙痒。
- 掌跖角化。
- 全身淋巴结肿大。
- 外周血 Sézary 细胞计数≥1000/μL。
- 外周血淋巴细胞表型异常或 CD4/CD8 比值大于10。
- 外周血或皮损可检测到 T 细胞受体基因克隆性重排。
- 组织病理学与蕈样肉芽肿相似,或呈非特异性皮炎样改变。

Sézary 综合征曾被认为是蕈样肉芽肿的白血病型,但目前认为它可能起源于 T 淋巴细胞的不同亚型(中枢记忆性 T 淋巴细胞,central memory T cell),而 MF 起源于皮肤常驻记忆性 T 淋巴细胞(skin resident memory T cell)。与蕈样肉芽肿不同,Sézary 综合征临床进展迅速,预后差。外周血检查可进一步确诊。皮肤活检组织病理改变有时与蕈样肉芽肿相似。应该认识到有些病例皮肤活检的结果可能没有诊断价值。在红皮病患者中,非特异性的活检结果(如海绵水肿性皮炎)不能排除 Sézary 综合征。如临床怀疑 Sézary 综合征,则外周血检查对诊断极其重要。

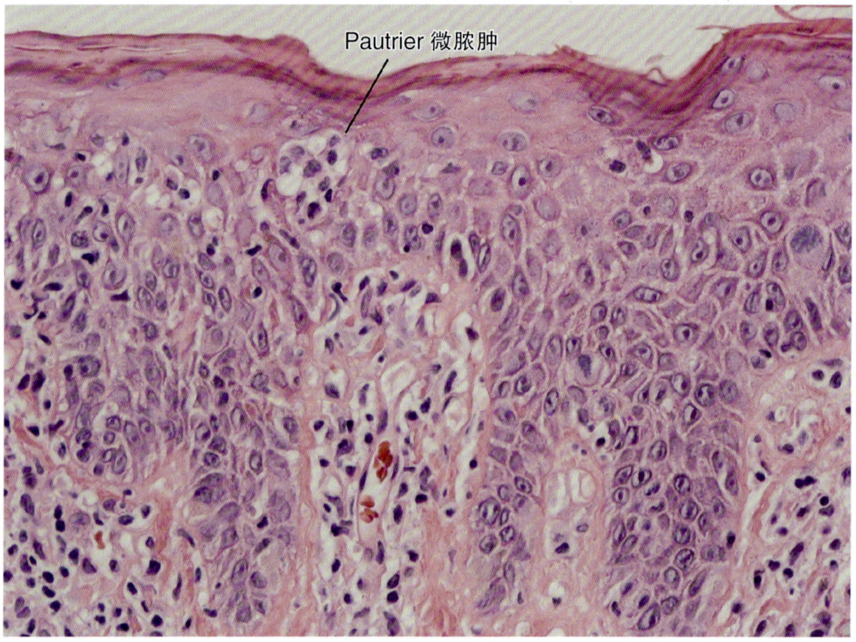

图 24–11 Sézary 综合征。

成人 T 细胞白血病/淋巴瘤 (adult T-cell leukemia/lymphoma, ATCLL)

主要特征

- 在日本、加勒比海、美国东南部及中非地区流行。
- 高钙血症(hypercalcemia)。
- 溶骨性损害。
- 脏器肿大。
- 淋巴结肿大(lymphadenopathy)。
- 真皮和(或)皮下脂肪淋巴细胞浸润
- T 淋巴细胞具有多叶核(multilobed nuclei)。
- 部分病例可见亲表皮性。
- 血液、淋巴结及皮损中肿瘤细胞呈 CD3 阳性、CD4 阳性、CD8 阴性、CD25 阳性。
- 外周血可见具有多叶核(multilobed nuclei)的"花样细胞"。
- HTLV–1 基因组克隆整合至肿瘤细胞。
- T 细胞受体基因克隆性重排。

成人 T 细胞白血病/淋巴瘤由人类 T 细胞白血病–1 (human T-cell leukemia virus type 1, HTLV-1) 病毒感染所致。HTLV–1 通过性接触、输血和母婴垂直传播而感染。在 HTLV–1 感染高发地区,如日本西南部,仅有少部分的感染者最终发展成淋巴瘤或白血病。ATCLL 病程可呈急性,也可呈潜进性。多达 50%的患者有皮肤受累,可表现为结节、丘疹和斑块。最有诊断价值的是检测到 HTLV–1 基因组克隆整合至肿瘤细胞。该特点可以鉴别潜进型 ATCLL 和蕈样肉芽肿。

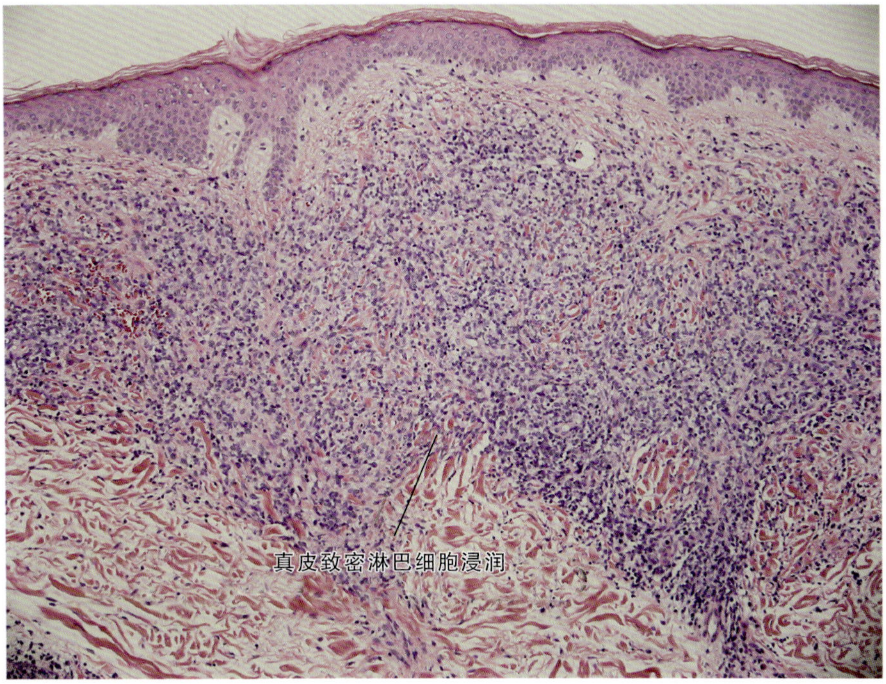

图 24-12　成人 T 细胞白血病/淋巴瘤。

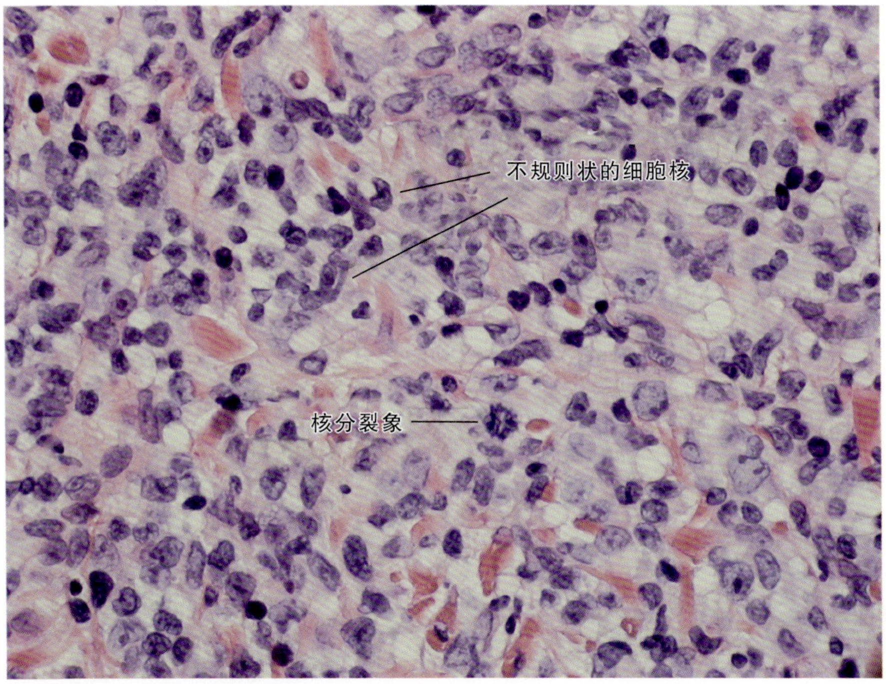

图 24-13　成人 T 淋巴细胞白血病/淋巴瘤。

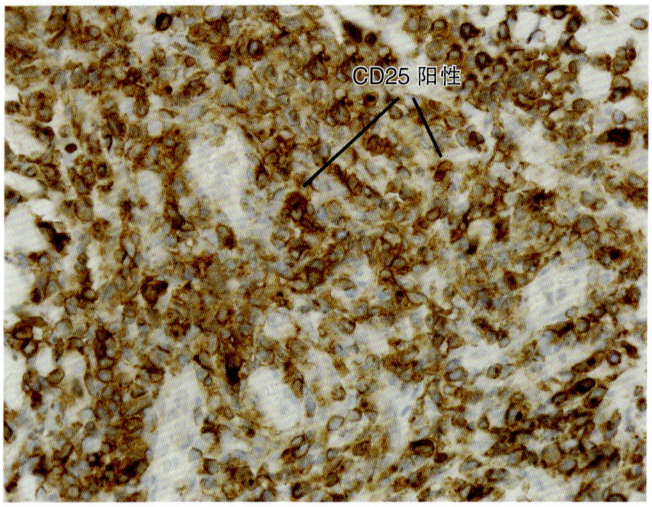

图 24-14 成人 T 淋巴细胞白血病/淋巴瘤。

原发性皮肤 CD30 阳性淋巴增殖性疾病(primary cutaneous CD30+ lymphoproliferative disorders)

淋巴瘤样丘疹病

主要特征

A 型

- 浸润的细胞种类混杂,在真皮呈楔形分布。
- CD30 阳性 Reed-Sternberg(R-S)样细胞,核大,核仁明显,胞质丰富。
- 背景中可见中性粒细胞、嗜酸性粒细胞和小淋巴细胞。

B 型

- CD3 阳性小淋巴细胞亲表皮性浸润,通常 CD30 阴性。

C 型

- 真皮中 CD30 阳性 R-S 样细胞成片成片的弥漫浸润。

D 型

- CD8 阳性、CD30 阳性淋巴细胞显著的亲表皮性浸润,通常 T 细胞胞质内抗原-1(T cell intracellular antigen-1,TIA-1)阳性和颗粒酶 B(granzyme B)阳性。

E 型

- CD30 阳性 βF1 阳性淋巴细胞侵袭血管,通常 CD8 阳性和(或)T 细胞胞质内抗原-1(T cell intracellular antigen-1,TIA-1)阳性。

淋巴瘤样丘疹病伴染色体 6p25.3 的 DUSP22-IRF4 基因重排

- 双向模式。
- 小的脑回状淋巴细胞浸润表皮。
- 大的异型淋巴细胞在真皮呈致密的结节状分布。
- 真皮内 CD30 弥漫强阳性,表皮内呈弱阳性。
- 荧光原位杂交(fluorescence in situ hybridization)(FISH)检测证实 6p25.3 的 DUSP22-IRF4 位点发生基因重排。

临床和病理学的结合对于淋巴瘤样丘疹病(lymphomatoid papulosis)(LyP)的诊断尤为重要。临床表现为成批出现坏死性丘疹和结节,好发于躯干及四肢。皮损可自然消退,其他部位又有新发。同一例患者的不同皮损可以呈现不同的病理亚型。A 型是淋巴瘤样丘疹病最常见、最具特征的类型。

淋巴瘤样丘疹病是一种可以自行消退的淋巴增殖性疾病。很多病例可以检测到 T 细胞受体基因克隆性重排。淋巴瘤样丘疹病本身不具有致命性,但它可与其他侵袭性淋巴增殖性疾病相关联。10%~20%的病例与蕈样肉芽肿、皮肤性或系统性间变性大细胞淋巴瘤(cutaneous or systemic anaplastic large cell lymphoma),或霍奇金淋巴瘤相关联。这些相关联的淋巴瘤可能早于、同时或晚于淋巴瘤样丘疹病的诊断。

鉴别诊断

B 型淋巴瘤样丘疹病在组织学上可模仿蕈样肉芽肿。临床特征能鉴别两者。自行消退的丘疹或结节支持淋巴瘤样丘疹病。持久性斑片或斑块支持蕈样肉芽肿。

C 型淋巴瘤样丘疹病在组织学上可能与间变性大细胞淋巴瘤(anaplastic large cell lymphoma,ALCL)难以鉴别。自行消退的丘疹或结节支持淋巴瘤样丘疹病。持久的、孤立的或局限的结节或肿块则支持间变性大细胞淋巴瘤。二者密切相关,可能为一种疾病的病谱。

D 型淋巴瘤样丘疹病在组织学上模仿原发性皮肤侵袭性亲表皮性 CD8 阳性细胞毒性 T 细胞淋巴瘤(primary cutaneous aggressive epidermotropic CD8+ cytotoxic T-cell lymphoma),但淋巴瘤样丘疹病 CD30 阳性,有典型的病程,表现为成批的自行消退的溃疡性丘疹结节。

E 型淋巴瘤样丘疹病在组织学上与结外 NK/T 细胞淋巴瘤,鼻型相似,两者都有血管侵袭性和血管破坏性。根据临床表现、肿瘤细胞是否表达 EB 病毒(Epstein-Barr virus)可鉴别两者。NK/T 细胞淋巴瘤(extranodal NK/T-cell lymphoma)临床呈侵袭性,而淋巴瘤样丘疹病的皮损会自行消退。NK/T 细胞淋巴瘤的肿瘤细胞 EB 病毒原位杂交(in situ hybridization)呈阳性,且表达 CD56,而淋巴瘤样丘疹病均为阴性。

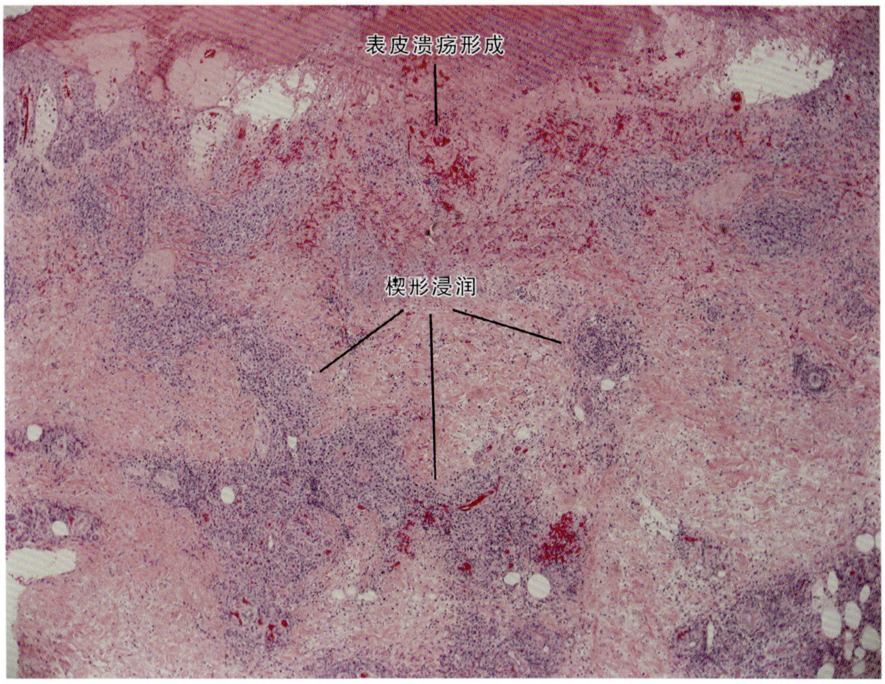

图 24-15　淋巴瘤样丘疹病。

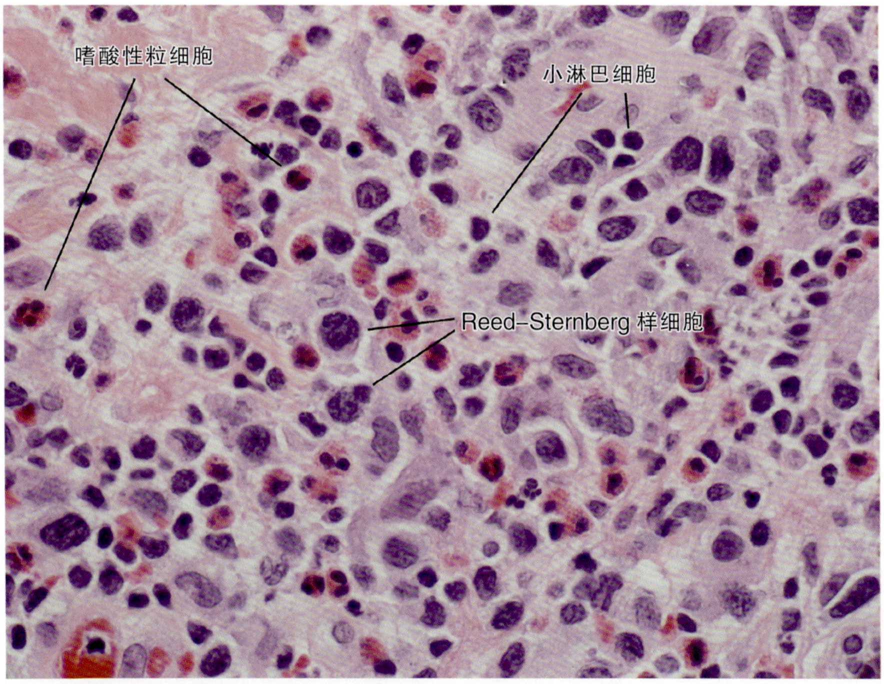

图 24-16　淋巴瘤样丘疹病，A 型。

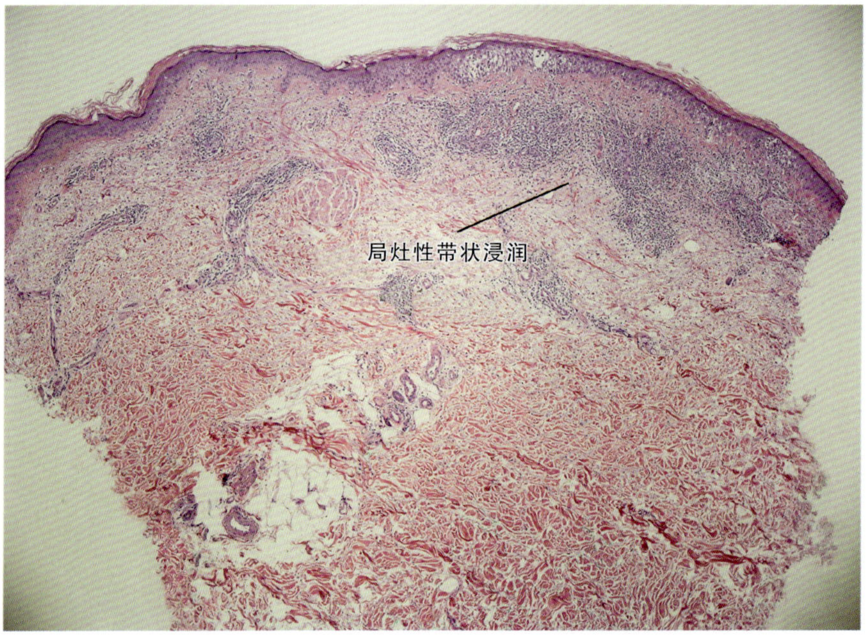

图 24-17　淋巴瘤样丘疹病，B 型。

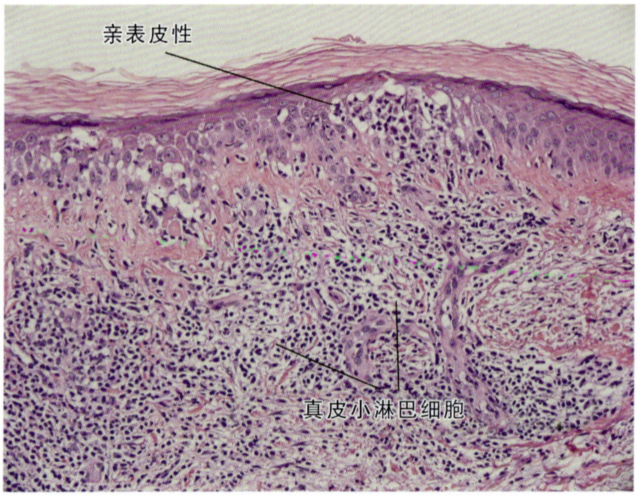

图 24-18　淋巴瘤样丘疹病，B 型。

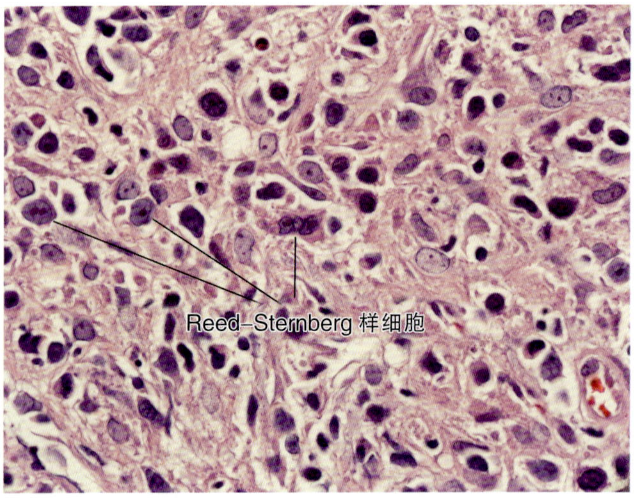

图 24-19　淋巴瘤样丘疹病，C 型。

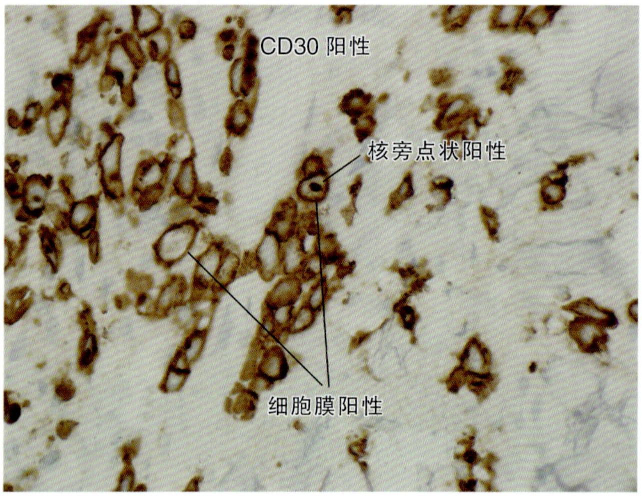

图 24-20　淋巴瘤样丘疹病。

原发性皮肤间变性大细胞淋巴瘤(primary cutaneous anaplastic large cell lymphoma)

主要特征

- 真皮可见成片成片的大的 Reed-Sternberg 样细胞,皮下脂肪可受累或不受累。
- 背景为数量不等的反应性小淋巴细胞、组织细胞、嗜酸性粒细胞。
- >75%的大细胞表达 CD30。

原发性皮肤间变性大细胞淋巴瘤皮损常常为孤立的或局限的结节或肿块。偶尔会自行消退。皮肤外播散(extracutaneous dissemination)不常见。本病预后良好,5 年生存率>90%。

鉴别诊断

间变性大细胞淋巴瘤亦可原发于淋巴结,继而累及皮肤。常规显微镜检查,原发性皮肤间变性大细胞淋巴瘤几乎不能与淋巴结间变性大细胞淋巴瘤区分。但鉴别两者相当重要,因为淋巴结间变性大细胞淋巴瘤预后很差。免疫组化(immunohistochemistry)可以为区分两者提供有用的线索。淋巴结间变性大细胞淋巴瘤有 t(2;5)染色体易位(chromosomal translocation),从而导致间变性淋巴瘤酪氨酸激酶-1(anaplastic lymphoma-related tyrosine kinase,ALK-1)的表达。绝大多数淋巴结间变性大细胞淋巴瘤病例可通过免疫组化证实 ALK-1 的表达,而 ALK-1 在原发性皮肤间变性大细胞淋巴瘤中通常不表达。但是,所有病例均应强制进行临床分期,在鉴别两者时临床分期比免疫组化更为重要。

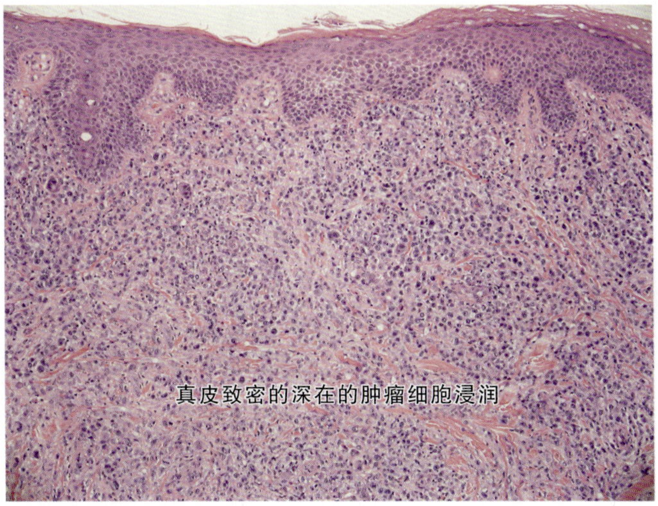

图 24-21　原发性皮肤间变性大细胞淋巴瘤。

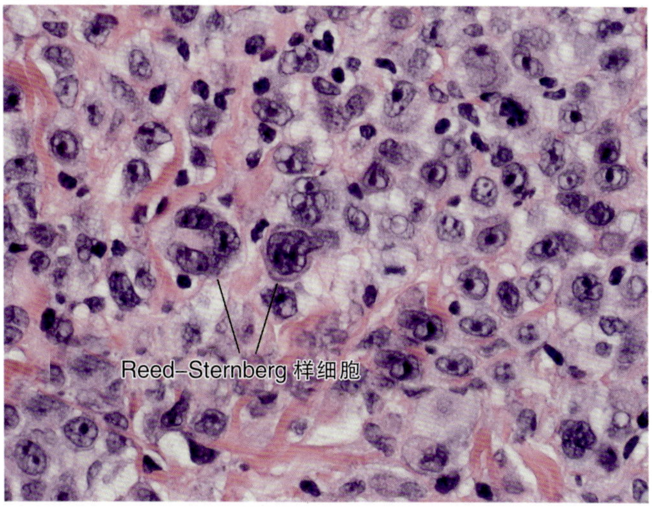

图 24-22　原发性皮肤间变性大细胞淋巴瘤。

皮下脂膜炎样 T 细胞淋巴瘤(subcutaneous panniculitis-like T-cell lymphoma)

主要特征

- 在皮下脂肪呈花边样模式浸润。
- 表皮和真皮通常不受累。
- 不同程度的细胞异型性,轻微至显著。
- 细胞吞噬现象(cytophagocytosis):豆袋细胞(beanbag cells)即巨噬细胞吞满了核碎裂的碎片。
- CD8 阳性和 Ki67 阳性 T 淋巴细胞沿单个脂肪细胞(adipocytes)边缘呈轮辐样浸润。
- T 细胞受体 β(βF1)阳性,T 细胞受体 δ 阴性。
- 细胞毒性表型:颗粒酶 B(granzyme B)阳性、T 细胞胞质内抗原-1(T cell intracellular antigen-1,TIA-1)阳性、穿孔素(perforin)阳性。

皮下脂膜炎样 T 细胞淋巴瘤(SPTCL)典型临床表现为深在性、质硬结节和斑块,常累及下肢。5 年生存率约为 80%。SPTCL 有时合并致命的噬血细胞综合征(hemophagocytic syndrome),表现为全血细胞减少(pancytopenia)、肝脾大(hepatosplenomegaly)和发热,在淋巴器官和骨髓内巨噬细胞大量吞噬血细胞。

鉴别诊断

早期的 SPTCL 很难与狼疮性脂膜炎（lupus panniculitis）相鉴别。界面空泡化、真皮内黏蛋白沉积和皮下脂肪透明坏死（hyaline necrosis）都是狼疮性脂膜炎典型的改变，但有时也见于 SPTCL，CD8 阳性和 Ki67 阳性 T 淋巴细胞沿脂肪细胞（adipocytes）边缘呈轮辐样浸润，这是 SPTCL 特征性的改变，有助于区分 SPTCL 和狼疮性脂膜炎。T 细胞受体基因克隆性重排（clonal rearrangement）支持 SPTCL。然而，对有些病例明确诊断具有挑战性，仍有少量文献记载了数个明确诊断为狼疮性脂膜炎的病例进展成了 SPTCL。

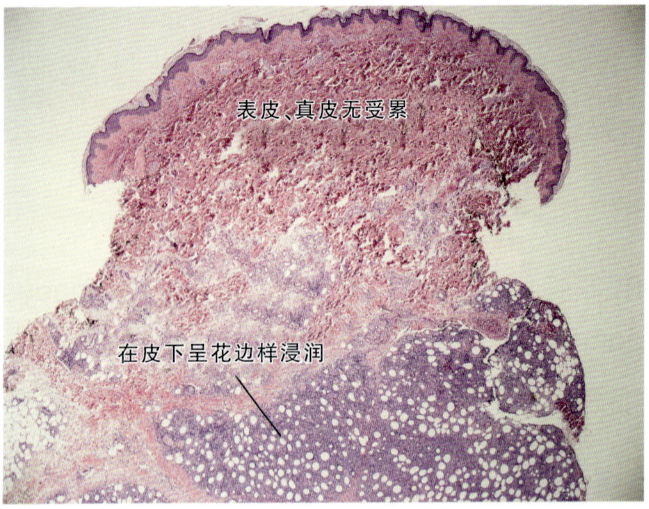

图 24-23 皮下脂膜炎样 T 细胞淋巴瘤。

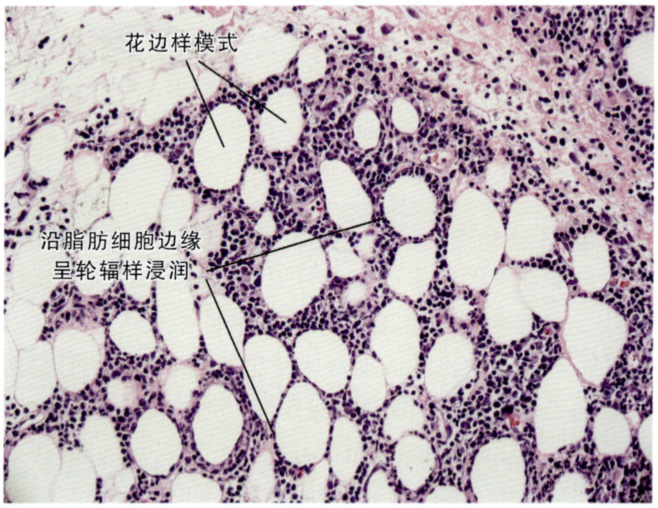

图 24-24 皮下脂膜炎样 T 细胞淋巴瘤。

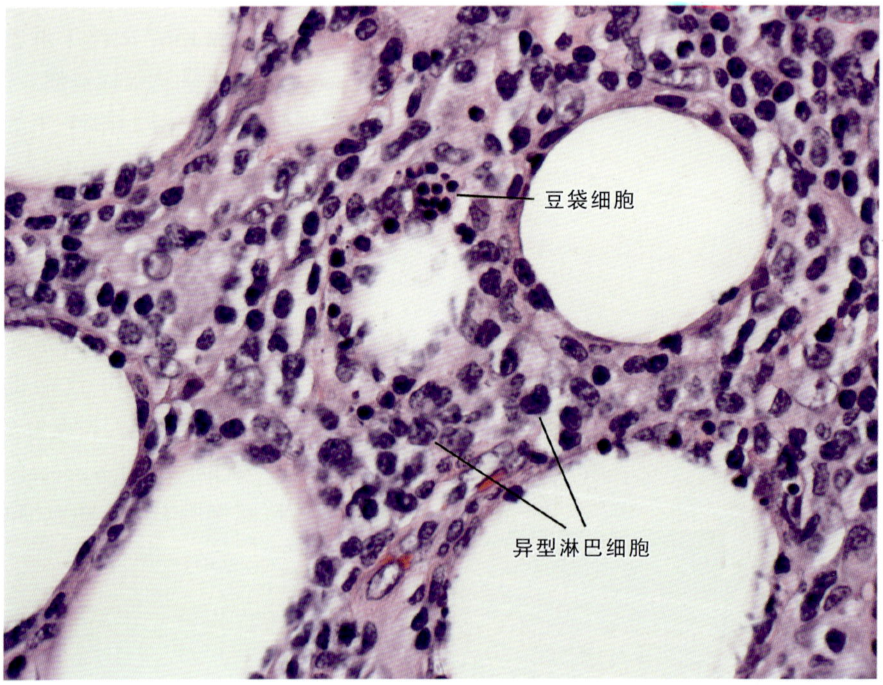

图 24-25 皮下脂膜炎样 T 细胞淋巴瘤。

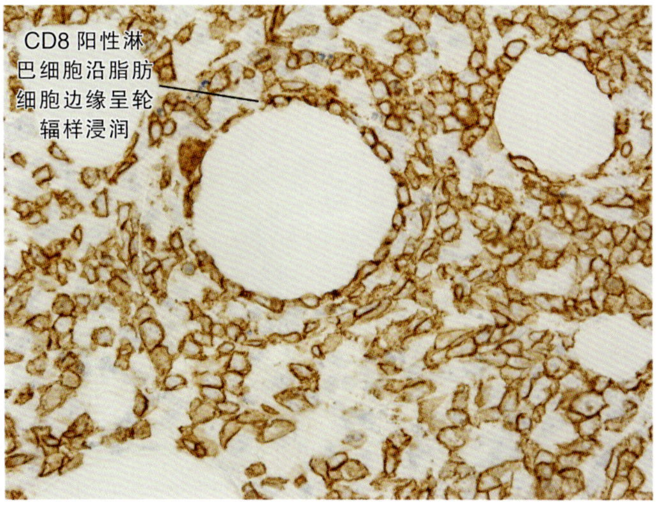

图 24-26 皮下脂膜炎样 T 细胞淋巴瘤。

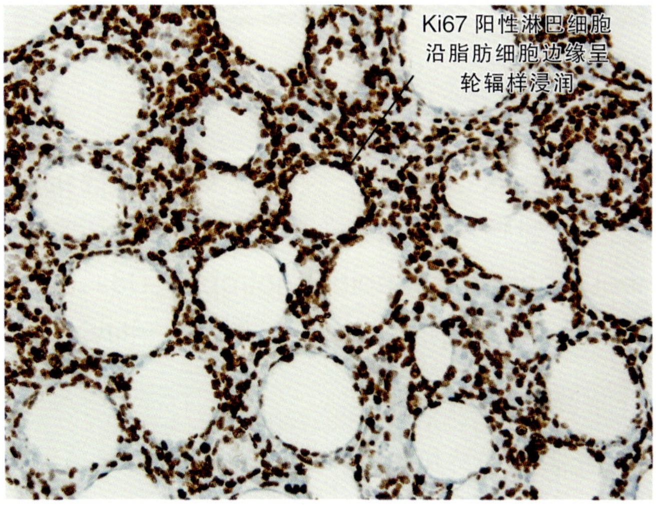

图 24-27 皮下脂膜炎样 T 细胞淋巴瘤。

结外 NK/T 细胞淋巴瘤，鼻型(extranodal NK/T-cell lymphoma，nasal type，ENKTCL)

主要特征

- 真皮和皮下脂肪层内致密的淋巴样细胞浸润，伴或不伴表皮受累。
- 呈血管中心性、血管破坏性、区域性坏死。
- CD2 阳性、CD3ε 阳性，通常 CD56 阳性(NK 细胞标志物)。
- CD3 不同程度表达。
- 细胞毒表型(cytotoxic phenotype)：颗粒酶 B(granzyme B)阳性、T 细胞胞浆内抗原-1(T cell intracellular antigen-1，TIA-1)阳性、穿孔素(perforin)阳性。
- 在淋巴瘤细胞内原位杂交(in situ hybridization)检测到 EB 病毒。

结外 NK/T 细胞淋巴瘤，鼻型(发生于鼻腔或皮肤)最常见于亚洲和拉丁美洲地区。淋巴瘤可侵袭、破坏鼻腔和腭部。以前文献报道的“面部致死性肉芽肿”(lethal midline granuloma)病例中包括了一些 ENKTCL。此型淋巴瘤临床呈侵袭性，部分患者合并噬血细胞综合征(hemophagocytic syndrome)。大部分病例 T 细胞受体基因重排阴性。EB 病毒的致癌性是本病的重要特征。

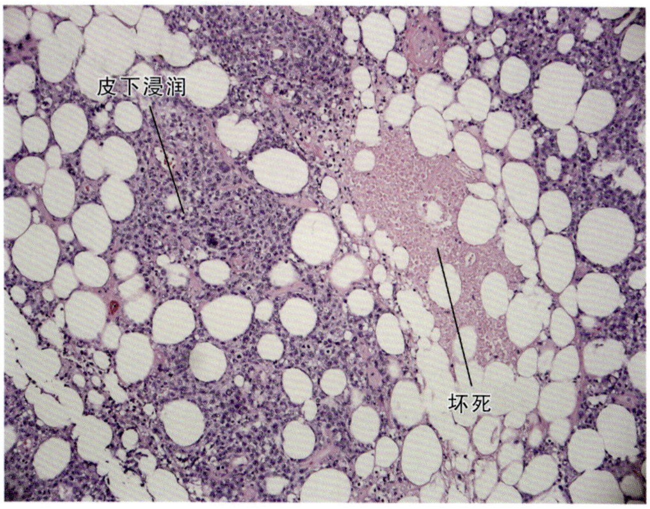

图 24-28 结外 NK/T 细胞淋巴瘤，鼻型。

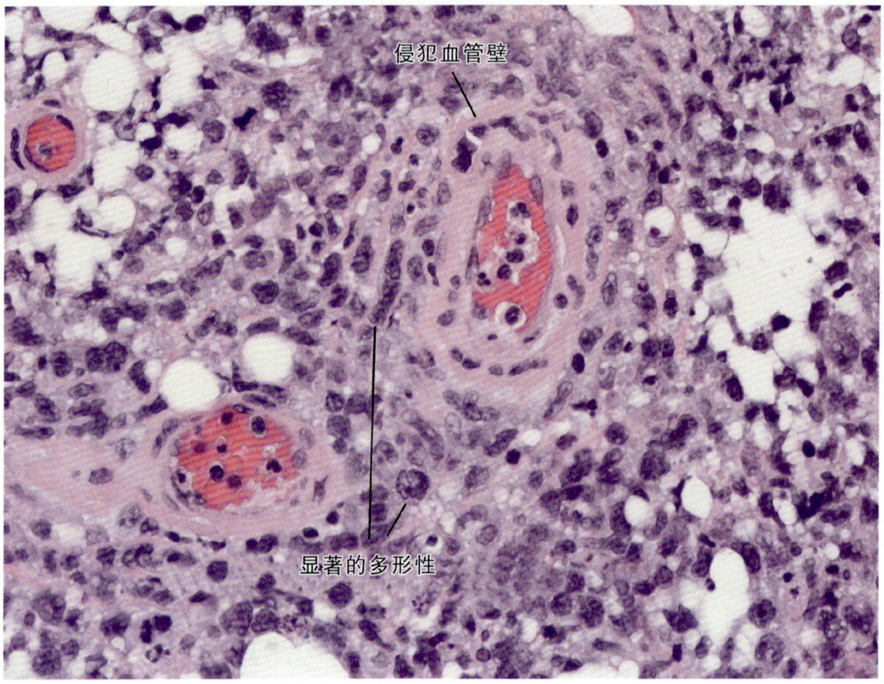

图 24-29 结外 NK/T 细胞淋巴瘤，鼻型。

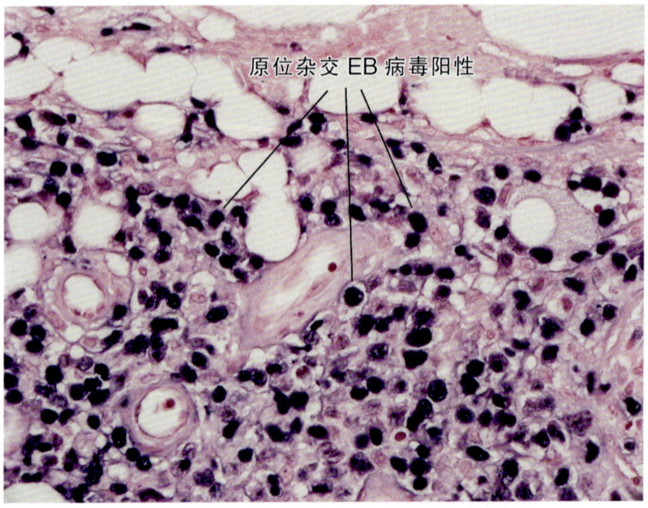

图 24-30 结外 NK/T 细胞淋巴瘤，鼻型。

原发性皮肤外周 T 细胞淋巴瘤，非特指型(primary cutaneous peripheral T-cell lymphoma，NOS)

外周 T 细胞淋巴瘤，非特指型（peripheral T-cell lymphoma，not otherwise specified），是一组异质性淋巴瘤。除了已单列的独特的外周 T 细胞淋巴瘤以外的其他所有外周 T 细胞淋巴瘤，均归于外周 T 细胞淋巴瘤，非特指型。几种独特的外周 T 细胞淋巴瘤的皮肤亚型已被认识，阐述如下。

原发性皮肤侵袭性亲表皮性 CD8 阳性细胞毒性 T 细胞淋巴瘤(暂定类)(primary cutaneous aggressive epidermotropic CD8+ cytotoxic T-cell lymphoma，provisional entity)

主要特征

- 带状、苔藓样淋巴样细胞浸润，伴有明显的亲表皮性。
- βF1 阳性、CD3 阳性、CD8 阳性。
- 细胞毒表型：颗粒酶 B(granzyme B)、T 细胞胞浆内抗原-1(T cell intracellular antigen-1，TIA-1)阳性、穿孔素(perforin)阳性。

原发性皮肤侵袭性亲表皮性 CD8 阳性细胞毒性 T 细胞淋巴瘤表现为斑片、丘疹、结节或肿块。常见溃疡和出血。如病名之意，临床进展快速。

鉴别诊断

依据临床特征，特别是侵袭性病程，与 Paget 样网织细胞增生症(pagetoid reticulosis)和 D 型淋巴瘤样丘疹病相鉴别。

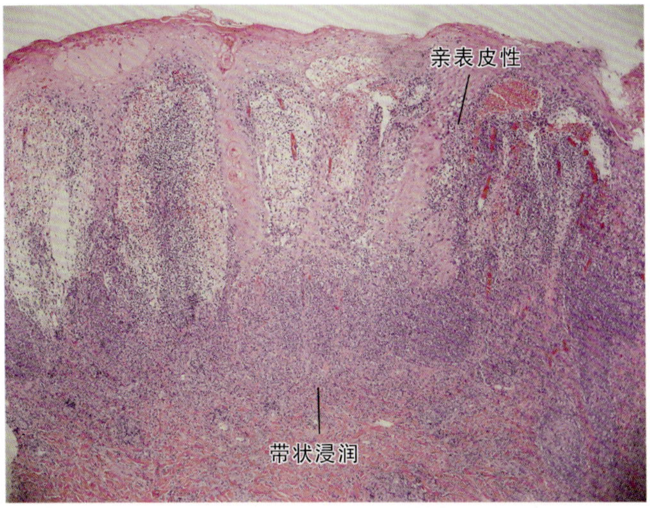

图 24-31　原发性皮肤侵袭性亲表皮性 CD8 阳性细胞毒性 T 细胞淋巴瘤。

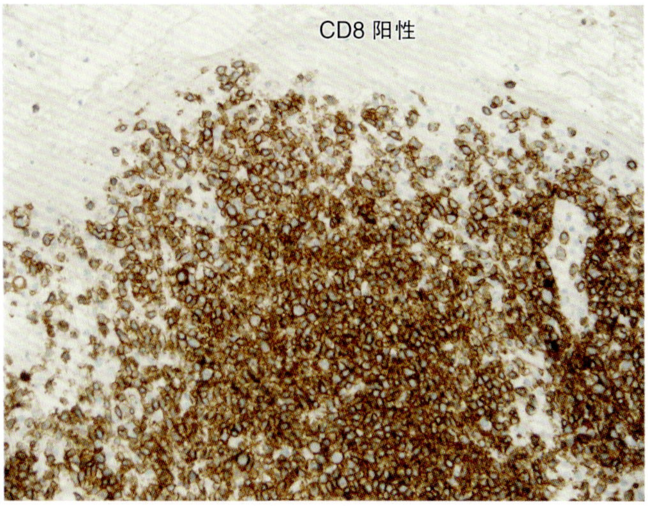

图 24-33　原发性皮肤侵袭性亲表皮性 CD8 阳性细胞毒性 T 细胞淋巴瘤。

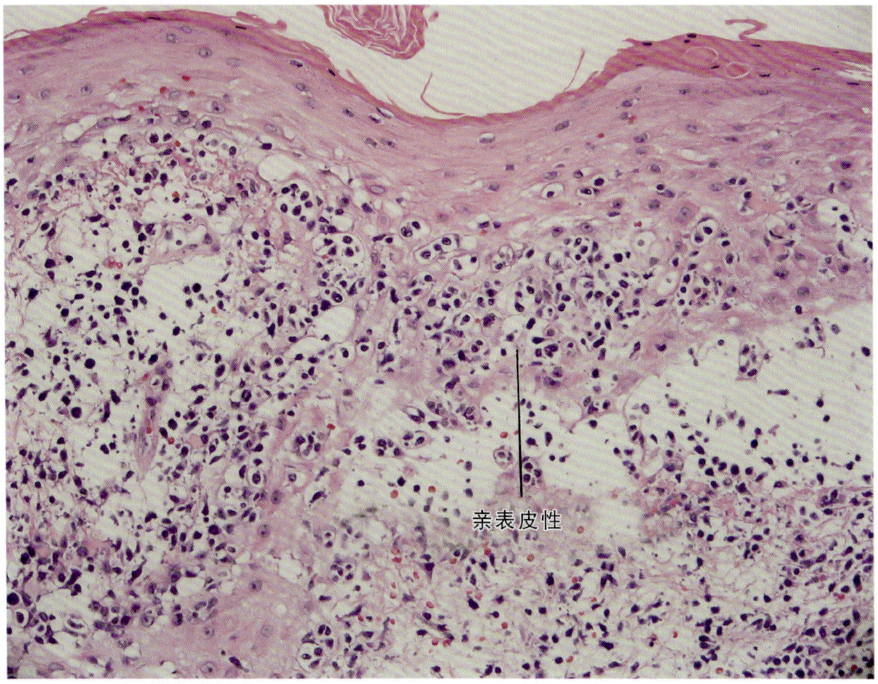

图 24-32　原发性皮肤侵袭性亲表皮性 CD8 阳性细胞毒性 T 细胞淋巴瘤。

原发性皮肤 γ/δ T 细胞淋巴瘤(primary cutaneous gamma-delta T-cell lymphoma)

主要特征

- 浸润皮下脂肪、真皮、表皮。
- TCR γ/δ 阳性、βF1 阴性、CD3 阳性、CD56 阳性、CD4 阴性。
- 细胞毒表型:颗粒酶 B(granzyme B)、T 细胞胞浆内抗原-1(T cell intracellular antigen-1,TIA-1)阳性、穿孔素(perforin)阳性。
- T 细胞受体基因克隆性重排。

原发性皮肤 γ/δ T 细胞淋巴瘤最常累及四肢，表现为斑块、溃疡性结节和肿块。有时与噬血细胞综合征有关。本病进展迅速。

鉴别诊断

仅皮下受累的 γ/δ T 细胞淋巴瘤组织学上与皮下脂膜炎样 T 细胞淋巴瘤 (subcutaneous panniculitis-like T-cell lymphoma,SPTCL)相似,但前者预后更差。鉴别两者十分重要。与 SPTCL 不同,γ/δ T 细胞淋巴瘤往往扩展至真皮，有时达到表皮。免疫组织化学染色 SPTCL 是 βF1 阳性、TCR γ/δ 阴性;而 γ/δ T 细胞淋巴瘤与之相反。

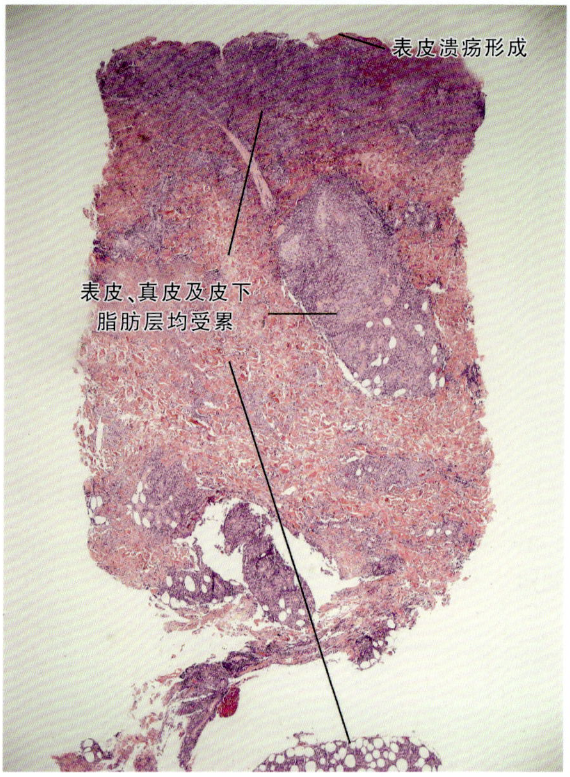

图 24-34 原发性皮肤 γ/δ T 细胞淋巴瘤。

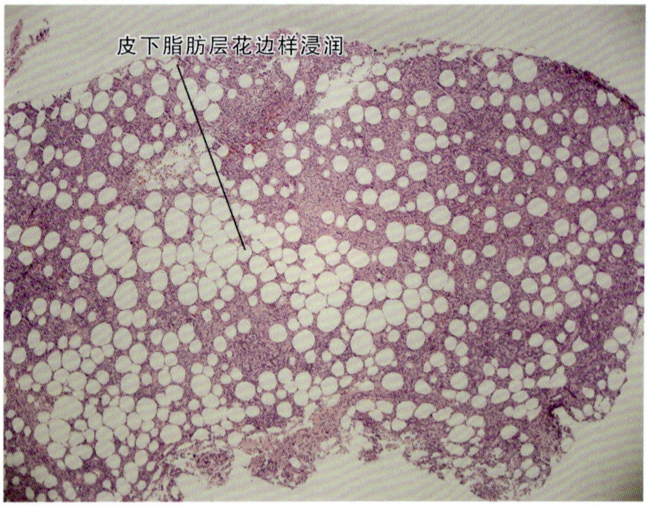

图 24-35 原发性皮肤 γ/δ T 细胞淋巴瘤。

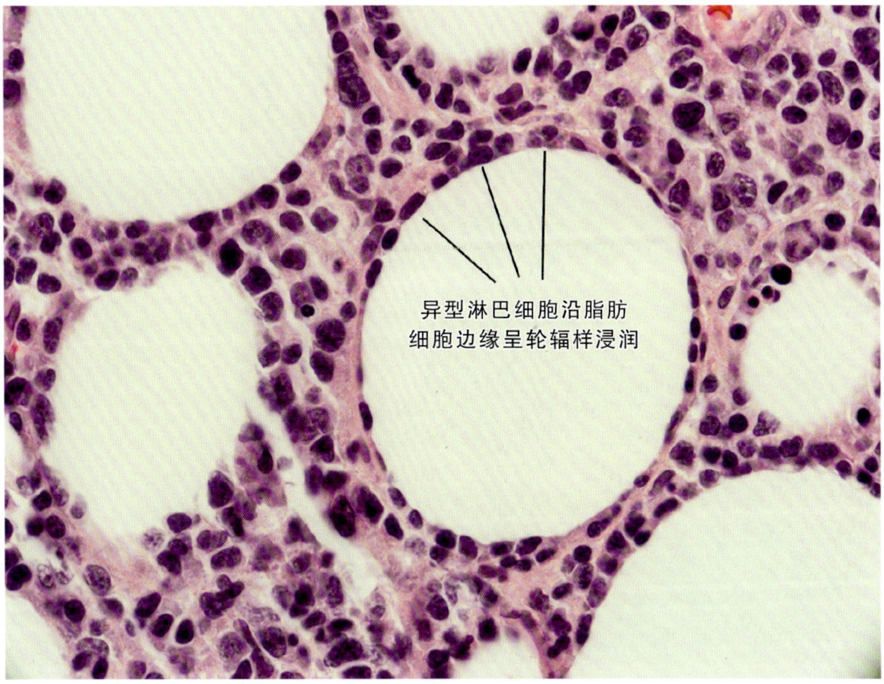

图 24-36　原发性皮肤 γ/δ T 细胞淋巴瘤。

原发性皮肤 CD4 阳性小/中 T 细胞淋巴增殖性疾病(暂定类)[primary cutaneous CD4+ small/medium T-cell lymphoproliferative disorder(provisional entity)]

主要特征

- 斑块、结节或肿块,典型皮损是孤立的。
- 侵犯真皮,伴或不伴有皮下脂肪和表皮的受累。
- CD3 阳性、CD4 阳性、CD8 阴性、CD30 阴性。
- 伴某些 T 细胞标志物丢失的异常免疫表型(不同程度的表达)。
- PD-1 阳性细胞围绕大的反应性 B 细胞呈假花瓣样环(不同程度的呈现)。
- T 细胞受体基因克隆性重排。

2016 年 WHO 分类修订版中将原发性皮肤 CD4 阳性小/中 T 细胞淋巴增殖性疾病(primary cutaneous CD4+ small/medium T-cell lymphoproliferative disorder,SMPTCL)列为暂定类。本病特点为局限性分布,惰性的临床行为。此病被重命名为淋巴增殖性疾病 (既往被命名为淋巴瘤),因为报道中的病例不满足恶性肿瘤的临床标准。诊断需要结合临床排除 MF 和外周 T 细胞淋巴瘤,非特指型(peripheral T-cell lymphoma,NOS)。与 MF 不同,本病没有既往斑片的病史。组织学上,与早期 MF 相比,本病的亲表皮性不明显。

有报道提示此型暂定类淋巴瘤可能是一组异质性的淋巴瘤。原发性皮肤滤泡性 T 细胞淋巴瘤(primary cutaneous follicular T-cell lymphoma)可能与本病有部分重叠。滤泡性辅助 T 细胞通常表达 CD10、BCL-6 和 CXCL-13,这些标志物在已报道的原发性皮肤 CD4 阳性小/中 T 细胞淋巴增殖性疾病病例中有不同程度的表达。

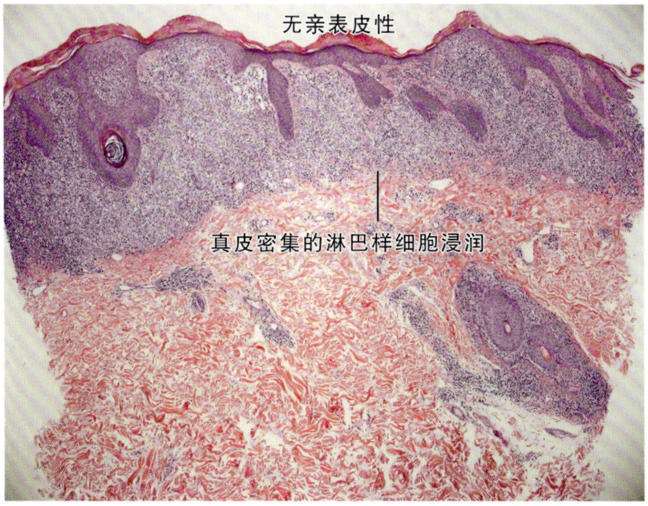

图 24-37　原发性皮肤 CD4 阳性小/中 T 细胞淋巴增殖性疾病。

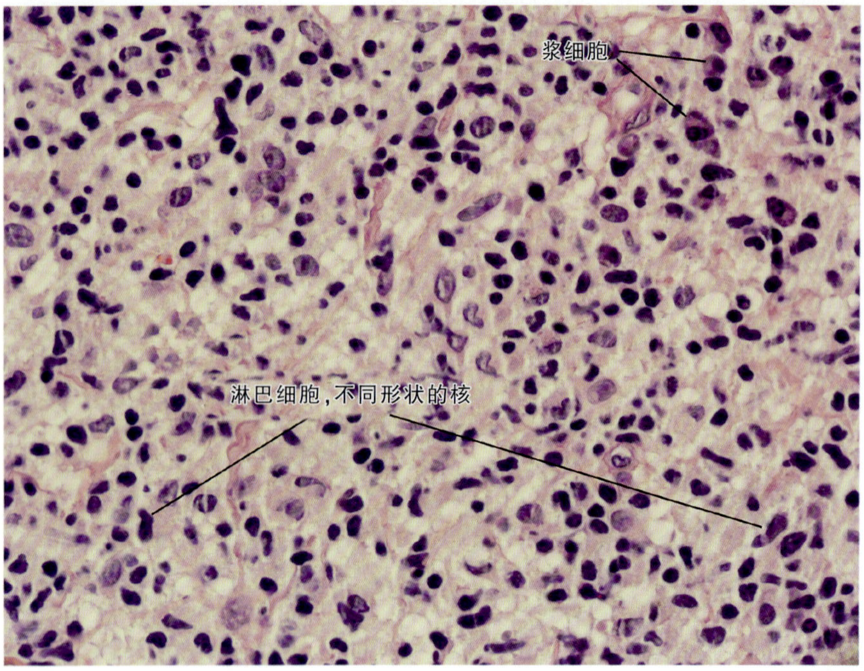

图 24-38 原发性皮肤 CD4 阳性小/中 T 细胞淋巴增殖性疾病。

滤泡性 T 细胞淋巴瘤（暂定类）[follicular T-cell lymphoma（provisional entity）]

主要特征

- 真皮内结节性浸润。
- 无亲表皮性（epidermotropism）。
- 形态一致的、小至中等大小淋巴细胞。
- 滤泡性辅助 T 细胞（follicular helper T cells）标志物：PD-1 阳性、CD10 阳性、BCL-6 阳性。
- 大量的反应性 B 细胞和组织细胞，数量不等的嗜酸性粒细胞。
- 可能是原发性皮肤 CD4 阳性小/中 T 细胞淋巴增殖性疾病的一种单形态亚型。

滤泡性 T 细胞淋巴瘤（FTCL）是一种罕见的，最近报道的具有滤泡性辅助 T 细胞标志的淋巴瘤。它在 2016 年 WHO 分类修订版中作为一种暂定类型。滤泡性 T 细胞淋巴瘤可能是结内的或起源于皮肤。原发性皮肤滤泡性 T 细胞淋巴瘤患者典型表现为多发的丘疹、结节和斑块，有时局限于间擦部位，如腋窝和腹股沟。大多数原发于皮肤的患者病变仍局限于皮肤，但相对来说，治疗抵抗。

血管免疫母细胞性 T 细胞淋巴瘤（angioimmunoblastic T-cell lymphoma，AITL）

主要特征

- 系统性淋巴瘤，可以累及皮肤。
- 原发于淋巴结。
- 好发于老年人。
- 广泛的淋巴结肿大（lymphadenopathy），多器官受累。
- 肿瘤性的滤泡性辅助 T 细胞促使 B 细胞扩增。
- T 细胞 PD-1 阳性、BCL-6 阳性、CXCL13 阳性（不同程度表达）。
- 反应性 B 细胞中 EB 病毒呈不同程度阳性。

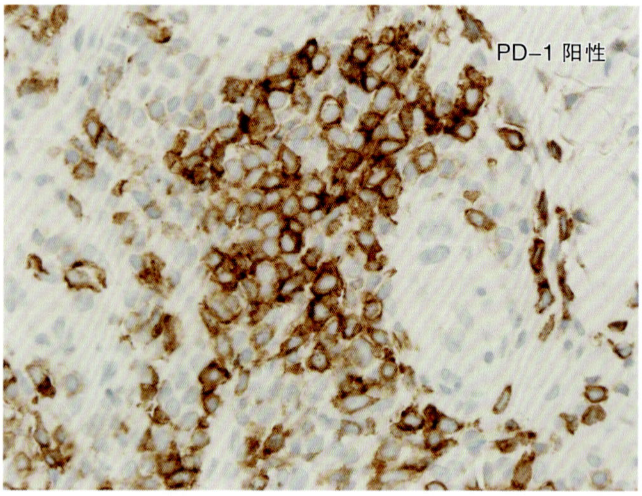

图 24-39 血管免疫母细胞性 T 细胞淋巴瘤。

血管免疫母细胞性 T 细胞淋巴瘤的诊断通常是依靠淋巴结活检。约 50%的患者会继发性累及皮肤。皮肤病变偶尔是本病的首发症状。皮损常累及躯干、四肢或颈部。皮损表现多样,从斑疹和丘疹到斑块和结节。对早期的斑丘疹皮损,皮肤活检结果常常是轻微的、不特异的,对某些病例也不容易识别为恶性浸润性。临床上和病理上都可能疑诊为药疹和结缔组织病。滤泡性辅助 T 细胞标志,尤其是 PD-I 和 CXCL13,有助于识别肿瘤性细胞。

鉴别诊断

血管免疫母细胞性 T 细胞淋巴瘤、滤泡性 T 细胞淋巴瘤和一些原发性皮肤 CD4 阳性小/中 T 细胞淋巴增殖性疾病都可表达滤泡性辅助 T 细胞的标志，如 PD-1、BCL-6 和 CXCL13。上述三种疾病中都有大量反应性 B 细胞浸润。然而，这三种疾病临床特征不同。另外,在 AITL 中通常见到 EB 病毒阳性的反应性 B 细胞,在滤泡性 T 细胞淋巴瘤中不常见，在原发性皮肤 CD4 阳性小/中 T 细胞淋巴增殖性疾病中则不存在。

原发性皮肤肢端 CD8 阳性 T 细胞淋巴瘤(暂定类)[primary cutaneous acral CD8+ T-cell lymphoma(provisional entity)]

主要特征

- 耳部为特征性部位。
- 真皮内弥漫致密的淋巴样细胞浸润,伴无浸润带(grenz zone)。
- 不累及表皮。
- 单一形态的 CD8 阳性小/中 T 细胞。
- 惰性行为。

原发性皮肤肢端 CD8 阳性 T 细胞淋巴瘤是一种最近被认识的淋巴增殖性疾病,2016 年 WHO 分类修订版中定为暂定类型。该疾病在有些文献中也被称作耳部惰性 CD8 阳性淋巴样增殖(indolent CD8+ lymphoid proliferation)。可以是单侧耳部受累或双侧受累。少数文献报道鼻部孤立性结节发生类似 CD8 阳性淋巴细胞浸润。多个已发表的病例对放疗有治疗反应。尚无系统播散的报道。

种痘样水疱病样淋巴增殖性疾病(hydro avacciniforme-like lymphoproliferative disorder)

主要特征

- 好发于亚洲、墨西哥及中南美洲地区儿童。
- 溃疡性丘疱疹伴溃疡形成。
- 面部和肢端受累。
- 对蚊虫叮咬(mosquito bites)高度过敏。
- 小至中等大小的淋巴细胞呈血管中心性浸润。
- 原位杂交(in situ hybridization)EB 病毒阳性。
- T 细胞胞浆内抗原-1(T cell intracellular antigen-1,TIA-1)阳性、CD2 阳性;CD8 和 CD56 不同程度表达。

种痘样水疱病样淋巴增殖性疾病是一种好发于儿童的 EB 病毒相关性疾病。尽管该病的活动性常常与日光暴露无关，但疾病早期临床表现类似种痘样水疱病(hydroa vacciniforme)。免疫调节机制的紊乱导致患者对蚊虫叮咬出现严重的过敏反应。数年之后,本病可进展为系统性受累,包括发热、淋巴结肿大和器官肿大,临床呈侵袭性。

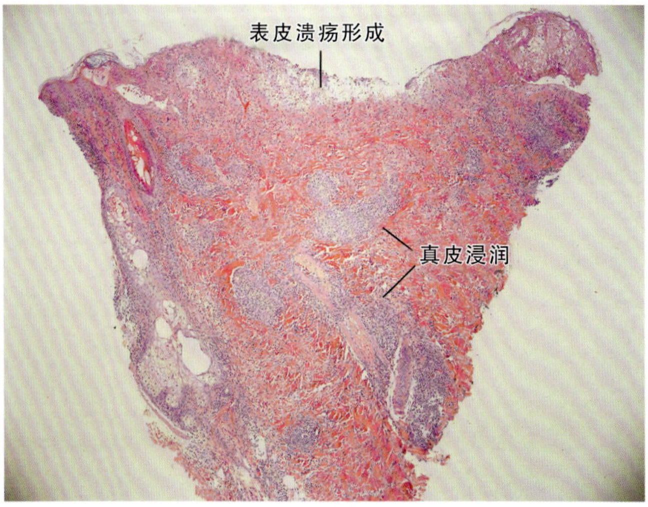

图 24-40　种痘样水疱病样淋巴增殖性疾病。

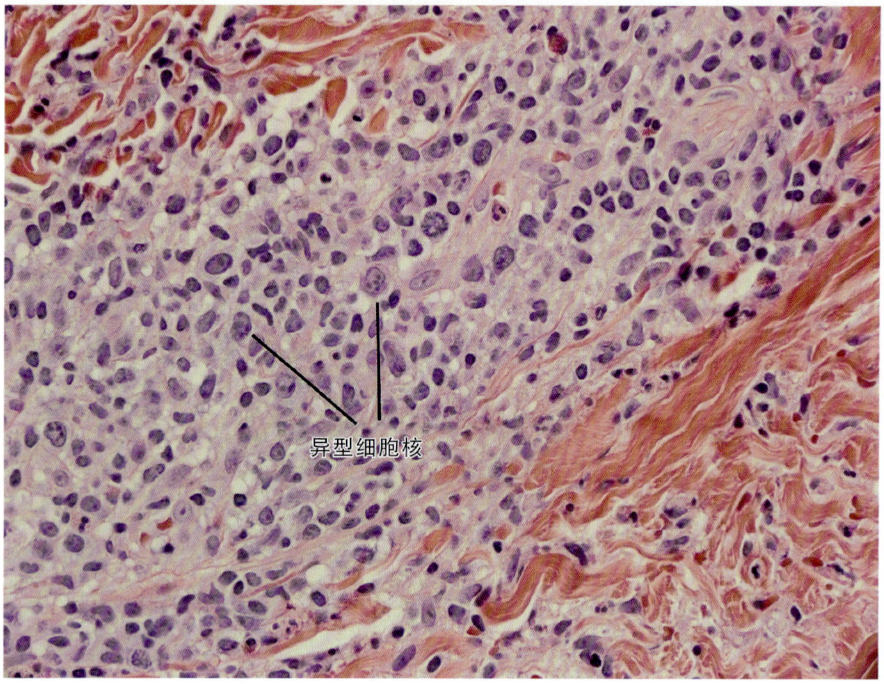

图 24-41 种痘样水疱病样淋巴增殖性疾病。

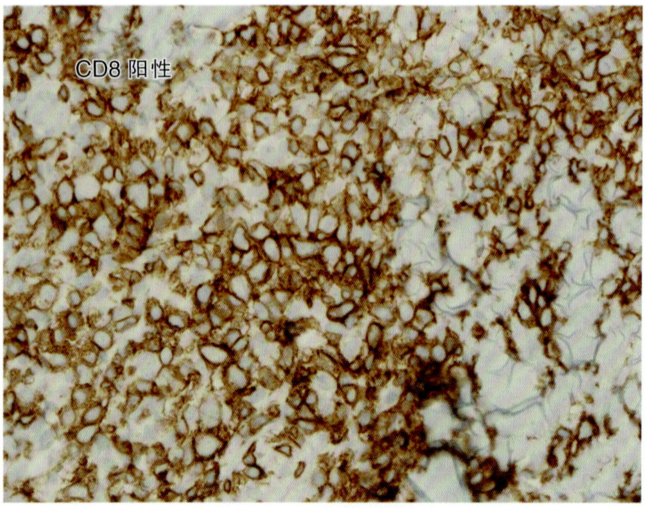

图 24-42 种痘样水疱病样淋巴增殖性疾病。

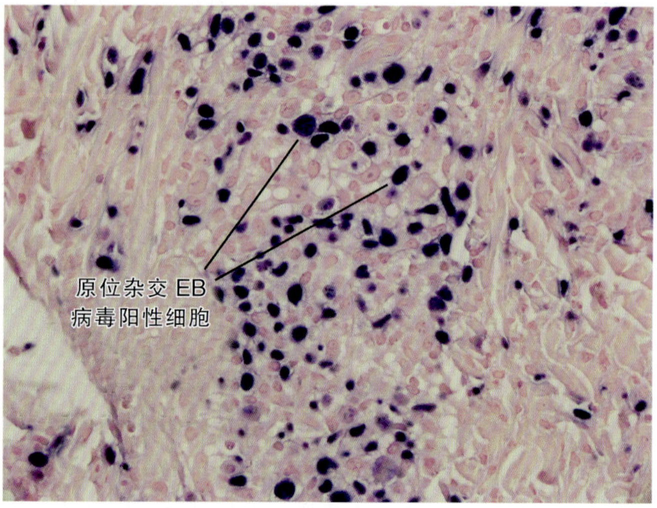

图 24-43 种痘样水疱病样淋巴增殖性疾病。

髓系肿瘤(myeloid neoplasms)

母细胞性浆细胞样树突状细胞肿瘤(blastic plasmacytoid dendritic cell neoplasm)

主要特征

- 真皮及皮下脂肪层内单形的或多形的肿瘤细胞浸润。
- 无亲表皮性。
- CD123 阳性、CD4 阳性、CD56 阳性。
- CD3 阴性、CD20 阴性、溶菌酶(lysozyme)阴性、髓过氧化物酶(myeloperoxidase)阴性。
- 细胞毒性标志物阴性。
- 无 T 细胞受体(T-cell receptor)基因克隆性重排(clonal rearrangement)。
- 原位杂交(in situ hybridization)EB 病毒阴性。

既往称为 CD4 阳性/CD56 阳性血液皮肤肿瘤和 NK 母细胞淋巴瘤。肿瘤起源于一种前体细胞,CD123 阳性浆细胞样树突状细胞。临床表现为孤立的或多发的结节或肿块。肿瘤细胞迅速播散至淋巴结、骨髓和血液。本病预后差。T 细胞标记阴性,无 T 细胞受体基因克隆性重排。10%~20%的患者与急性髓系白血病相关联。

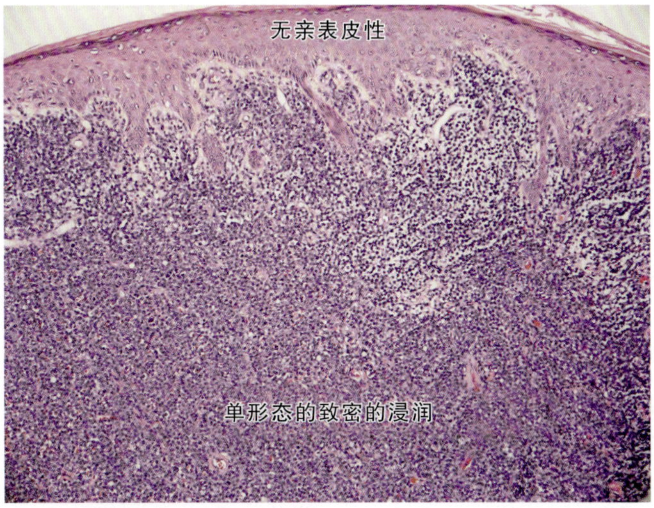

图 24-44　母细胞性浆细胞样树突状细胞肿瘤。

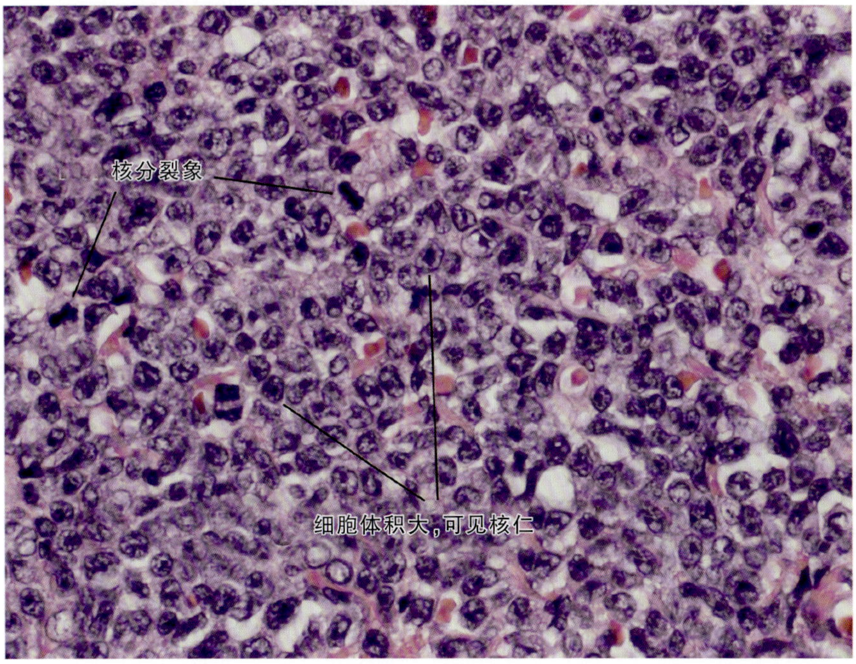

图 24-45　母细胞性浆细胞样树突状细胞肿瘤。

髓系白血病(myeloid leukemia)

主要特征

- 在真皮和皮下脂肪呈间质性、围血管、附属器弥漫性浸润。
- 无亲表皮性。
- 表皮和肿瘤浸润间存在无浸润带。
- 单行排列(single file)的细胞在真皮胶原间延伸浸润(不同程度)。
- 大小不等的单一核细胞(原始细胞)。
- 核仁明显(不同程度)。
- 嗜酸性细胞质。
- 有时可见散在双叶核细胞,类似于中性粒细胞。
- 溶菌酶阳性、髓过氧化物酶(myeloperoxidase)阳性、氯乙酸酯酶(chloroacetate esterase)阳性。

急性髓系白血病(acute myelogenous leukemia, AML)常累及皮肤,而慢性髓系白血病(chronic myelogenous leukemia)则罕见。尤其常见的是急性单核细胞白血病(acute monocytic leukemia)和急性粒单核细胞白血病(acute myelomonocytic leukemia)直接累及皮肤。牙龈受累在此二型中亦较为常见。皮损表现为丘疹、结节、斑块、紫癜或溃疡。不常见的皮损可表现为全身斑丘疹,临床上类似药疹或病毒疹。组织病理上,急性髓系白血病和慢性髓系白血病有相似的形态学特点。有些急性白血病亚型具有特异性的染色体易位(chromosomal translocation),如急性早幼粒细胞白血病(M3)(acute promyelocytic leukemia)出现t(15;17)。

提示

当出现血液源性恶性细胞浸润时,并且CD3阴性、CD20阴性、CD30阴性,应该考虑髓系白血病和母细胞性浆细胞样树突状细胞肿瘤。

鉴别诊断

溶菌酶和髓过氧化物酶(myeloperoxidase)在髓系白血病呈阳性,而在母细胞性浆细胞样树突状细胞肿瘤是阴性。髓系白血病偶尔不表达溶菌酶和髓过氧化物酶(myeloperoxidase),这时就很难和母细胞性浆细胞样树突状细胞肿瘤相鉴别。这两种肿瘤常表达CD4和CD56。与髓系白血病相比,母细胞性浆细胞样树突状细胞肿瘤更可能表达CD123、TCL-1、末端脱氧核糖核酸转移酶(terminal deoxyribonucleotidyl transferase, TdT)以及黏病毒A。髓系白血病表达髓系细胞核分化抗原,然而母细胞性浆细胞样树突状细胞肿瘤是阴性的。

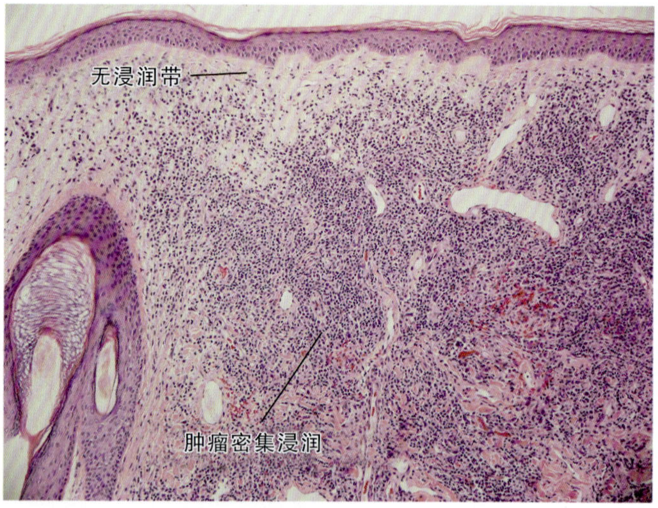

图 24-46 急性髓系白血病。

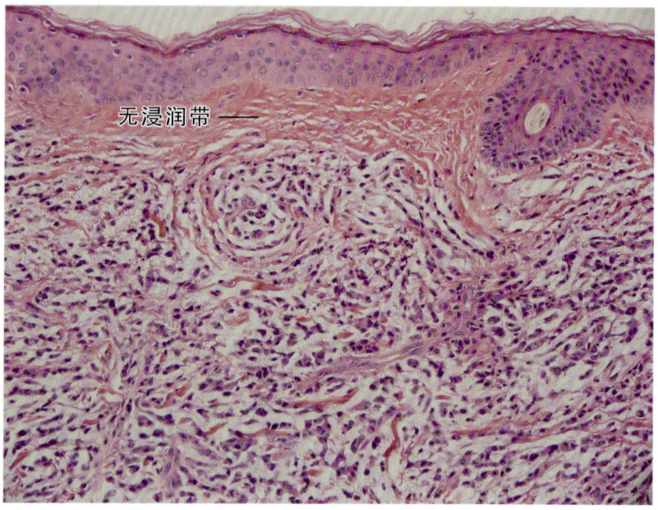

图 24-47 急性髓系白血病。

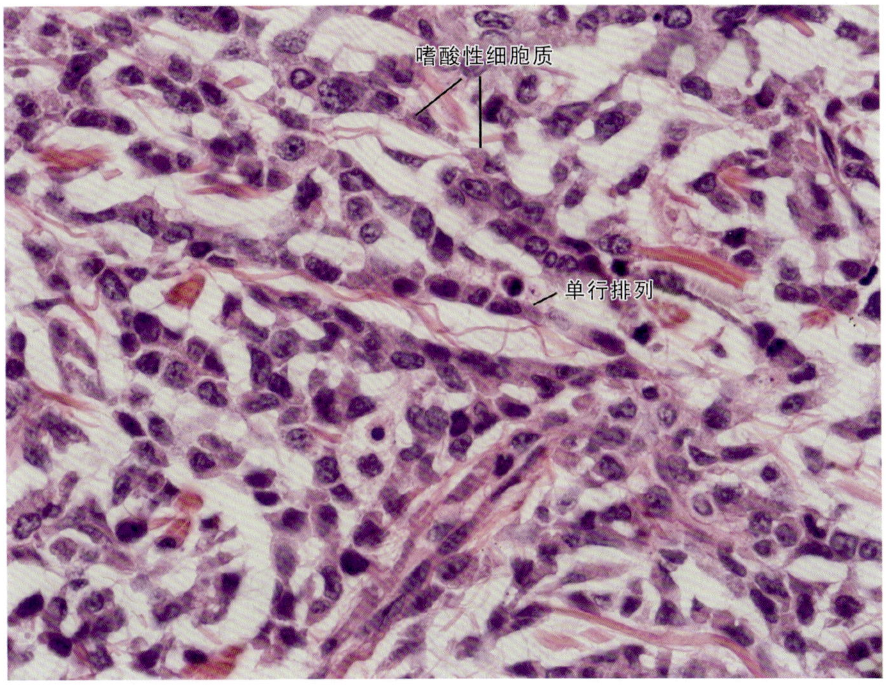

图 24–48 急性髓系白血病。

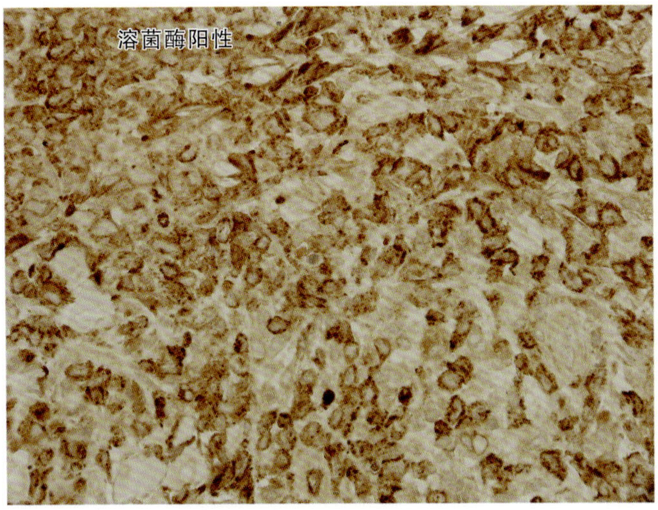

图 24–49 急性髓系白血病。

（徐教生 译 任发亮 徐子刚 审校）

推荐阅读

Battistella M, Beylot-Barry M, Bachelez H, et al. Primary cutaneous follicular helper T-cell lymphoma: a new subtype of cutaneous T-cell lymphoma reported in a series of 5 cases. Arch Dermatol 2012;148:832–9.

Beltraminelli H, Leinweber B, Kerl H, et al. Primary cutaneous CD4+ small-/medium-sized pleomorphic T-cell lymphoma: a cutaneous nodular proliferation of pleomorphic T lymphocytes of undetermined significance? A study of 136 cases. Am J Dermatopathol 2009;31:317–22.

Botros N, Cerroni L, Shawwa A, et al. Cutaneous manifestations of angioimmunoblastic T-cell lymphoma: clinical and pathological characteristics. Am J Dermatopathol 2015;37(4):274–83.

Campbell JJ, Clark RA, Watanabe R, et al. Sezary syndrome and mycosis fungoides arise from distinct T-cell subsets: a biologic rationale for their distinct clinical behaviors. Blood 2010;116:767–71.

Cronin DM, George TI, Reichard KK, et al. Immunophenotypic analysis of myeloperoxidase-negative leukemia cutis and blastic plasmacytoid dendritic cell neoplasm. Am J Clin Pathol 2012;137(3):367–76.

Devata S, Wilcox RA. Cutaneous T-cell lymphoma: a review with a focus on targeted agents. Am J Clin Dermatol 2016;17(3):225–37.

El Shabrawi-Caelen L, Kerl H, Cerroni L. Lymphomatoid papulosis: reappraisal of clinicopathologic presentation and classification into subtypes A, B, and C. Arch Dermatol 2004;140:441–7.

Fernandez-Flores A. Comments on cutaneous lymphomas: since the WHO-2008 classification to present. Am J Dermatopathol 2012;34:274–84.

Gammon B, Guitart J. Intertriginous mycosis fungoides: a distinct presentation of cutaneous T-cell lymphoma that may be caused by malignant follicular helper T cells. Arch Dermatol 2012;148(9):1040–4.

Karai LJ, Kadin ME, Hsi ED, et al. Chromosomal rearrangements of 6p25.3 define a new subtype of lymphomatoid papulosis. Am J Surg Pathol

2013;37(8):1173–81.
Kempf W, Kazakov DV, Schärer L, et al. Angioinvasive lymphomatoid papulosis: a new variant simulating aggressive lymphomas. Am J Surg Pathol 2013;37:1–13.
Kempf W, Ostheeren-Michaelis S, Paulli M, et al. Granulomatous mycosis fungoides and granulomatous slack skin. Arch Dermatol 2008;144:1609–17.
Kluk J, Kai A, Koch D, et al. Indolent CD8-positive lymphoid proliferation of acral sites: three further cases of a rare entity and an update on a unique patient. J Cutan Pathol 2016;43(2):125–36.
Lan TT, Brown NA, Hristov AC. Controversies and considerations in the diagnosis of primary cutaneous $CD4^+$ small/medium T-cell lymphoma. Arch Pathol Lab Med 2014;138(10):1307–18.
LeBlanc RE, Tavallaee M, Kim YH, et al. Useful parameters for distinguishing subcutaneous panniculitis-like T-cell lymphoma from lupus erythematosus panniculitis. Am J Surg Pathol 2016;40(6):745–54.
Marchetti MA, Pulitzer MP, Myskowski PL, et al. Cutaneous manifestations of human T-cell lymphotrophic virus type-1-associated adult T-cell leukemia/lymphoma: a single-center, retrospective study. J Am Acad Dermatol 2015;72(2):293–301.
Massone C, El-Shabrawi-Caelen L, Kerl H, et al. The morphologic spectrum of primary cutaneous anaplastic large T-cell lymphoma: a histopathologic study on 66 biopsy specimens from 47 patients with report of rare variants. J Cutan Pathol 2008;35:46–53.
Nofal A, Abdel-Mawla MY, Assaf M, et al. Primary cutaneous aggressive epidermotropic CD8+ T-cell lymphoma: proposed diagnostic criteria and therapeutic evaluation. J Am Acad Dermatol 2012;67:48–59.
Olsen EA. Evaluation, diagnosis, and staging of cutaneous lymphoma. Dermatol Clin 2015;33(4):643–54.
Rovner R, Smith HL, Katz PJ, et al. Influence of clinical and pathologic features on the pathologist's diagnosis of mycosis fungoides: a pilot study. J Cutan Pathol 2015;42(7):471–9.
Sangle NA, Schmidt RL, Patel JL, et al. Optimized immunohistochemical panel to differentiate myeloid sarcoma from blastic plasmacytoid dendritic cell neoplasm. Mod Pathol 2014;27(8):1137–43.
Shi Y, Wang E. Blastic plasmacytoid dendritic cell neoplasm: a clinicopathologic review. Arch Pathol Lab Med 2014;138(4):564–9.
Swerdlow SH, Campo E, Pileri SA, et al. The 2016 revision of the World Health Organization classification of lymphoid neoplasms. Blood 2016;127(20):2375–90.
Wang JY, Nguyen GH, Ruan J, et al. Primary cutaneous follicular helper T-cell lymphoma: a case series and review of the literature. Am J Dermatopathol 2017;39(5):374–83.
Willemze R, Jansen PM, Cerroni L, et al. Subcutaneous panniculitis-like T-cell lymphoma: definition, classification, and prognostic factors: an EORTC cutaneous lymphoma group study of 83 cases. Blood 2008;111:838–45.

B 细胞淋巴瘤和淋巴细胞白血病

第 25 章

Steven Peckham

皮肤 B 细胞淋巴增殖性疾病(cutaneous B-cell lymphoproliferative disorders)

原发性皮肤 B 细胞淋巴瘤(primary cutaneous B-cell lymphoma)与淋巴结来源的同名淋巴瘤具有某些共同的组织学特征，但多数情况下两者是不同的临床病理案例,即临床表现、免疫表型、分子生物学和预后都有显著差异。一般来说,原发性皮肤 B 细胞淋巴瘤比淋巴结来源的同名淋巴瘤预后更好,且两者的治疗方案不同。本章的分类系统参考了 WHO 淋巴瘤分类 2016 修订版。请注意本章涉及的疾病并非都是皮肤原发的(例如慢性淋巴细胞白血病、小淋巴细胞淋巴瘤、套细胞淋巴瘤、Burkitt 淋巴瘤、血管内大 B 细胞淋巴瘤、淋巴瘤样肉芽肿病),但这些疾病常累及皮肤。

正常淋巴结和良性反应性淋巴增生(normal lymph node and benign reactive lymphoid hyperplasia)

主要特征

- 生发中心(germinal center)MIB 细胞阳性>90%。
- 滤泡中心细胞表达 BCL-6 和 CD10。
- 生发中心内 CD21 和 CD23 免疫组化染色显示清晰的树突样网络结构。
- 套区(mantle zone)小淋巴细胞正常表达 BCL-2。
- κ:λ 比率 2:1。
- 边缘区(marginal zone)不明显。

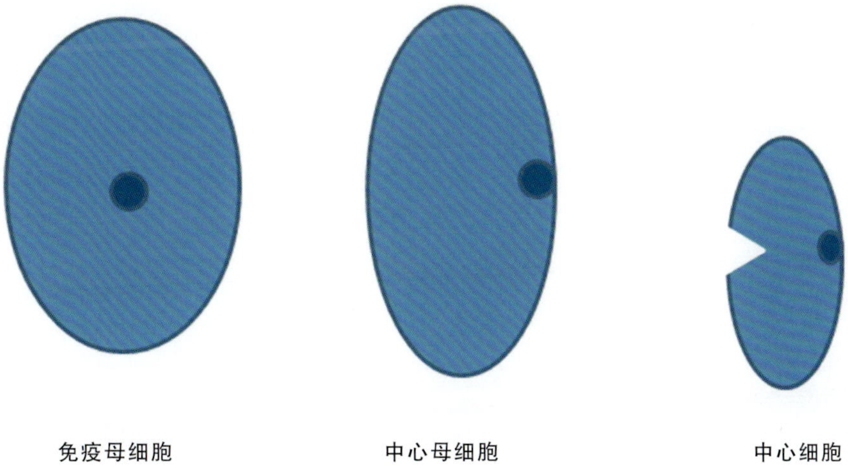

图 25-1 免疫母细胞、中心母细胞和中心细胞的细胞核特征。

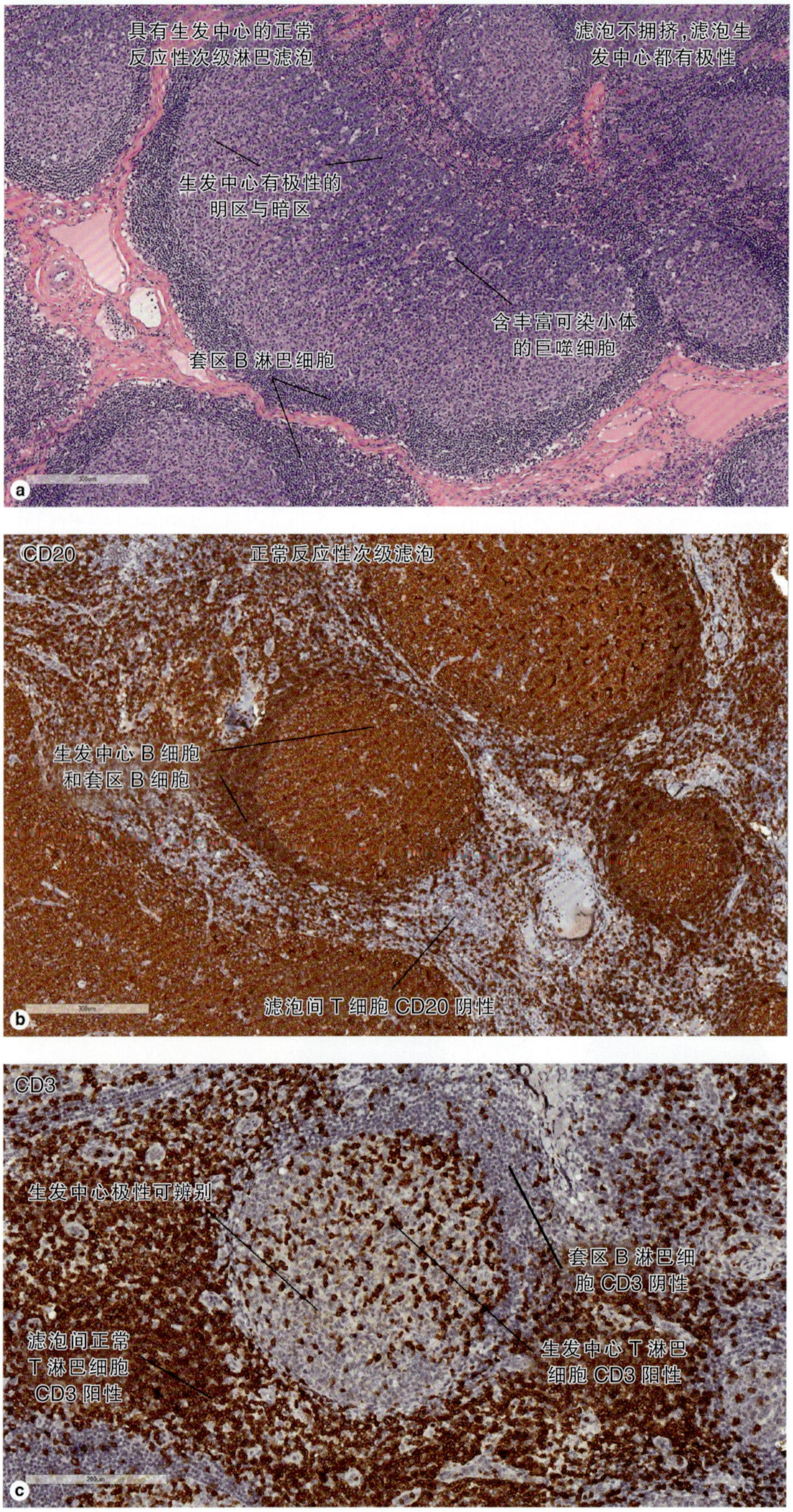

图 25–2 正常淋巴结。（待续）

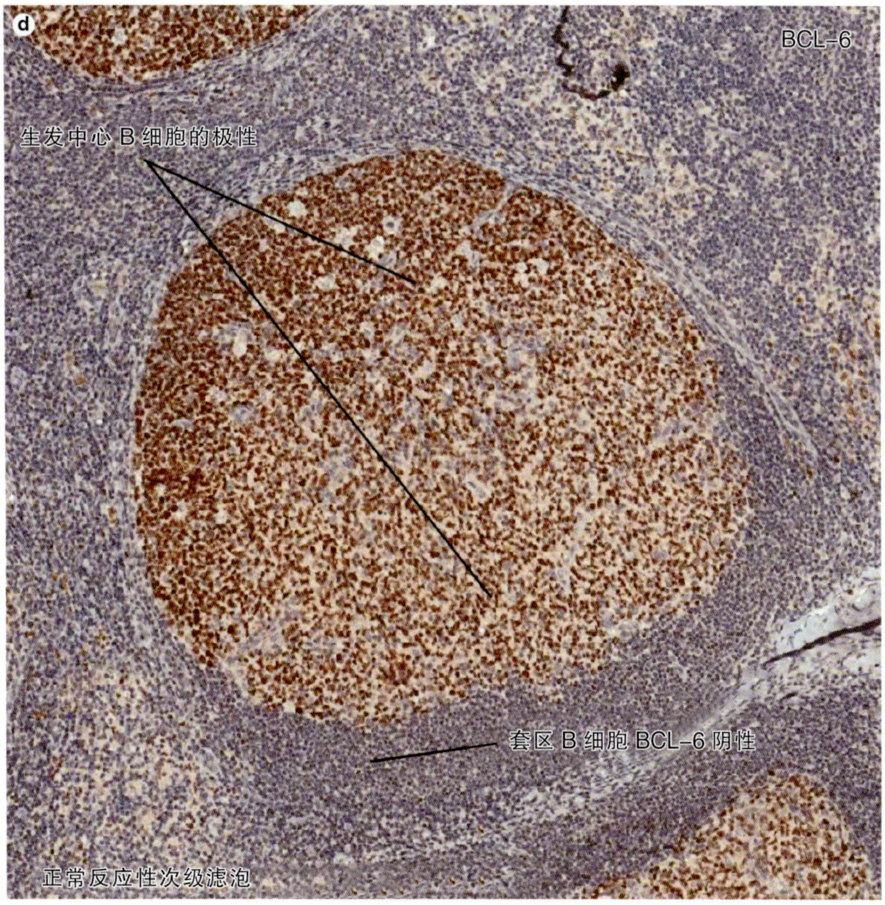

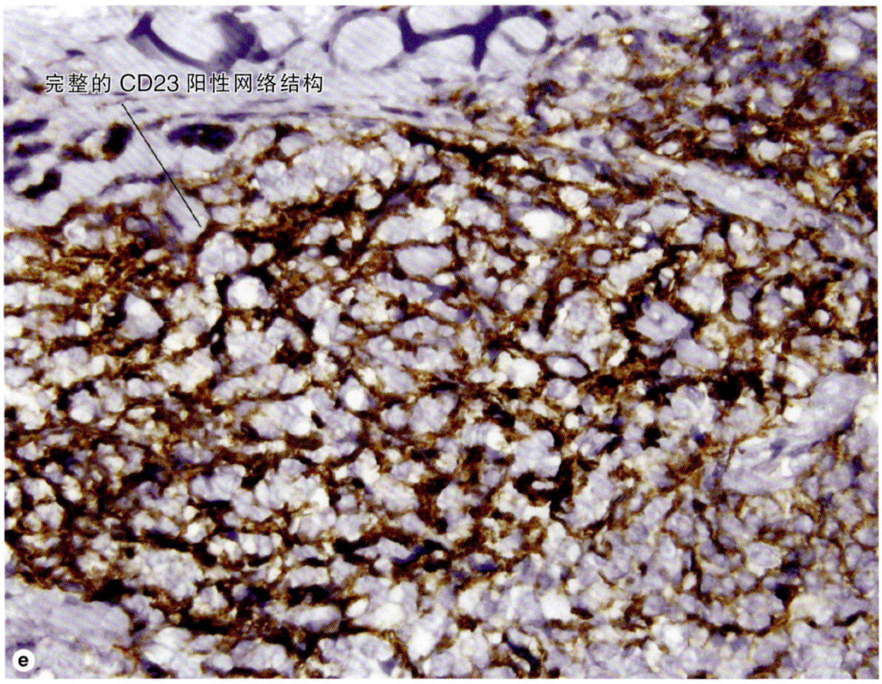

图 25-2(续)

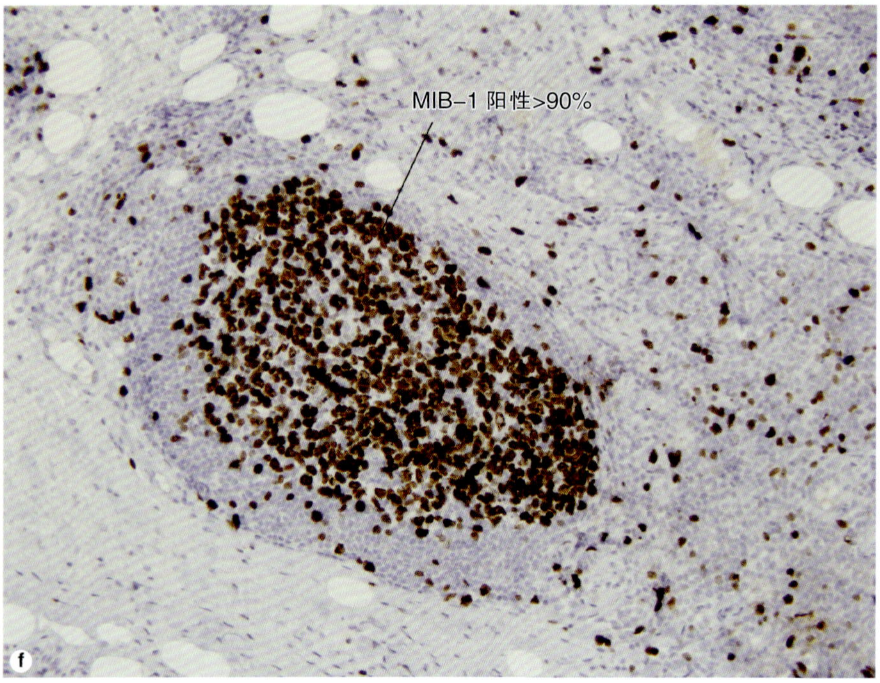

图 25-2(续)

原发性皮肤边缘区淋巴瘤(primary cutaneous marginal zone lymphoma)

主要特征

- 真皮和浅层脂肪淋巴样细胞呈片状、结节状或弥漫性浸润。
- 具有特征性的“反向”模式，即中央为较暗的良性反应性淋巴细胞，周边为淡染的胞质丰富的肿瘤细胞(边缘区细胞，marginal zone cells)。
- 无亲表皮性(epidermotropism)。
- 小淋巴细胞包围或侵及小汗腺。
- 肿瘤细胞可累及周边的良性反应性滤泡。
- 肿瘤性边缘区细胞通常只占病变中淋巴细胞的一小部分。
- CD20 阳性、CD79 阳性、CD5 阴性、CD10 阴性、CD43 阴性、BCL-6 阴性、BCL-2 阳性。
- 70%的病例可见免疫球蛋白(immunoglobulin，Ig) H 基因克隆性重排(clonal rearrangement)。
- 少数病例可见 t(14;18)(q32;q21)基因易位。
- 细胞质内有(κ 或 λ)限制性单克隆免疫球蛋白。

原发性皮肤边缘区淋巴瘤是一种 B 细胞来源的小淋巴细胞惰性淋巴瘤，包括中心细胞(边缘区)样的细胞，这些具有小至中等稍不规则的核、核仁不明显，混有浆细胞样淋巴细胞(plasmacytoid lymphocyte)，偶尔可有中心母细胞(centroblast)样细胞。边缘区淋巴瘤是皮肤 B 细胞淋巴瘤中最常见的一种类型。预后良好，5 年生存率接近 100%。皮损通常表现为紫罗兰色结节或斑块，好发于躯干和四肢，上肢较下肢更常见。病变的结构呈结节状或弥漫性，通常具有特征的、相对于正常淋巴滤泡呈“反向”的模式。即致密的暗淡的中央结节部分是良性反应性淋巴细胞，可以包含生发中心。周边为肿瘤细胞，细胞核略不规则，细胞质丰富苍白(单核细胞样或边缘区 B 细胞)。通常肿瘤细胞只构成病变的一小部分。表皮未受累，无淋巴细胞亲表皮。周边可有良性反应性的生发中心，并且经常被肿瘤细胞侵袭。在某些病例中，肿瘤细胞可以包围或侵及小汗腺，类似于胃肠道结外边缘区淋巴瘤 (extranodal marginal zone lymphoma)(黏膜相关淋巴组织淋巴瘤，mucosa-associated lymphoid tissue type lymphomas，MALTomas)中的淋巴上皮病变。在更早的分类系统中，原发性皮肤边缘区淋巴瘤包含了被诊断为原发性皮肤免疫细胞瘤(primary cutaneous immunocytoma)的病例。原发性皮肤免疫细胞瘤往往与 Borrelia 疏螺旋体感染相关，具有大量单型的(证实为细胞质内单克隆免疫球蛋白)浆细胞和浆细胞样淋巴细胞，其中有些细胞含有假性核内免疫球蛋白沉积(Dutcher 小体)。

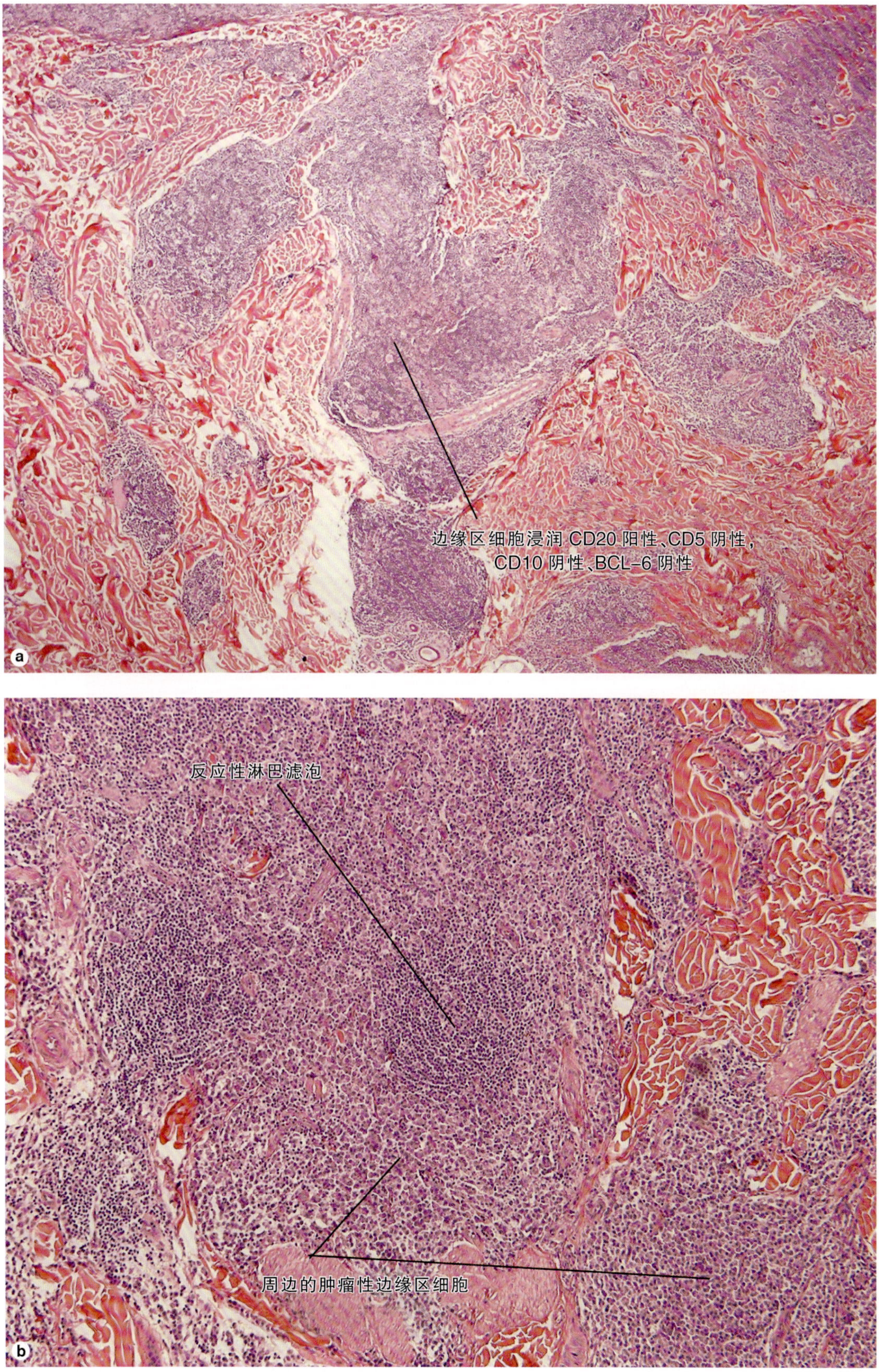

图 25-3　原发性皮肤边缘区淋巴瘤。(待续)

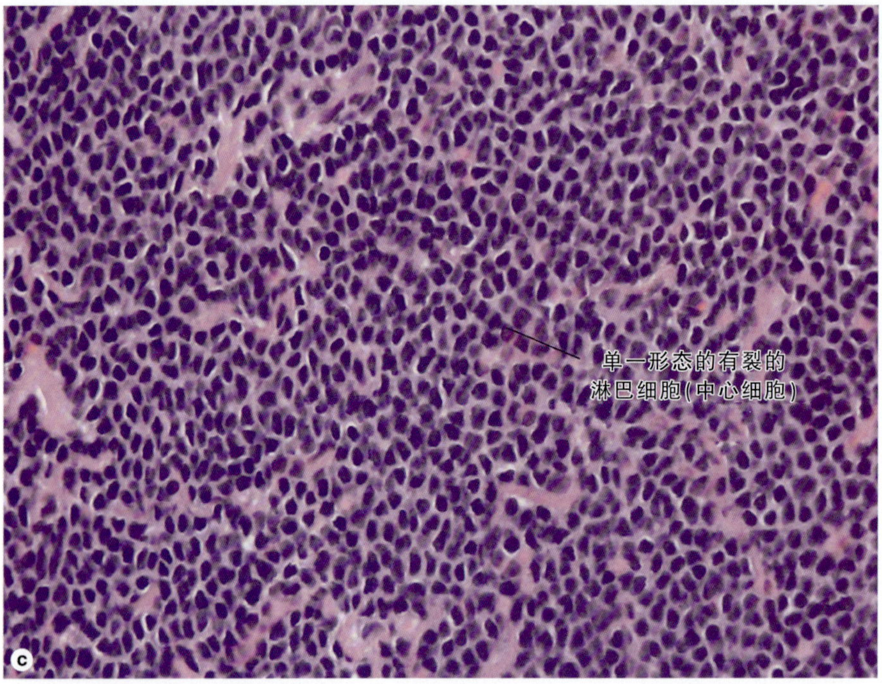

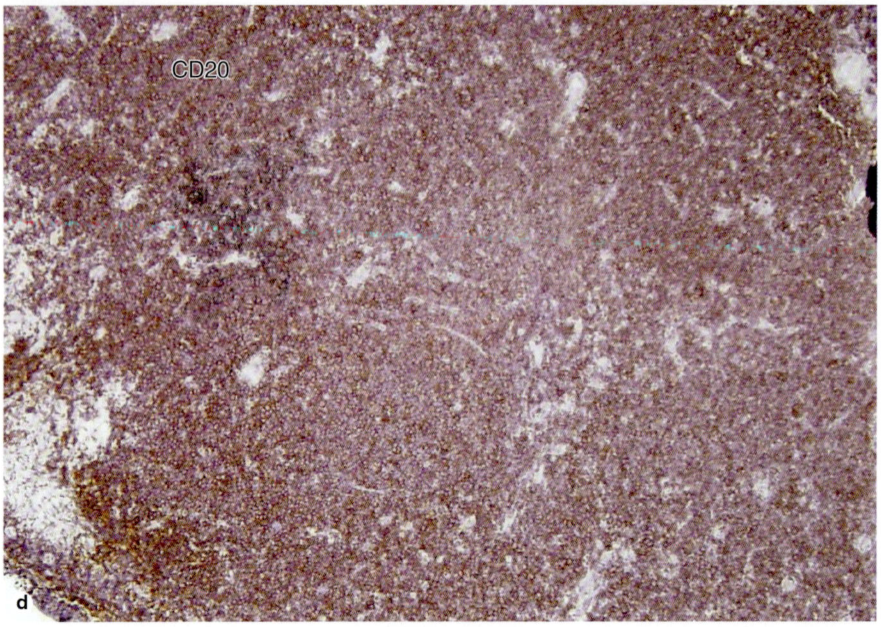

图 25-3(续)

原发性皮肤滤泡中心淋巴瘤（primary cutaneous follicle center lymphoma）

主要特征

- 弥漫性、结节性和弥漫性或结节性淋巴增殖。
- 如果为混合性结构，病变中央弥漫性肿瘤浸润的周围会有肿瘤性滤泡存在。
- 滤泡的套区减少或缺如。
- 滤泡中，含可染小体的巨噬细胞(tingible body macrophage)减少或缺如。
- 滤泡极性消失(即滤泡生发中心暗区和明区缺失)。
- CD20 阳性、CD79 阳性。
- CD10 阳性(滤泡型，大多数病例)或 CD10 阴性(弥漫型，大多数病例)。
- BCL-6 阳性、BCL-2 阴性、CD5 阴性、CD43 阴性，绝大多数病例 FOXP1 阴性、IgM 阴性。

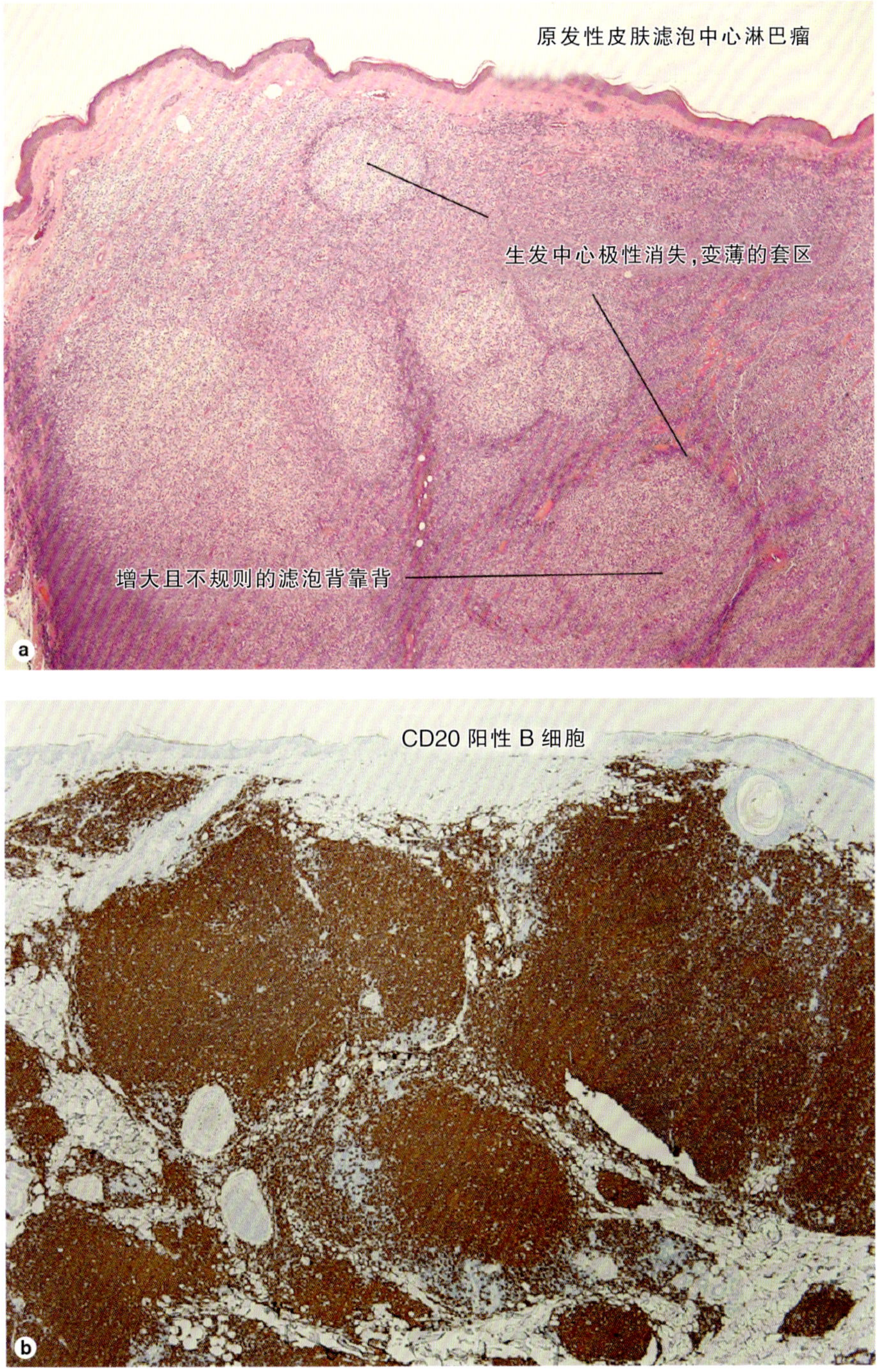

图 25-4　原发性皮肤滤泡中心淋巴瘤。(待续)

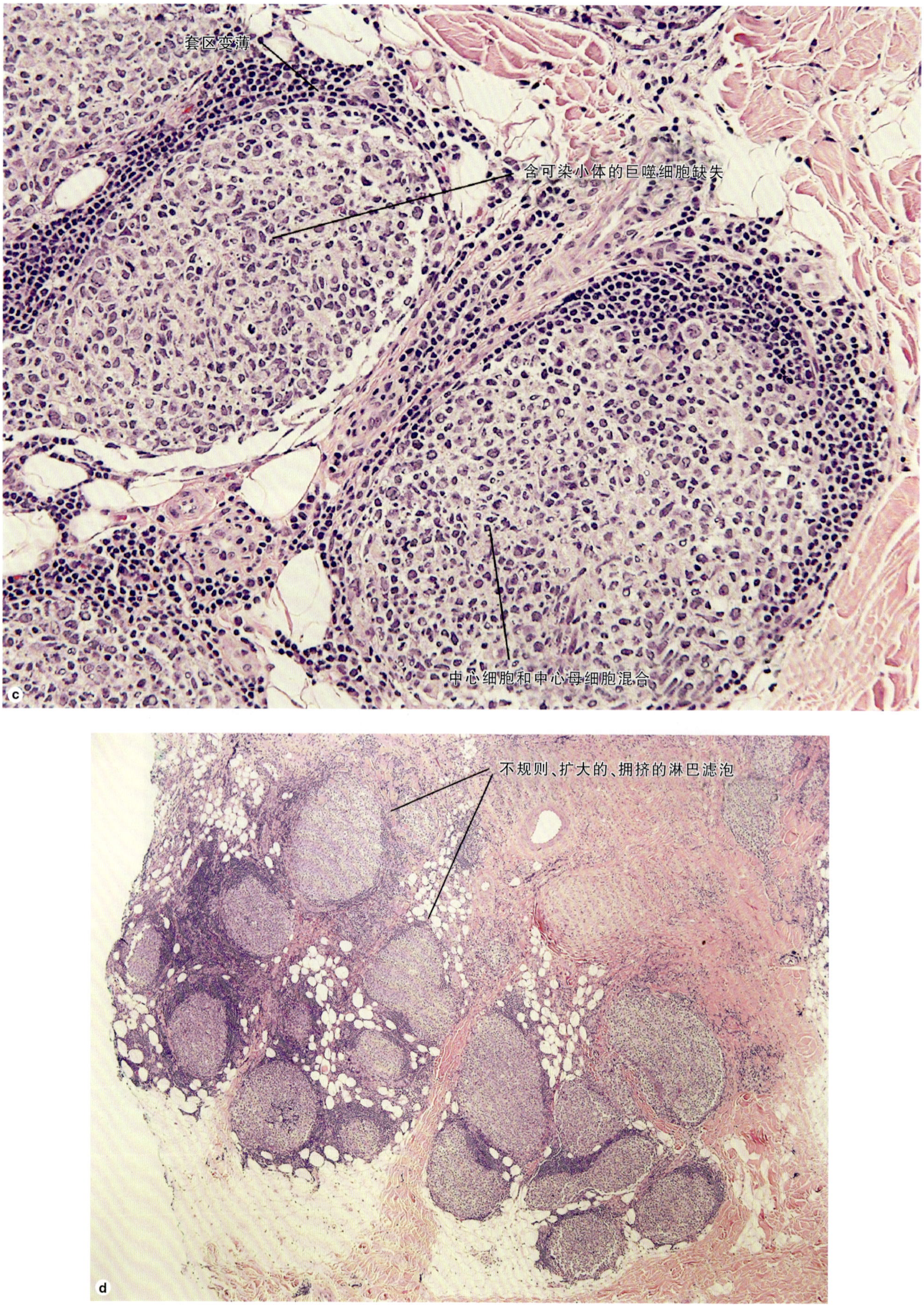

图 25-4(续)

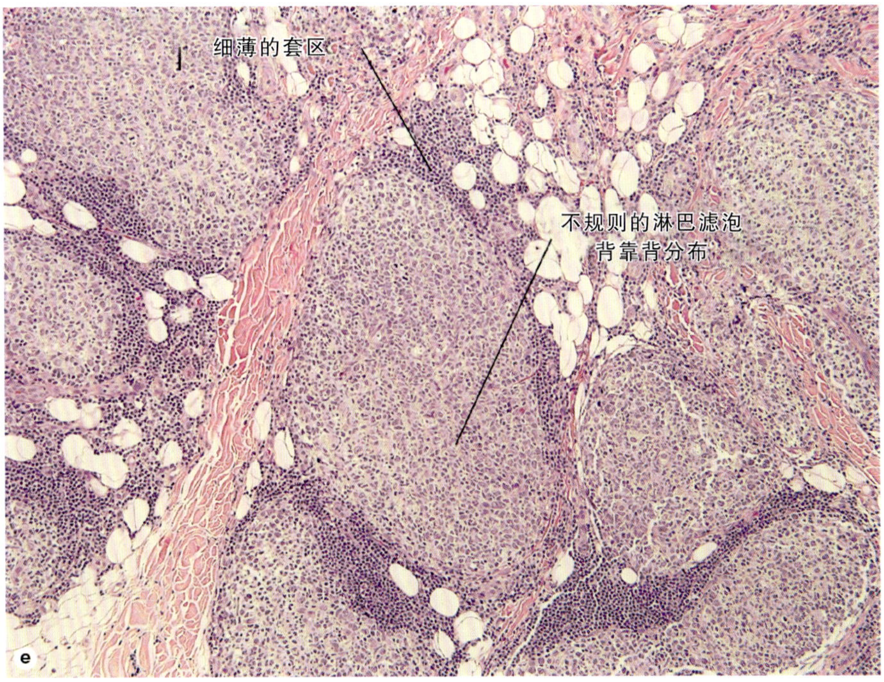

图 25-4(续)

• 比之良性反应性生发中心，本病 MIB-1 阳性增殖分数降低。

• 免疫球蛋白重链(heavy chain)J 基因的单克隆重排(monoclonal rearrangement)。

• t(14;18)基因易位(translocation)在原发性皮肤滤泡中心淋巴瘤病变中非常罕见。

原发性皮肤滤泡中心淋巴瘤也是一种惰性的成熟 B 细胞淋巴瘤,好发于头部和躯干。相比淋巴结来源的同名淋巴瘤 (原发性淋巴结滤泡中心淋巴瘤,primary nodal follicle center lymphoma),原发性皮肤滤泡中心淋巴瘤(primary cutaneous follicle center lymphoma)预后更好,5 年生存率>90%。与淋巴结来源的同名淋巴瘤一样,本病可表现为滤泡型(follicular pattern)、滤泡型和弥漫型(follicular and diffuse pattern),或弥漫型(diffuse pattern),以弥漫型最为常见。但是,必须要再次强调,尽管光学显微镜下 HE 切片有相似的表现,本病与原发性淋巴结滤泡中心细胞淋巴瘤 (primary nodal follicle center lymphoma)有不同的免疫组化、遗传学特征及预后。组织病理学显示中心细胞(centrocyte)样细胞呈结节状或弥漫性增生,细胞核小,稍不规则。还可见数量不等的中心母细胞样细胞,细胞核较大,圆形泡样核,有一个到多个明显的核仁。在结节性病变中,滤泡形态单一,生发中心正常的明区暗区极性消失,生发中心套区变薄,含可染小体的巨噬细胞(tingible body macrophage)缺失。在较大的病变中,中央呈弥漫性浸润,残余的形态单一的肿瘤性滤泡在外围。与原发性淋巴结滤泡中心淋巴瘤不同,目前原发性皮肤滤泡中心淋巴瘤暂无分级。

提示

在原发性皮肤滤泡中心淋巴瘤中可见 BCL-6 阳性细胞典型分布在滤泡周边。BCL-2 在原发性淋巴结滤泡中心淋巴瘤中特异性表达,但在原发性皮肤型中罕见。如果在滤泡中心淋巴瘤的皮肤病变中发现 BCL-2 阳性就应怀疑是原发性淋巴结滤泡中心淋巴瘤继发性累及皮肤。

原发性皮肤弥漫性大 B 细胞淋巴瘤，腿型 (primary cutaneous diffuse large B-cell lymphoma, leg type)

主要特征

• 主要累及老年人(>70 岁),好发于女性。

• 通常累及一个肢体的远端,为一个或多个红棕色结节,也可表现为其他部位的多发性结节。

• 5 年生存率约为 50%。

• 组织学表现主要是免疫母细胞 (immunoblast)致密的弥漫性浸润,细胞大而圆,核仁明显,偶见较大的多叶核有裂细胞,或间变细胞。

• 基本无中心细胞。

• 无浸润带(grenz zone)有时存在,附件结构常被破坏。

• 亲表皮的肿瘤细胞表现与 T 细胞淋巴瘤中的亲表皮现象十分相似。

• 大多数情况下 CD20 阳性、CD79a 阳性、BCL-2 阳性;绝大多数病例亦表达 BCL-6 和(或)CD10、IgM(而绝大多数原发性皮肤滤泡中心细胞淋巴瘤 IgM 阴性)。

• MUM-1/IRF4 强阳性对于与滤泡中心细胞淋巴瘤(follicle center lymphoma)弥漫型(MUM-1 阴性)的鉴别非常重要,二者常规 HE 染色表现相似。FOXP 1 阳性对于二者鉴别也很有效(原发性皮肤滤泡中心细胞淋巴瘤仅在极少情况下表达)。

• 本病的罕见变异型 CD30 可呈阳性,此时切不可误诊为间变性大细胞淋巴瘤 (anaplastic large cell lymphoma)。

• 存在重链 J 基因单克隆重排;没有特异的染色体改变。

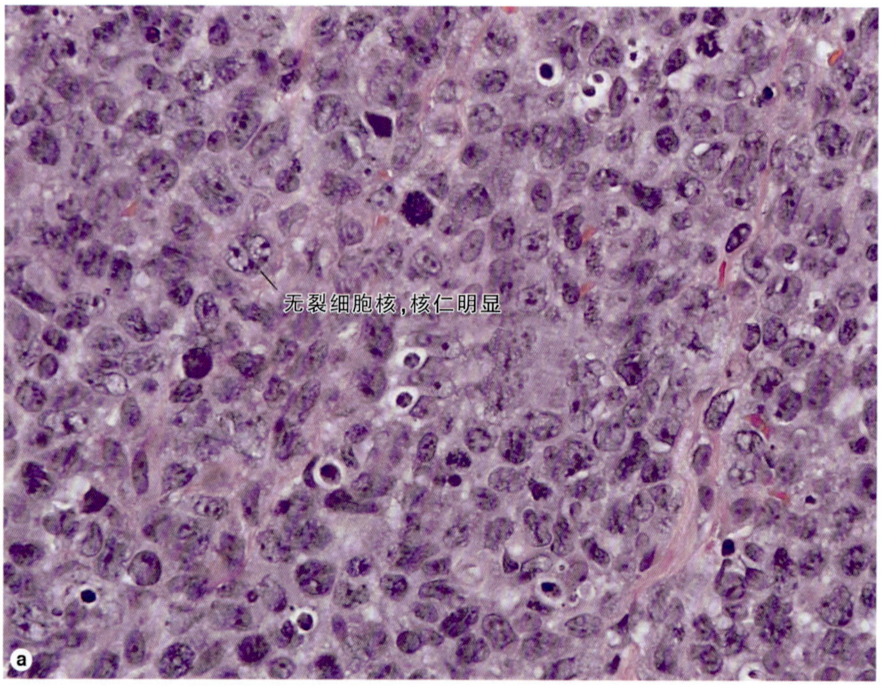

图 25-5 原发性皮肤弥漫性大 B 细胞淋巴瘤,腿型。(b)MUM-1。(待续)

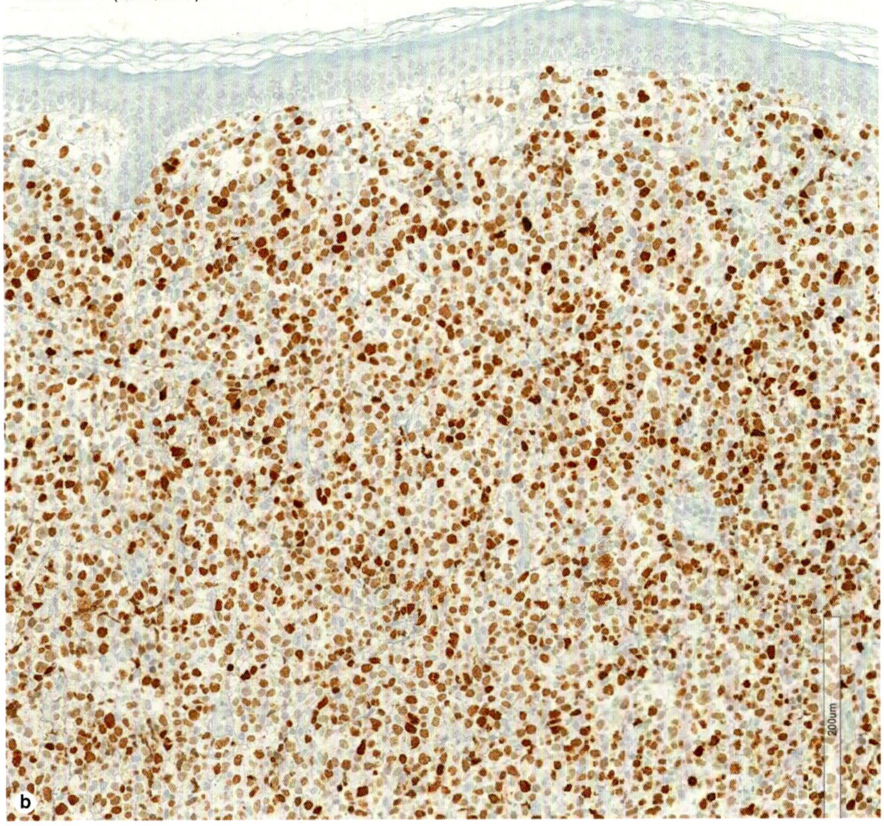

图 25-5(续)

原发性皮肤弥漫性大 B 细胞淋巴瘤，非腿型 (primary cutaneous diffuse large B-cell lymphoma, other than leg type)

主要特征

• 罕见。

• 可见于头部、躯干或四肢。

• 大细胞转化的 B 细胞呈弥漫性生长模式，缺乏前述的弥漫性大 B 细胞淋巴瘤，腿型或滤泡中心细胞淋巴瘤弥漫型的典型特征。

• 组织学检查显示单一形态的中心母细胞，背景中良性淋巴样细胞混杂存在。

• 通常 BCL-6 阳性，BCL-2 可能阴性；总 B 细胞标记阳性。

血管内大 B 细胞淋巴瘤 (intravascular large B-cell lymphoma)

主要特征

• 高度恶性，异型大 B 细胞的少见肿瘤，发生在小血管的管腔，特别是毛细血管和小静脉。

• 累及中枢神经系统可导致神经功能障碍。

• 肿瘤细胞大，圆形或卵圆形的泡样核，核仁明显，核分裂象常见。

• 肿瘤细胞可黏附血管内皮细胞，呈鞋钉样外观 (hobnail appearance)。

• 肿瘤细胞和纤维素(fibrin)引起血管部分闭塞，形成了临床上网状红斑(reticular erythema)表现。

• 可出现血管外受累。

• 必须与反应性血管内皮细胞瘤病 (reactive angioendotheliomatosis)和其他类型血管内淋巴瘤相鉴别。

• 肿瘤细胞表达 CD20、CD79a，可能异常共表达 CD5、CD10、CD11a。

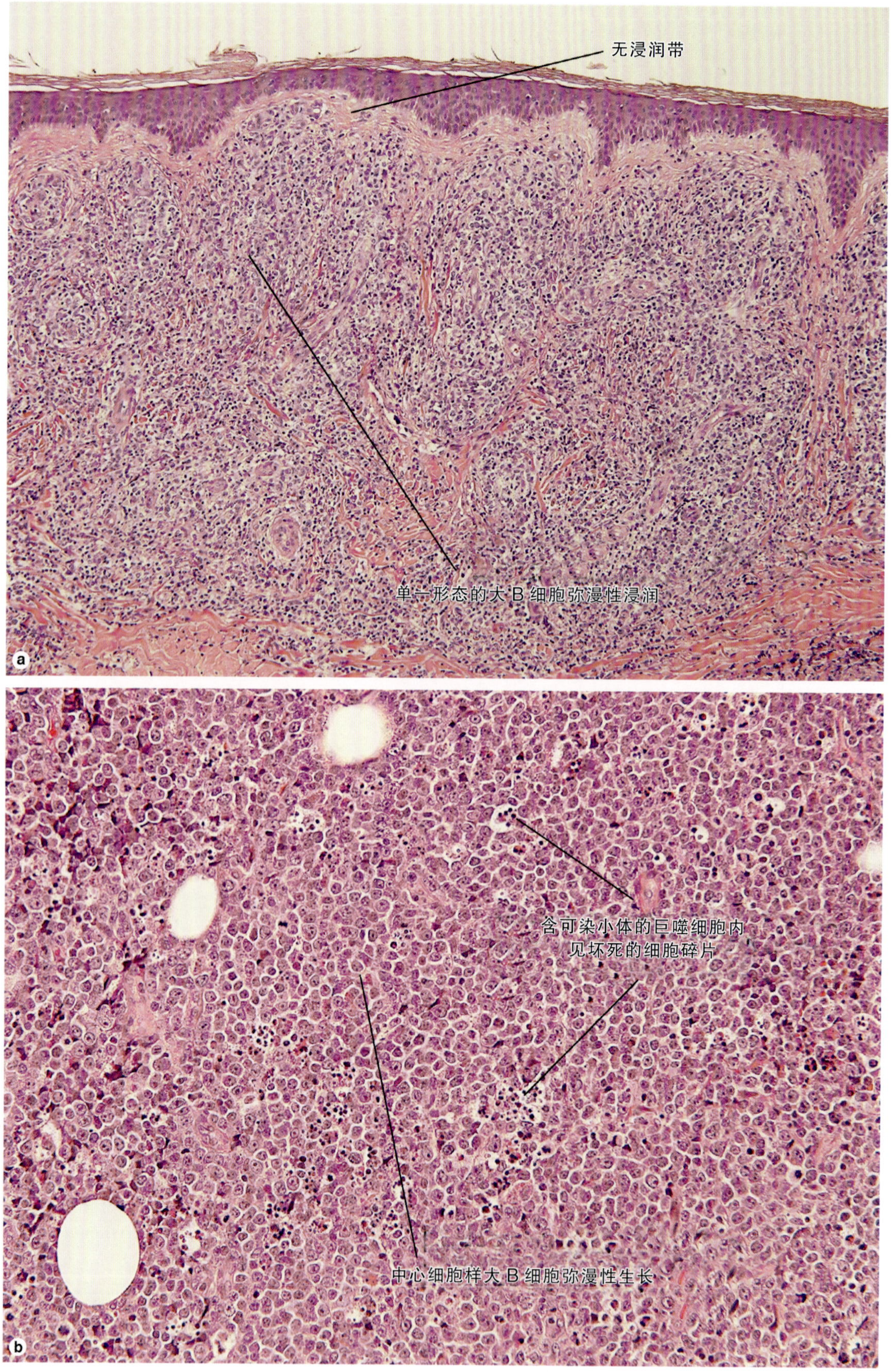

图 25-6 原发性皮肤弥漫性大 B 细胞淋巴瘤，非腿型。

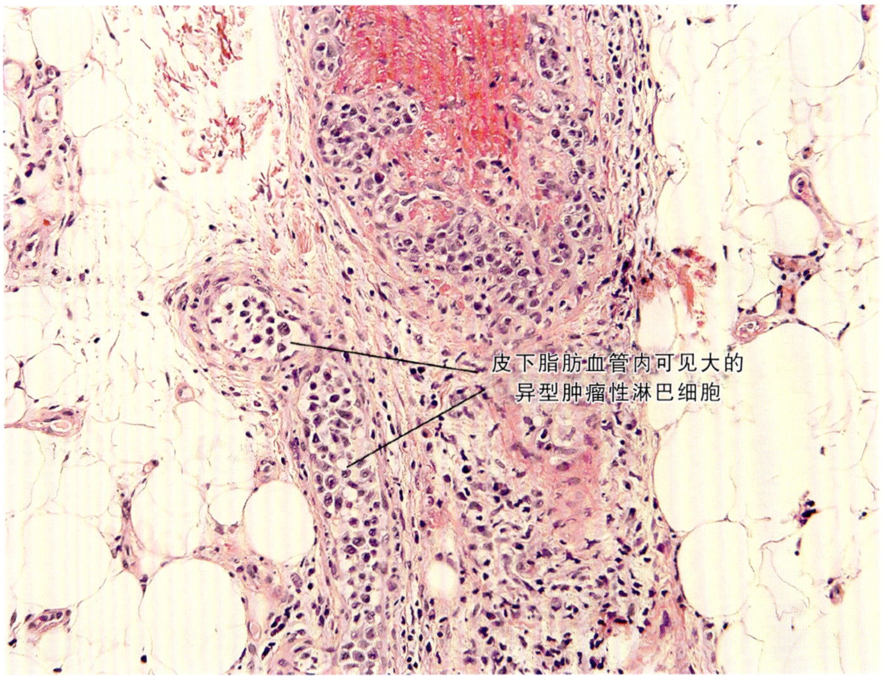

图 25-7　血管内大 B 细胞淋巴瘤。

系统性 B 淋巴细胞累及皮肤

淋巴瘤样肉芽肿病(lymphomatoid granulomatosis)

主要特征

• EB 病毒(EBV)感染有关的 B 细胞淋巴增殖性疾病。

• 最常累及肺、中枢系统和皮肤，组织学显示数量不等的大的异型淋巴样细胞在血管周围浸润，伴有坏死。

• 多形的单一核细胞浸润，同时伴有不等数量大的 EBV 阳性淋巴细胞；具有血管中心性和血管破坏性；也可见肉芽肿性炎症。

• 病变组织学分级从 1 级到 3 级，分级基于 EB 病毒阳性细胞在反应性混杂细胞浸润背景中比例的增加。

• CD20 阳性、EBV 阳性大 B 淋巴细胞存在于反应性 T 细胞的背景中。

• 认识到病变中大部分细胞为良性反应性 T 细胞很重要。

慢性淋巴细胞白血病/小淋巴细胞淋巴瘤(chronic lymphocytic leukemia/small lymphocytic lymphoma)

主要特征

• 西半球成人最常见的白血病。

• 原发于成熟 B 淋巴细胞。

• 与小淋巴细胞淋巴瘤相似；差异在于慢性淋巴细胞白血病肿瘤细胞累及血液/骨髓，而小淋巴细胞淋巴瘤的恶性淋巴样细胞累及其他组织/器官（无白血病的证据）。

• 深染的小圆形、成熟的淋巴样细胞在真皮呈结节性和(或)弥漫性浸润。

• 偶尔可见大细胞，有泡状核，核仁单一(幼稚淋巴细胞)。

• 无浸润带常见。

• CD19 阳性、CD20 阳性(通常弱阳性)、CD5 阳性、CD23 阳性、CD43 阳性。

• CD10 阴性、细胞周期蛋白 D1(cyclin D1)阴性。

• 增殖中心不及淋巴结中常见。

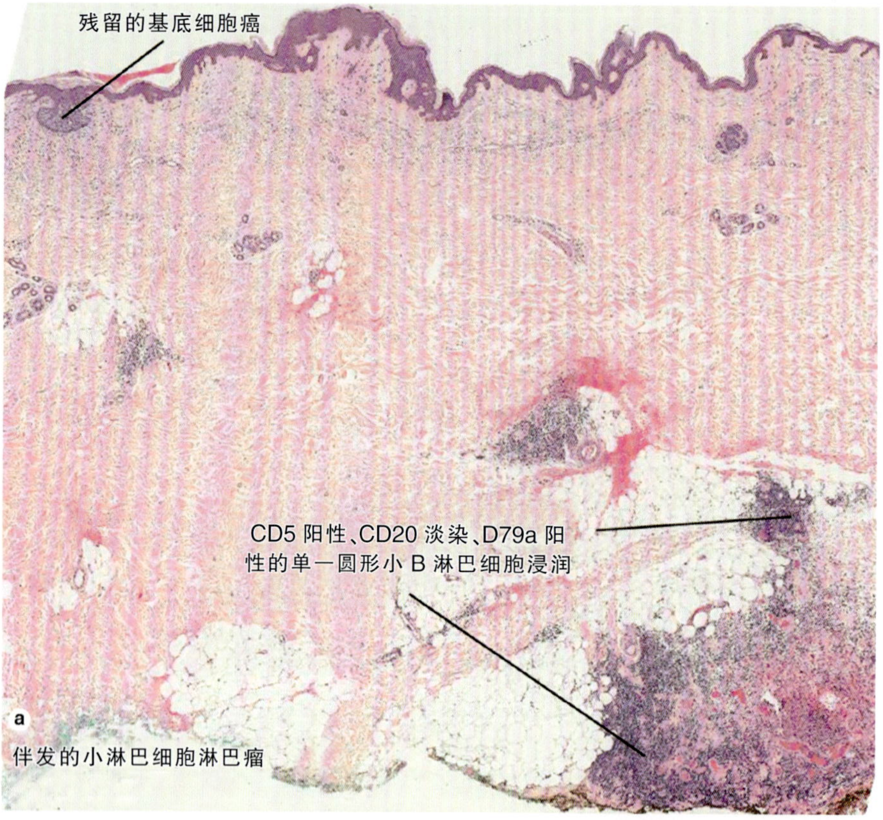

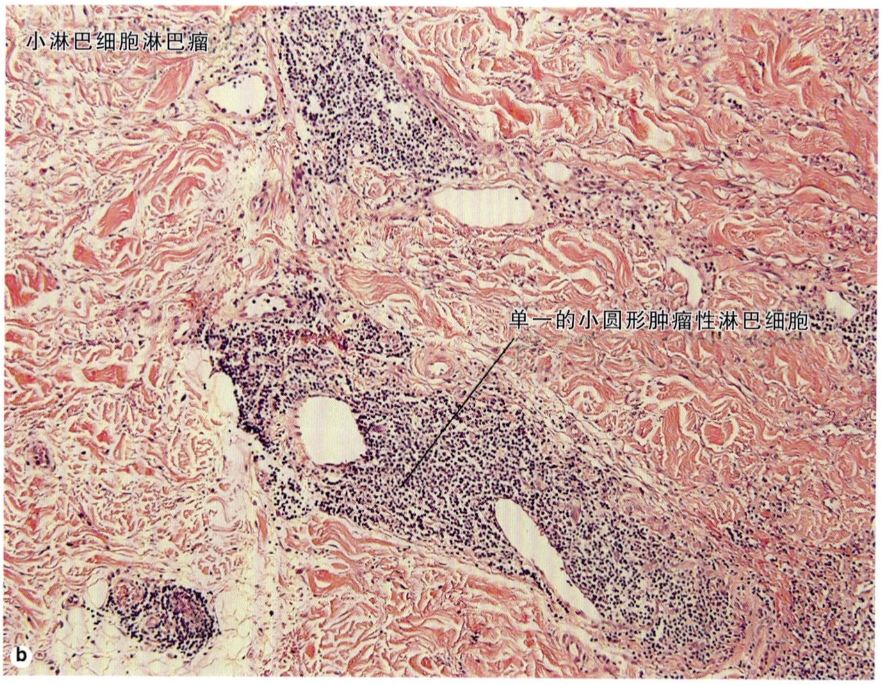

图 25-8 慢性淋巴细胞白血病/小淋巴细胞淋巴瘤。

套细胞淋巴瘤(mantle cell lymphoma)

主要特征

• 一种罕见的 B 细胞淋巴瘤,形态类似淋巴滤泡的套区。

• 皮肤病变通常是淋巴结来源的淋巴瘤累及皮肤的结果;有个别推测性诊断的原发性皮肤套细胞淋巴瘤病例报道,但其诊断的正确性有待商榷。

• 组织学检查显示单一形态的中等大小的淋巴细胞弥漫性浸润,细胞核不规则,常常有核仁。

• CD20 阳性、CD5 阳性、CD43 阳性、BCL-2 阳性、CD23 阴性。

• 细胞周期蛋白 D1 是重要标志物;细胞周期蛋白 D1 阳性是 t(11;14)基因易位的结果。

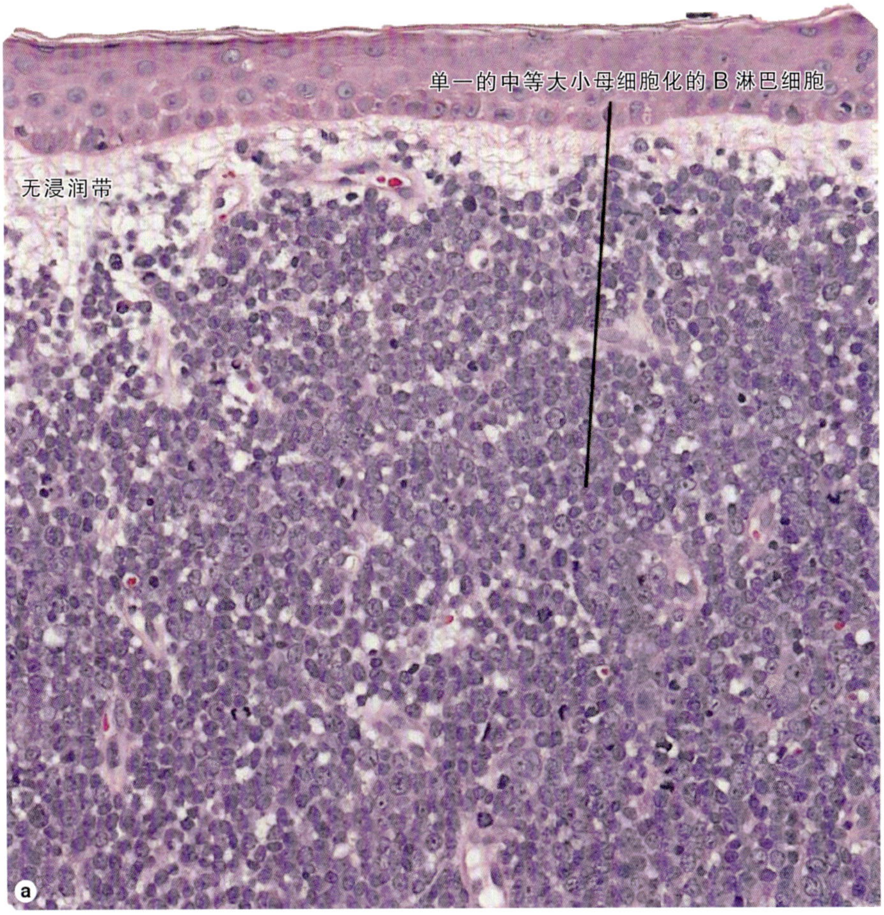

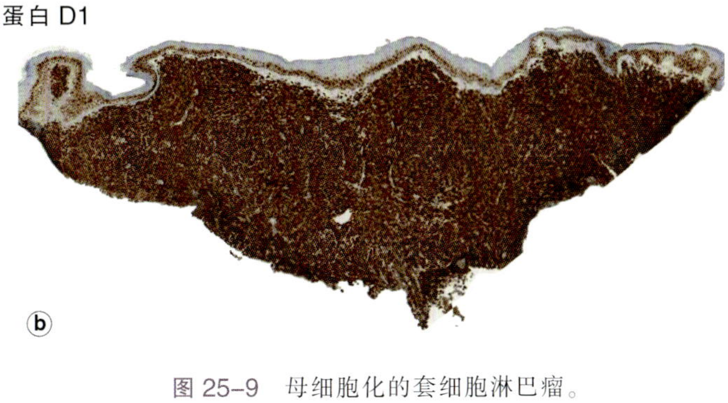

图 25-9　母细胞化的套细胞淋巴瘤。

Burkitt 淋巴瘤(Burkitt lymphoma)

主要特征

• 不是原发皮肤的淋巴瘤,但很少数情况下有皮肤受累。

• 有多个临床亚型(非洲的流行型和其他地区的散发型)。

• 常见于<20 岁的年轻人,但也可发生于任何年龄。

• 单一形态的中等大小细胞弥漫性生长,圆形(无裂)泡状核,有多个核仁,中等量的嗜碱性细胞质内通常包含多个透亮(充满脂质的)空泡。

• 由于肿瘤内有大量良性巨噬细胞吞噬坏死的肿瘤细胞/碎片,形成了"满天星(Starry-sky)"像。

• 增殖/有丝分裂指数极其高,MIB-1 阳性近 100%。

• CD19 阳性、CD20 阳性、CD79a 阳性、CD22 阳性、CD10 阳性、CD5 阴性、CD23 阴性、BCL-2 阴性、末端脱氧核糖核酸转移酶(terminal deoxyribonucleotidyl transferase,TdT)阴性。

• 异型的 Burkitt 淋巴瘤(Burkitt 样淋巴瘤)与经典型的 Burkitt 淋巴瘤相比细胞多形性与异质性更显著。

EBV 阳性黏膜皮肤溃疡(EBV 阳性 mucocutaneous ulcer)

主要特征

• 惰性的,通常是自限性的 EBV 阳性 B 细胞增殖。口咽黏膜或皮肤(最常见的皮肤部位包括唇部、手臂、胸部)的溃疡。

• 与免疫抑制、医源性免疫抑制(尤其是药物引发的,包括甲氨蝶呤、硫唑嘌呤和环孢素)或老年免疫衰老有关。

• 绝大多数是老年患者,70 岁以上。

• 与 EBV 阳性弥漫性大 B 细胞淋巴瘤(EBV+ diffuse large B-cell lymphoma)不同,因为它不会进展为系统性疾病,而且许多病例可自行消退;事实上,它甚至可能不是肿瘤。

• 边界清晰的溃疡伴多种形态的细胞浸润,包括数量不等的中等至大的免疫母细胞样细胞和具有 B 细胞免疫表型的多形性 Reed-Sternberg 样 EBV 阳性且 CD30 阳性细胞(绝大多数病例表达 CD79a;少数表达 CD20 和 CD45/LCA)。

• 在界限清楚的异型细胞浸润的外围,可见小 T 淋巴细胞、组织细胞、嗜酸性粒细胞和浆细胞的背景。

• 具有浆细胞样特征的凋亡细胞常见。

• 溃疡和坏死病变附近可见表皮假上皮瘤性增生(pseudoepitheliomatous epidermal hyperplasia)。

提示

考虑到大的 CD30 阳性细胞的存在,EBV 阳性黏膜皮肤溃疡在组织学上与经典的霍奇金淋巴瘤(Hodgkin lymphoma)非常相似,较大的 CD30 阳性细胞在少数病例中也可能表达 CD15;注意,原发性皮肤或黏膜的霍奇金淋巴瘤几乎不存在,而且绝大多数 EBV 阳性黏膜皮肤溃疡病例 CD45/白细胞共同抗原是阳性的。此外,本病中 EBV 阳性且 CD30 阳性的细胞大小不一,从大的多形的细胞到小的细胞均有,而经典的霍奇金淋巴瘤肿瘤细胞几乎都是大的细胞。

B 淋巴母细胞白血病/淋巴瘤(B-cell lymphoblastic leukemia/lymphoma)

主要特征

• 小部分的前体 B 淋巴母细胞白血病/淋巴瘤患者可出现实体肿瘤,最常见发生于皮肤、骨骼和淋巴结。

• 淋巴母细胞略大于成熟淋巴细胞,但比大 B 细胞淋巴瘤中的细胞小。

• 淋巴母细胞中可见圆形或盘曲的细胞核,染色质纤细(较正常成熟淋巴细胞更苍白、更纤细),核仁不明显,有少许嗜碱性细胞质。

• 弥漫性浸润模式,常见核分裂象和含可染小体的巨噬细胞(tingible body macrophage)("满天星"像)。

• TdT 阳性(90%)、CD34 阳性(75%)、CD79a 阳性、CD19 阳性、CD22 阳性、CD10 阳性 (80%~85%)、CD20 阳性或阴性(可能淡染或为阴性)、细胞表面 Ig 阴性。

表 25-1 WHO 原发性皮肤 B 细胞淋巴瘤分类

原发性皮肤滤泡中心淋巴瘤
- 最常累及部位是头部或颈部(通常为头皮),其次是躯干
- 由肿瘤性滤泡中心细胞组成(例如,由不同比例的中心细胞和中心母细胞组成)
- 中心细胞体积小,伴有裂细胞核
- 中心母细胞较大,无裂细胞核,可见 1~3 个核仁黏附于核膜内侧
- 如果是成片成片的中心母细胞呈弥漫生长模式,通常归类于弥漫大 B 细胞淋巴瘤而不是滤泡中心淋巴瘤
- 另外,中心细胞和中心母细胞的数量不重要,因为原发性皮肤滤泡中心淋巴瘤不分级
- 免疫表型:
  - 滤泡型
    - CD20 阳性,CD79a 阳性,BCL-6 阳性,CD10 阳性
  - 弥漫型
    - CD20 阳性,CD79a 阳性,BCL-6 阳性,CD10 阴性,FOXP1 阴性,常常 IgM 阴性

原发性皮肤边缘区淋巴瘤(皮肤 MALT 淋巴瘤)
- 包括之前分类中的:
- 无潜在骨髓瘤的原发性皮肤浆细胞瘤
- 原发性皮肤免疫细胞瘤
- 表现为红色至紫色的结节/肿块,最常见于躯干及四肢,一般为单发,或很少数的皮损
- 小的边缘区中心细胞样 B 细胞增生,通常围绕在良性反应性生发中心的周边
- 免疫表型:CD20 阳性,CD79a 阳性,BCL-2 阳性,CD5 阴性,CD10 阴性,BCL-6 阴性
- 近 70%病例证实存在限制性单克隆免疫球蛋白(轻链)

原发性皮肤弥漫性大 B 细胞淋巴瘤,腿型
- 80%病例发生于≥70 岁的患者
- 预后差
- 单一形态的大细胞转化的 B 细胞呈现弥漫性增殖
- 活化的 B 细胞免疫表型,BCL-2 强阳性,MUM-1/IRF4 阳性,CD19 阳性,CD20 阳性,CD79a 阳性,BCL-6 表达是可变的,FOXP1 阳性,常常 IgM 阳性

原发性皮肤弥漫性大 B 细胞淋巴瘤,其他型
- 包括血管内大 B 细胞淋巴瘤和弥漫性大 B 细胞淋巴瘤非腿型仅累及皮肤的情况

Adapted from World Health Organization Classification of Tumours of Haematopoietic and Lymphoid Tissues, 2016 revision of fourth edition.

(门月华 译 任发亮 张春雷 审校)

推荐阅读

Ahearn IM, Hu SW, Meehan SA, et al. Primary cutaneous follicle-center lymphoma. Dermatol Online J 2014;20(12).

Bradford PT, Devessa SS, Anderson WF, et al. Cutaneous lymphoma incidence patterns in the United States: a population based study of 3884 cases. Blood 2009;113:5064–73.

Charli-Joseph Y, Cerroni L, LeBoit PE. Cutaneous spindle-cell B-cell lymphomas: most are neoplasms of follicular center cell origin. Am J Surg Pathol 2015;39(6):737–43.

De Laval L, Harris NL, Longtine J, et al. Cutaneous B-cell lymphomas of follicular and marginal zone types. Am J Surg Pathol 2001;25(6):732–41.

Demierre M, Kerl H, Willemze R. Primary cutaneous B cell lymphomas: a practical approach. Hematol Oncol Clin North Am 2003;17:1333–50.

Dewar R, Andea AA, Guitart J, et al. Best practices in diagnostic immunohistochemistry: workup of cutaneous lymphoid lesions in the diagnosis of primary cutaneous lymphoma. Arch Pathol Lab Med 2015;139(3):338–50.

Dojcinov SD, Venkataraman G, Raffield M, et al. EBV positive mucocutaneous ulcer—a study of 26 cases associated with various sources of immunosuppression. Am J Surg Pathol 2010;34:405–17.

Hallerman C, Niermann C, Fischer R-J, et al. New prognostic relevant factors in primary cutaneous diffuse large B-cell lymphomas. J Am Acad Dermatol 2007;56:588–97.

Hart M, Thakral B, Yohe S, et al. EBV positive mucocutaneous ulcer in organ transplant recipients: a localized indolent posttransplant lymphoproliferative disorder. Am J Surg Pathol 2014;38:1522–9.

Hristow AC. Primary cutaneous diffuse large B-cell lymphoma, leg type: diagnostic considerations. Arch Pathol Lab Med 2012;136:876–81.

Koens L, Vermeer MH, Willemze R, et al. IgM expression on paraffin sections distinguishes primary cutaneous large

B-cell lymphoma, leg type from primary cutaneous follicle center lymphoma. Am J Surg Pathol 2010;34:1043–8.

Lima M. Cutaneous primary B-cell lymphomas: from diagnosis to treatment. An Bras Dermatol 2015;90(5):687–706.

Ritter J, Adesokan P, Fitzgibbon J, et al. Paraffin section immunohistochemistry as an adjunct to morphologic analysis in the diagnosis of cutaneous lymphoid infiltrates. J Cutan Pathol 1994;21:481–93.

Roglin J, Boer A. Skin manifestations of intravascular lymphoma mimic inflammatory diseases of the skin. Br J Dermatol 2007;157:16–25.

Sander C, Kaudewitz P, Schirren C, et al. Immunocytoma and marginal zone B cell lymphoma (MALT lymphoma) presenting in skin-different entities or a spectrum of disease? J Cutan Pathol 1996;23:59a.

Sokol L, Naghashpour M, Glass F. Primary cutaneous B-cell lymphomas: recent advances in diagnosis and management. Cancer Control 2012;19(3):236–44.

Swerdlow SH, Campo E, Harris NL, et al. World Health Organization (WHO) Classification of Tumors of Hematopoietic and Lymphoid Tissues. Lyon: World Health Organization; 2008.

Swerdlow SH, Campo E, Pileri SA, et al. The 2016 revision of the World Health Organization Classification of Lymphoid Neoplasms. Blood 2016;127(20):2375–90.

Wilcox RA. Cutaneous B-cell lymphomas: 2015 update on diagnosis, risk-stratification, and management. Am J Hematol 2015;90(1):73–6.

Willemze R, Jaffe ES, Burg G, et al. WHO-EORTC Classification for cutaneous lymphomas. Blood 2005;105:3768–85.

转移性肿瘤及其模仿者

第 26 章

Chrisrine J. Ko

皮肤转移性肿瘤,尤其是转移性腺癌(adenocarcinoma),与皮肤原发性附属器肿瘤(adnexal tumor)的鉴别非常重要。转移至皮肤的腺癌(adenocarcinoma)通常是乳腺和肺来源。黏蛋白卡红(mucicarmine)染色能很好地显示局部腺体分化。大部分转移性肿瘤常位于真皮。偶然情况下,亲表皮性转移癌形成表皮内癌巢。

提示

若细胞角蛋白 (cytokeratin)5/6 阳性且 p63 阳性或 p40 阳性提示原发性皮肤附属器肿瘤而非腺癌转移至皮肤。

乳腺癌(breast carcinoma)

主要特征

- 低分化腺癌。
- 有多种模式:单行细胞在胶原间浸润;异型细胞呈条索状和管状排列;细胞聚集伴腺体形成;黏液湖中细胞群集;片状密集的异型细胞。
- 偶见亲表皮性(epidermotropism)。
- 巨囊性病液体蛋白(gross cystic disease fluid protein,GCDFP)-15 阳性,雌激素受体(estrogen receptor)阳性,细胞角蛋白(cytokeratin,CK)-7 阳性。

乳腺癌是女性皮肤转移癌的最常见病因,转移常见于胸壁,有时可由肿瘤直接浸润而来。临床和病理可有多种表现,下面介绍几种独特亚型。

铠甲状癌(carcinoma en cuirasse)

主要特征

- 环钻取材的组织呈矩形。
- 被挤压的真皮。
- 致密的胶原束。
- 深染的细胞单行排列(single file),细胞核呈铸形样改变 (nuclear molding)(呈黑色列车厢样,black box car)。

正如铠甲是由皮革制成的装束,铠甲状癌表现为皮肤木样硬化。深染的细胞单行排列,细胞核呈铸形样改变。肿瘤细胞间为致密的胶原。由于真皮硬化,环钻取材的组织呈矩形而不是锥形。

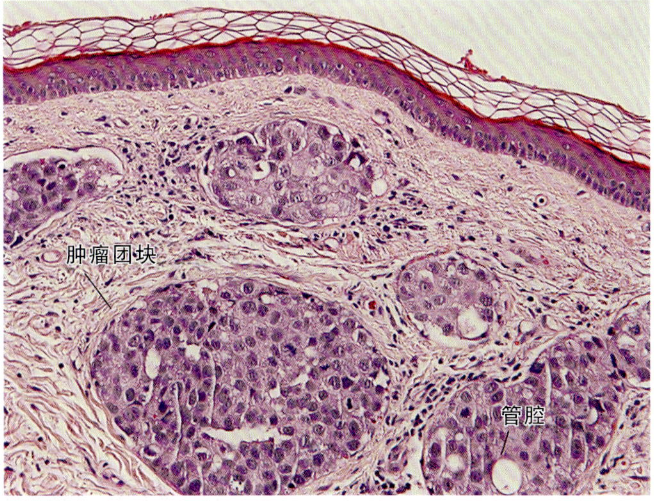

图 26-1 乳腺癌。

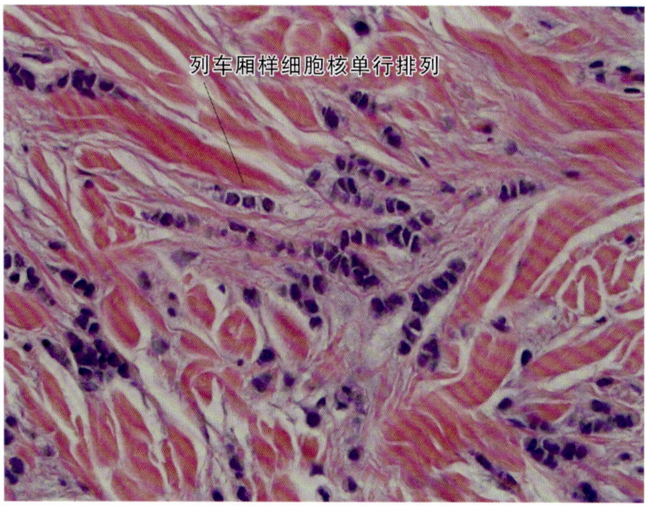

图 26-2 铠甲状癌。

炎性乳腺癌(inflammatory carcinoma)(丹毒样癌,carcinoma erysipeloides)

主要特征

- 扩张的淋巴管内可见肿瘤细胞。
- 毛细血管充血。

临床上,表现为不同程度皮肤红斑,从淡红色斑片至丹毒样外观。病理上常无炎症表现,红斑继发于血管充血。

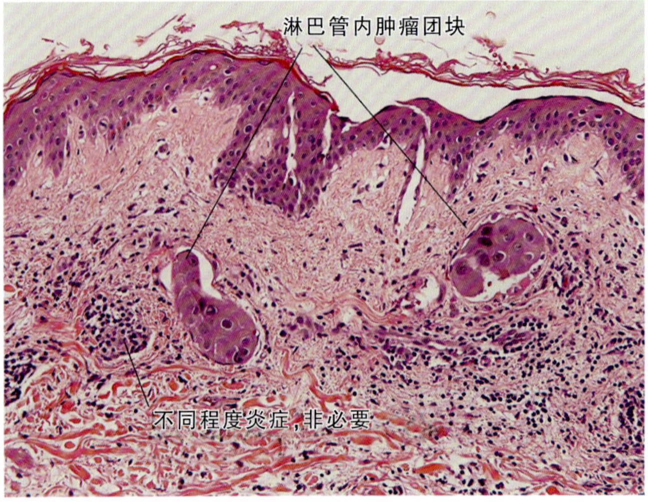

图 26-3 炎性乳腺癌。

肿瘤性脱发(alopecia neoplastica)

主要特征

- 真皮硬化。
- 异型细胞呈条索状浸润。
- 毛囊缺失。

偶然情况下,转移性乳腺癌表现为头皮肤色至淡红色片状脱发区,临床上常误诊为斑秃(alopecia areata)。如皮损内注射皮质类固醇治疗,毛发仍不能再生,需进行皮肤活检。

肺癌(lung carcinoma)

主要特征

- 转移性肺癌可以是小细胞癌、腺癌、鳞状细胞癌或未分化癌。
- 绝大多数病例甲状腺转录因子(thyroid transcription factor,TTF)-1 阳性。

肺癌是男性皮肤转移癌的最常见病因。常表现为躯干单发性结节或簇集性丘疹。

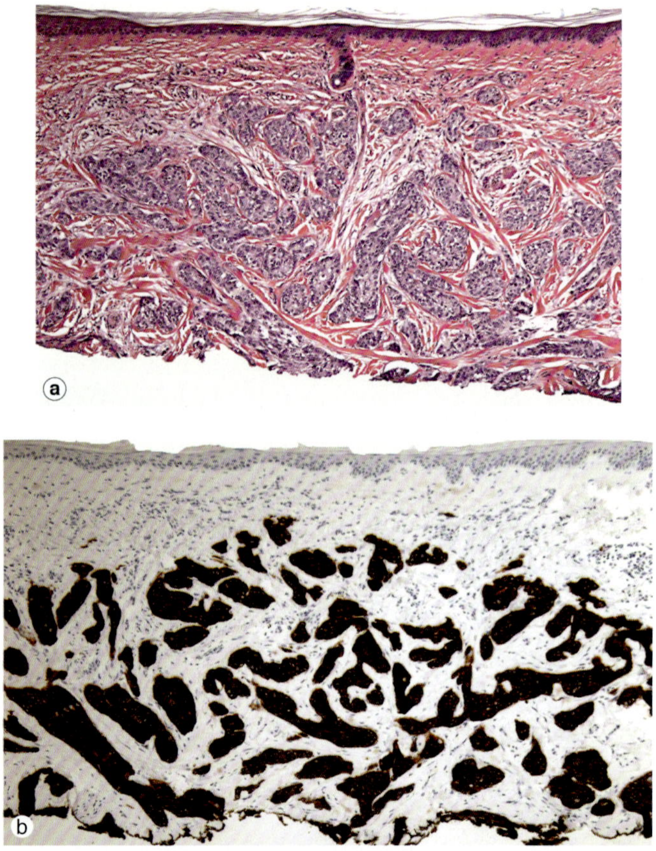

图 26-4 转移性肺癌。(a~c)转移性腺癌。CK7 阳性(b),CK5/6 阴性(c),以及 p40 阴性(未显示)。(待续)

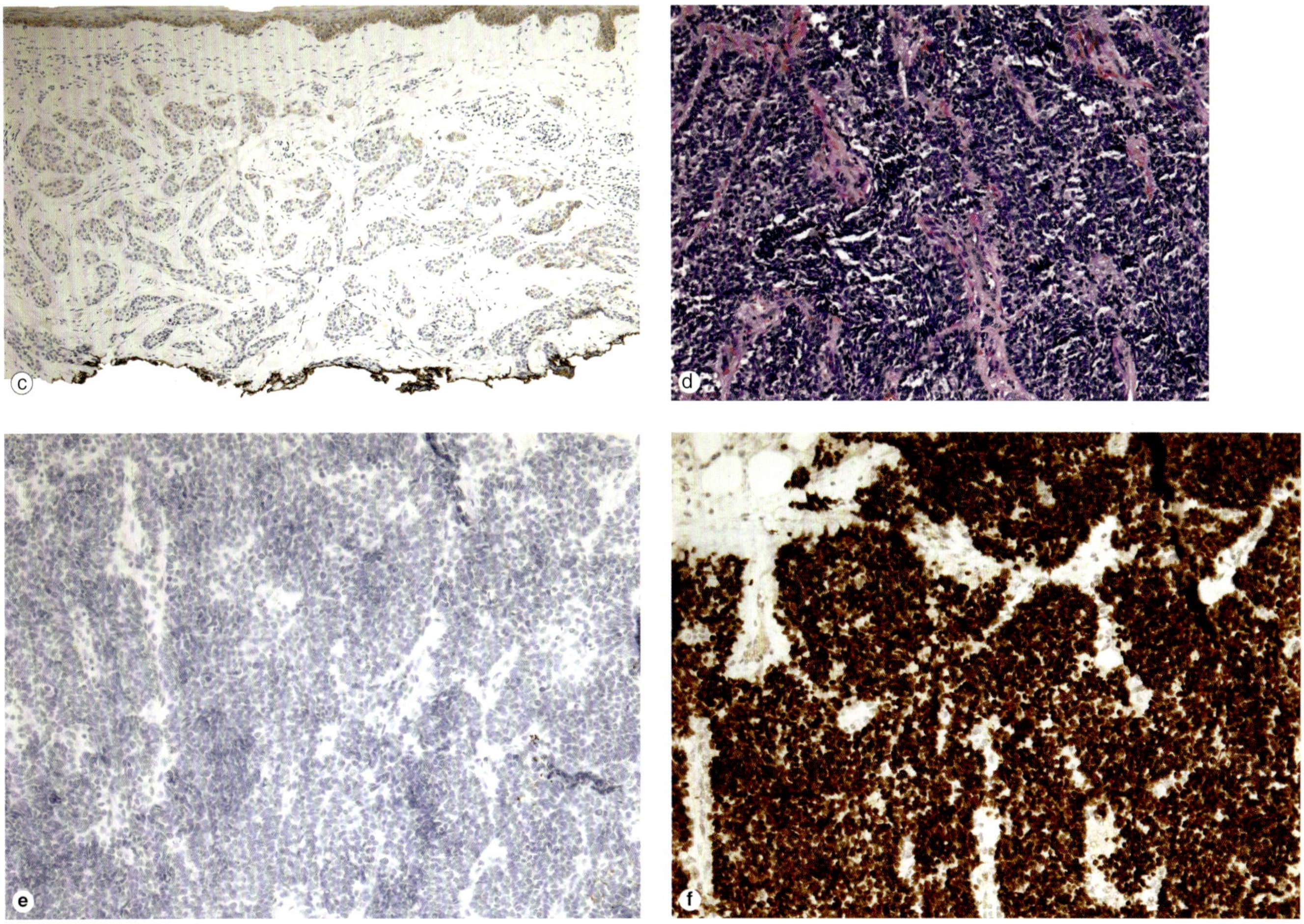

图 26–4（续）　(d~f)小细胞肺癌。CK20 阴性(e)，TTF–1 阳性(f)。

小细胞肺癌(small cell lung carcinoma)

主要特征

• 成片成片的肿瘤细胞，细胞核大小一致、圆形蓝色，几乎无细胞质。

• 可有明显的人工挤压现象。

• 可见细胞核铸形样改变 (nuclear molding)(译者注：相邻肿瘤细胞互相挤压，细胞核挤压面变平，核膜彼此贴紧)。

• TTF–1 阳性(CK20 阴性)，可与皮肤 Merkel 细胞癌(Merkel cell carcinoma)鉴别。

肾癌(renal carcinoma)

主要特征

• 富含糖原的透明细胞形成小管状结构。

• 明显的血管成分，伴含铁血黄素(hemosiderin)和红细胞外溢(extravasated erythrocytes)。

• CD10 阳性。

• 过碘酸–希夫(PAS)染色阳性。

• RCC 阳性。

头皮是转移性肾细胞癌(renal cell carcinoma，RCC)的常见部位。典型皮疹为结节。血管呈“鸡爪”样改观。

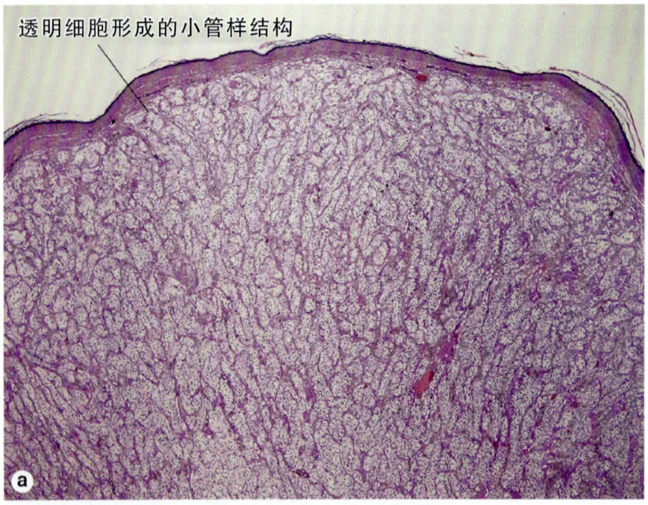

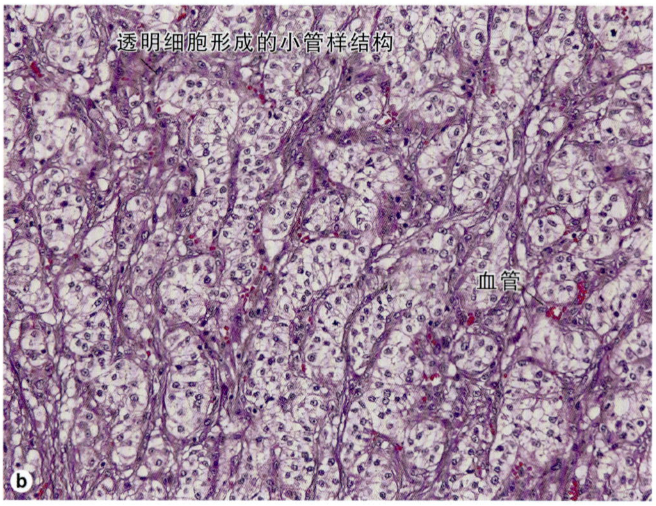

图 26-5 肾癌。

结肠癌(colon carcinoma)

主要特征

- 中至高分化腺癌。
- 可类似于皮肤黏液癌(mucinous carcinoma),表现为成簇的蓝细胞漂浮在黏液湖上。
- 典型的 CK20 阳性。
- CDX2 阳性。

结肠癌典型的组化是 CK20 阳性,CK7 阴性。直肠癌 CK20、CK7 双阳性,或仅有 CK7 阳性。图 26-6c,d 证实了直肠癌相反的免疫组化染色结果。

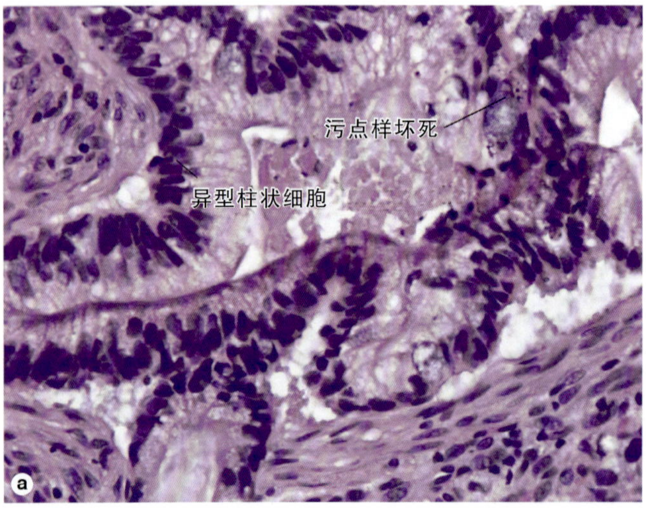

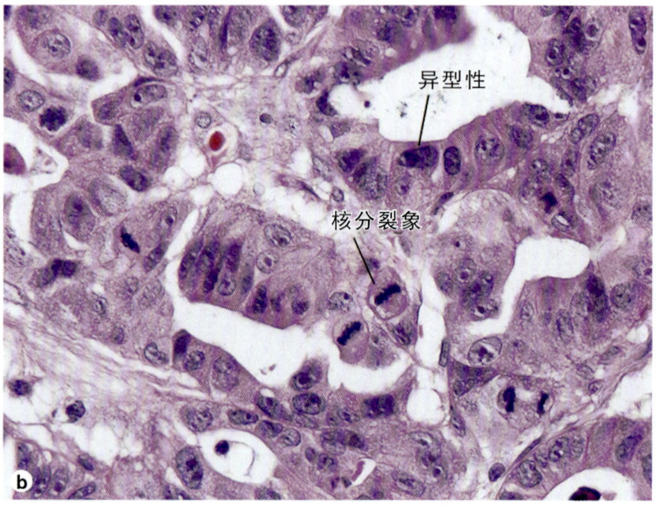

图 26-6 (a,b)结肠癌。(待续)

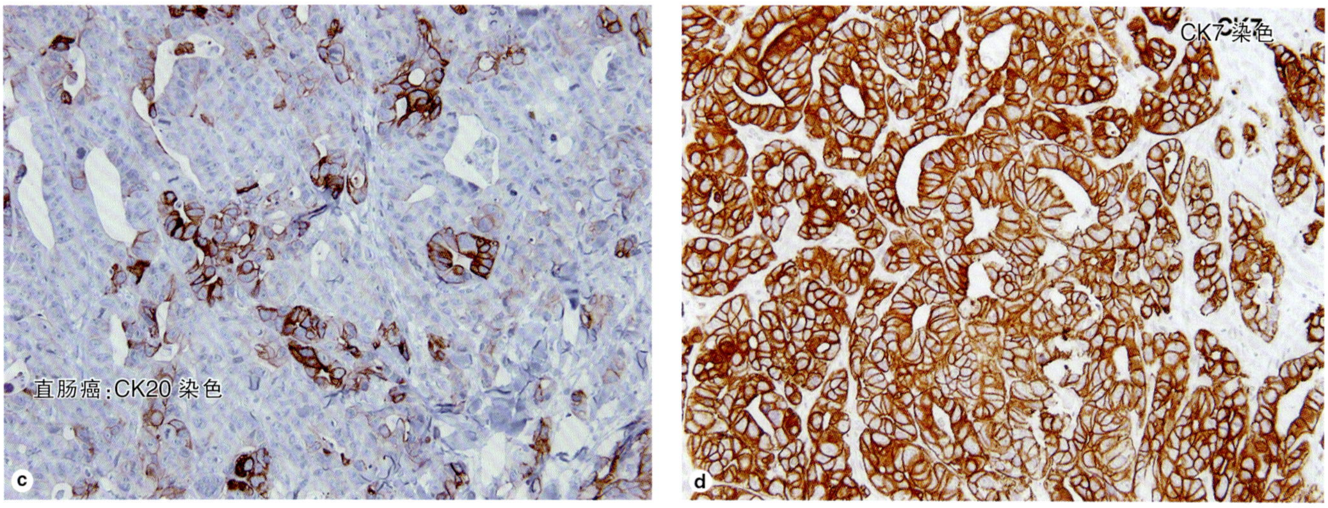

图 26-6(续) (c,d)直肠癌相反的免疫组化染色结果(CK20 弱阳性,CK7 阳性)。结肠癌通常 CK20 阳性,CK7 阴性。

卵巢癌(ovarian carcinoma)

主要特征

- 高分化腺癌。
- 有时肿瘤呈乳头状蕨叶体。
- 可见砂粒体(psammoma body)(同心圆形钙化,concentric calcifications)。
- CK7 阳性,CA125 阳性,PAX8 阳性。

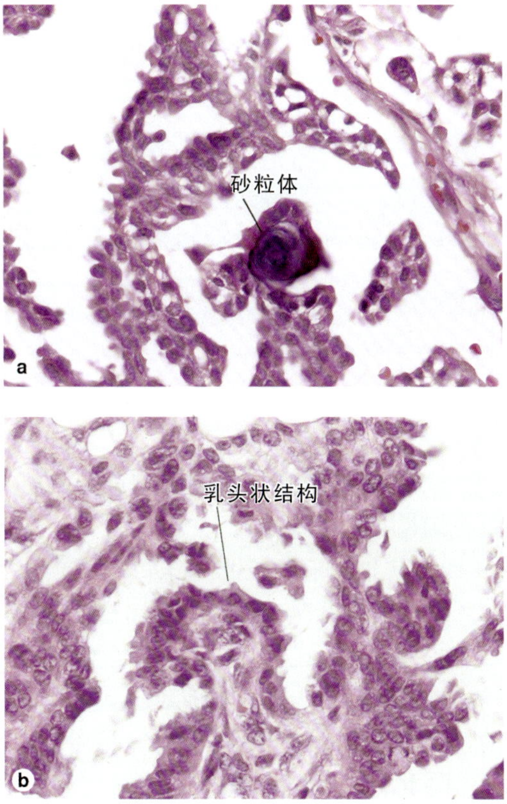

图 26-7 卵巢癌。

印戒细胞癌(signet-ring carcinoma)

主要特征

- 异型细胞中央为淡染区(黏液),细胞核被挤压到周边。
- 基质疏松。

最常见来源为胃,也可源于消化道其他部位或乳腺。

甲状腺癌(thyroid carcinoma)

主要特征

- 乳头状癌最常见,其次为滤泡状癌。
- 可见砂粒体(psammoma body),特别是乳头状癌。
- "孤儿安妮"(Orphan Annie)细胞核(核大,中央淡染)及核内假性包涵体(pseudoinclusions)是乳头状癌的典型表现。
- 髓样癌,表现为降钙素(calcitonin)阳性。
- 甲状腺球蛋白(thyroglobulin)阳性,TTF-1 阳性。

甲状腺癌(通常为血行转移,可转移至身体的多个部位。头皮为常见转移部位。甲状腺乳头状癌(papillary thyroid carcinoma)表现为蕨叶体结构和"孤儿安妮"眼样细胞核。有时可见滤泡样变异,但仍可见特征性的"孤儿安妮"眼样细胞核及核内假性包涵体(pseudoinclusions)。甲状腺滤泡状癌(follicular thyroid carcinoma)由甲状腺滤泡和胶质组成。甲状腺髓样癌(medullary thyroid carcinoma)通常由成片成片的异型细胞和淀粉样物质组成,可为独立病变,偶然情况是多发性内分泌肿瘤综合征 (multiple endocrine neoplasia syndromes) ⅡA 型(Sipple 综合征)和ⅡB 型的标志。

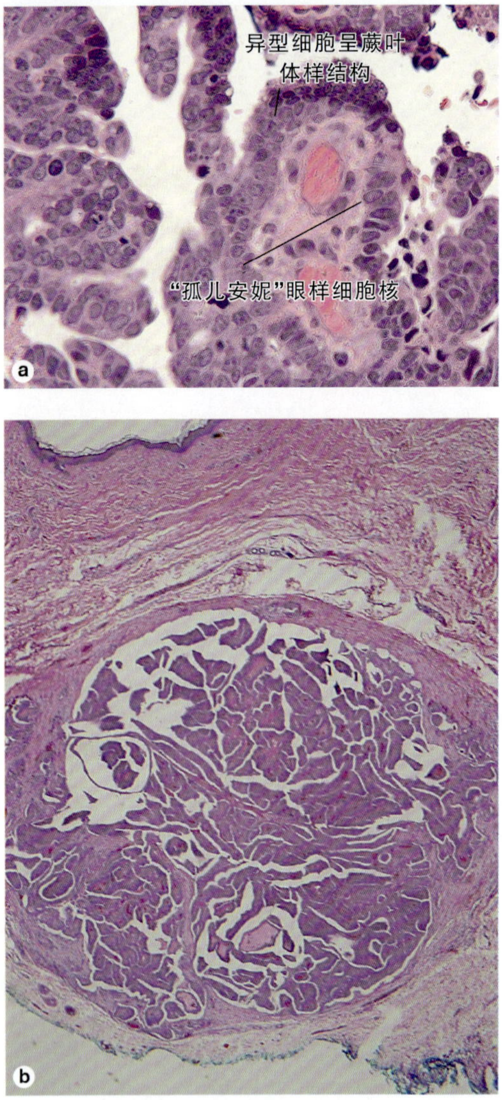

图 26-8 甲状腺乳头状癌。

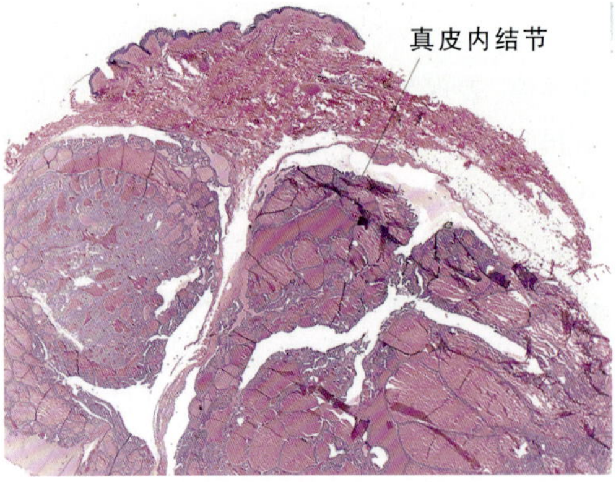

图 26-9 甲状腺滤泡状癌。

前列腺癌(prostate carcinoma)

主要特征

- 低分化腺癌。
- 异型细胞在胶原间浸润。
- 前列腺特异性抗原(prostate-specifi cantigen, PSA)阳性。

转移性前列腺癌常见于大腿及腹股沟,见于其他部位的也有报道。

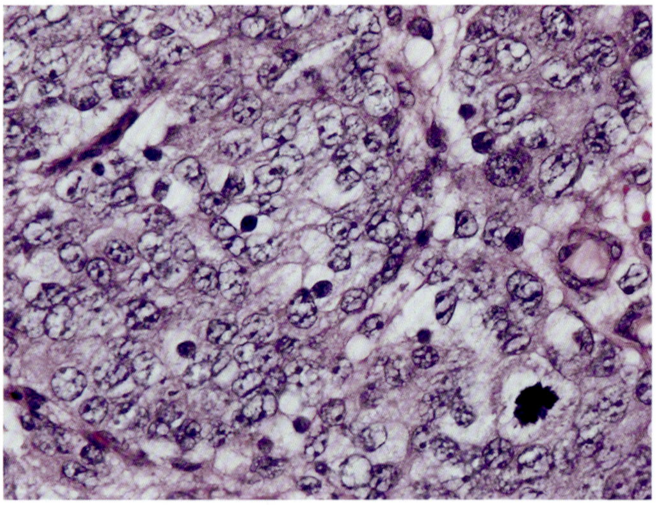

图 26-10 前列腺癌。

转移性鳞状细胞癌(metastatic squamous cell carcinoma)

主要特征

- 肿瘤位于真皮深层。
- 通常不和表皮相连。
- 偶见角珠(squamous pearls)。
- 可为低分化癌,p63 或 p40 和细胞角蛋白(cytokeratin)染色阳性有助于诊断。

转移性鳞状细胞癌常见来源于口腔、肺、食管或皮肤,也有来自宫颈和男性生殖器。亲表皮性转移病变类似于原发性皮肤鳞状细胞癌(squamous cell carcinoma)。

鳞状细胞癌细胞角蛋白 AE1/AE3 染色并非总是阳性。总角蛋白(pankeratin)染色、细胞角蛋白 MNF116 或细胞角蛋白 34βE12(CK903)染色通常更可靠。

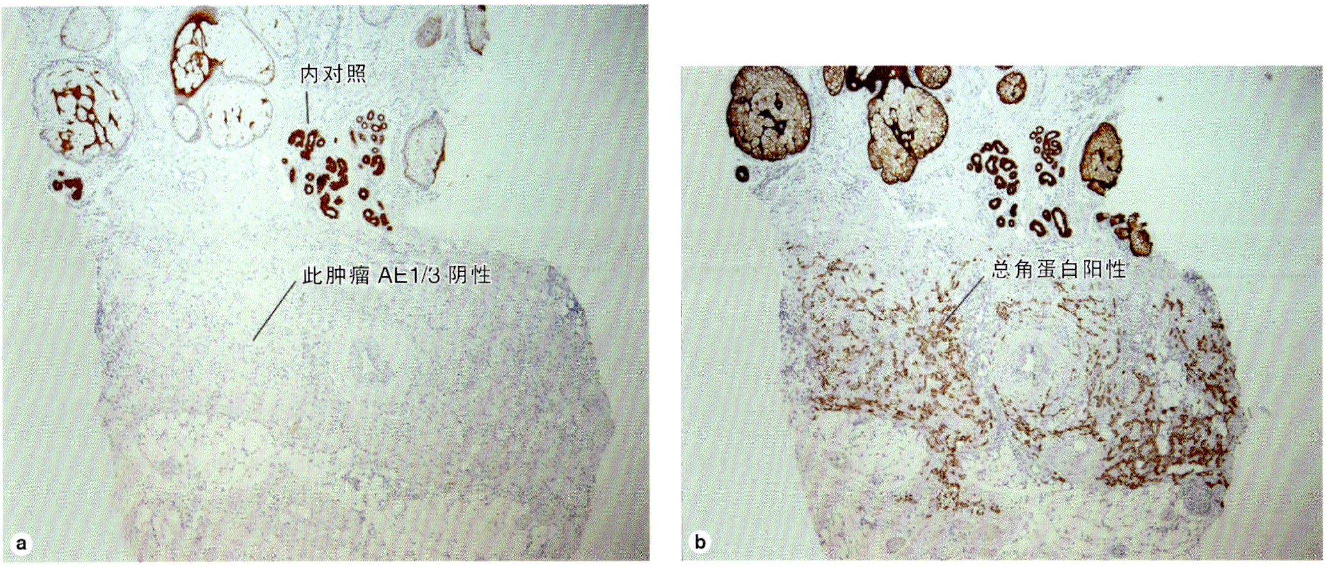

图 26-11　鳞状细胞癌。

脑膜瘤(meningioma)

主要特征

- 梭形至卵圆形细胞呈旋涡状排列或群集分布。
- 纤维胶原性基质至疏松性基质。
- 肿瘤细胞可成片融合。
- 可见砂粒体。
- EMA 阳性。

颅内脑膜瘤的皮肤表现可由颅内脑膜瘤直接浸润皮肤而来,也可为真正转移播散所致。病变常见于头皮。

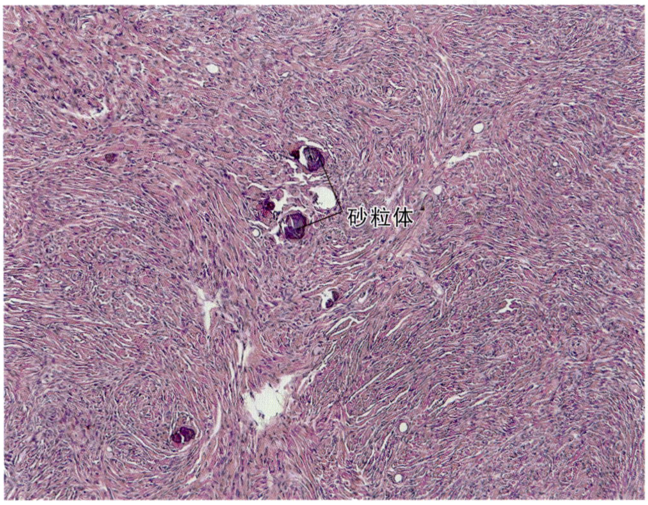

图 26-12　脑膜瘤。

表 26-1　转移性腺癌的角蛋白免疫免疫组化染色

	乳腺	结肠	肺	泌尿道	胰腺/胆囊
CK7	+	−	+	+	+
CK20	−	+	−	+	+

表 26-2 转移性腺癌的免疫组化染色

腺癌种类	免疫组化染色
乳腺	GCDFP-15 阳性，CEA 阳性，CK7 阳性，EMA 阳性
胃肠道	CEA 阳性，CK20 阳性，CDX2 阳性
肺	TTF-1 阳性，CEA 阳性
卵巢	CA125 阳性，PAX8 阳性
	黏蛋白亚型 CK7 阳性、CK20 阳性
前列腺	PSA 阳性
肾	CD10 阳性
	RCC 阳性，PAX8 阳性
甲状腺	TTF-1 阳性，甲状腺球蛋白阳性，降钙素阳性（髓样癌），PAX8 阳性

CA，癌抗原；CD，分化抗原；CEA，癌胚抗原；CK，细胞角蛋白；EMA，上皮膜抗原；GCDFP，巨囊性病液体蛋白；RCC，肾细胞癌抗原；PSA，前列腺特异性抗原；TTF，甲状腺转录因子。

模仿转移癌的病变（lesions that mimic metastatic carcinoma）

子宫内膜异位症（endometriosis）

主要特征

- 可见腺腔。
- 同心排列的纤维黏液样疏松基质。
- 基质中见红细胞，有或无含铁血黄素（hemosiderin）。
- 蜕膜化的子宫内膜异位症的基质中可见大的多角形蜕膜细胞（decidual cells）。

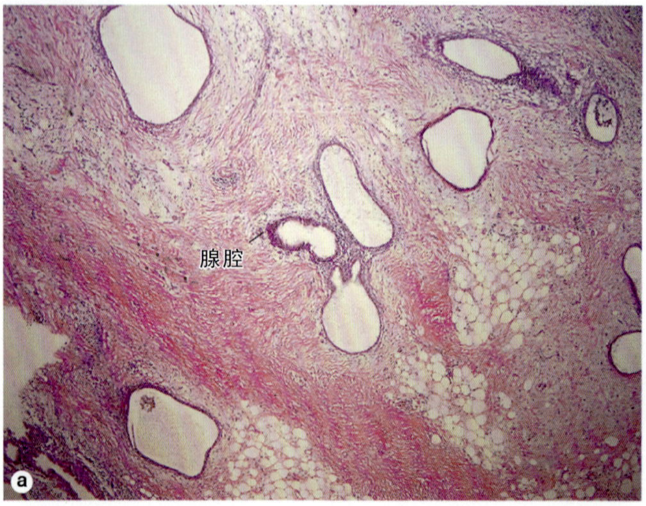

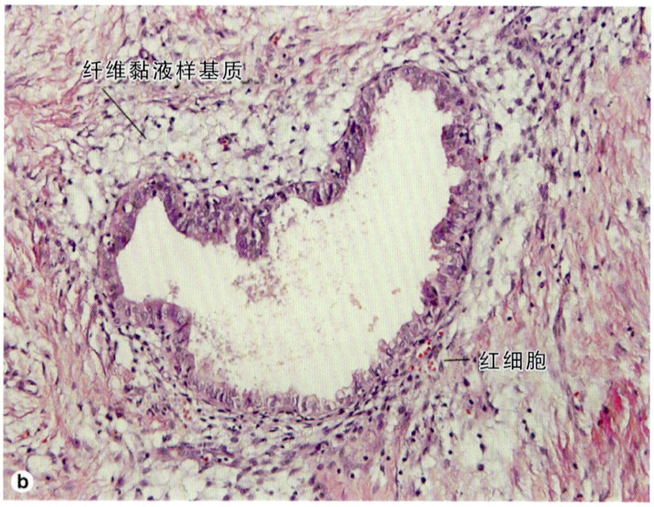

图 26-13 （a,b）子宫内膜异位症。（待续）

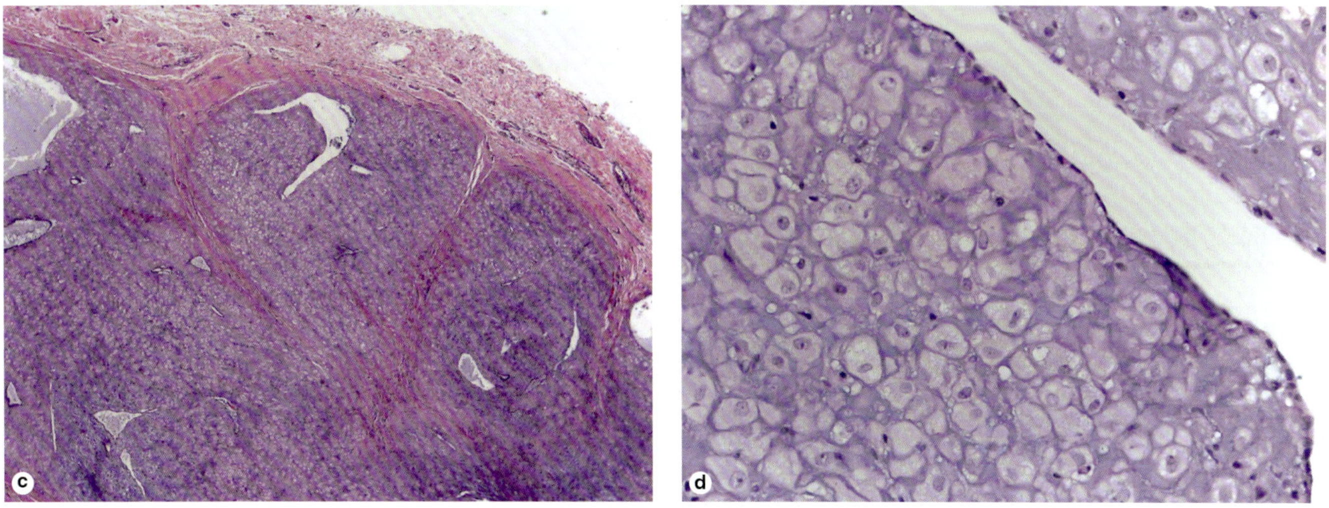

图 26-13(续)　(c,d)蜕膜化的子宫内膜异位症。

脐肠系膜管息肉 (omphalomesenteric duct polyp)

主要特征

- 脐部息肉样肿物。
- 表面鳞状上皮和黏膜上皮相连接。
- 柱状上皮,有杯状细胞(goblet cell)。
- 黏膜上皮下可见平滑肌。

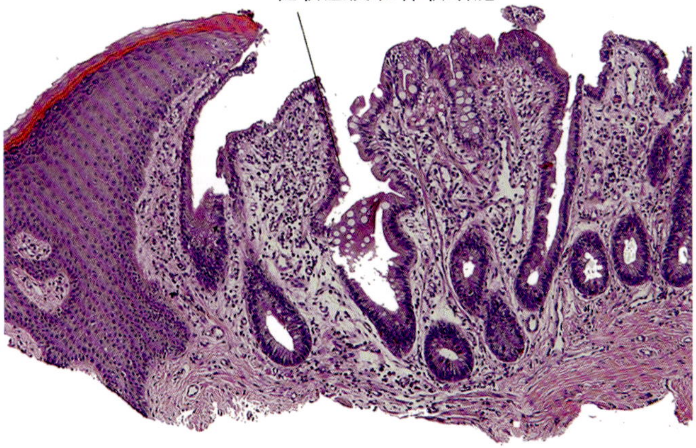

图 26-14　脐肠系膜管息肉。

(彭芬 译　任发亮 金江 审校)

推荐阅读

Abrol N, Seth A, Chattergee P. Cutaneous metastasis of prostate carcinoma to neck and upper chest. Indian J Pathol Microbiol 2011;54(2):394–5.

Amin A, Burgess EF. Skin manifestations associated with kidney cancer. Semin Oncol 2016;43(3):408–12.

Marcoval J, Penín RM, Llatjós R, et al. Cutaneous metastasis from lung cancer: retrospective analysis of 30 patients. Australas J Dermatol 2012;53(4):288–90.

Raghavan D. Cutaneous manifestations of genitourinary malignancy. Semin Oncol 2016;43(3):347–52.

Rollins-Raval M, Chivukula M, Tseng GC, et al. An immunohistochemical panel to differentiate metastatic breast carcinoma to skin from primary sweat gland carcinomas with a review of the literature. Arch Pathol Lab Med 2011;135(8):975–83.

Tan AR. Cutaneous manifestations of breast cancer. Semin Oncol 2016;43(3):331–4.

附录 1 皮肤病理学助记符

角质层内中性粒细胞=PTICSS

银屑病(Psoriasis)
癣(Tinea)
脓疱疮(Impetigo)
念珠菌病(Candida)
脂溢性皮炎(Seborrheic dermatitis)
梅毒(Syphilic)

嗜酸性海绵水肿=HAAPPIE

妊娠疱疹(Herpes gestationis)
节肢动物叮咬(Arthropod bite)
变应性接触性皮炎(Allergic contact dermatitis)
天疱疮(Pemphigus)
类天疱疮(Pemphigoid)
色素失禁症(Incontinentia pigmenti)
新生儿中毒性红斑(毛囊周围海绵水肿)
Erythema toxicum neonatorum(spongiosis adjacent to a follicle)

假上皮瘤样增生伴脓疡="Here Come Big Green Leafy Veggies"(译者注:首字母联想趣味记忆法)

卤素皮疹(Halogenoderma)
着色真菌病(Chromomycosis)
芽生菌病(Blastomycosis)
腹股沟肉芽肿(Granuloma inguinale)
利什曼病(Leishmaniasis)
增殖性天疱疮(嗜酸性粒细胞为主)
Pemphigus vegetans(eosinophils predominate)

真皮乳头中性粒细胞聚集=PLAID

大疱性类天疱疮(Bullous pemphigoid)
红斑狼疮(大疱性)[Lupus(bullous)]
获得性大疱性表皮松解症(EBA)
线状 IgA 大疱性皮病
(Linear immunoglobulin A)
疱疹样皮炎(DH)

角层下脓疱=CAT PISS

念珠菌病(Candida)
婴儿肢端脓疱病/急性泛发性发疹型脓疱病
(Acropustulosis of infancy/AGEP)
新生儿暂时性脓疱性黑变病/癣(Transient neonatal pustular melanosis/Tinea)
脓疱型银屑病(Pustular psoriasis)
脓疱疮(Impetigo)
Sneddon-Wilkinson 病(角层下脓疱病)
葡萄球菌烫伤样皮肤综合征
(Staphylococcal-scalded skin syndrome)

苔藓样皮炎的鉴别诊断(Lichenoid DDX)

扁平苔藓(LP)
良性苔藓样角化病[LPLK(BLK)]
苔藓样药疹(Lichenoid drug)
黑素细胞性病变的苔藓样退行性变
(Lichenoid regression of melanocytic lesion)
苔藓样移植物抗宿主病(Lichenoid graft-versus-host disease)
红斑狼疮(肢端-"唇和指尖")
[Lupus(acral-"lips and tips")]

星状脓肿(栅栏状肉芽肿+中性粒细胞)=Stella has the "CLATS"

猫抓病(Cat scratch)
LGV(性病性淋巴肉芽肿)
非典型分枝杆菌感染
(Atypical mycobacterial)
兔热病罕见的类鼻疽
(Tularemia rarely melioidosis)
孢子丝菌病(加上罕见的类鼻疽,奴卡菌病)
[Sporotrichosis(plus rarely melioidosis, Nocardia)]

寄生于组织细胞中的疾病="pH GIRL"

马尔尼菲青霉菌(Penicillium marneffei)
组织胞浆菌病(Histoplasmosis)
腹股沟肉芽肿(Granuloma inguinale)
鼻硬结病(Rhinoscleroma)
利什曼病/麻风(Leishmaniasis/leprosy)

每个空泡内均有淋巴细胞

MF
LPLK(BLK)
PLEVA
PLC

真皮内细胞增多="Busy Dermis Can Kill Grandma's Sweet Nieces"

蓝痣(Blue nevus)
DF/真皮 Spitz 痣(DF/dermal Spitz)
皮肤转移癌(Cutaneous metastasis)
Kaposi 肉瘤(斑块期)[Kaposi(plaque)]
环状肉芽肿(Granuloma annulare)
硬化性黏液水肿(Scleromyxedema)
神经纤维瘤(Neurofibroma)
梅毒(Syphilis)

血管炎			
大血管5	小血管5	梭形细胞肿瘤紧贴表皮(SLAM)	散弹样分布
肉芽肿性多血管炎(既往名为Wegener肉芽肿)	HSP	梭形细胞鳞状细胞癌(Spindle cell SCC)	Paget病
嗜酸性肉芽肿性多血管炎(既往名为Churg-Strauss综合征)	Cryos	平滑肌肉瘤(Leiomyosarcoma)	鲍温病
类风湿性血管炎	药物诱导	AFX	黑色素瘤
败血症性血管炎	CTD	恶性黑色素瘤(梭形细胞) Melanoma(spindle cell)	肢端色素痣皮损中部
显微镜下多血管炎/结节性多动脉炎	血清病		Spitz痣皮损中部
			皮脂腺癌

淋巴腺溃疡性感染="Please Tell Me That Lawyers Can Get Convicted"	矩形活检标本="Most Normal Skin Can't Get Really Square"	Paisley领带样外观的鉴别="Most MDs (wear paisley ties)"
鼠疫(Plague)	硬斑病(Morphea)	硬斑病样基底细胞癌(Morpheaform basal cell carcinoma)
结核(Tuberculosis)	正常后背皮肤(Normal back)	微囊肿附属器癌(Microcystic adnexal carcinoma)
类鼻疽(Melioidosis)	瘢痕(Scar)	促结缔组织增生性毛发上皮瘤(Desmoplastic trichoepithelioma)
兔热病(Tularemia)	结缔组织痣(Connective tissue nevi)	汗管瘤(Syringoma)
性病淋巴肉芽肿(Lymphogranuloma venerum)	慢性移植物抗宿主病(Chronic Graft versus host)	(Courtesy of Al Strickler)
猫抓病(Cat scratch)	放疗(Radiation treatment)	
鼻疽病(Glanders)	硬皮病/硬肿病(Scleroderma/Scleredema)	
软性下疳(Chancroid)	(Courtesy of Al Strickler)	
(Courtesy of Adam Lake)		

嗜酸性脂膜炎="Many Eosinophils Are Hyper In Panniculitis"	海绵水肿性皮炎="Spongiotic Dermatitis Appears So DAINTY Per the Scope"	皮肤肌纤维瘤(DermatoMyoFibroma)="Doesn't move follicles"
药物(Medication)	海绵水肿性色素性紫癜(Spongiotic pigmenting purpura)	(Courtesy of Tyler Vukmer)
嗜酸性筋膜炎(Eosinophilic fasciitis)	汗疱疹(Dyshidrotic dermatitis)	
节肢动物叮咬(Arthropod)	变应性接触性皮炎(Allergic contact dermatitis)	
嗜酸性粒细胞增多综合征(Hypereosinophilic syndrome)	自身敏感性皮炎(ID reaction)	
特发性(Idiopathic)	钱币状湿疹(Nummular dermatitis)	
寄生虫(Parasite)	癣(Tinea)	
(Courtesy of Al Strickler)	酵母菌(念珠菌)[Yeast(Candida)]	
	玫瑰糠疹(Pityriasis rosea)	
	淤积性皮炎(Stasis dermatitis)	
	(Courtesy of Al Strickler)	

注:AGEP,急性泛发性发疹性脓疱病;AFX,非典型纤维黄瘤;BLK,良性苔藓样角化病;Cryos,混合性冷球蛋白血症;CTD,结缔组织病;DDX,鉴别诊断;DF,皮肤纤维瘤;DH,疱疹样皮炎;EBA,获得性大疱性表皮松解症;HSP,过敏性紫癜;LGV,性病性淋巴肉芽肿;LP,扁平苔藓;LPLK,扁平苔藓样角化病;MF,蕈样肉芽肿;PLC,慢性苔藓样糠疹;PLEVA,急性痘疮样苔藓样糠疹;SCC,鳞状细胞癌。

附录 2 皮肤超微结构

Sunita Bhuta

1.桥粒(desmosome)

典型桥粒有以下特征:①局部细胞膜呈三层结构,相邻细胞膜间隙均匀,为 20~30nm,其间为中间线(三角箭头所指);②致密斑边界清楚,张力原纤维(F)汇集于此。

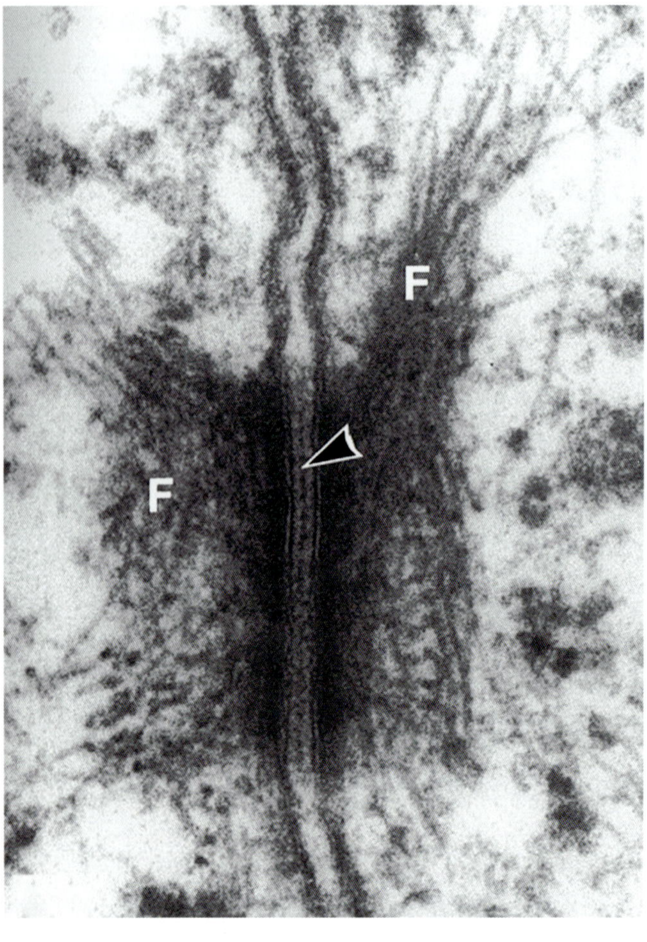

2.朗格汉斯细胞(含 Birbeck 颗粒)

电镜下可见细胞质中含有典型的球拍状颗粒(插图为更高放大倍数的 Birbeck 颗粒)。

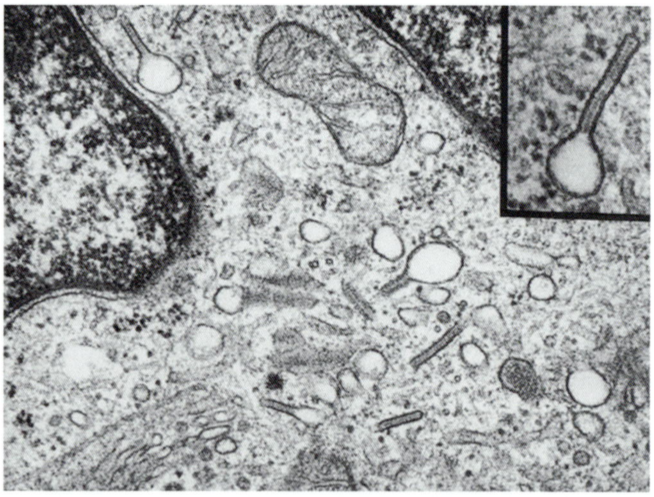

3.前黑色素小体

独立的黑色素小体,内含特征性条纹状结构。

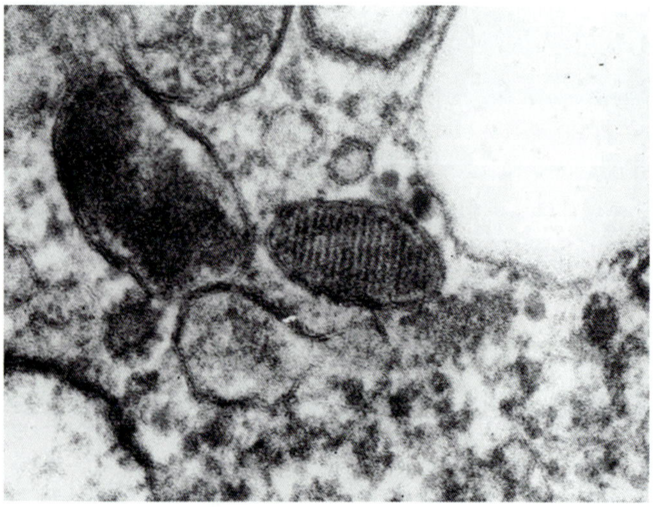

4.张力原纤维

张力原纤维(中间丝)游离于鳞状细胞的胞质中。

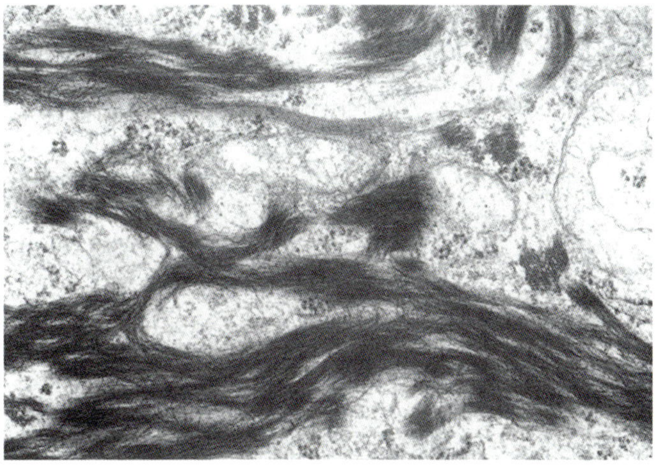

5.嗜酸性粒细胞

(A)双细胞核(N),胞质内有特殊颗粒。

(B)特殊颗粒有纤细的颗粒基质和晶体(Cr)核。

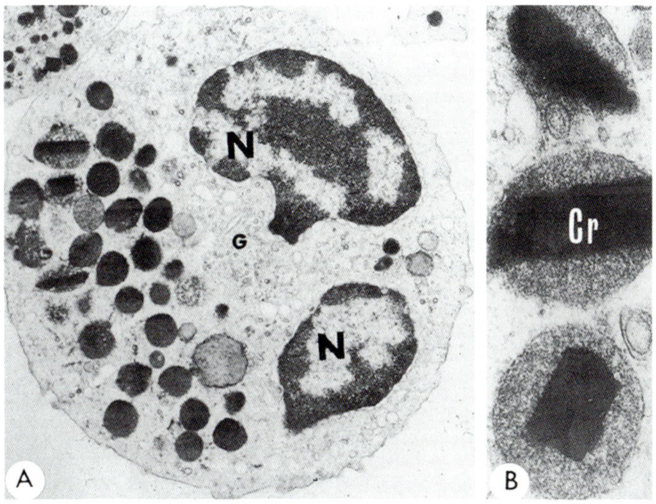

6. 肥大细胞

肥大细胞内含大量电子致密颗粒,插图所示为颗粒的内部结构,含螺纹样膜状结构(卷轴)。

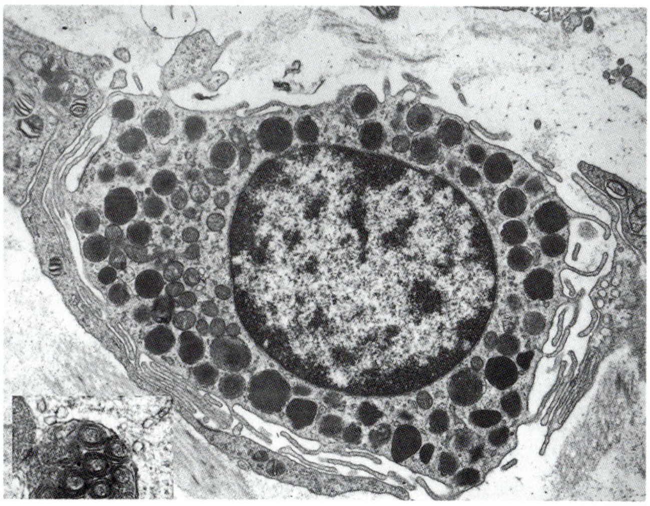

7.Merkel 细胞

Merkel 细胞胞质内含圆形的、有膜包裹的、电子致密的颗粒(神经分泌颗粒),绕以透明晕。

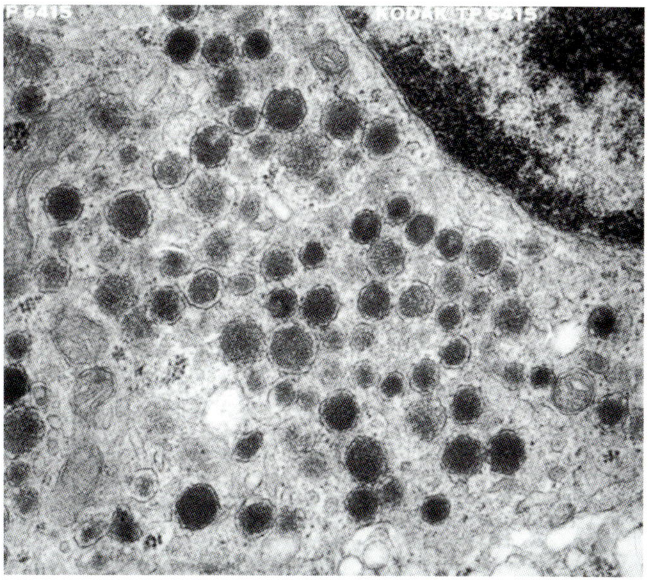

附录3 外源性物质和人工现象

Tammie Ferringer

1.电灼(electrocautery)

• 角质形成细胞明显变长，彼此平行排列，拉伸方向与表真皮交界面垂直。

• 胶原均质化。

2.明胶海绵(gelfoam)

• 蓝紫色阿拉伯风格花纹样的(蔓藤花纹样)网状结构，周围肉芽肿反应。

3.氯化铝(aluminum chloride)

• 表皮变平，水平排列的纤维化，与瘢痕类似，其下为浅灰蓝色颗粒，常在组织细胞内，伴灶性钙化。

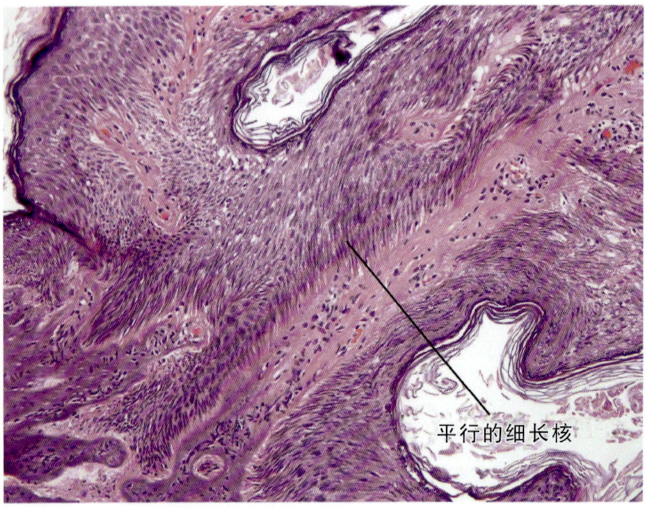

图附录 3-1 电灼的人工现象。

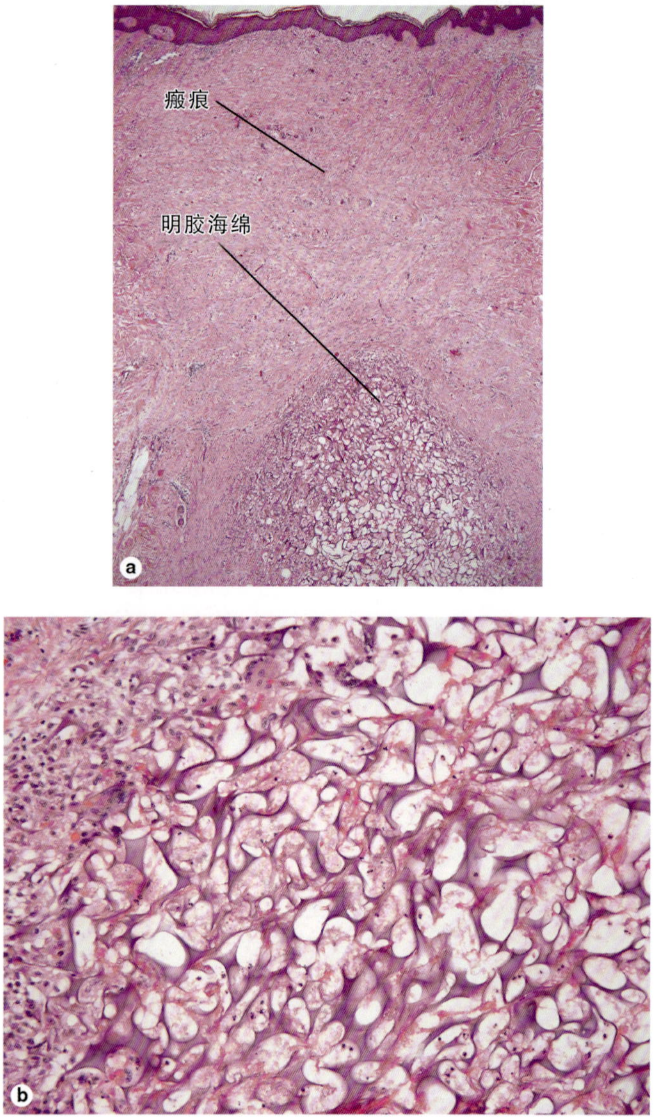

图附录 3-2 (a,b)明胶海绵。

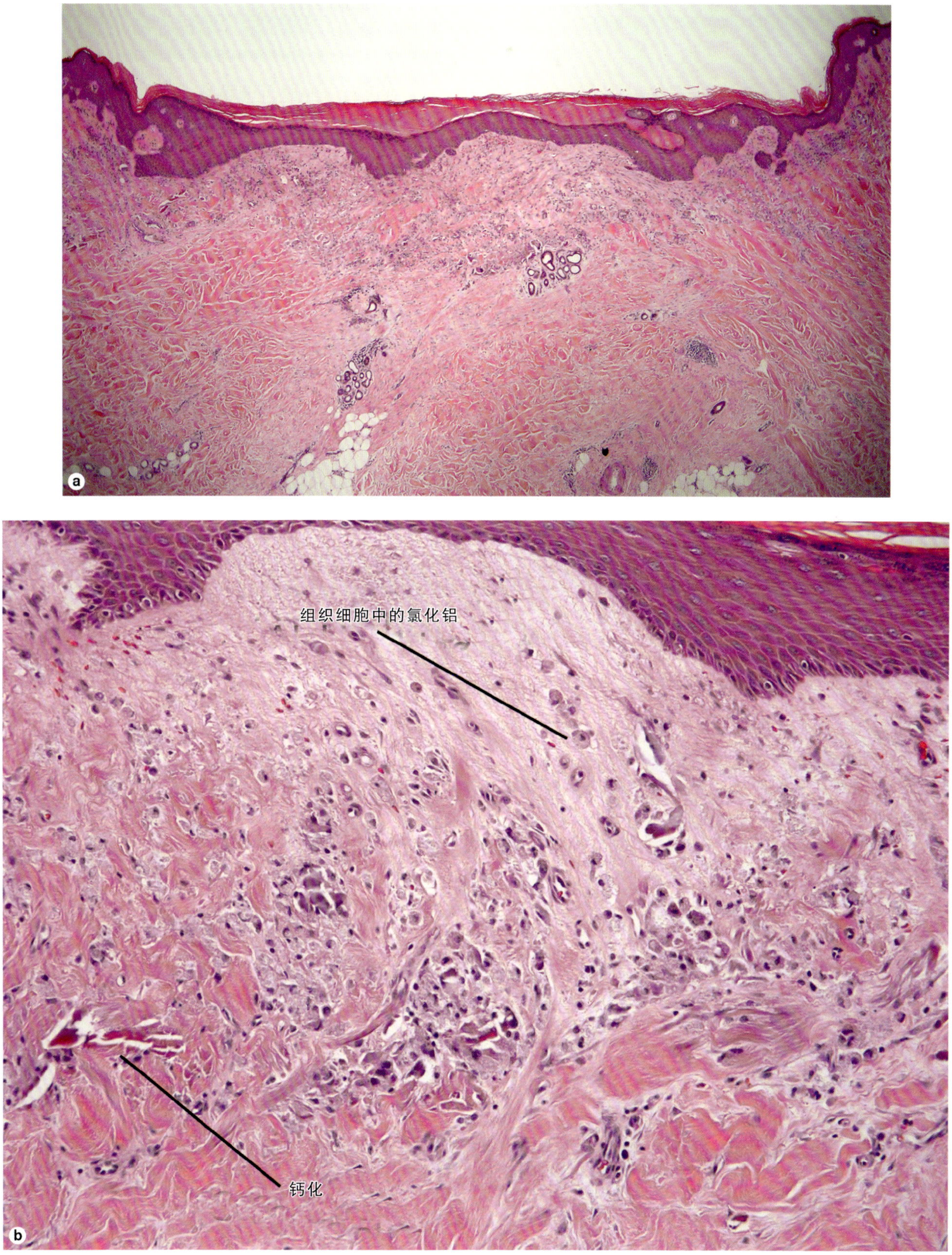

图附录 3–3　(a,b)活检部位的氯化铝。

4.Monsel 溶液(Monsel solution;碱式硫酸铁,ferric subsulfate)

- 表皮变平，水平排列的纤维化伴胶原纤维坏死，巨噬细胞内可见短粗、金黄色、折光性颜料。
- Perls 铁染色呈强阳性,由此可鉴别黑色素。

5.曲安西龙(triamcinolone)

- 湖状聚集的蓝色颗粒样或无定形物质,有时周围可见反应性组织细胞。

曲安西龙常见于瘢痕疙瘩或增生性瘢痕局封治疗的部位。皮肤内的曲安西龙表面看起来像黏蛋白,但黏蛋白染色是阴性的。

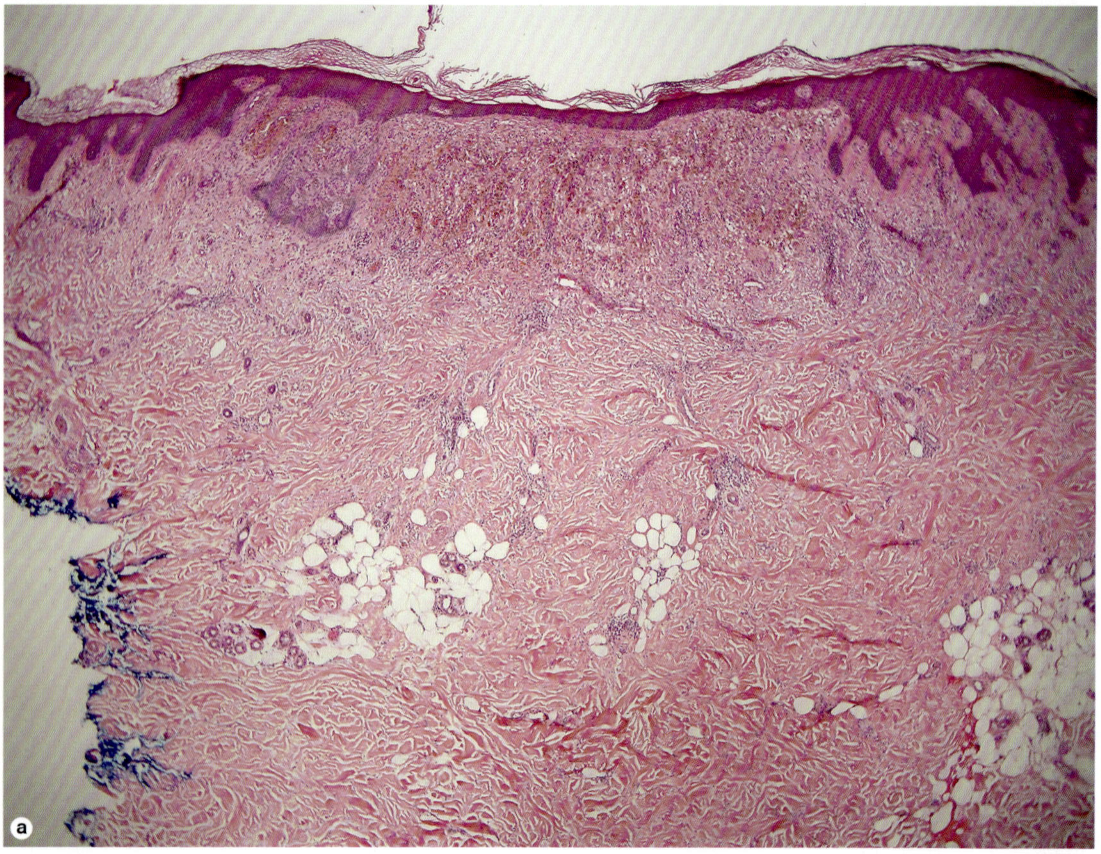

图附录 3-4 Monsel 溶液文身。(待续)

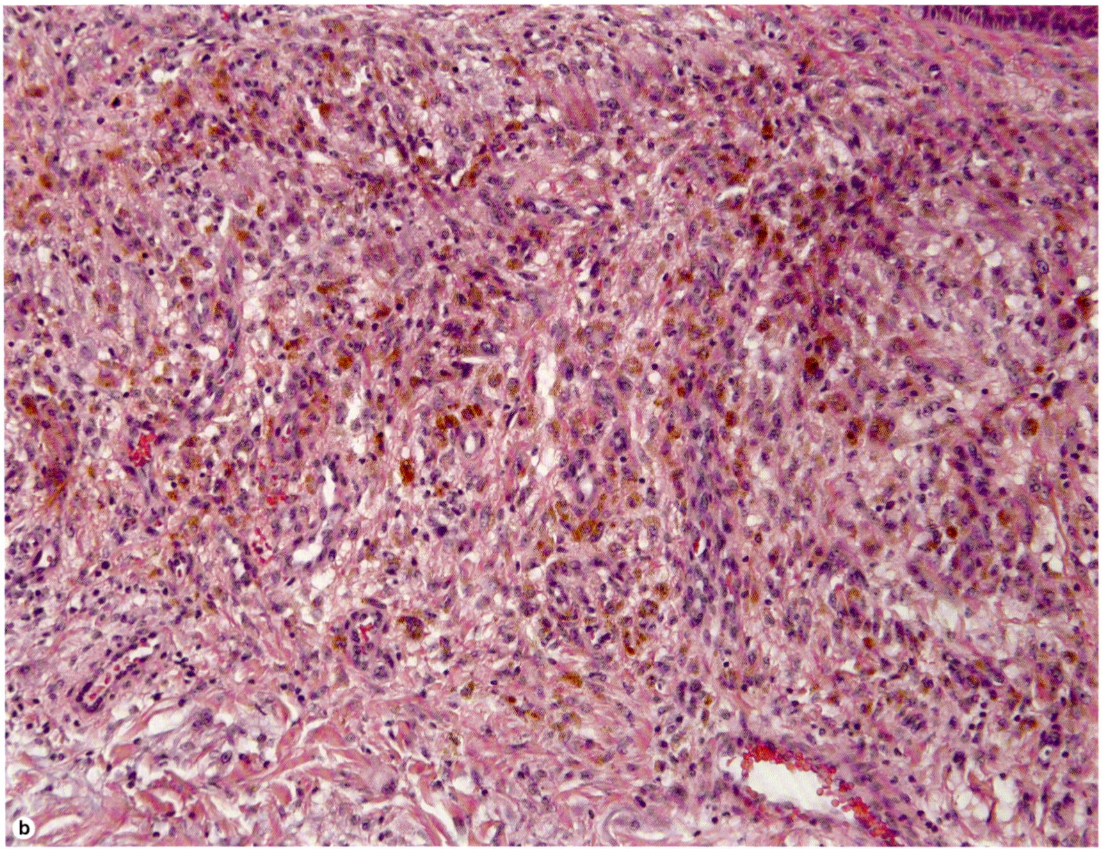

图附录 3–4(续)

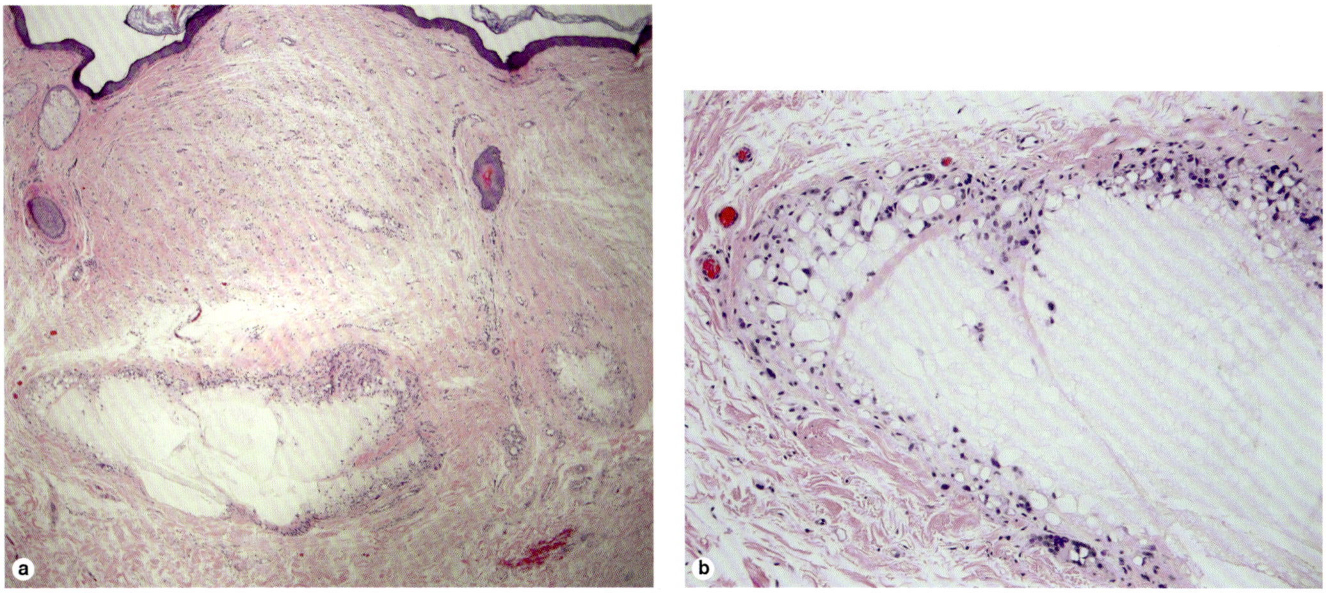

图附录 3–5　(a,b)瘢痕中的曲安西龙。

6.碎片(splinter)

• 棕色碎片，常见蜂窝状细胞壁。

在真皮中发现植物源性异物时，谨慎的做法是进行细菌和真菌染色，排除污染物感染。

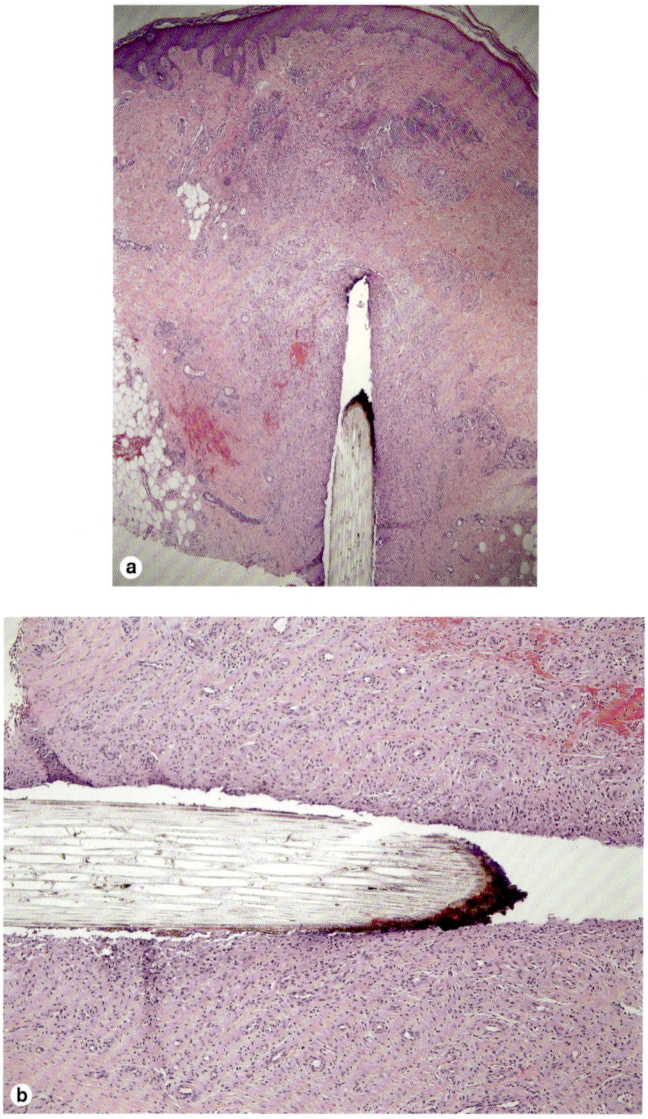

图附录 3–6 碎片。

7.缝合线(suture)

• 双折射的编织状细丝。

• 异物肉芽肿反应。

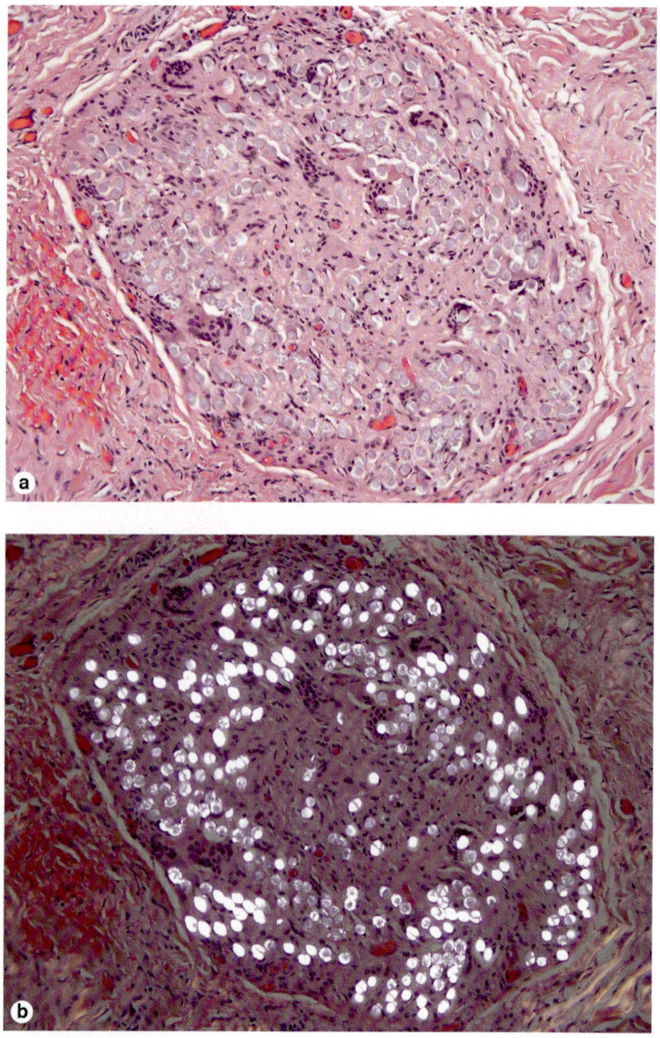

图附录 3–7 (a)缝合线。(b)缝合线(偏振光显微镜)。

8.汞合金(amalgam)

• 金黄色或棕黑色碎片和颗粒，真皮内散在分布或沉积在结缔组织纤维上。

汞合金文身由银、汞和锡构成，可能为牙科手术时意外植入。颊部、齿龈及齿槽黏膜最易受累，表现为灰蓝色斑疹。

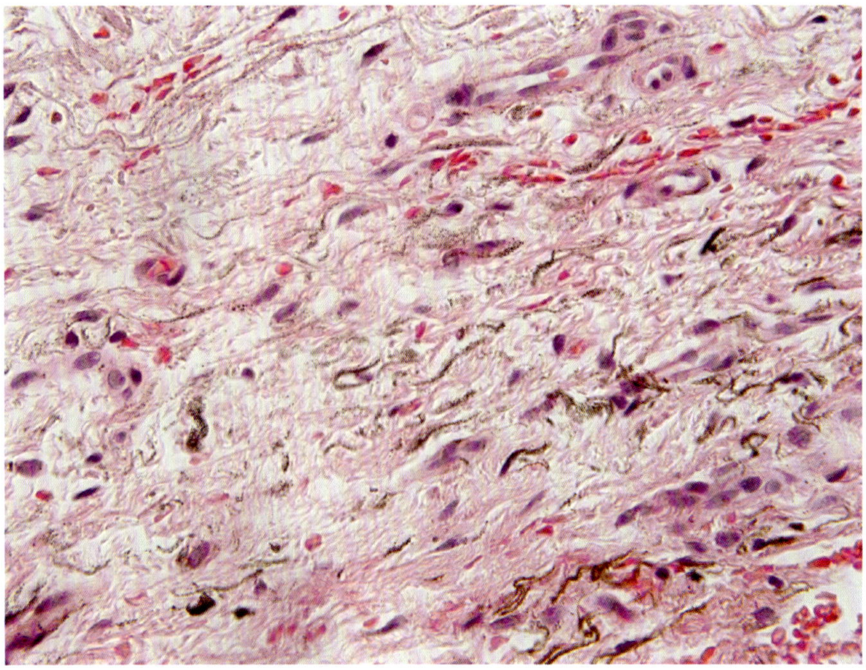

图附录3-8　汞合金文身。

9.羟基磷灰石钙(calcium hydroxylapatite)

• 非双折射、蓝灰色、圆形至椭圆形的钙颗粒，周围可见不同程度的异物肉芽肿反应。

这是一种可吸收的美容填充物，可刺激胶原产生，商品名为瑞得喜微晶瓷。

10.玻尿酸(hyaluronic acid)

• 不同大小和形状的嗜碱性物质沉积。

这是一种可吸收的美容填充物。商品名包括瑞蓝、乔雅登、玻丽朗。

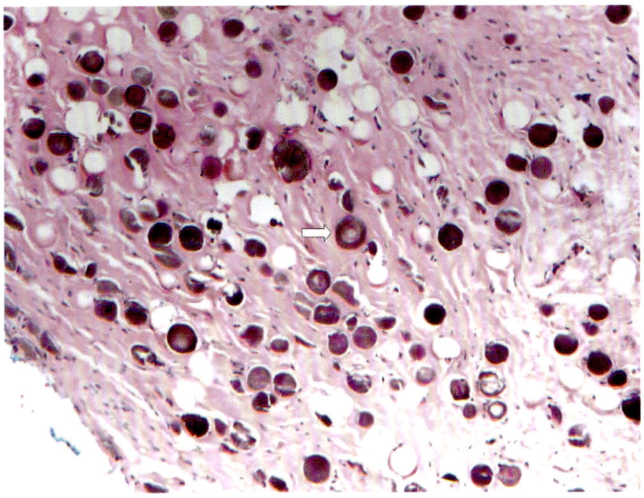

图附录3-9　羟基磷灰石钙填充物。

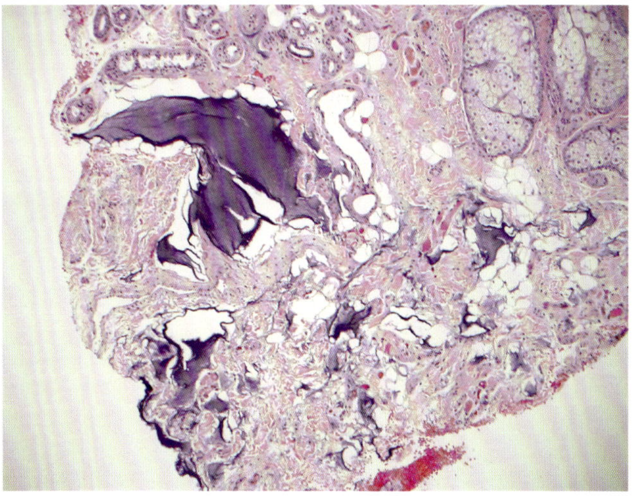

图附录3-10　玻尿酸填充物。

11.聚左旋乳酸(poly-L-lactic acid)

• 可极化的尖刺状半透明微粒。

这是一种可吸收的美容填充物。商品名包括 Sculptra 和 New-Fill。

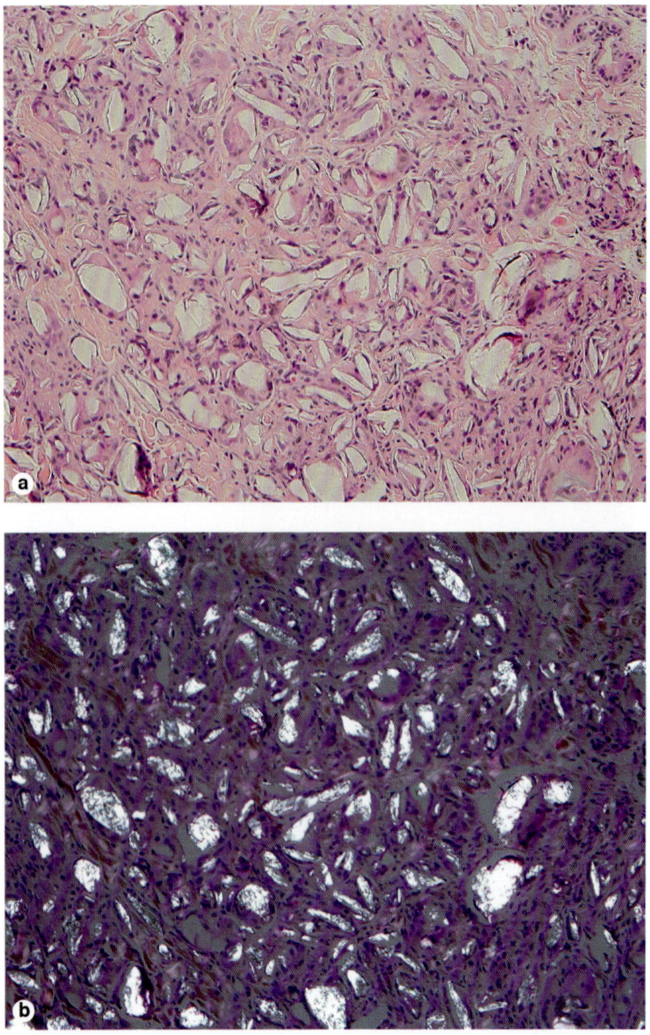

图附录 3-11 (a)聚左旋乳酸填充物。(b)聚左旋乳酸填充物(偏振光显微镜)。

12.硅酮肉芽肿(silicone granuloma)

• 大小不一的空泡伴异物巨细胞和纤维化。

用于软组织填充。当乳房受到创伤时,该部位的移植物可能漏出,偶尔会移动到远处。

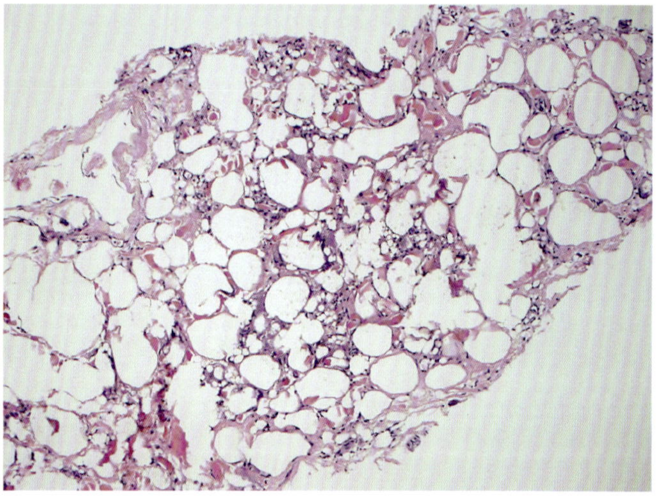

图附录 3-12 硅酮肉芽肿。

13.银质沉着(argyria)

• 血管腔固有层内及邻近弹力纤维的微小黑色颗粒,勾勒出汗腺的基底膜层。

因饮食、药物和工业暴露于含银复合物而引起的银盐全身性沉积,可导致皮肤蓝灰色色素沉着,曝光部位最明显。局限性银质沉着可因局部外用或植入而引起。

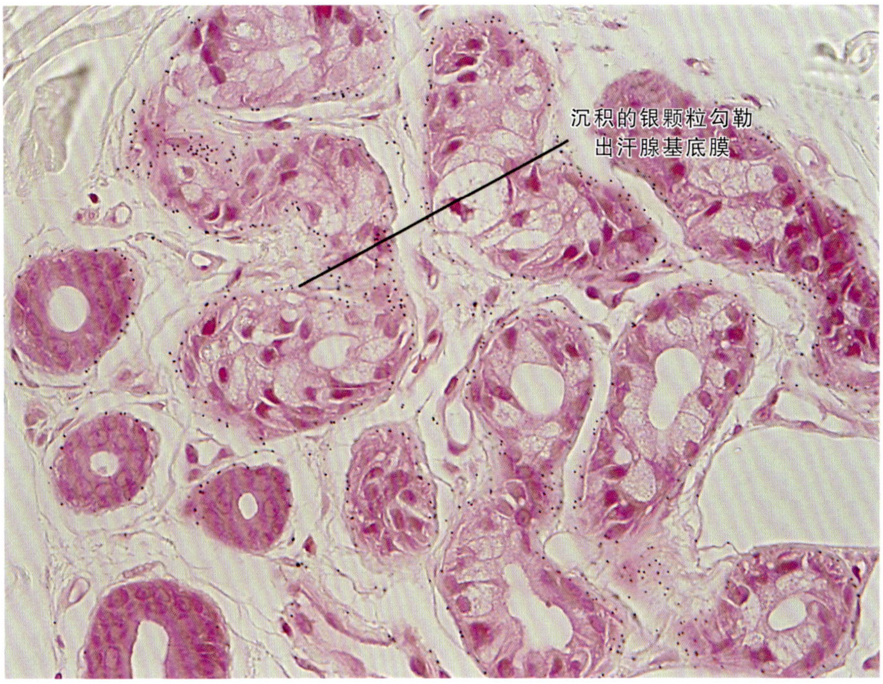

图附录 3-13 银质沉着。

(李曼 译 薛汝增 金江 审校)

推荐阅读

Requena L, Cerroni L, Kutzner H. Histopathologic patterns associated with external agents. Dermatol Clin 2012;30(4):731–48.

Requena L, Requena C, Christensen L, et al. Adverse reactions to injectable soft tissue fillers. J Am Acad Dermatol 2011;64(1):1–34.

索 引

E

F

G

其他